第四次
全国中药资源普查
画册

主编　张小波　晋　玲

上海科学技术出版社

图书在版编目（CIP）数据

第四次全国中药资源普查画册 / 张小波，晋玲主编
. -- 上海 : 上海科学技术出版社，2025.5
ISBN 978-7-5478-6633-7

Ⅰ. ①第… Ⅱ. ①张… ②晋… Ⅲ. ①中药资源－普查－中国－画册 Ⅳ. ①R282-64

中国国家版本馆CIP数据核字(2024)第092046号

审图号：GS (2025) 1461号

第四次全国中药资源普查画册

主编　张小波　晋　玲

上海世纪出版（集团）有限公司
上 海 科 学 技 术 出 版 社　出版、发行
（上海市闵行区号景路159弄A座9F-10F）
邮政编码 201101　www.sstp.cn
上海展强印刷有限公司印刷
开本 889×1194　1/16　印张 24.5　插页 6
字数 500千字
2025年5月第1版　2025年5月第1次印刷
ISBN 978-7-5478-6633-7 / R · 3010
定价：298.00元

内容提要

本书采用图片为主的形式记录了第四次全国中药资源普查工作。

全书通过全国和地方两个层面展示了普查组织工作、技术特色、野外调查、栽培调查、传统知识调查、市场调查、种子种苗基地建设、动态监测、成果转化、产业服务等方面的整体情况突出了普查工作的成果和亮点，以及普查工作的新形式、新技术、新方法、新发现，可以让全社会能够更全面地了解普查工作的组织方式、取得的成果、转化应用以及对中医药和世界医药的贡献。

本书是一部集纪实性、实用性、艺术性于一体的综合性文献，它不仅是对普查工作的系统梳理和全面展示，也是对所有普查“伙计”辛勤付出和无私奉献的致敬。

编委会

主　编

张小波　晋　玲

副主编

李　梦　刘　立

编写人员

（按姓氏笔画排序）

丁　锐　马　毅　马晓辉　王　平　王　旭　王　慧　王　璞　王一涛　王小青　王双玺
王英华　王果平　王昌华　王峥涛　王胜鹏　王勇庆　王振恒　王喜军　王德群　扎西次仁
方清茂　尹永飞　尹利民　尹海波　平莉莉　白吉庆　兰小中　兰金旭　权　红　毕雅琼
曲晓波　刘　力　刘　浩　刘　谦　刘长利　刘红燕　刘捍宁　关　瑜　江维克　许　亮
孙嘉惠　纪宝玉　严　辉　杜　勤　杜晨晖　李天祥　李石清　李青苗　李国栋　李国辉
李旻辉　李晓瑾　李效贤　李海涛　李榕涛　杨　琳　杨正明　杨成梓　杨海燕　杨维泽
杨新全　肖井雷　吴立宏　吴和珍　吴啟南　何　培　何小群　何国平　何录文　余　坤
余丽莹　余建强　张　飞　张　丹　张　宝　张　珂　张　美　张　赫　张水利　张水寒
张永清　张成刚　张丽霞　张忠廉　张金谕　张建逵　张春红　张春椿　张美娅　张朔生
阿木古楞　陈　超　陈文娟　林　羽　林　丽　林青青　罗　冰　罗　花　罗　容
罗庆奇　周先建　郑玉光　郑贵森　孟祥才　练从龙　赵　容　赵亚琴　柯　芳　钟章锋
段金廒　俞　冰　秦　梦　贾守宁　徐　伟　徐建国　郭　盛　郭延秀　郭旭东　郭盛磊
席少阳　唐于平　唐志书　黄　晓　黄海波　黄雪彦　崔治家　梁之桃　梁文裕　彭代银
彭泽通　韩兴昊　景志贤　喻本霞　童　毅　曾　琳　曾慧婷　温秀萍　禄亚洲　谢月英
虞金宝　路　静　詹海仙　褚克丹　蔡妙婷　裴　林　裴香萍　裴莉昕　廖光平　潘超美
魏建和　瞿显友

前言

中药资源是中药产业和中医药事业发展的重要物质基础，是国家的战略性资源，关乎民生健康、生态环境、经济发展、文化传承和科技进步。中药资源底清数明是引导中药产业健康持续发展的重要前提。新中国成立后，我国分别于1960—1962年、1969—1973年、1983—1987年、2011—2022年组织开展了四次全国范围的中药资源普查。随着世界各地对中医药医疗保健服务需求的不断增加，社会各界对中药资源需求的快速提升，中药资源状况发生了巨大变化。

为贯彻《国务院关于扶持和促进中医药事业发展的若干意见》（国发〔2009〕22号）精神，履行国家中医药管理局关于“组织开展全国中药资源普查，促进中药资源保护、开发和合理利用”的职能，解决中药资源家底不清的问题，从2011年开始，国家中医药管理局通过项目支撑工作的方式组织开展了第四次全国中药资源普查工作。

在各省级中医药管理部门和技术牵头单位的共同努力下，第四次全国中药资源普查工作历时10余年，5万多人完成31个省（区、市）以及香港、澳门特别行政区共计2 702个县的调查工作，实现了调查范围全覆盖。明确了中药资源家底，建立中药资源基础数据库、中药资源保护保存体系、中药资源动态监测技术服务体系等，取得了大量成果。*Nature* 正面报道中国作为负责任大国保护和利用资源的成效。

为系统全面地展示出第四次全国中药资源普查工作全过程，让全社会更多地了解普查工作的艰辛、普查文化及精神、普查取得的丰硕成果、普查成果的转化应用以及对中医药及世界医药的贡献，特设计编写《第四次全国中药资源普查画册》。本画册概述了全国及各省的中药资源概况，主要以图片结合文字的形式，从普查组织工作、技术工作、四项任务、成果转化服务等方面，真实地记录了普查工作的重大事件和精彩瞬间，真实展现本次普查工作的新形式、新技术、新发现等，具有重要的价值和意义。

本画册中的大量图片素材，由各地的普查“伙计”整理并提供，在此感谢所有关心支持普查工作的领导、第四次全国中药资源普查技术指导专家组、各省（自治区、直辖市）中药资源普查技术牵头单位、各省（自治区、直辖市）中药资源普查办公室、普查队员们在《第四次全国中药资源普查画册》编制过程中做出的贡献。此外，因篇幅有限，本画册在挑选典型工作照片以及相关成果的图文材料中可能未收录完全，个别内容可能存在不足之处，我们诚恳地希望各位“伙计”和广大读者提出宝贵意见和建议，以便我们更好地展示第四次全国中药资源普查工作，促进中药文化传承和资源可持续利用。

编　者

2024年6月

目录

上篇　第四次全国中药资源普查概况

下篇　第四次全国中药资源普查各地情况

上篇

第四次全国中药资源普查概况

第一节

全国中药资源普查概况

根据国家中医药管理局组织开展全国中药资源普查，促进中药资源保护、开发和合理利用的职能，自 2011 年开始，第四次全国中药资源普查（以下简称“普查”）以项目支撑工作的方式组织开展。在各省（区、市）和各单位的共同努力下，经过 10 余年的持续建设和不断推进，普查工作已全部完成。普查四项工作任务，分别取得了相应的成果和成效，促进了行业发展，现将有关事项汇报如下。

一、第四次全国中药资源普查工作的组织实施

（一）从国家战略高度系统谋划普查任务，从工作实际出发创新机制

1. *国家层面统一部署* 根据“中医药部际联席会议”第一次会议关于将中药资源作为国家重要战略性资源的总体要求，从解决行业发展关键问题、服务经济社会发展需求出发，强调系统性和全面性，从“强基础”“建体系”“可持续”整体谋划普查工作。同时，普查相关工作任务纳入《中药材保护和发展规划》《中华人民共和国中医药法》《“健康中国 2030”规划纲要》《“十四五”中医药发展规划》。

为保证普查方案的全面、先进，多次进行研讨和调研，筹备组先后赴水利部、农业农村部、环保部、国土资源部、国家林业局等部门调研和咨询座谈，交流学习组织实施全国性资源普查的经验，制定了普查工作方案。

2. *行政和技术两线并行组织实施* 普查工作中行政管理与技术支撑深度融合，“同谋划、同部署、同指导、同推进”。行政管理负责统一部署普查工作，决定相关重大事项，协调与各省相关工作，检查、指导普查工作，审批重要报件。

普查专家组负责制定普查技术规范、编制培训教材、审核评估和指导各省普查的技术工作。31 个省（区、市）普查技术牵头负责人均为国家中医药管理局普查专家组成员。

通过借鉴林业、国土、水利等相关领域组织开展全国性资源调查的成功经验和技术方法，编研了《全国中药资源普查技术规范》和“全国中药资源普查信息管理系统”，实现了普查方式从人工勘察到海陆空一体化，普查模式从平面到立体，普查信息从纸质到数字化，普查管理从粗放到精细，数据应用从静态到动态，分布范围及区划从定性到定量六大转变和突破，为组织实施普查工作提供技术支撑，保障了 31 个省（区、市）各县普查工作的顺利完成。

3. *三级联动机制，确保政令畅通* 按照“统一领导、分工协作、分级负责、共同参与”的原则，国家中医药管理局联合省级人民政府，高位推动、共同实施，充分发挥各地政府和有关行政管理部门的作用，成立国家、省和县三级普查工作组织机构和管理体系，在行政组织管理上确保普查工作顺利开展。陕西、四川、吉林、湖北、河南、安徽、广东、浙江、甘肃等 10 多个省份的普查领导小组组长由副省长担任。省级普查领导小组办公室设在所

在省份的中医药管理局。

（二）发挥举国体制优势，动员多方力量共同完成

1. 多方合作机制，实现共建共享　在普查工作队伍组建上，建立了以高校、科研机构、中医医院等不同主体为依托，企业、农技站等多方参与的合作模式。管理工作方面，商请各级发改、财政、教育、科技、民委、农业农村、食药、林业、旅游、国土、统计等10多个部门参与和协助。技术工作方面，主要依托与中药资源相关的大专院校、科研院所和中医院等，其中50%以上的县中医院参与了普查工作。普查涉及大专院校、科研院所520多个，企业420多家，形成了一支5万余人的普查队伍。

2. 多方筹措经费，提供资金保障　普查工作得到财政部、发改委、科技部、环保部等部门大力支持。地方政府在资金、人力、物资等方面提供保障。

3. 普查实现县域调查全覆盖　2011年启动普查试点工作，2018年普查工作全面启动实施，2019年完成全面部署，2022年完成全部验收。实现对31个省（区、市）县级行政区划单元中药资源调查全覆盖。2022年还启动了香港和澳门特别行政区的资源调查。普查过程中对一些特殊区域进行了调查，如新建市的三沙、新回归中国领土的夏尔希里、6 000米海拔以上的高原、人迹罕至的沙漠腹地，以及福建、广西附近人烟稀少的海岛。

二、四项工作任务取得显著成效

（一）中药资源调查工程

1. 摸清中药资源家底　通过《中国中药资源名录》统计，调查明确全国中药资源18 817种，其中药用植物15 321种、药用动物2 517种、药用矿物153种、药用菌物826种。通过《中国药用植物红皮书》明确了全国应重点保护的药用资源464种，《中国药用植物特有种》明确了全国特有的药用资源为3 151种。根据《新资源的发现及功效研究》，发现79种新物种中有60%的物种具有潜在的药用价值，推测普查发现的196种新物种中有100余种可开发为中药新资源，具体将在《第四次全国中药资源普查新分类群汇编（2011—2024）》一书中进行汇编。

2. 建立了中药资源基础数据库　搭建全国、省、县级中药资源普查基础数据库，实现数据采集、统计汇总和信息共享。获取3 345万条普查信息，拍摄照片约1 900万幅。实地调查约10万个样地，约44万个样方套，约264万个样方，可依此估算《中国药典》（2020）收载563种中药材的蕴藏量。2020—2022年，全国每年人工种植中药材总面积约8 000万亩。印发《普查数据管理办法》，起草了《中药资源的信息描述规范》国家标准，实现对普查数据信息的资源管理以及共享利用。

3. 建立了中药资源标本实物库　全国各普查队共采集药材样品、腊叶标本、种质资源300余万份，汇交至北京进行长久集中保存的约100万份，省级普查技术牵头单位和县级承担单位保存的200余万份。形成了全国最大的专题标本馆，为国家级中药标本馆建设奠定了基础，为中药资源的有效和可持续利用提供实物资料的支撑。

（二）中药材种质资源保护和保存体系建设工程

1. 建立了28个种子种苗繁育基地　在全国28个省（区、市）建设了28个中药材种子种苗繁育主基地和180个子基地，对160多种中药材的种子种苗进行繁育生产，繁育了中药材新品种52种。突破了一批珍稀濒危药材的繁育瓶颈，聚合多方力量，建成开放性、专业性的服务平台，促进珍稀濒危资源恢复，促进中药材品质优良和有效供给。每年可提供种子44吨、种苗2.2亿株。为从源头促进中药材的质量提升了有力支撑。

2. 建立了3个中药材种质资源库　建立四

川、海南、北京大兴3个中药材种质资源库，分别用于正常型种子保存、顽拗型种子保存、DNA等遗传样品保存、外来药用资源种质保存，累计保存各类种质资源15万余份。为增强中药材种质资源稳定性，保持全国传统中药品种的稳定和延续性提供物质基础。基于种质资源保护保存体系，制定并发布《中药材种子种苗质量标准编制通则》《中药良种繁育技术规程编制通则》等中药材种子种苗质量标准300余项。编制出版了《中国中药材种业发展报告》等，充实了中药材种子种苗标准化体系，服务中药材种业发展。

3. 建立了31个药用植物重点物种保存圃　在31个省（区、市）的中医药院校，建设了31个药用植物重点物种保存圃，总面积达5万多亩，重点保存各地大宗常用珍稀濒危、道地药材、新物种等3 000余种。保存圃作为中药学等相关学科教学、科普和学生实习的基地。同时，面向全社会中小学生开展科普教育，现已累计服务10余万人次，让更多人了解保护中药资源的重要性。

（三）中药资源动态监测信息和技术服务体系建设工程

建设了1个中心平台、28个省级中药原料质量监测技术服务中心、67个县级监测站的动态监测体系，实时监测全国中药材主产区主要中药材的产量、质量、价格的变化情况。针对190种中药材的价格、流通量等提供信息服务，实时掌握全国中药材的产量、流通量、价格和质量等的变化趋势，促进中药产业的健康发展。各监测站采集价格、流通量和种植面积等六大类数据，有效解决中药产业发展信息不对称问题，保障国家基本药物所需中药原料的持续稳定供应，促进中药资源合理开发利用。

1. 信息服务　2015年4月以来监测体系已经收集32万余条药材价格信息数据、17万余条流通数据，对100种中药材价格进行分析，通过公众号发布图文信息4 000余篇。

2. 技术服务　从资源分布、栽培技术、特色适宜技术、药材质量、现代应用与研究五个方面系统收集、整理了近百种中药材全国范围内20年来的生产加工适宜技术，编写出版《中药材生产加工适宜技术》系列丛书，指导中药材生产，促进中药材规范化种植，提升中药材质量。各省级中心与监测站积极开展相关工作，其中湖南、广西、重庆、贵州、云南省级中心通过CNAS认证。

（四）中药资源相关传统知识调查工程

1. 建立与中药资源相关传统知识名录数据库　建成中药资源传统知识保护名录数据库，收集入库信息约2.6万条，涉及传统知识持有人8 473位，为促进与中药资源相关传统知识传承发展提供基础。

2. 挖掘传统知识潜在价值　对在基层、民间具有持续传承应用的地方性、民族性药物的用药知识与经验进行调查和整理。发现、收集、整理、确认了一批正在传承应用中的、有重要价值的用药知识和经验。编纂出版《中国傣药志》《纳西药志》《纳西东巴医药口述史》《鄂伦春药用资源及其传统知识调查》等一批有民族特色的传统知识专著，促进了中药资源相关的传统知识地持久保护和可持续利用。

3. 继承传统，发现新资源　对一些传统中药的性味有了新的认识，促进中医药传统文化传承和创新。如，现在使用的枸杞多为“甜”味，普查期间在西藏发现了“苦”枸杞，并根据枸杞子药用与食用的不同需求，进行优良种质资源的定向选育研究。在湖北仙人台发现了李时珍编著《本草纲目》时认为不存在的九牛草，研究表明，与现有其他艾叶相比，九牛草具有“得气快、得气强、得气率高、得气感觉舒服、得气后效应长”等方面的优势，证实了明代以前医家对九牛草的认识。通过对端午民族药市调查，发现植物新种“恭城马兜铃”，纠正了广西瑶族老班药“天钻”药材地方标准收录基原错误的问题，厘清广西马兜铃的基原，保障用药安全。

三、普查成果转化和社会化服务

在普查工作基础上，面向国家战略需求、经济社会发展要求，围绕科技前沿开展成果转化和服务。中央电视台、《人民日报》、新华社等主流媒体多次跟踪报道普查成果。新华社评论此次普查“传承精华、守正创新”；*Nature* 发表专题报道，详细介绍了本次在中国政府领导下的中药资源普查及其对促进中药资源可持续利用和国民经济发展作出的重要贡献。

（一）服务国家战略

1. 服务“健康中国”战略　通过普查及动态监测，保护了重要中药资源和生物多样性。通过大宗、道地和濒危药材种苗繁育基地，中药材市场动态监测信息，促进中药材种植业绿色发展。基于普查工作，与工信部等部门共同建立了全国中药材供应保障系统，为中药材稳定供给提供支撑。

2. 助力脱贫攻坚和乡村振兴战略　根据之前普查信息，全国原有的 832 个贫困县中，其中有 90% 的县有野生或种植中药材的条件，有 30% 具有较好的产业基础。14 个集中连片特困地区、“三区三州”，也是中药资源种类丰富的地区，在贫困地区发展中药材产业具有得天独厚的优势。在普查专家组的基础上，联合农业农村部国家中药材产业技术体系，成立由 169 人组成的中药材产业扶贫技术指导专家组，全面参与中药材产业扶贫，针对性地开展指导。发布《贫困地区中药材种植推荐目录》，筛选出在 774 个贫困县适合种植的中药材品种 265 种，编写《十四个集中连片特困地区中药材精准扶贫技术丛书》，按区域、分品种精准帮扶。

3. 服务共建“一带一路”倡议　基于普查技术规范，对老挝、柬埔寨等国家技术人员进行调查技术培训。组织普查队赴老挝深入开展野外考察，市场走访调查了解当地药材收购、加工及流通现状。发现老挝 214 科 1 014 属 2 165 种（含变种）野生药用植物。中老双方共同编研了《老挝草药典》，为第一部老挝草药质量标准，并于 2019 年正式出版。通过“本草惠澜湄”项目，助力开展澜沧江湄公河流域五国的中药资源调查相关工作，促进中药资源领域的国际合作。

（二）支撑各级各类规划制定，服务中医药产业发展

通过普查获取的数据，为相关部门制定与中药资源的政策和规划提供依据。完善了中药材种子种苗相应政策，与农业农村部联合制定《中药材种子管理办法（草案）》，并广泛征求意见，目前已具备《办法》实施的现实条件。

支撑各部委制定相关规划，如为《中药材产业扶贫行动计划》《全国道地药材生产基地规划》等提供相关数据支撑。

各省在普查工作基础上，出台相关政策。如《广西壮族自治区药用野生植物资源保护办法》《广东省中药资源保护条例》《河南省中药材保护和发展规划》等的制定和实施。有近 50% 的普查县为地方政府制定了中药资源发展相关规划。

（三）促进中药资源学科发展，面向科技前沿深入研究

1. 培养了一批从事中药资源工作的人员队伍　凝聚了一批长期从事中药资源工作的人员队伍，本次普查工作，通过老专家带青年人，导师带研究生，老药工带徒弟等“传帮带”方式，培养了一批专业从事中药资源的人才队伍。完成普查相关工作为题的硕士、博士学位论文 400 余篇。举办了 4 期“中药资源管理人才研修班”，已培养技术骨干 260 余人。在普查过程中寻找科学问题和科研方向，形成了领军人才、优秀人才、骨干人才梯次衔接的高层次人才队伍。11 个中药资源相关学科（仅次于中药化学 15 个），入选国家中医药管理局高水平中药重点学科建设项目。中药资源学学科及专业方向，已成为中药学的重要组成部分和高层次人才培养新高地。

2. 建立了一批专门从事中药资源研究的机构　2011 年以来，各省新成立与中药资源相关的

研究所 27 个、研究院 11 个，有超过 50% 的技术牵头单位成立中药资源研究院（所）或实验室，有近 2/3 的技术牵头单位增设中药资源专业或研究方向，江苏、陕西、江西、云南、吉林、福建、山东、湖南、西藏等地建立中药资源协同创新中心。目前，全国 31 个省（区、市）已均有专业从事中药资源研究的机构、研究室或实验室等。

3. 编撰资源专著，编写出版 300 多部资源系列专著　编纂与出版《中国中药资源大典》全国卷、地方卷、山脉卷、药材卷、专题卷等系列丛书 300 多部，是第四次全国中药资源普查成果主要承接与转化形式，也是第四次全国中药资源普查重要代表性成果之一。

（四）服务科技创新

截至 2023 年，普查发现 4 个新属 196 个新物种，根据中药药性的法象药理方法和“药用植物亲缘关系学”原理，明确有潜在药用价值的新资源约 100 种。编写《新资源的发现及功效研究》，为新物种药用提供依据。相关工作得到中国科学院植物分类学专家的认可，科技部通过科技基础调查专项“具有潜在药用价值的中药资源调查”，支持开展深入调查研究。

普查融合应用全球定位系统（GPS）、地理信息系统（GIS）和遥感（RS）技术、自动识别技术、计算机数据库技术、互联网技术、大数据技术、人工智能技术等 200 多项，有效收集中药资源数据信息，为区域间资源禀赋差异和相似性、生物特性和空间分布规律等方面的研究，提供了数据支撑。实现对多来源普查数据统计汇总和共享应用，进行中药资源及相关基础数据的融合，可对海量数据进行空间化融合、汇总和管理，有助于从总体水平上挖掘中药资源的科学规律，提高了普查的科学性和先进性。

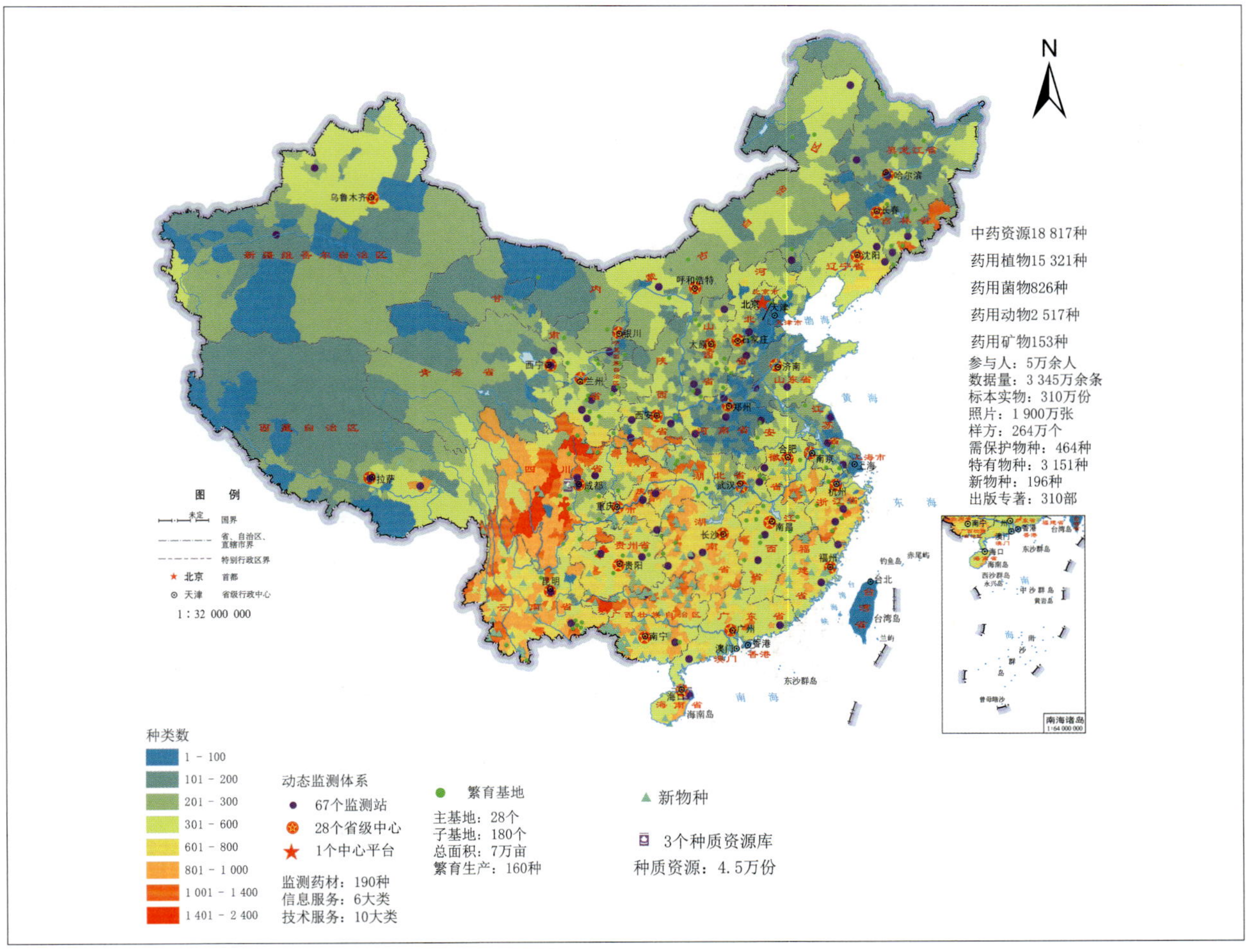

CHINESE GOVERNMENT IN PUSH FOR SUSTAINABLE TRADITIONAL MEDICINE RESOURCES

A conversation with **LUQI HUANG**, President, China Academy of Chinese Medical Sciences

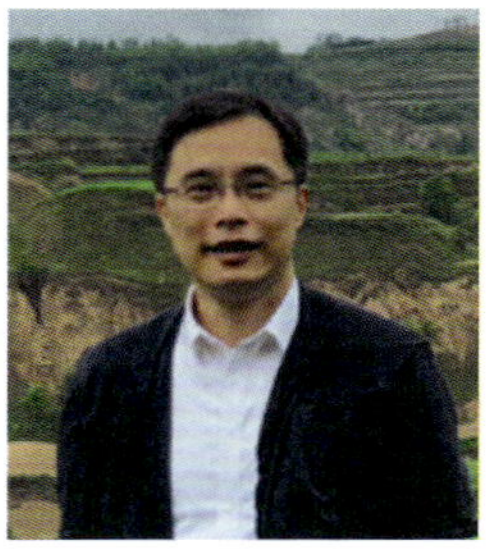

Chinese medicinal materials are fundamental to the development of the Traditional Chinese Medicine (TCM) industry, and its sustainable utilization is central to government policies. From 2011 to 2020, China implemented its Fourth National Survey of Chinese Materia Medica (CMM) Resources in a bid to establish a comprehensive database on CMM resources to improve their management, protection, development and utilization. The survey results will bolster large-scale planting of medicinal plants, TCM industry growth and regional economic development. Molecular pharmacognosist, Luqi Huang, President of the China Academy of Chinese Medical Sciences (CACMS), shares his insights on the survey and its implications for the investigation, conservation, and dissemination of CMM knowledge.

What is the background of the survey?
TCM and related industries are booming in China due to growing demands by the healthcare system and a medical paradigm shift.

Thanks to the increased demand and technical know-how surrounding CMM resources, the status quo is drastically different from that of the last survey conducted almost 30 years ago. A new survey was urgently required to update our perception on CMM resources, provide scientific evidence to facilitate policy-making on CMM resources protection and the development of TCM related industries.

Pilot work on the Fourth National Survey of Chinese Materia Medica Resources started in 2011. Given the complexity, breadth and volume of the work, the survey was implemented by multiple government sectors while the technical aspects were primarily led by National Resource Center for Chinese Materia Medica of CACMS, and carried out by TCM-related universities, research institutions and hospitals.

What are the survey's goals?
We intend to build a database based on the survey results to foster information sharing; deliver suggestions for CMM resources management, protection, development and utilization; and construct a CMM resources monitoring and service system.

We have implemented a bottom-up approach to enrich local knowledge and provide data to empower indigenous resource protection and utilization. We have developed a long-term monitoring system capable of trend forecasts of herbal medicine output volume, price and quality, to promote healthy development of TCM industry. We have built multiple Chinese herbal medicine seed and seedling nurseries and germplasm resource databases to maintain quality and protect rare, endangered and indigenous regional CMM resources.

What is your approach for talent training?
To charter the survey team, professionals including students and senior experts were recruited from more than 10 fields ranging from medicine, health to forestry. The survey involved more than 400 academic institutions, 100-plus enterprises, and most of the country's TCM hospitals.

We are keen on building a talent pool through the survey, and have organized a series of seminars to educate survey team members on plant science, resource protection, and survey methods. Through the survey, some of the team members have grown to become local experts on CMM resources.

How do you encourage interdisciplinary collaboration in the survey?
We are keen to promote an interdisciplinary collaboration and have tried to get the most out of available technologies. We have adopted spatial information technology and other advanced technologies for data collection, and with the aid of artificial intelligence and big data technologies, we have developed survey information management systems, digitalizing the entire process from data input to display and management. In the survey on CMM resources, new technologies and approaches were also widely adopted.

An example is the use of remote sensing (RS) and geographic information systems (GIS) to carry out the distribution and growth zoning, the quality and production division of *Artemisia annua L.* It can be used to guide the artificial acquisition of artemisinin for fighting malaria. Using such methods as molecular pharmacognosy, 79 new species were discovered with more than 60% of the species having potential medicinal value.

How do you picture the transformation and application of the collected CMM data?
We are compiling a volume on CMM resources in China based on the survey, as well as building a CMM resources archive to preserve all the original specimens collected from the survey with the aim of supporting effective and sustainable uses of these CMM resources.

In terms of applications, we believe that our data could provide the essential puzzle pieces for making policy and supervising plans to develop CMM resources, formulating programmes to alleviate poverty by standardizing production chains for CMM products, and developing and promoting TCM industry.

What is the global significance of this survey?
Our survey provided much valuable data for TCM and natural medicine research, enriching the field with new insights and directions. For instance, a Gouqizi (*Lycii Fructus*) berry variety with a bitter taste was discovered on the Tibetan Plateau, which is different from the common strains. The finding brings evidence for the CMM theory of cultivar selection. Moreover, our survey form of organization and methodology could be served as valuable reference for similar surveys and studies in other countries. We have recently initiated collaboration with the International Regulatory Cooperation for Herbal Medicines (IRCH) on IHP, and several countries, including Laos, on herbal medicine surveys, which has already led to the compilation of *Herbal Pharmacopoeia of Laos* by collaborating with experts in the country.

Phone: +86 (0)10 56296970
Email: huanglq@cacms.cn
Website: www.zyzypc.com.cn

FOURTH CHINESE MATERIA MEDICA (CMM) RESOURCES SURVEY

A decade of data (2011—2020)

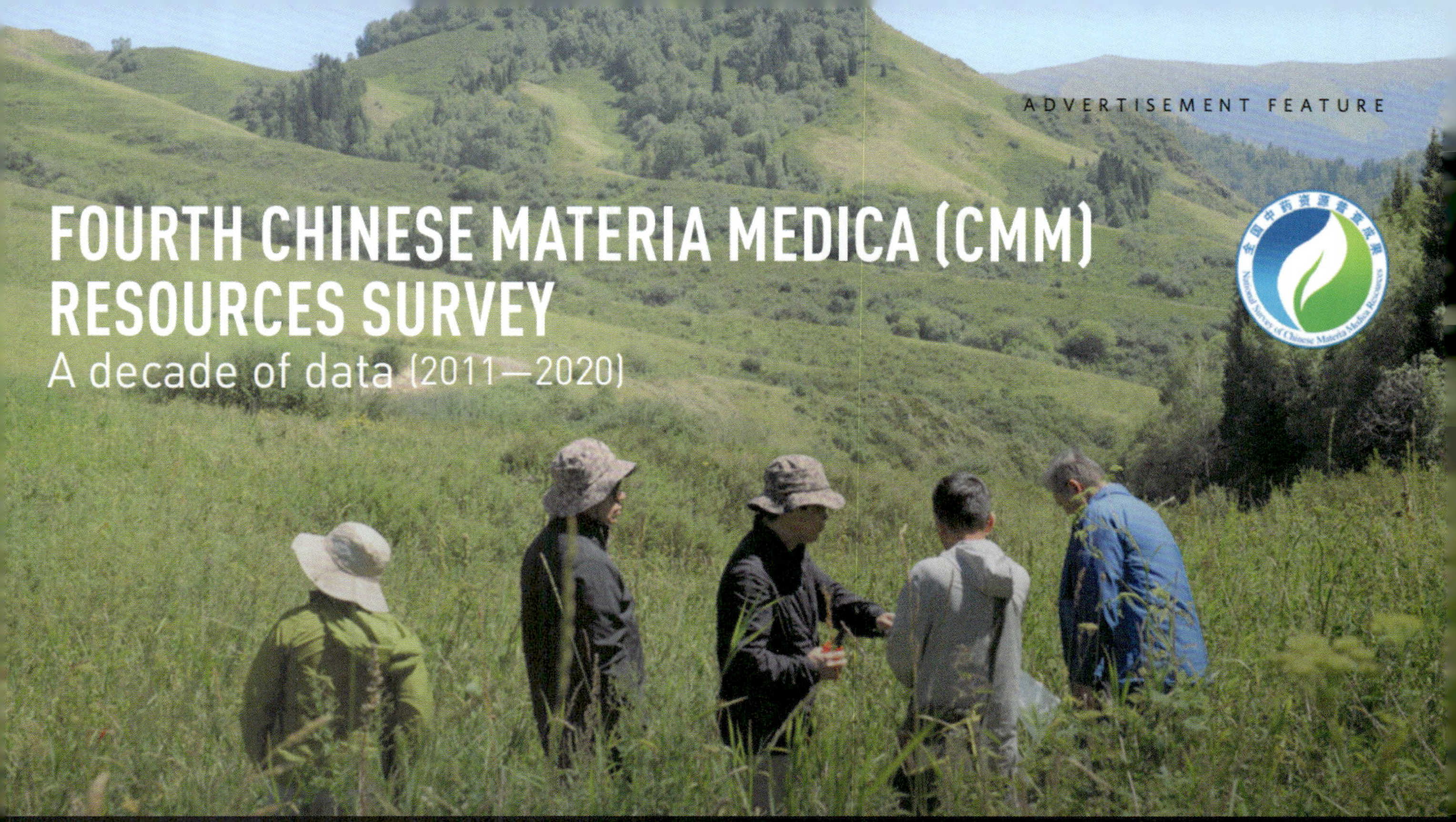

34	2,800	50,000	20	13,000	3,150	79
PROVINCES	COUNTIES	PARTICIPANTS	MILLION RECORDS	SPECIES AND THEIR NATURAL DISTRIBUTION	ENDEMIC SPECIES	NEWLY-FOUND SPECIES AND 60% WITH MEDICINAL VALUE

THREE previous surveys between **1960-1962**, **1969-1973** and **1983-1987** made notable contributions on CMM resources and paved the way for the sustainable development of TCM

PROMOTING BIODIVERSITY:

- Based on the survey data of more than 1 million samples, National Resource Center for Chinese Materia Medica of the China Academy of Chinese Medical Sciences estimated the available amount of 563 medicinal species listed in the Pharmacopoeia of the People's Republic of China.
- More than 1,000,000 CMM specimens, wax specimens, and germplasm resources will contribute to the largest archive of CMM resources.

BUILDING INFRASTRUCTURE:

- A multi-layered national network combining 28 technical centres and 66 monitoring stations, at provincial and county levels, provides valuable information on CMM resources and related services on a centralised platform.
- In total, 28 CMM bases and 180 sub-bases spread across 20 provinces, currently targeting more than 120 key species to maximize economic values.

REVAMPING CMM INDUSTRY:

- First-hand data on 6 key parameters including price, market circulation and plantation field for 190 cultivars of CMM are meticulously collected and measured, illustrating trends and projections of the yield and quality of CMM.
- 10 technical services from field to quality management were also set up. Localized CMM resources, in particular, have been nurtured for years with promising, standardized quality. These parameters are ideal for respective government departments to develop targeted policies, including anti-poverty programmes and CMM manufacturing bases.

GIVING BACK TO THE LOCAL COMMUNITIES:

- National Resource Center for Chinese Materia Medica of CACMS shares the diverse technical know-hows from site selection, breeding and cultivation, to pest control.
- Comprehensive sampling helped evaluate the total volume and geographic breakdown of CMM resources, along with detailed comparison against space, time and other primary data. Digitization and synchronization of CMM big data increase efficiency of data management, collection and knowledge transfer.
- Dedicated geographical data points refine CMM resources distribution accuracy right down to specific location. The combination of GPS and GIS technologies connects each node into meaningful paths for further consolidation on CMM resources representative of individual region.

DELIVERING UNIFORM STANDARDS AND INDUSTRY PUBLICATIONS:

- Defining statistical methods for national CMM resources survey: pilot effort to fill the gap in TCM industry by setting up related technical specifications and industry standards.
- Software copyright: Information management system for survey on CMM resources (No. 0660877), Dynamic monitoring system for CMM resources (No. 1363876), Space information and grid data collection platform for CMM resources (No. 2995044).
- Producing a Dictionary of Chinese Materia Medica Resources: 85 volumes by province and county are compiled and enriched.
- Publicizing TCM knowledge through specialist volumes on CMM geographic distribution, TCM functions and technologies, and TCM knowledge of ethnic groups, such as the Dai and Naxi people.

第二节 全国中药资源普查组织工作

一、全国中药资源普查工作方案

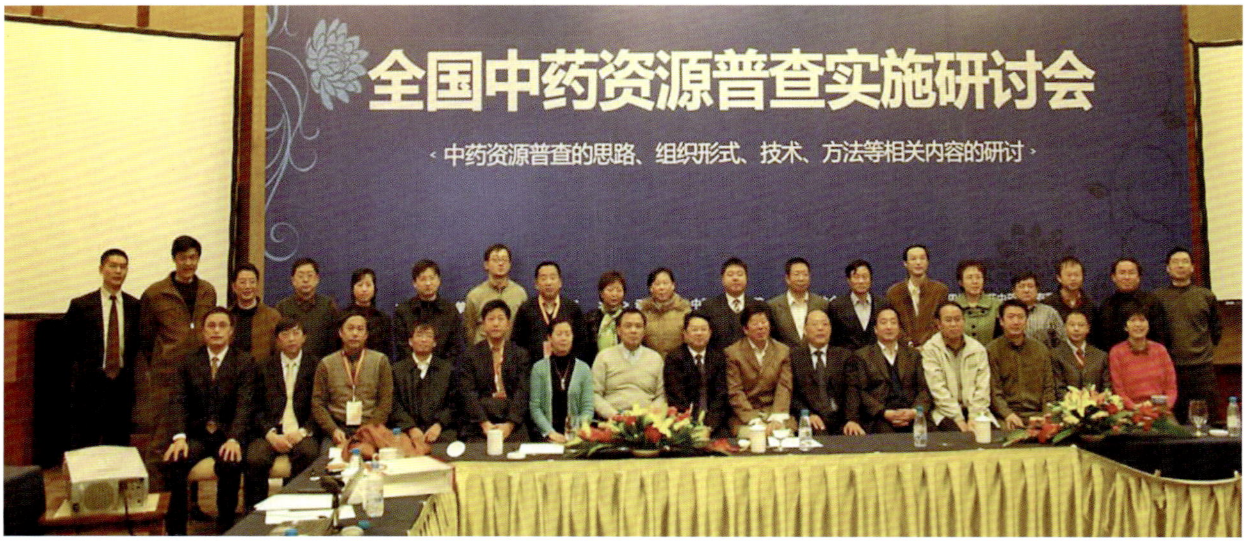

< 2008 年 12 月，全国中药资源普查实施研讨会 <

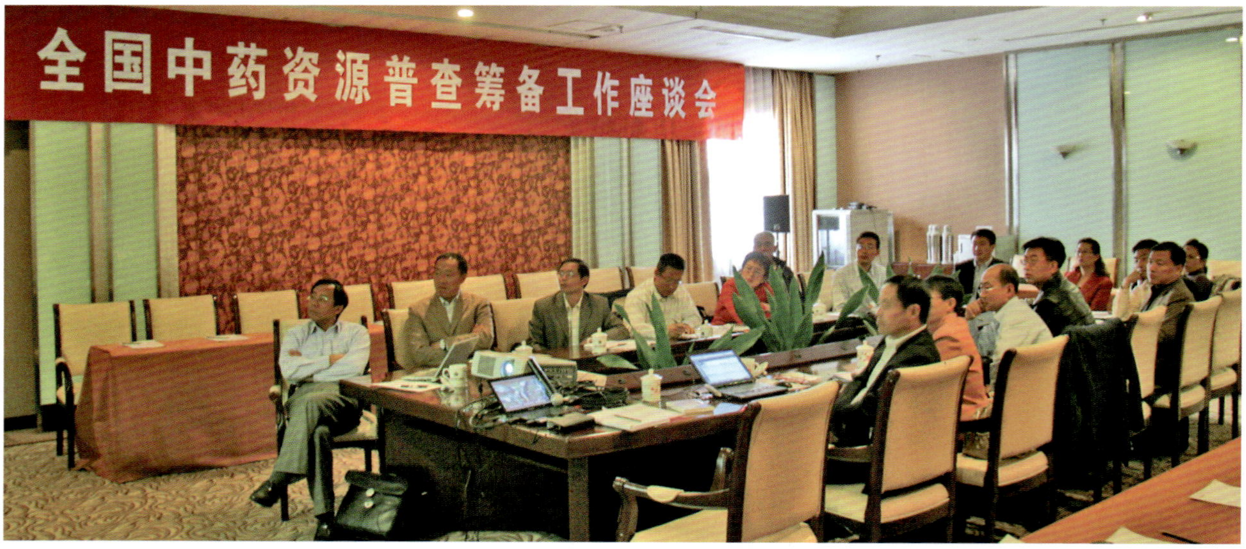

< 2009 年 9 月，全国中药资源普查筹备工作座谈会 <

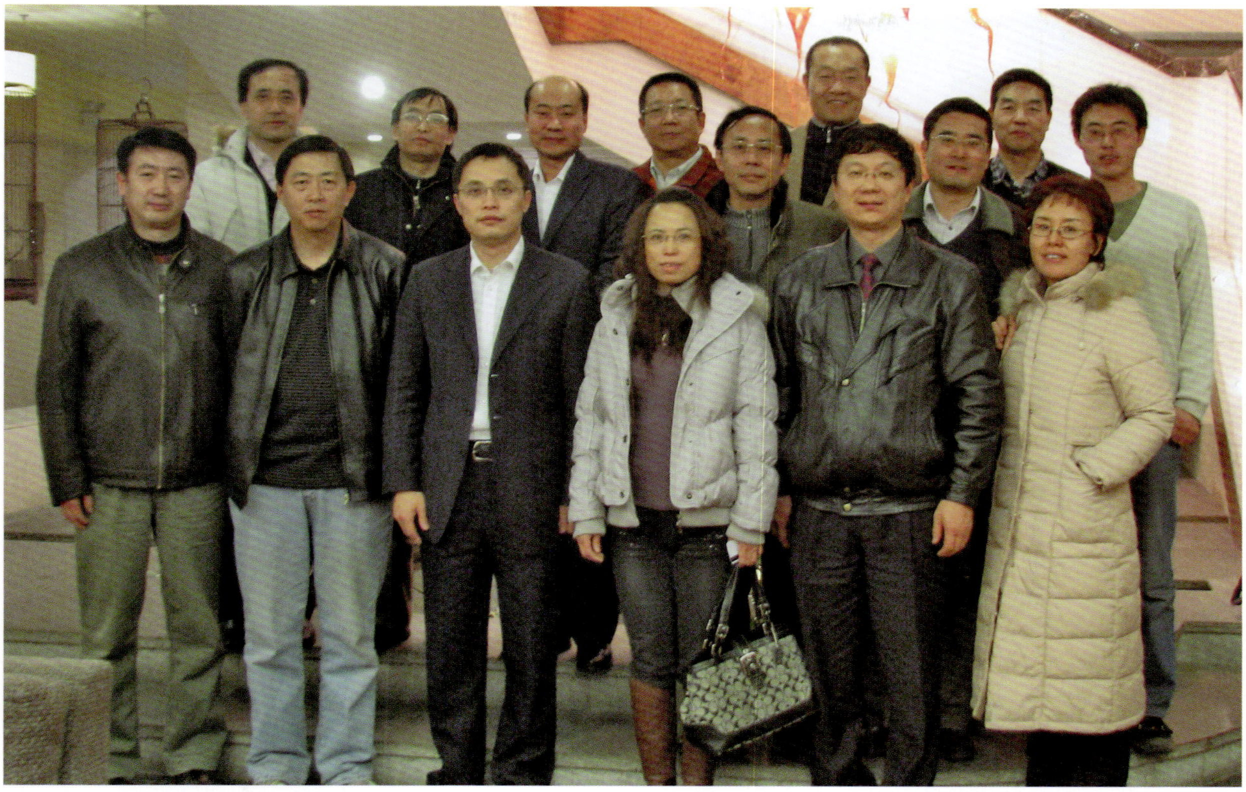

< 2010 年 1 月，全国中药资源普查总体工作任务架构研讨会 <

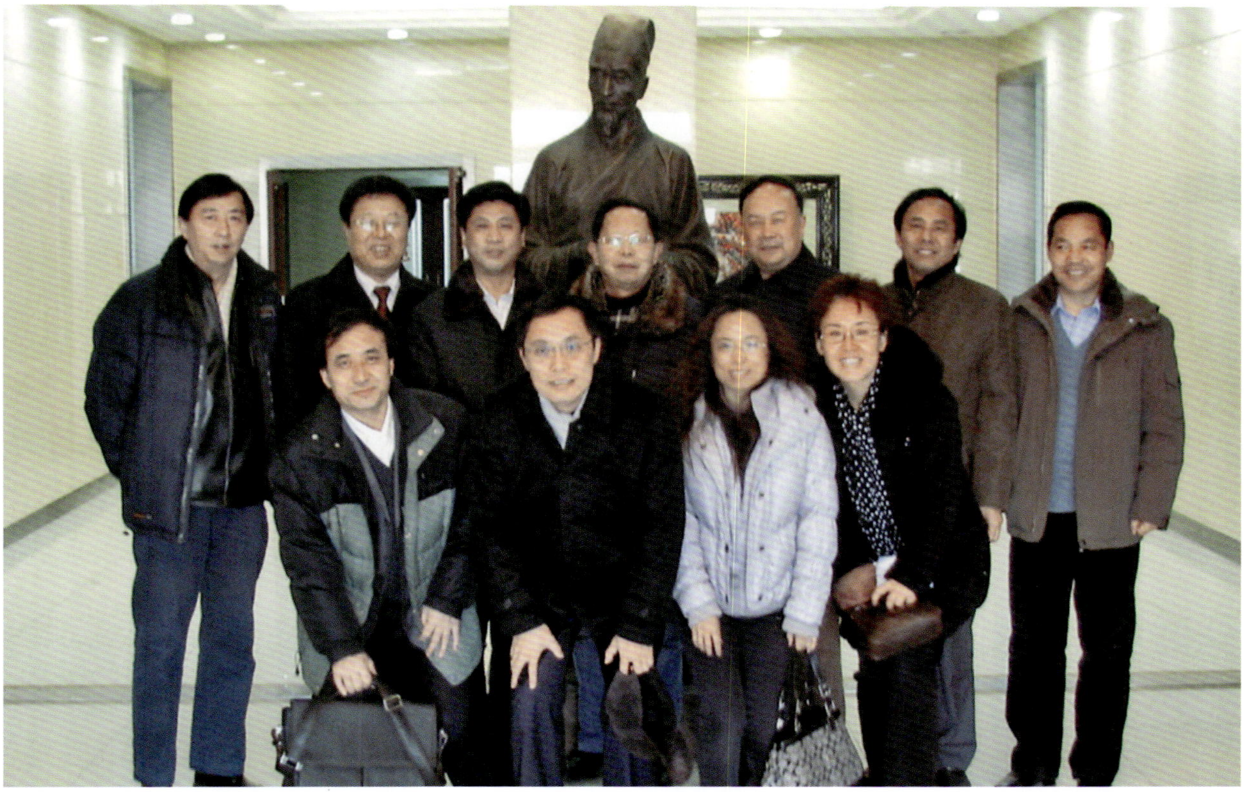

< 2010 年 2 月，全国中药资源普查总体工作任务架构研讨会 <

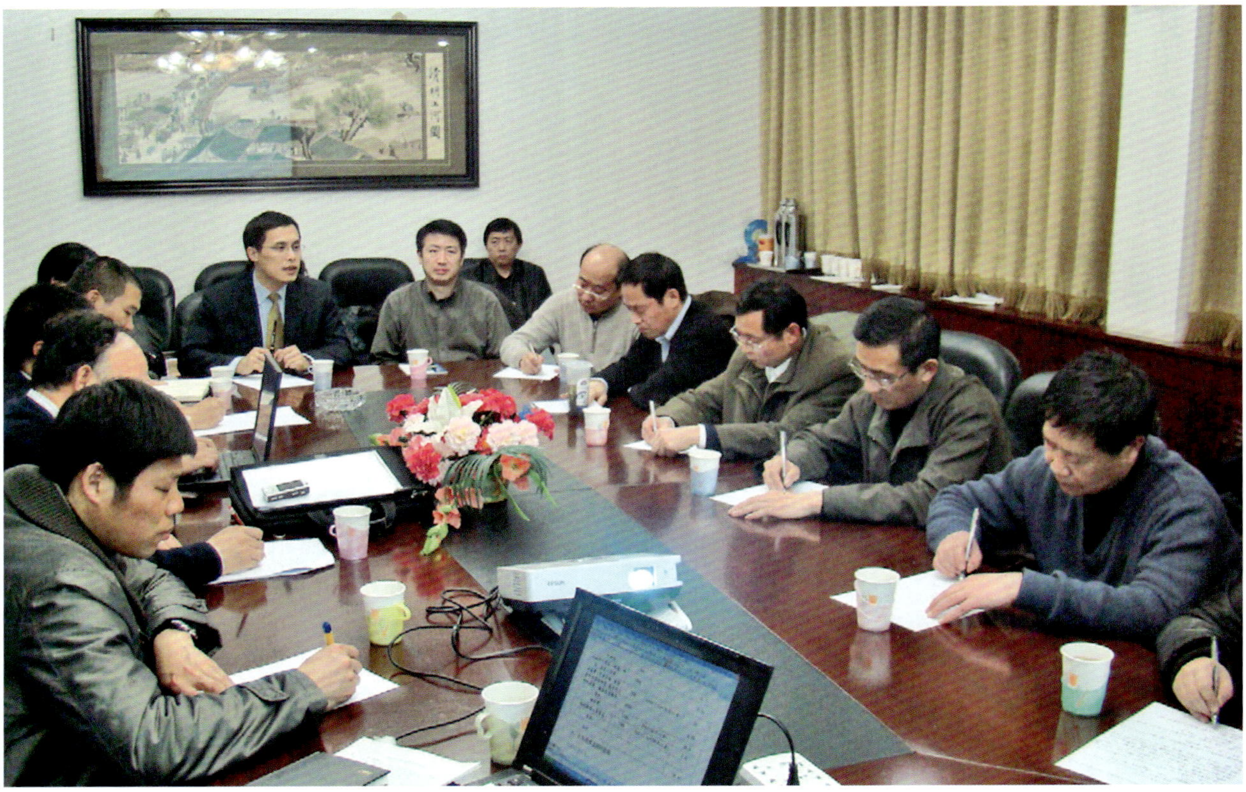

< 2010 年 3 月，全国中药资源普查工作方案编制会 <

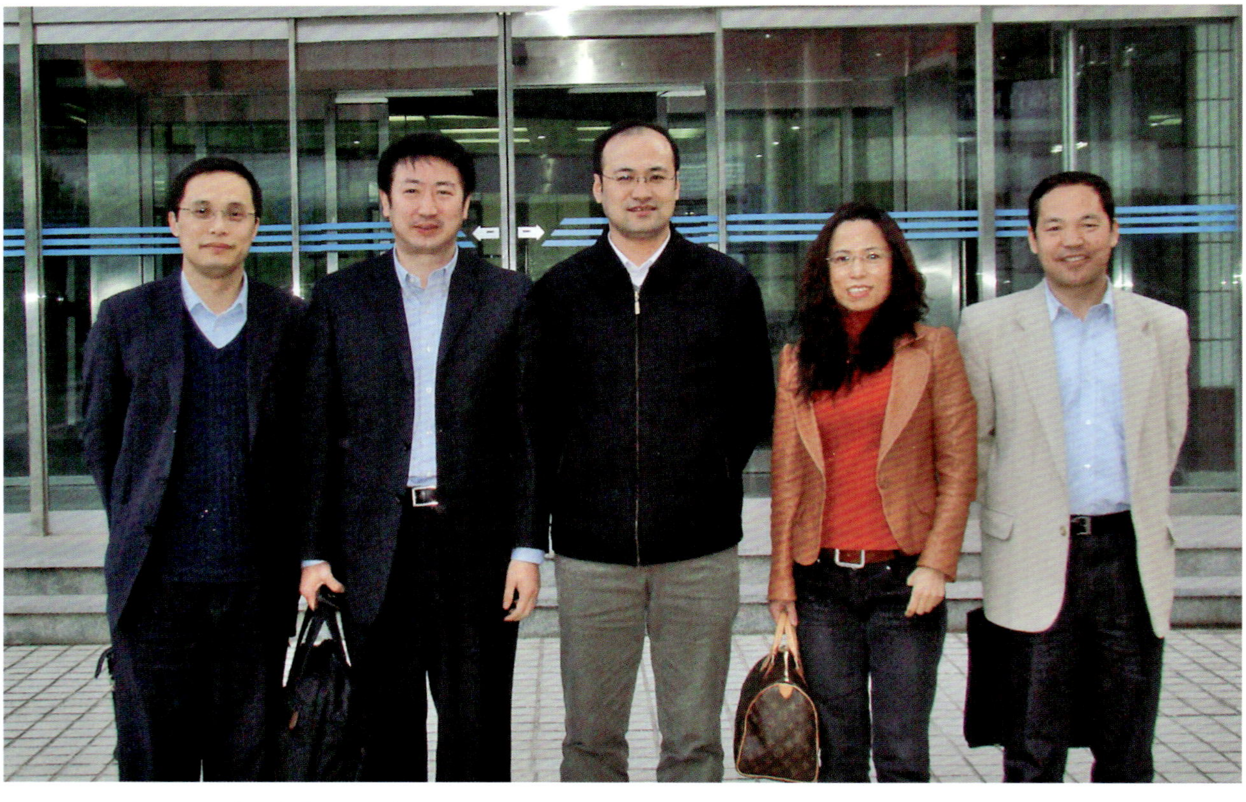

< 2010 年 4 月，国家中医药管理局筹备技术专家组赴水利部调研 <

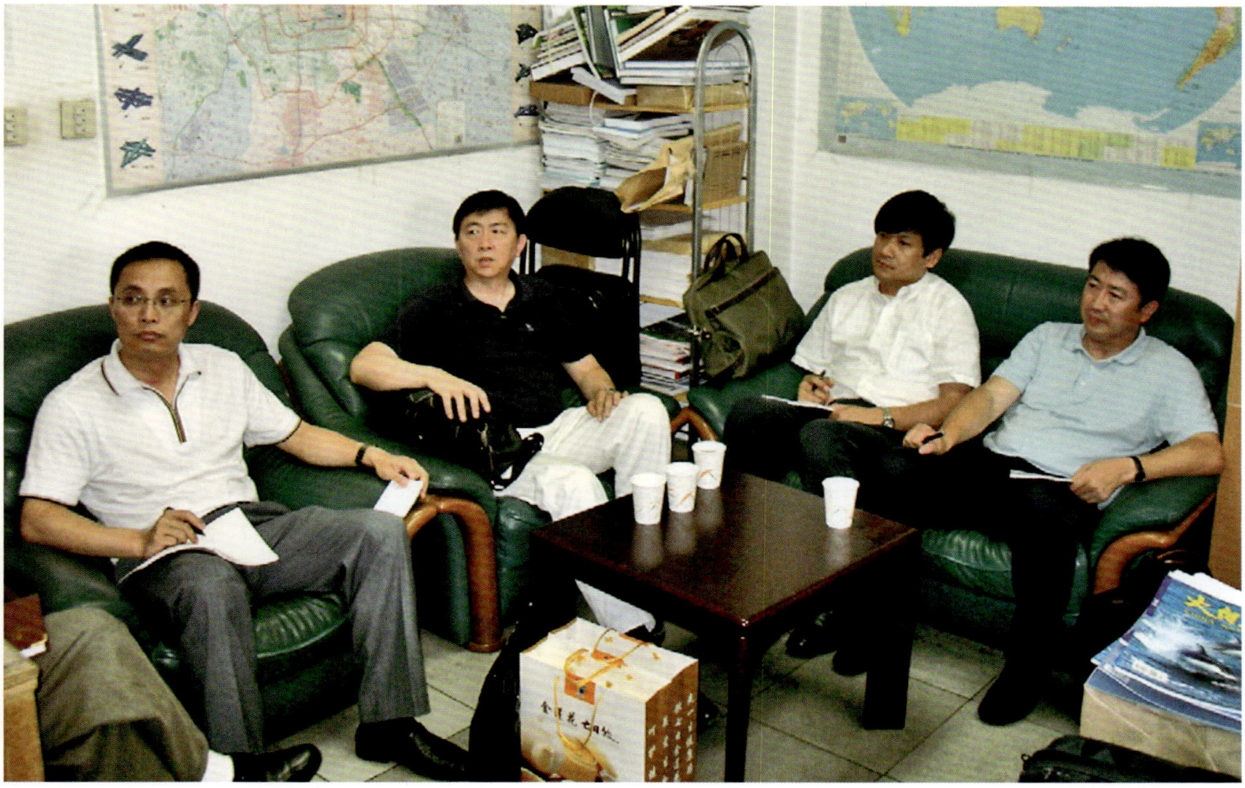

< 2010 年 5 月，国家中医药管理局筹备技术专家组赴林业局调研 <

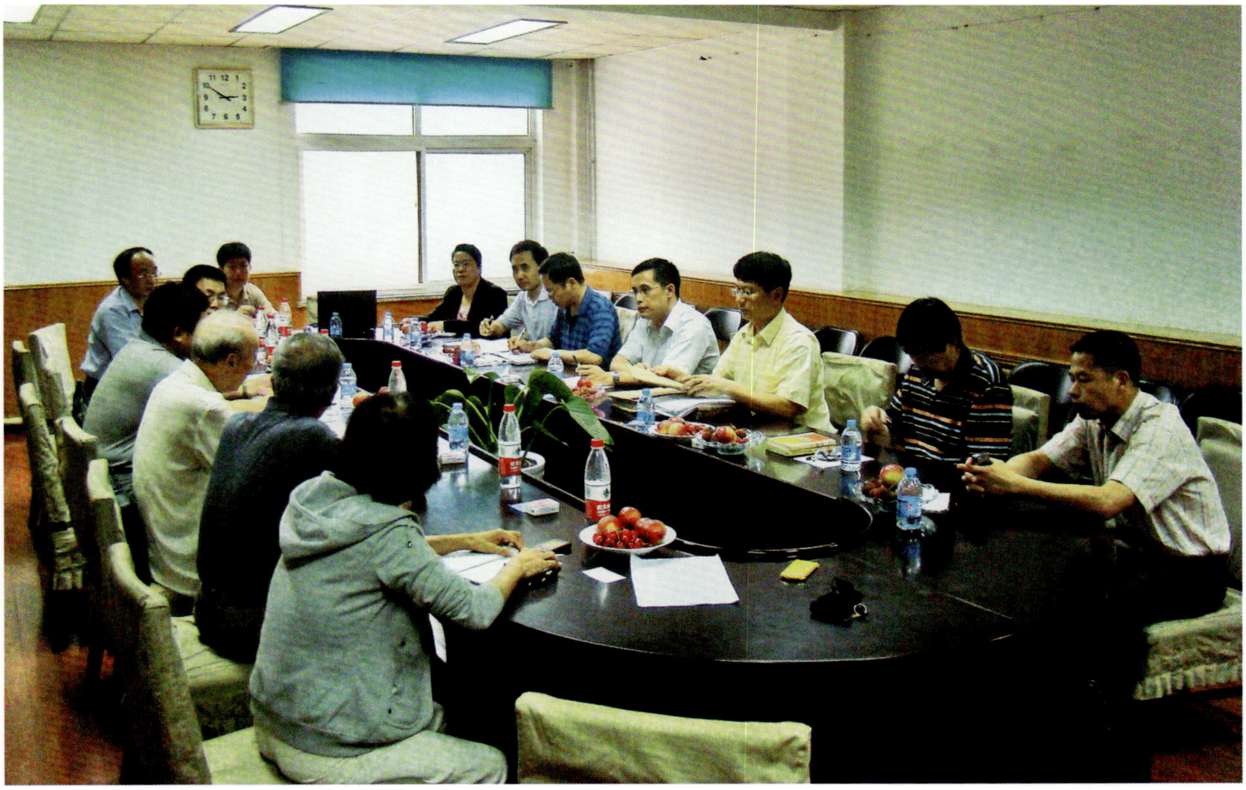

< 2010 年 6 月，国家中医药管理局筹备技术专家组赴农业部调研 <

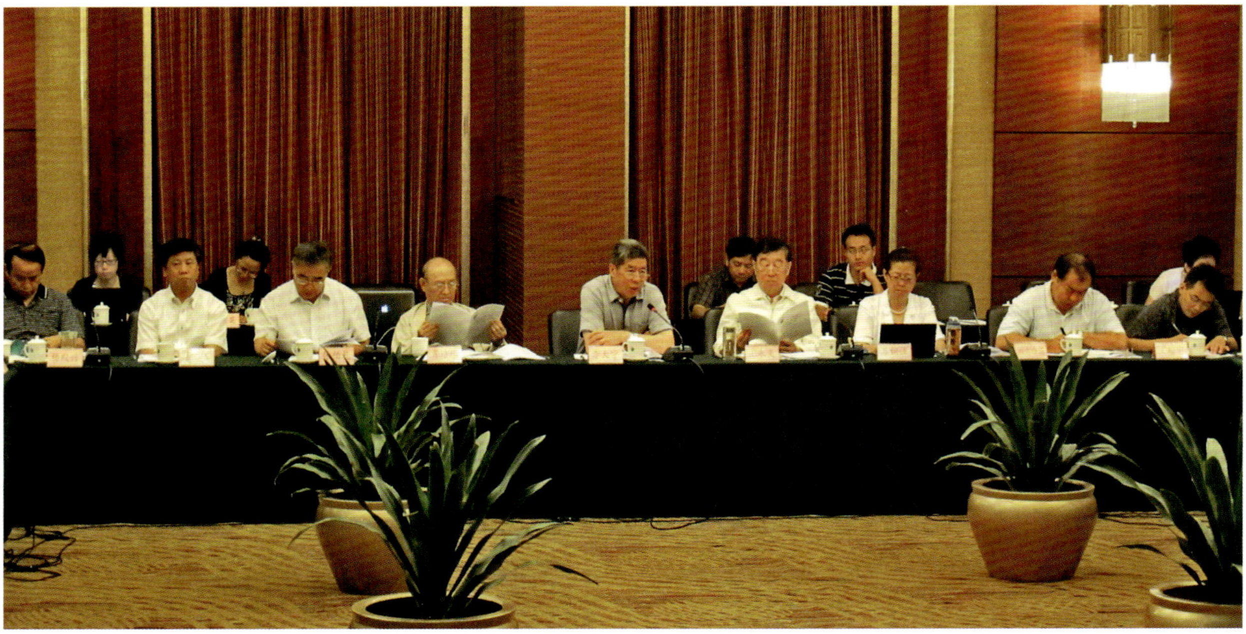

< 2011 年 8 月，全国中药资源普查试点工作启动会在北京召开 <

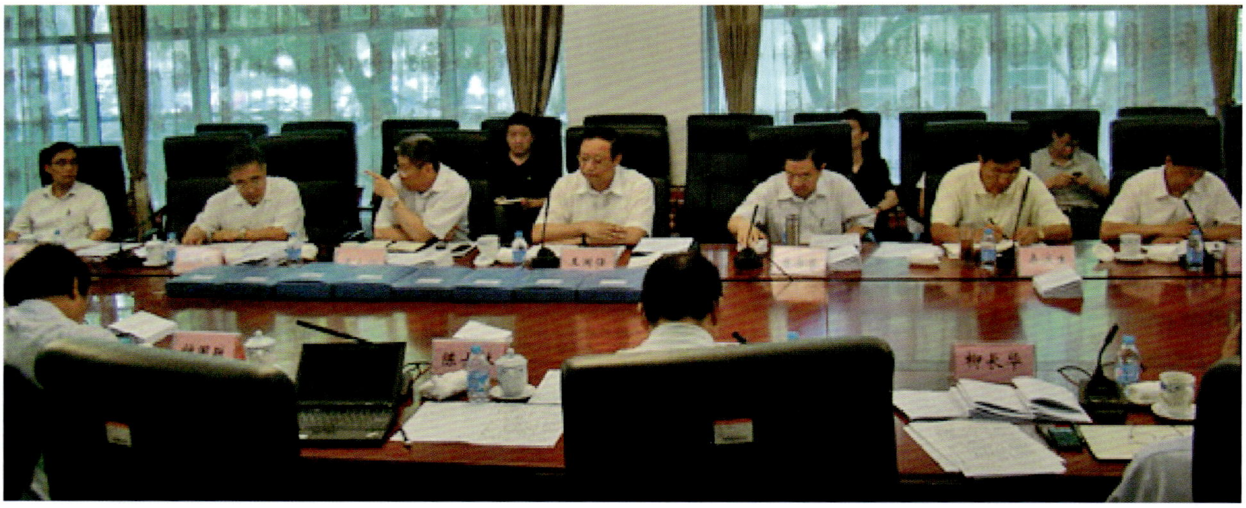

< 2012 年 6 月，国家中医药管理局中药资源普查试点工作领导小组第一次工作会议 <

二、全国中药资源普查试点工作启动

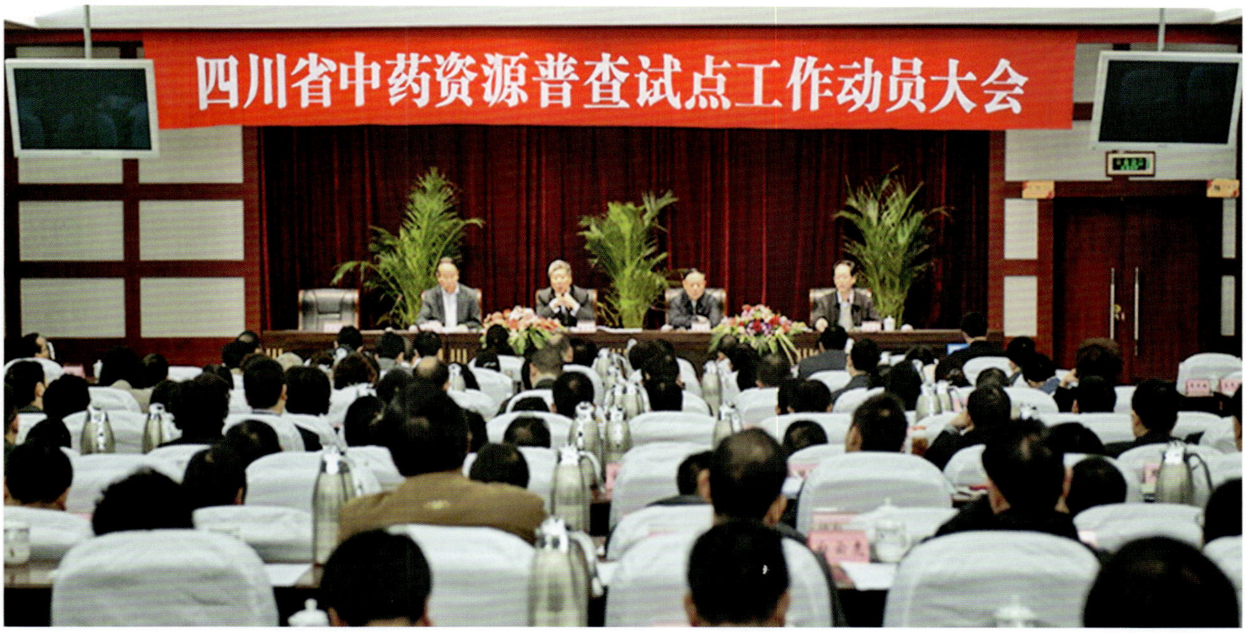

< 2011 年 11 月，四川普查启动会 <

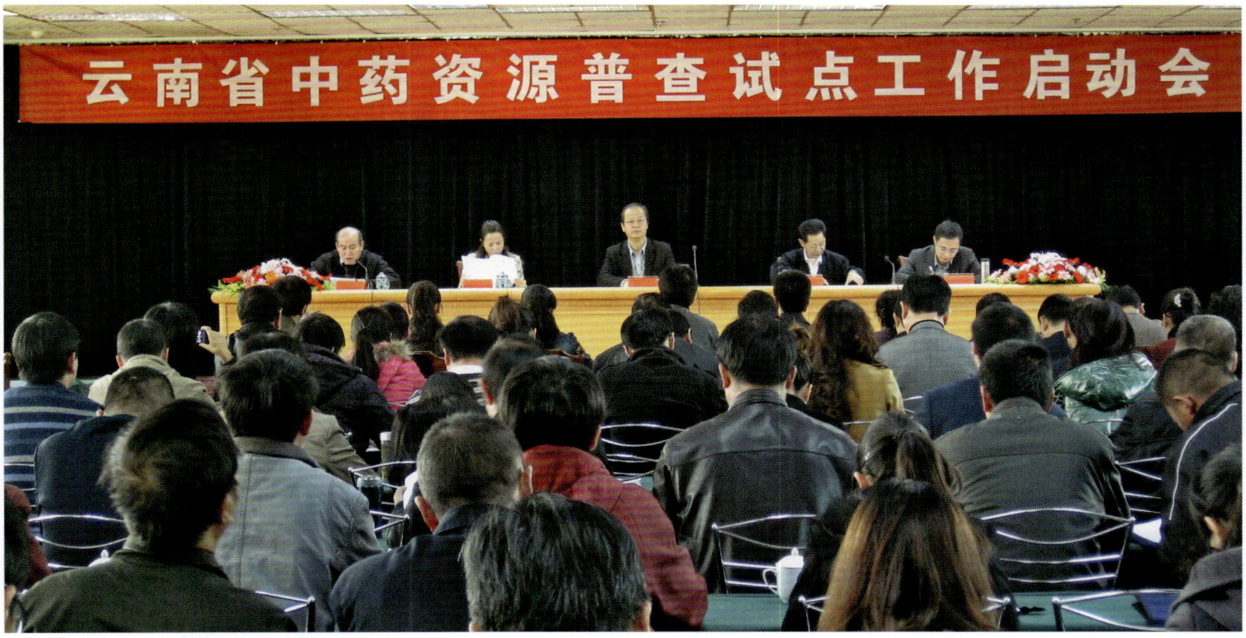

< 2011 年 11 月，云南普查启动会 <

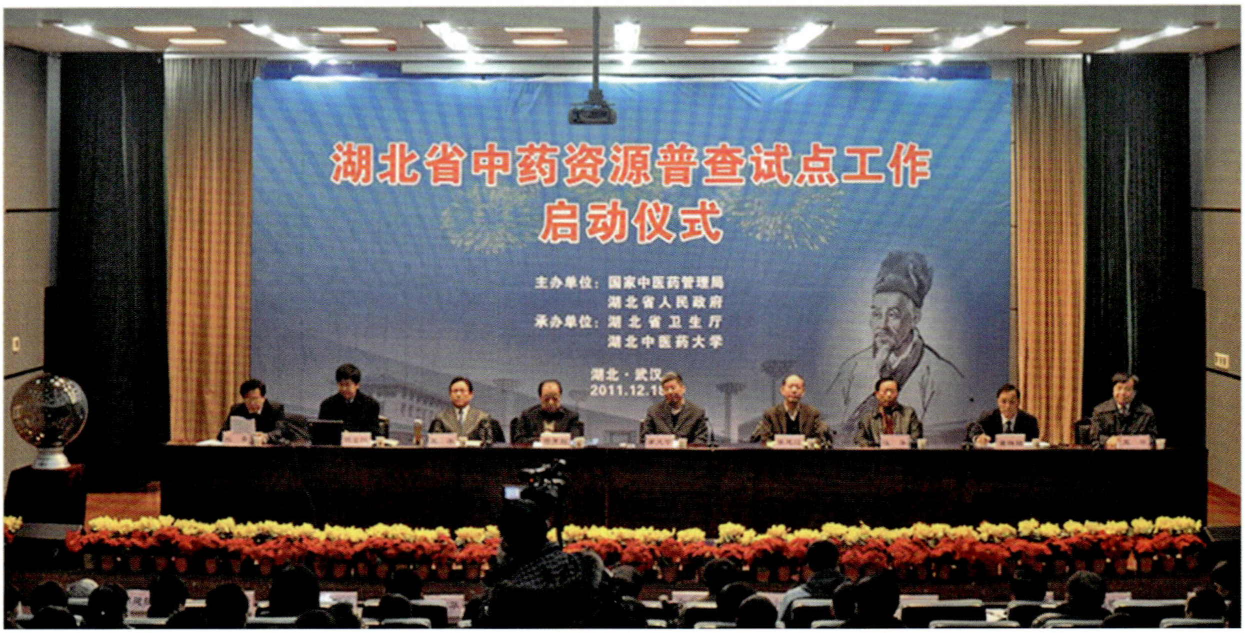

< 2011 年 12 月，湖北普查启动会 <

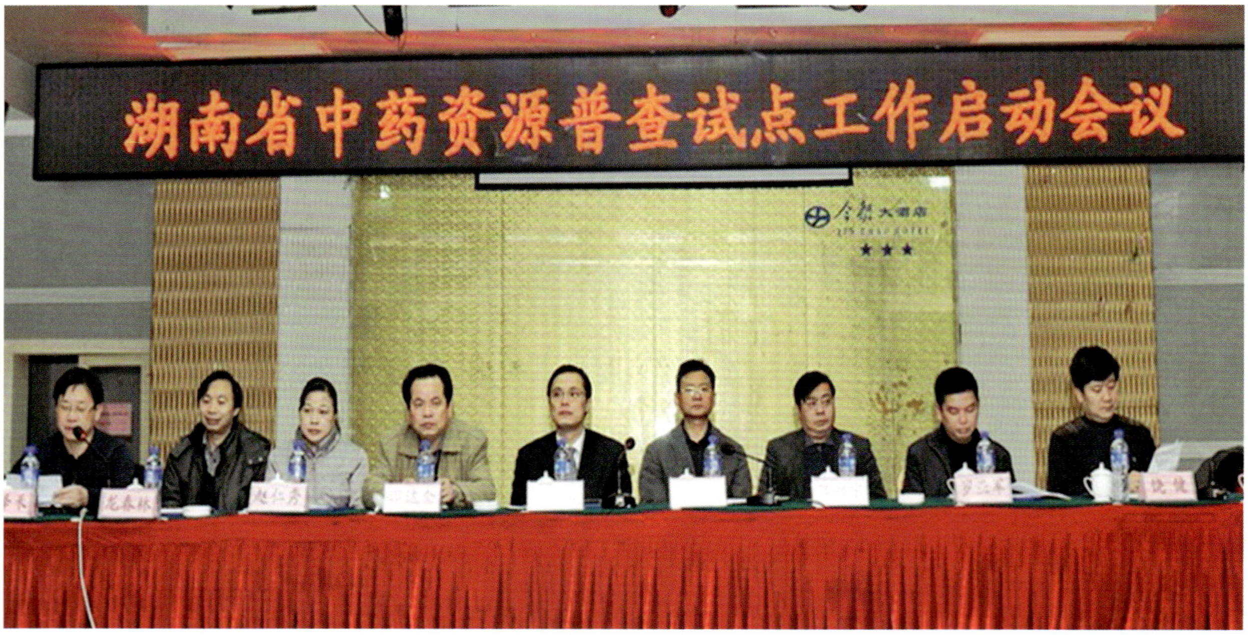

< 2012 年 1 月，湖南普查启动会

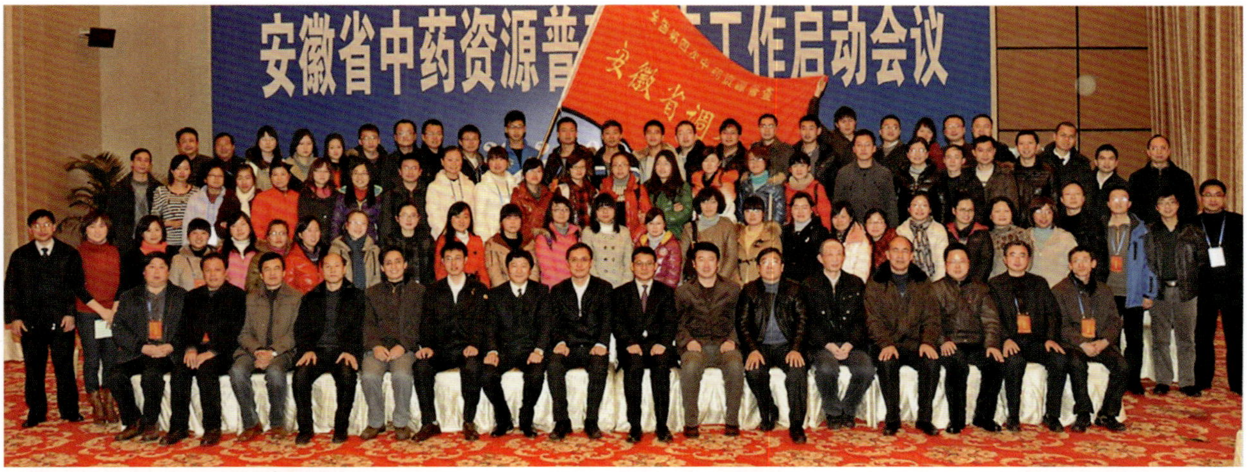

< 2012 年 2 月，安徽普查启动会 <

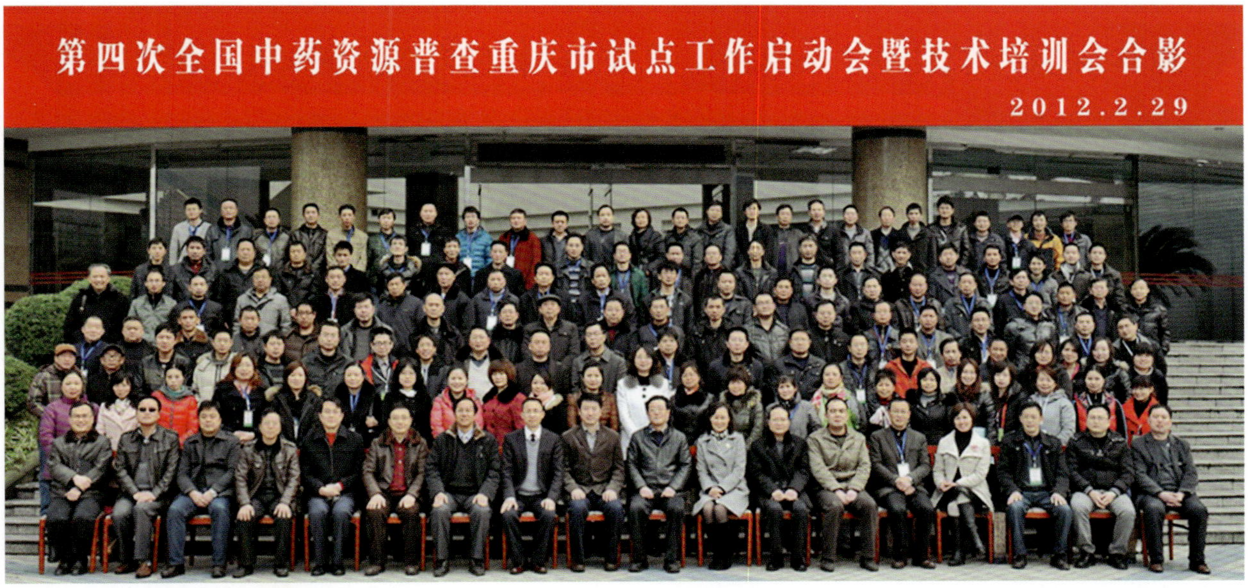

< 2012 年 2 月，重庆普查启动会 <

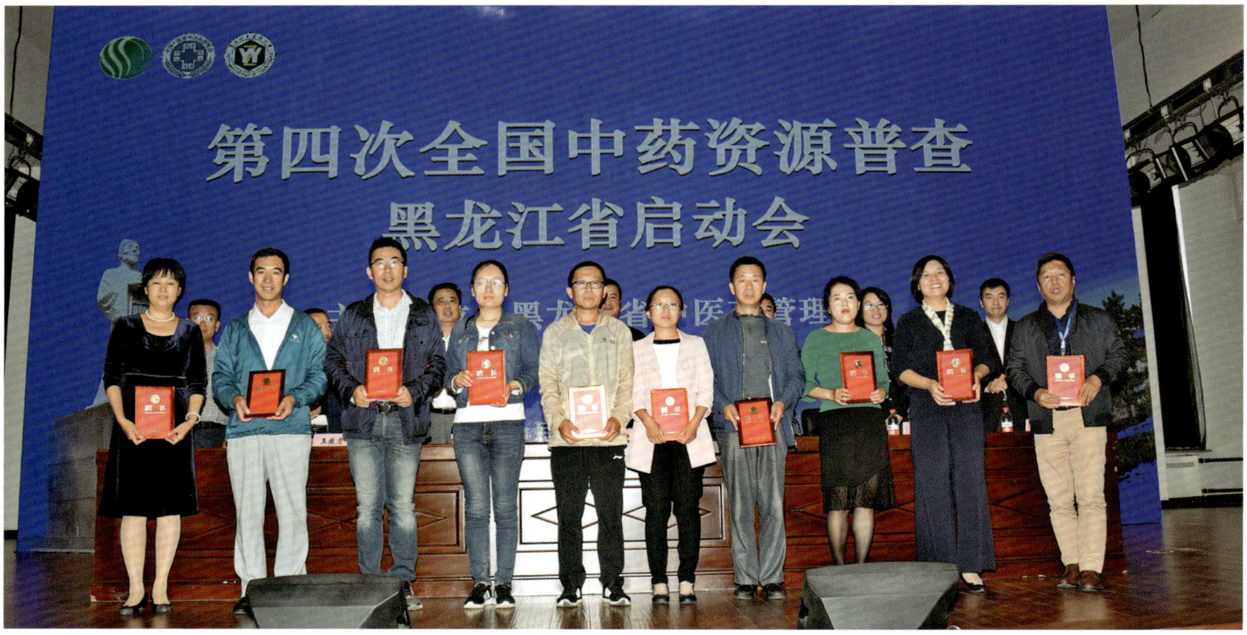

< 2012 年 4 月，黑龙江普查启动会 <

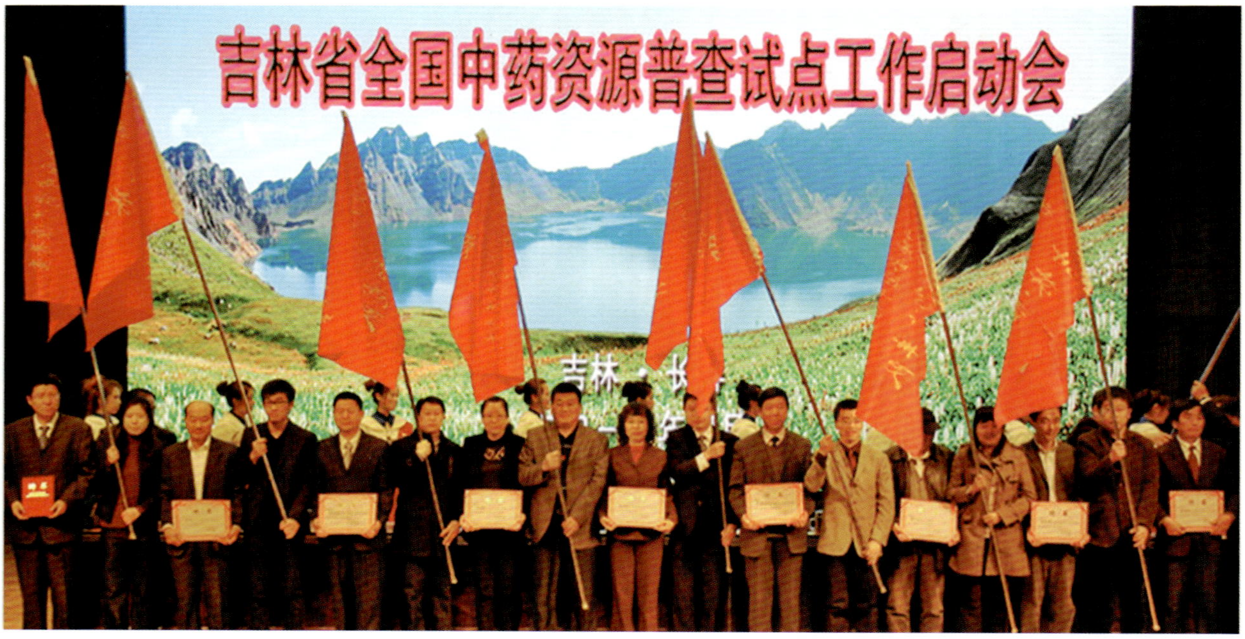

< 2012 年 4 月，吉林普查启动会 <

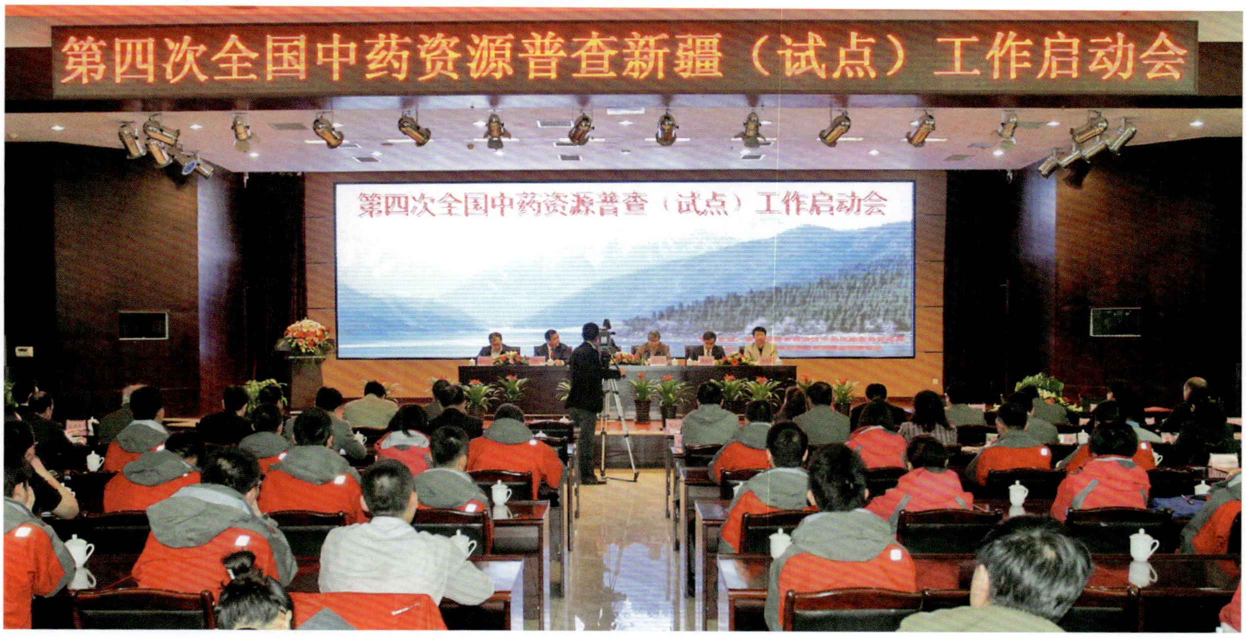

< 2012 年 4 月，新疆普查启动会 <

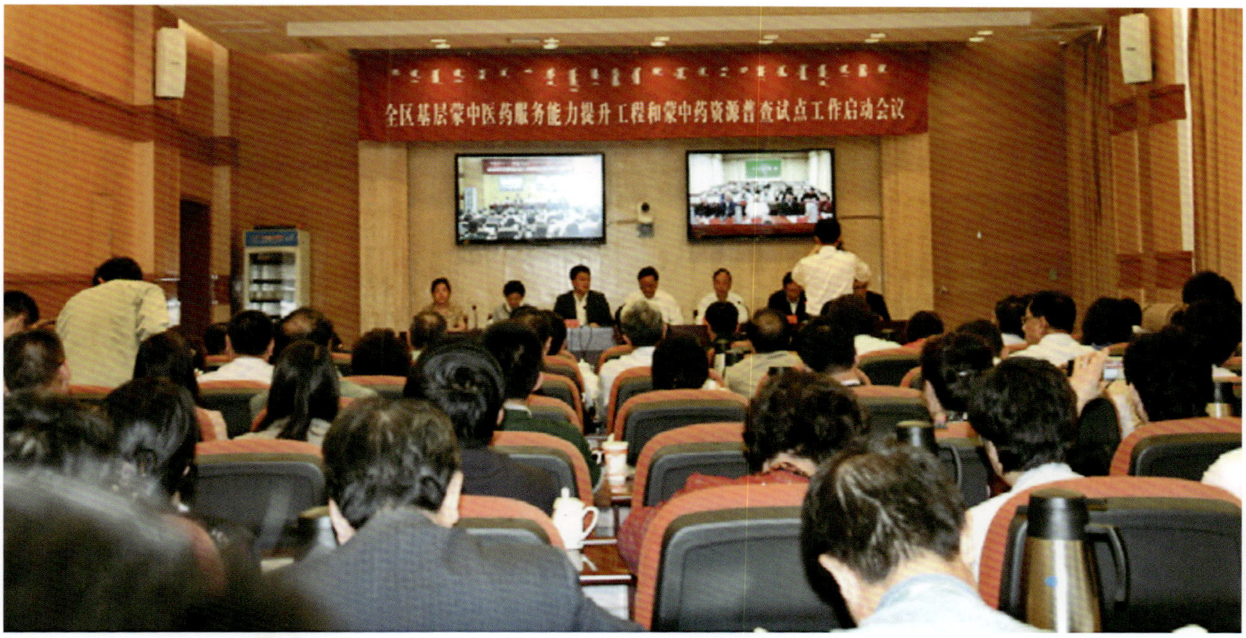

< 2012 年 5 月，内蒙古普查启动会 <

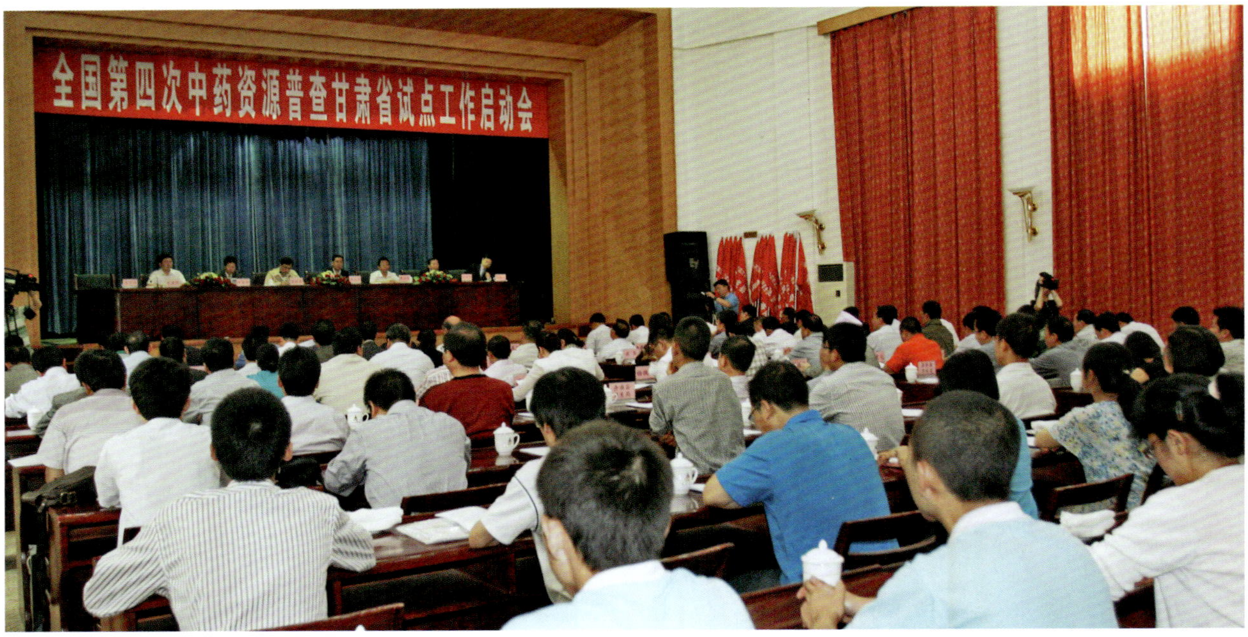

< 2012年6月，甘肃普查启动会 <

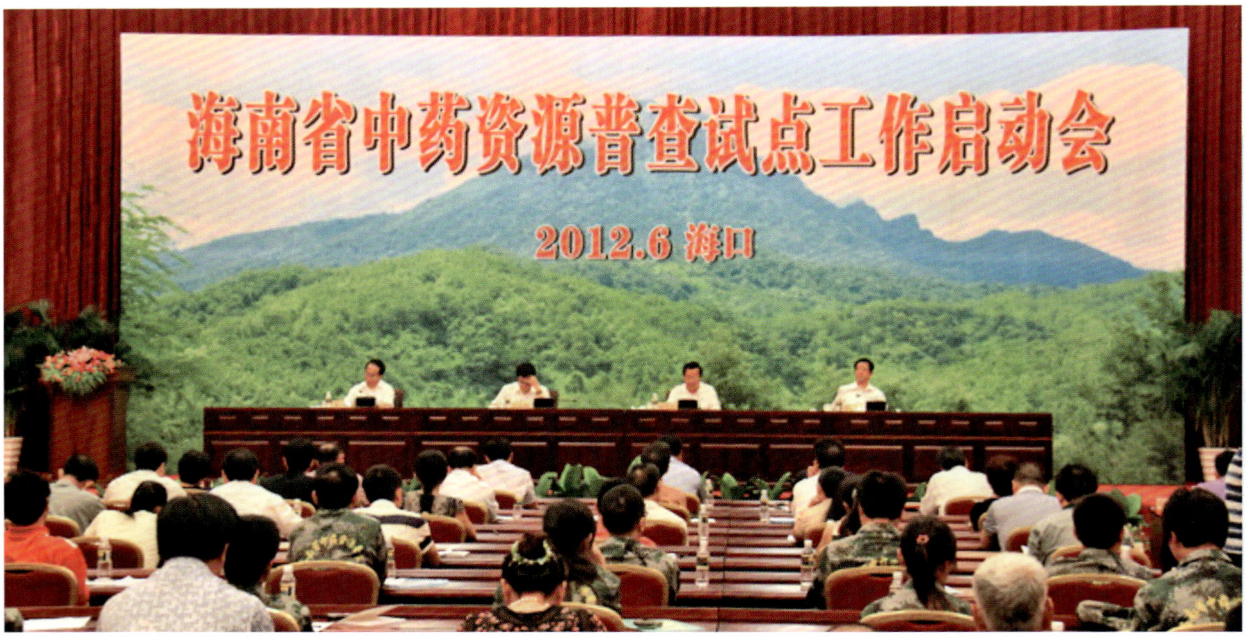

< 2012年6月，海南普查启动会 <

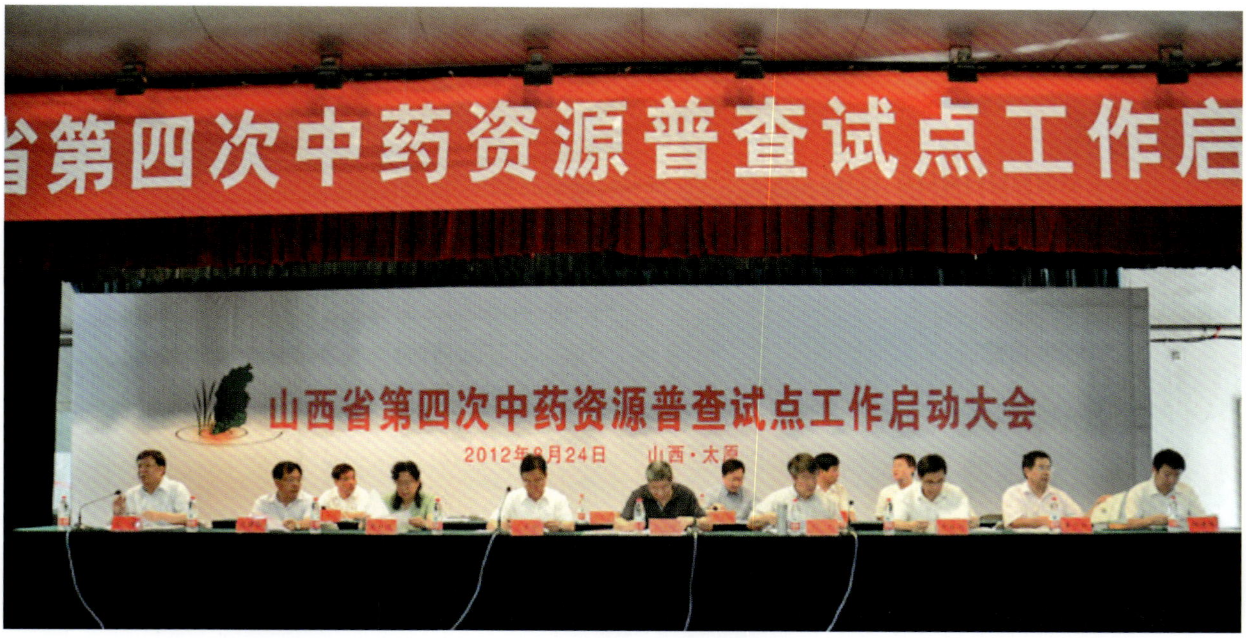

< 2012 年 8 月，山西普查启动会 <

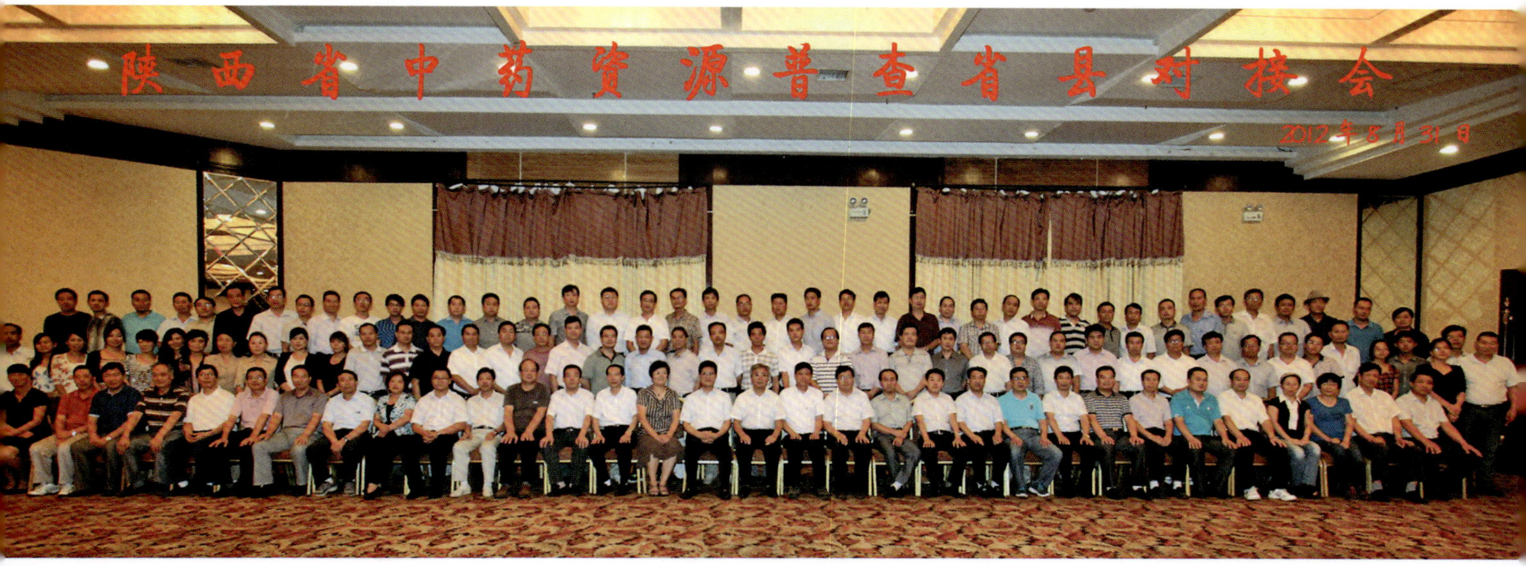

< 2012 年 8 月，陕西普查启动会 <

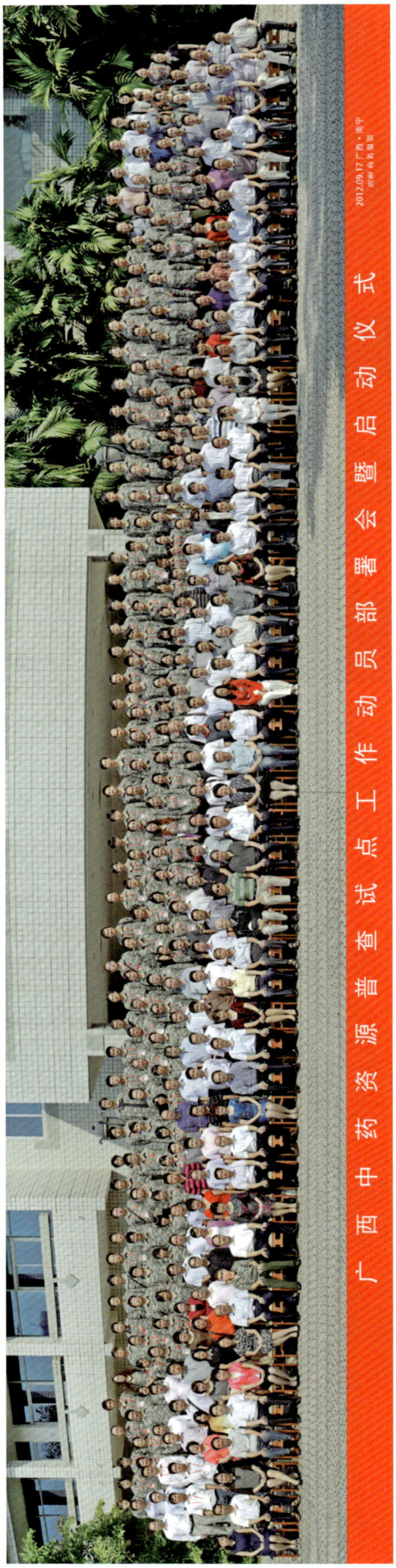

< 2012年9月，广西普查启动会 <

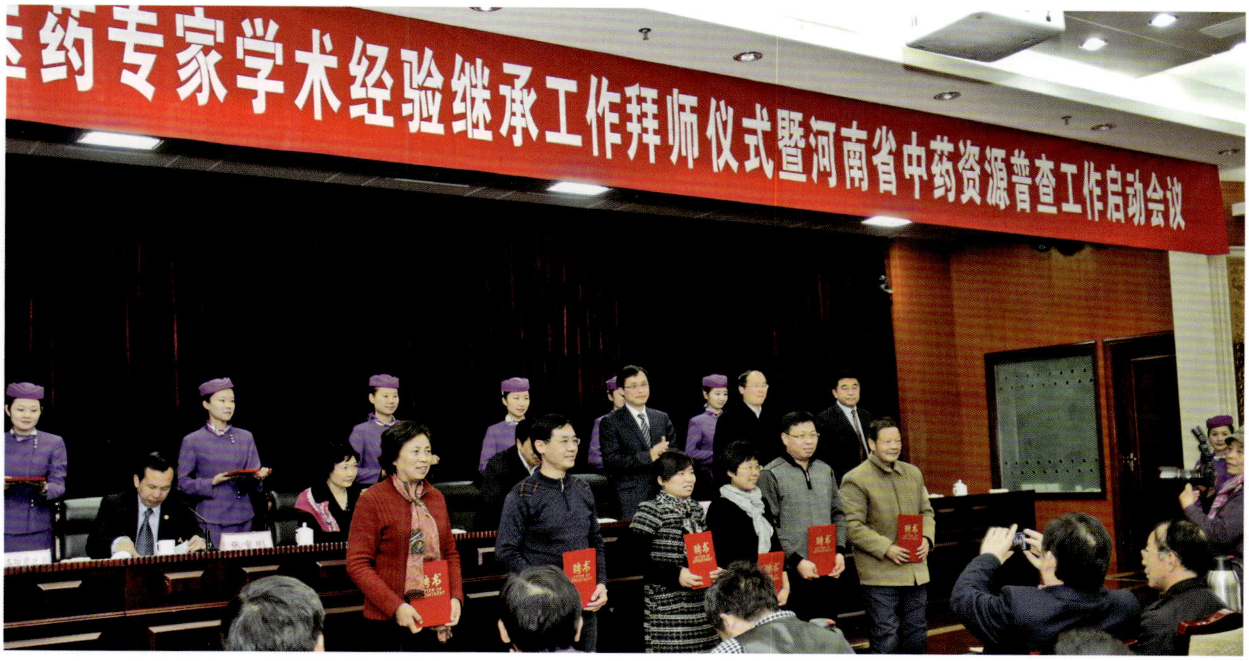

< 2012 年 12 月，河南普查启动会 <

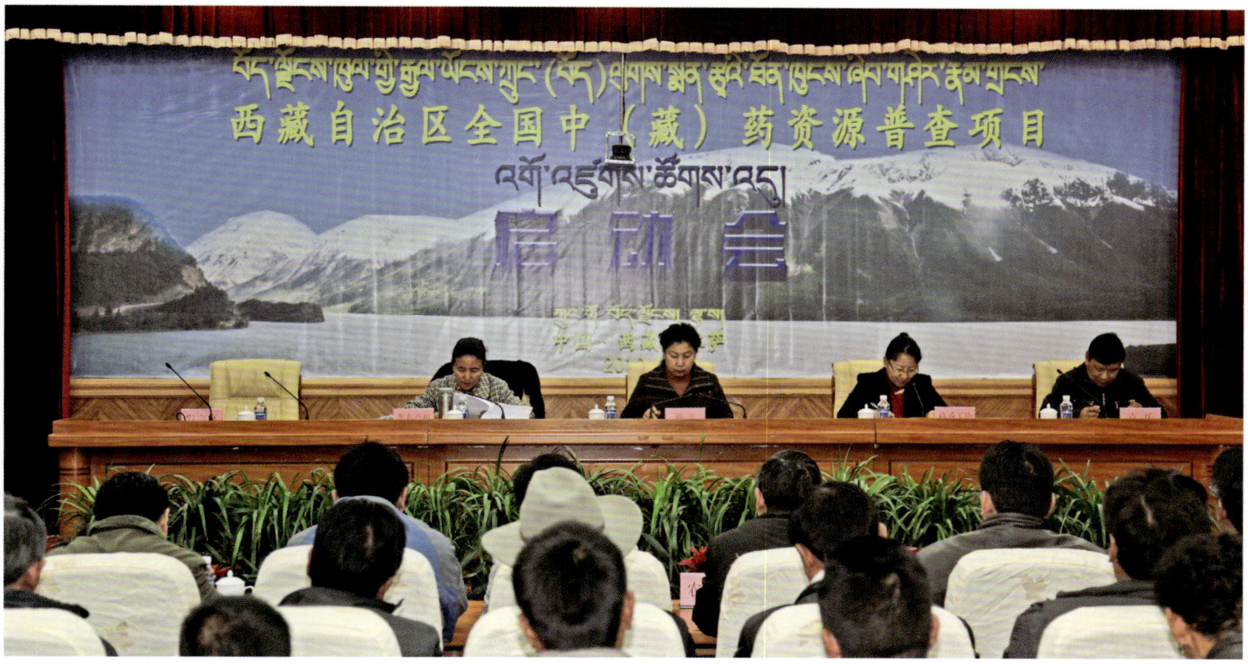

< 2012 年 12 月，西藏普查启动会 <

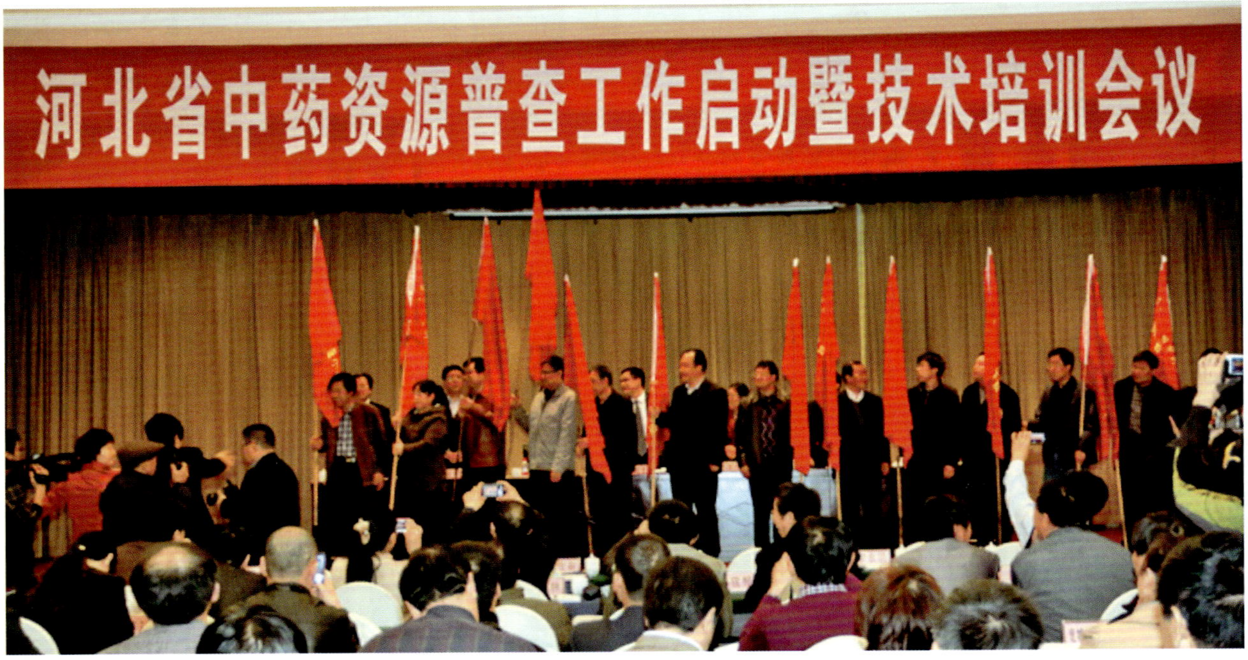

< 2013 年 3 月，河北普查启动会 <

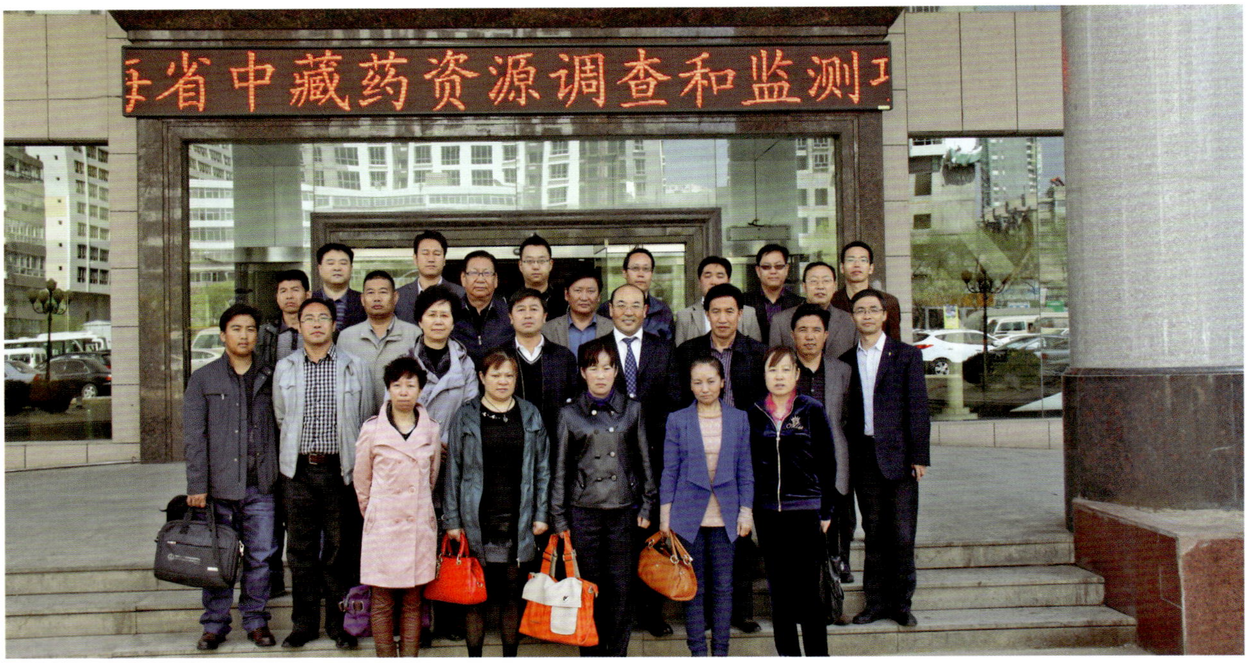

< 2013 年 3 月，青海普查启动会 <

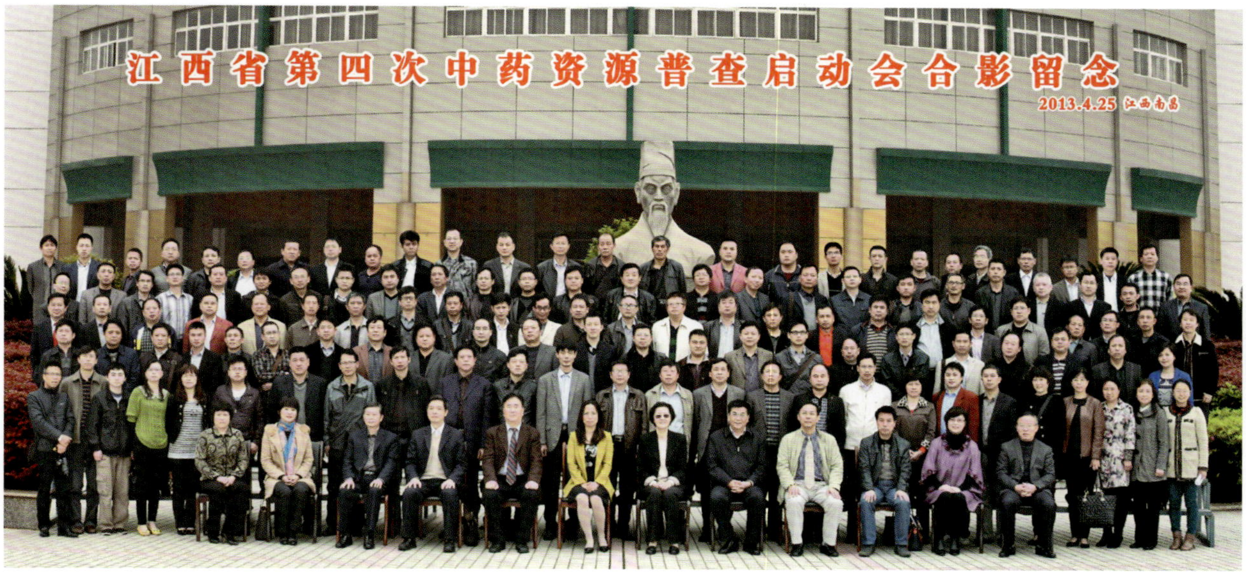

< 2013 年 4 月，江西普查启动会 <

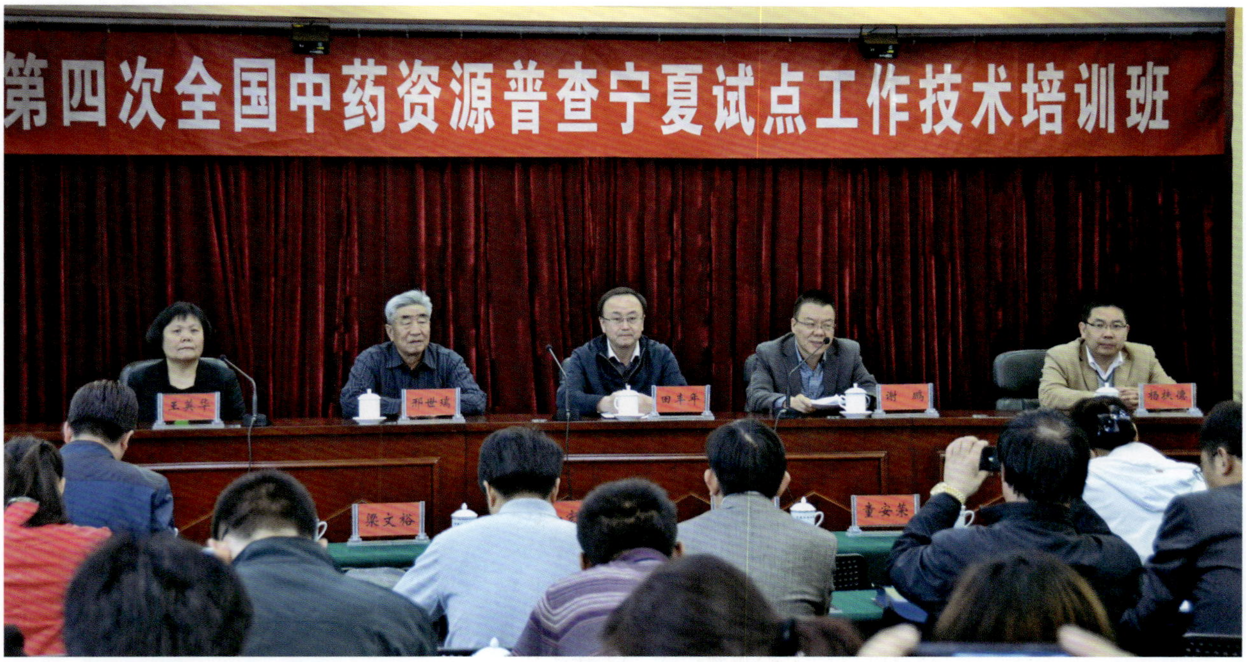

< 2013 年 4 月，宁夏普查启动会 <

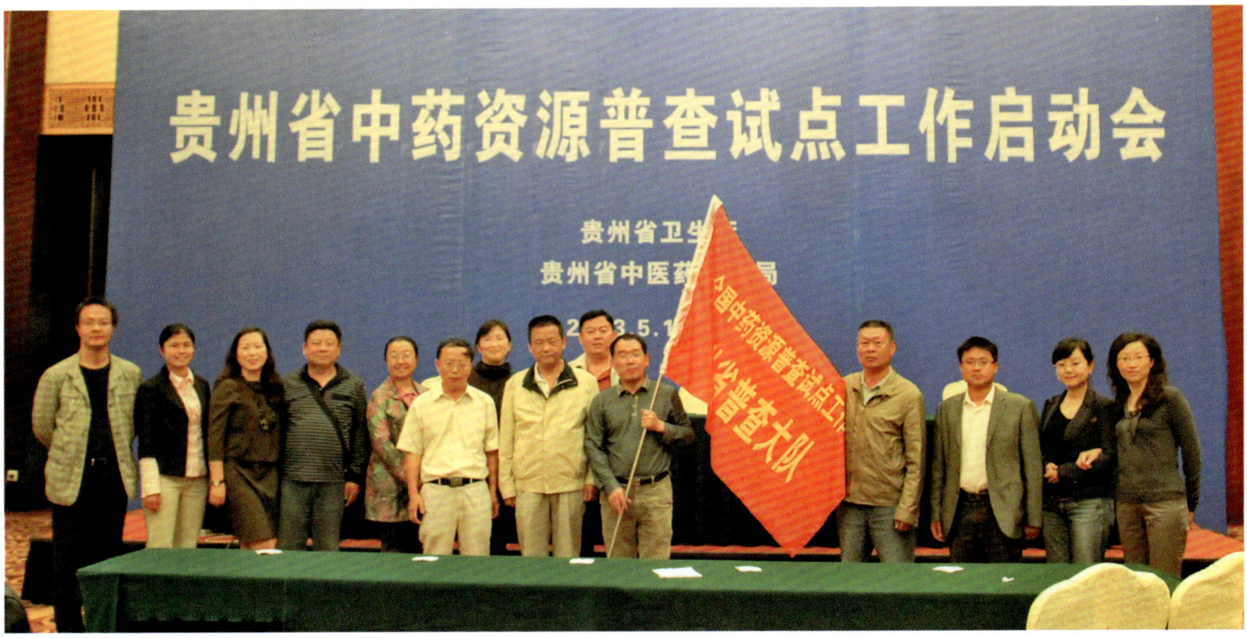

< 2013 年 5 月，贵州普查启动会 <

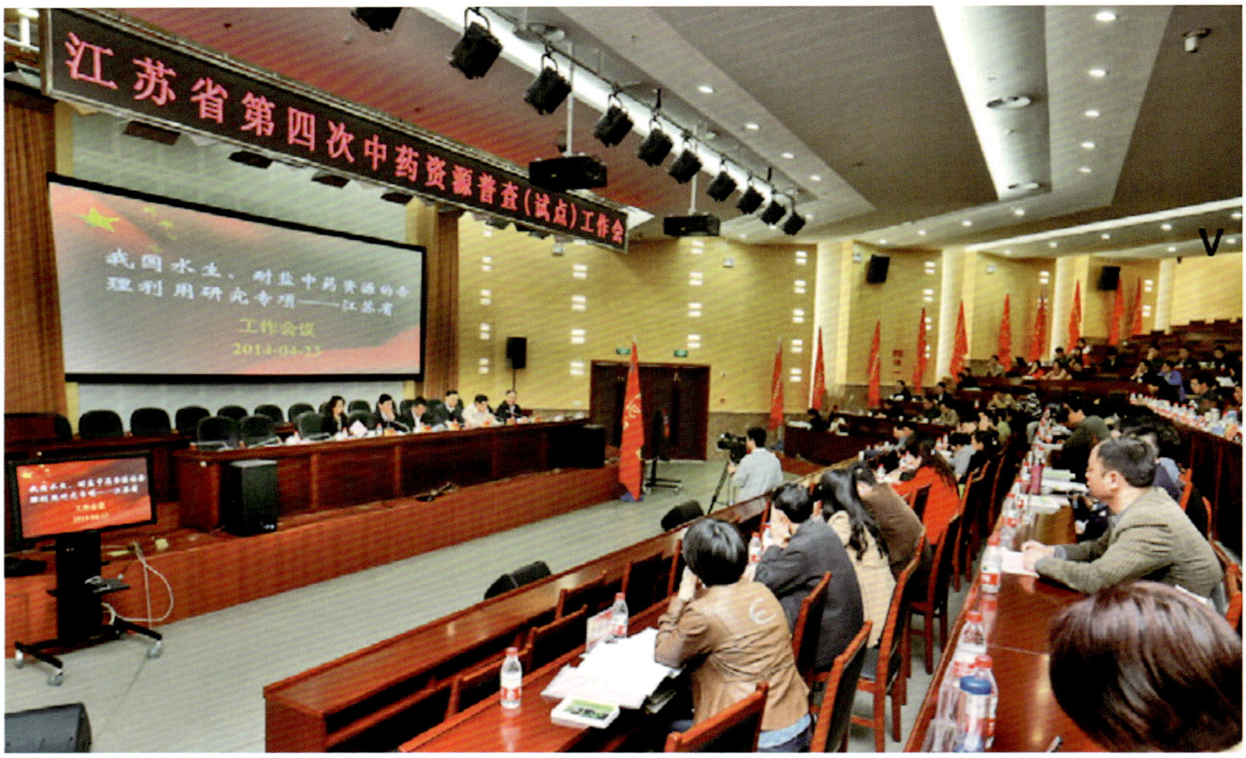

< 2014 年 4 月，江苏普查启动会 <

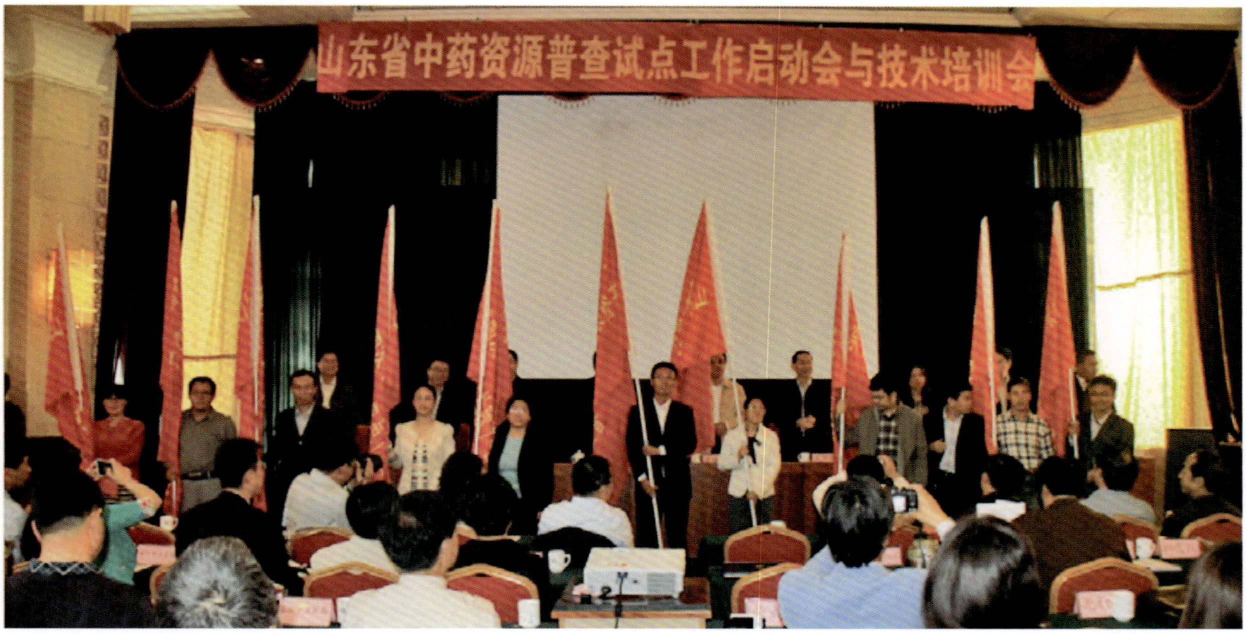

< 2014 年 4 月，山东普查启动会 <

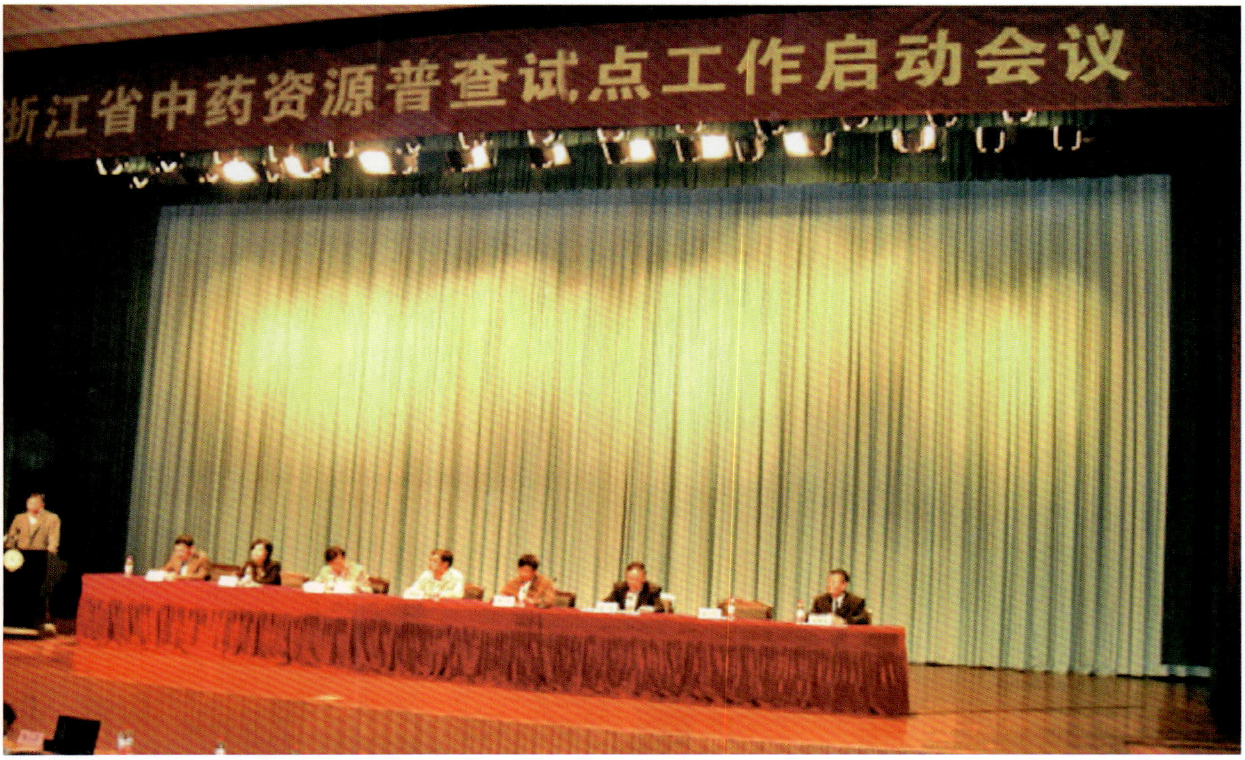

< 2014 年 4 月，浙江普查启动会 <

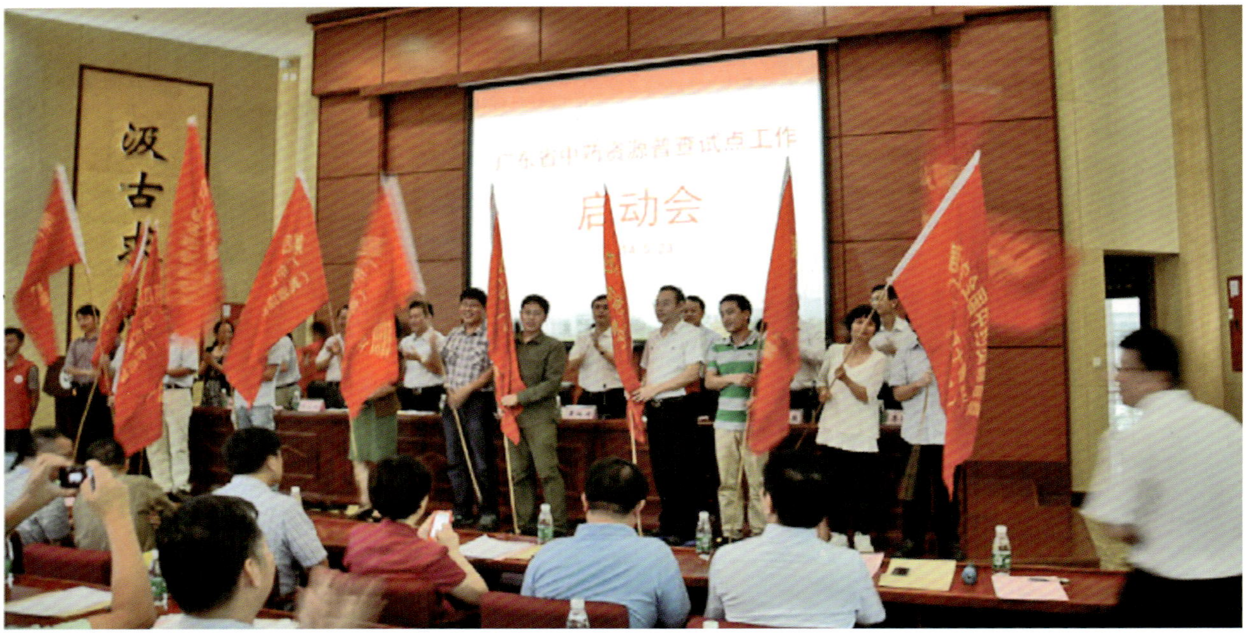

< 2014 年 5 月，广东普查启动会 <

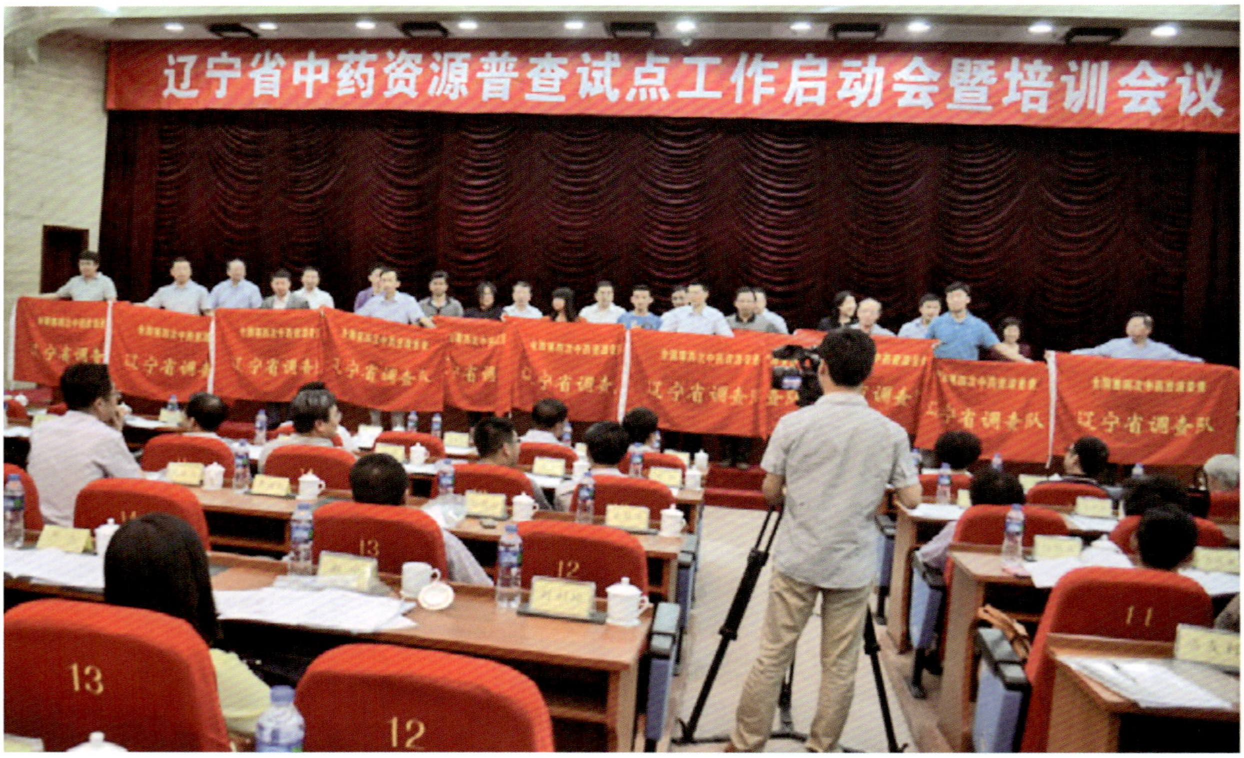

< 2014 年 6 月，辽宁普查启动会 <

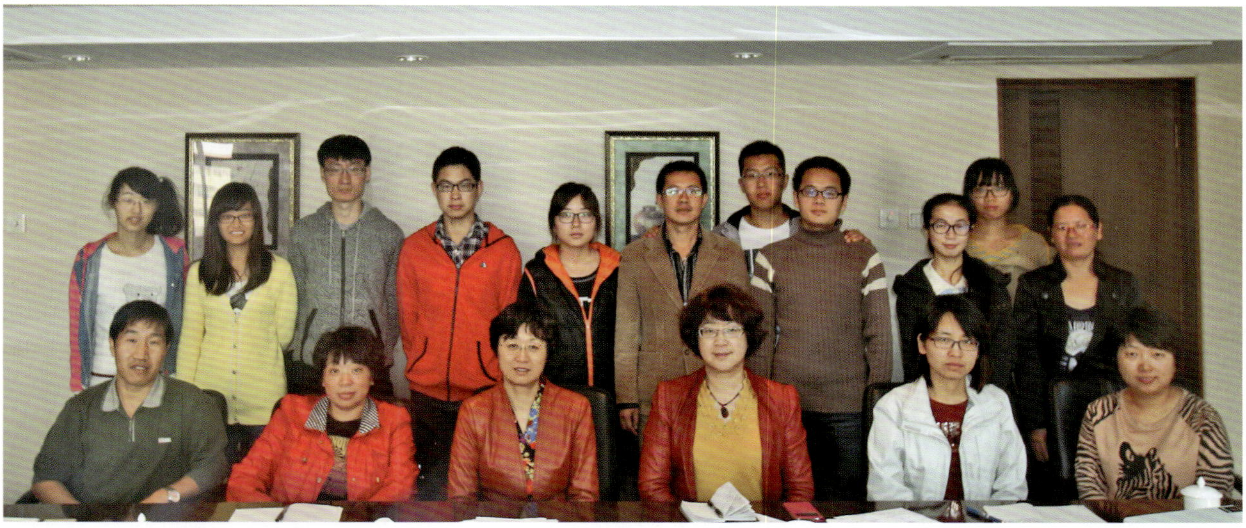

< 2014 年 7 月，北京普查启动会 <

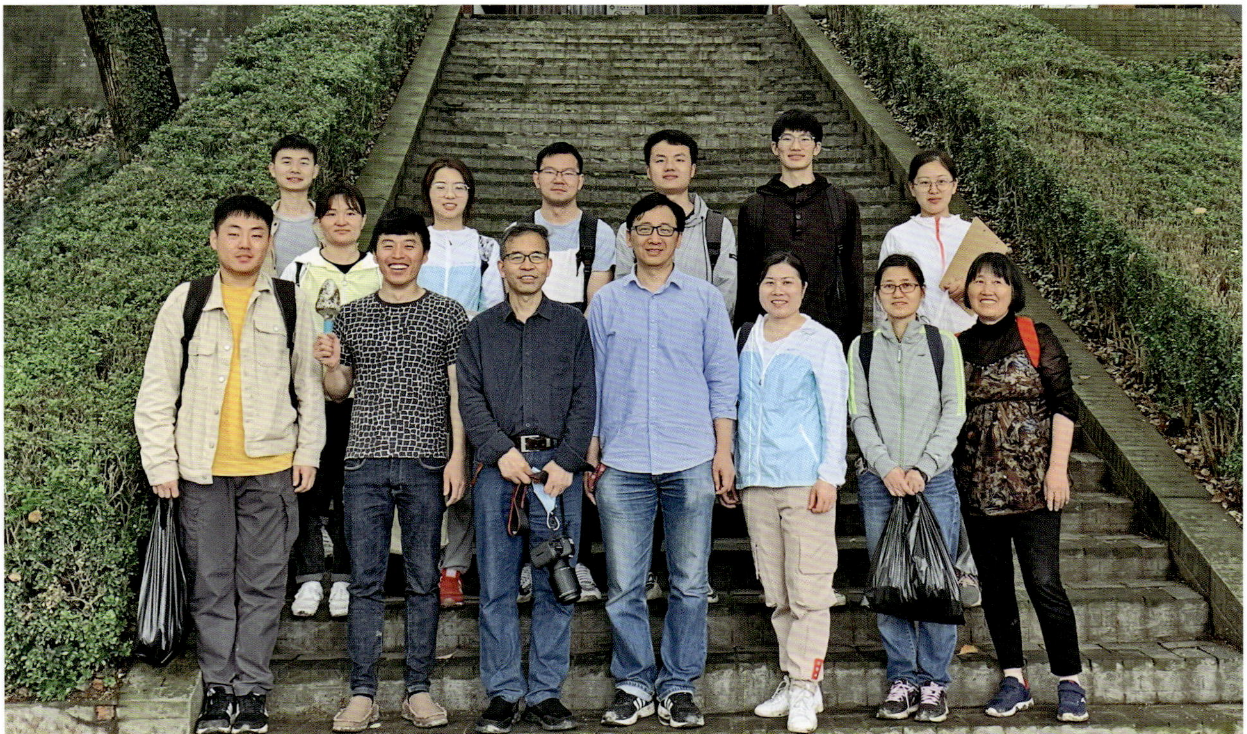

< 2014 年 7 月，上海普查启动会 <

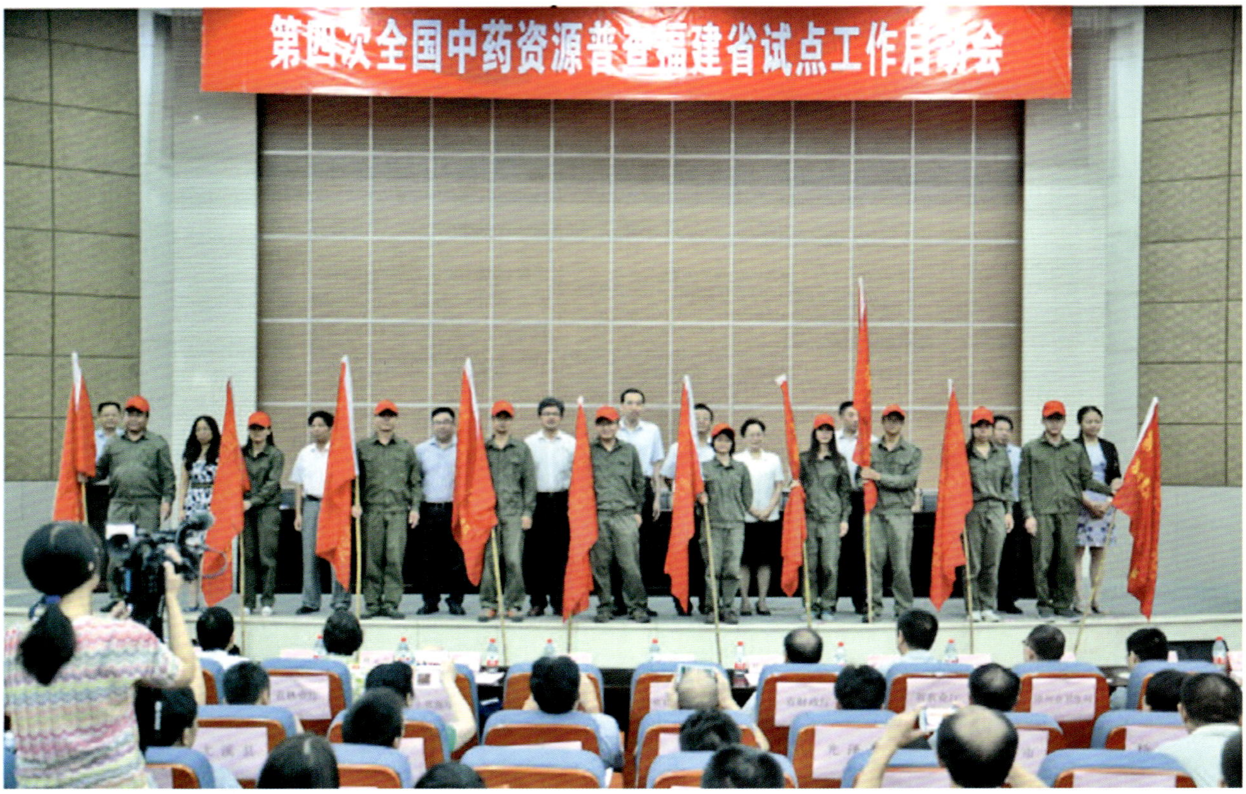

< 2014 年 9 月，福建普查启动会 <

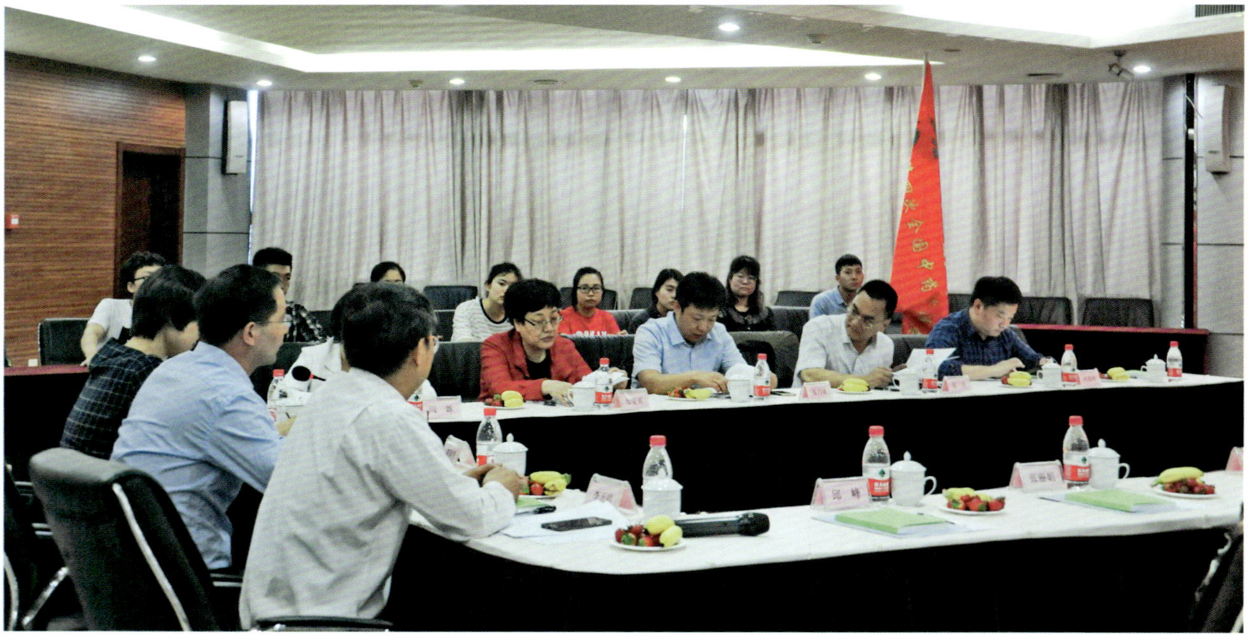

< 2018 年 5 月，天津普查启动会 <

三、全国中药资源普查工作全面启动

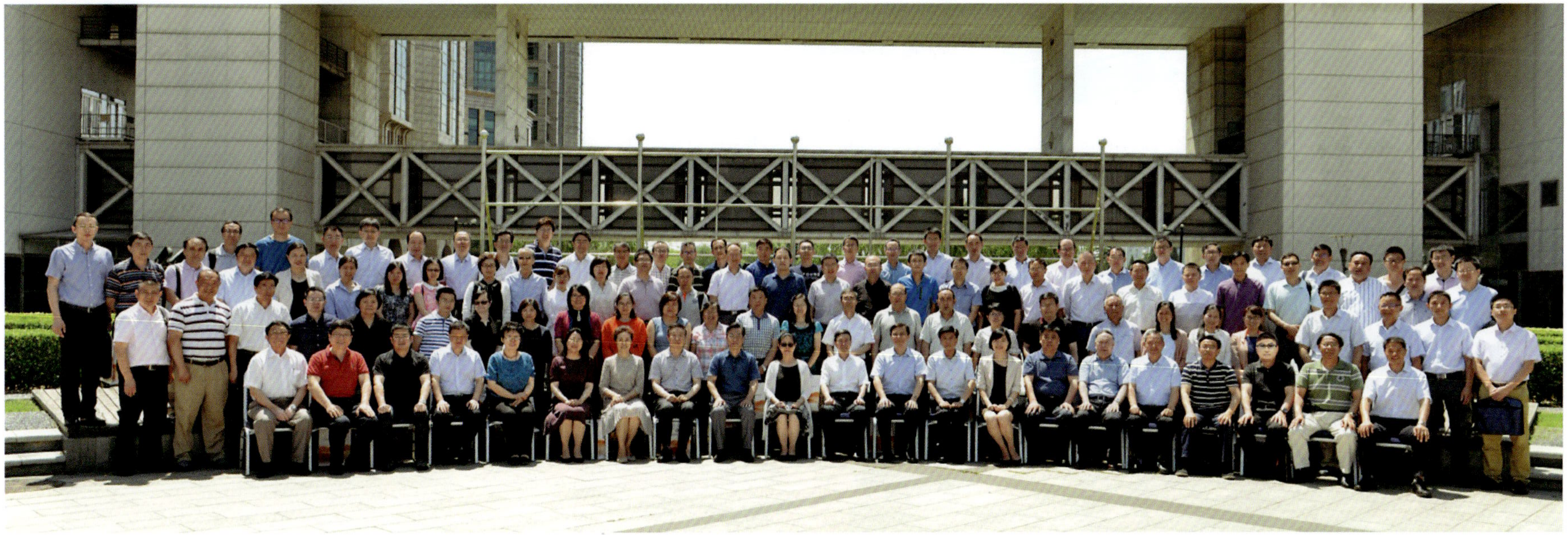

< 2018 年 6 月，全国中药资源普查专家组工作会在北京召开 <

四、全国中药资源普查调研督导

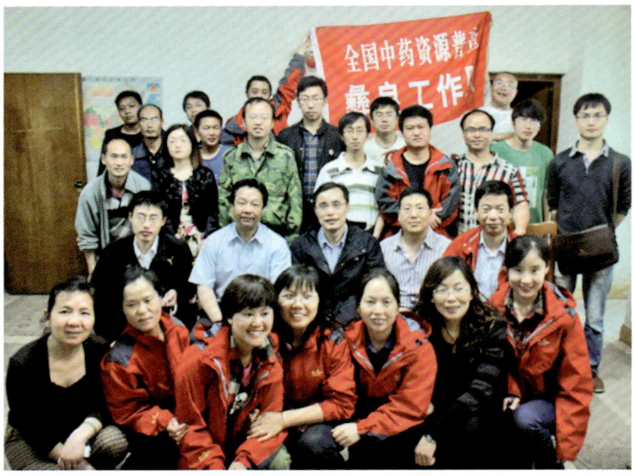

< 2012 年 4 月，调研督导云南普查工作 <

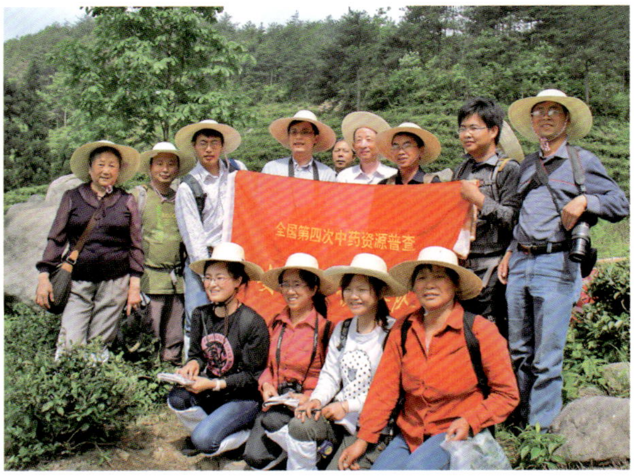

< 2012 年 5 月，调研督导安徽普查工作 <

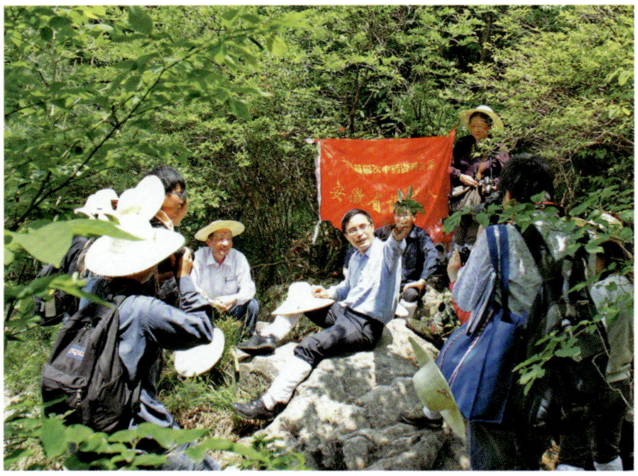

< 2012 年 5 月，调研督导安徽普查工作 <

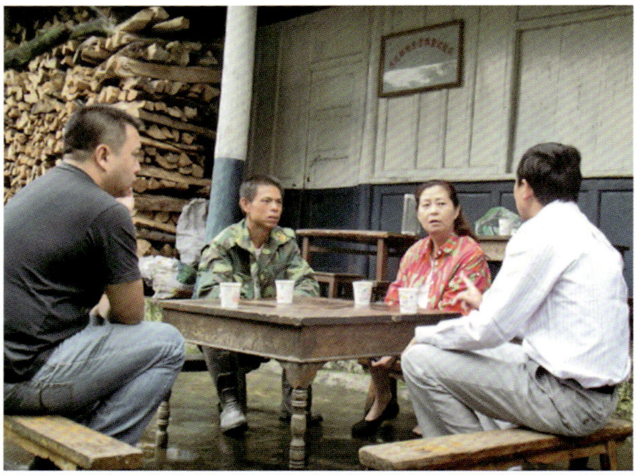

< 2012 年 7 月，调研督导云南普查工作 <

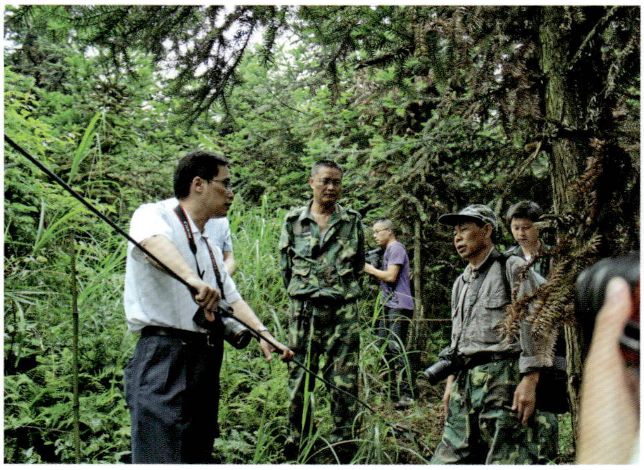

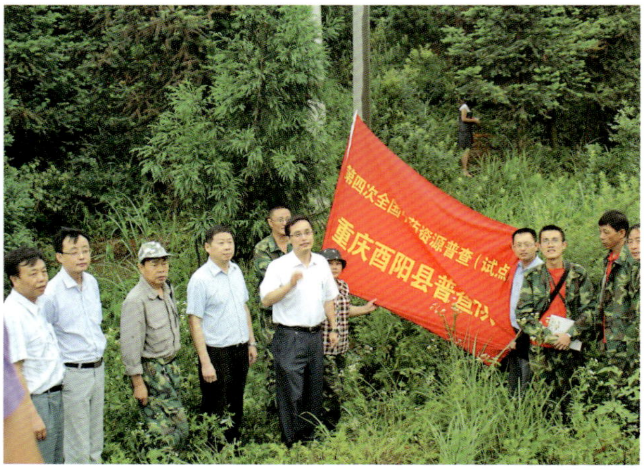

< 2012 年 7 月，调研督导重庆普查工作 <

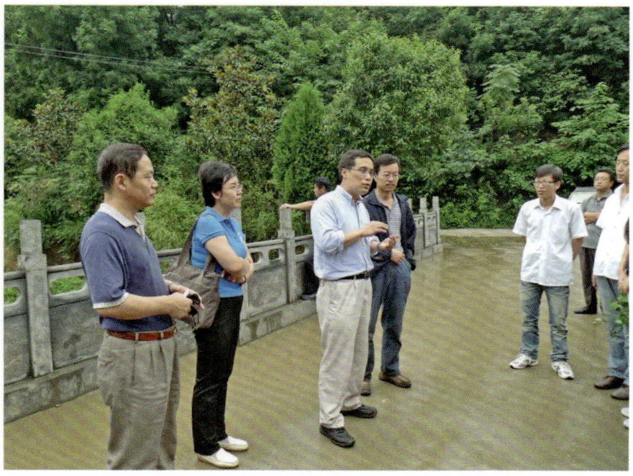

2012 年 8 月，调研督导甘肃普查工作

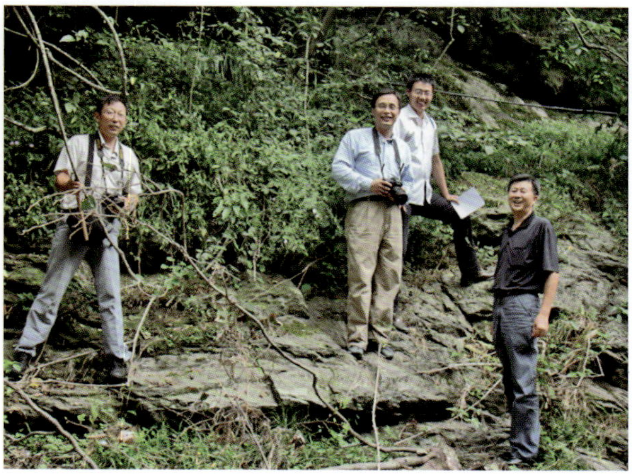

2012 年 9 月，调研督导湖北普查工作

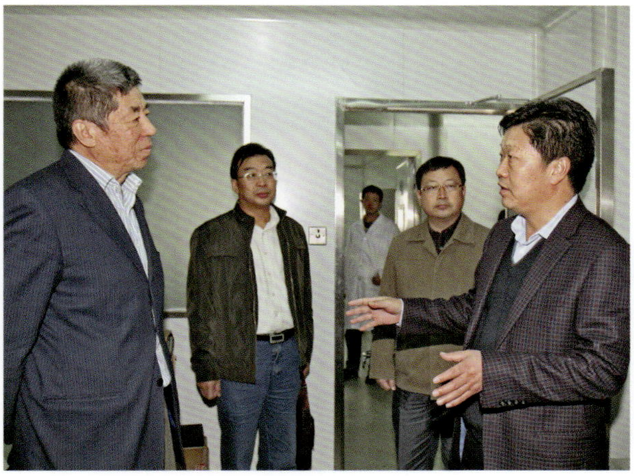

2012 年 10 月，调研督导甘肃普查工作

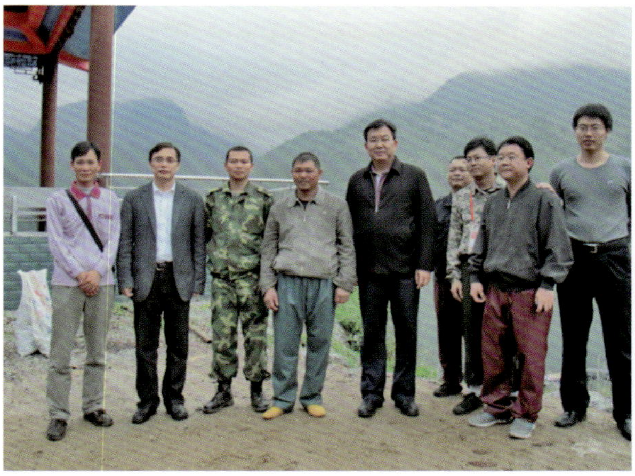

2012 年 12 月，调研督导广西普查工作

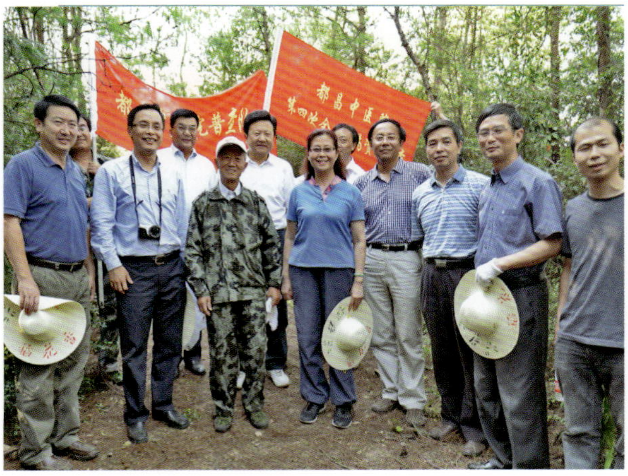

2014 年 4 月，调研督导贵州普查工作

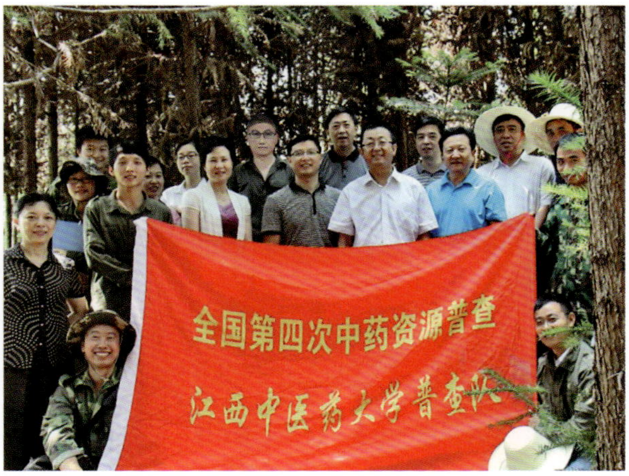

2014 年 7 月，调研督导江西普查工作

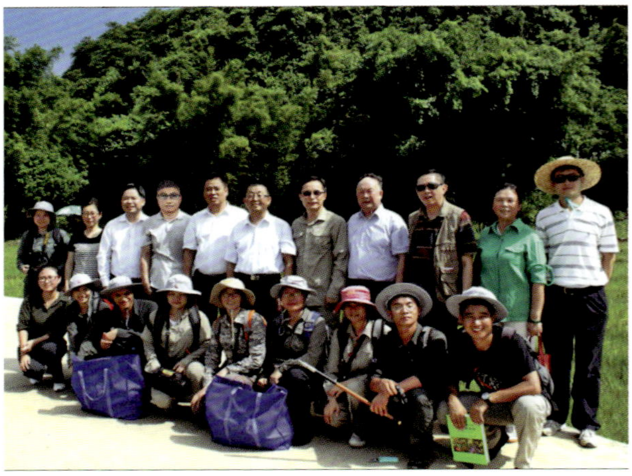

< 2014 年 4 月，调研督导广西普查工作 <

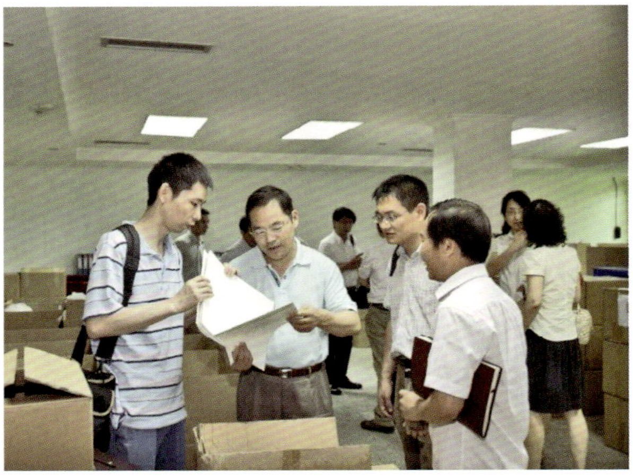

< 2014 年 7 月，调研督导陕西普查工作 <

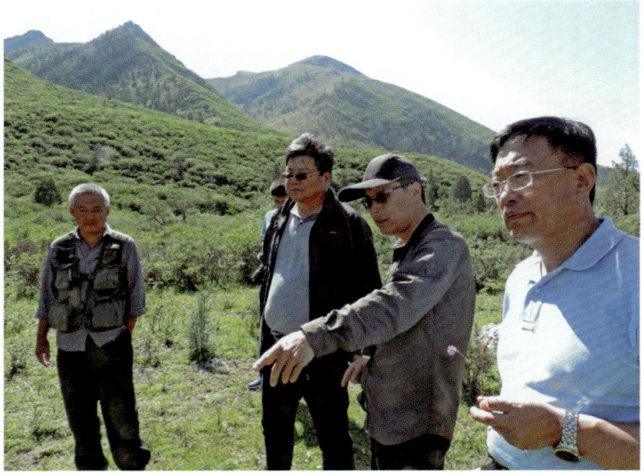

< 2014 年 8 月，调研督导甘肃普查工作 <

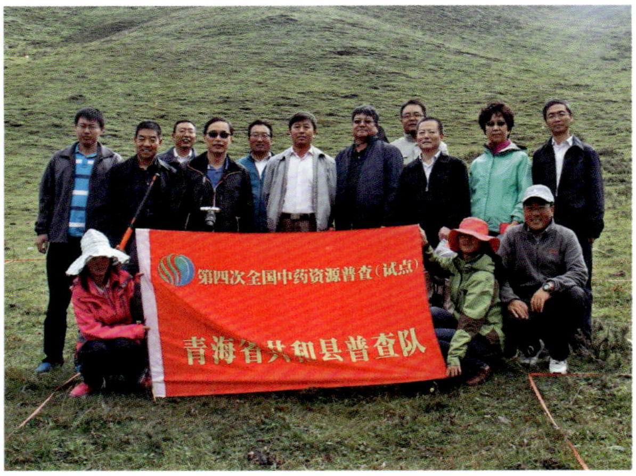

< 2014 年 8 月，调研督导青海普查工作 <

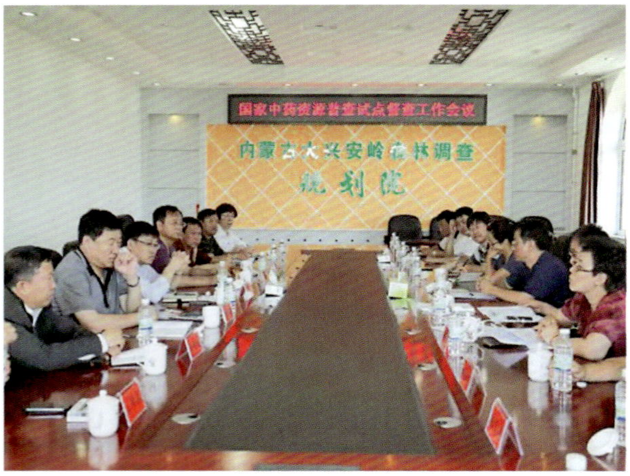

< 2014 年 8 月，调研督导内蒙古普查工作 <

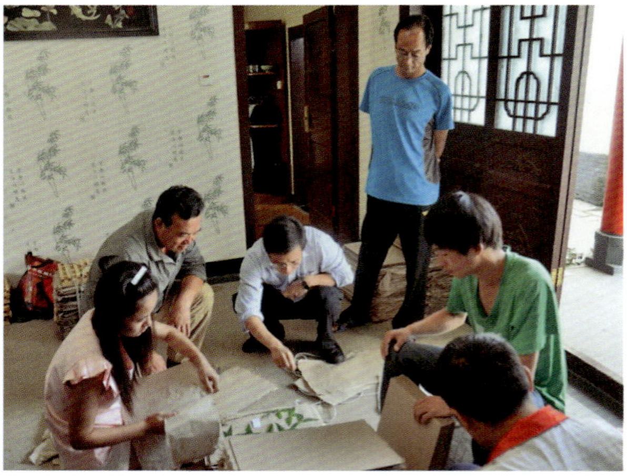

< 2014 年 8 月，调研督导陕西普查工作 <

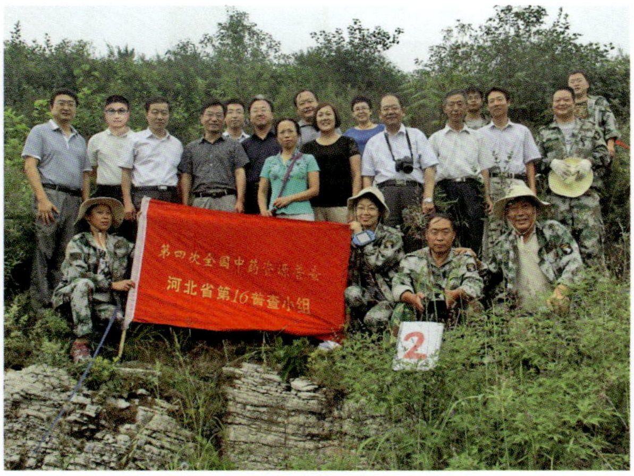

< 2014 年 8 月，调研督导河北普查工作 <

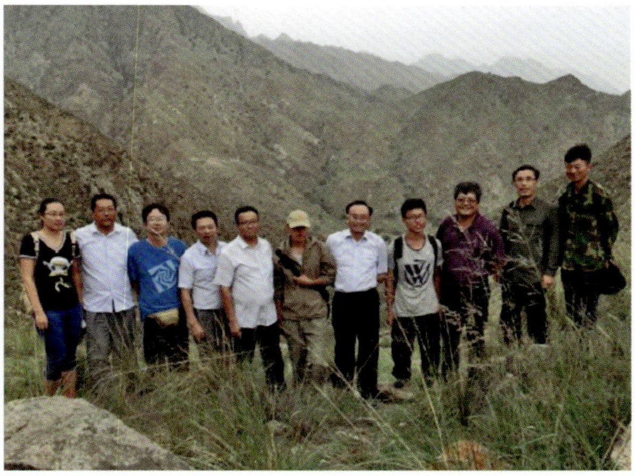

< 2014 年 8 月，调研督导宁夏普查工作 <

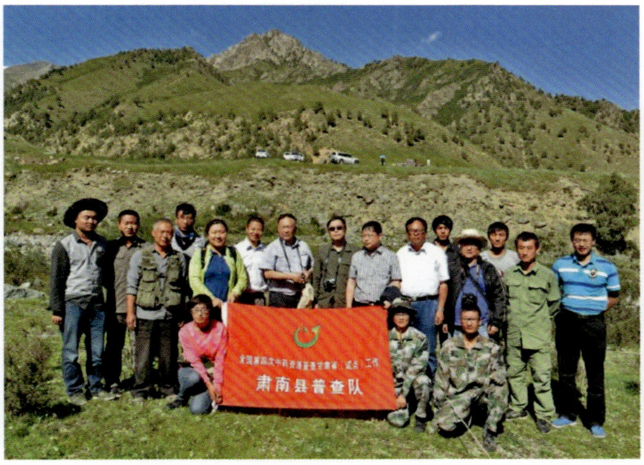

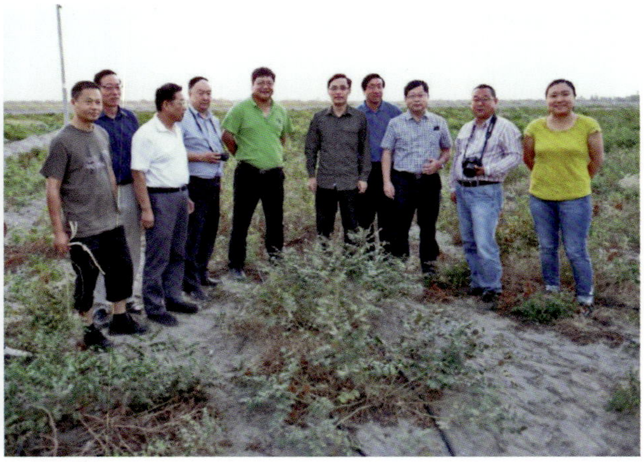

< 2014 年 8 月，调研督导甘肃普查工作 <

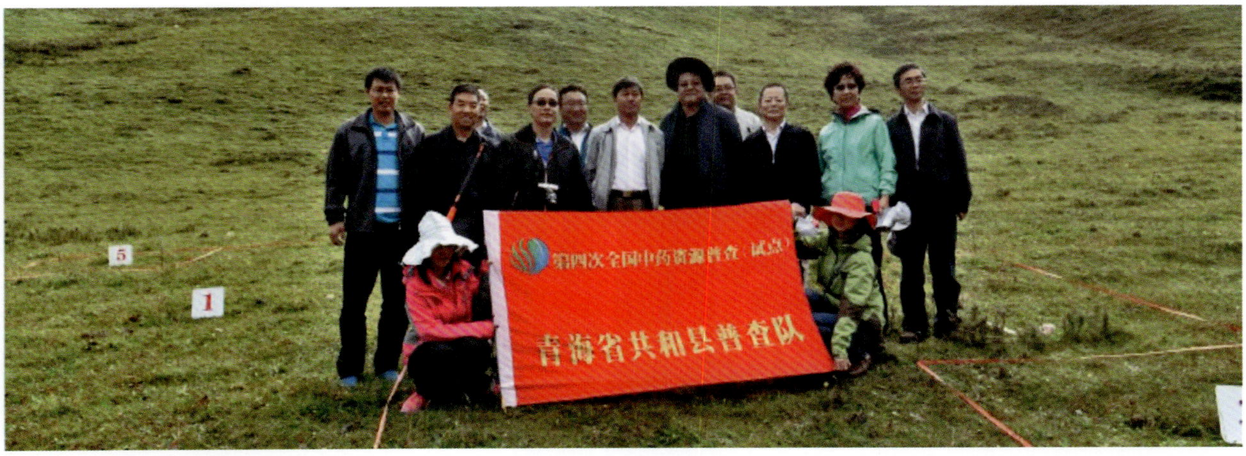

< 2014 年 8 月，调研督导青海普查工作 <

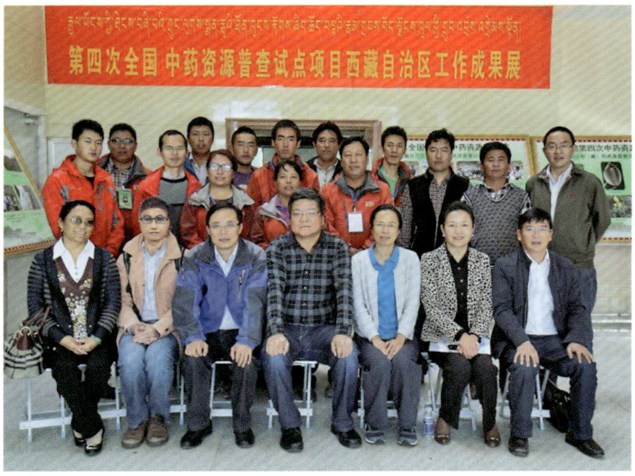

< 2014 年 9 月，调研督导西藏普查工作 <

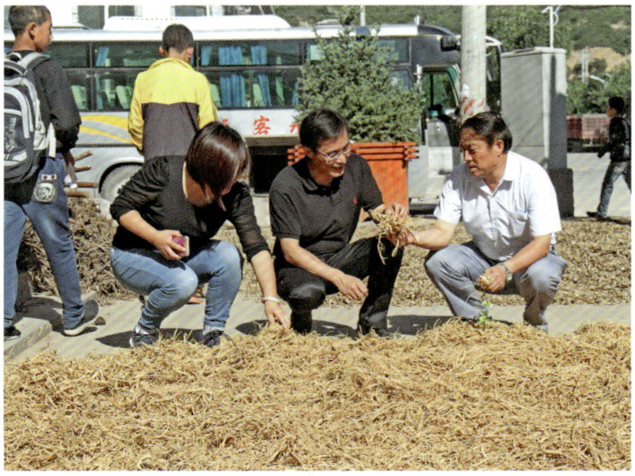

< 2016 年 6 月，调研督导甘肃普查工作 <

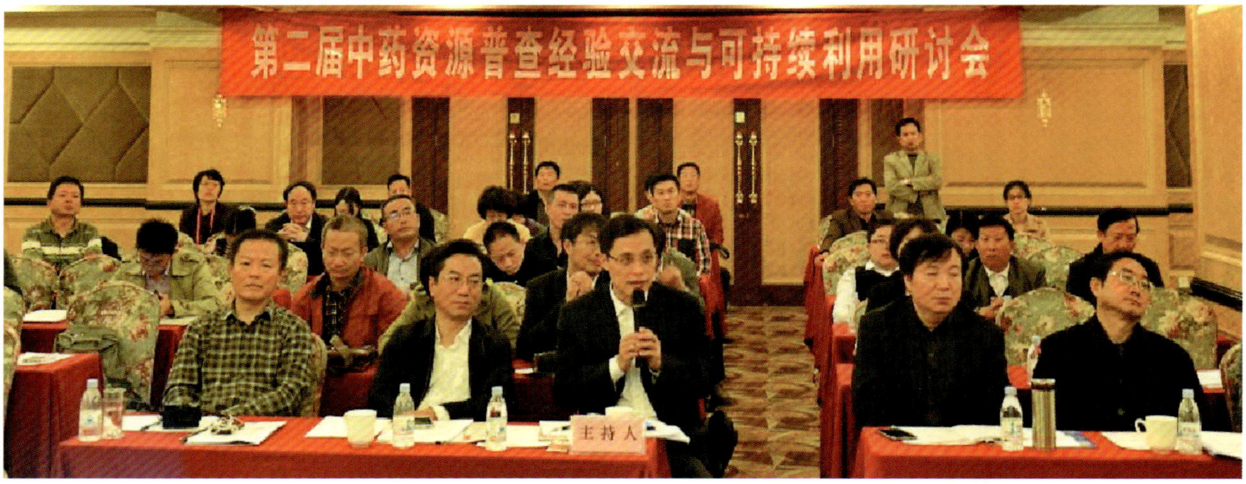

< 2016 年，第二届中药资源普查经验交流与可持续利用研讨会 <

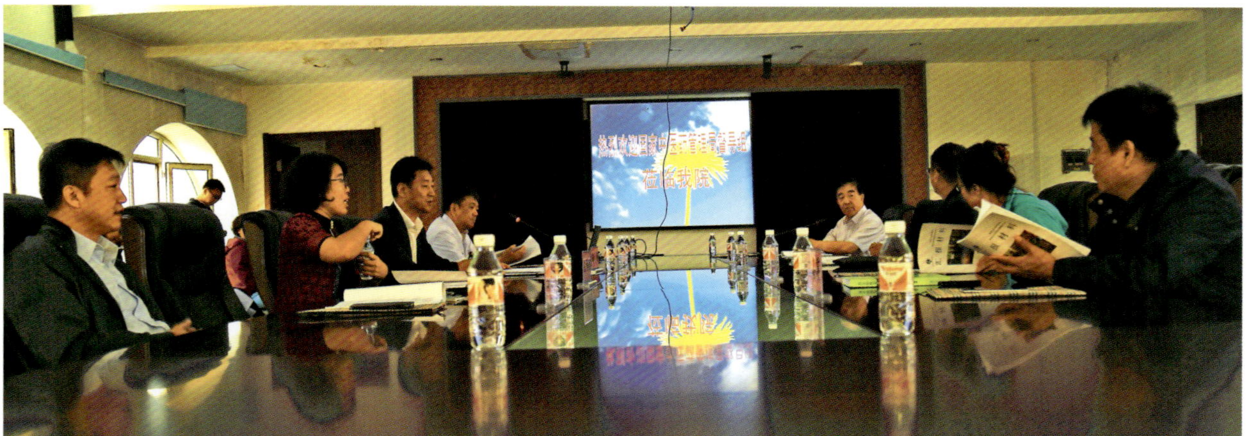

< 2016 年 8 月，调研督导黑龙江普查工作 <

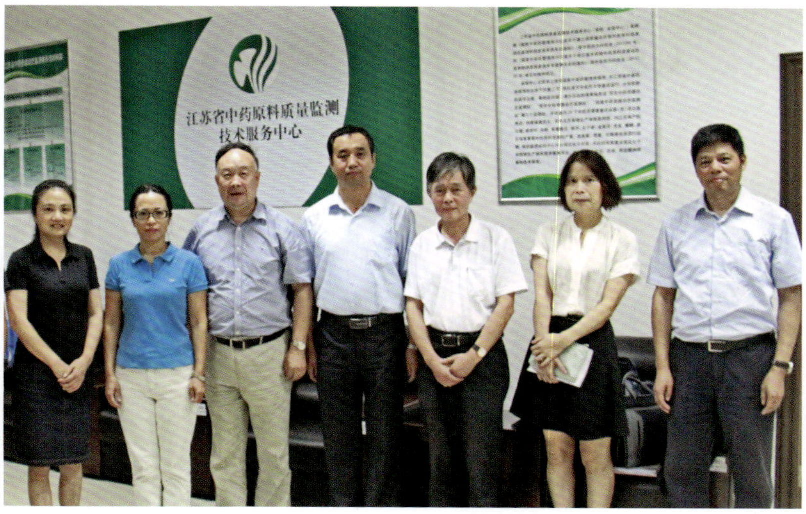

< 2016 年 9 月，调研督导江苏普查工作 <

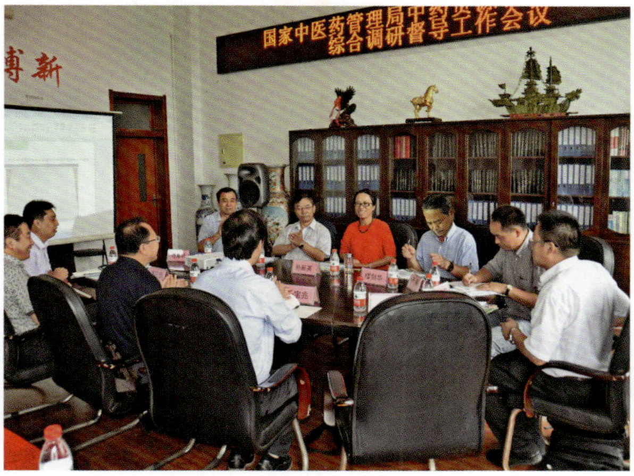

< 2016 年 9 月，调研督导辽宁普查工作 <

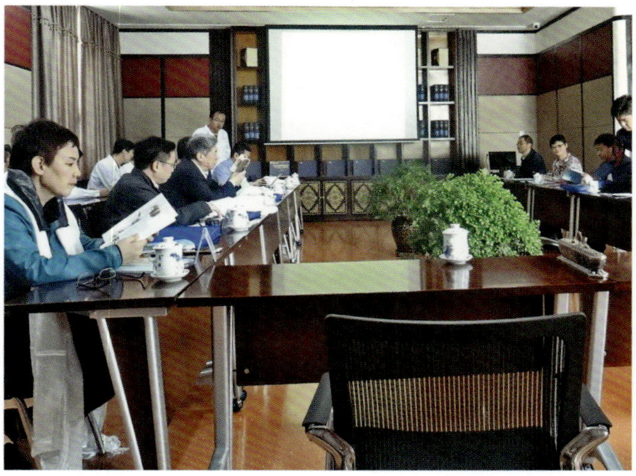

< 2016 年 9 月，调研督导青海普查工作 <

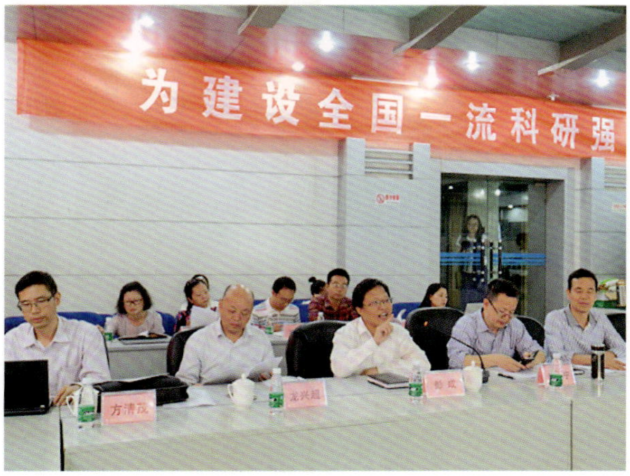

< 2016 年 9 月，调研督导四川普查工作 <

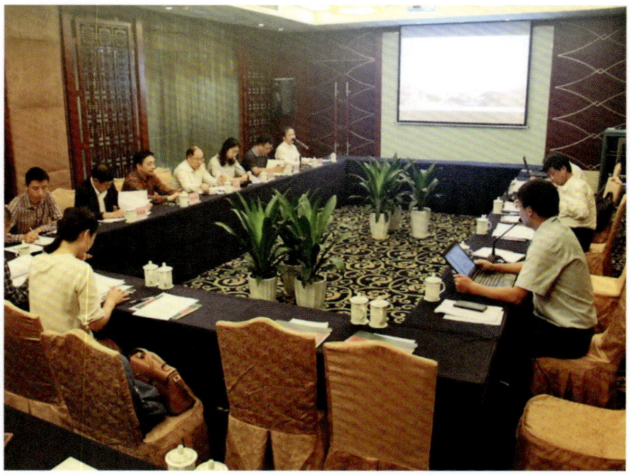

< 2016 年 9 月，调研督导重庆普查工作 <

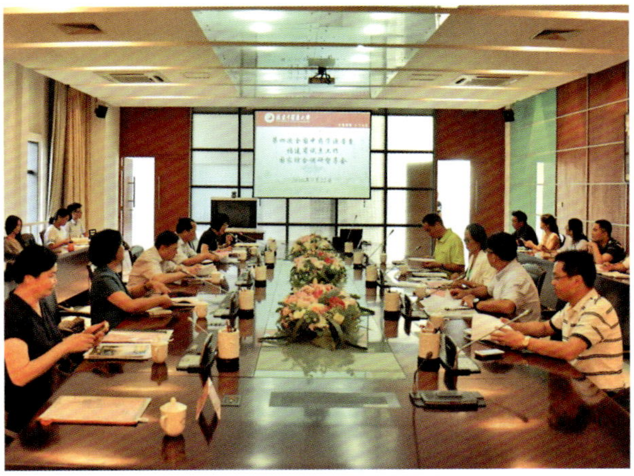

< 2016 年 9 月，调研督导福建普查工作 <

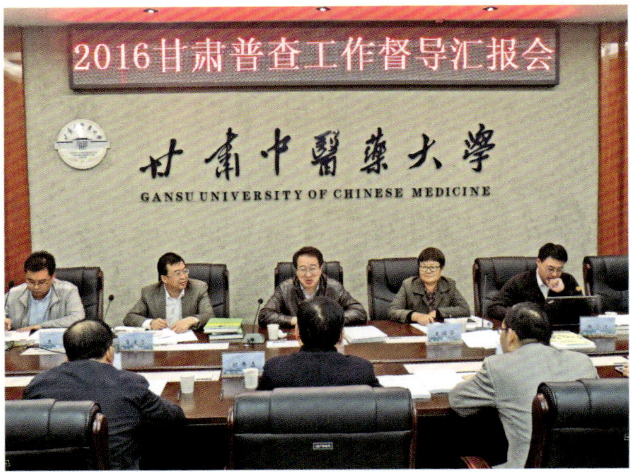

< 2016 年 10 月，调研督导甘肃普查工作 <

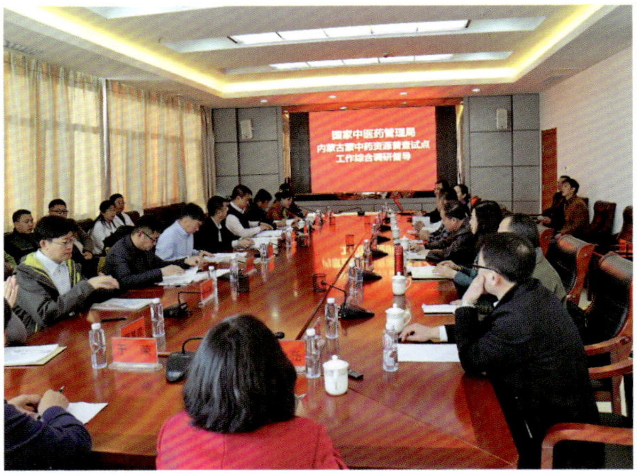

< 2016 年 10 月，调研督导内蒙古普查工作 <

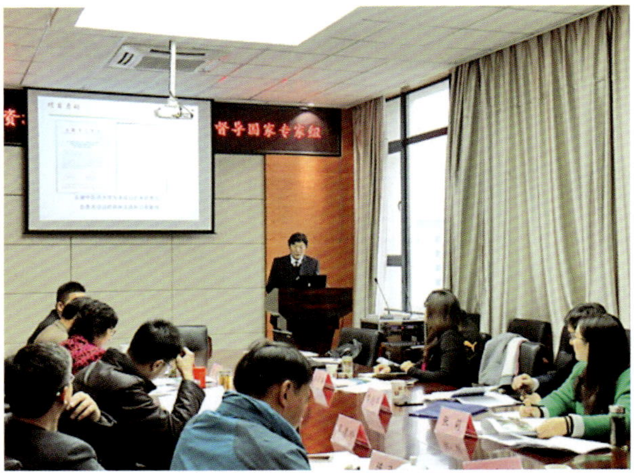

< 2016 年 11 月，调研督导安徽普查工作 <

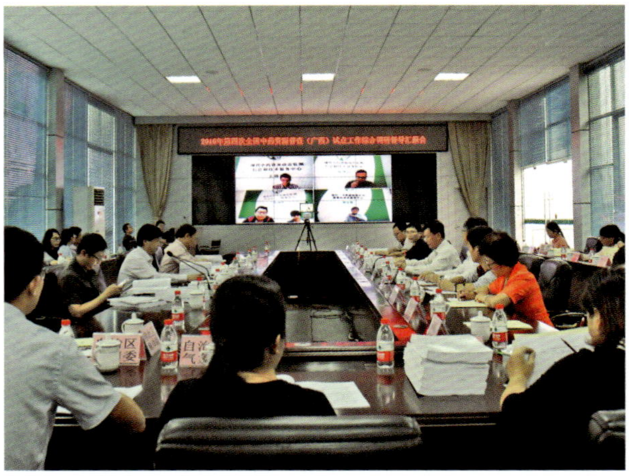

< 2016 年 11 月，调研督导广西普查工作 <

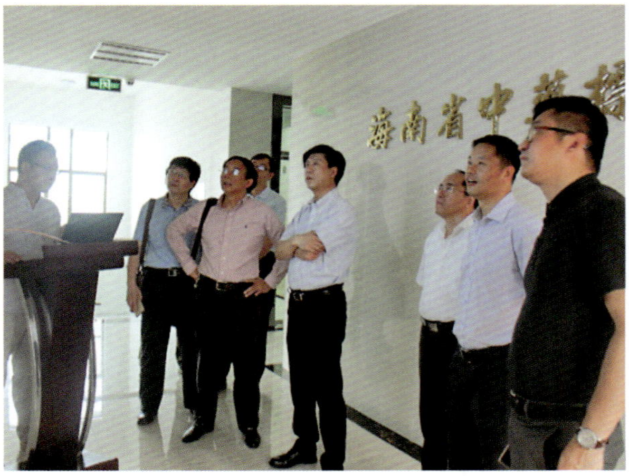

< 2016 年 11 月，调研督导海南普查工作 <

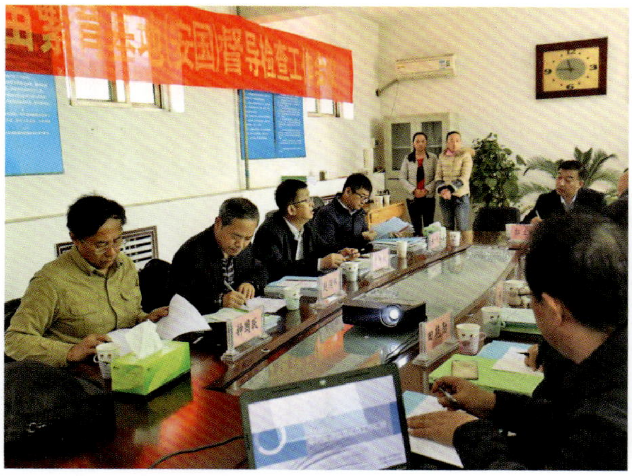

< 2016 年 11 月，调研督导河北普查工作 <

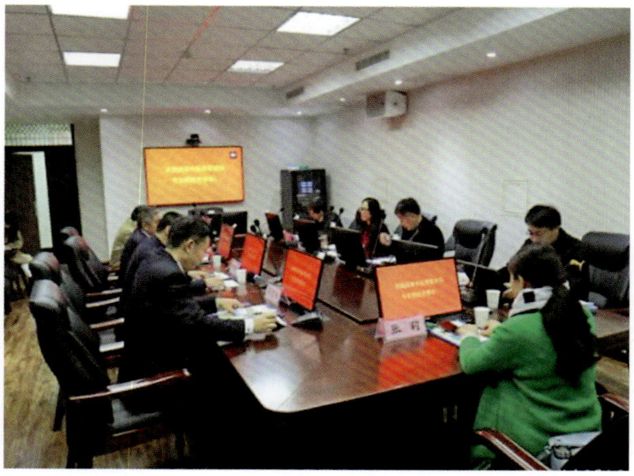

< 2016 年 11 月，调研督导河南普查工作 <

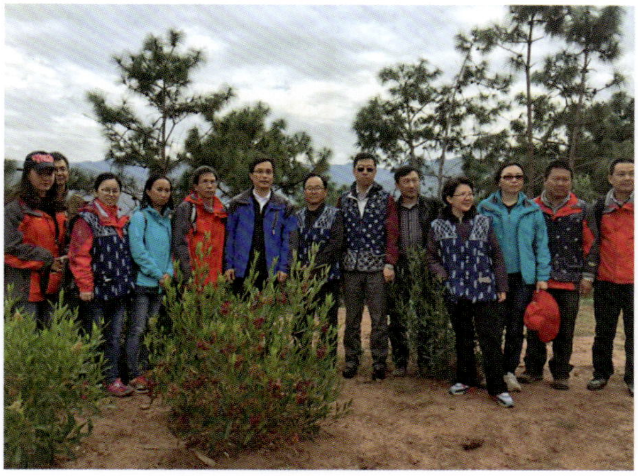

< 2016 年 11 月，调研督导云南普查工作 <

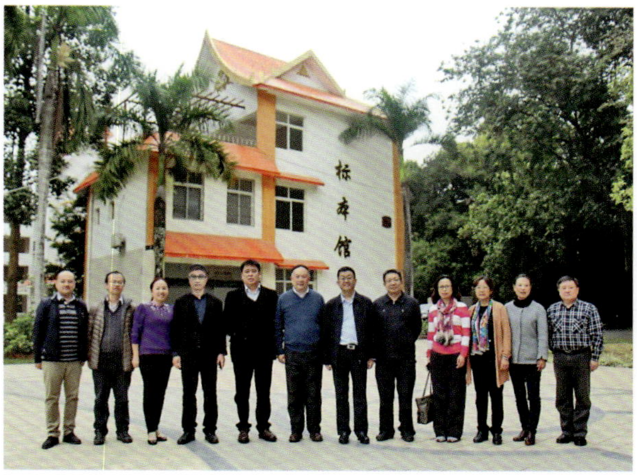

< 2016 年 12 月，调研督导云南普查工作 <

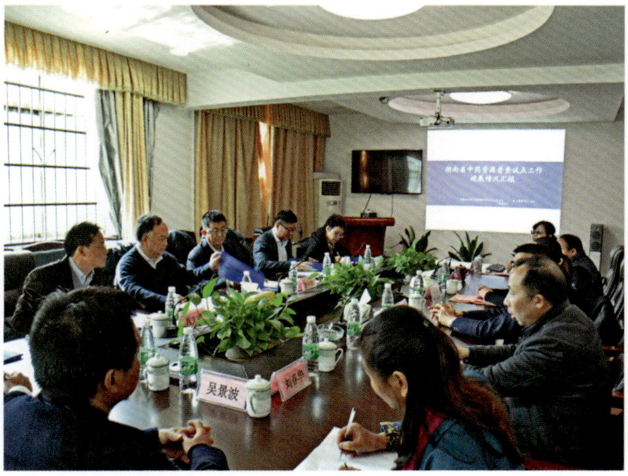

< 2016 年 12 月，调研督导湖南普查工作 <

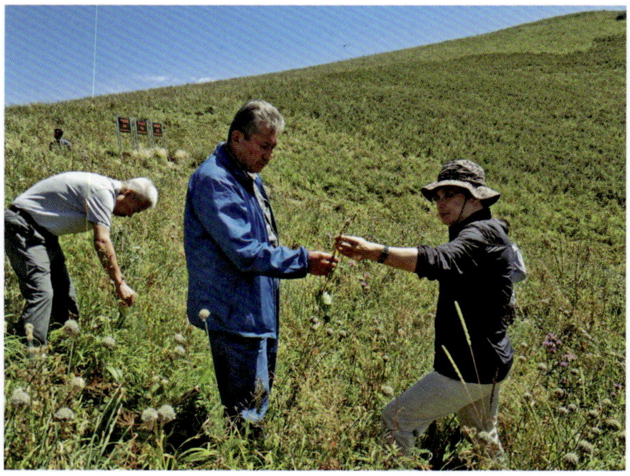

< 2019 年 8 月，调研督导新疆普查工作 <

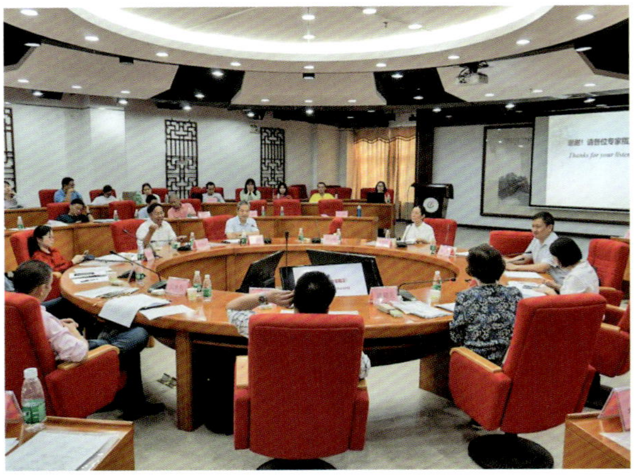

< 2019 年 10 月，调研督导广东普查工作 <

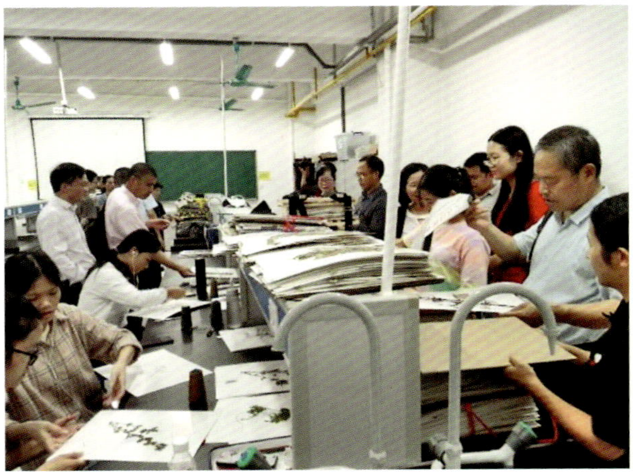

< 2019 年 10 月，调研督导广西普查工作 <

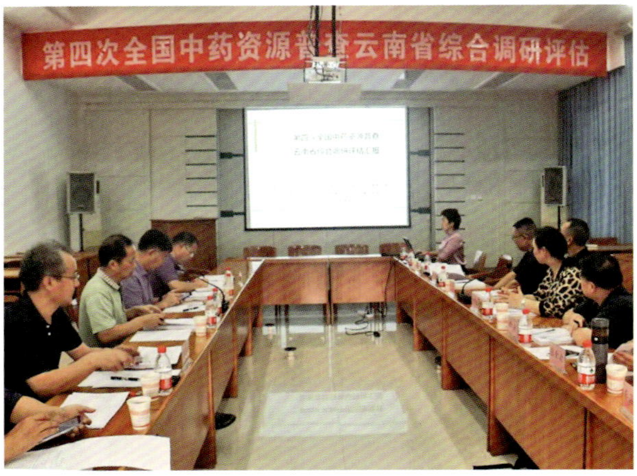

< 2019 年 10 月，调研督导云南普查工作 <

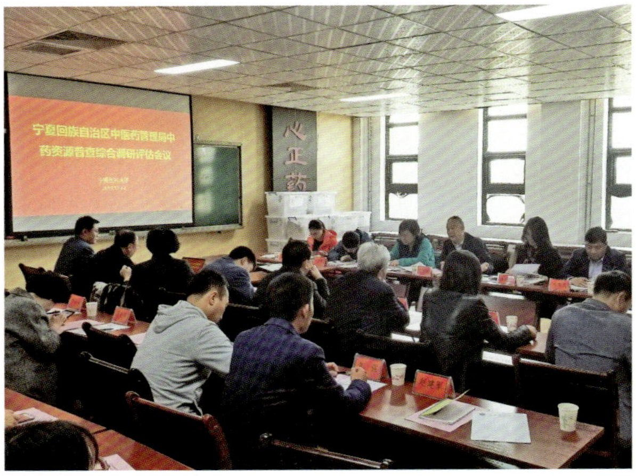

< 2019 年 10 月，调研督导宁夏普查工作 <

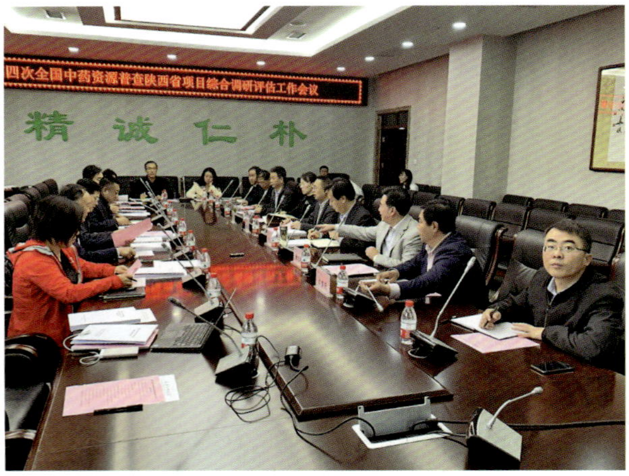

< 2019 年 10 月，调研督导陕西普查工作 <

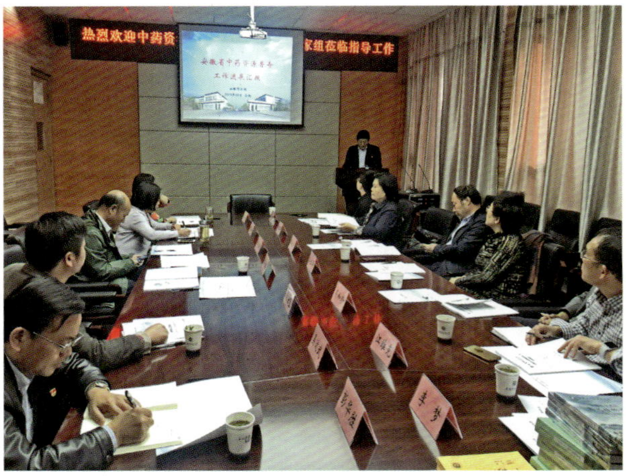

< 2019 年 10 月，调研督导安徽普查工作 <

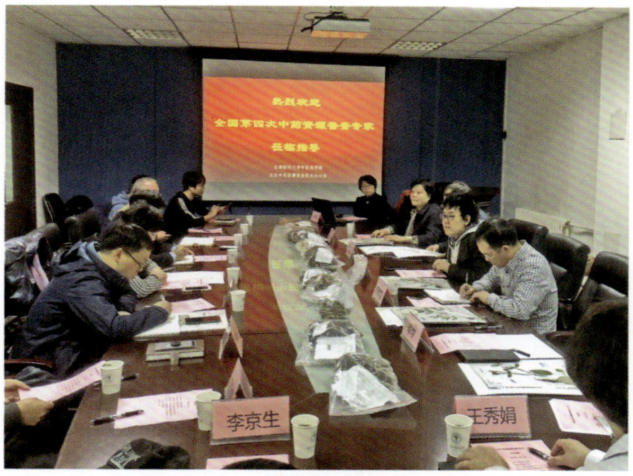
热烈欢迎
全国第四次中药资源普查专家
莅临指导
李京生
王秀娟

< 2019 年 10 月，调研督导北京普查工作 <

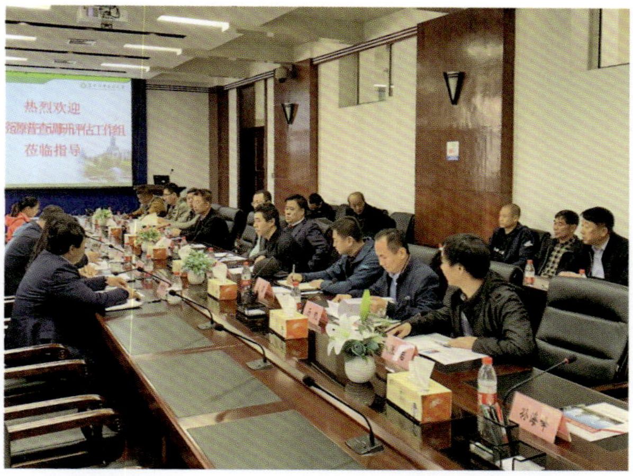
热烈欢迎
莅临指导

< 2019 年 10 月，调研督导黑龙江普查工作 <

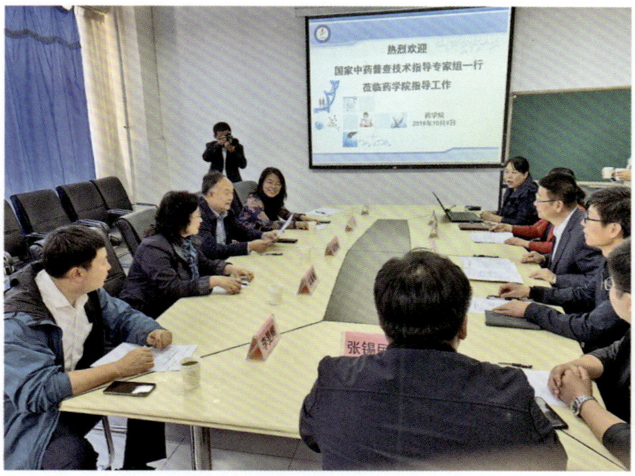
热烈欢迎
国家中药普查技术指导专家组一行
莅临药学院指导工作
药学院

< 2019 年 10 月，调研督导内蒙古普查工作 <

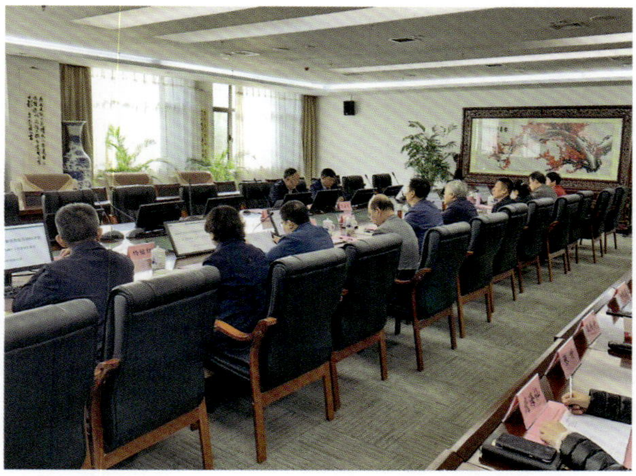

< 2019 年 10 月，调研督导山西普查工作 <

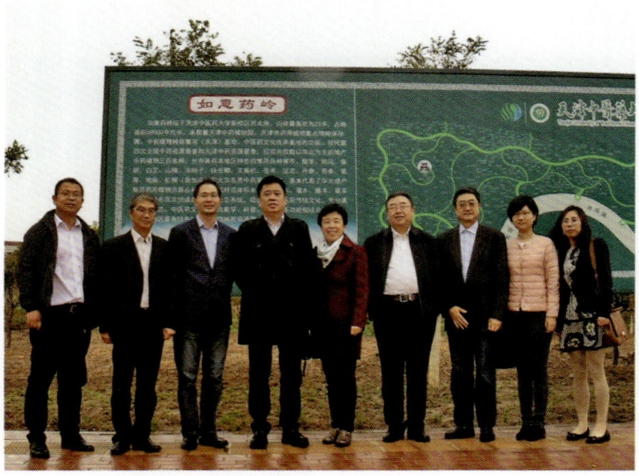
如意药岭

< 2019 年 10 月，调研督导天津普查工作 <

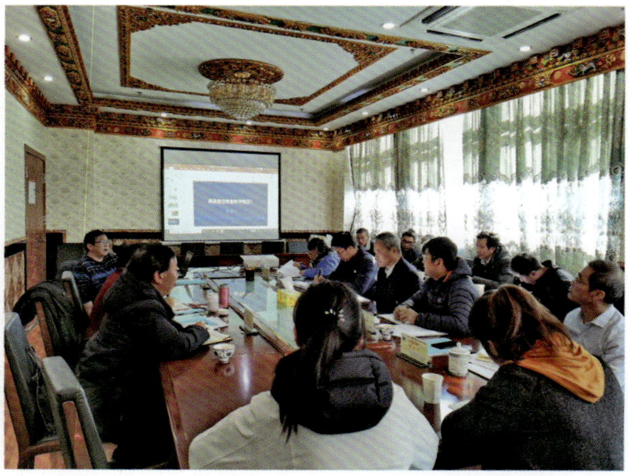

< 2019 年 10 月，调研督导西藏普查工作 <

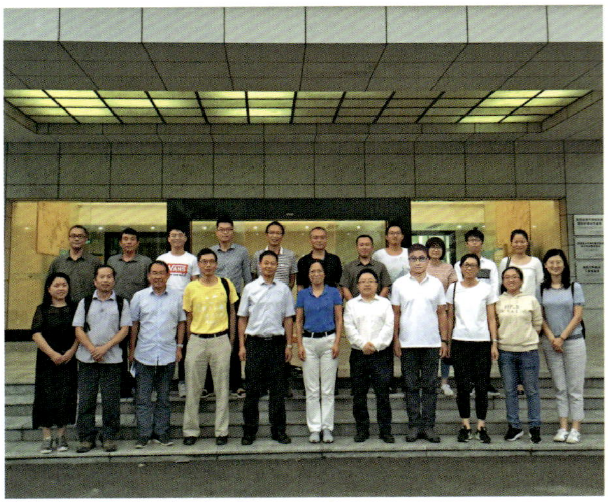

< 2019 年 10 月，调研督导海南普查工作 <

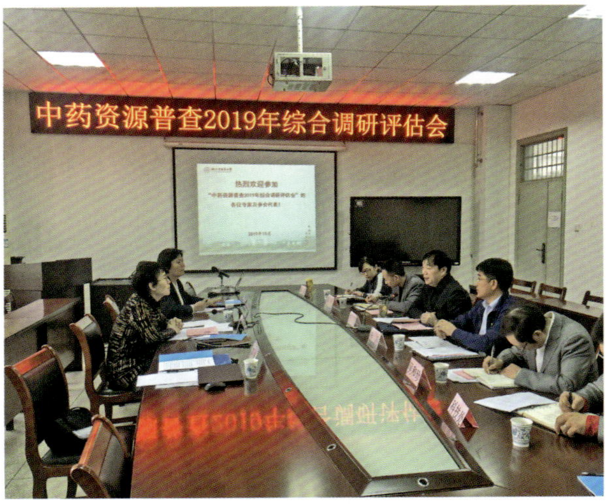

< 2019 年 10 月，调研督导湖北普查工作 <

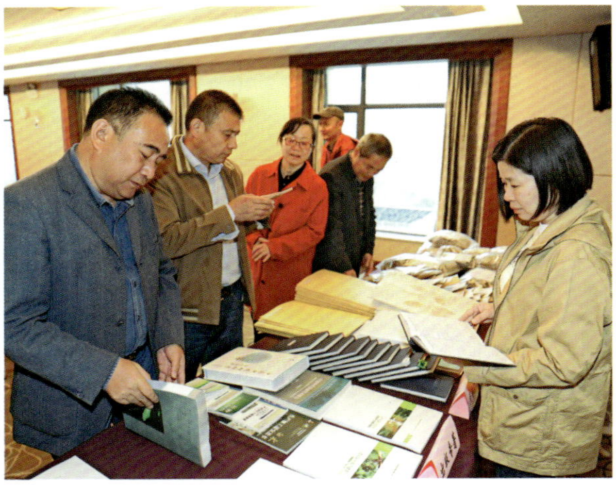

< 2019 年 10 月，调研督导湖南普查工作 <

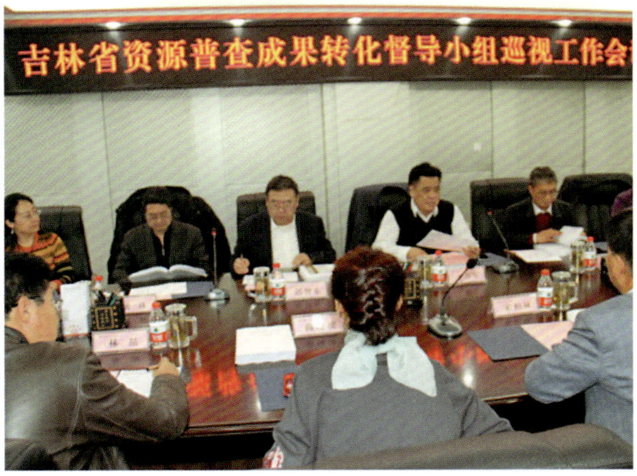

< 2019 年 10 月，调研督导吉林普查工作 <

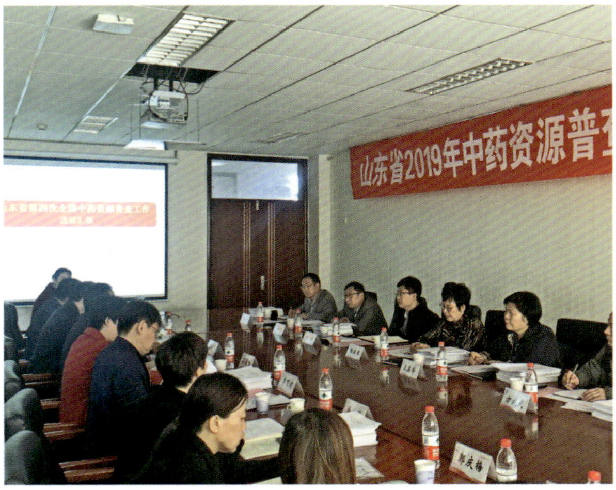

< 2019 年 10 月，调研督导山东普查工作 <

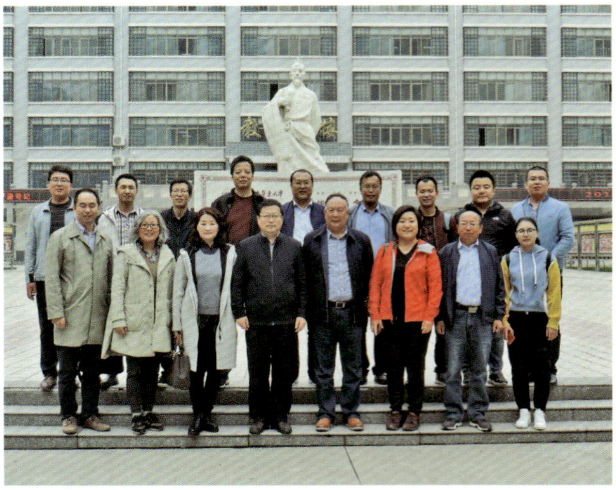

< 2019 年 10 月，调研督导甘肃普查工作 <

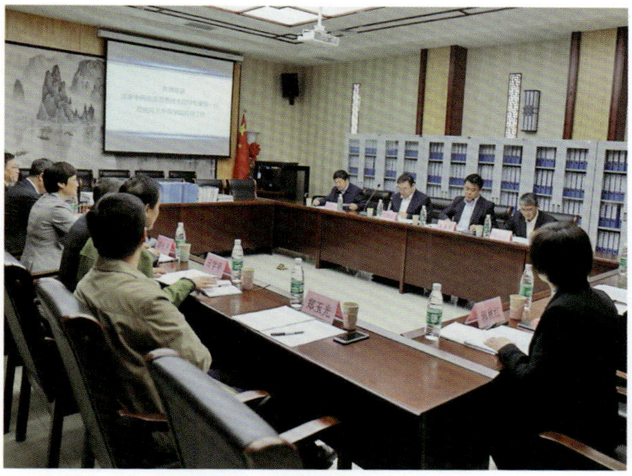

< 2019 年 10 月，调研督导河北普查工作 <

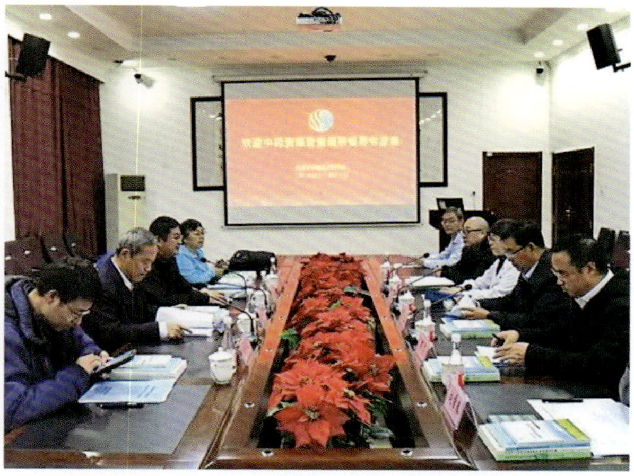

< 2019 年 11 月，调研督导青海普查工作 <

五、全国中药资源普查工作验收总结

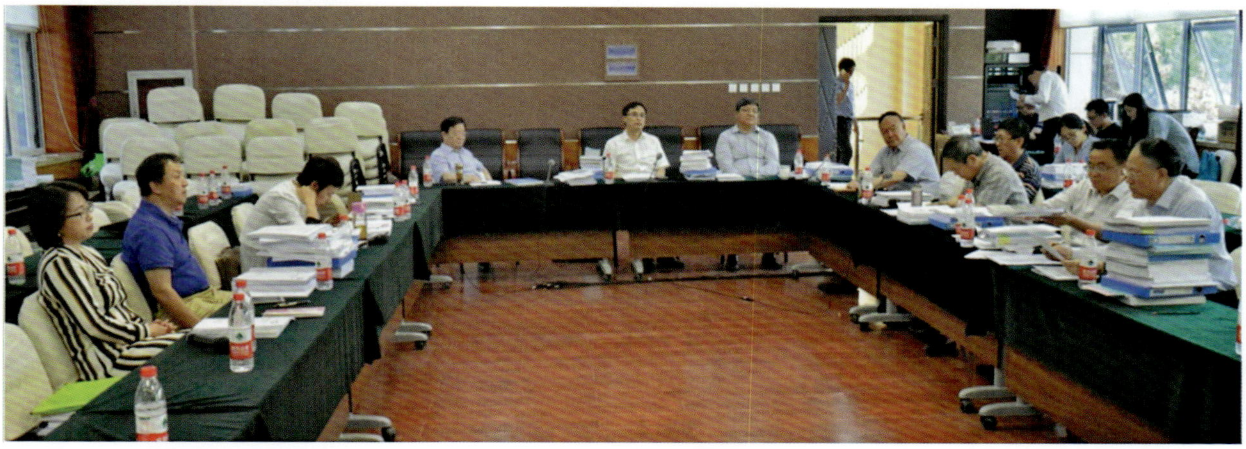

< 2017 年 5 月，全国中药资源普查工作验收会在北京召开（2011 年启动项目）<

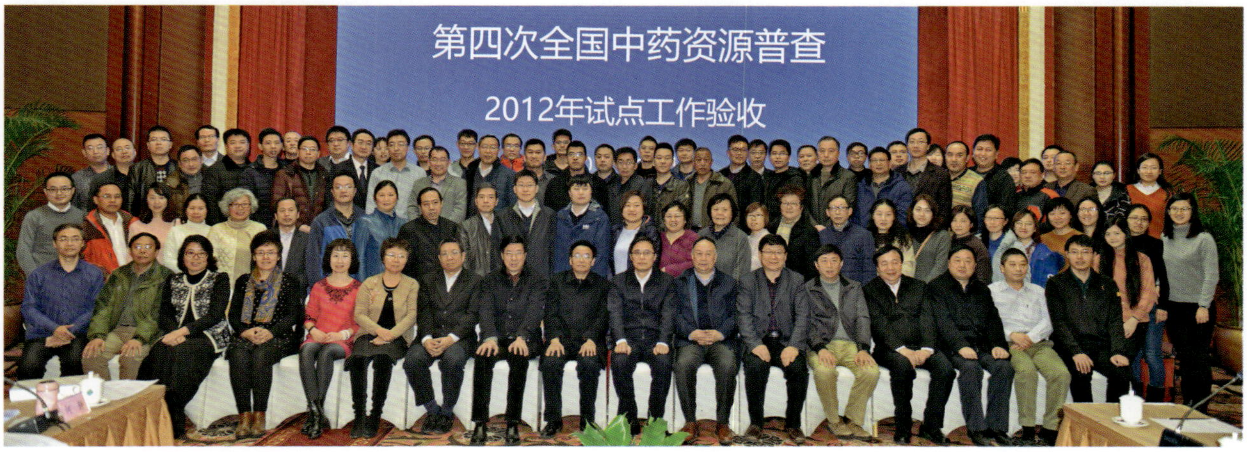

< 2017 年 12 月，全国中药资源普查工作验收会在北京召开（2012 年启动项目）<

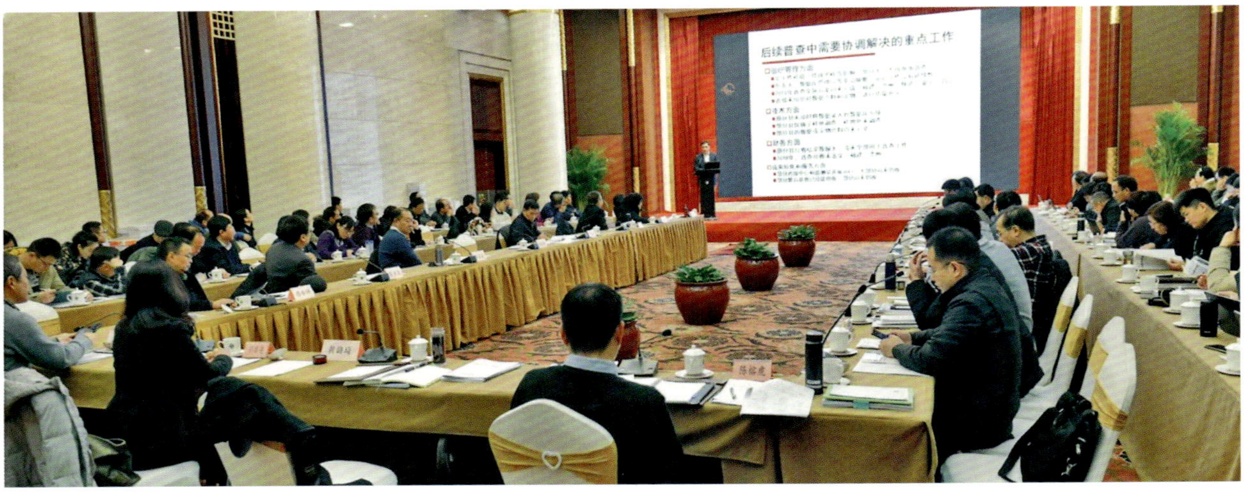

< 2018 年 12 月，全国中药资源普查工作验收会在北京召开（2013、2014 年启动项目）<

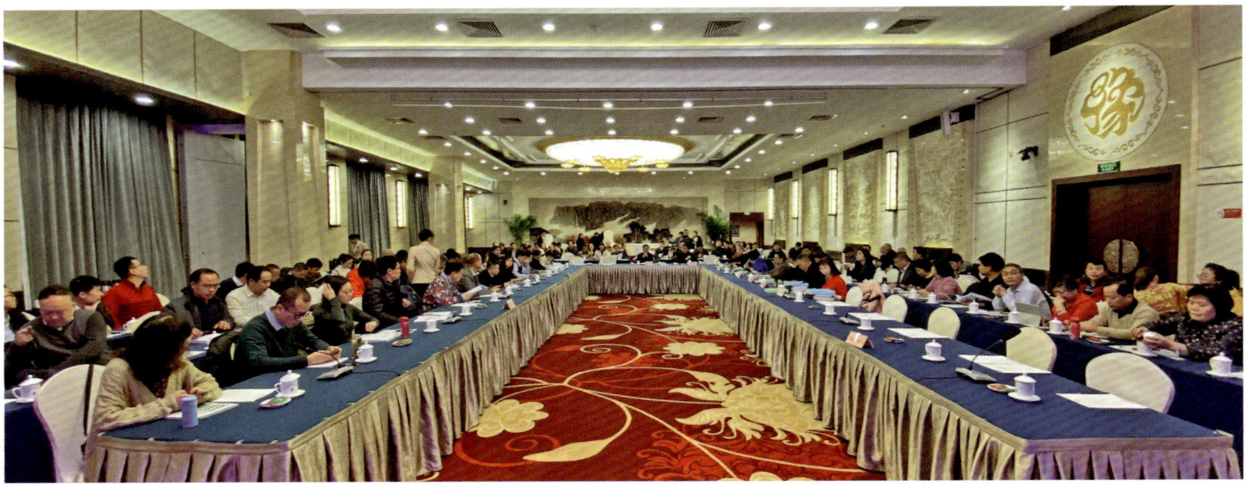

< 2020 年 1 月，全国中药资源普查工作验收会在北京召开（2015—2017 年启动项目）<

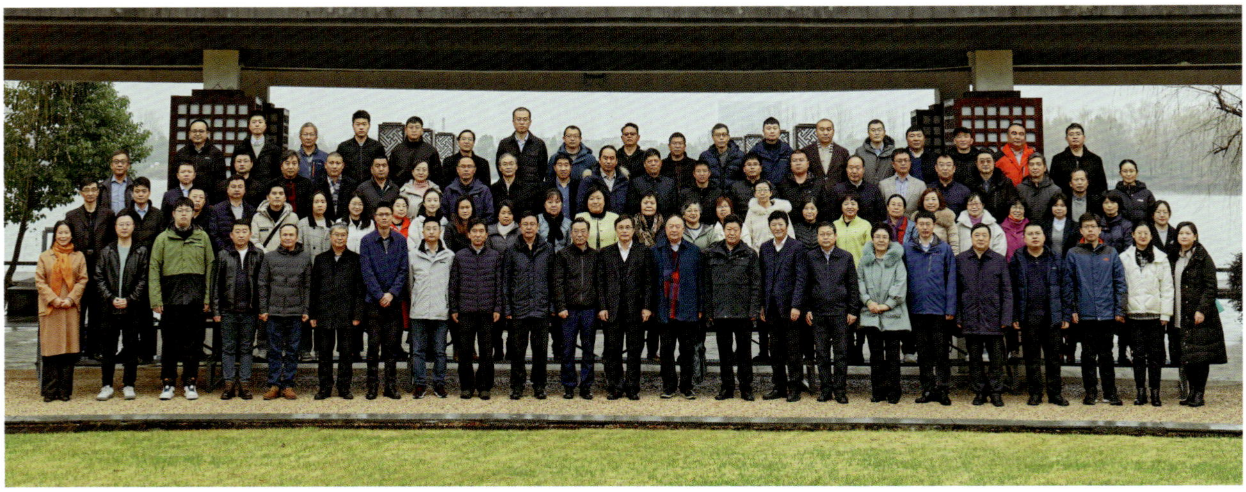

< 2023 年 2 月，全国中药资源普查工作总结汇报会在安徽六安召开 <

第三节

全国中药资源普查技术工作

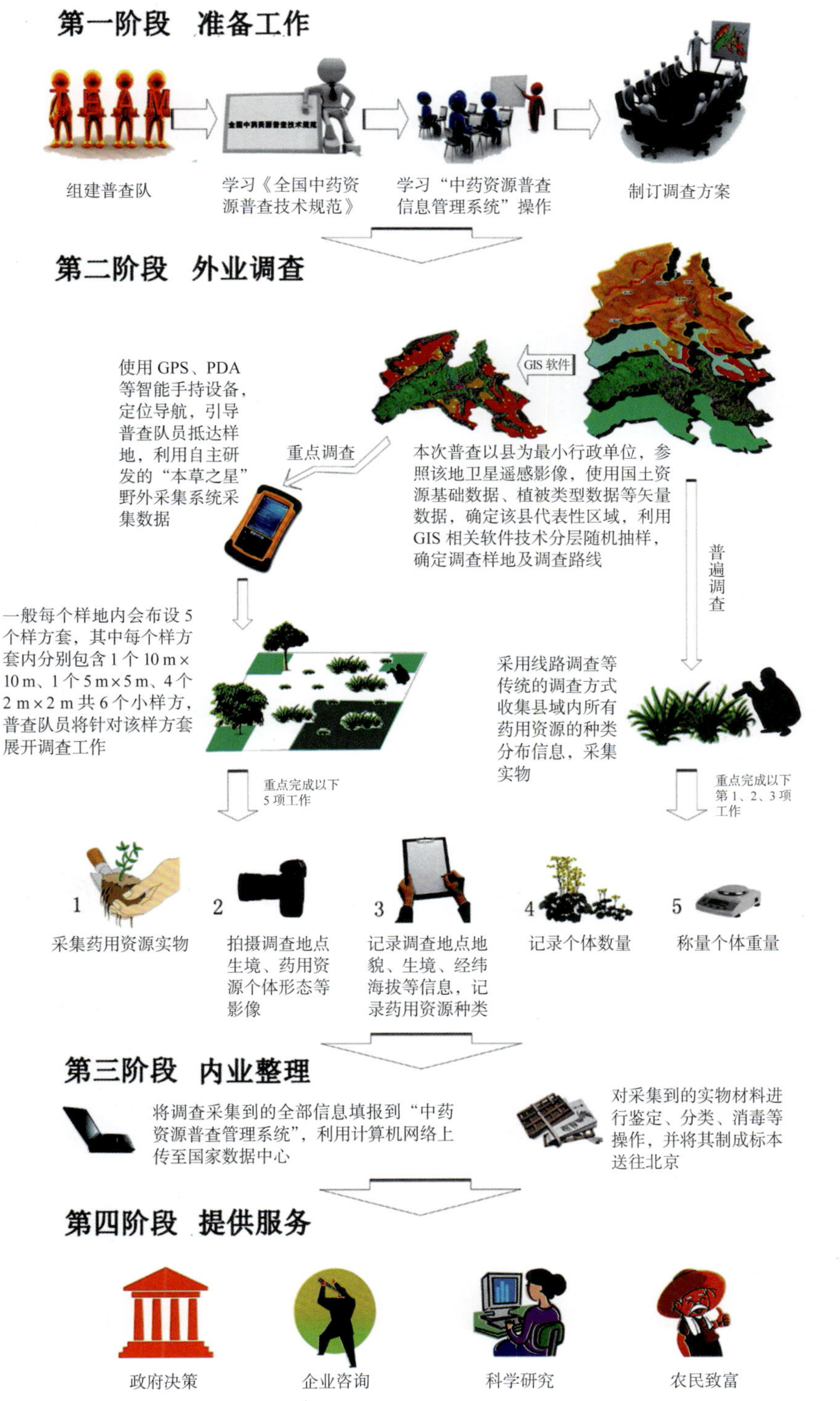

一、全国中药资源普查技术规范

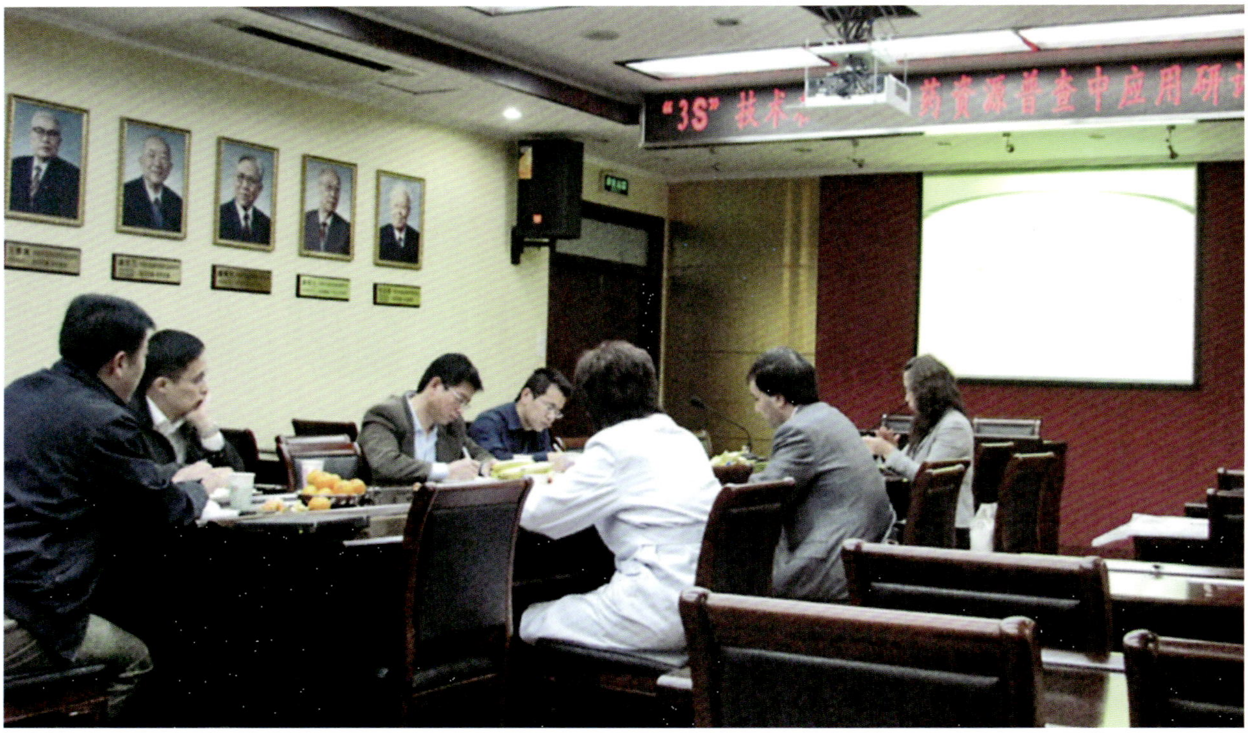

< 2009 年 10 月，“3S” 技术在中药资源普查中应用研讨会在北京召开 <

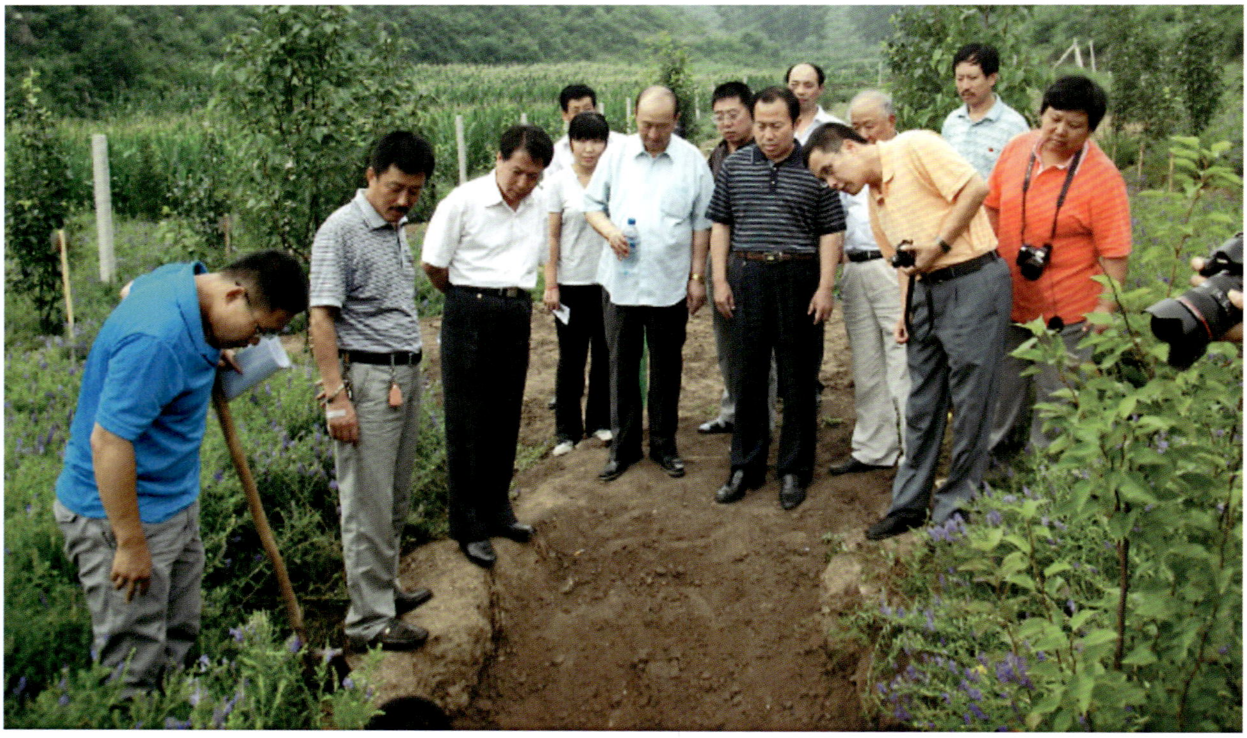

< 2010 年 7 月，中药资源调查工作专题调研 <

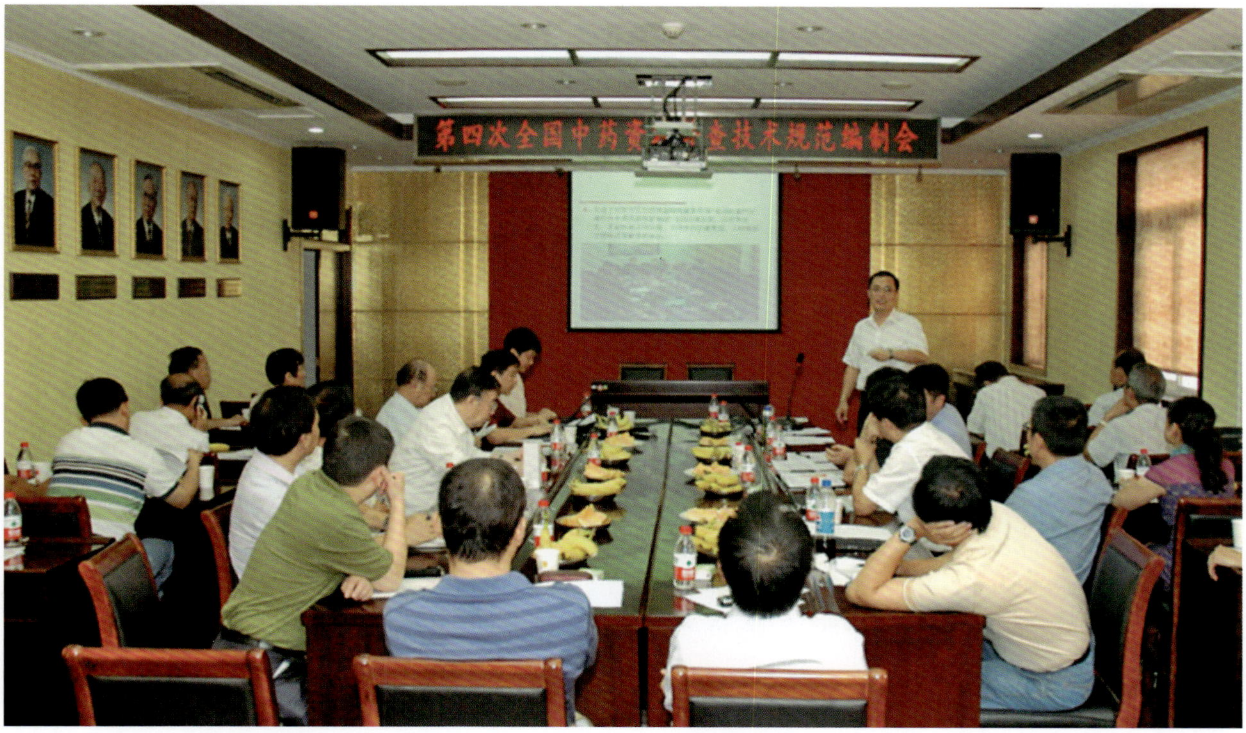

< 2010 年 8 月，全国中药资源普查技术规范编制会在北京召开 <

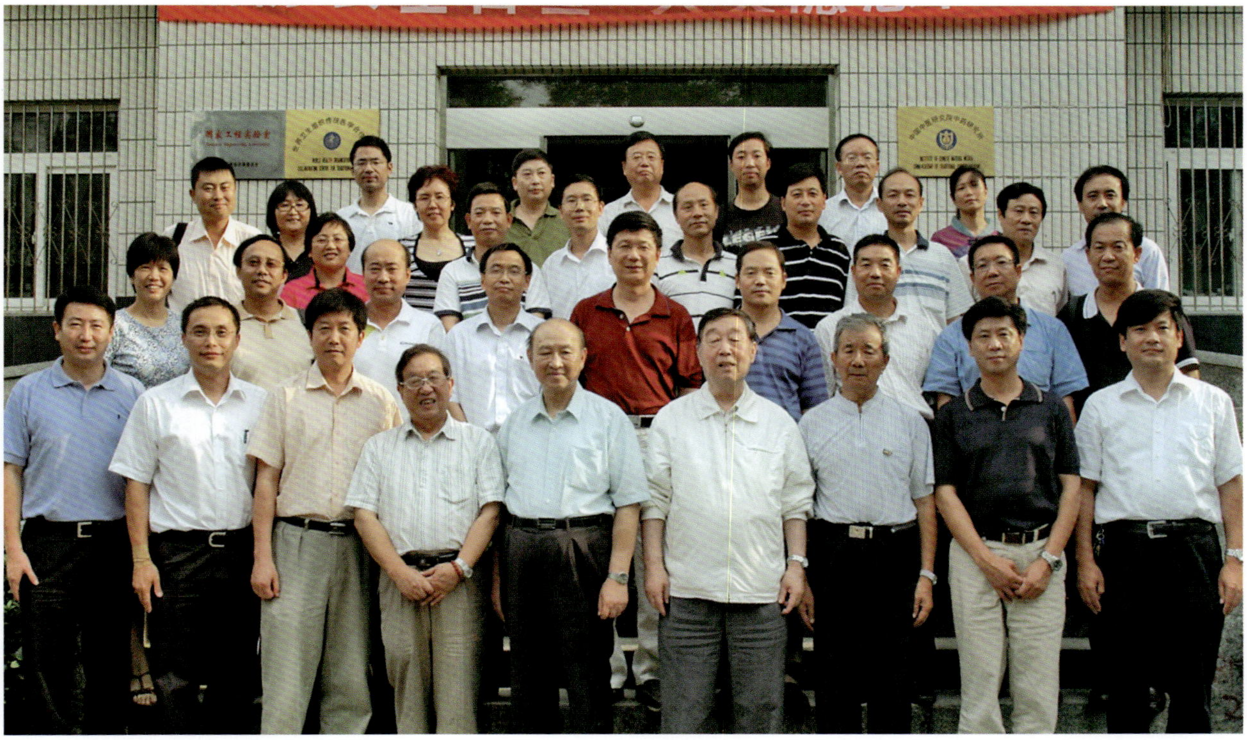

< 2010 年 8 月，《全国中药资源普查技术规范》框架编制讨论会在北京召开 <

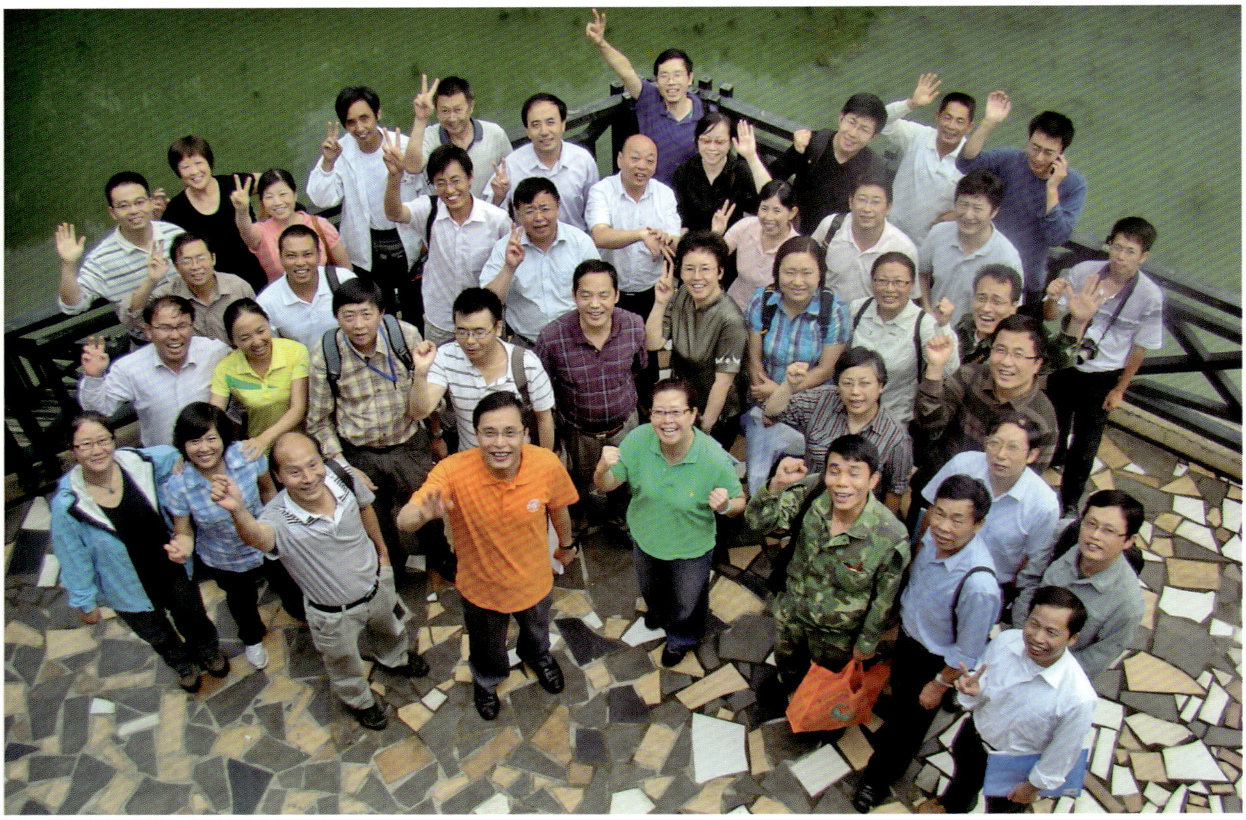

< 2011 年 8 月，全国中药资源普查技术规范编研与培训会在安徽大别山召开 <

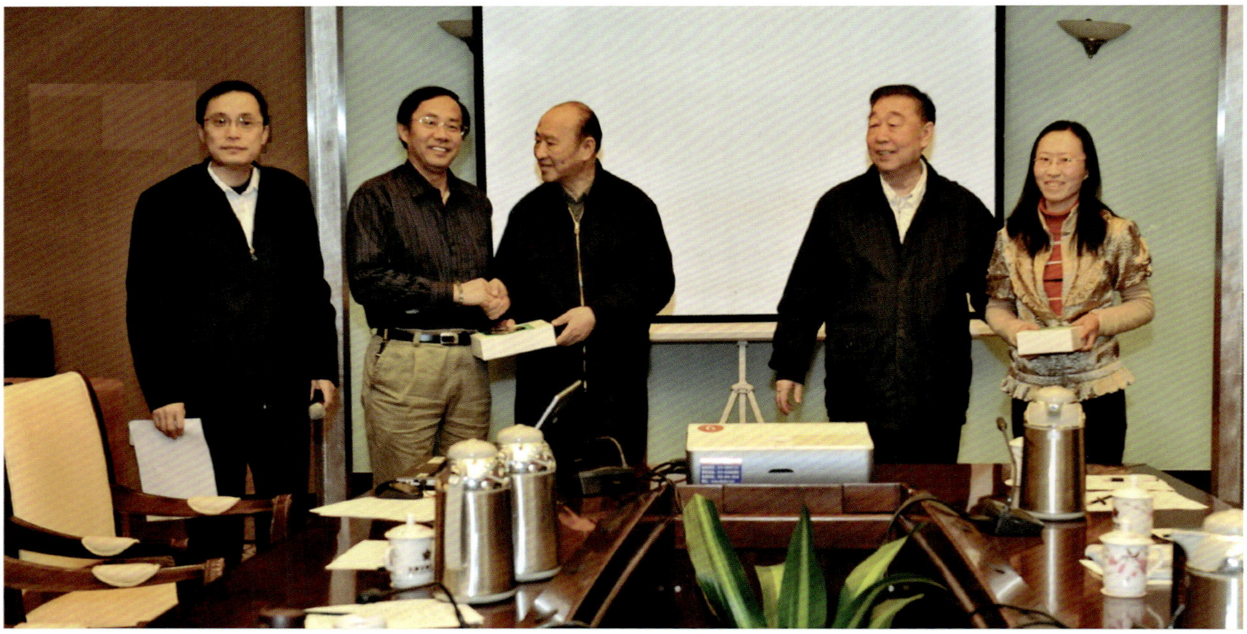

< 2012 年 2 月，《全国中药资源普查技术规范》在 22 个试点省试用 <

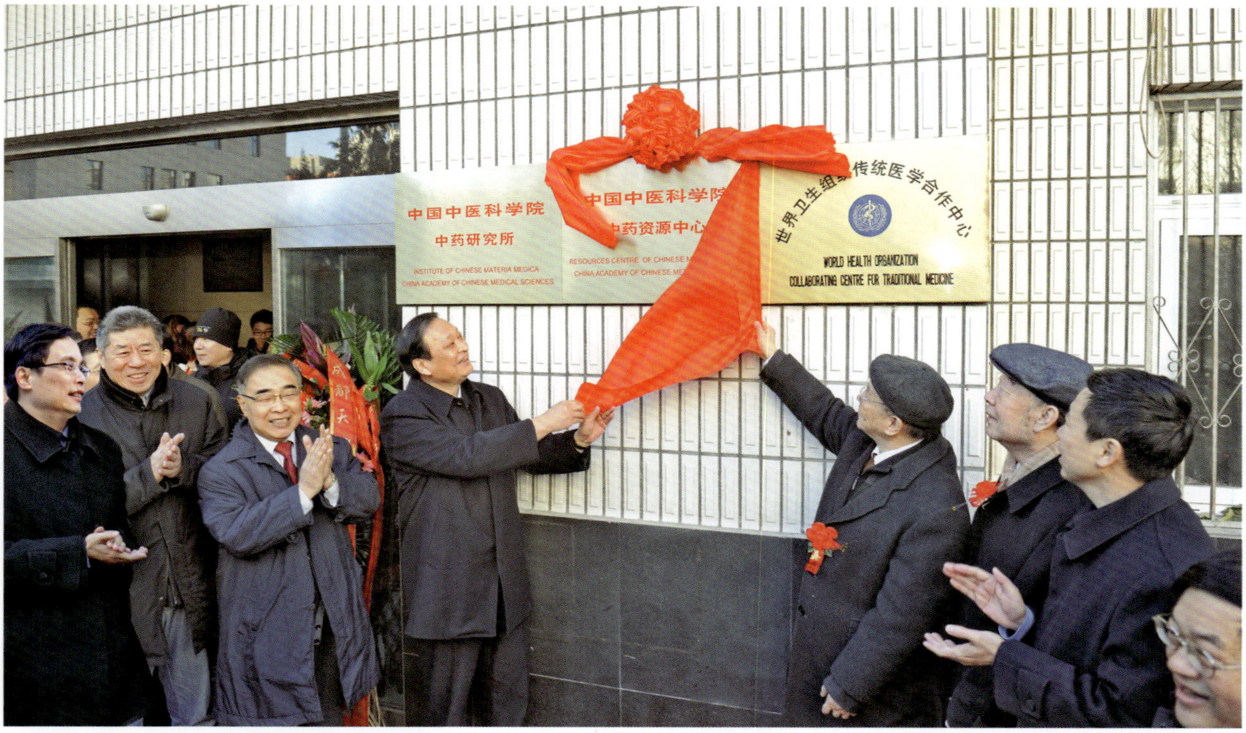

< 2012 年 12 月，全国中药资源普查技术依托单位中国中医科学院中药资源中心成立 <

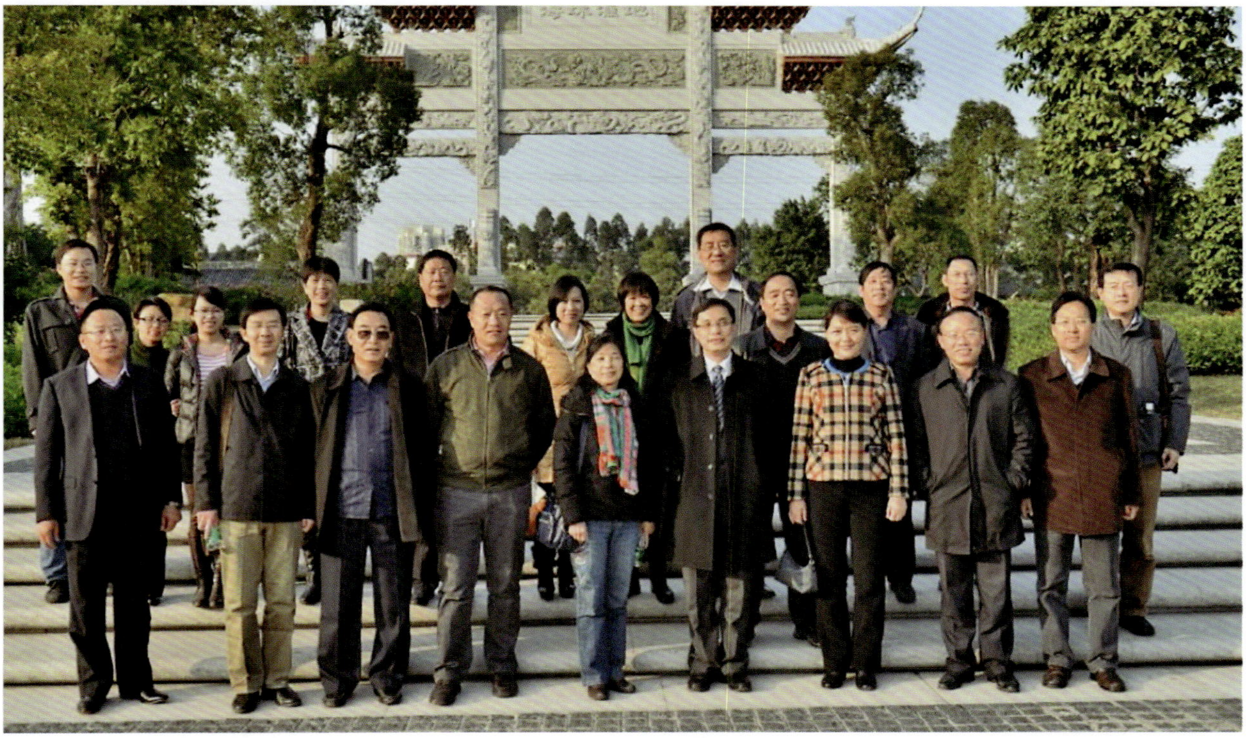

< 2013 年 12 月，全国中药资源普查技术规范工作会 <

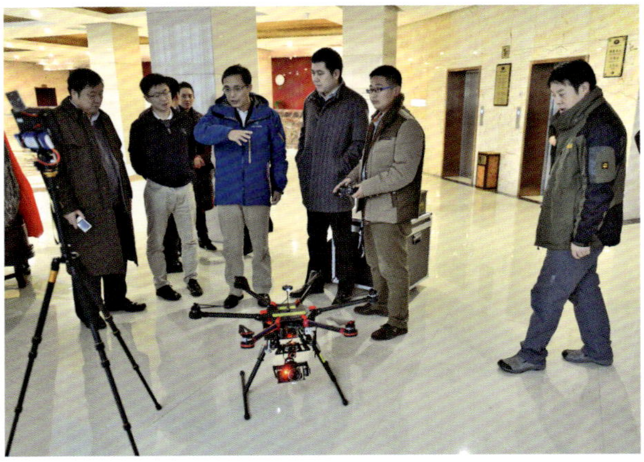

< 2015 年 11 月，无人机在普查中的应用示范 <

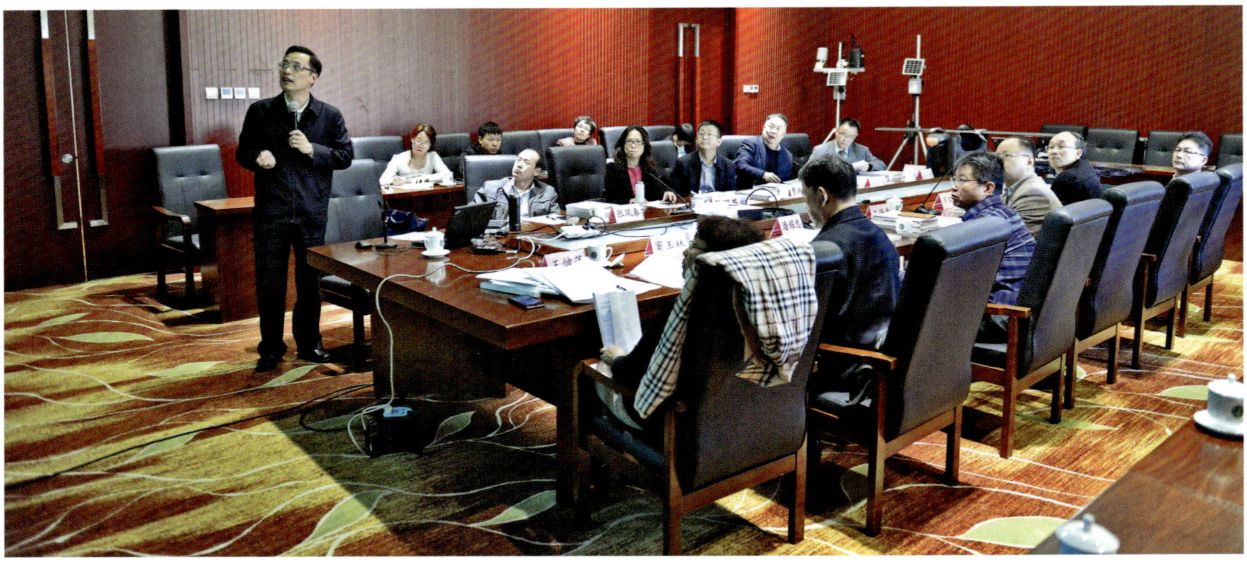

< 2016 年 4 月，空间信息技术在普查中的应用示范项目工作会 <

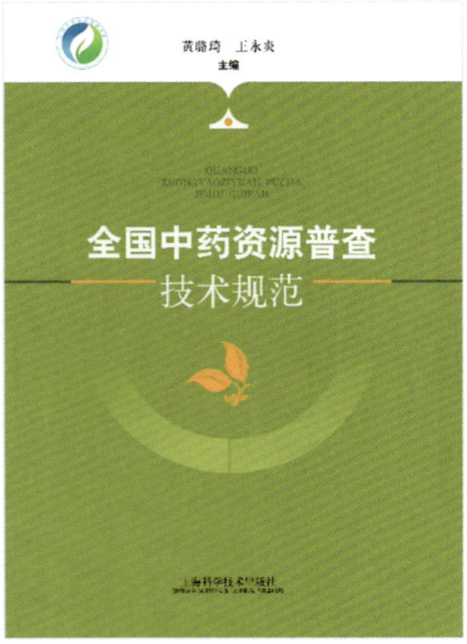

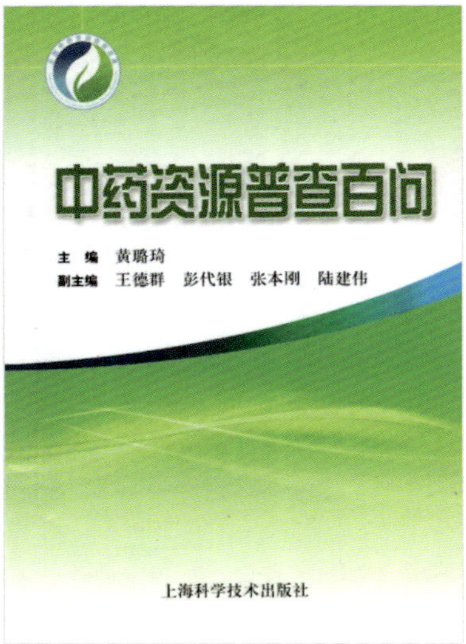

< 编撰出版《全国中药资源普查技术规范》和《中药资源普查百问》<

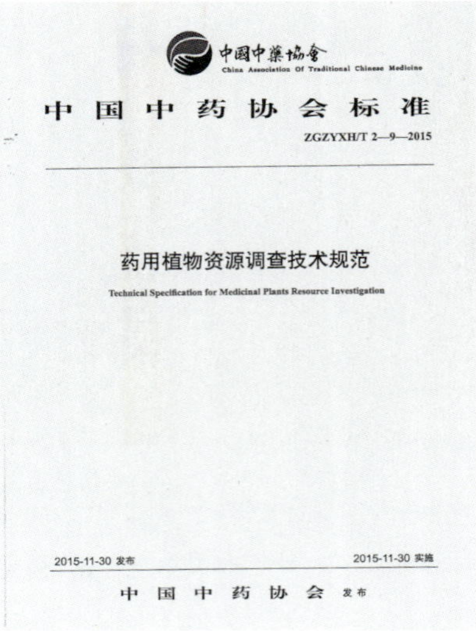

< 发布《药用植物资源调查技术规范》

二、全国中药资源普查专家组和技术负责人工作

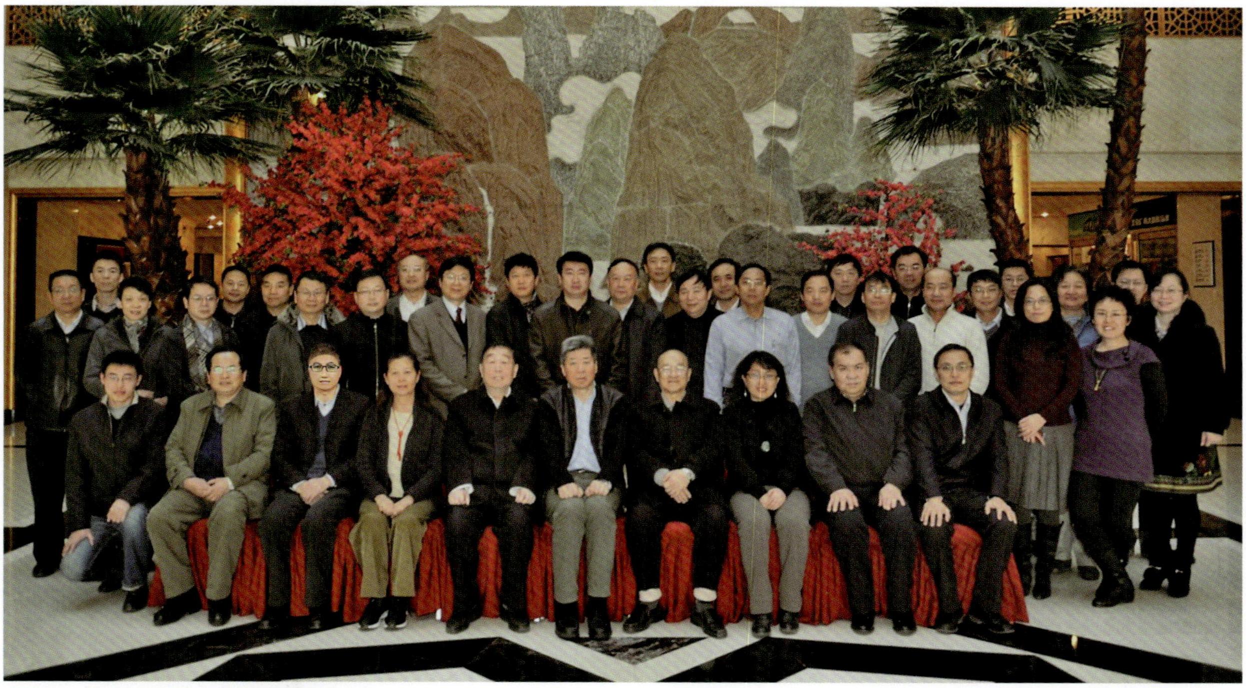

< 2012 年 2 月，全国中药资源普查专家组工作会在北京召开 <

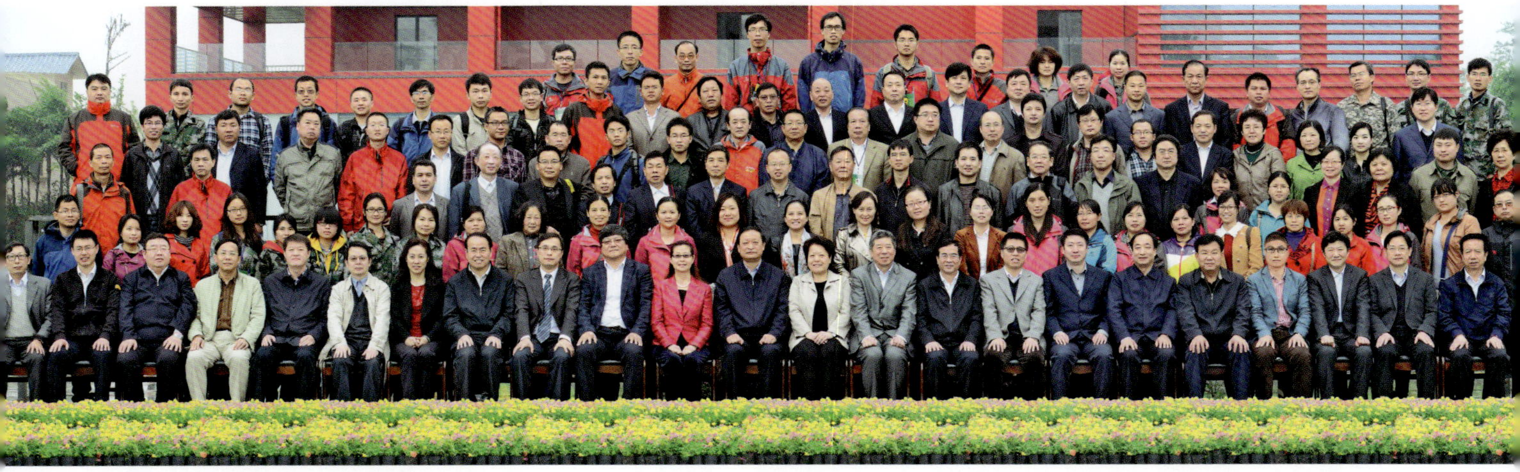

< 2013 年 4 月，全国中药资源普查专家组工作会暨交流会在南宁召开 <

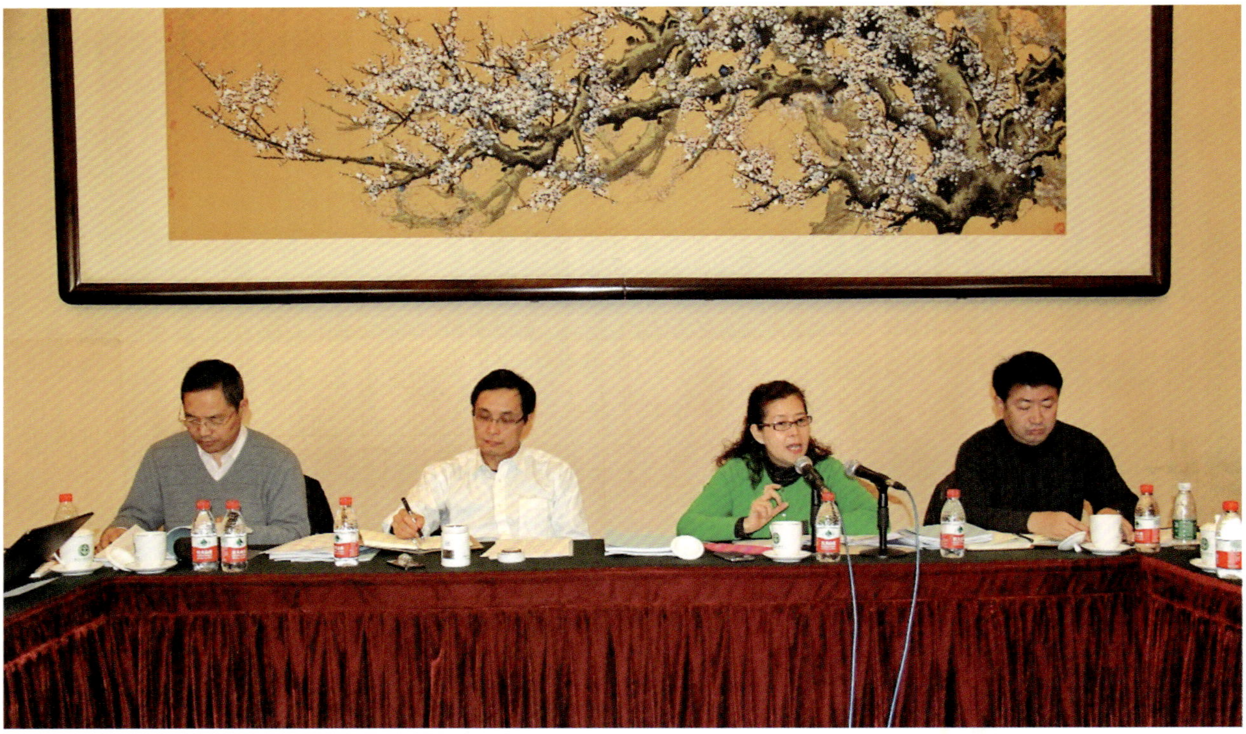

2014 年 3 月，全国中药资源普查专家组工作会在北京召开

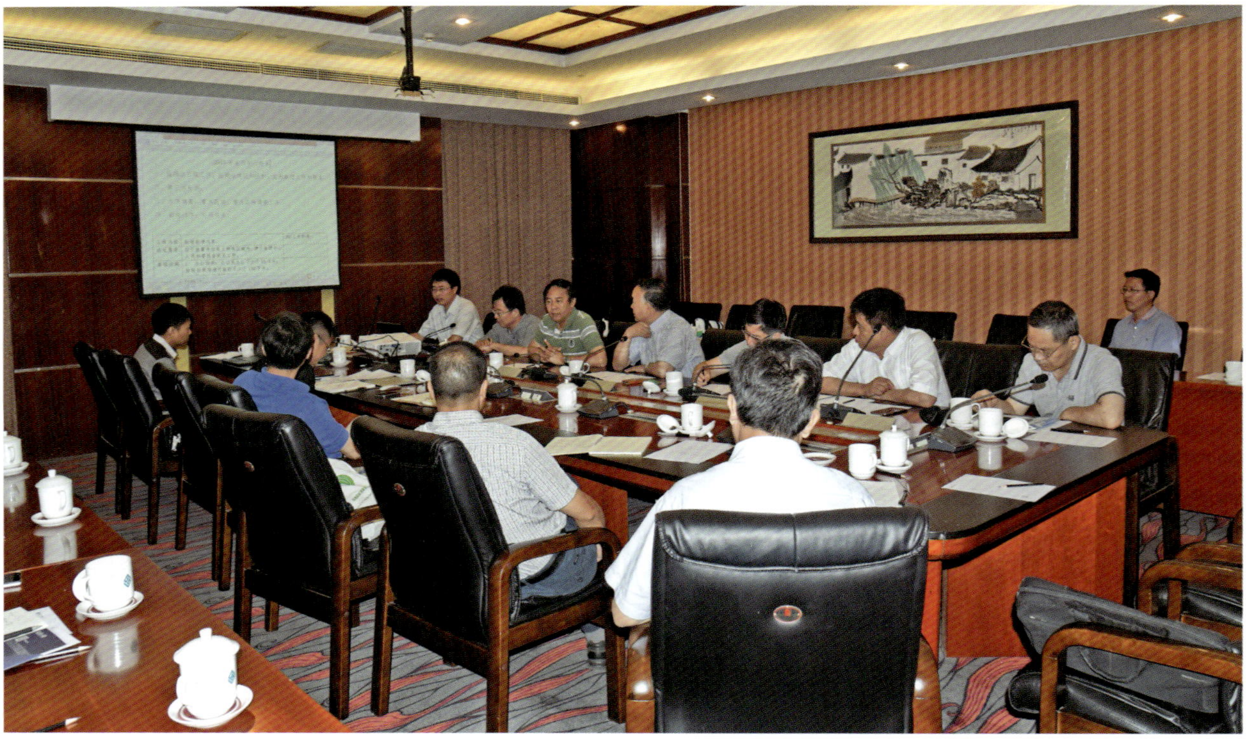

2015 年 7 月，全国中药资源普查专家组工作会在北京召开

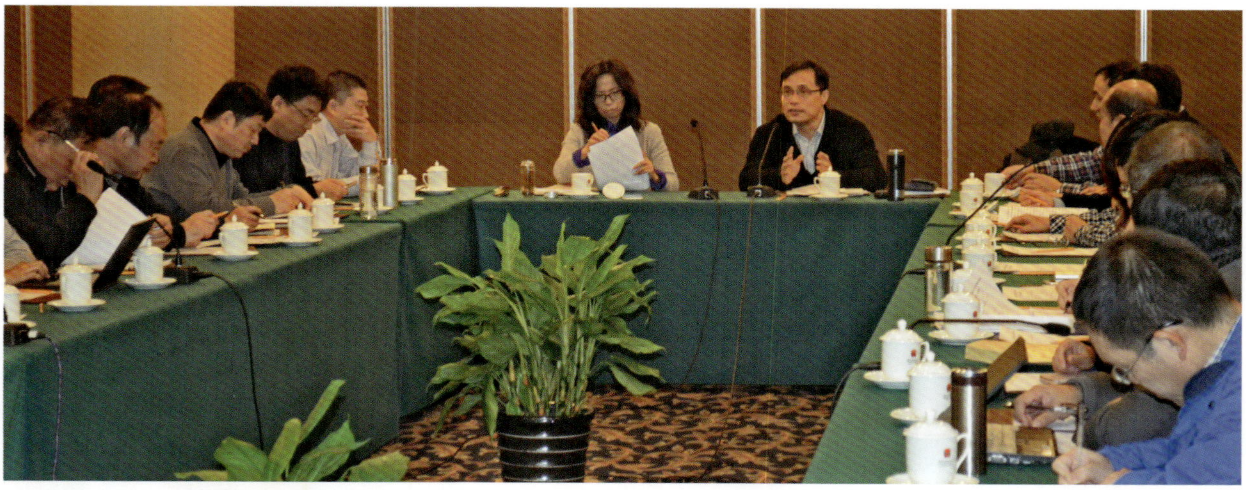

< 2016 年 12 月，全国中药资源普查专家组工作会在北京召开 <

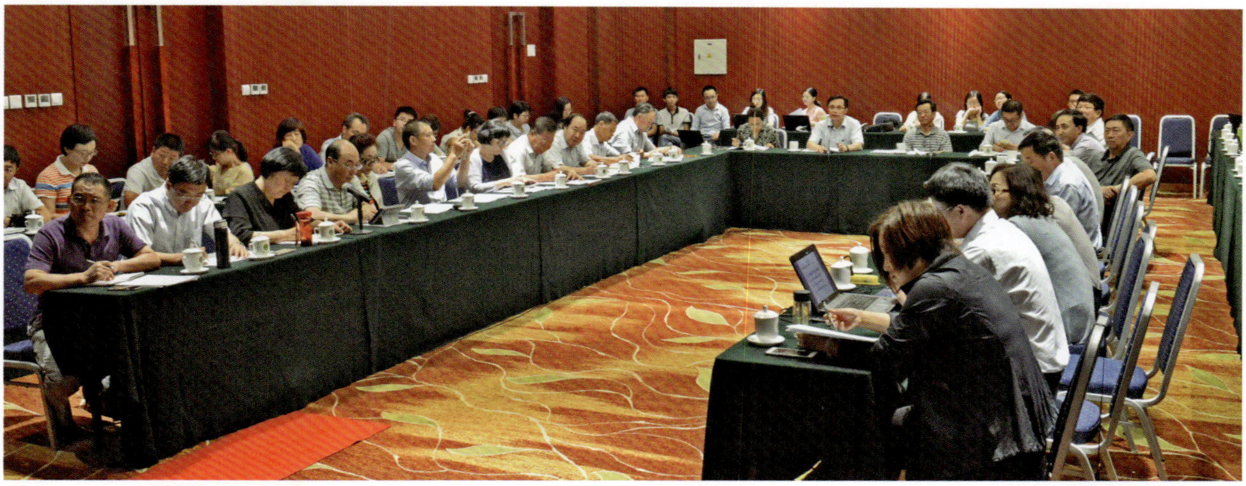

< 2017 年 6 月，全国中药资源普查专家组工作会在北京召开 <

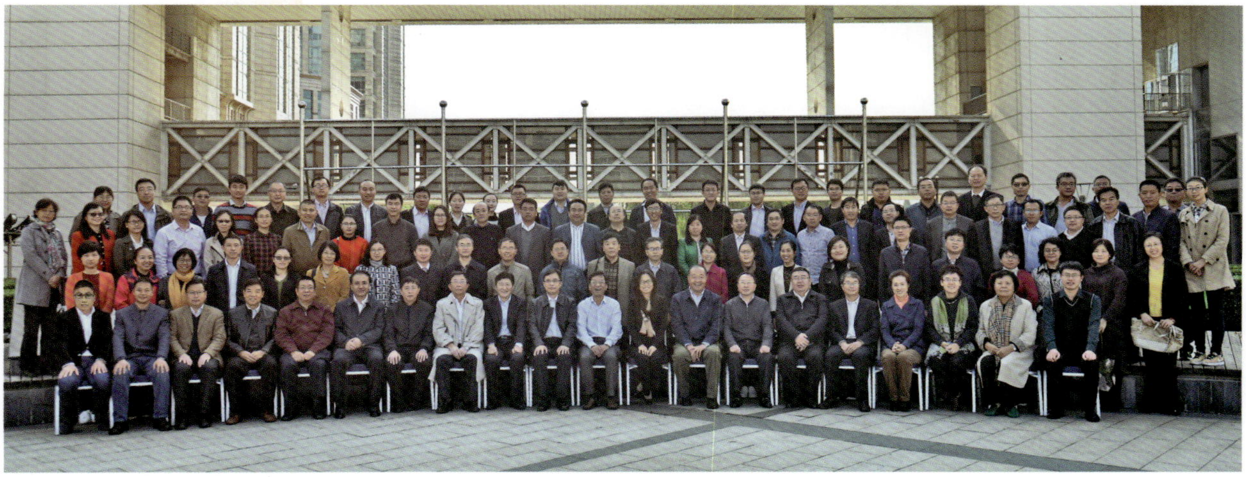

< 2017 年 10 月，全国中药资源普查专家组工作会在北京召开 <

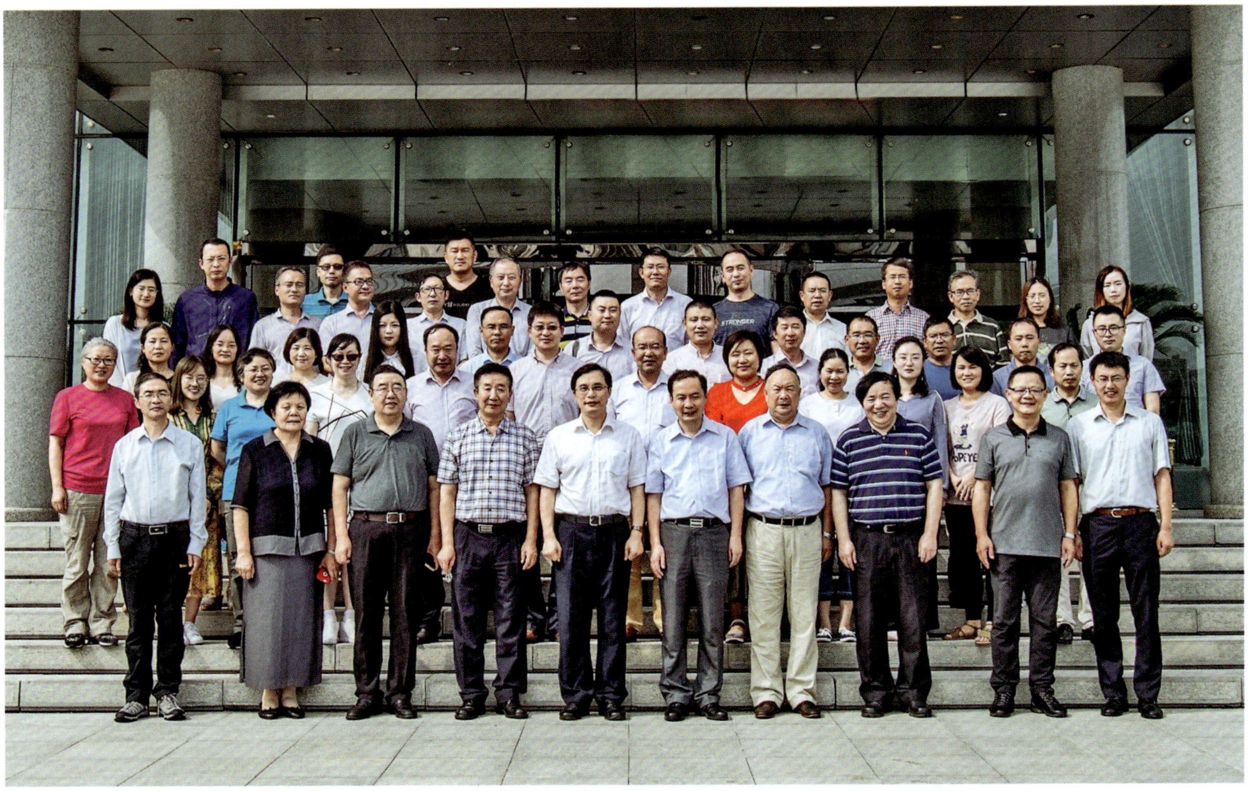

< 2018 年 8 月，全国中药资源普查技术负责人研讨会在通辽召开 <

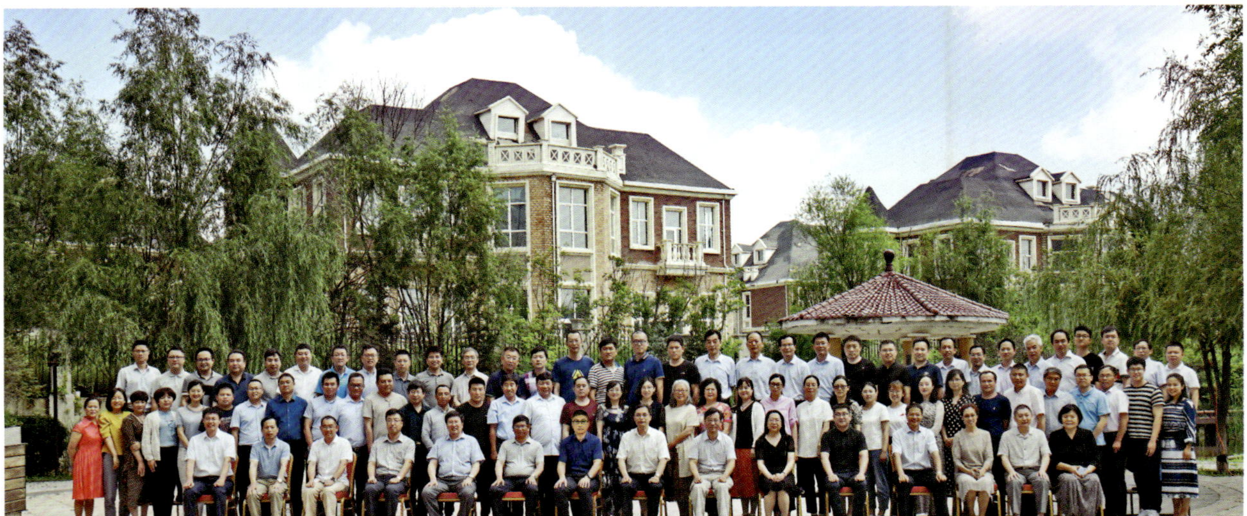

< 2019 年 7 月，全国中药资源普查技术负责人工作研讨会在长春召开 <

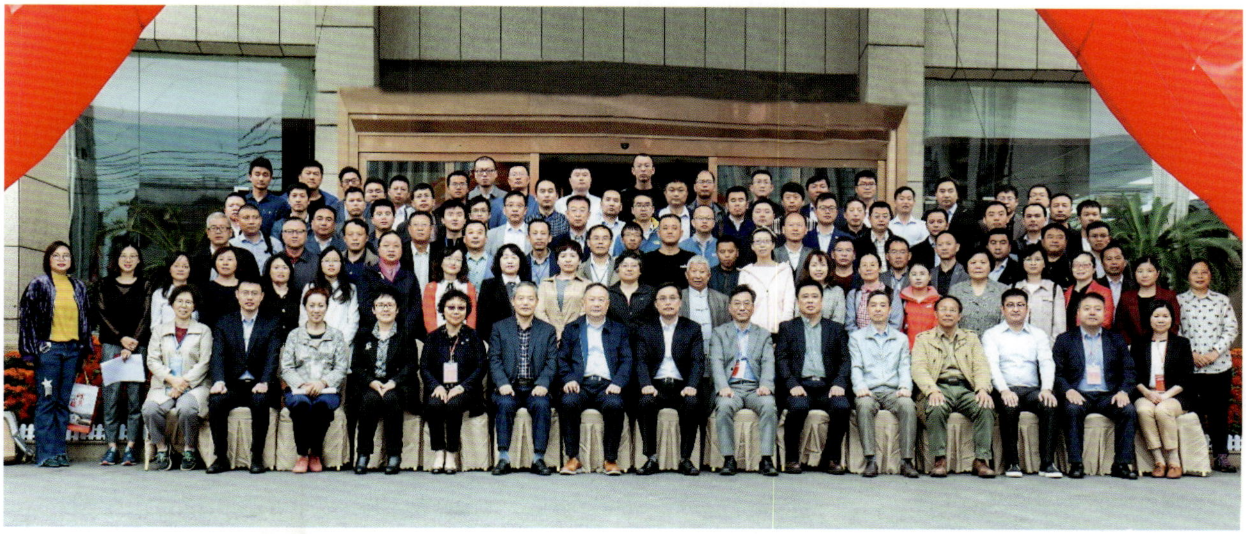

< 2019 年 10 月，全国中药资源普查技术负责人工作研讨会在樟树召开 <

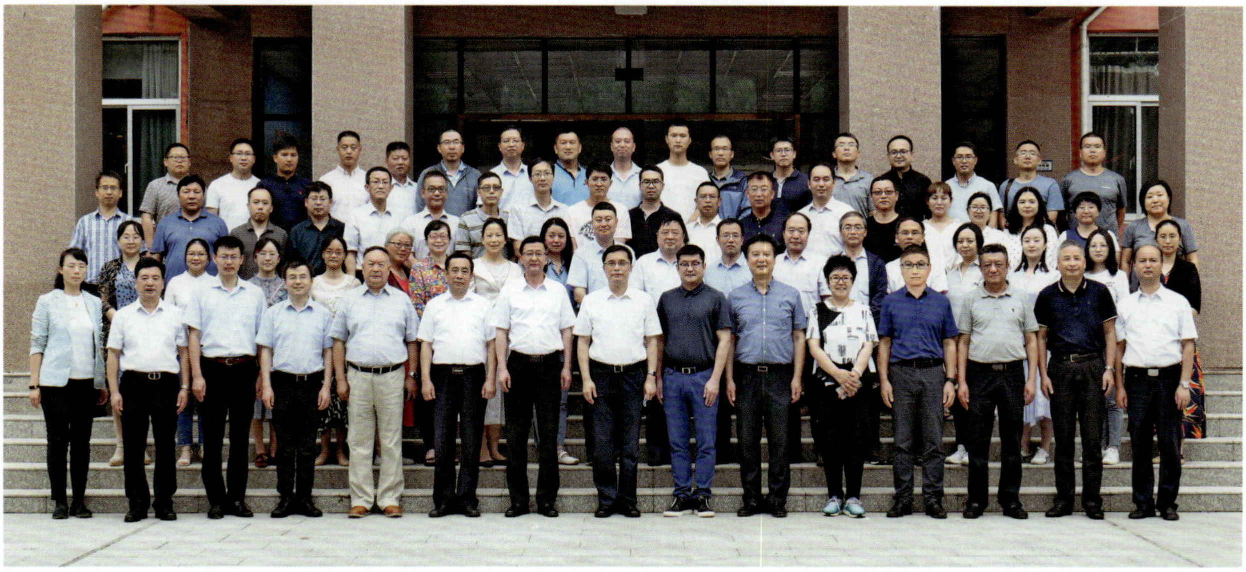

< 2020 年 7 月，全国中药资源普查技术负责人工作研讨会在咸阳召开 <

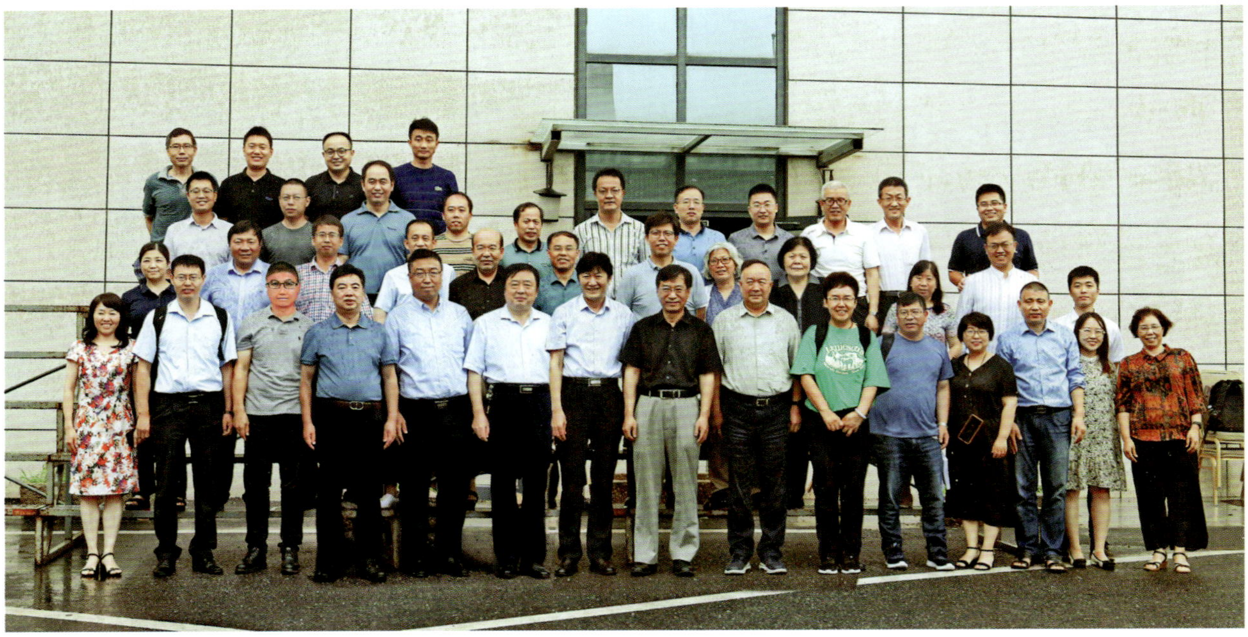

2021 年 7 月，全国中药资源普查技术负责人研讨会在合肥召开

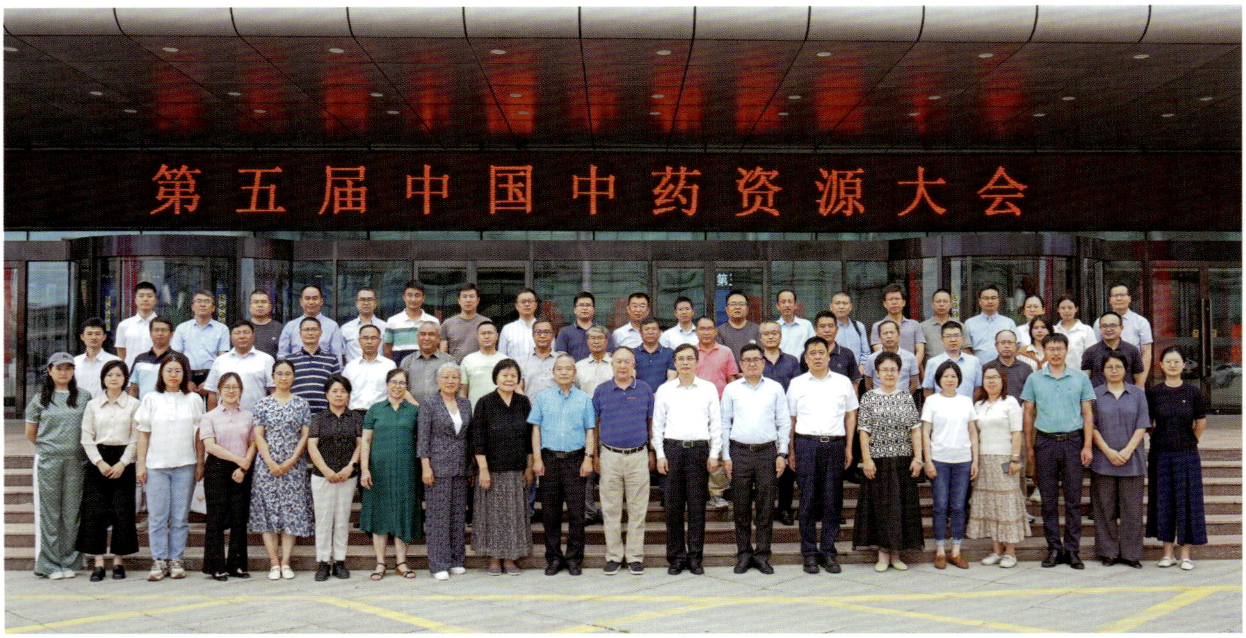

2023 年 8 月，全国中药资源普查技术负责人工作研讨会在哈尔滨召开

三、全国中药资源普查技术培训

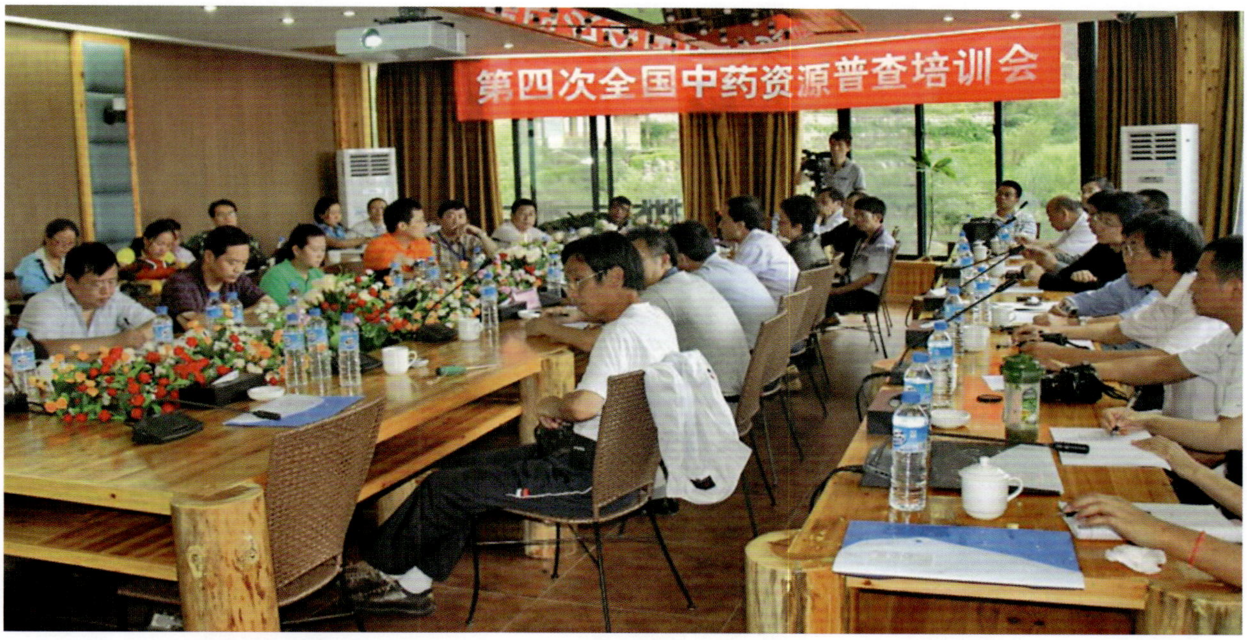

< 2011 年 8 月，全国中药资源普查技术培训班（第 1 期）在六安召开 <

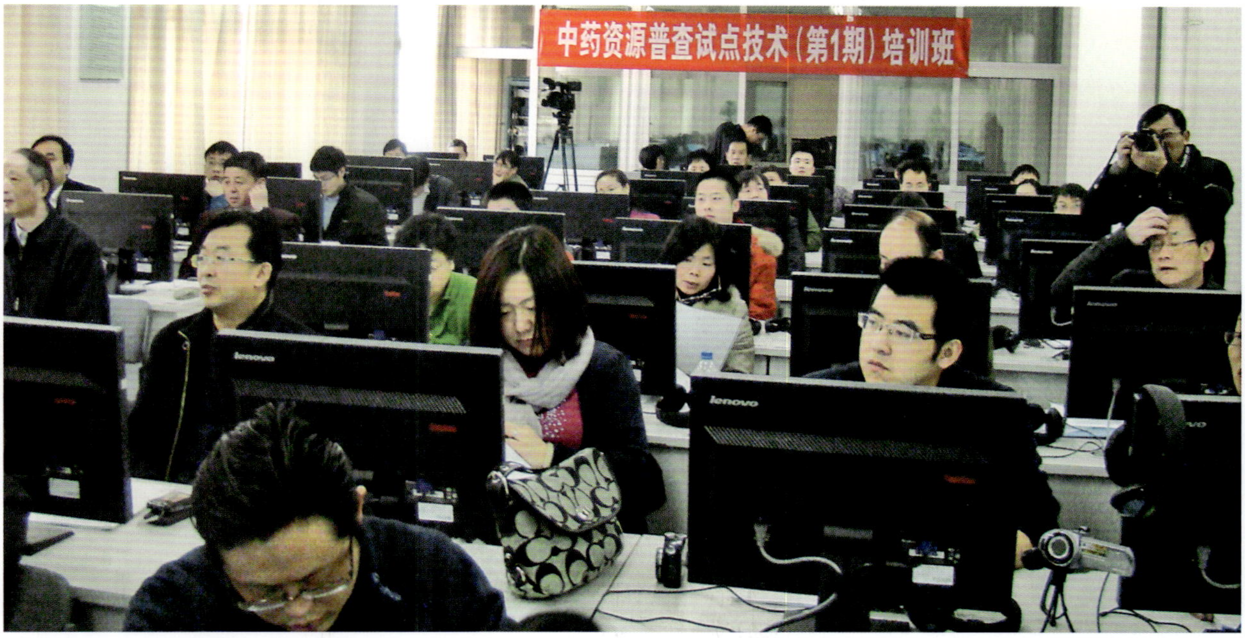

< 2012 年 3 月，全国中药资源普查技术培训班（第 2 期）在北京召开 <

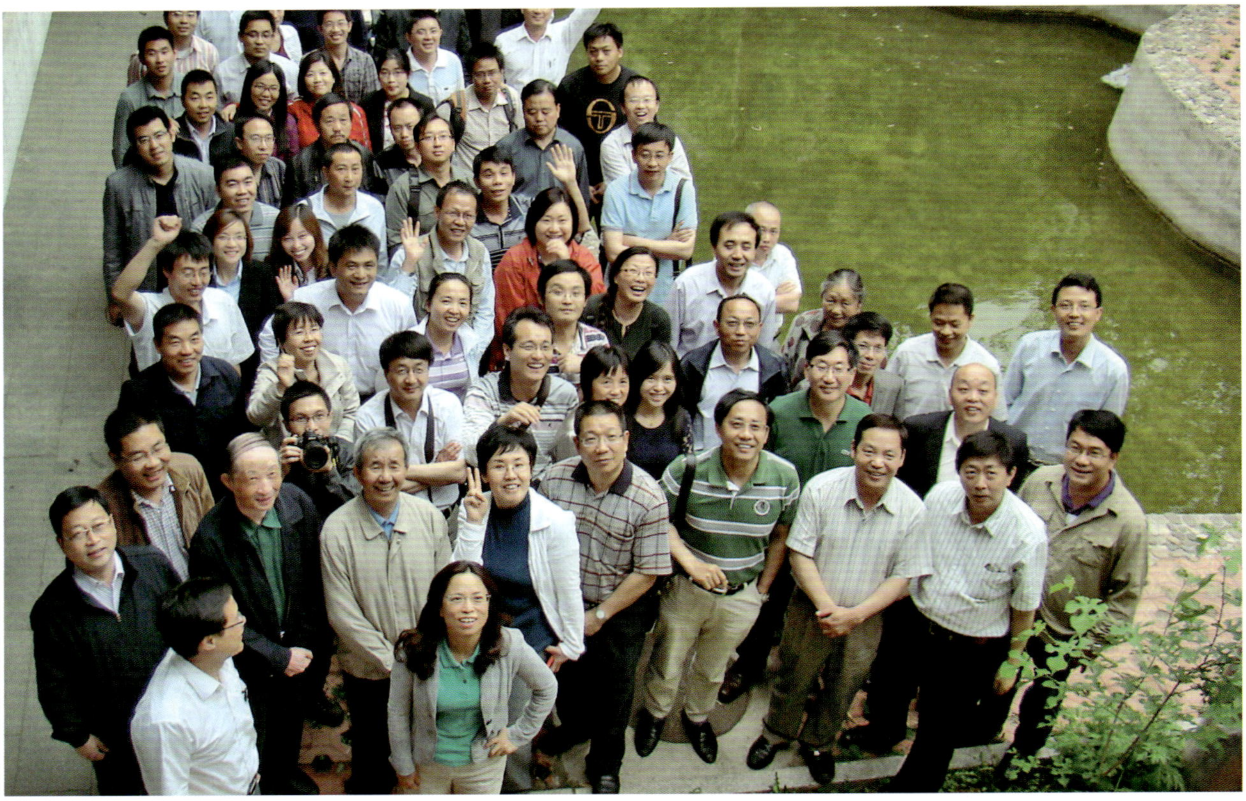

< 2012年5月，全国中药资源普查技术培训班（第3期）在北京召开 <

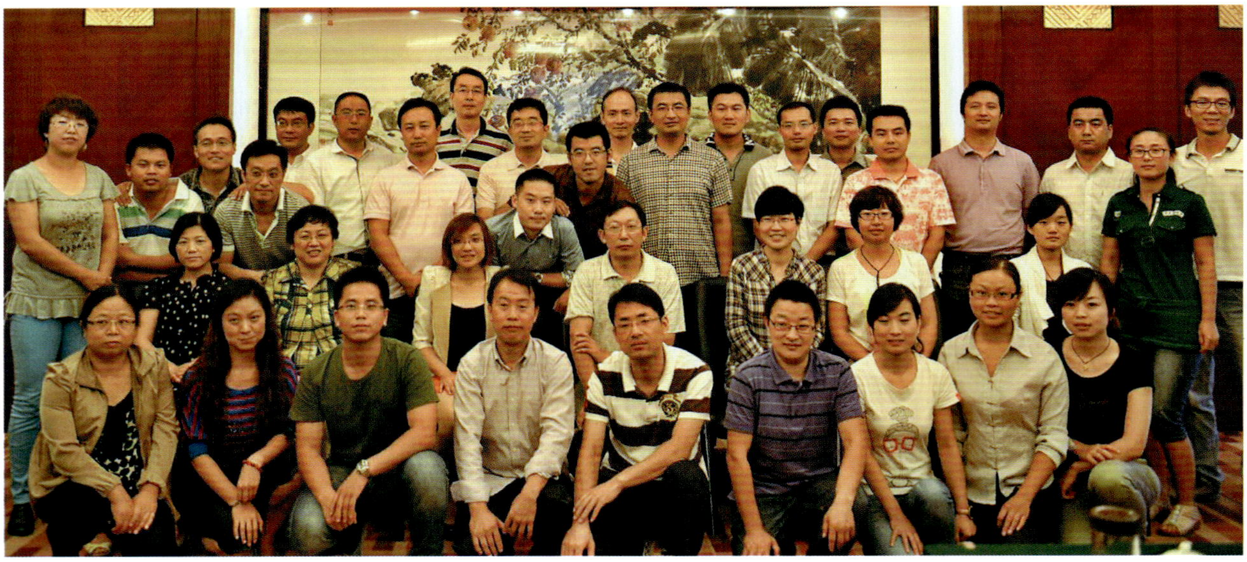

< 2012年9月，全国中药资源普查技术培训班（第4期）在北京召开 <

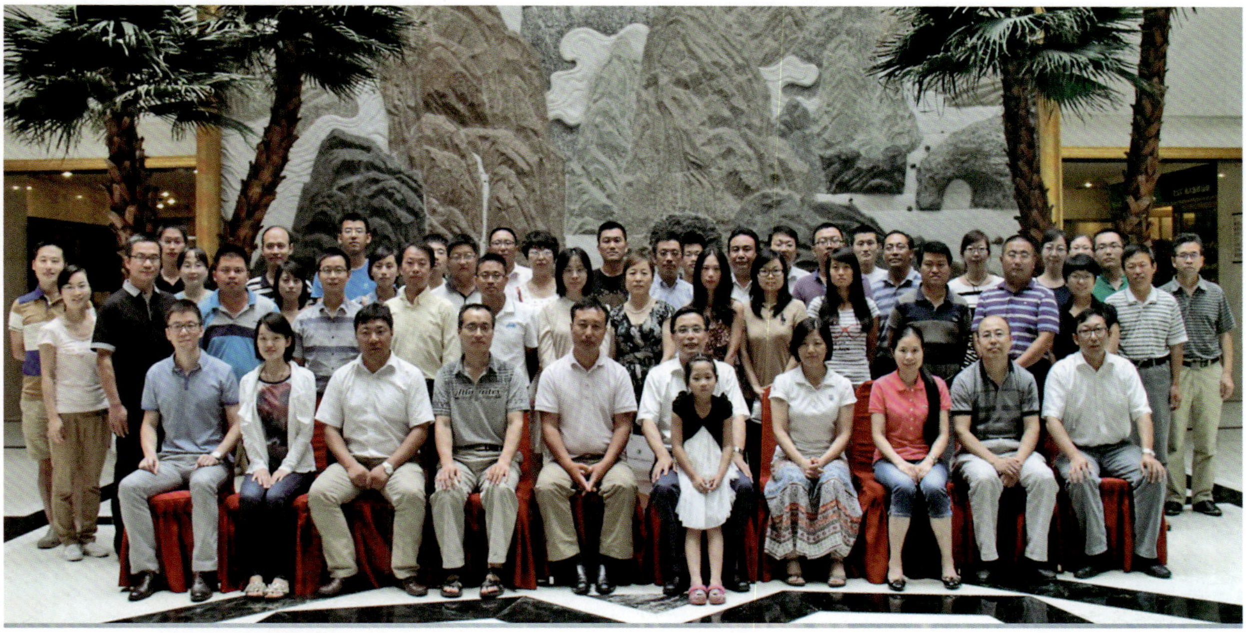

< 2013 年 8 月，全国中药资源普查技术培训班（第 5 期）在北京召开 <

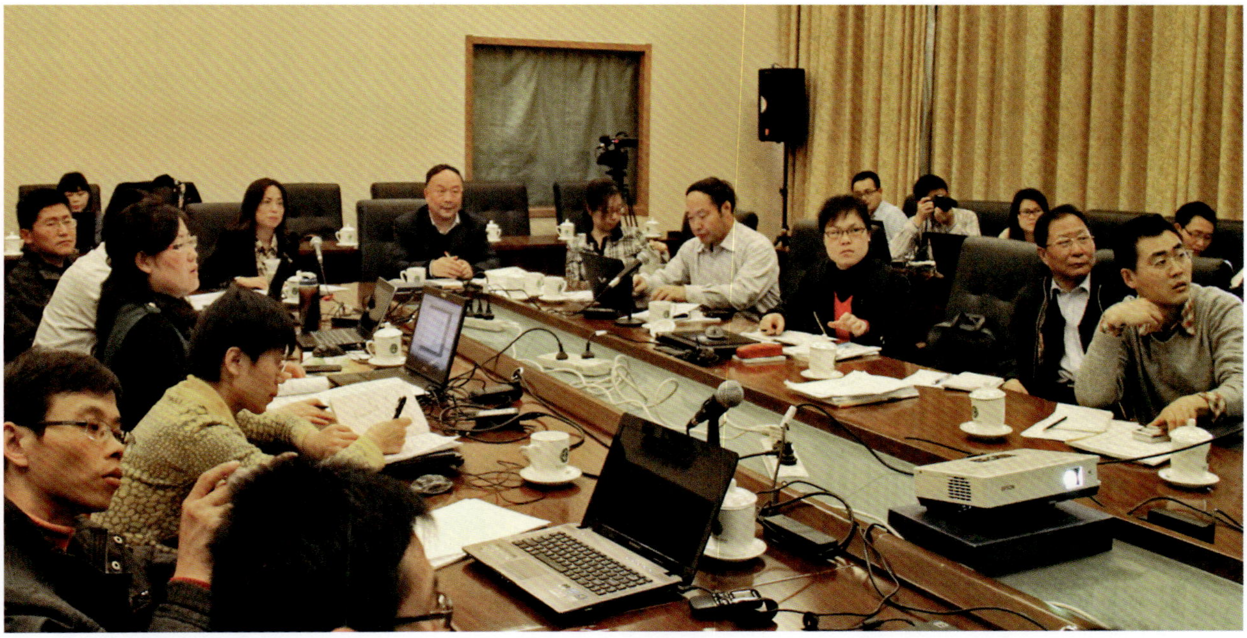

< 2014 年 3 月，全国中药资源普查技术培训班（第 6 期）在北京召开 <

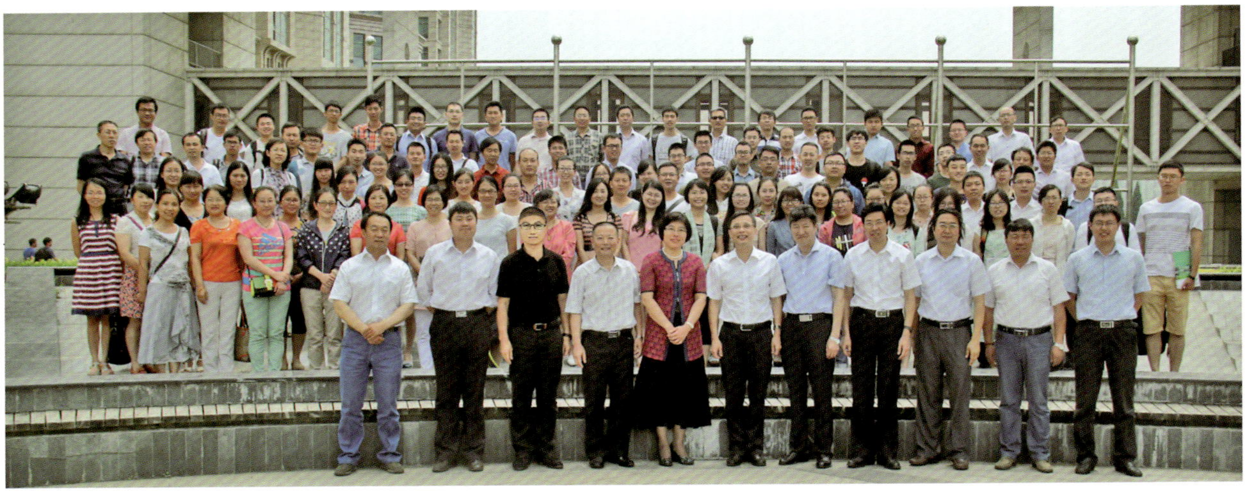

< 2015 年 6 月，全国中药资源普查技术培训班（第 7 期）在北京召开 <

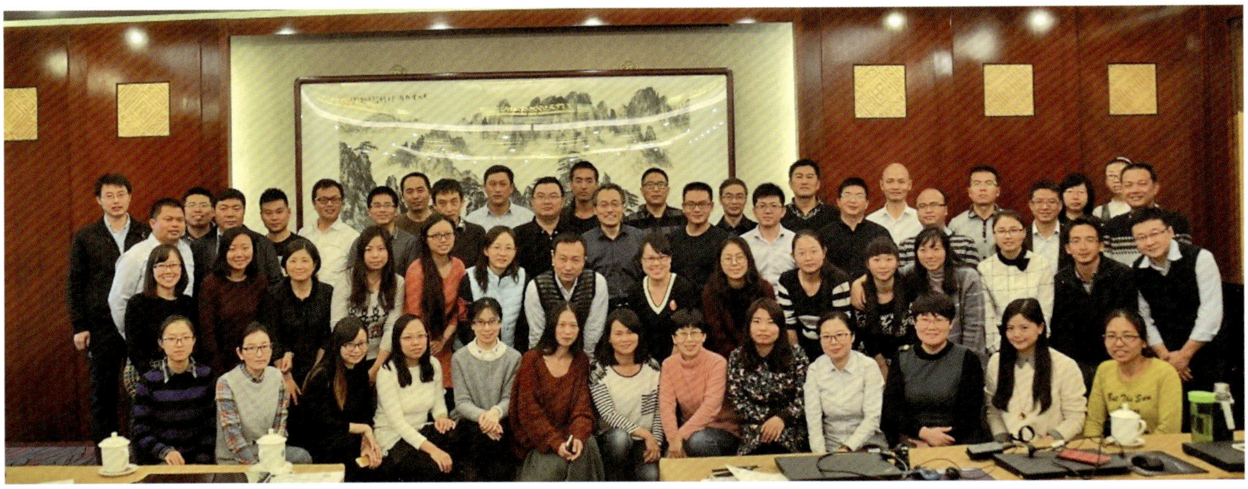

< 2016 年 11 月，全国中药资源普查技术培训班（第 8 期）在北京召开 <

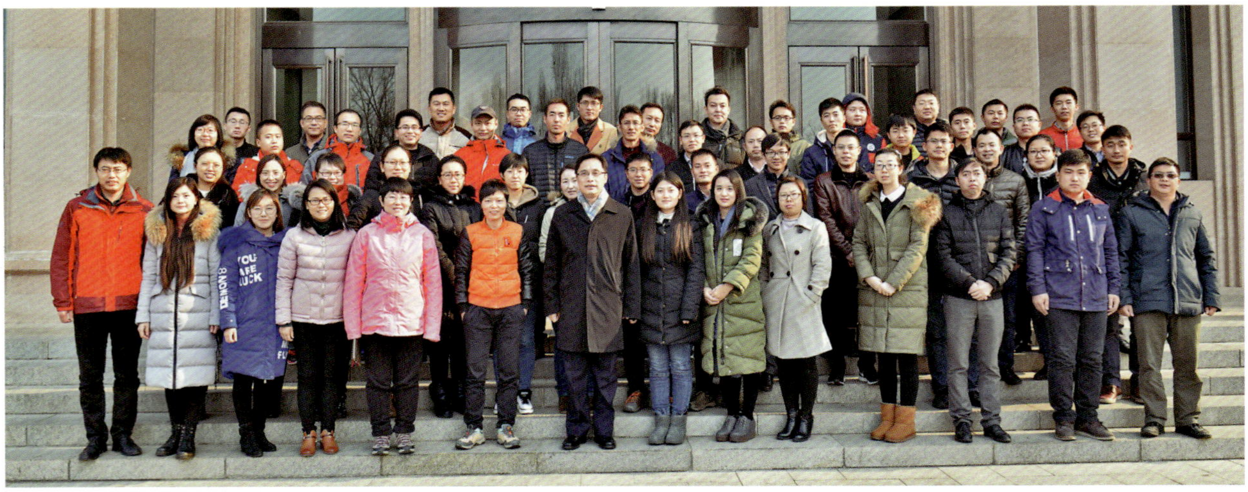

< 2017 年 12 月，全国中药资源普查技术培训班（第 9 期）在北京召开 <

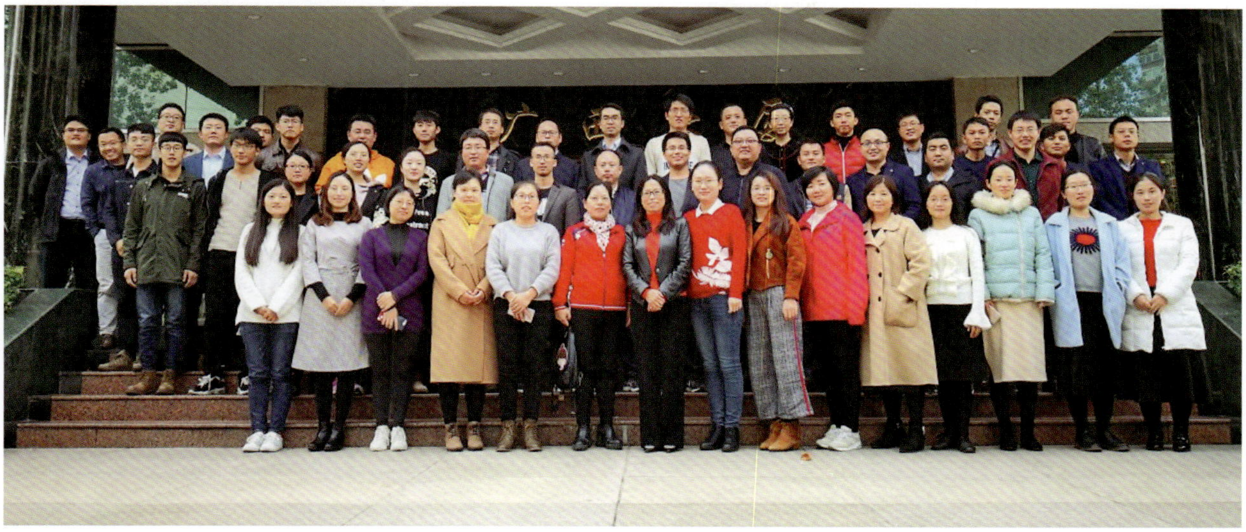

2018 年 11 月，全国中药资源普查技术培训班（第 10 期）在北京召开

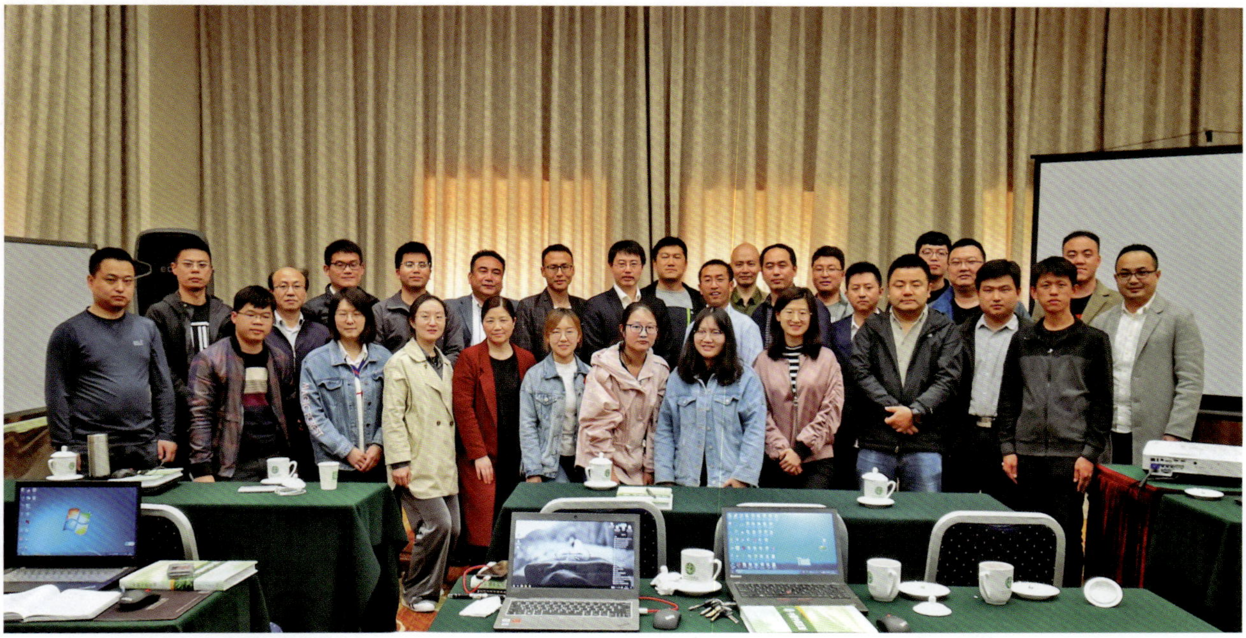

2019 年 4 月，全国中药资源普查技术培训班（第 11 期）在北京召开

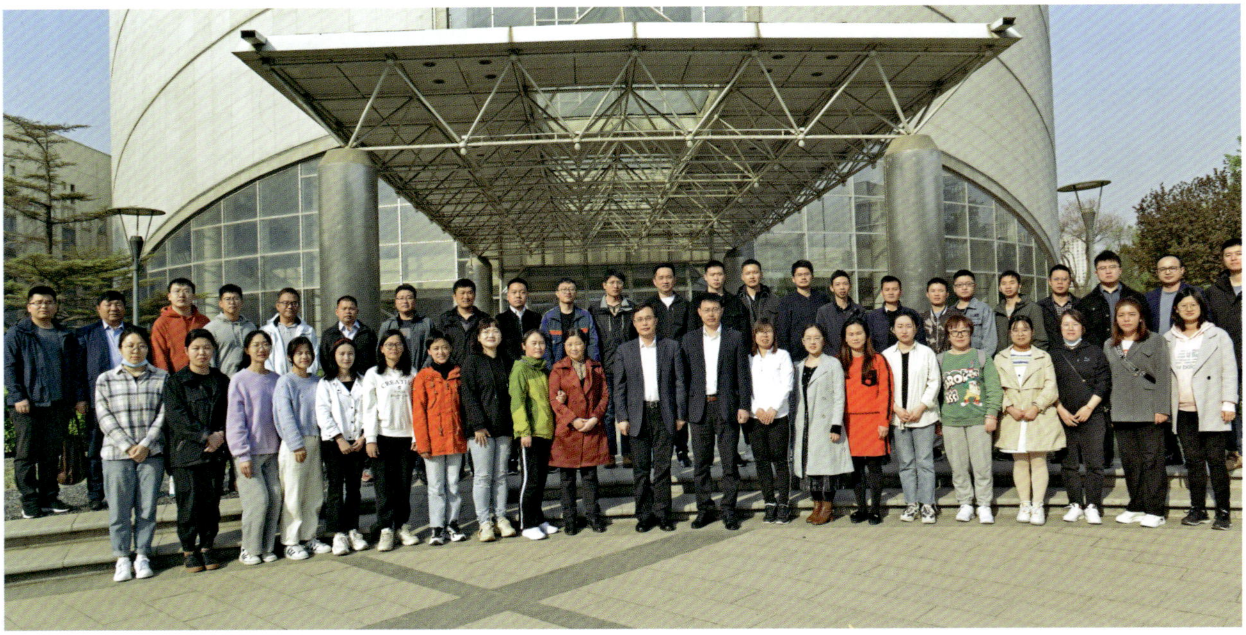

< 2021 年 4 月，全国中药资源普查技术培训班（第 13 期）在北京召开 <

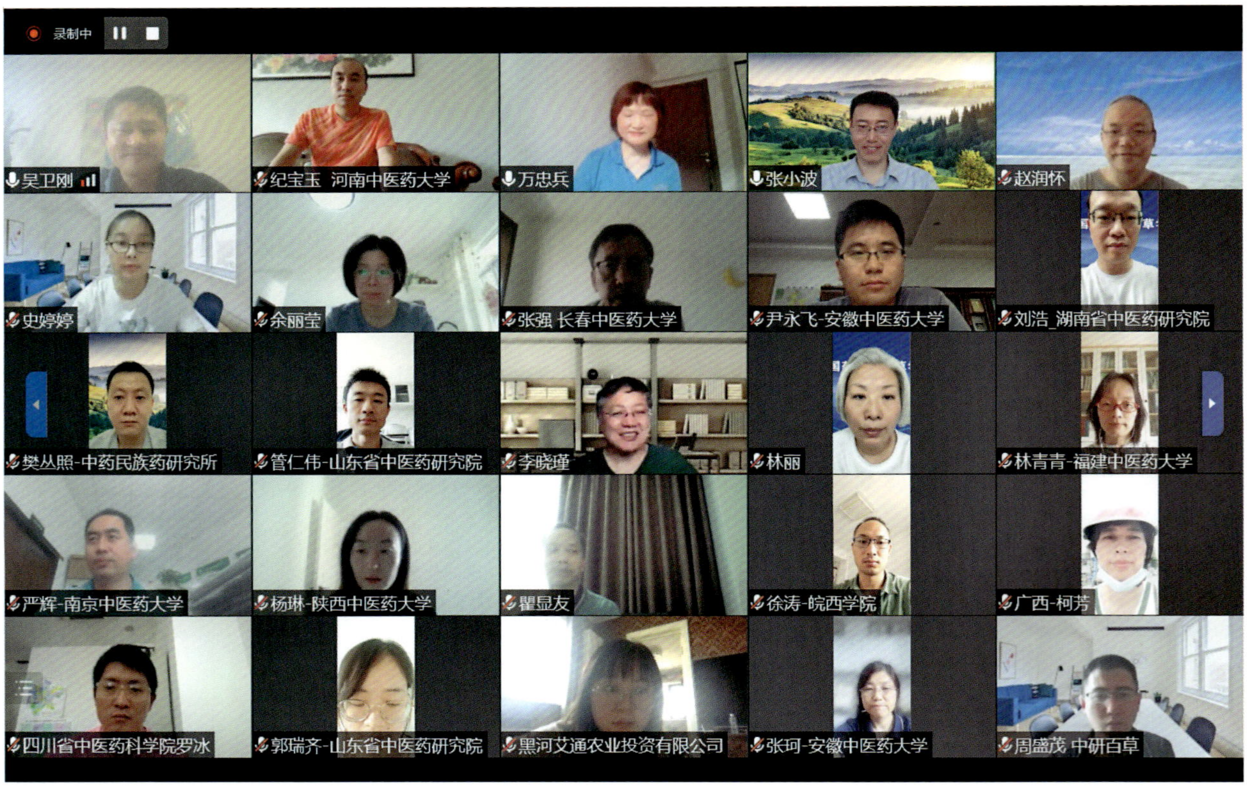

< 2022 年 5 月，全国中药资源普查技术培训班（第 14 期）在线上举行 <

四、全国中药资源普查信息管理系统

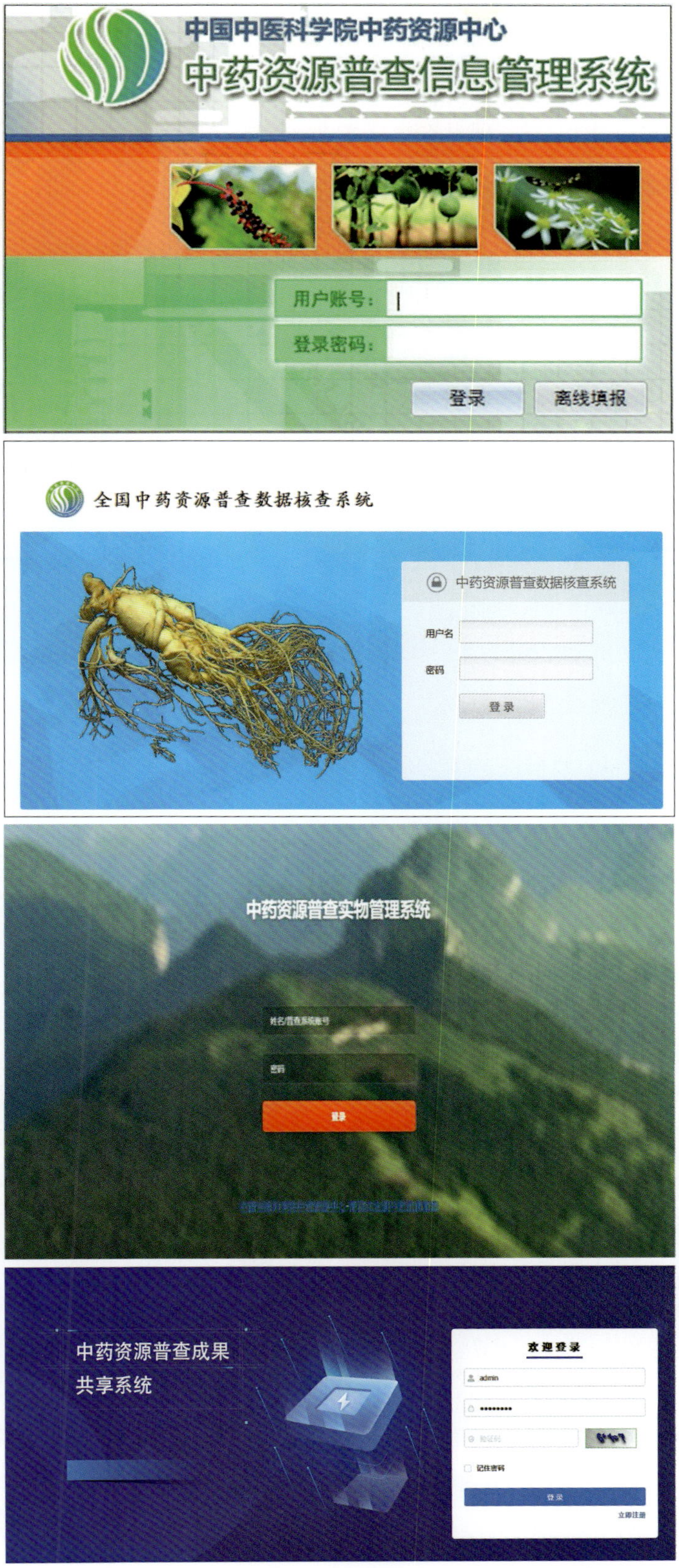

< 中药资源普查相关信息管理系统 <

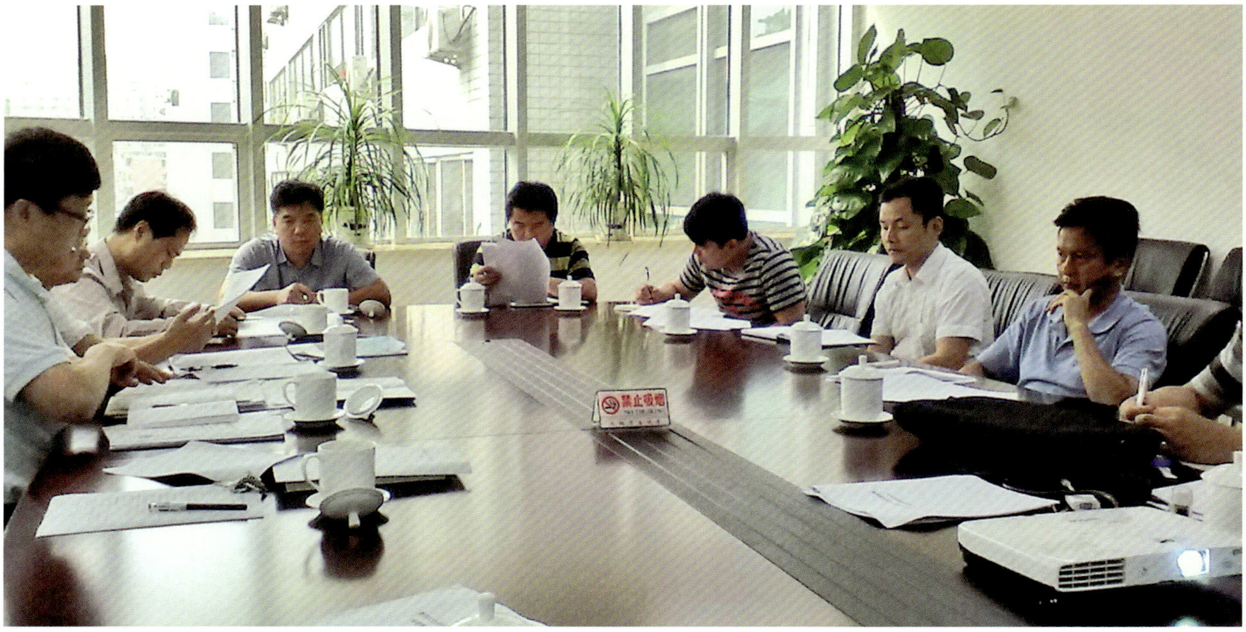

< 2013 年 9 月，全国中药资源普查数据安全工作研讨会 <

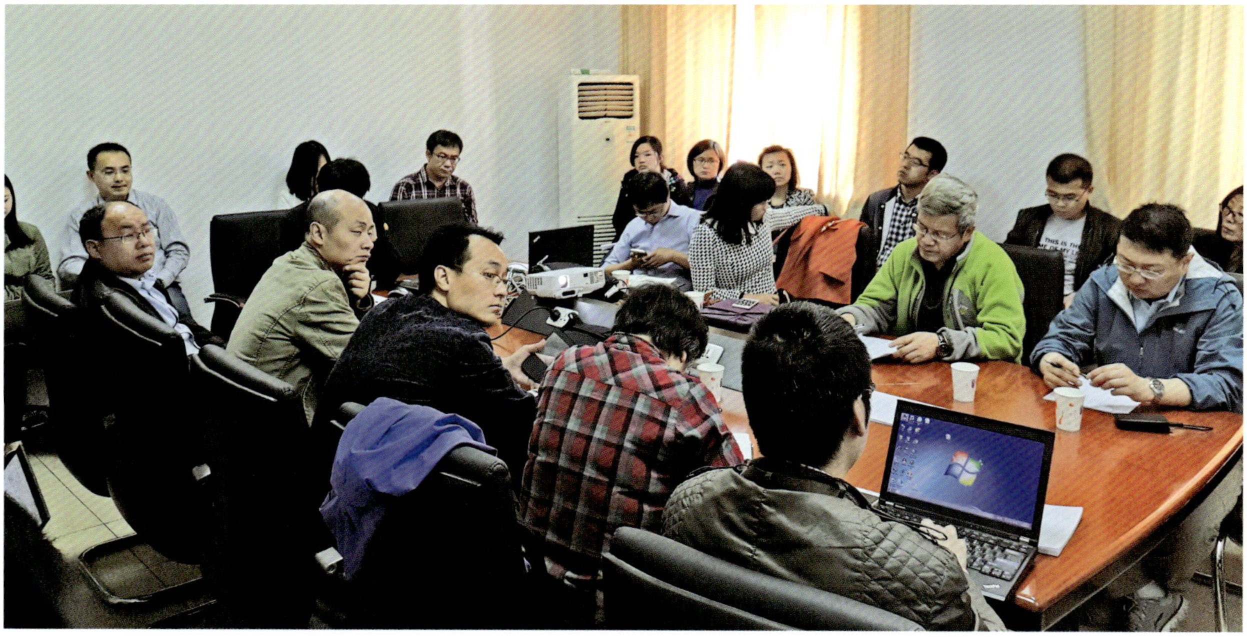

< 2016 年 4 月，中药资源普查数据核查系统测试工作会 <

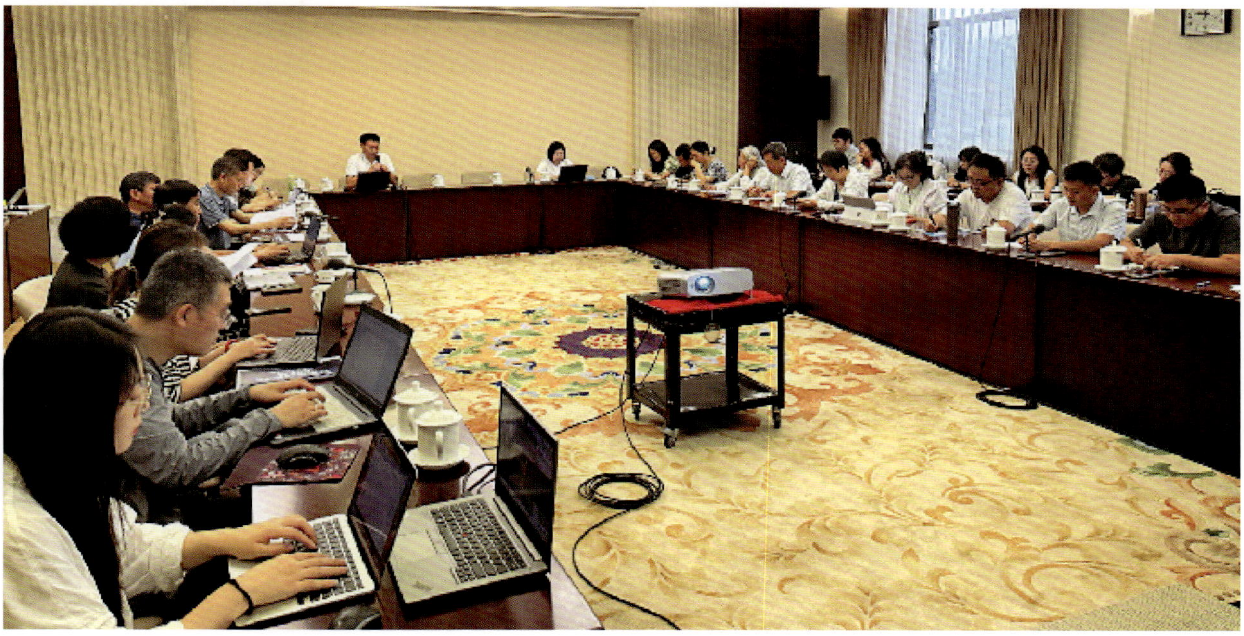

< 2023 年 8 月 2 日，国家标准《中药资源的信息描述规范》专家审核会 <

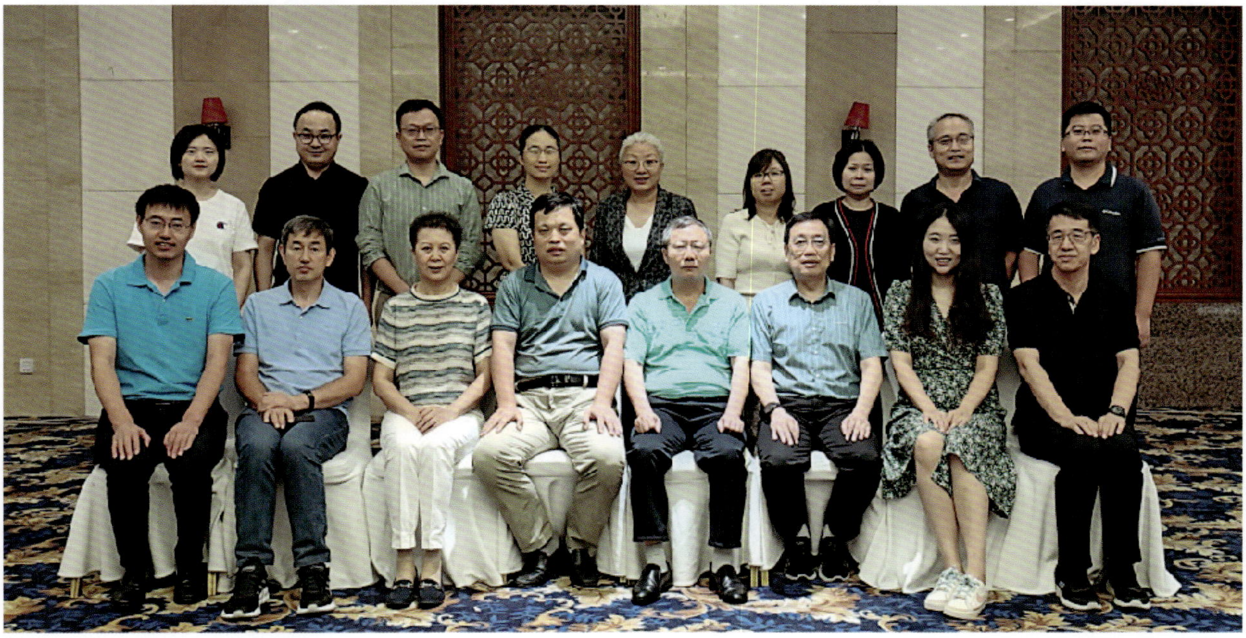

< 2023 年 8 月 20 日，国家标准《中药资源的信息描述规范》专家咨询研讨会 <

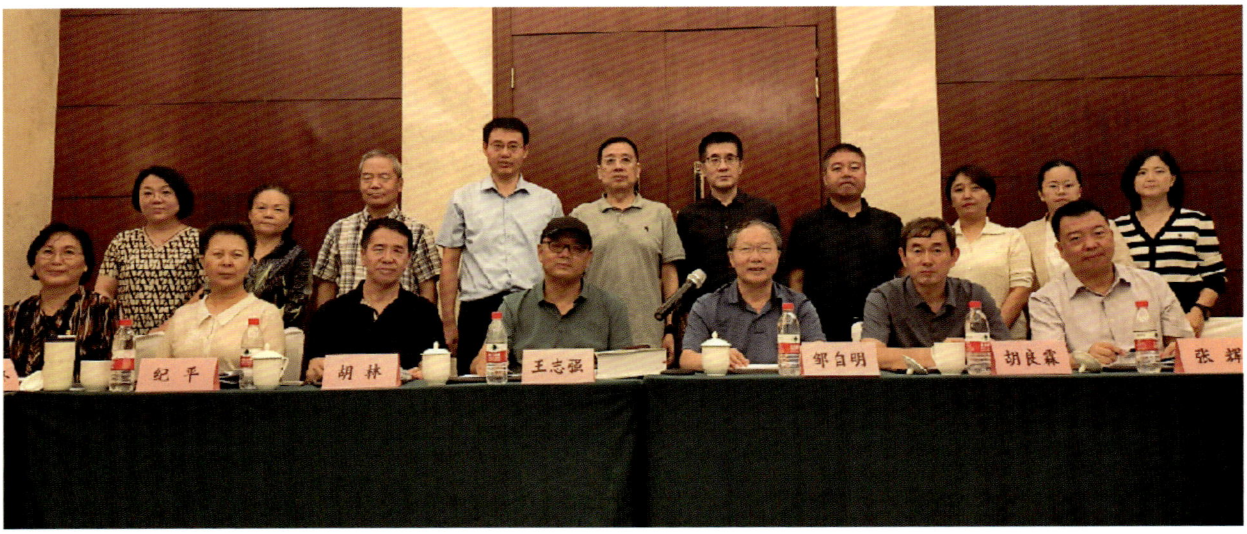

< 2024 年 9 月 12 日，国家标准《中药资源的信息描述规范》预审查会 <

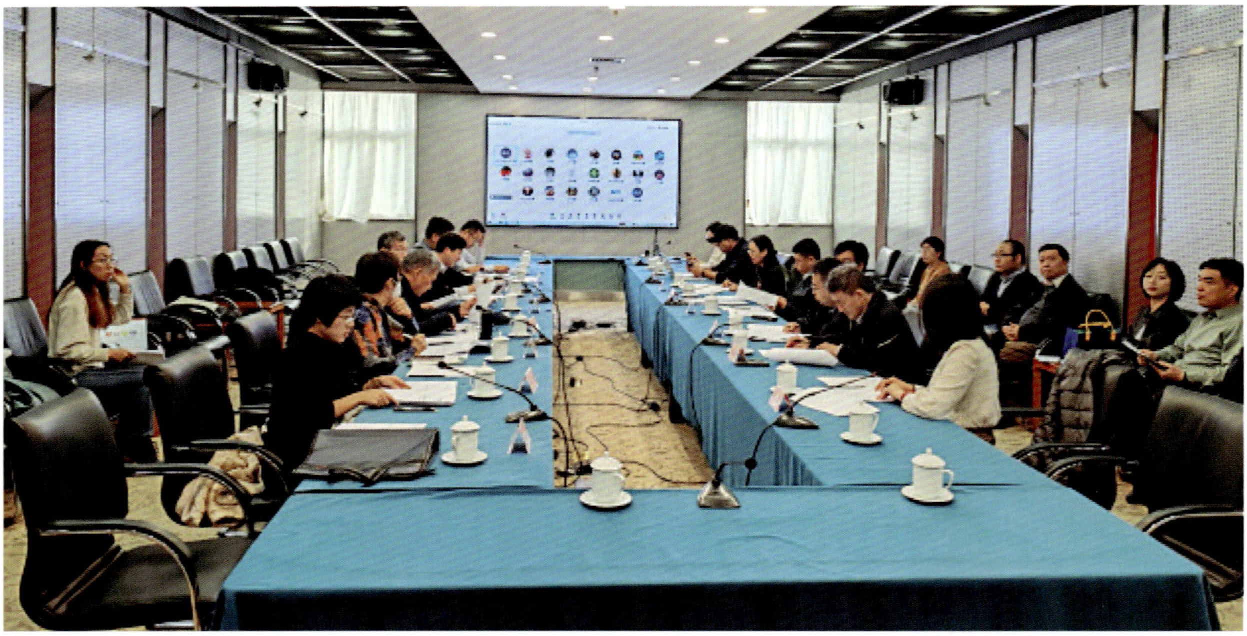

< 2024 年 11 月 15 日，国家标准《中药资源的信息描述规范》审查会 <

第四节
全国中药资源普查四项任务

一、中药资源调查

（一）外业调查剪影

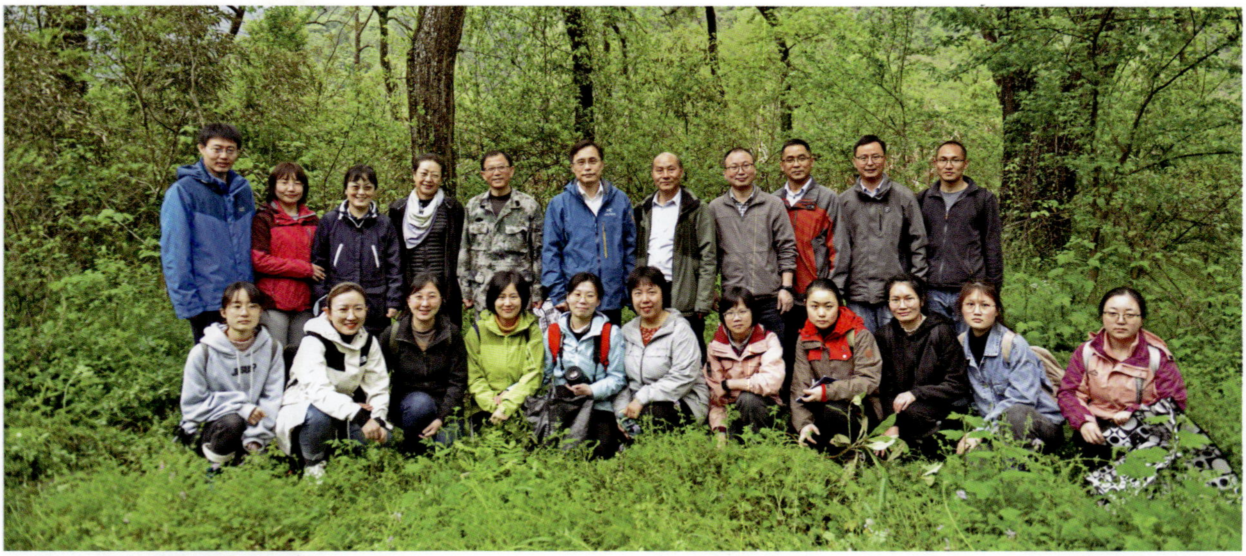

< 安徽牯牛降野外资源调查 <

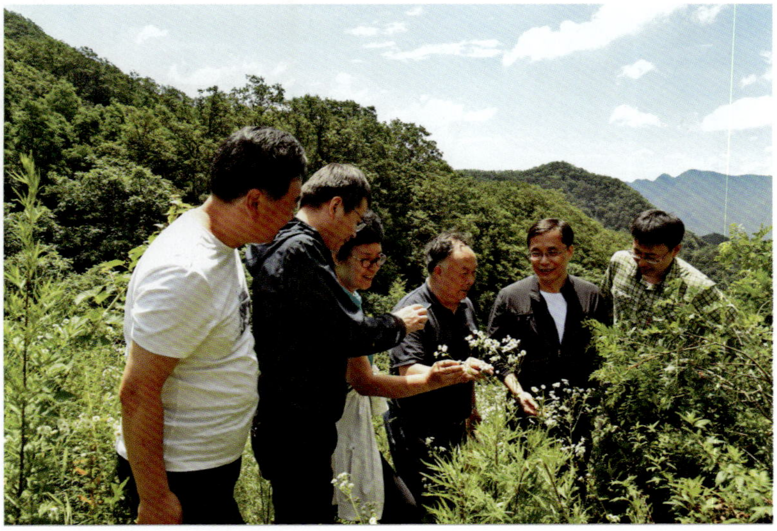

< 陕西柞水县野外资源调查 <

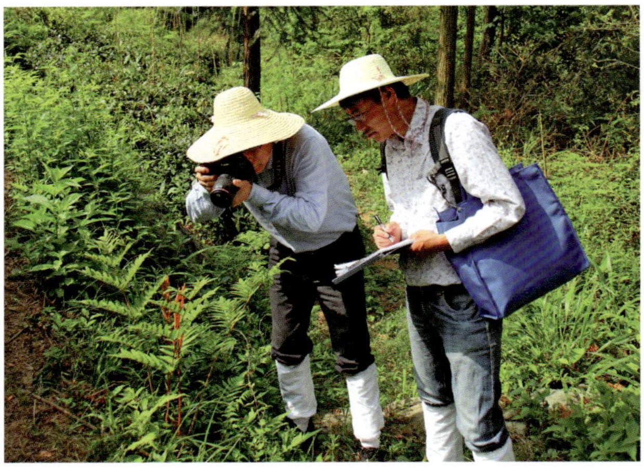

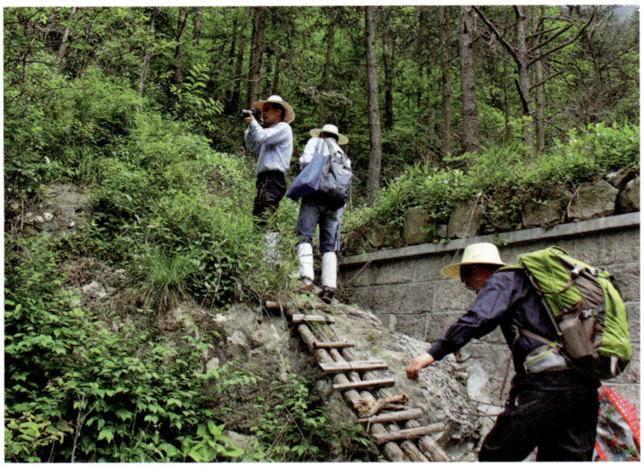

< 安徽潜山县野外资源调查 <

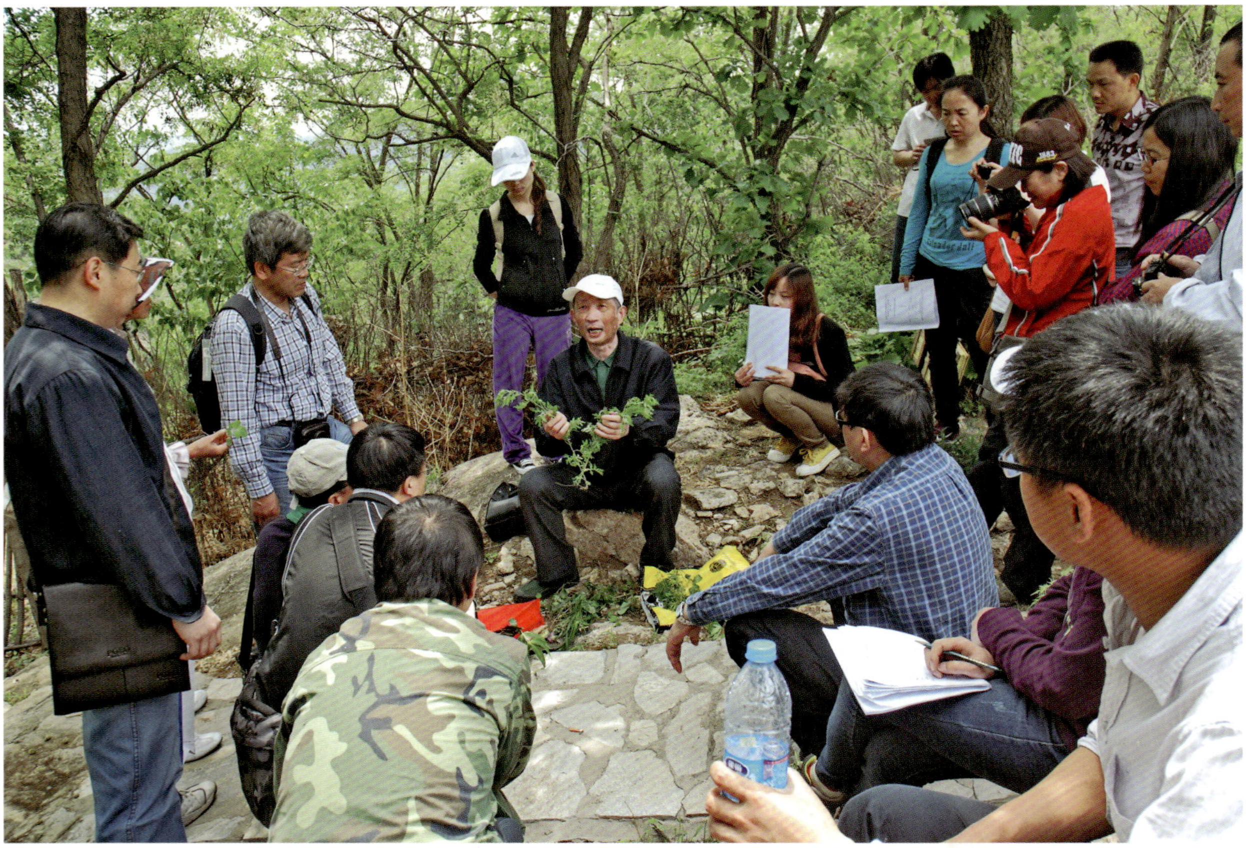

< 专家指导普查队员外业调查工作（安徽）<

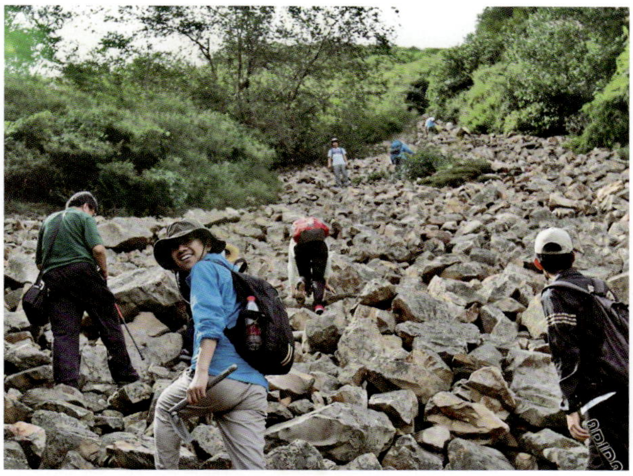

普查队员翻越碎石前往样地（北京）

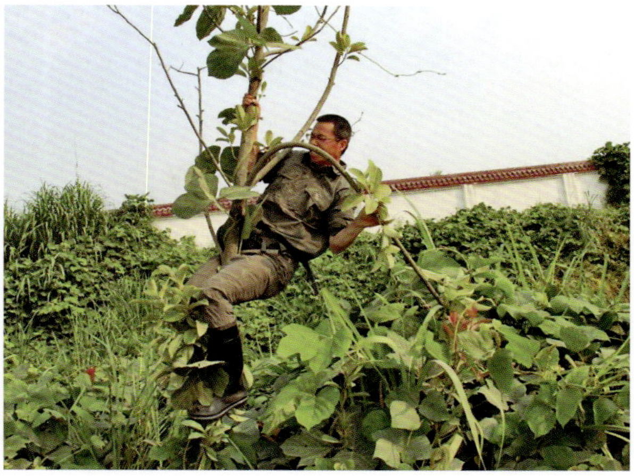

普查队员爬树采集标本（福建）

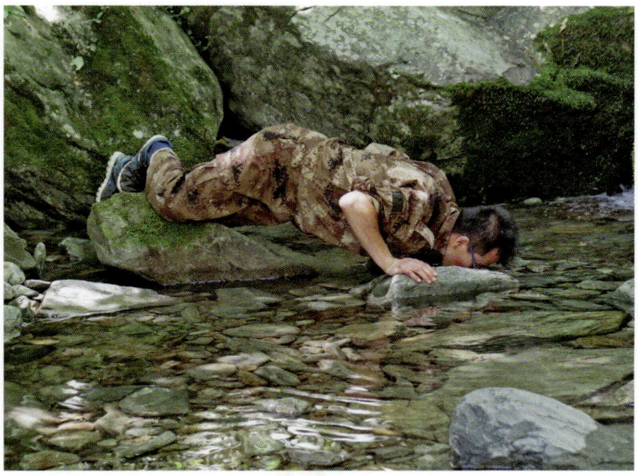

普查队员豪饮山泉水（甘肃）

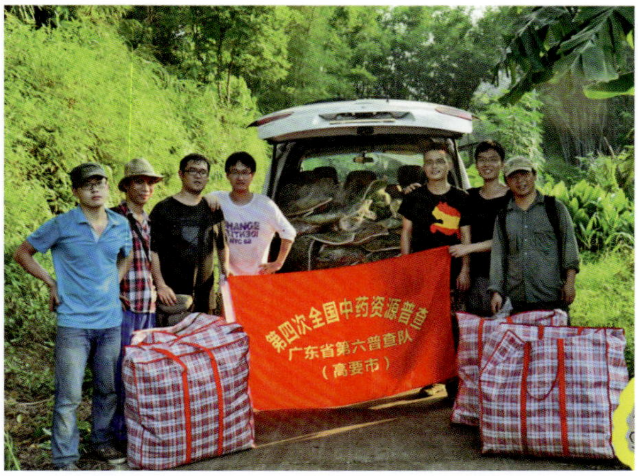

普查队员满载而归（广东）

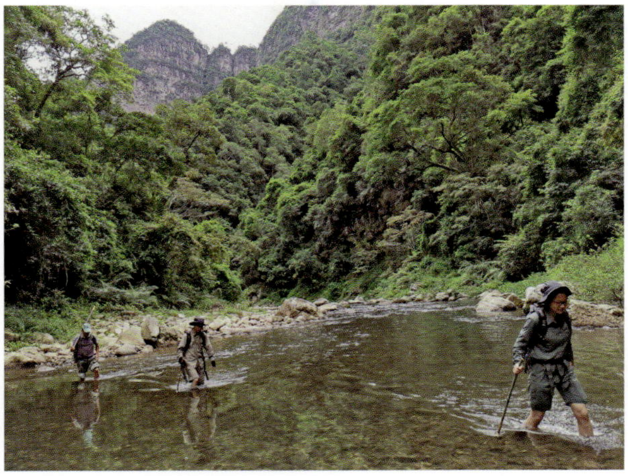

普查队员淌水外业工作（广西）

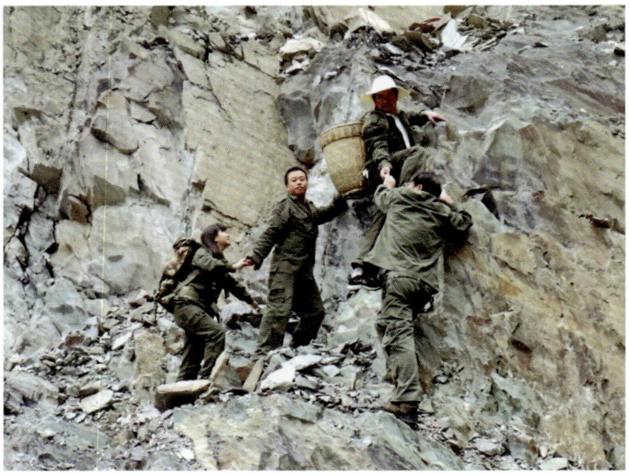

普查队员协作攀爬峭壁（贵州）

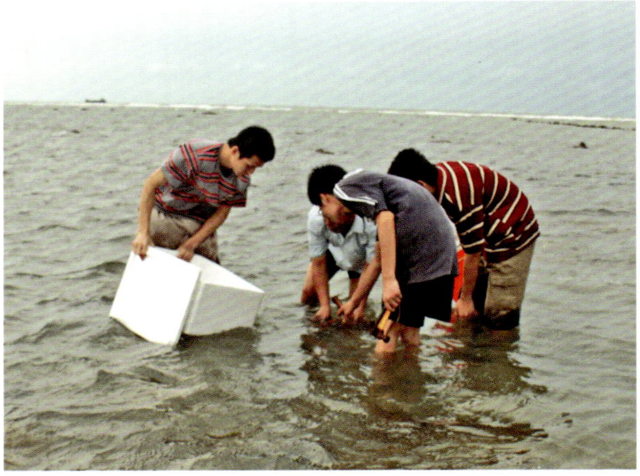

< 普查队员调查海洋药资源（海南）<

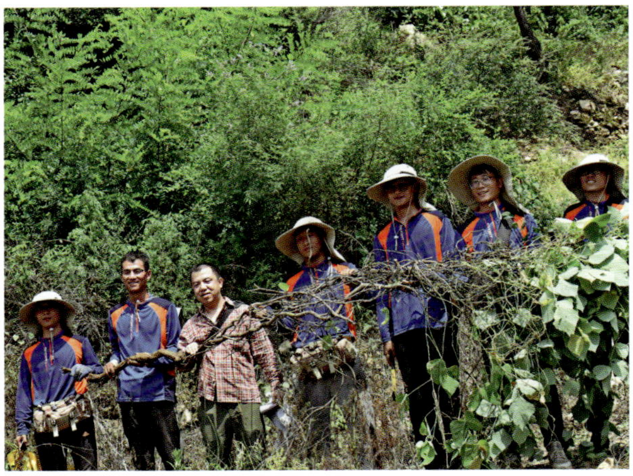

< 普查队员采集到野生药材样品（河北）<

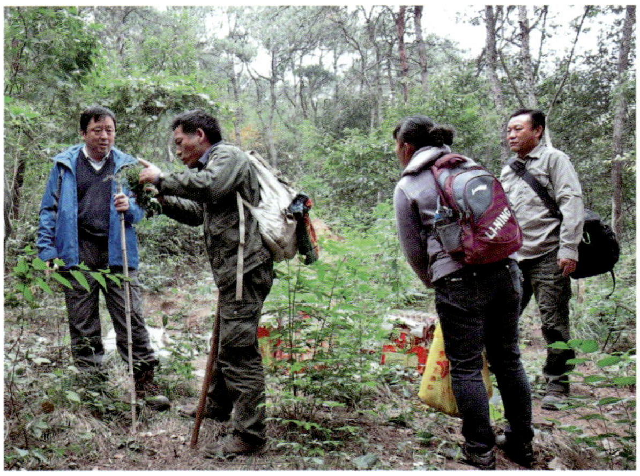

< 普查队员向专家反馈样方调查中存在的问题（河南）<

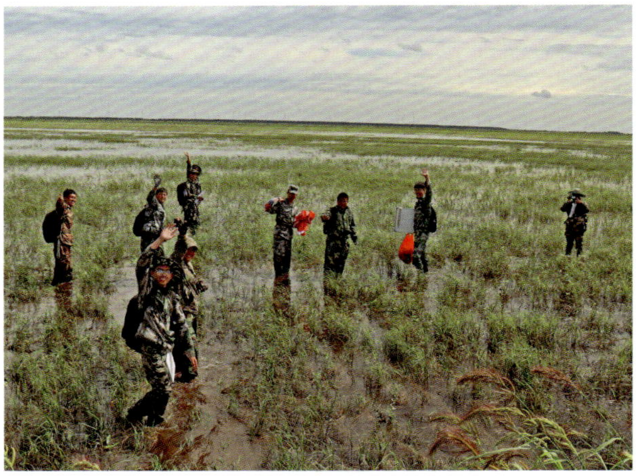

< 普查队员穿越草甸（黑龙江）<

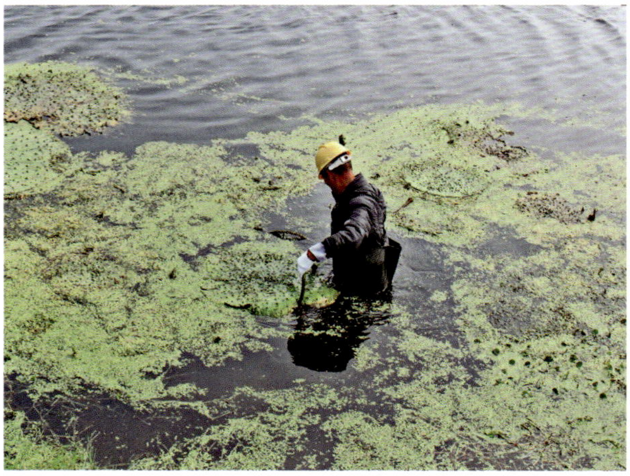

< 普查队员在湖泊中调查药用水生植物资源（湖北）<

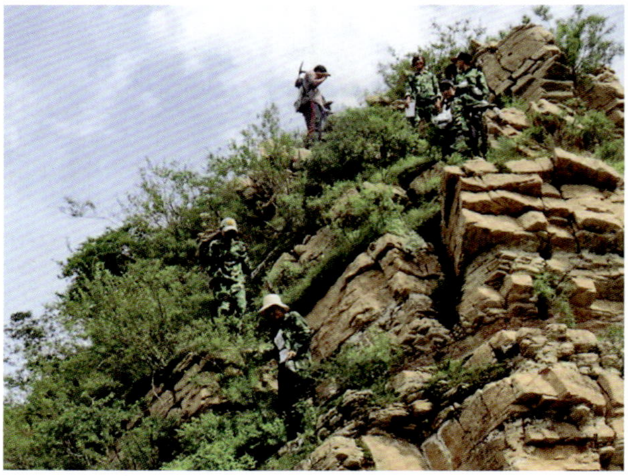

< 普查队员翻越险峰去样地（天津）<

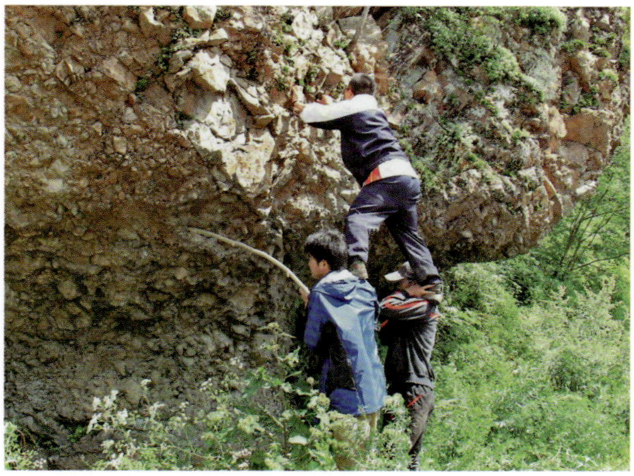

< 普查队员合力采集药材（吉林）<

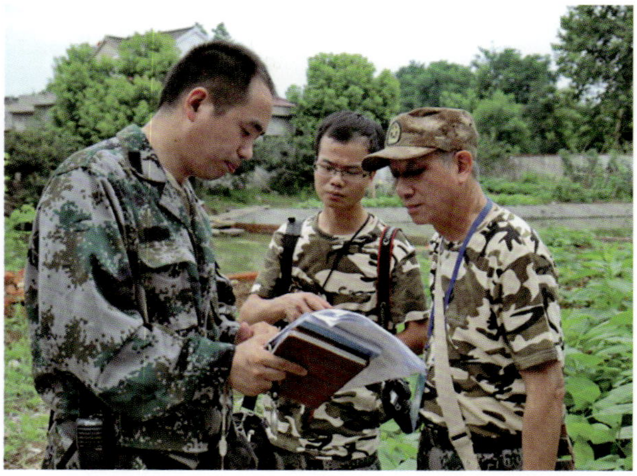

< 普查队员研究考察路线（江苏）<

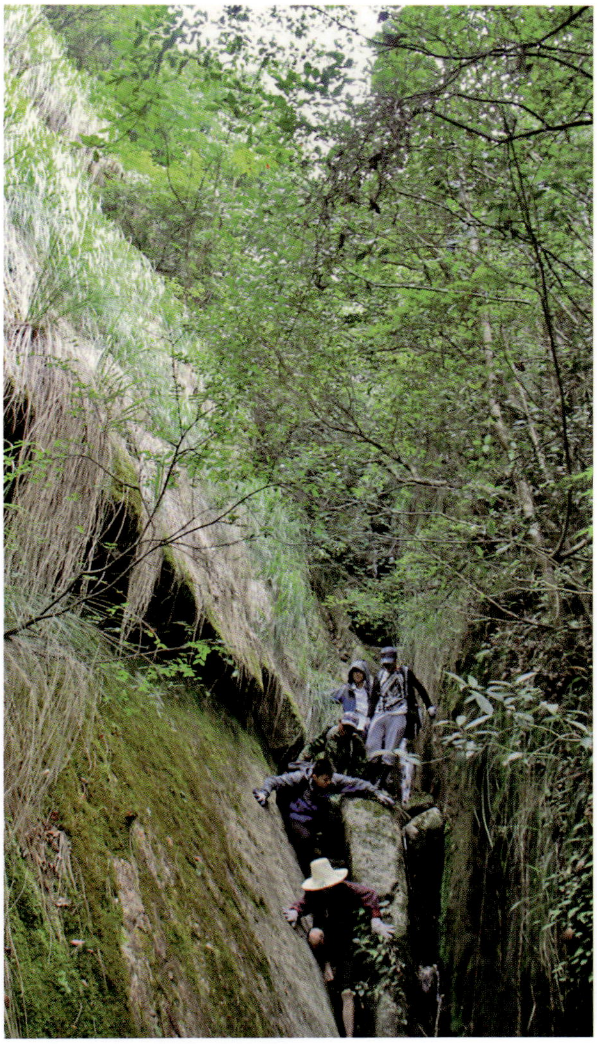

< 普查队员峭壁间艰难前行（江西）<

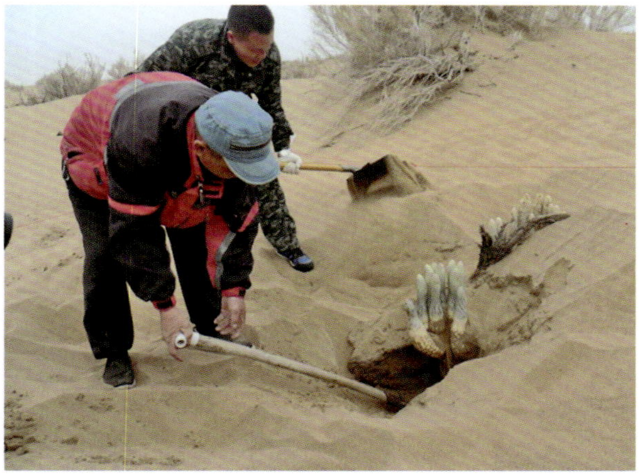

< 普查队员在沙漠无人区采挖肉苁蓉（内蒙古）<

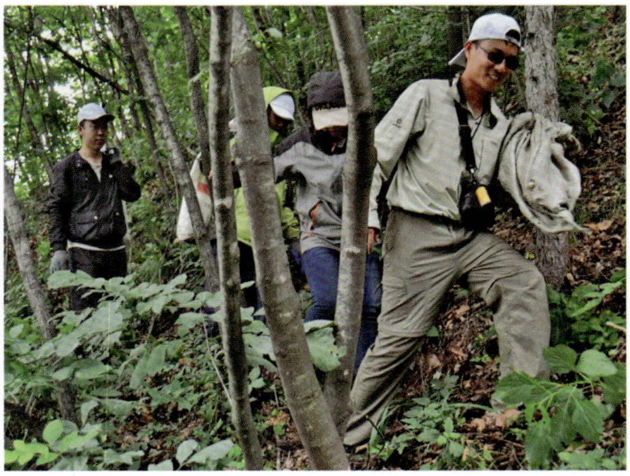

< 普查队员林下作业（辽宁）<

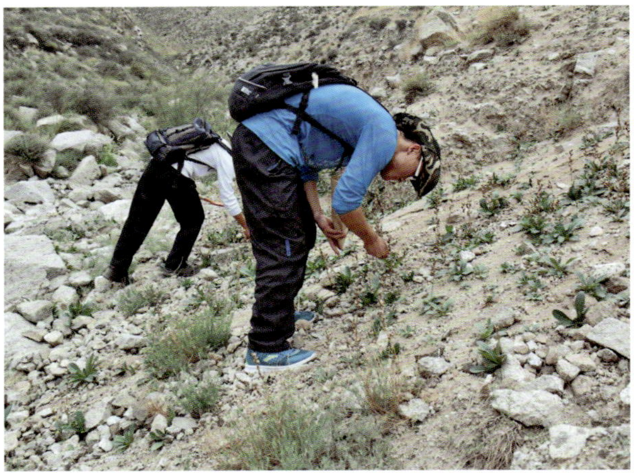

< 普查队员采收药材种子（宁夏）<

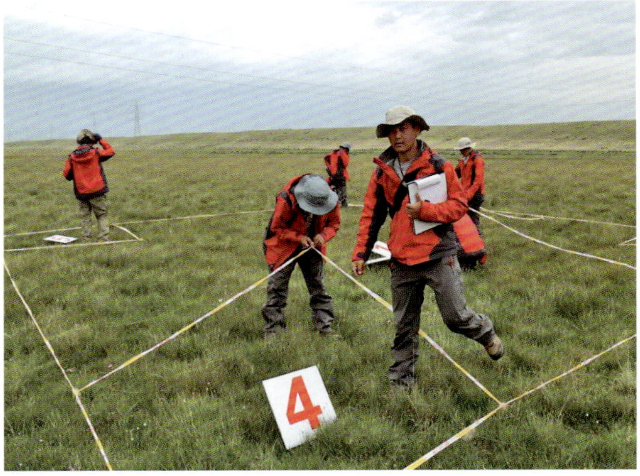

< 普查队员样方调查（青海）<

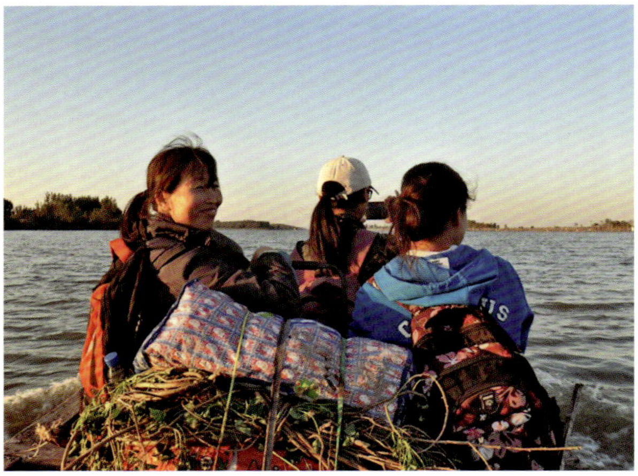

< 普查队员在夕阳余晖下“踏浪”满载而归（山东）<

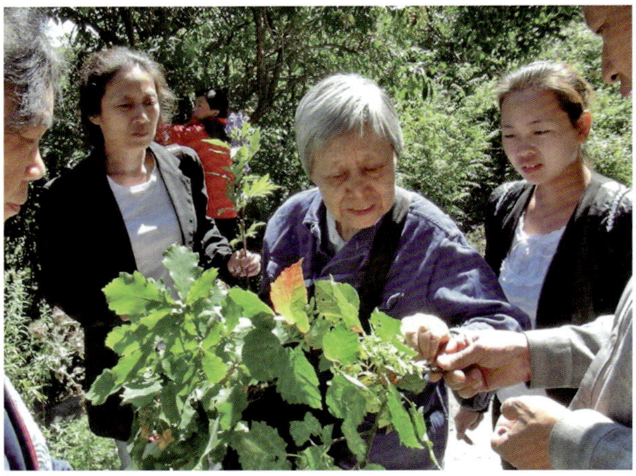

< 普查专家现场指导（山西）<

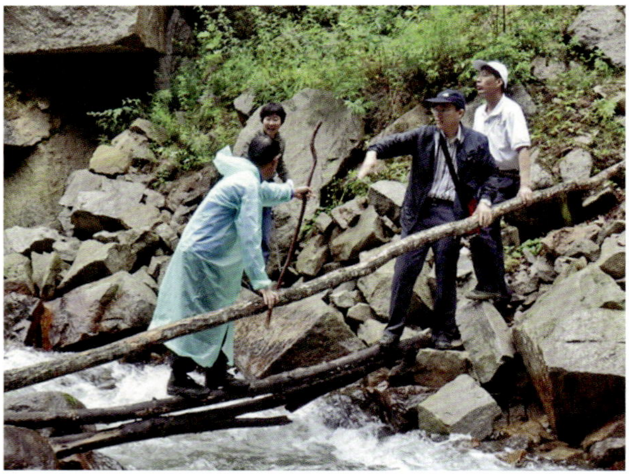

< 普查队员巧过独木桥（陕西）<

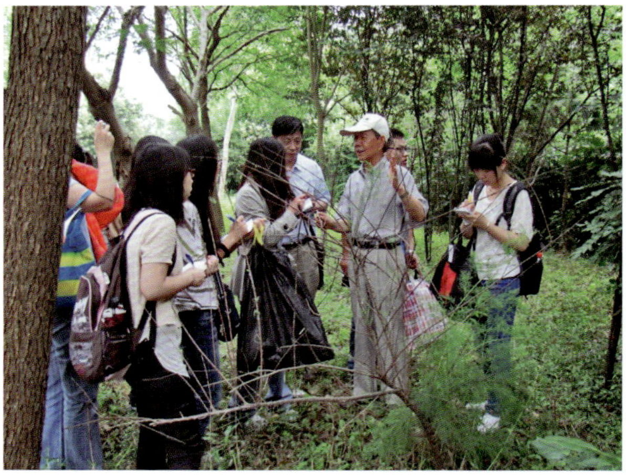

< 普查专家进行现场培训（上海）<

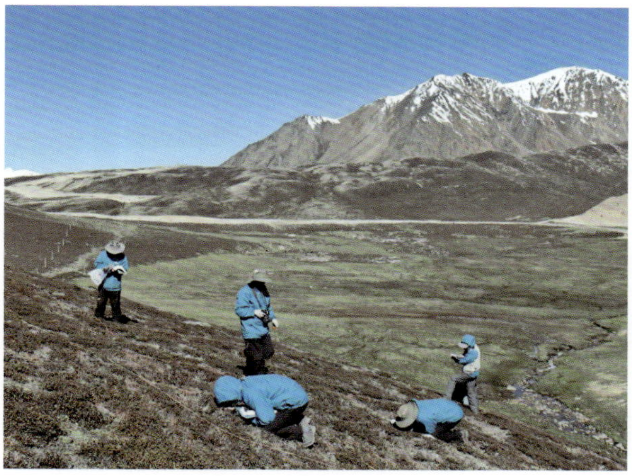

普查队在德姆拉山开展虫草资源调查（西藏）

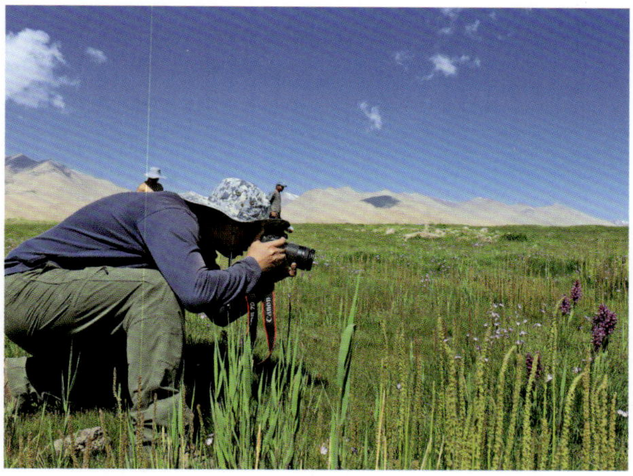

普查队员野外拍摄（新疆）

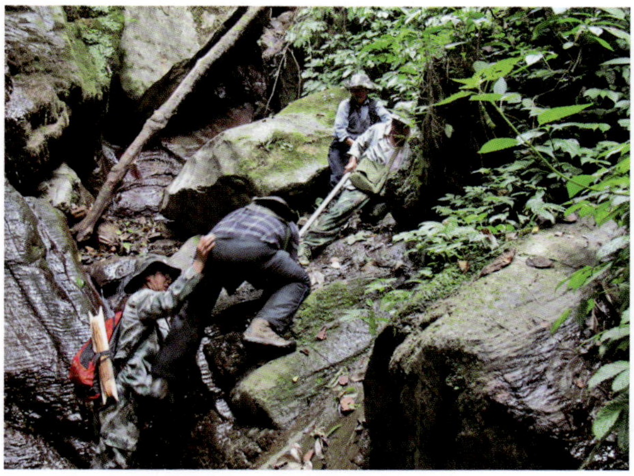

普查队员艰难前行（云南）

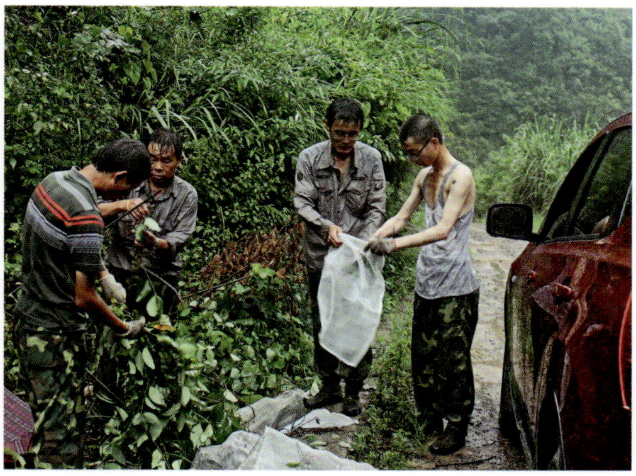

普查队员冒雨收集药材样品（重庆）

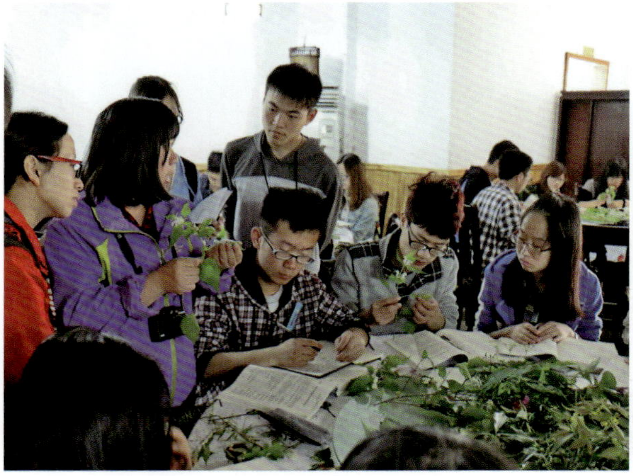

专家为普查队员进行户外分类知识培训（浙江）

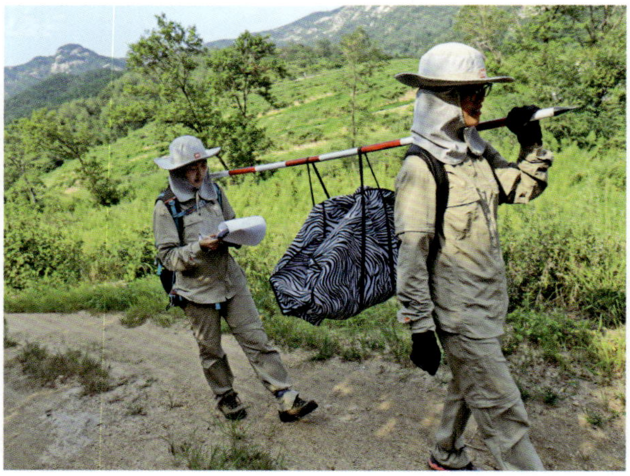

普查队员返回途中也不忘检查记录（山东）

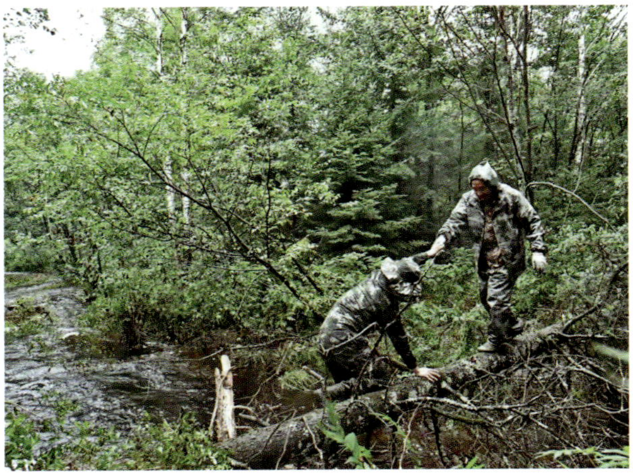

< 普查队员穿越森林到预定样地（黑龙江）<

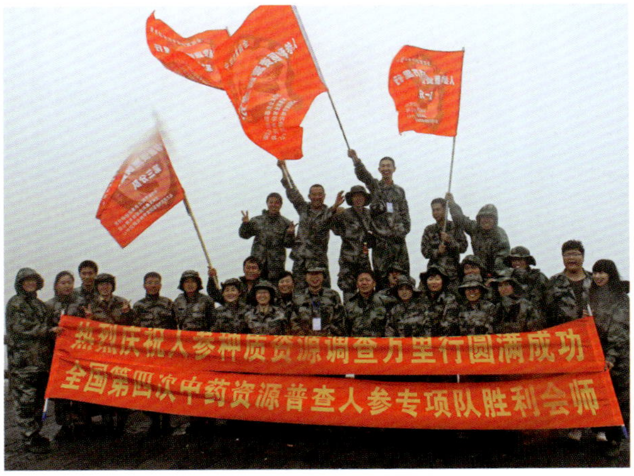
热烈庆祝人参种质资源调查万里行圆满成功
全国第四次中药资源普查人参专项队胜利会师

< 普查队员野外调查（福建）<

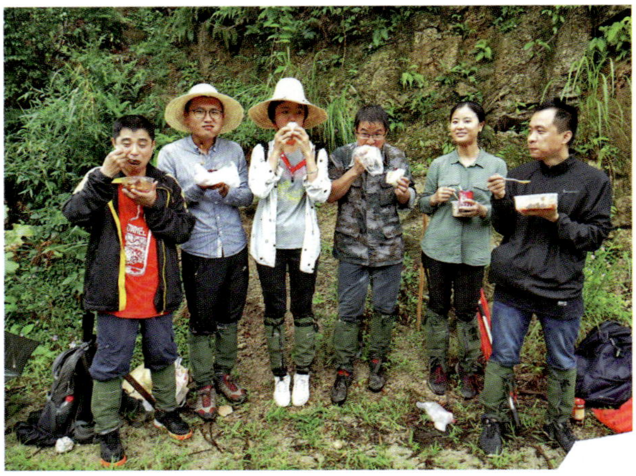

< 普查队员野外调查（江西）<

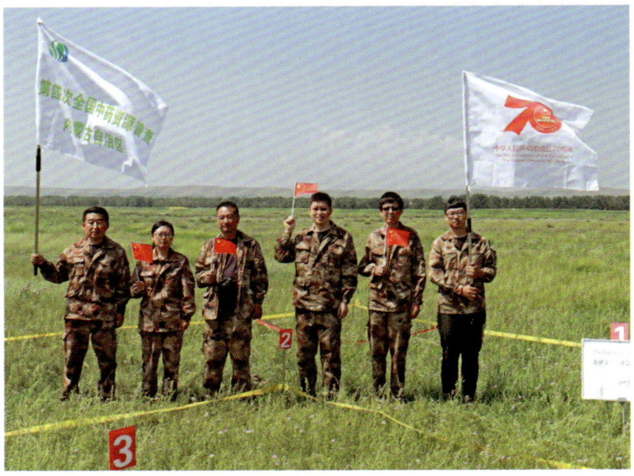

< 普查队员样方作业（内蒙古）<

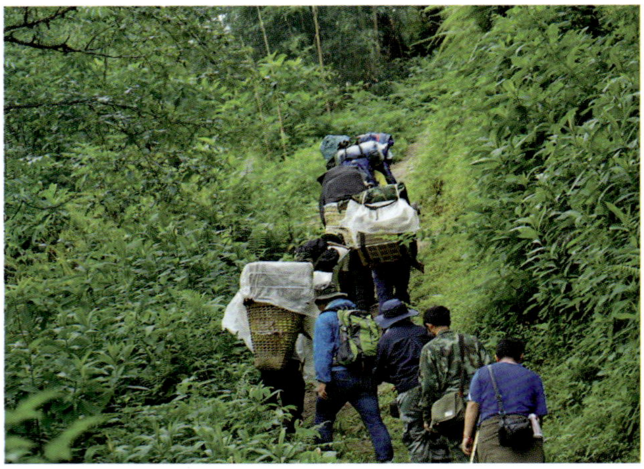

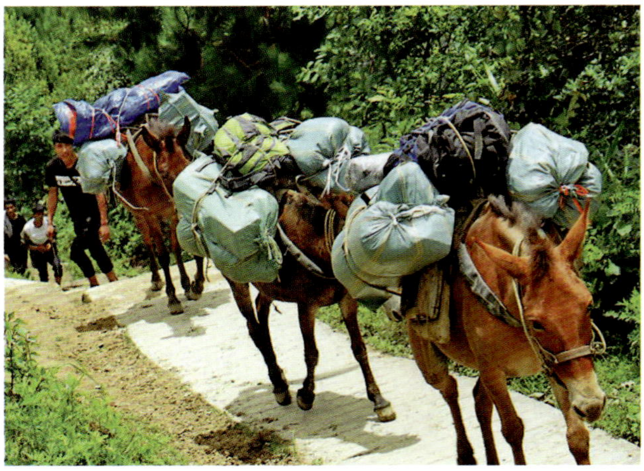

< 普查队员进山调查（云南）<

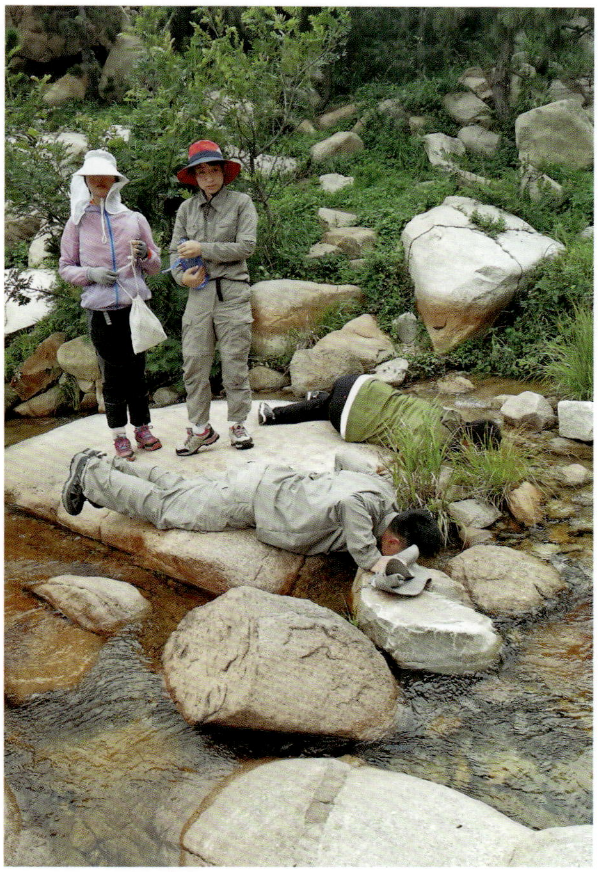

< 普查队员野外调查（山东）<

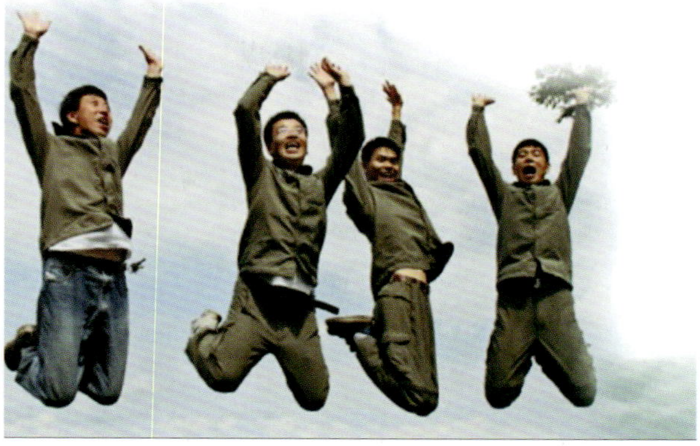

< 普查队员完成任务后的喜悦 <

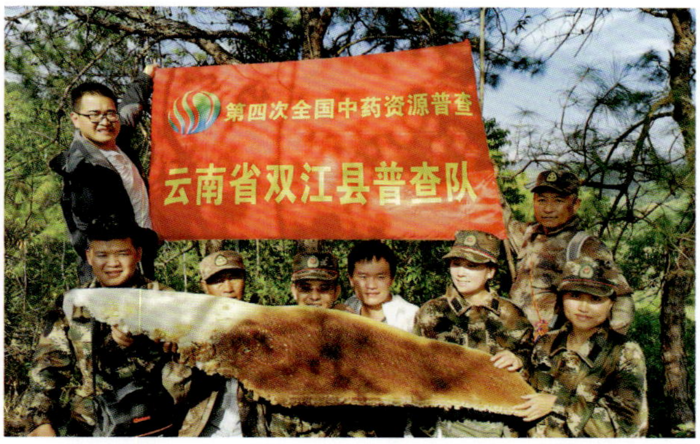

< 普查队员收获大蜂房（云南）<

（二）市场调查剪影

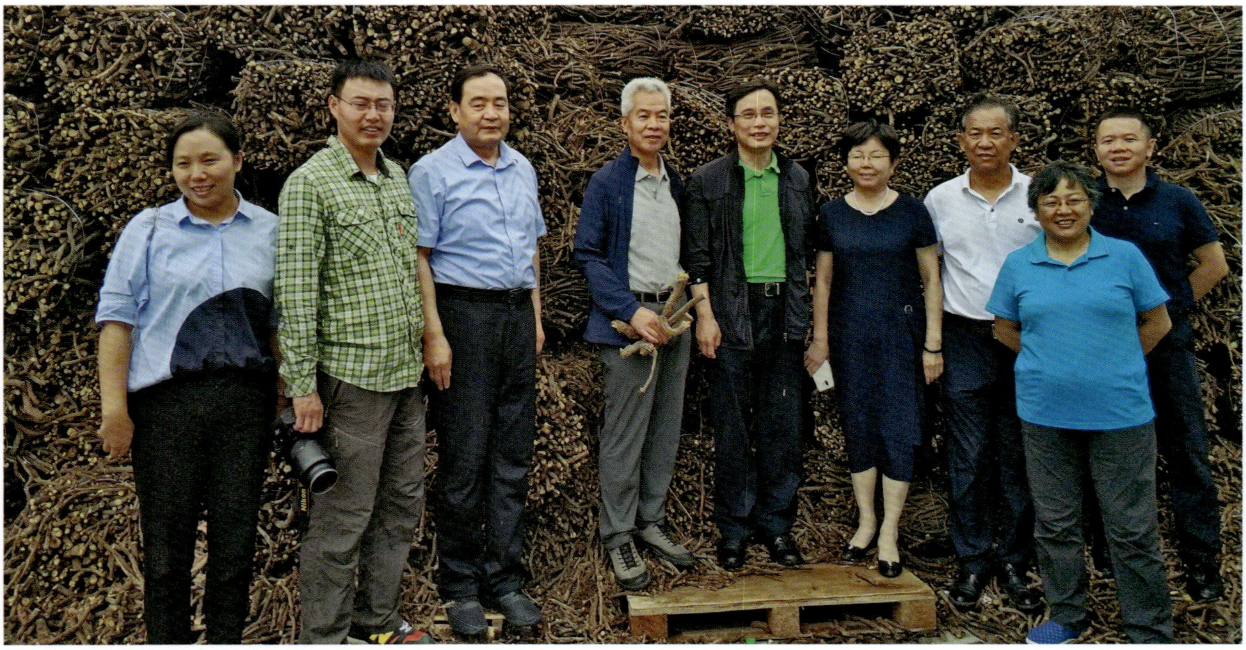

< 新疆中药材市场专项调研 <

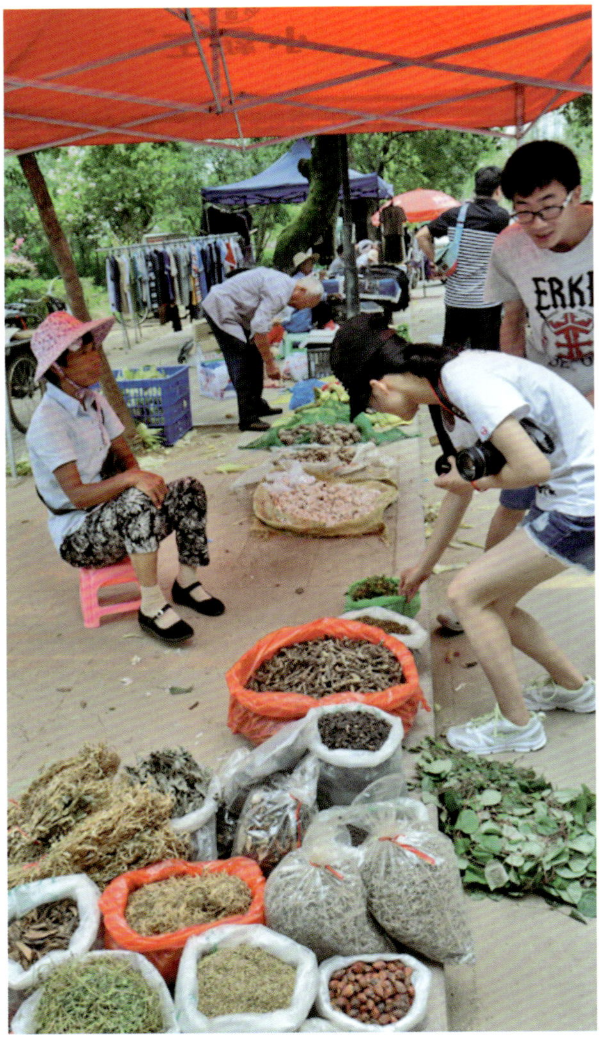

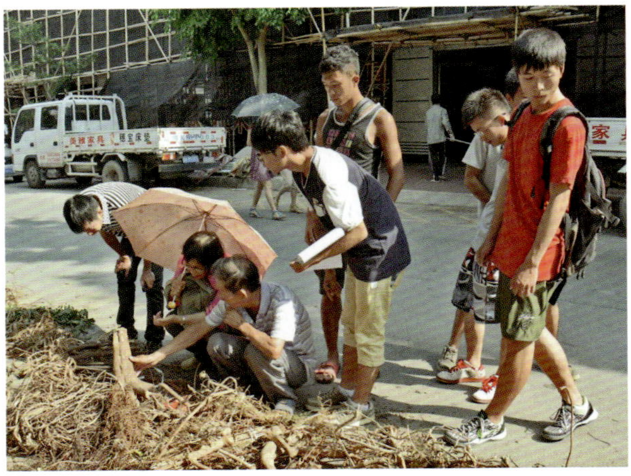

< 普查队员向药材商了解市场交易情况（广东）<

< 普查队员调查中药材市场（福建）<

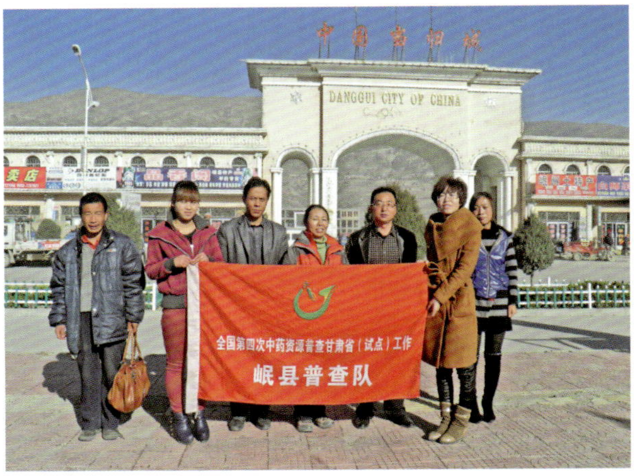

< 普查队员走访岷县当归城（甘肃）<

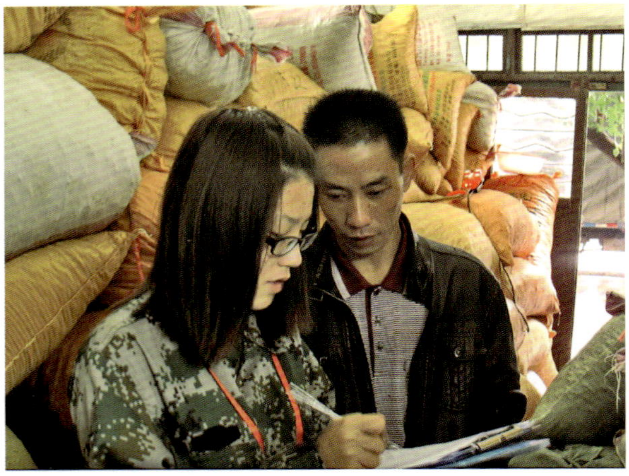

< 普查队员在昭平进行市场调查（广西）<

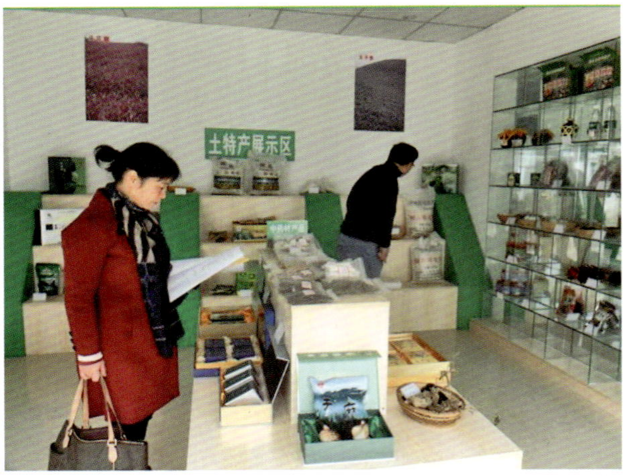

< 普查队员走访药材销售商（贵州）<

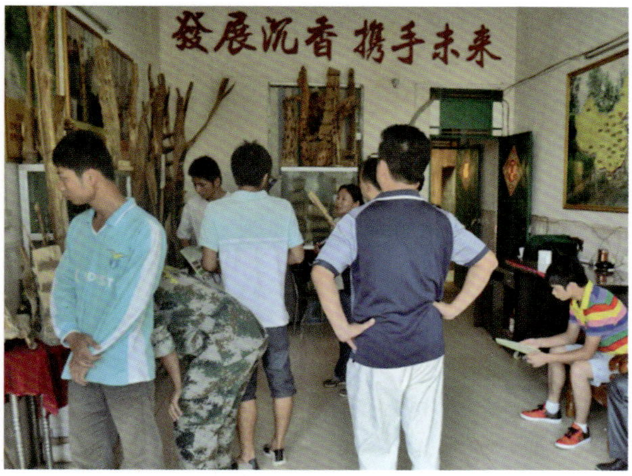

< 普查队员走访调查当地药店（海南）<

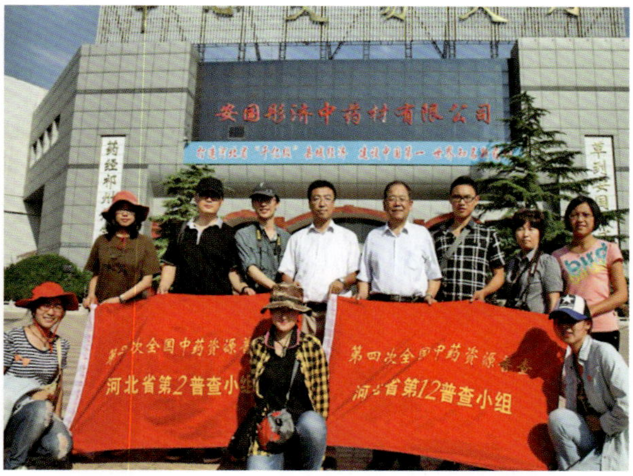

< 普查队员走访中药材企业（河北）<

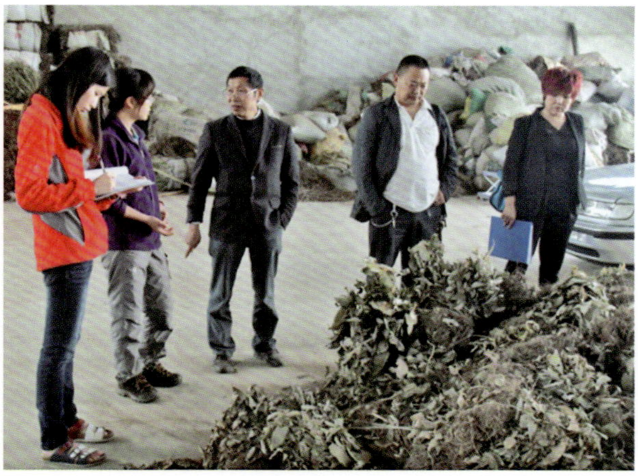

< 普查队员走访调查药材收购企业（四川）<

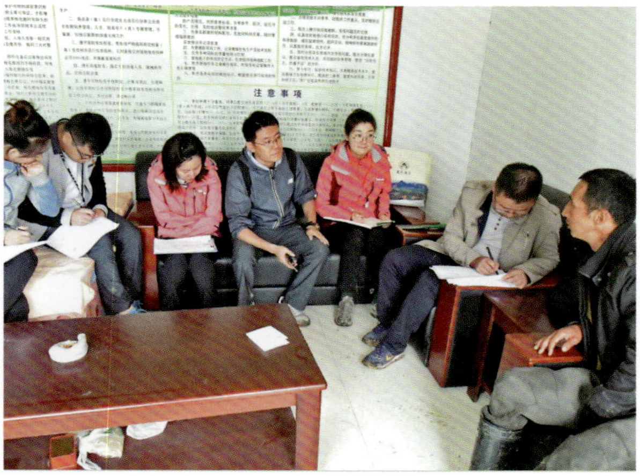

< 普查队员走访药材收购商（宁夏）<

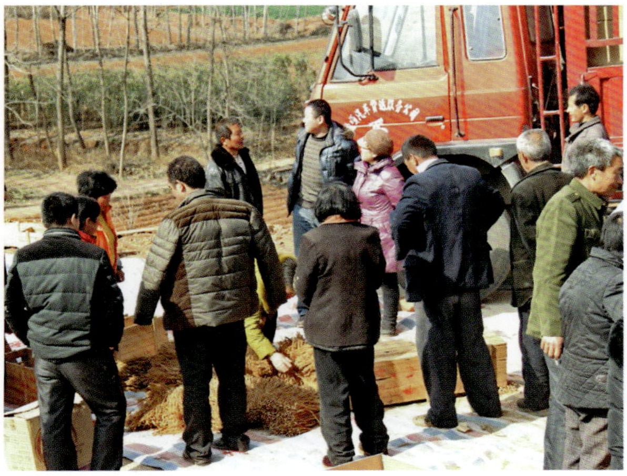

< 普查队员走访中药材交易市场（河南）<

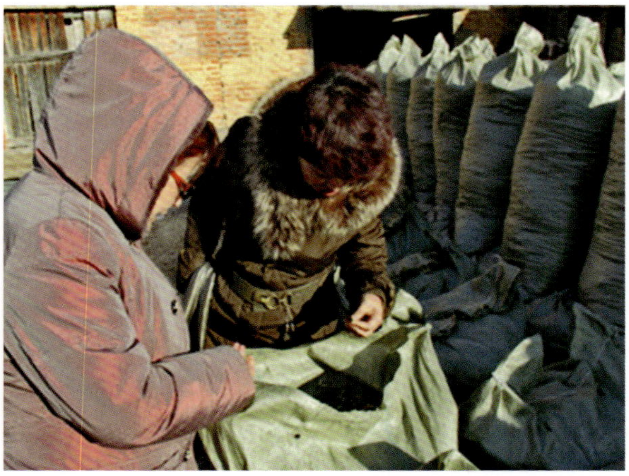

< 普查队员向药材收购商了解中药材交易情况（黑龙江）<

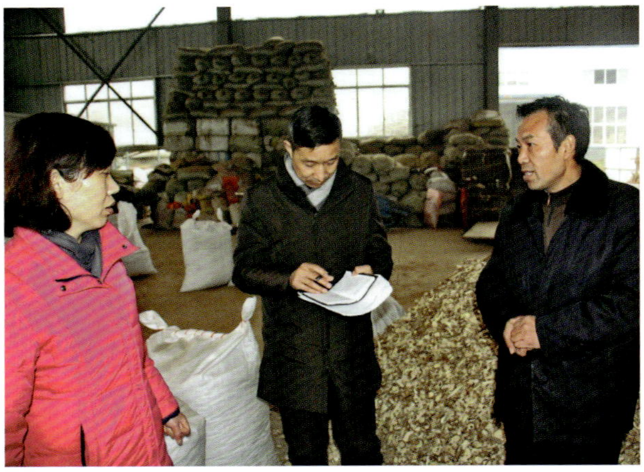

< 普查队员走访药材收购商（湖北）<

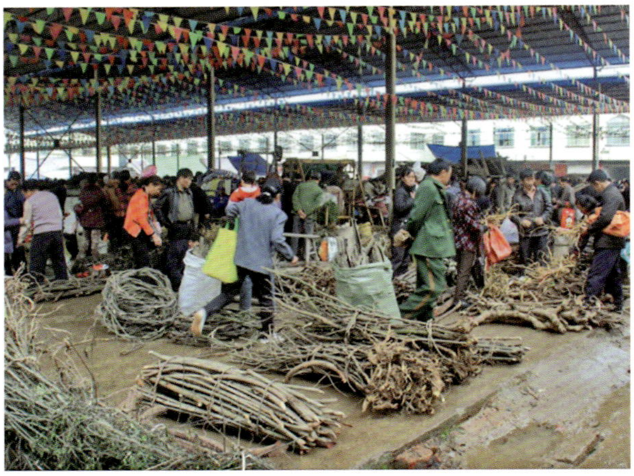

< 普查队员考察安仁县春分药王节药材交易市场（湖南）<

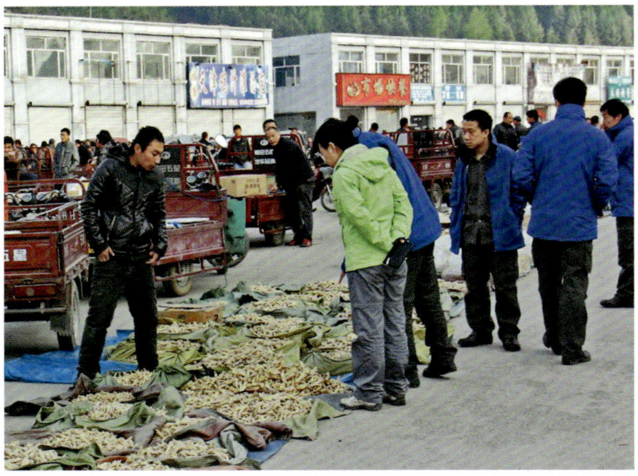

< 普查队员走访人参交易市场（吉林）<

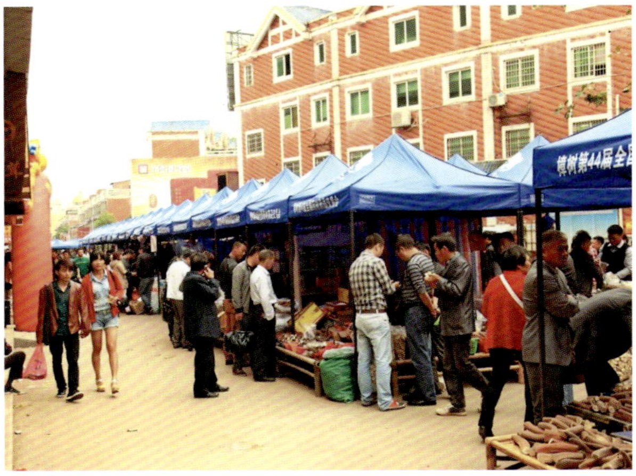

< 普查队员走访樟树药材市场（江西）<

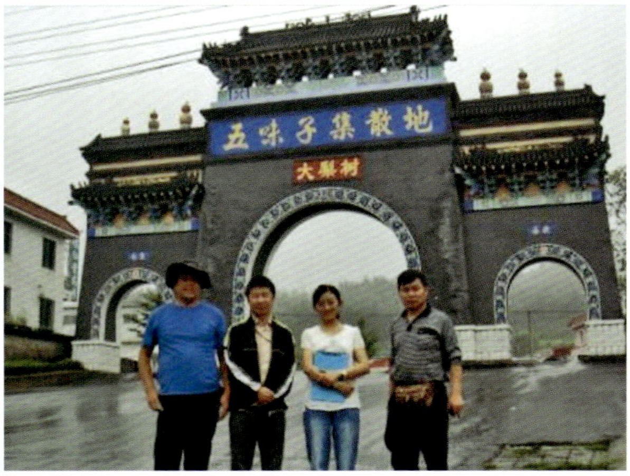

< 普查队员走访大梨树村五味子集散地（辽宁）<

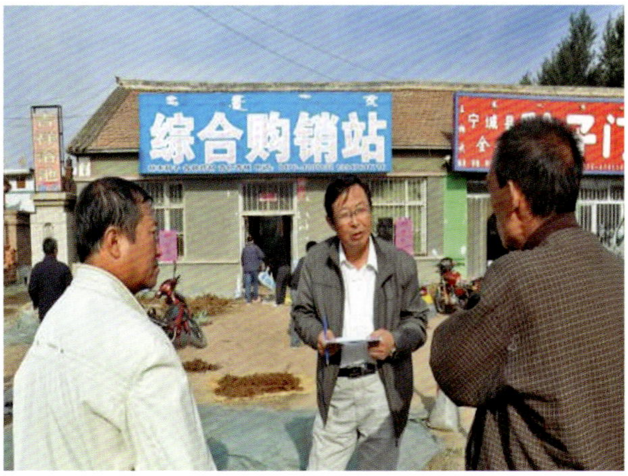

< 普查队员走访药材购销站（内蒙古）<

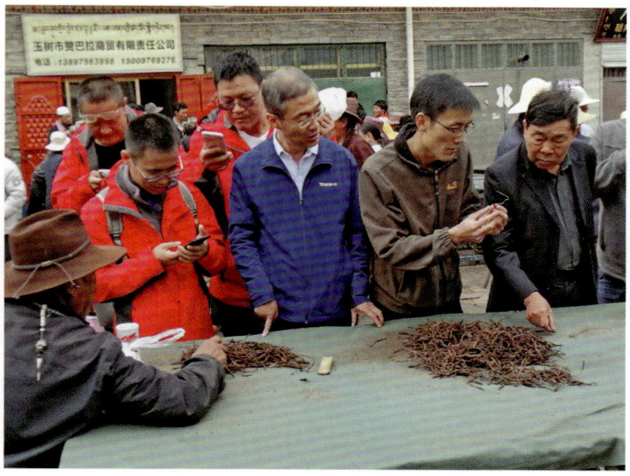

< 普查队员走访中药材市场（青海）<

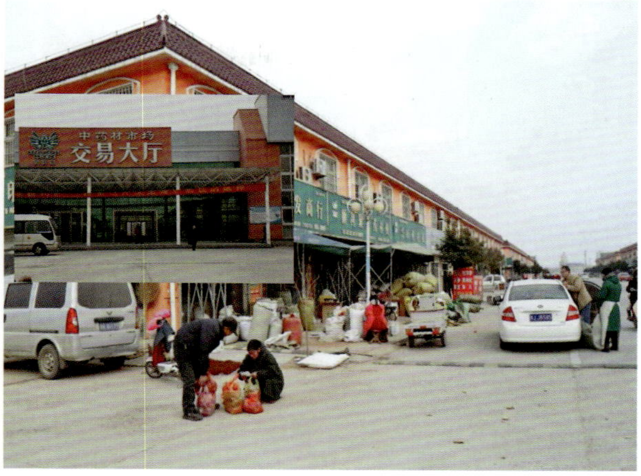

< 普查队员走访舜王中药材市场（山东）<

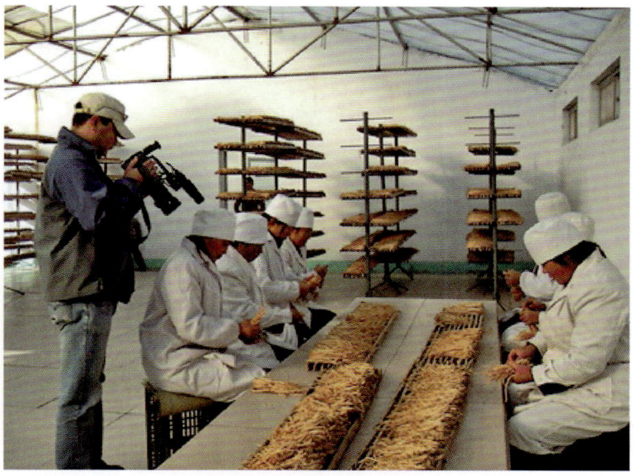

< 普查队员在陵川调查党参种植加工技术（山西）<

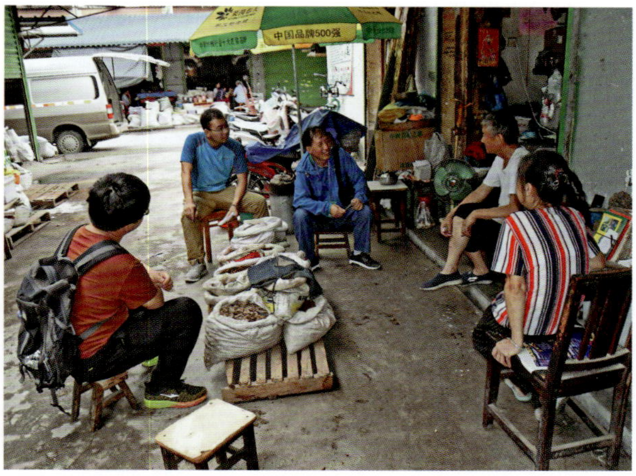

< 普查队员调查中药材市场（陕西）<

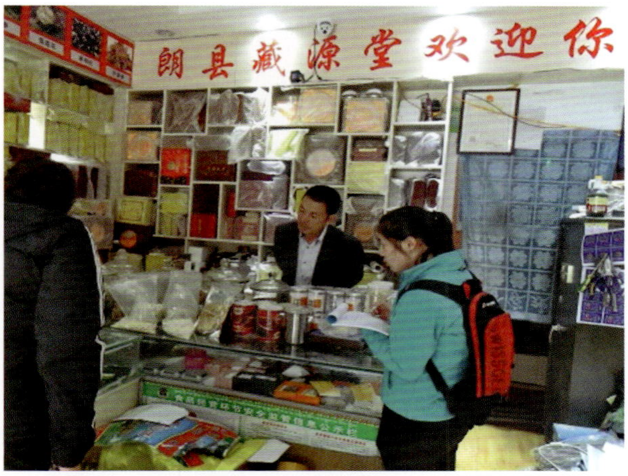

< 普查队员走访药材销售商（西藏）<

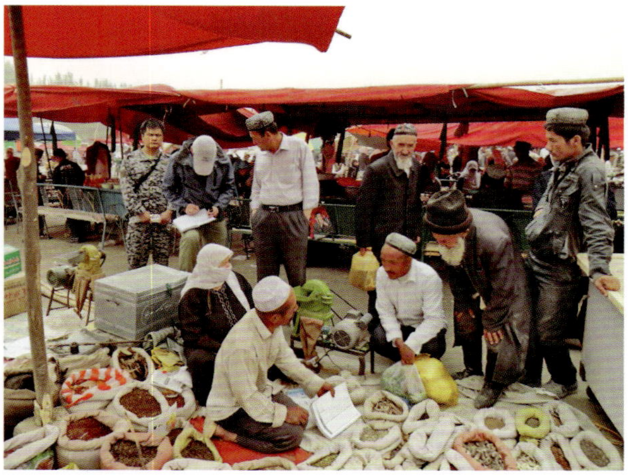

< 普查队员在药材市场进行调查（新疆）<

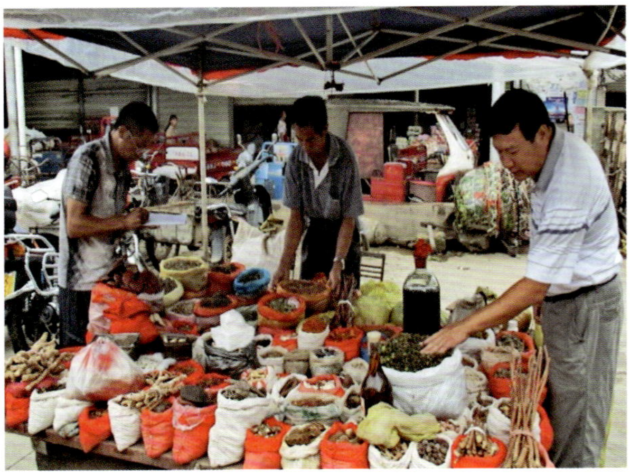

< 普查队员走访药材市场（云南）<

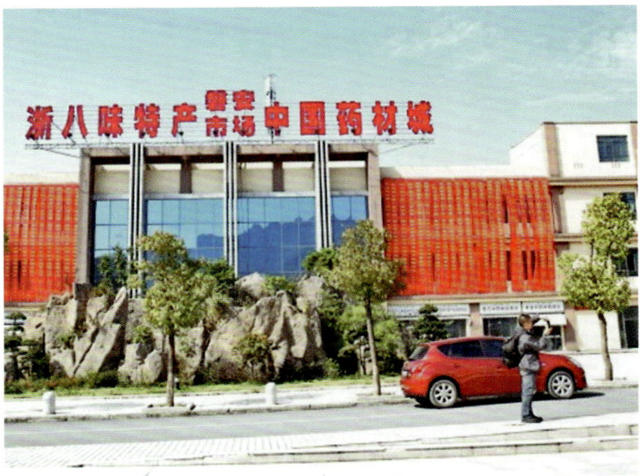

< 普查队员走访磐安市场——中国药材城（浙江）<

（三）栽培调查剪影

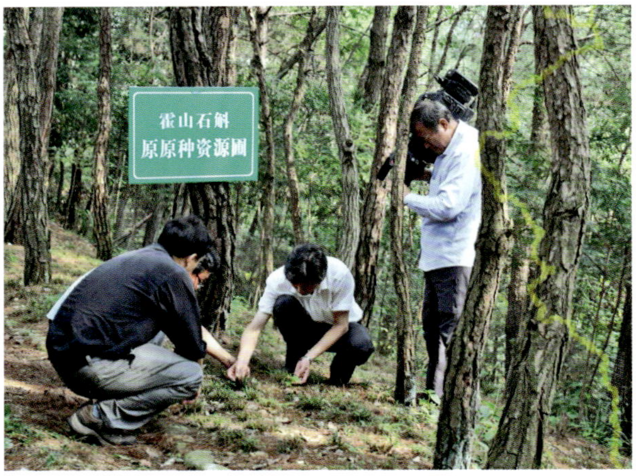

< 普查队员调查霍山石斛种植基地（安徽）<

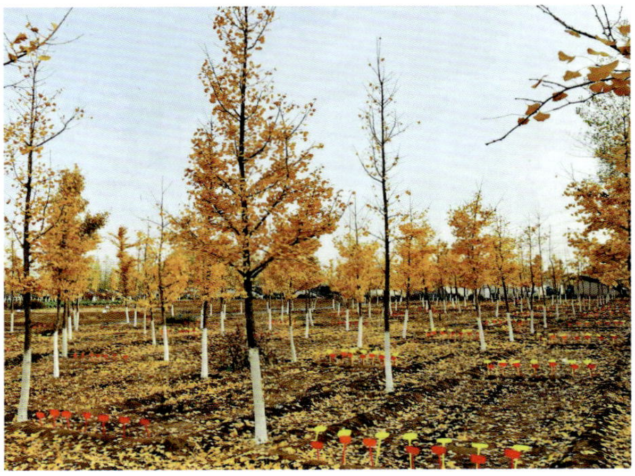

< 普查队员调查银杏种植基地（北京）<

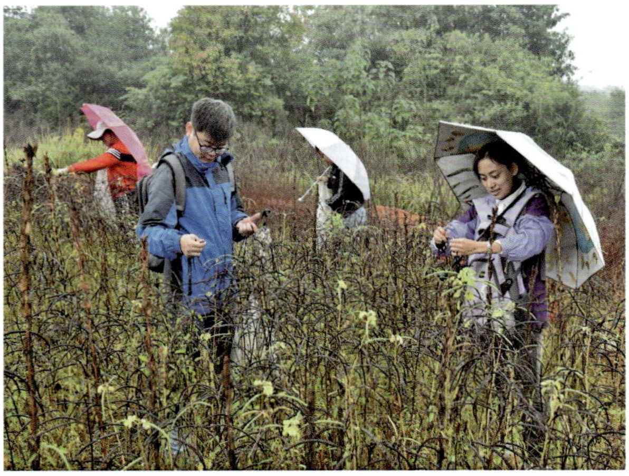

< 普查队员调查栽培中药材（福建）<

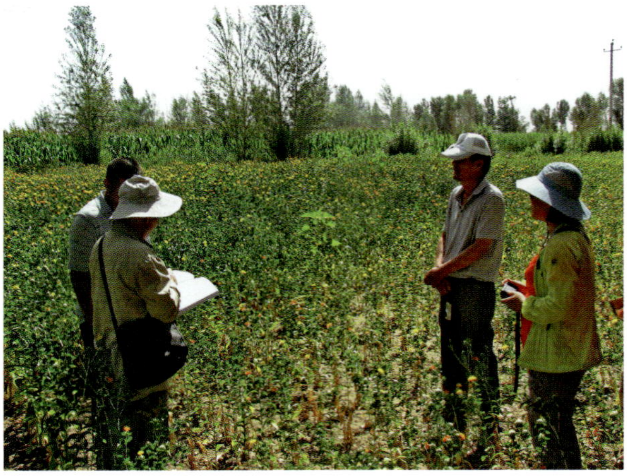

< 普查队员调查红花种植地（甘肃）<

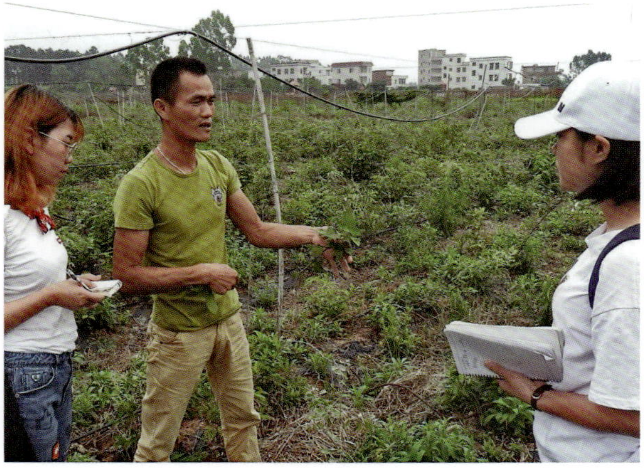

< 普查队员调查中药材种植基地（广东）<

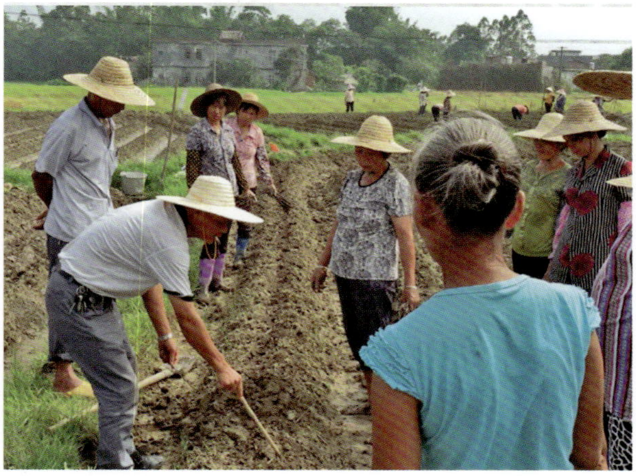

< 普查队员调查栽培中药材（广西）<

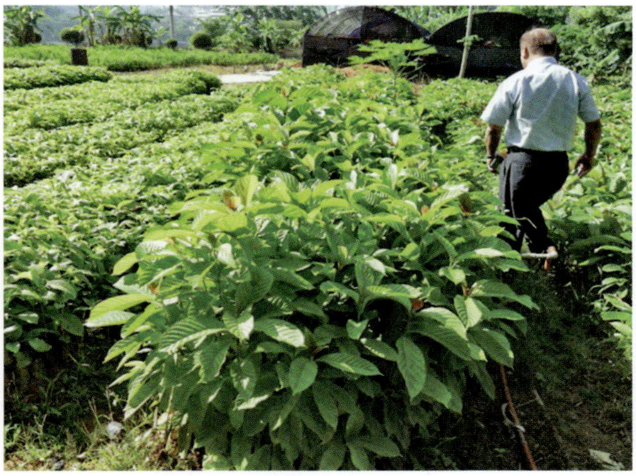

< 普查队员调查栽培中药材（海南）<

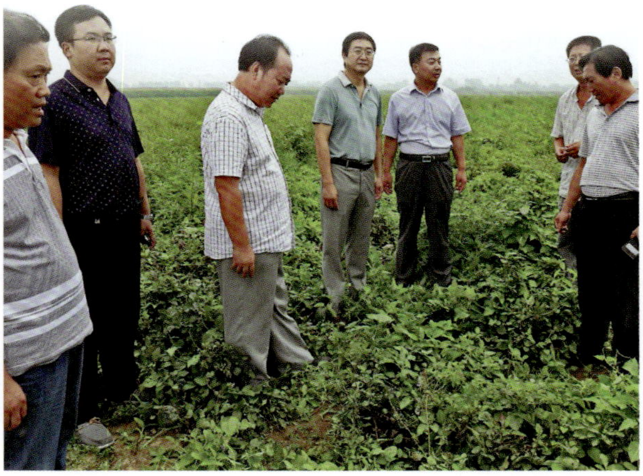

< 普查队员调查栽培中药材（河北）<

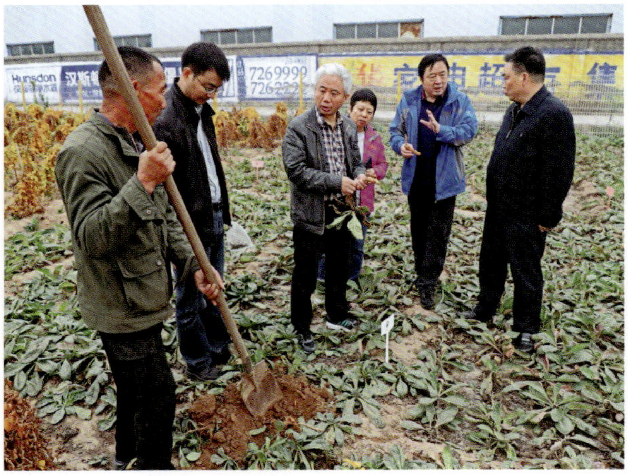

< 普查专家指导药农生产（河南）<

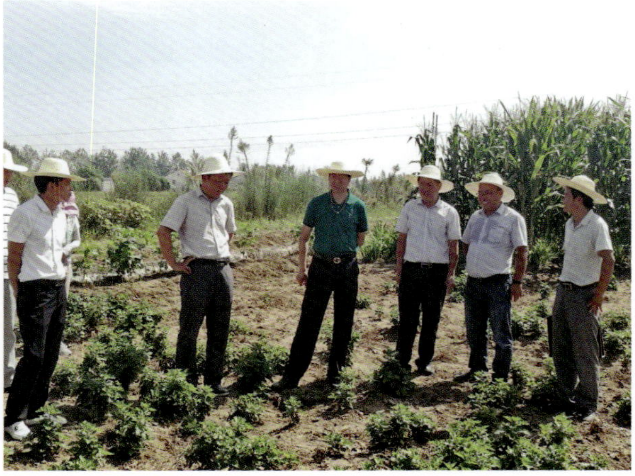

< 普查队员调查福白菊种植基地（湖北）<

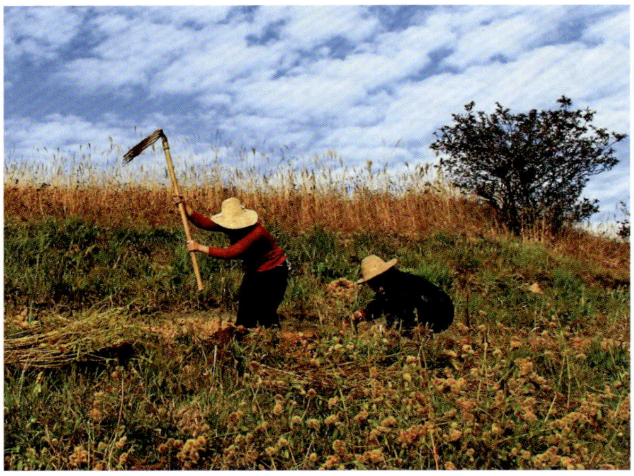

< 药农在采挖川牛膝（湖南）<

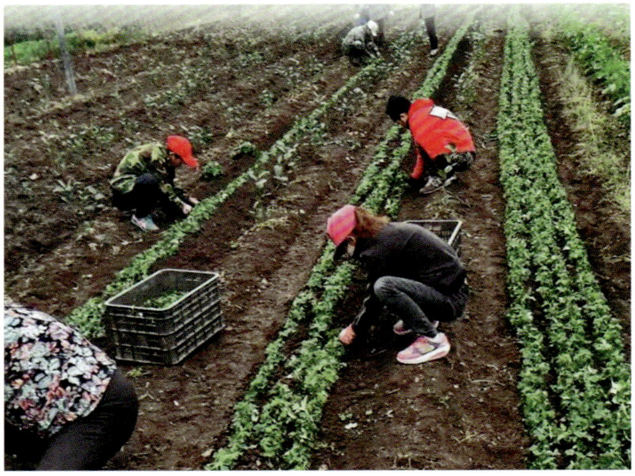

< 药农在田间作业（吉林）<

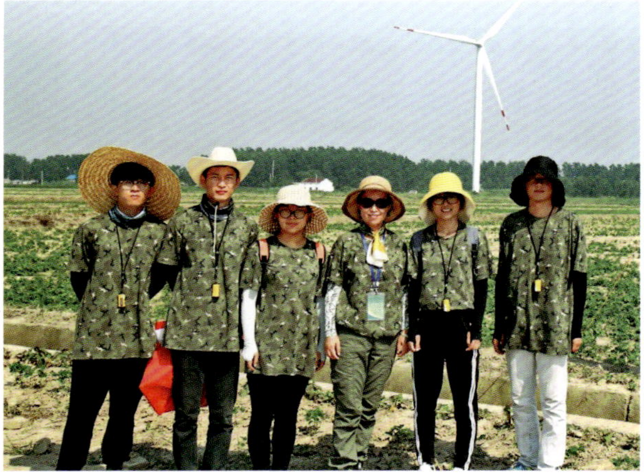

< 普查队员调查多年生首乌示范种植基地（江苏）<

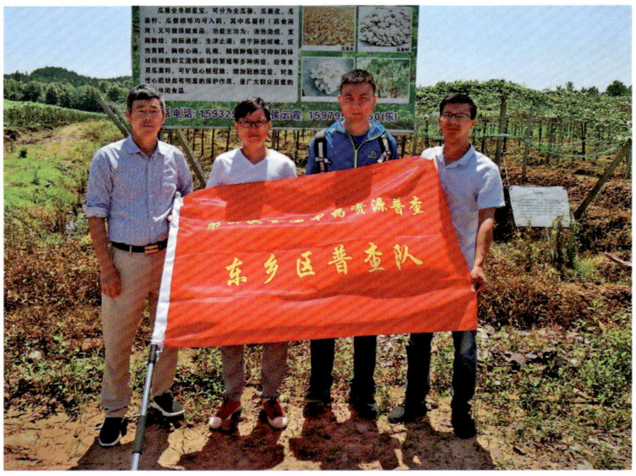

< 普查队员调查东乡区栝楼种植基地（江西）<

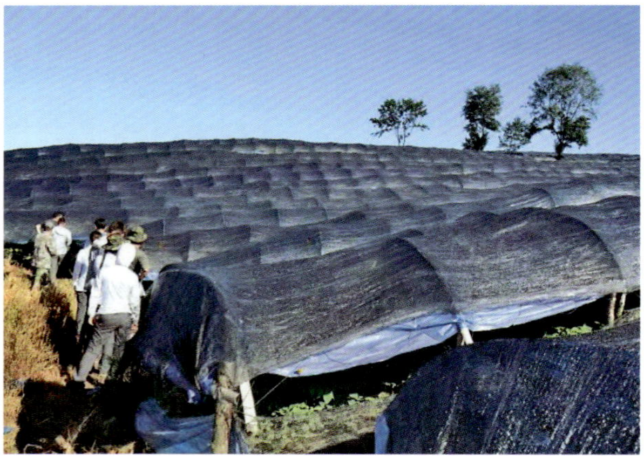

< 普查队员调查人参种植基地（辽宁）<

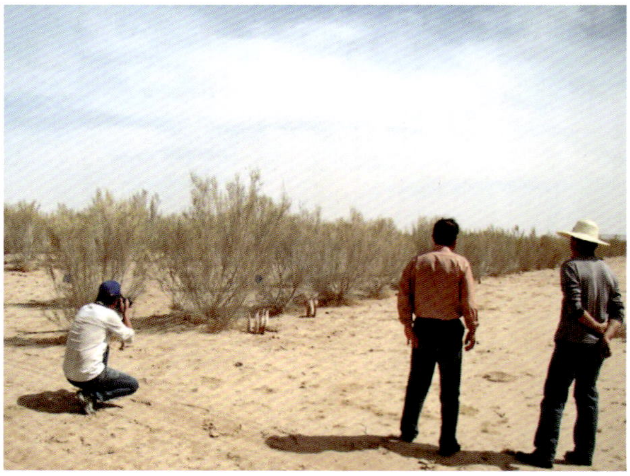

< 普查队员实地调查肉苁蓉栽培基地（内蒙古）<

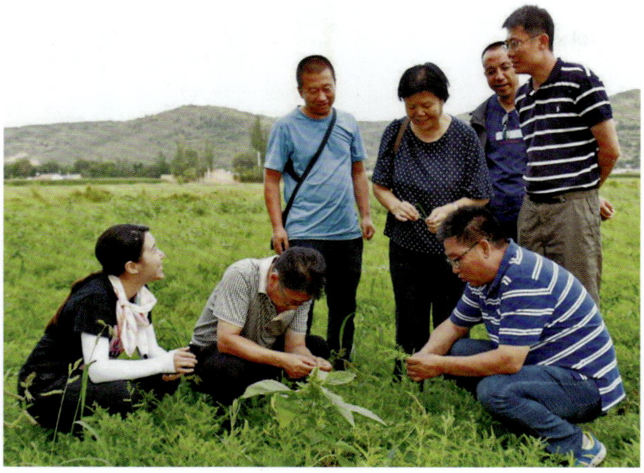

< 普查队员调查栽培中药材（宁夏）<

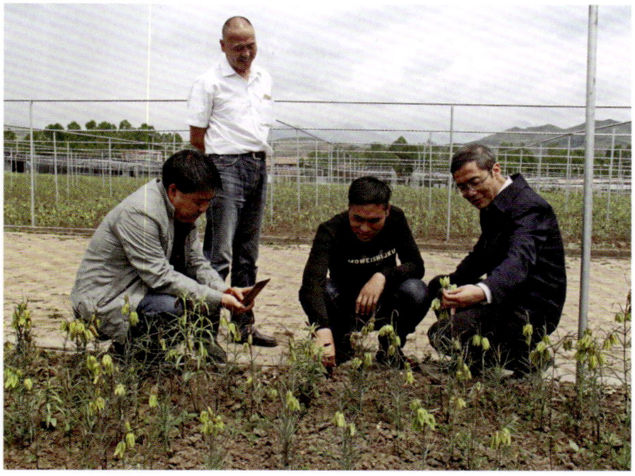

< 普查队员查看贝母生长情况（青海）<

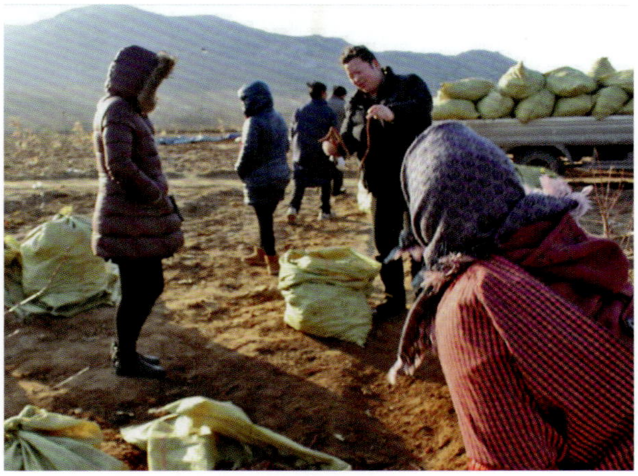

< 普查队员向药农了解药材栽培情况（山东）<

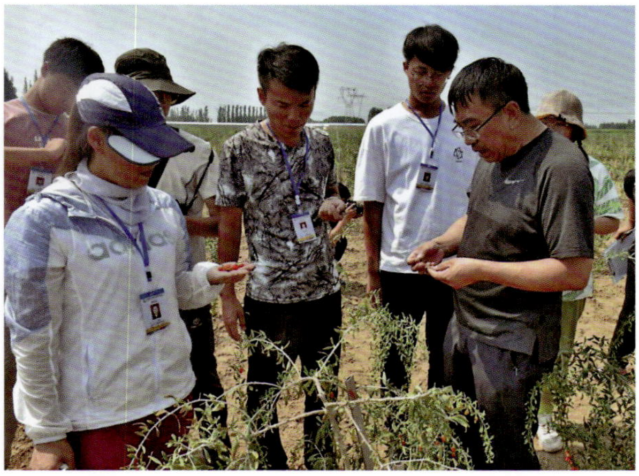

< 普查队员调查枸杞种植基地（山西）<

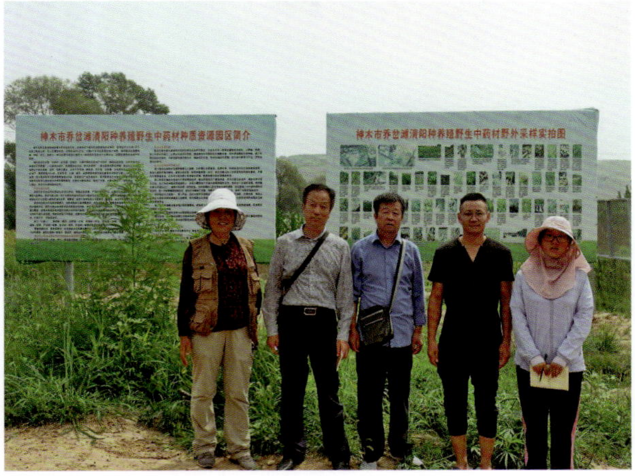

< 普查队员调查神木市中药材基地（陕西）<

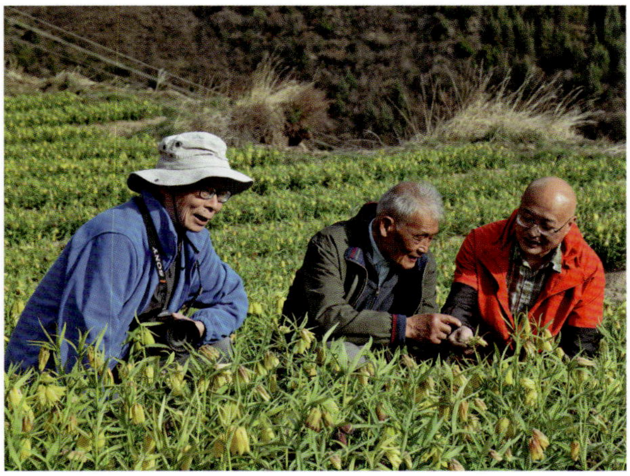

< 普查队员调查青川县房石镇乌药栽培基地（四川）<

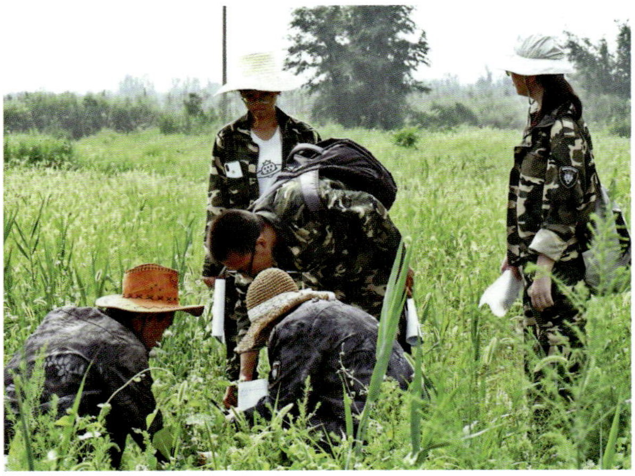

< 普查队员调查中药材种植地（天津）<

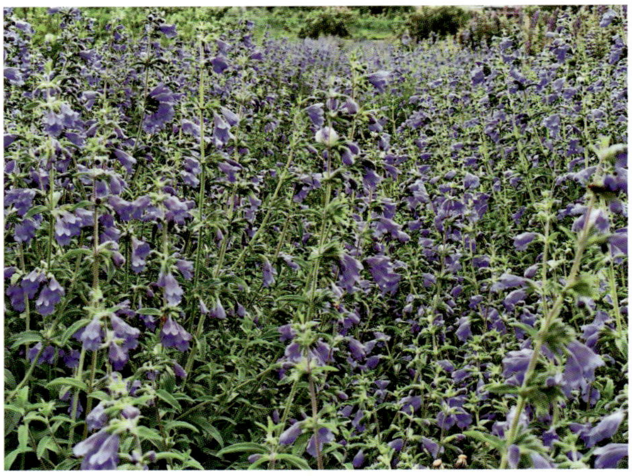

< 普查队员调查藏荆芥项目示范基地（西藏）<

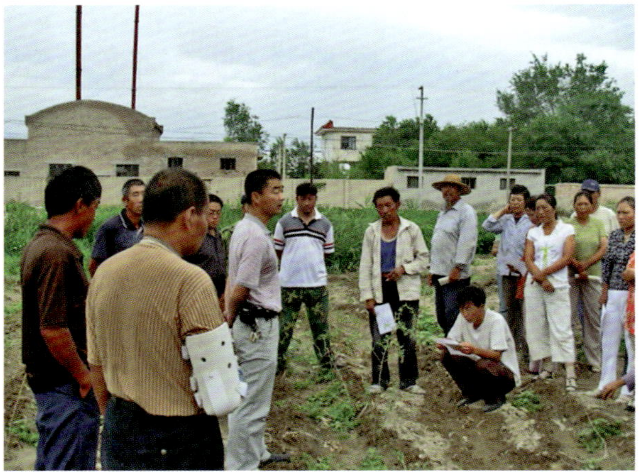

< 普查队员调查栽培中药材（新疆）<

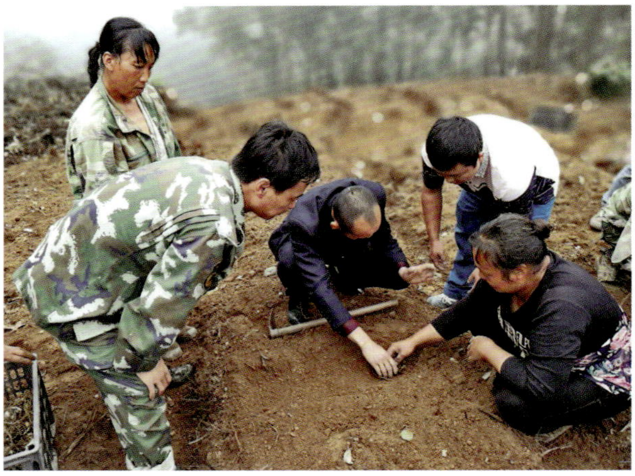

< 普查队员调查栽培中药材（云南）<

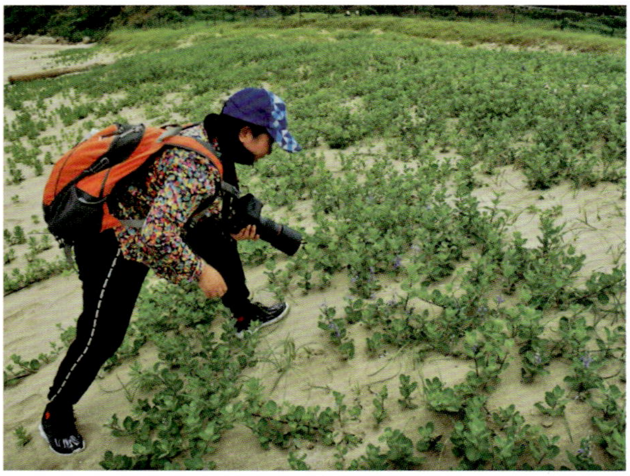

< 普查队员调查栽培中药材（浙江）<

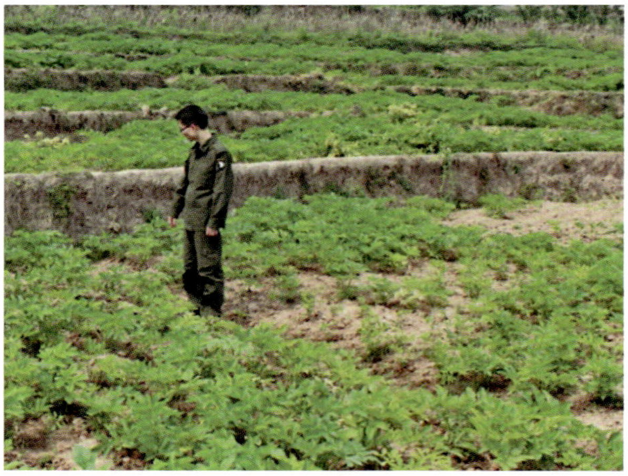

< 普查队员调查栽培中药材（重庆）<

（四）内业整理剪影

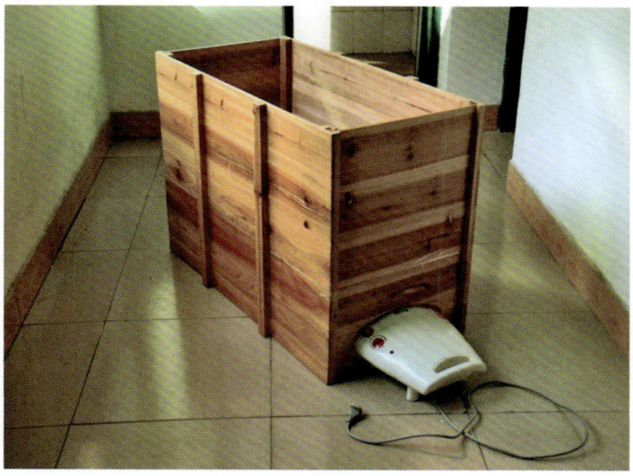

< 普查队员自制的标本烘箱（湖南）<

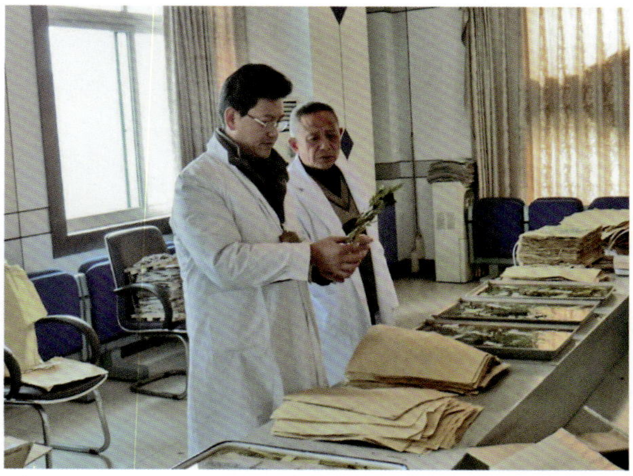

< 普查队员进行标本消毒（四川）<

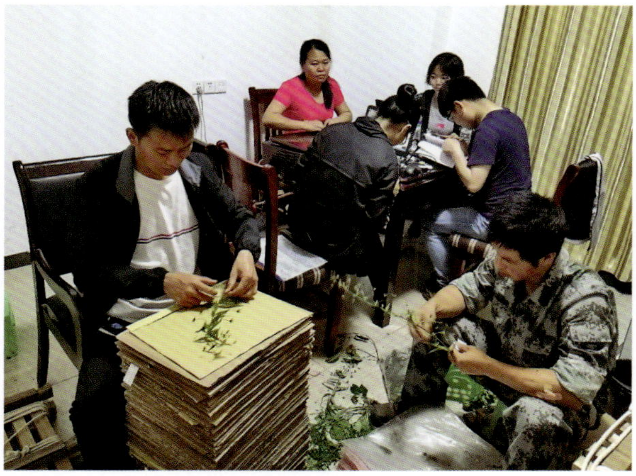

< 普查队员制作标本（江西）<

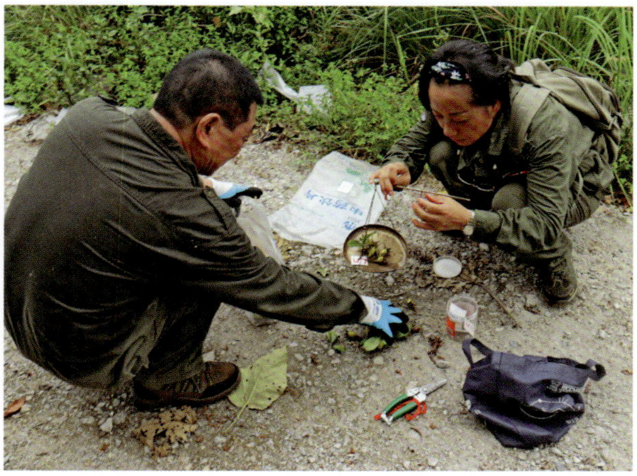

< 普查队员称重药材（湖北）<

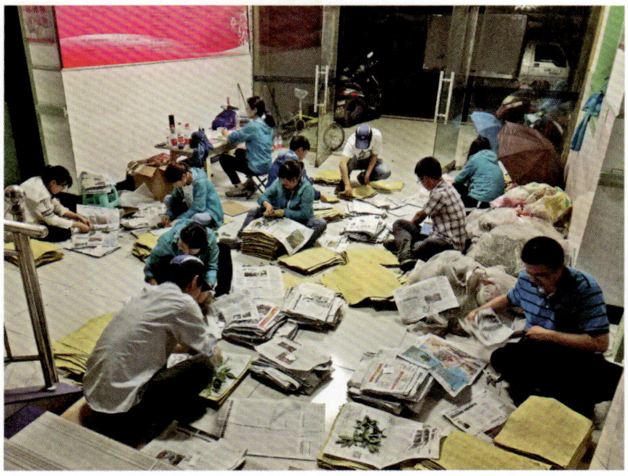

< 普查队员进行内业整理（重庆）<

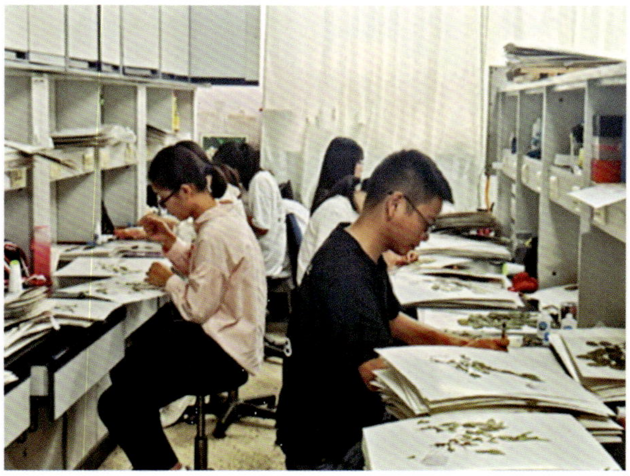

< 普查队员制作标本（江苏）<

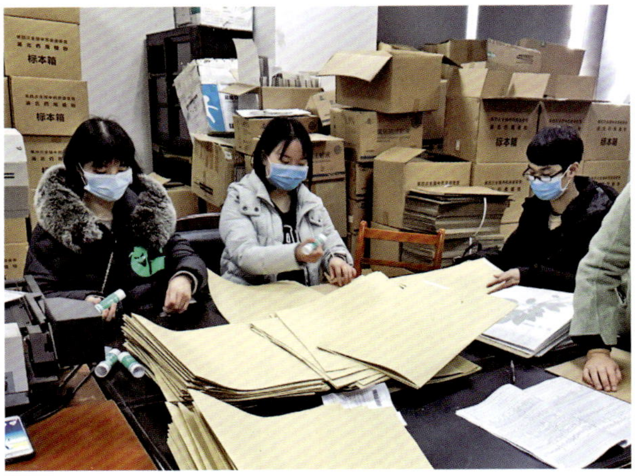

< 普查队员整理标本（湖北）<

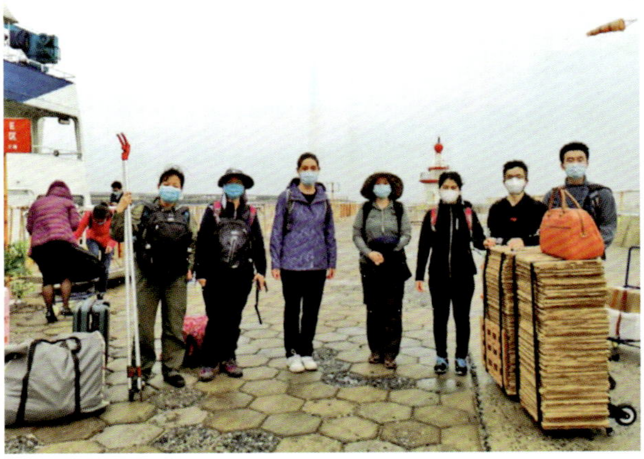

< 普查队员运送标本（广西）<

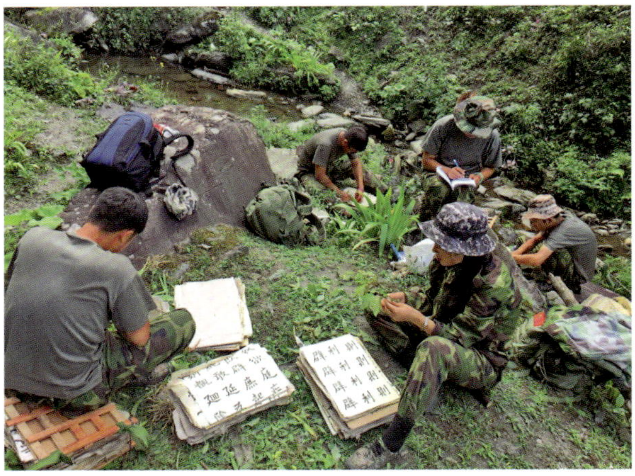

< 普查队员野外压制标本（甘肃）<

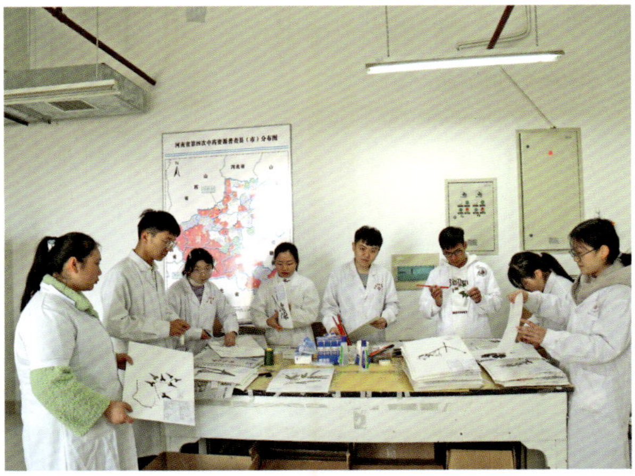

< 普查队员制作标本（河南）<

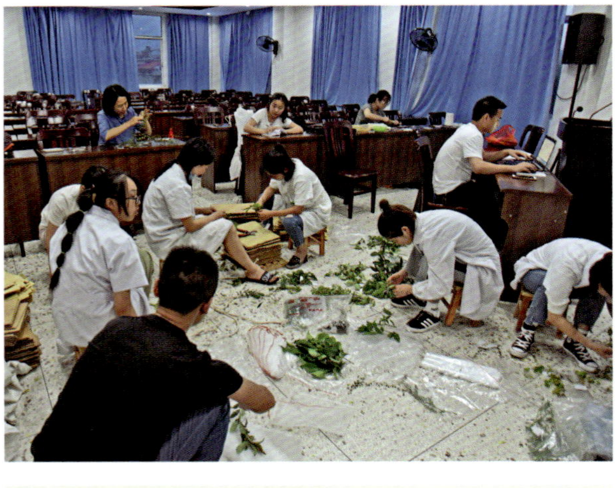

< 普查队员压制标本（江西）<

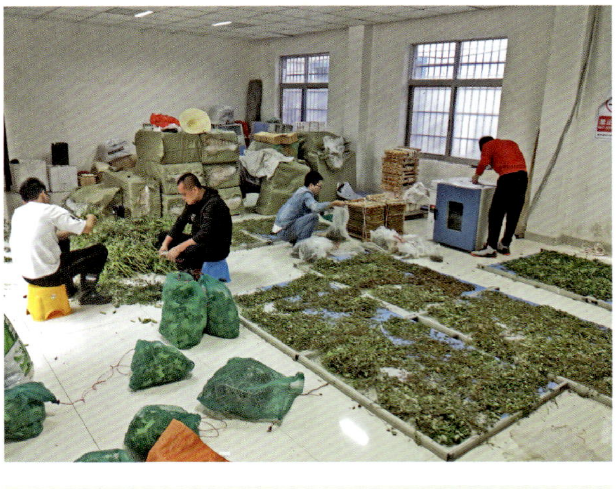

< 普查队员晾晒药材（江西）<

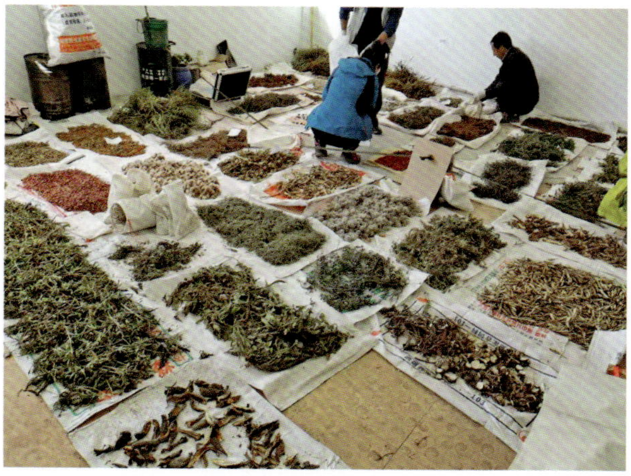

< 普查队员筛选药材（西藏）<

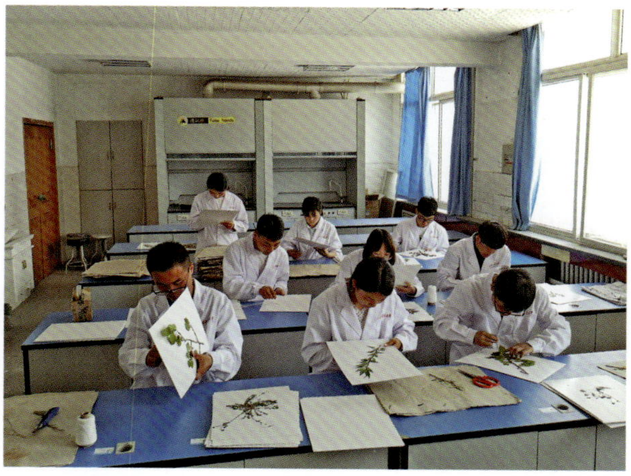

< 普查队员制作腊叶标本（甘肃）<

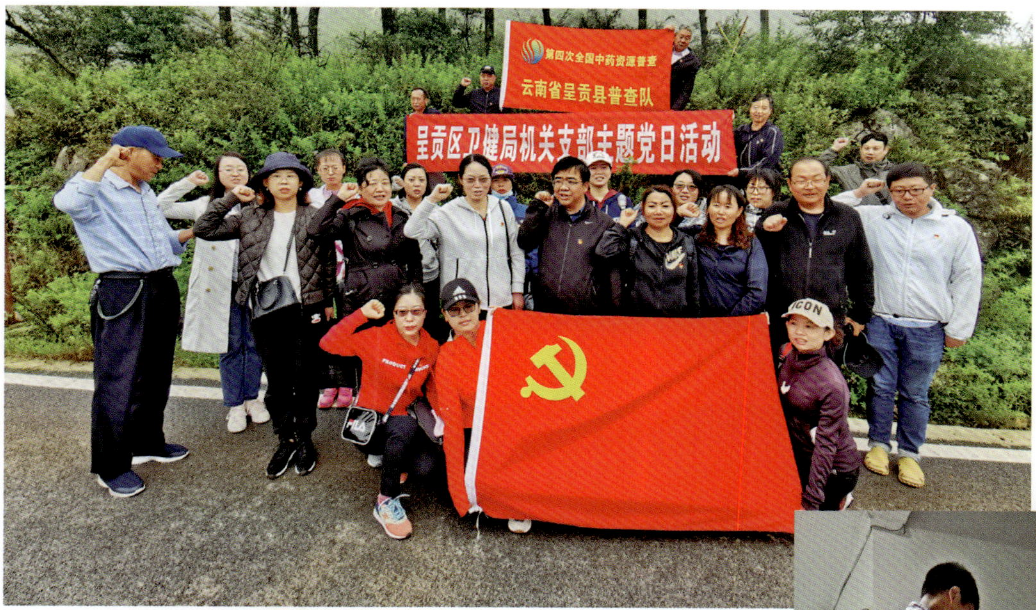

< 党建引领普查工作（云南）<

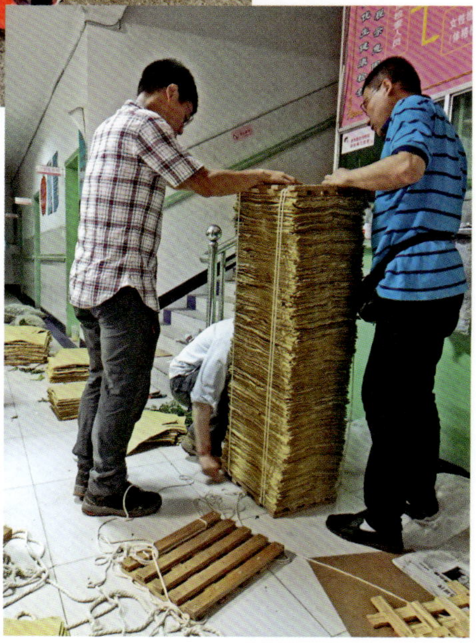

< 普查队员进行内业整理（重庆）<

（五）专项调查剪影

1. 动物药调查

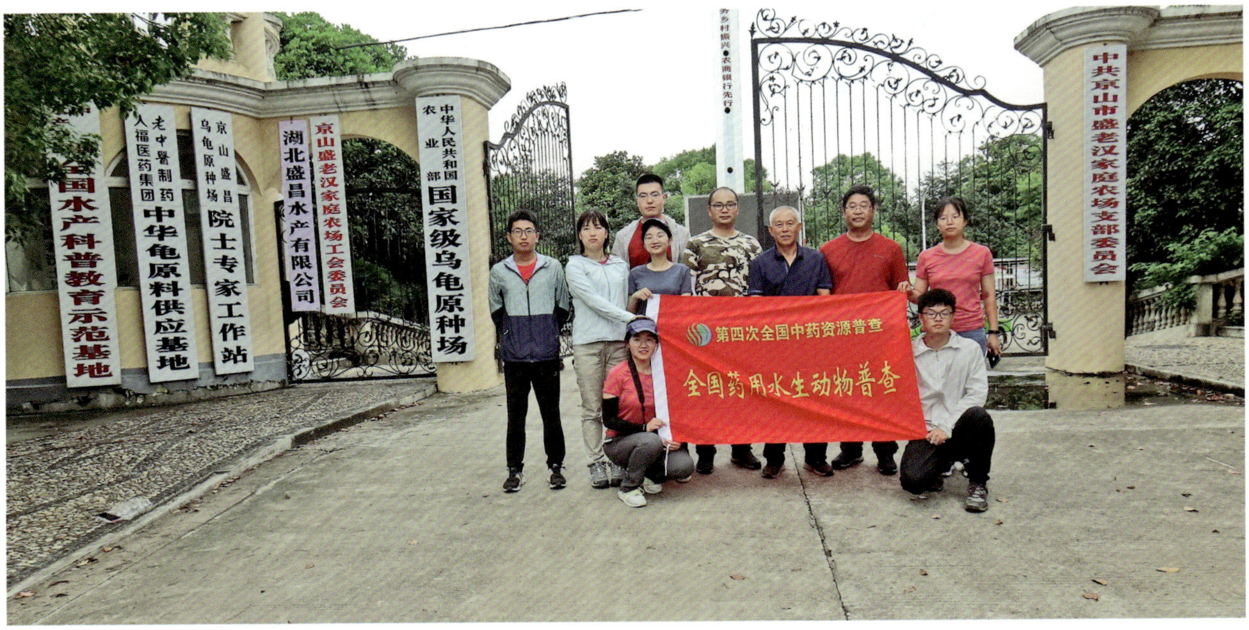

< 动物药普查队在国家级乌龟原种场调查 <

2. 矿物药调查

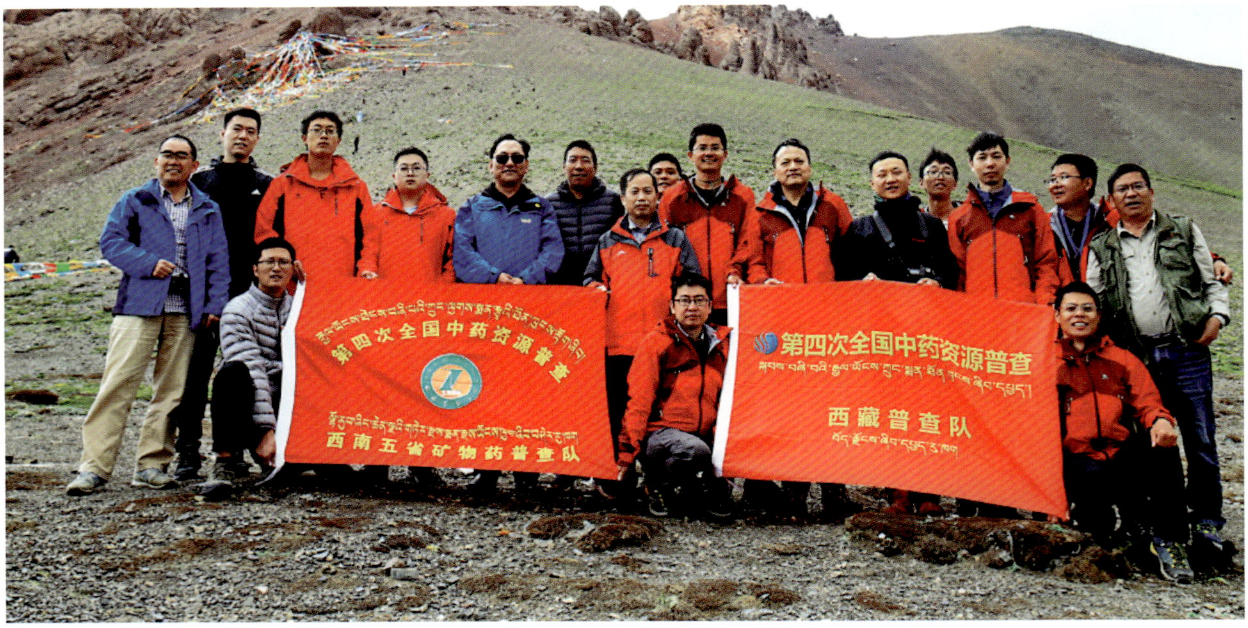

< 西南五省矿物药普查队在西藏当雄县那根拉山口开展调查工作 <

3. 水生药用资源调查

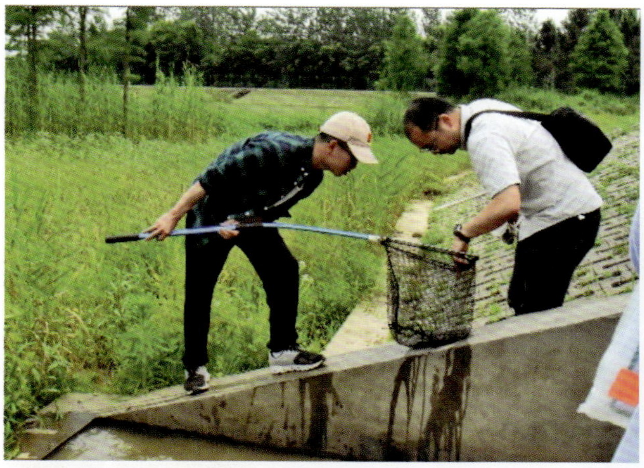

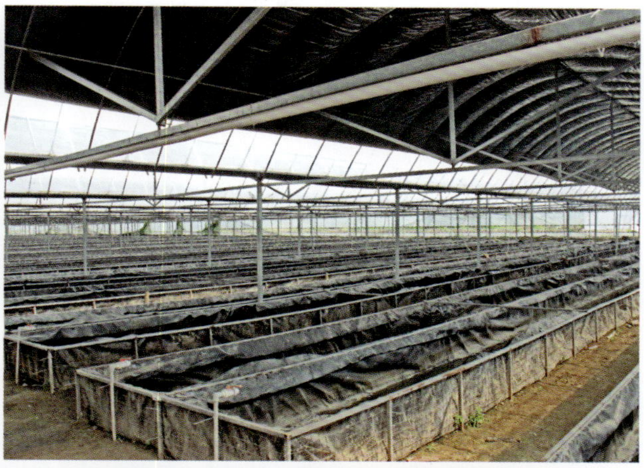

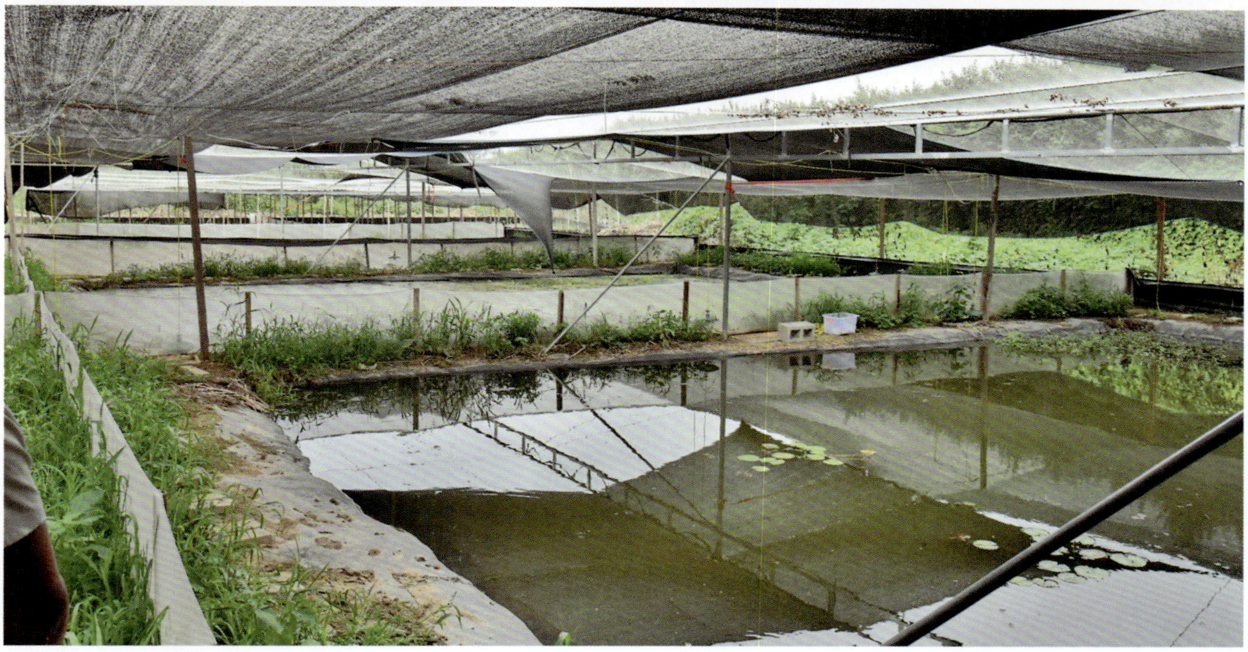

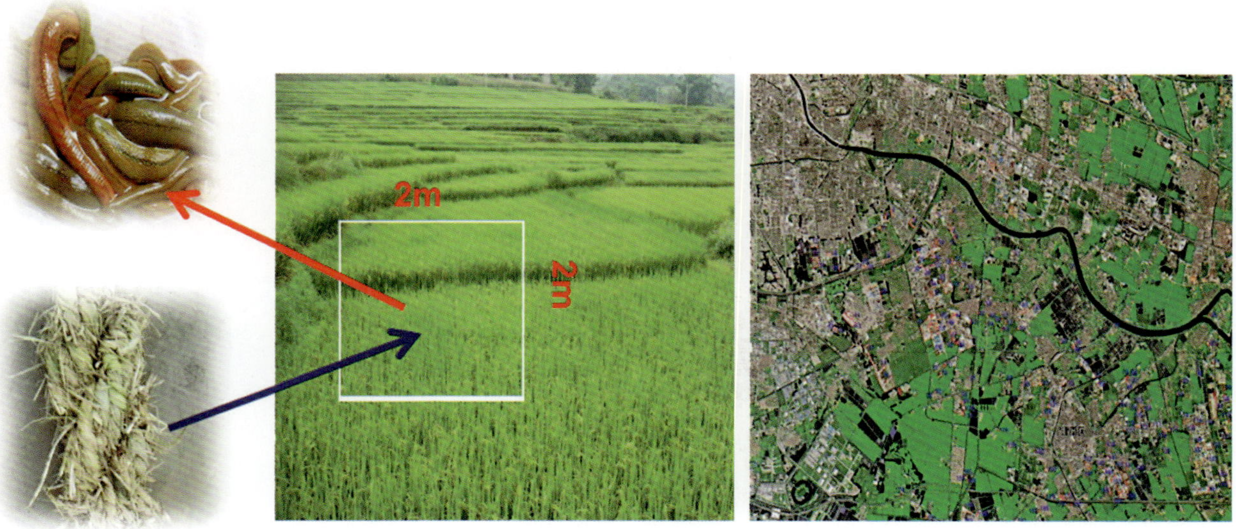

< 水生药用资源专项调查 <

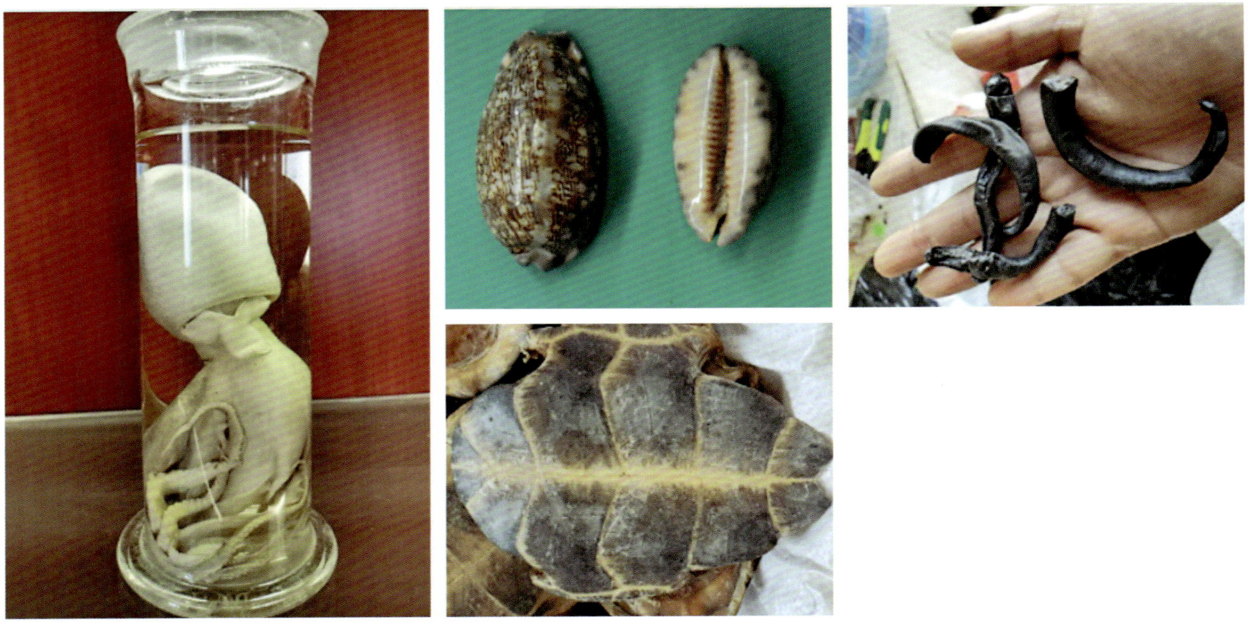

< 水生药用资源 <

4. 生物多样性调查

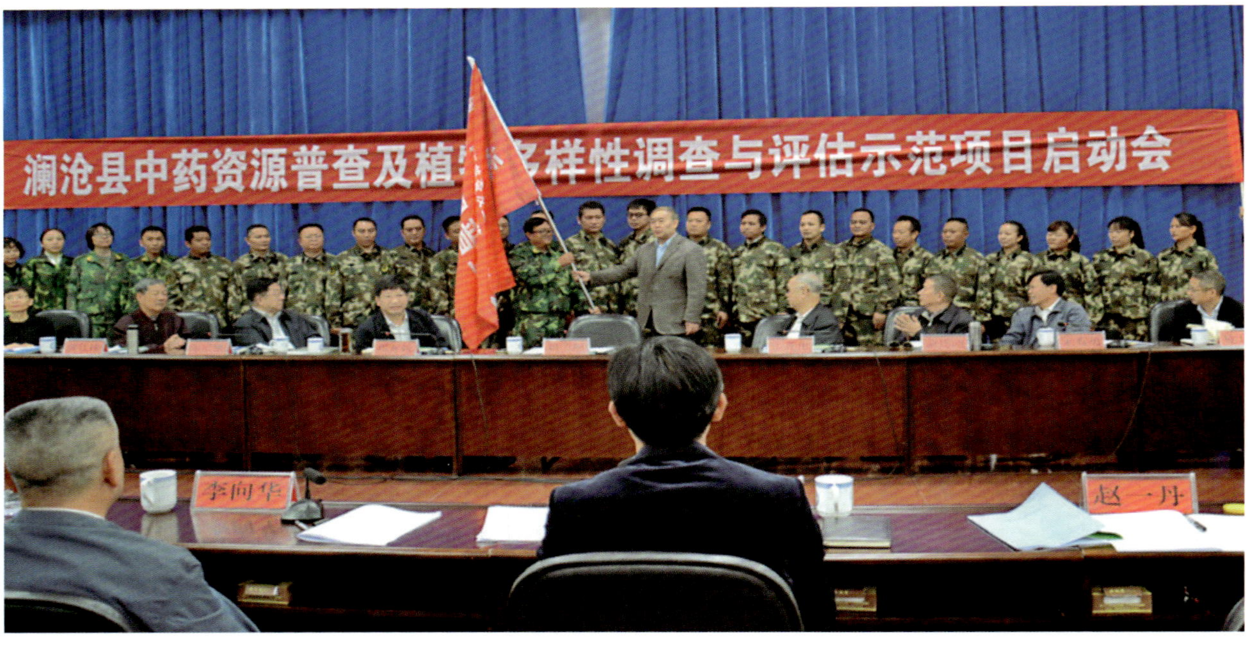

< 2016 年 11 月，云南省澜沧县中药资源普查及植物多样性调查启动会 <

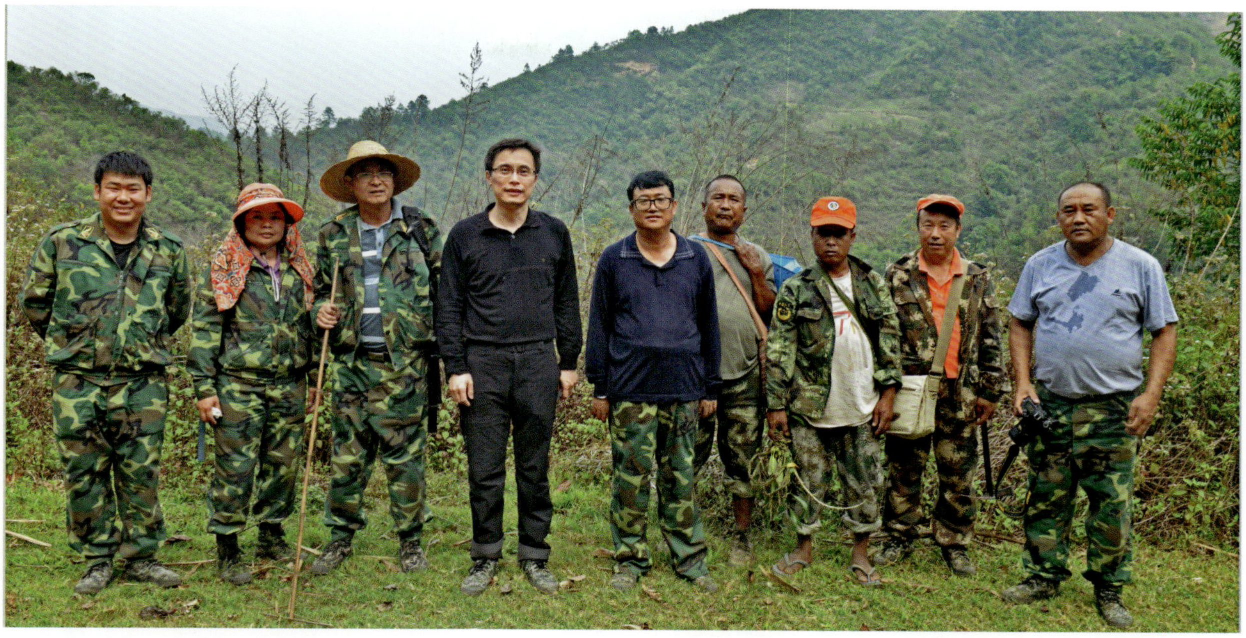

< 云南澜沧县野外资源调查 <

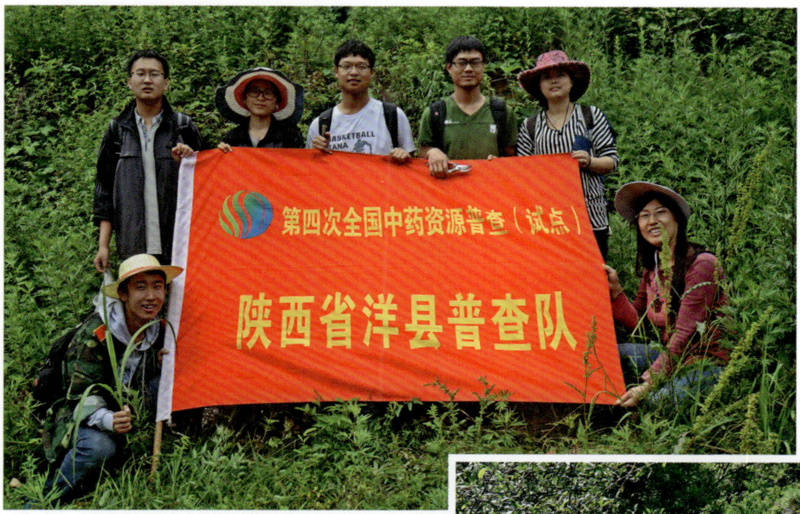

< 陕西洋县中药资源调查 <

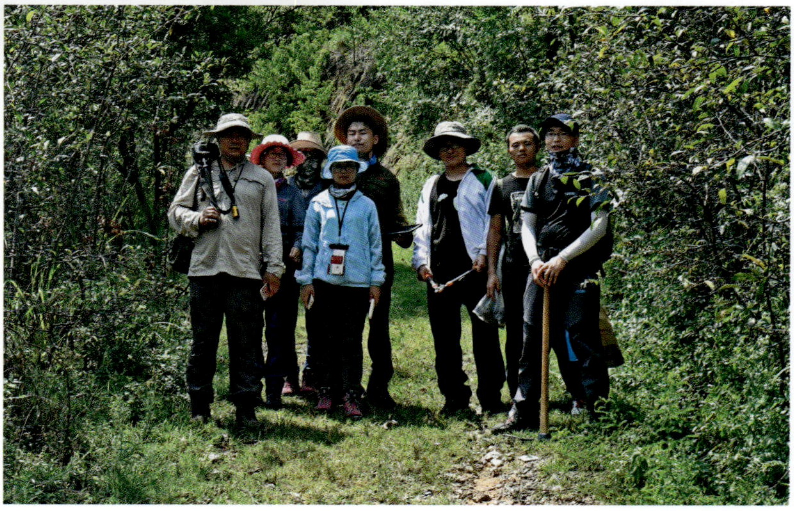

< 陕西洋县生物多样性调查 <

5. 人参专项调查

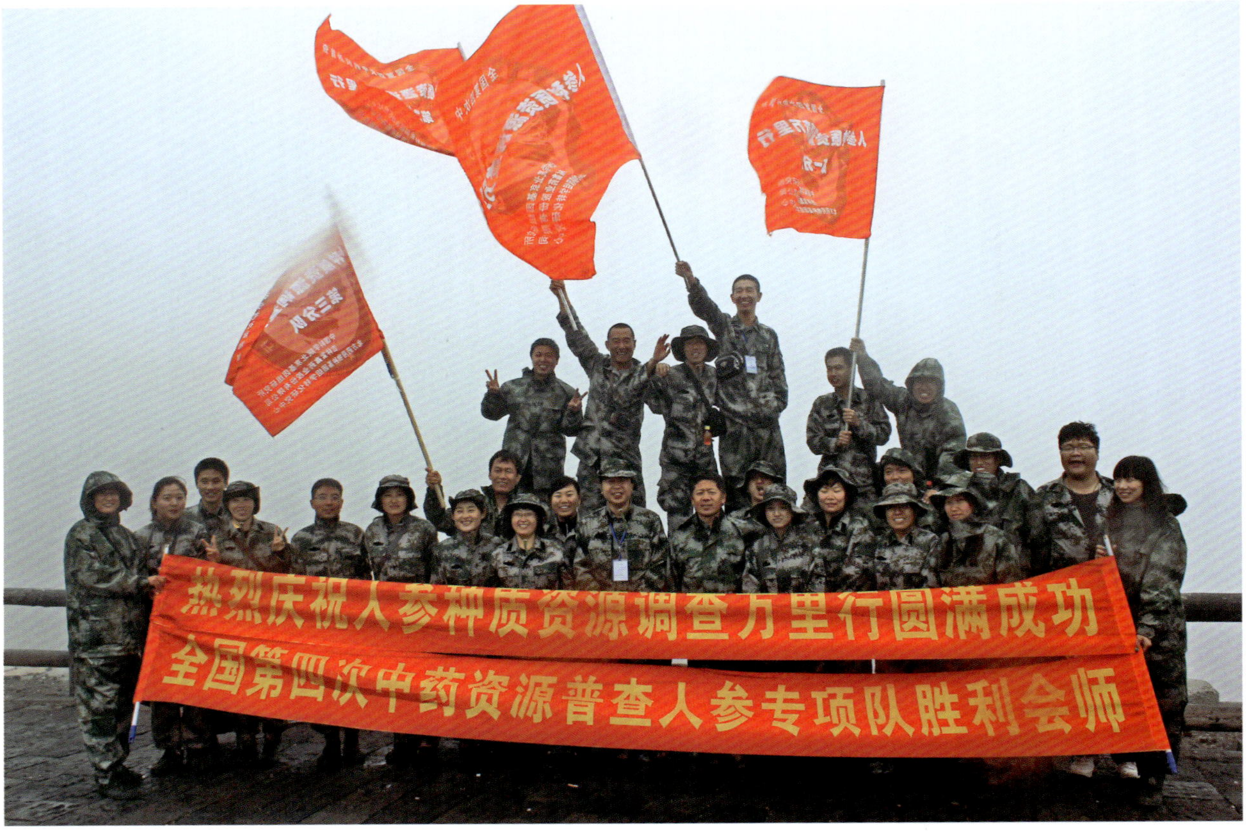

< 人参专项调查圆满完成 <

6. 其他代表性区域调查

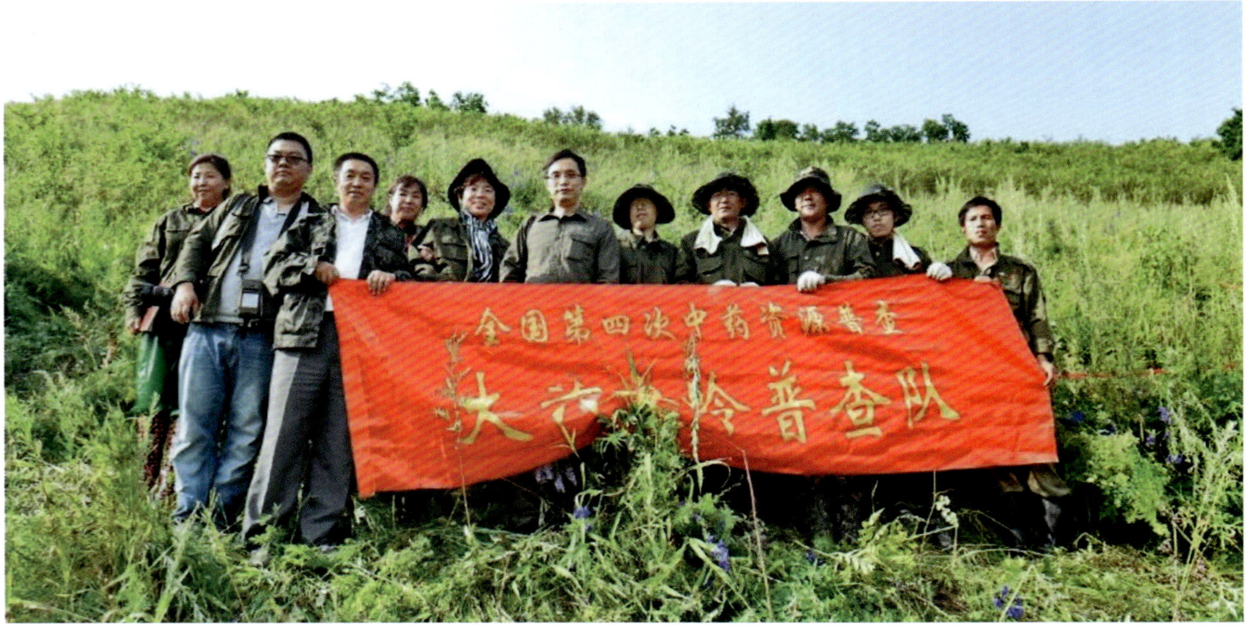

< 2014 年 7 月，黑龙江大兴安岭调查 <

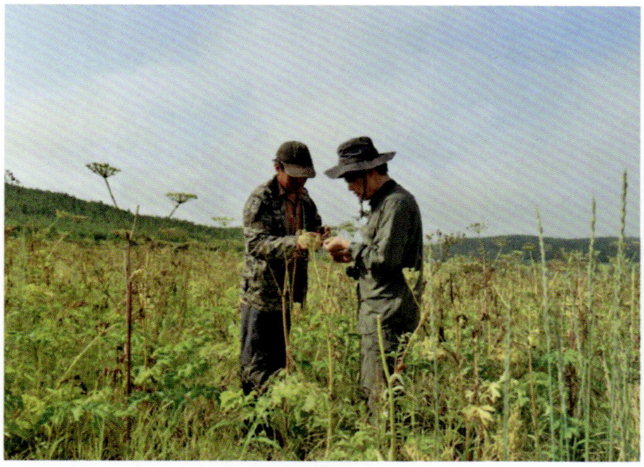

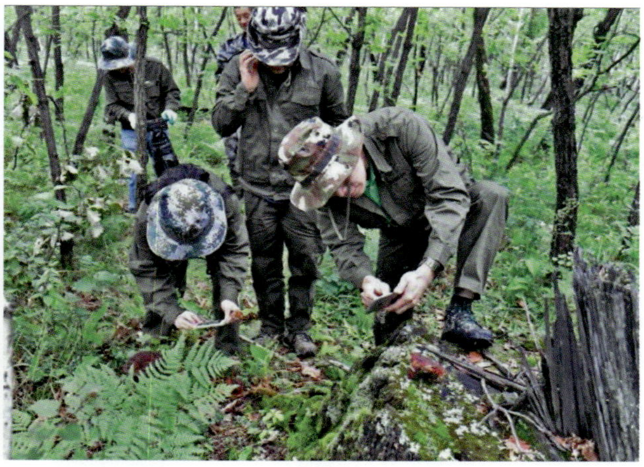

2015 年 8 月，黑龙江加格达奇（最北）调查

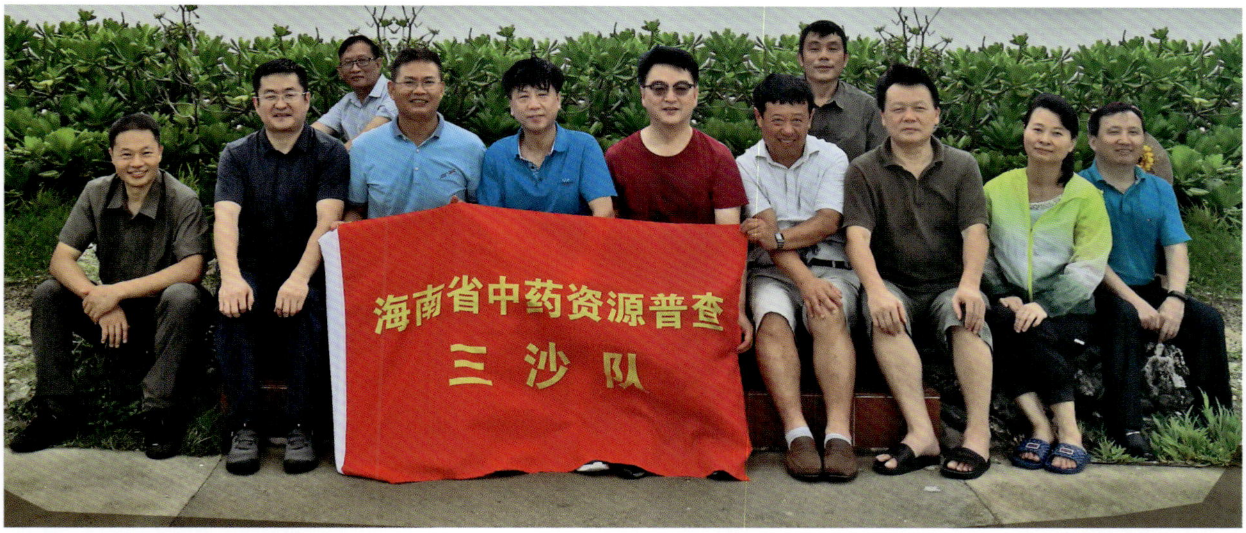

海南三沙市（最南）调查

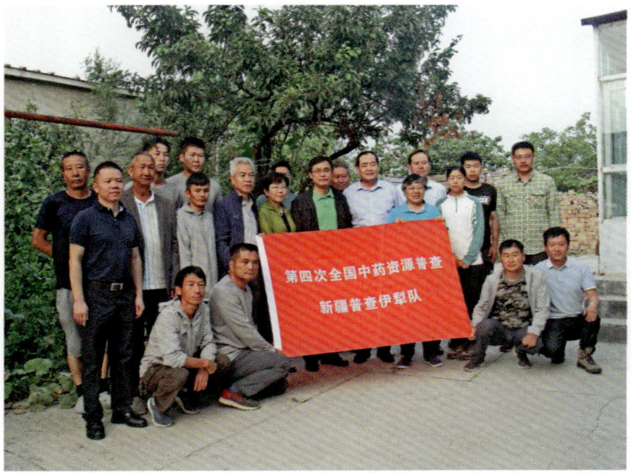

夏尔希里（新回归净土）调查

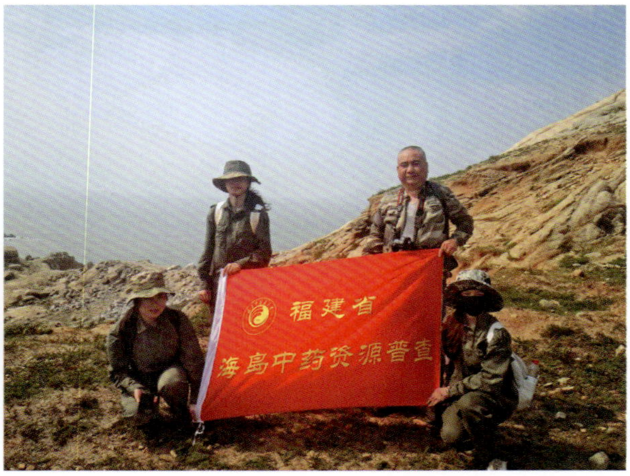

海岛中药资源调查

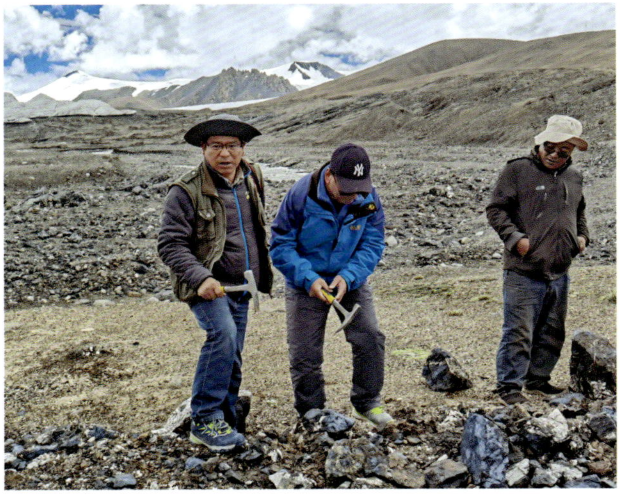

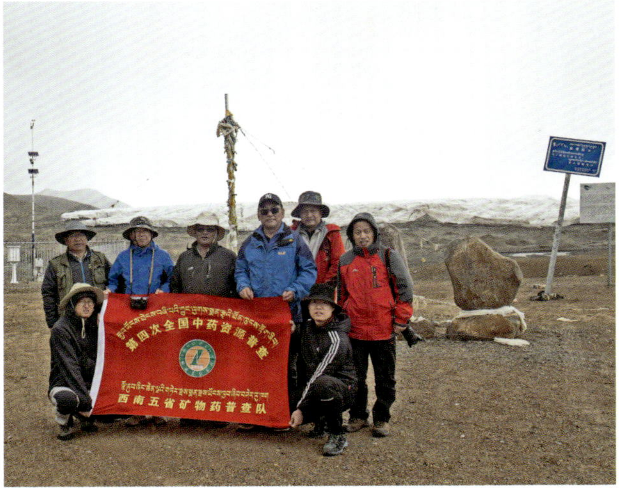

< 最高海拔（西藏双湖县 6 500 米普若岗日冰川）调查 <

二、与中药资源相关传统知识调查

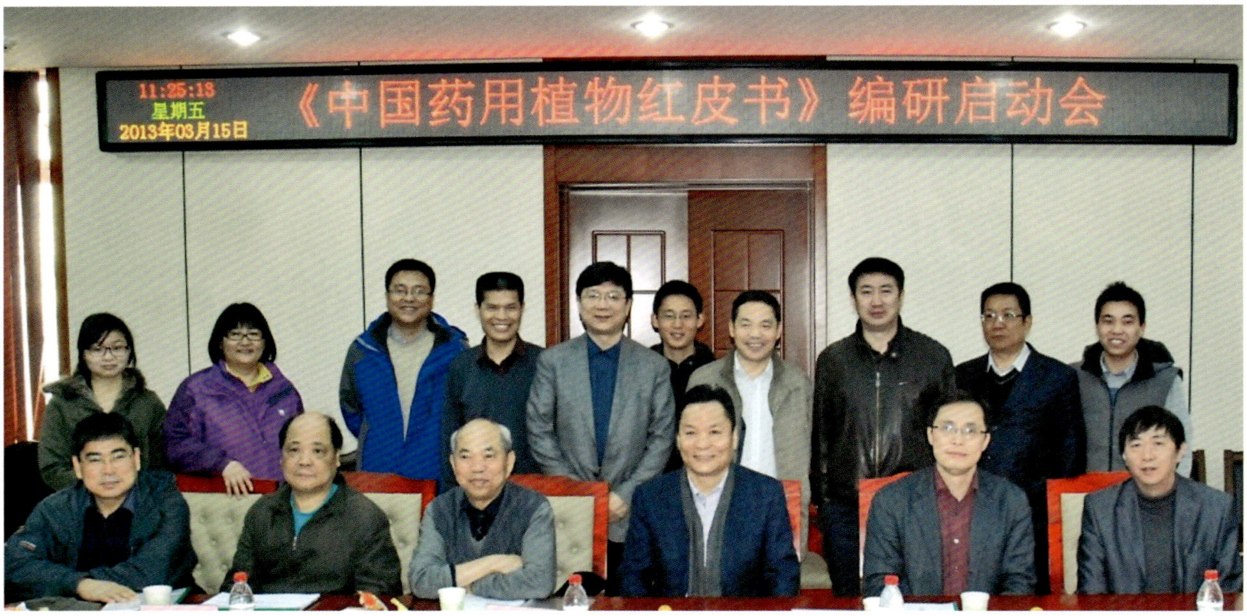

< 2013 年 3 月，《中国药用植物红皮书》编研启动会 <

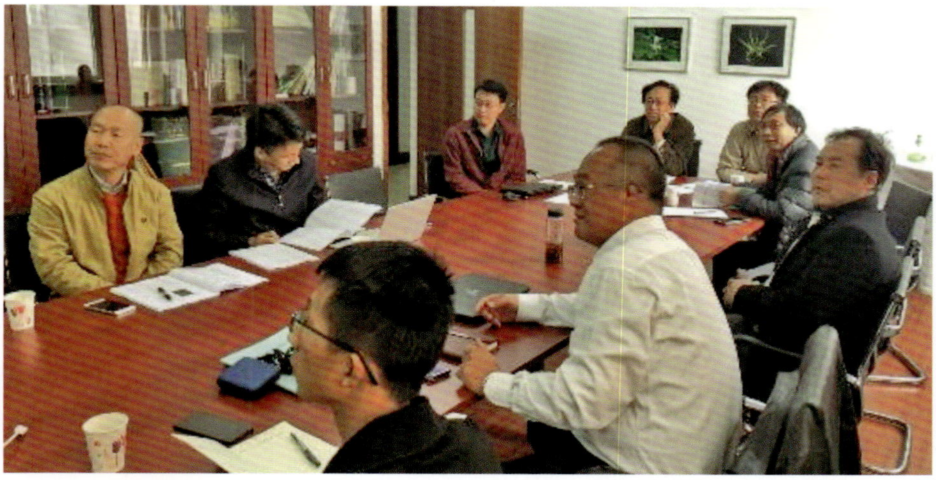

< 2018年10月，专家论证“纳西族药用资源及相关传统知识的挖掘、整理与保护研究”项目 <

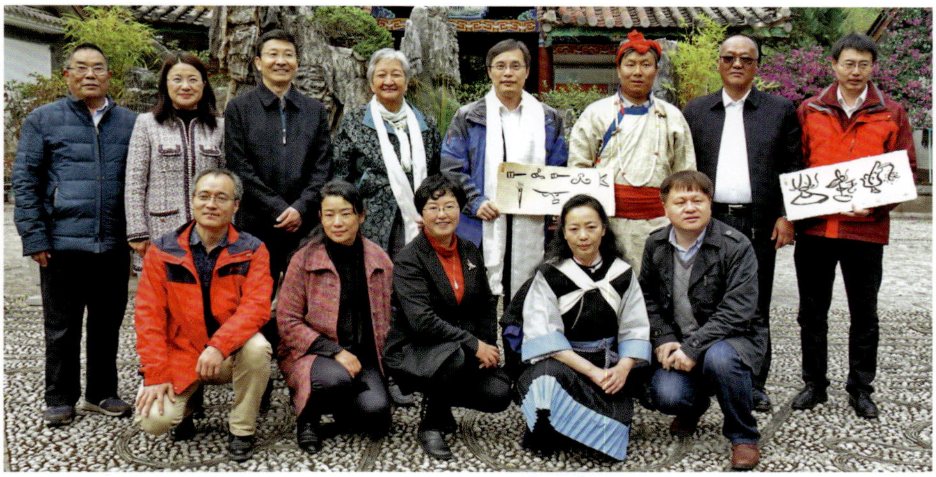

< 2018年11月，中药资源知识产权保护专题调研 <

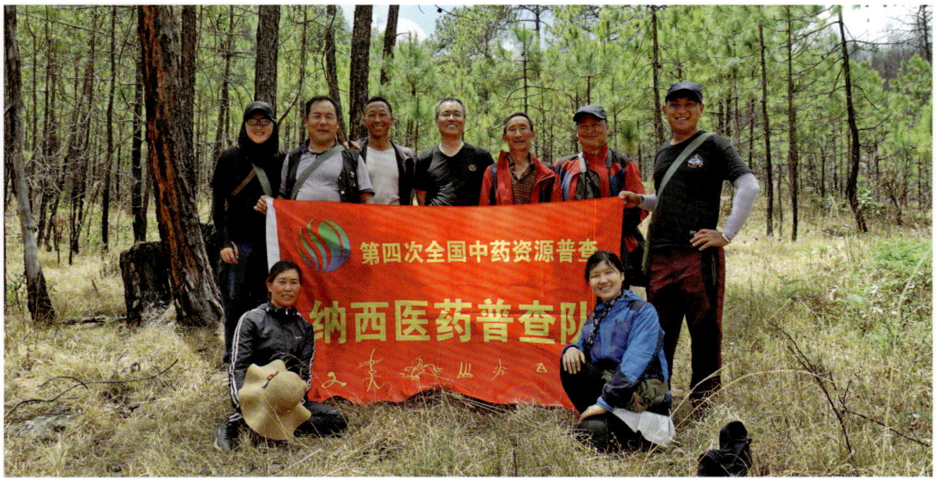

< 2015年9月，纳西医药专项调查 <

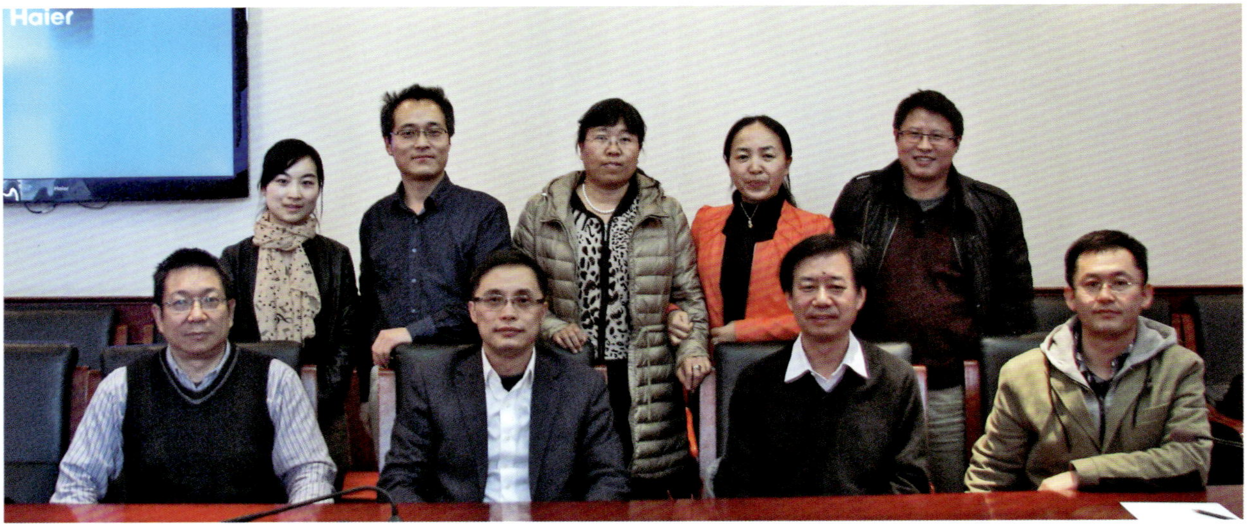

< 2014 年 3 月，《中国药用植物特有种》编写研讨会 <

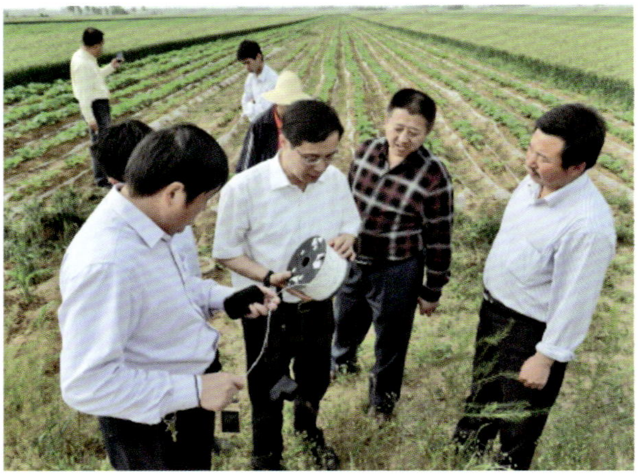

< 2014 年 5 月，普查队在河北临城进行中药材种植适宜技术调研 <

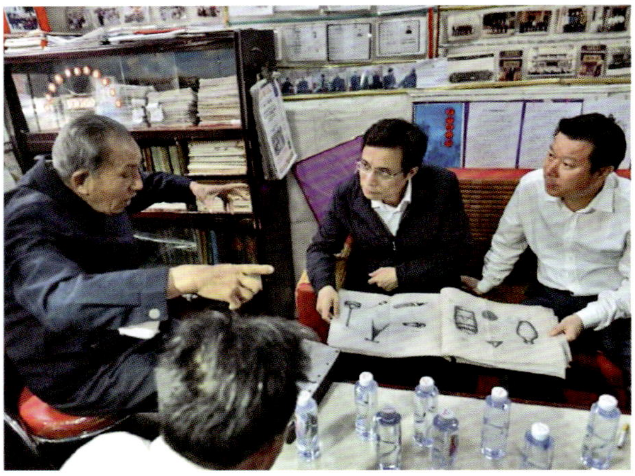

< 2016 年 5 月，普查队在江西抚州与樟帮中药炮制技艺传承人座谈 <

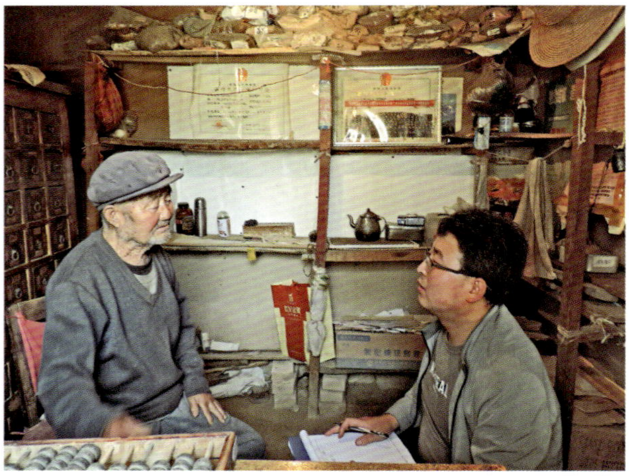

< 普查队员走访通渭县老中医（甘肃）<

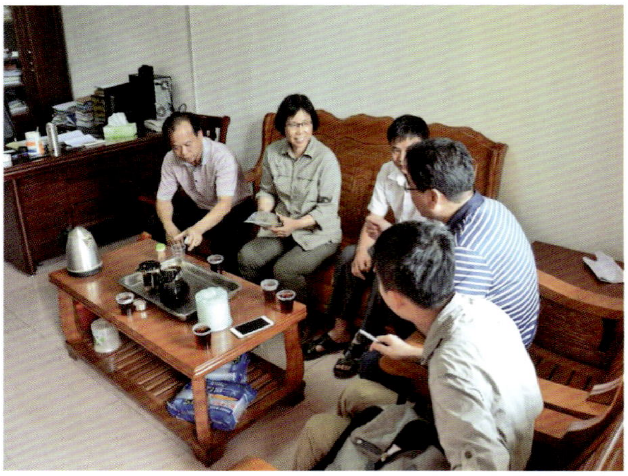

< 普查队员调查传统知识（广东）<

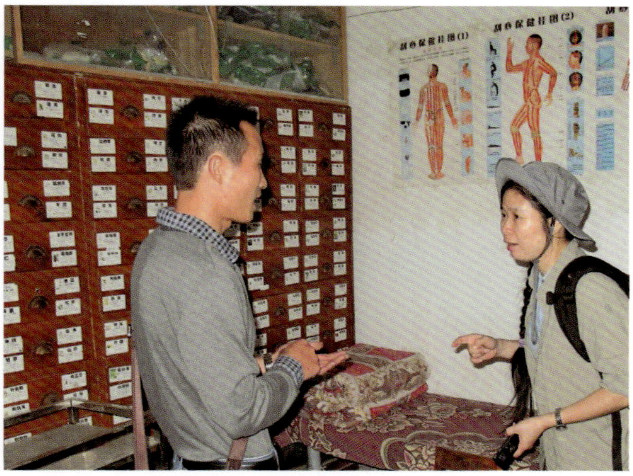

< 普查队员调查传统知识（广西）<

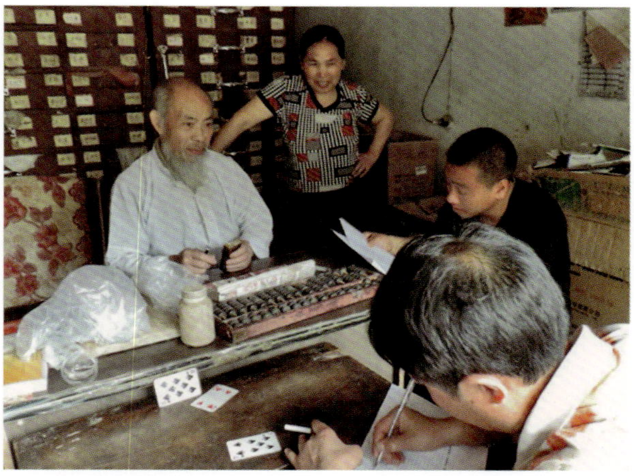

< 普查队员调查传统知识（贵州）<

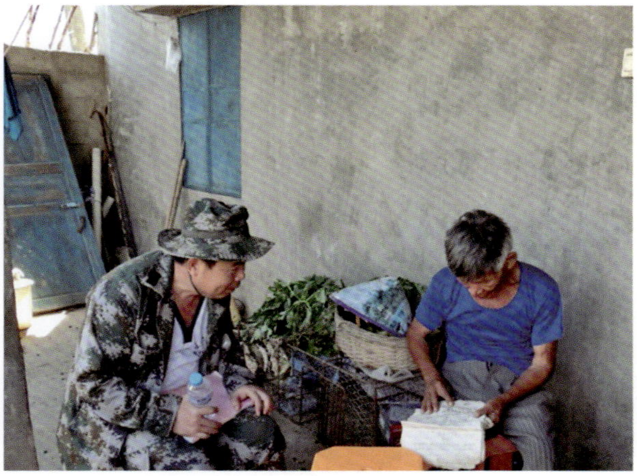

< 普查队员调查传统知识（海南）<

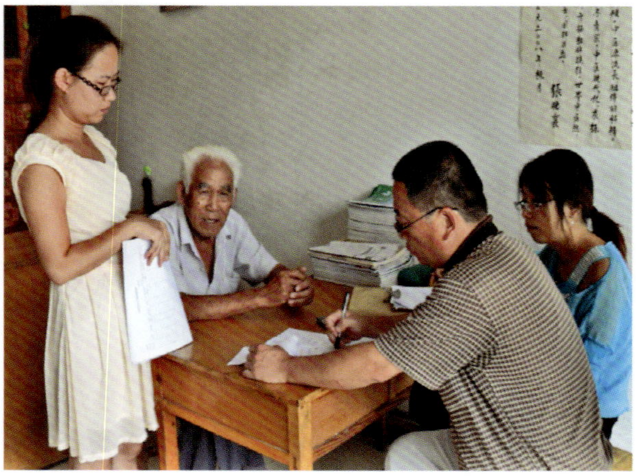

< 普查队员调查传统知识（河北）<

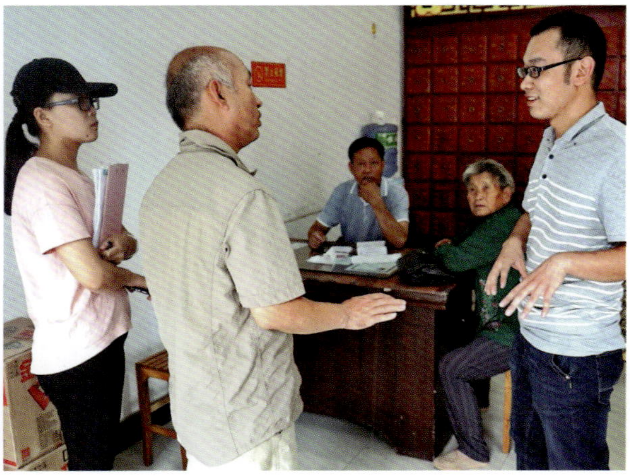

< 普查队员调查传统知识（河南）<

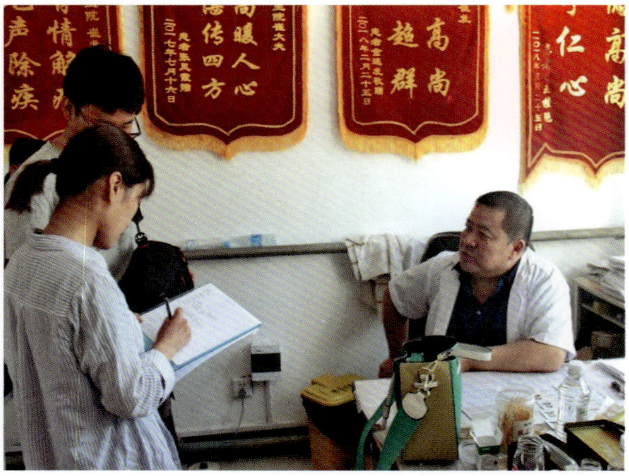

< 普查队员调查传统知识（黑龙江）<

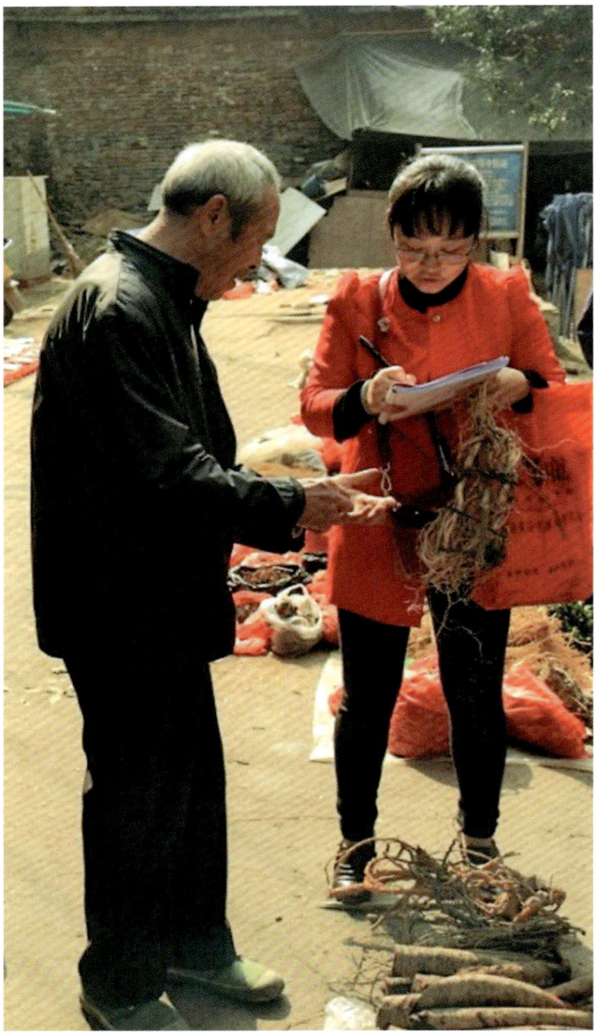

< 普查队员调查传统知识（湖南）<

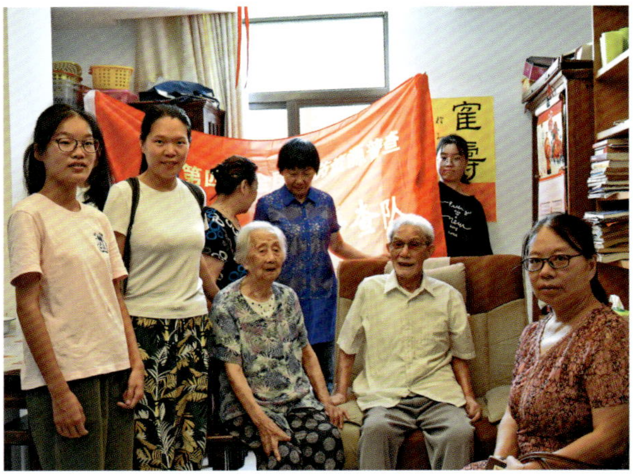

< 靖江市普查队员走访王德元老中医（江苏）<

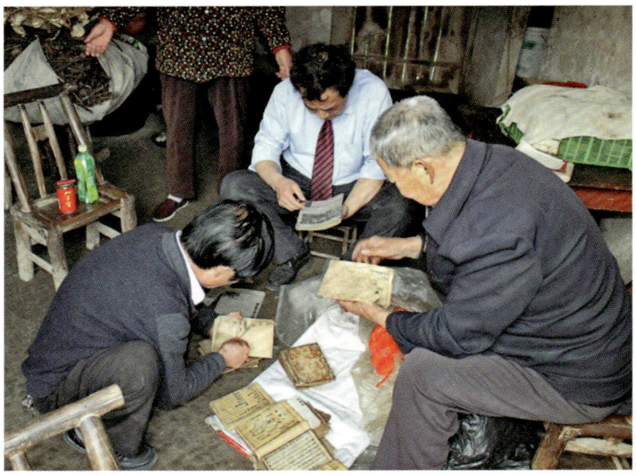

< 普查队员调查传统知识（江西）<

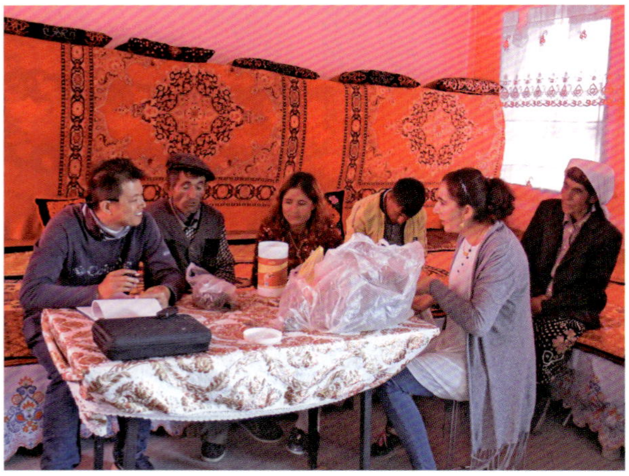

< 普查队员调查传统知识（新疆）<

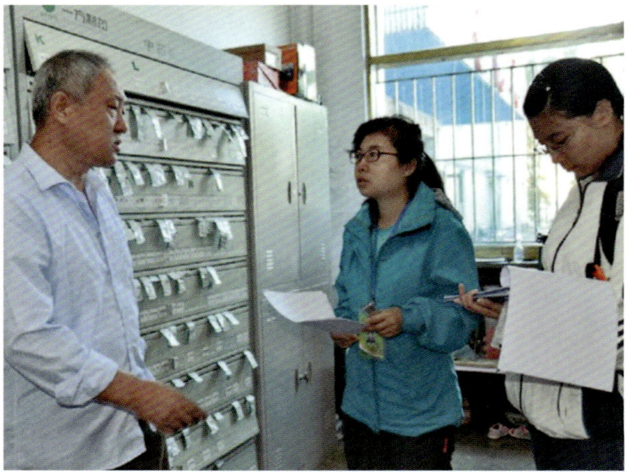

< 普查队员调查传统知识（辽宁）<

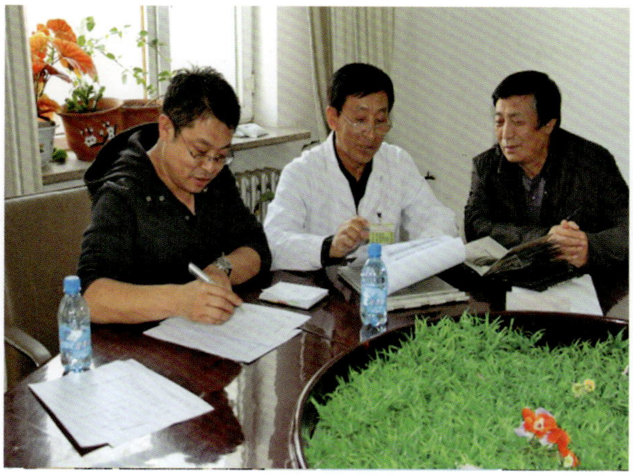

< 普查队员调查传统知识（内蒙古）<

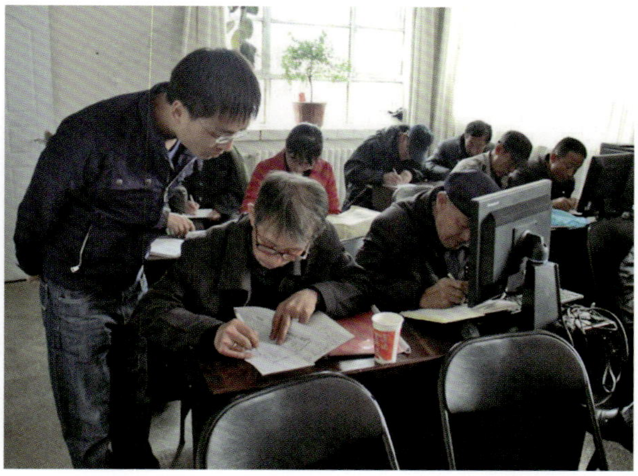

< 普查队员进行回医药传统知识问卷调查（宁夏）<

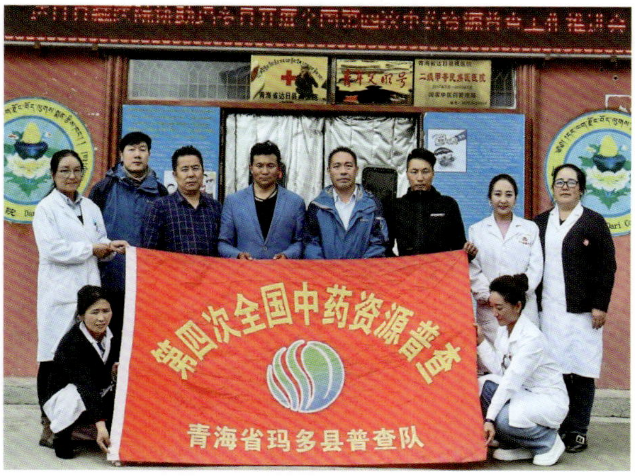

< 普查队员调查传统知识（青海）<

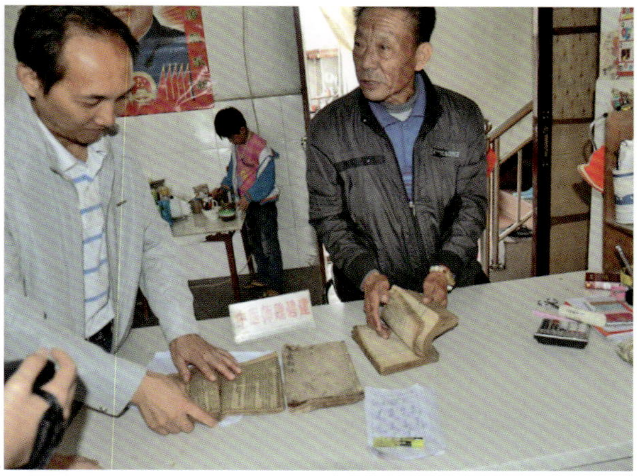

< 普查队员调查传统知识（陕西）<

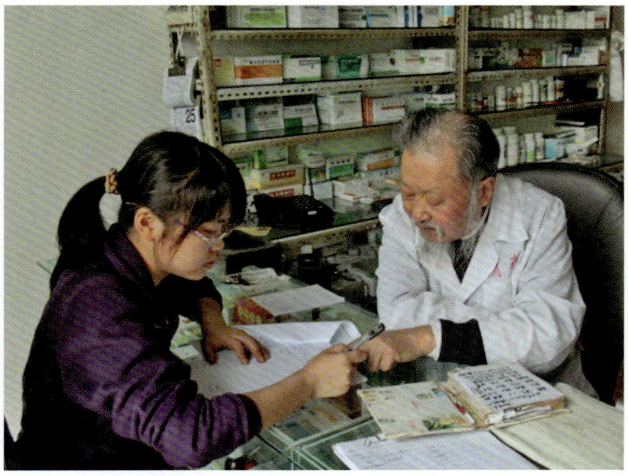

< 普查队员调查传统知识（四川）<

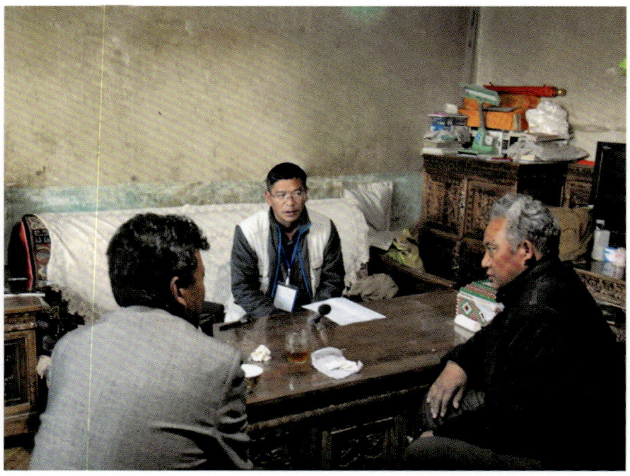

< 普查队走访了解当地藏医药情况（西藏）<

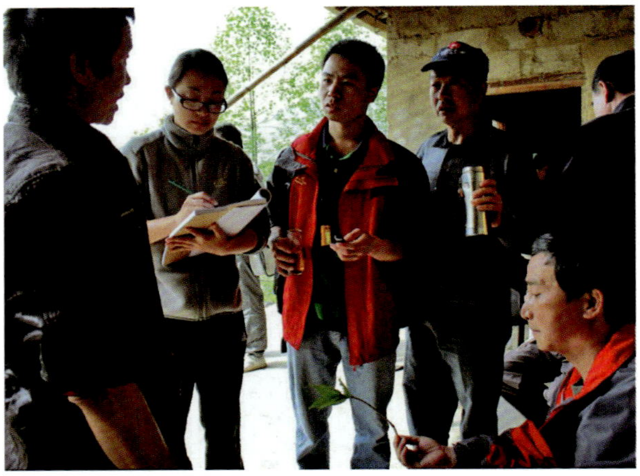

< 普查队员调查传统知识（云南）<

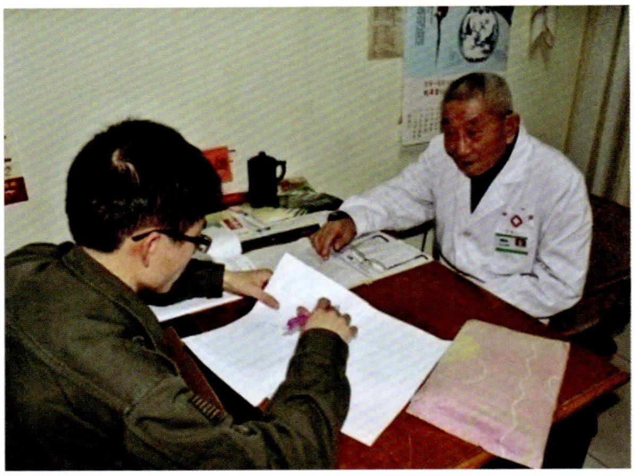

< 普查队员调查传统知识（重庆）<

三、中药资源动态监测信息和技术服务体系

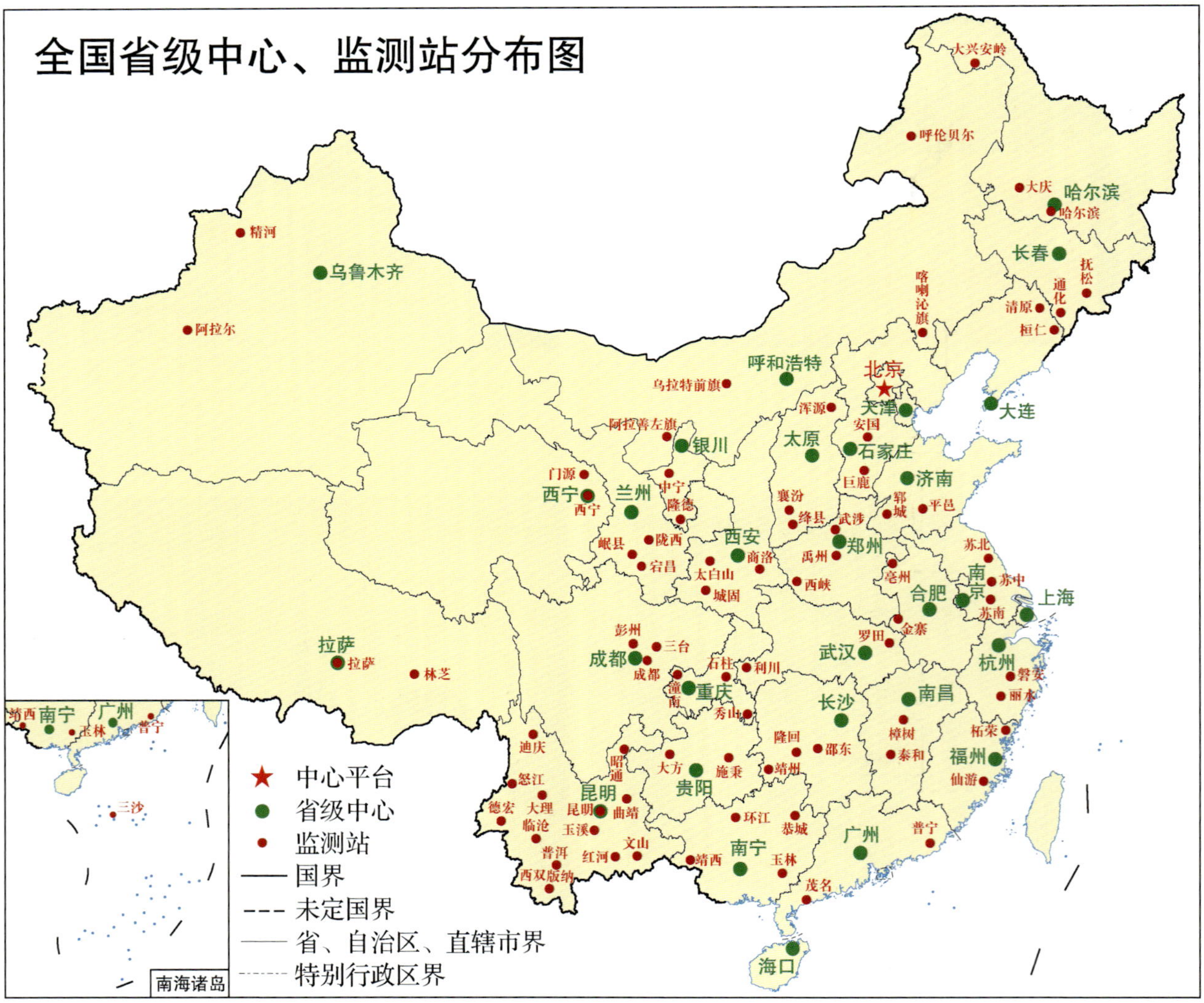

< 中药资源动态监测信息和技术服务体系分布示意图 <

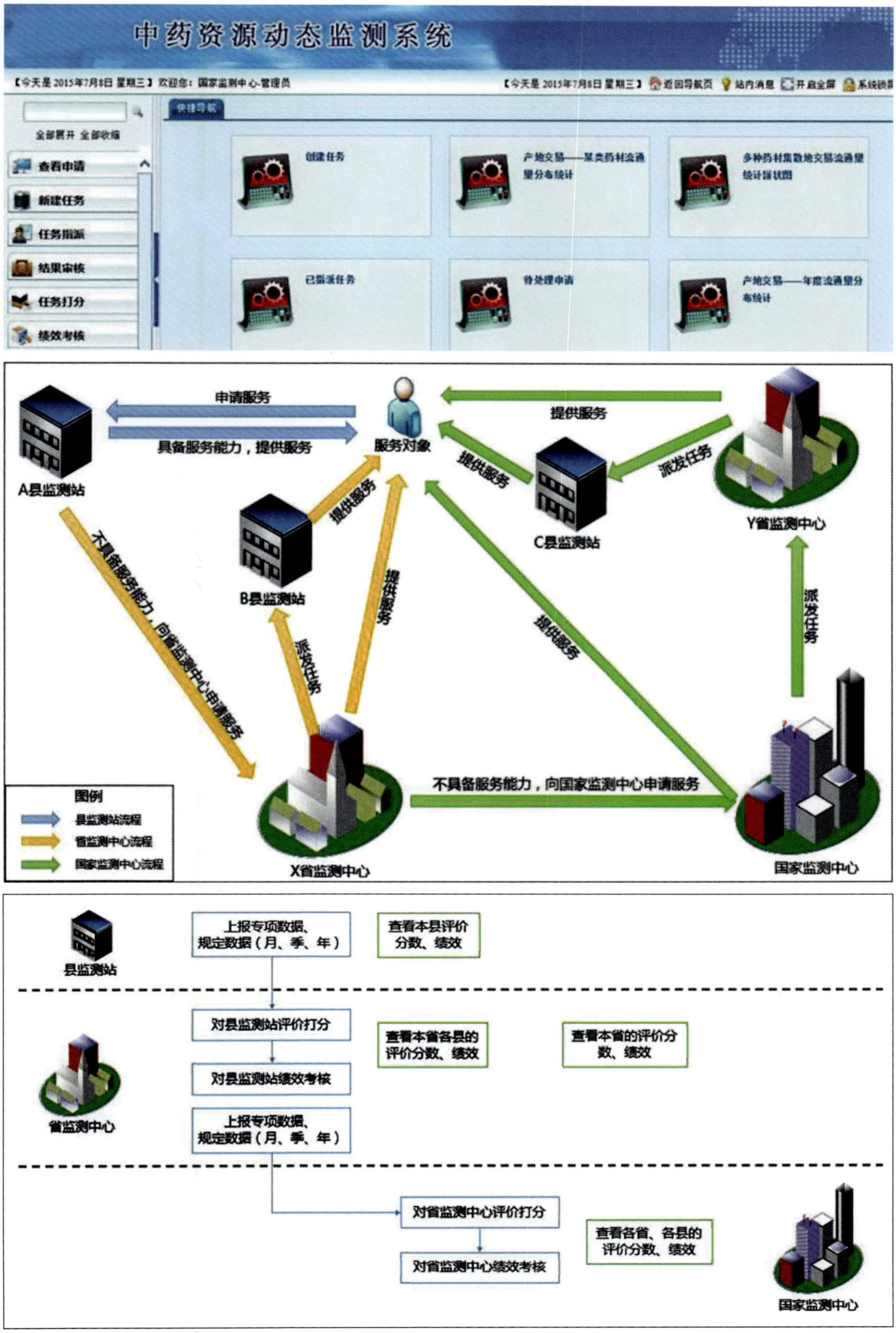

< 中药资源动态监测系统及工作流程示意图 <

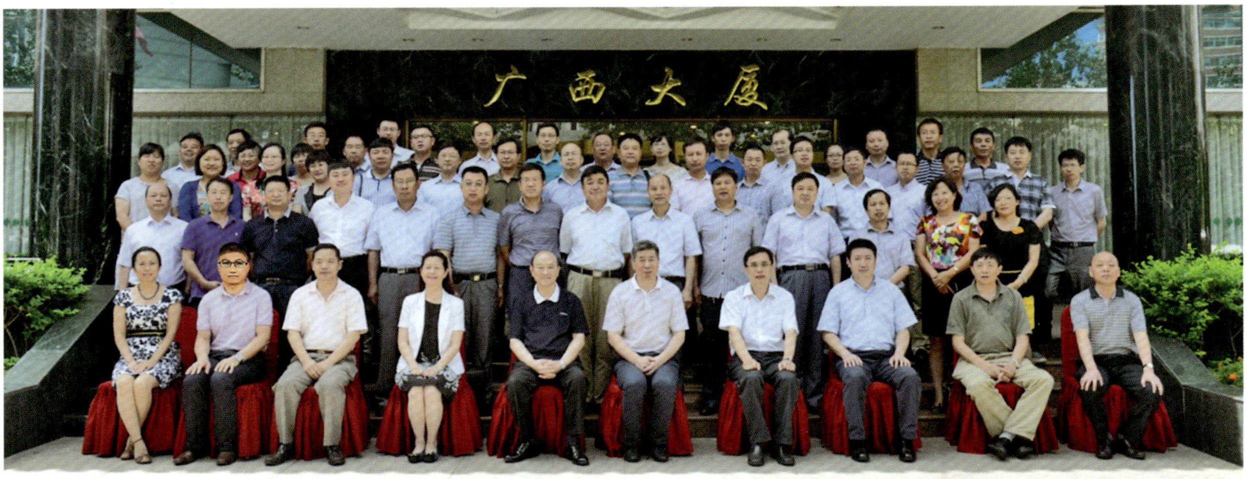

< 2013 年 7 月，中药资源动态监测信息和技术服务体系专家委员会成立大会 <

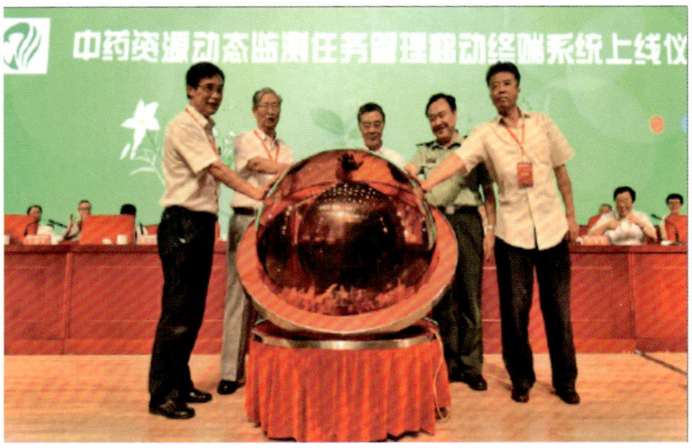

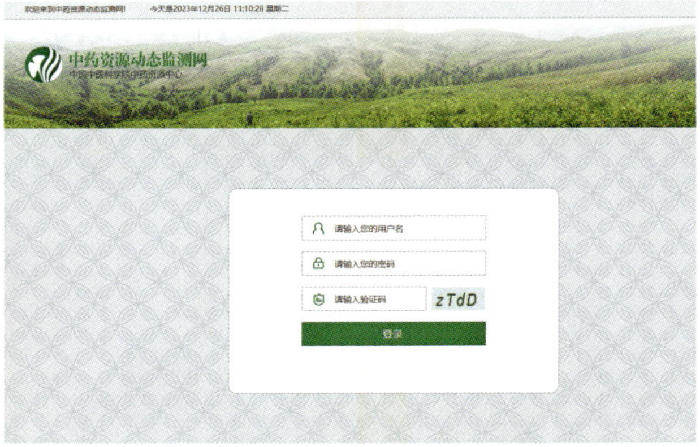

< 2016 年 8 月，中药资源动态监测任务管理移动终端系统上线 <

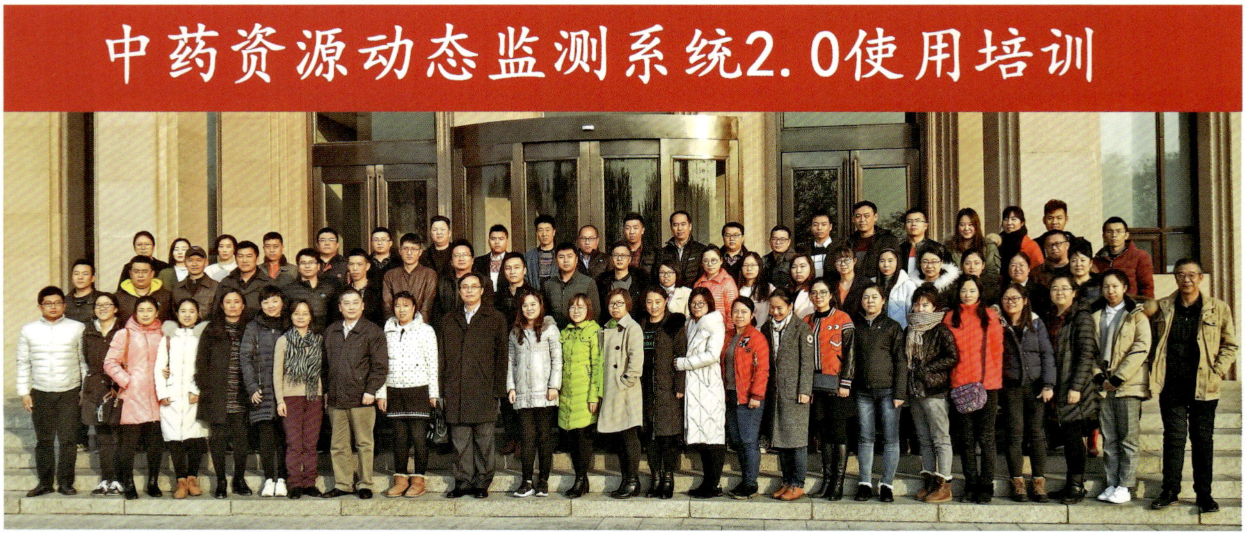

< 2017 年 11 月，中药资源动态监测系统使用培训会 <

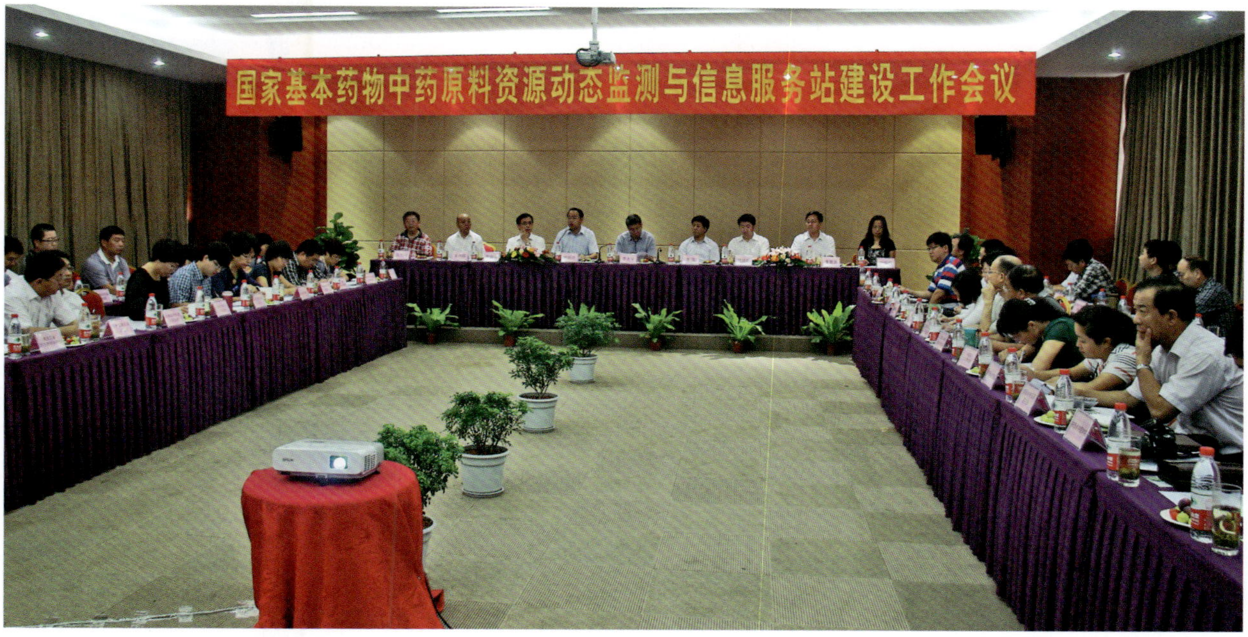

< 2012 年 9 月，监测站建设工作会 <

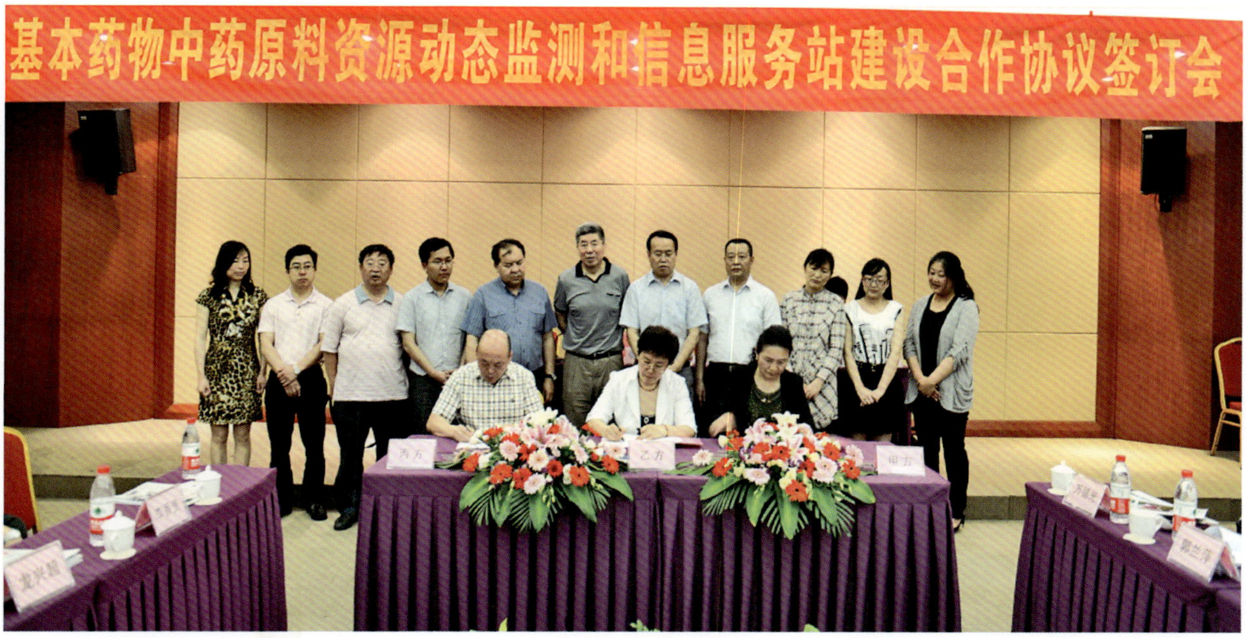

< 2013 年 6 月，监测站建设合作协议签订会 <

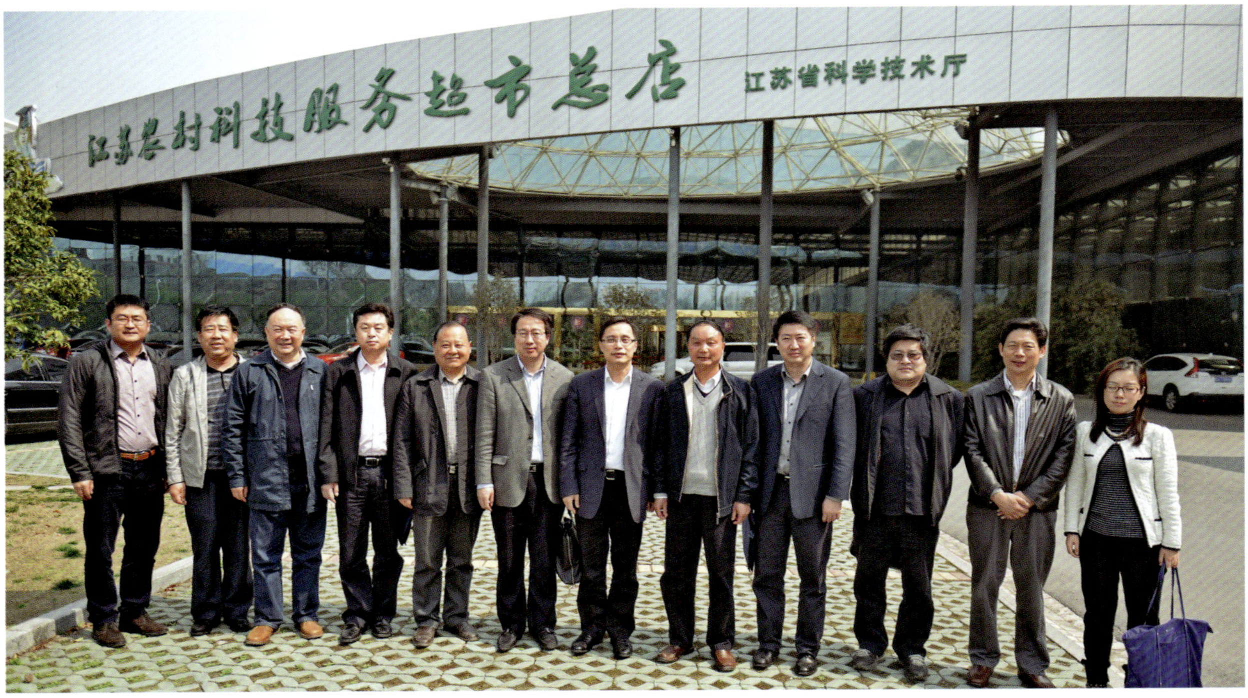

< 2014 年 5 月，赴江苏农村科技服务超市调研 <

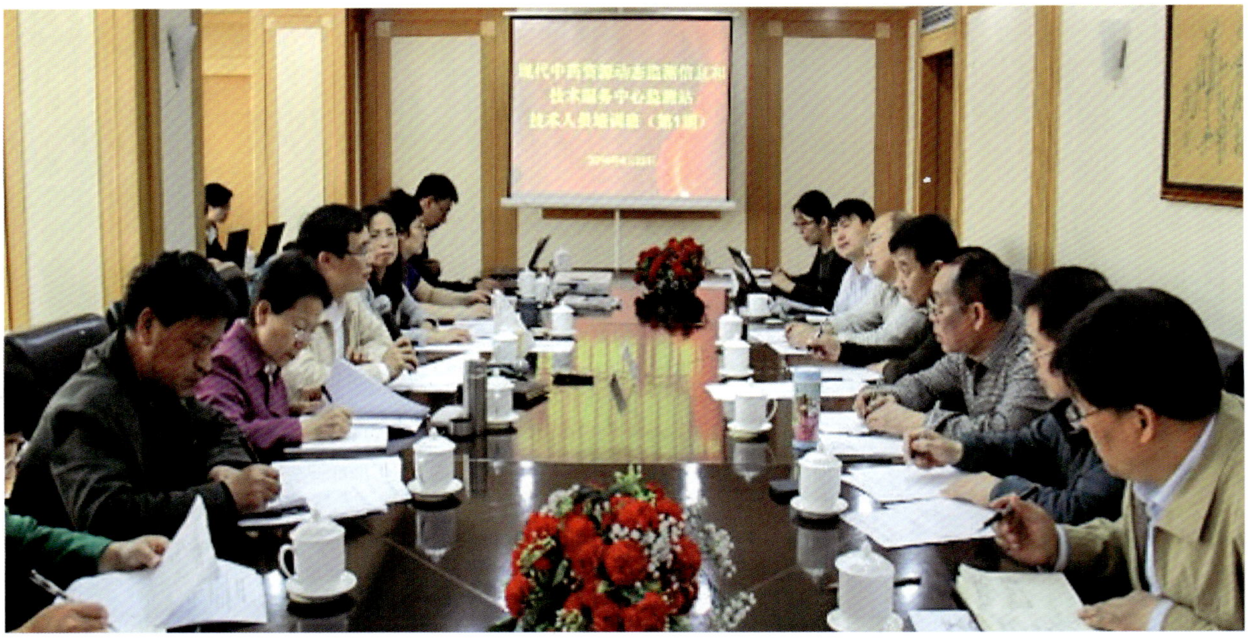

< 2014 年 4 月，中药资源动态监测信息和技术服务体系人员培训 <

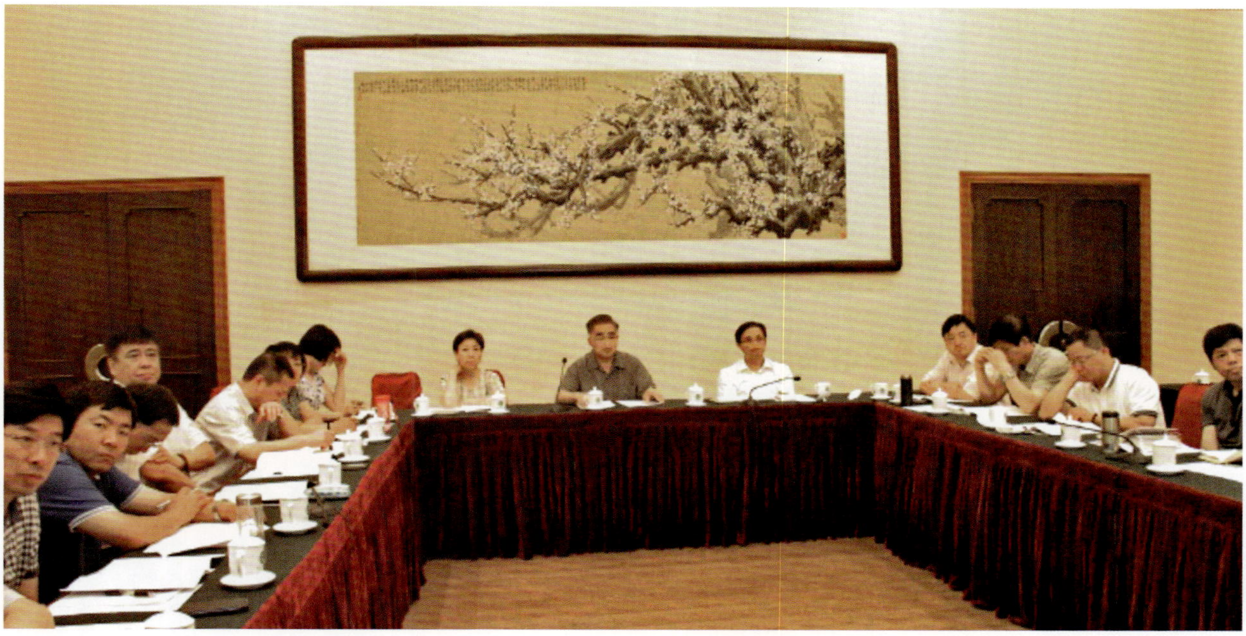

< 2014 年 7 月，省级中心建设工作会 <

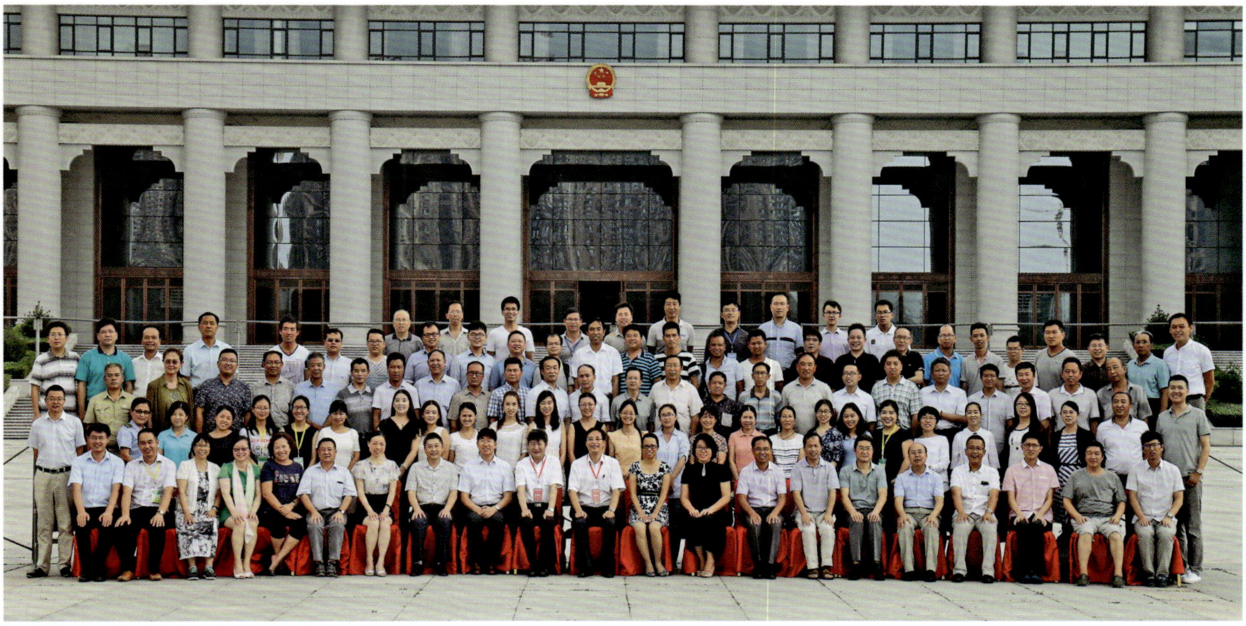

< 2016 年 8 月，中药资源动态监测信息和技术服务体系工作会 <

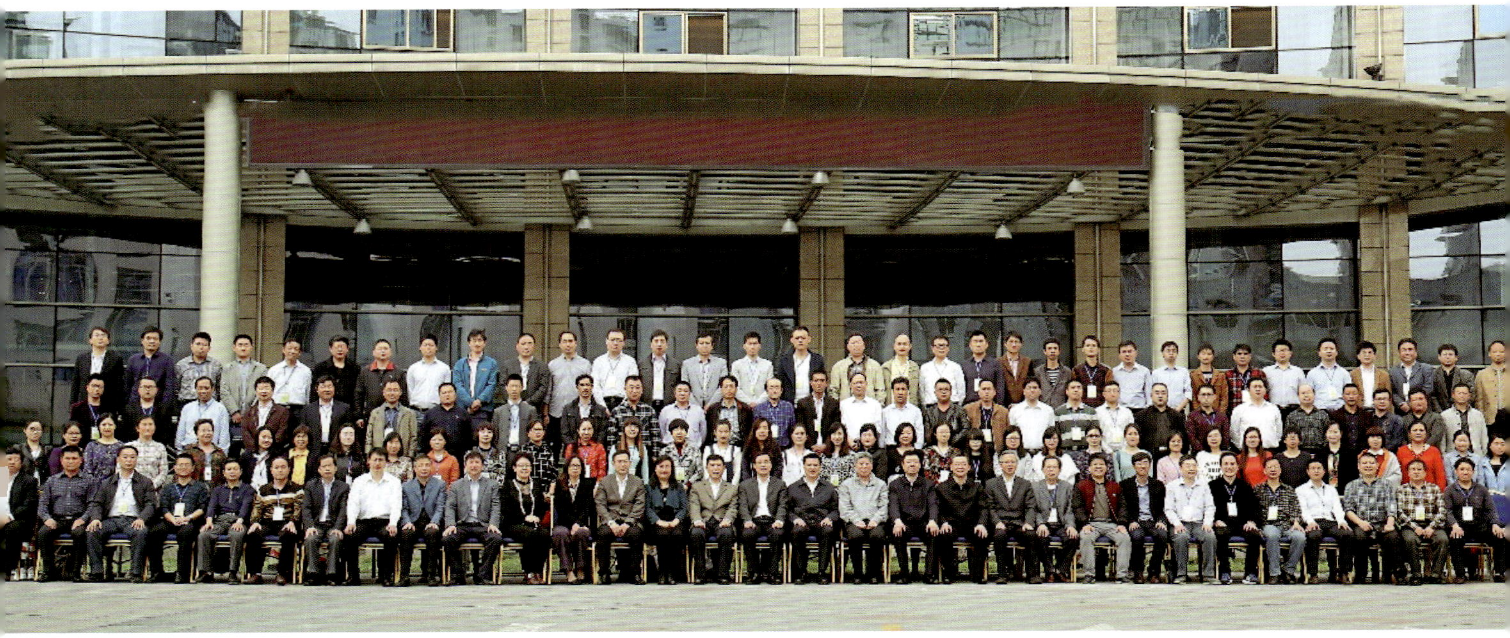

< 2016 年 3 月，监测站建设经验交流会 <

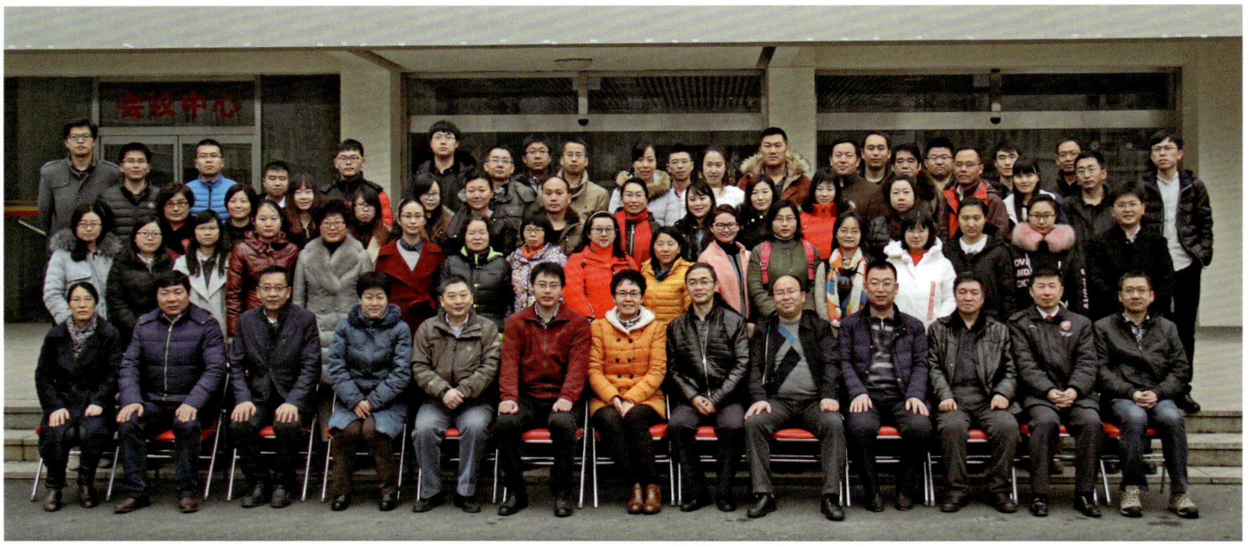

< 2017 年 1 月，第三方检测检验质量管理内审培训会 <

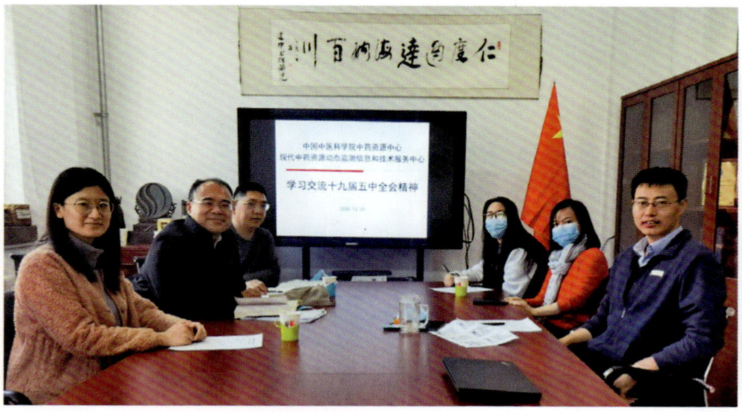

< 2020 年 12 月，民政部社会组织综合党委办公室指导中心平台工作 <

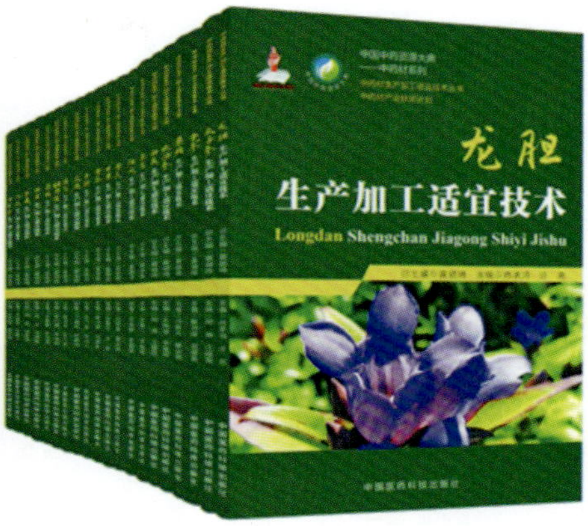

<《中药材生产加工适宜技术丛书》<

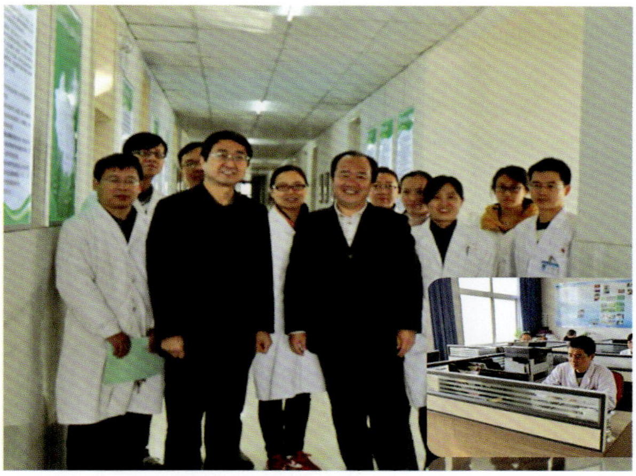

< 河北中药原料质量监测和技术服务中心 <

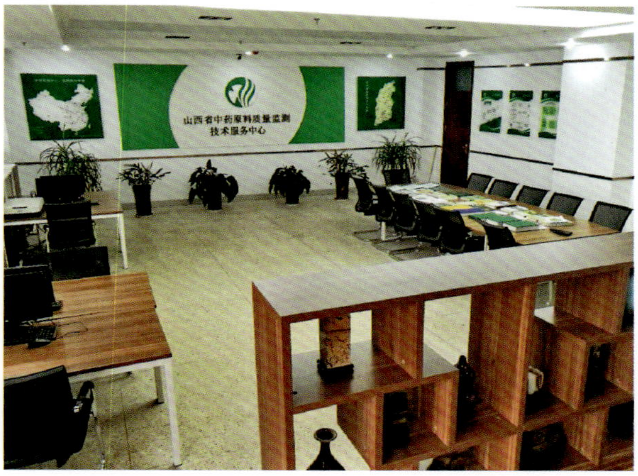

< 山西中药原料质量监测和技术服务中心 <

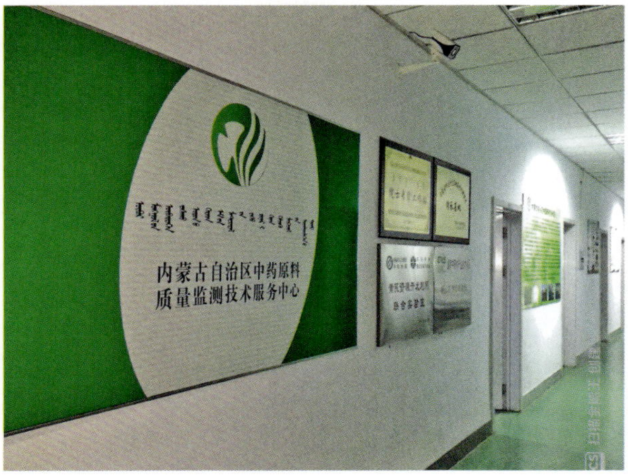

< 内蒙古中药原料质量监测和技术服务中心 <

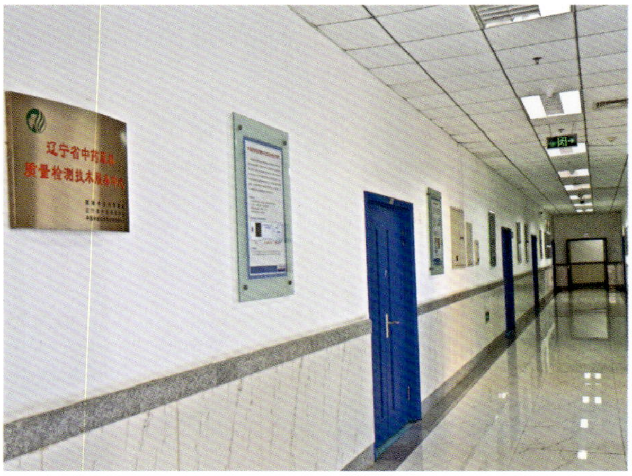

< 辽宁中药原料质量监测和技术服务中心 <

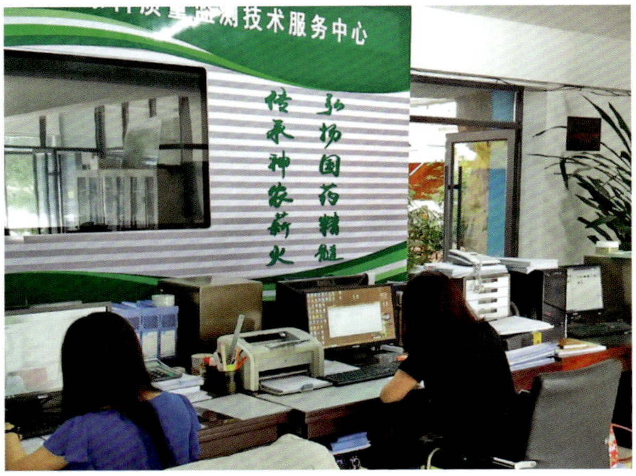

< 吉林中药原料质量监测和技术服务中心 <

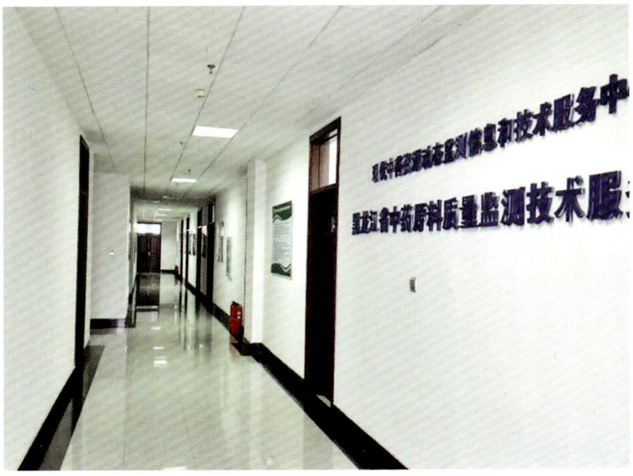

< 黑龙江中药原料质量监测和技术服务中心 <

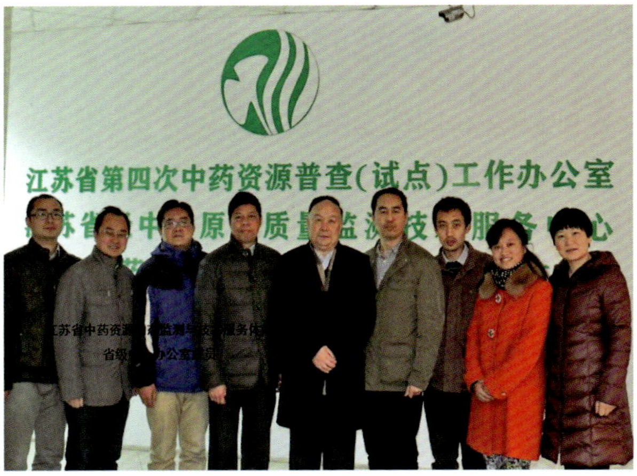

< 江苏中药原料质量监测和技术服务中心 <

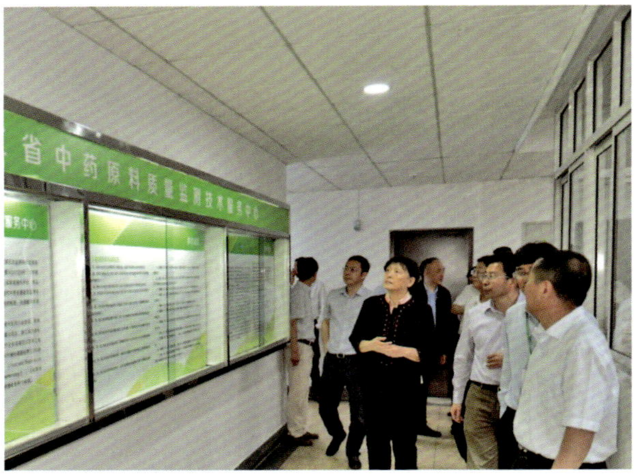

< 浙江中药原料质量监测和技术服务中心 <

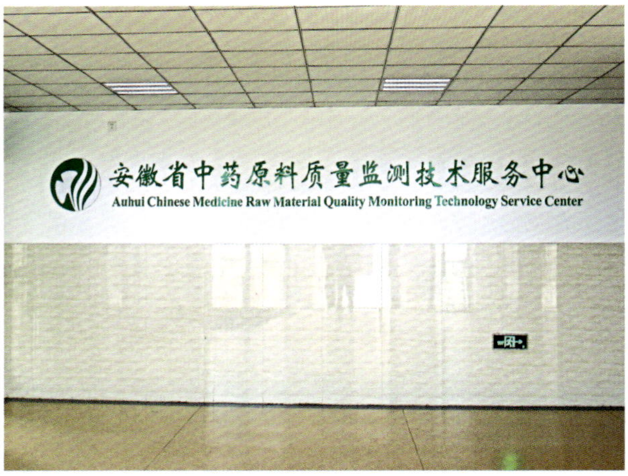

< 安徽中药原料质量监测和技术服务中心 <

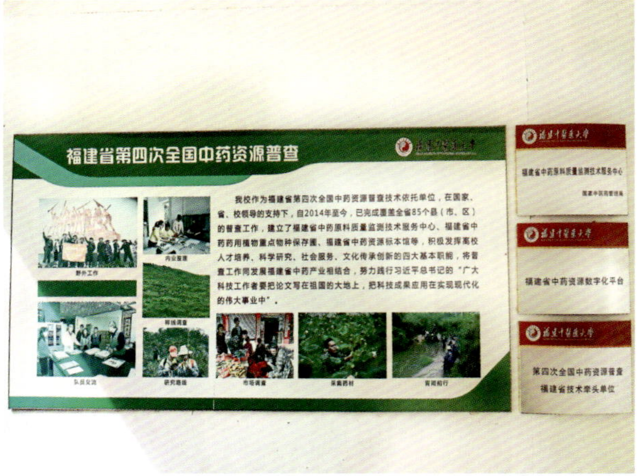

< 福建中药原料质量监测和技术服务中心 <

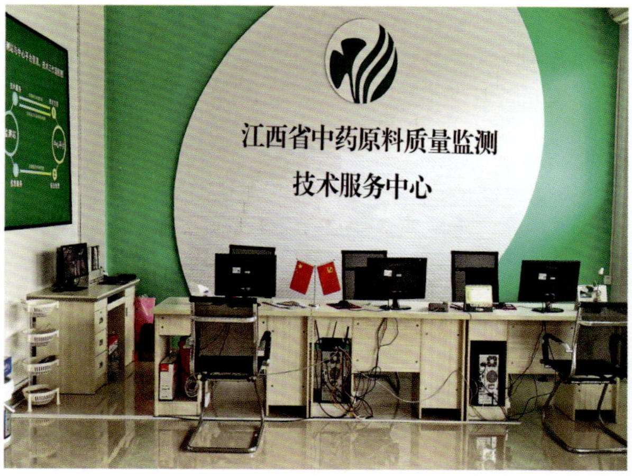

< 江西中药原料质量监测和技术服务中心 <

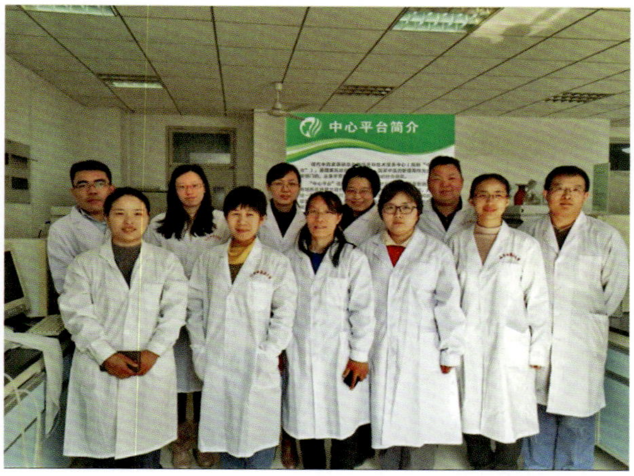

< 山东中药原料质量监测和技术服务中心 <

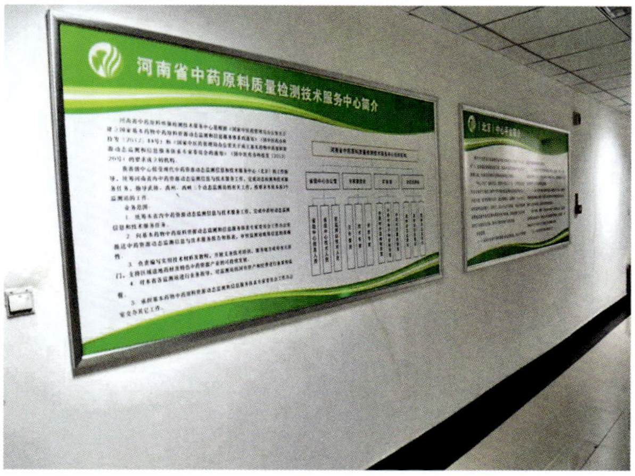

< 河南中药原料质量监测和技术服务中心 <

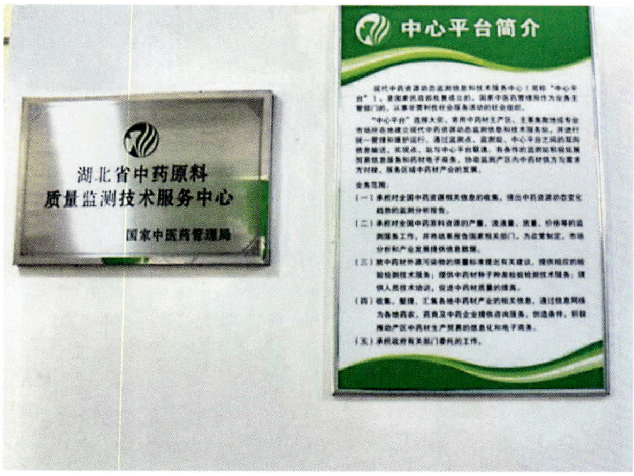

< 湖北中药原料质量监测和技术服务中心 <

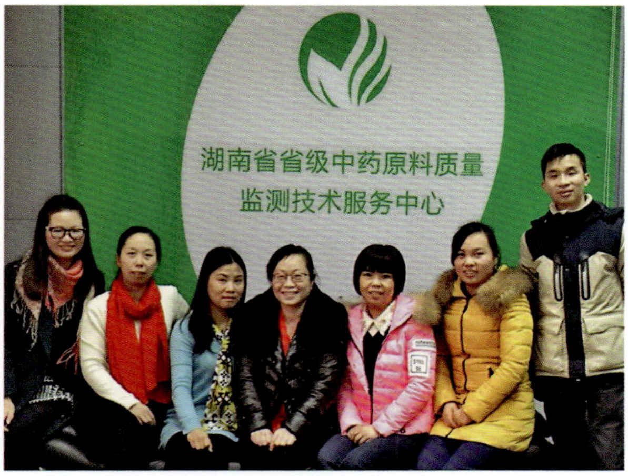

< 湖南中药原料质量监测和技术服务中心 <

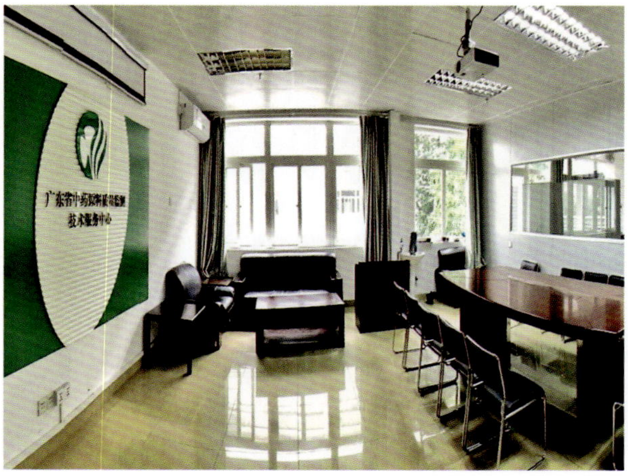

< 广东中药原料质量监测和技术服务中心 <

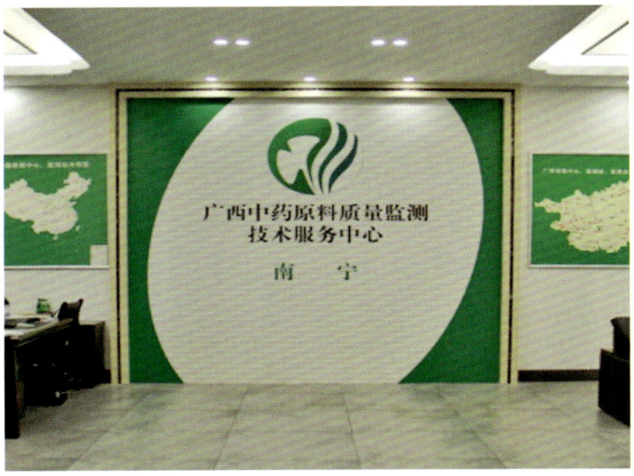

< 广西中药原料质量监测和技术服务中心 <

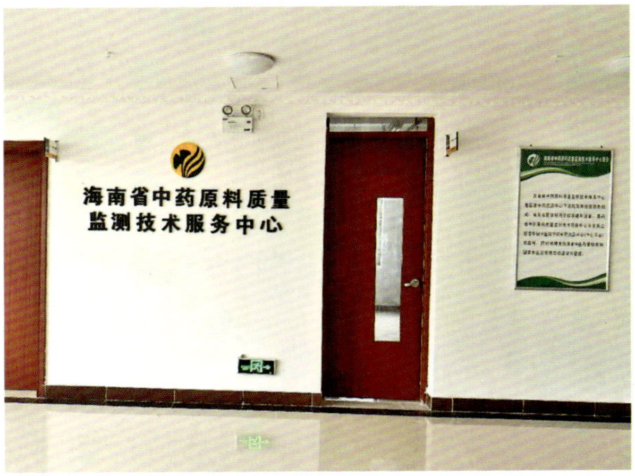

< 海南中药原料质量监测和技术服务中心 <

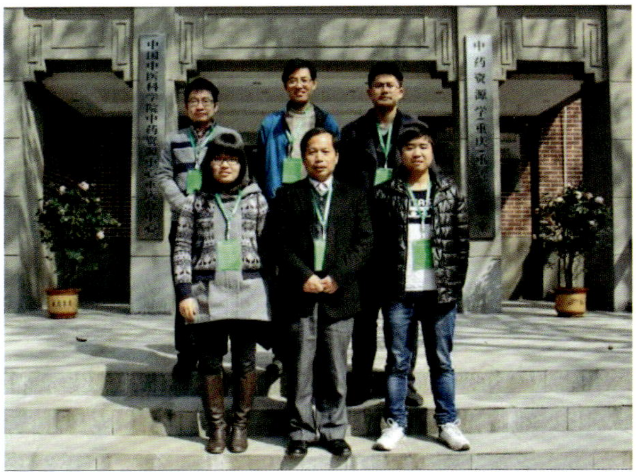

< 重庆中药原料质量监测和技术服务中心 <

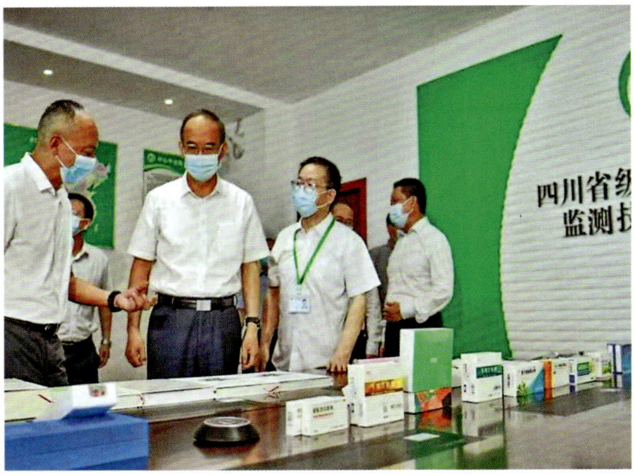

< 四川中药原料质量监测和技术服务中心 <

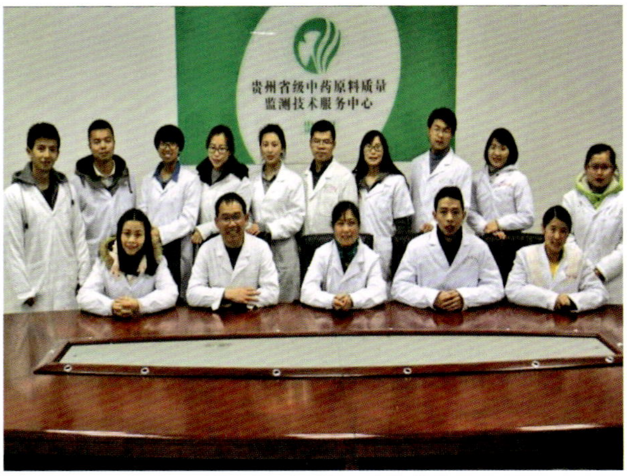

< 贵州中药原料质量监测和技术服务中心 <

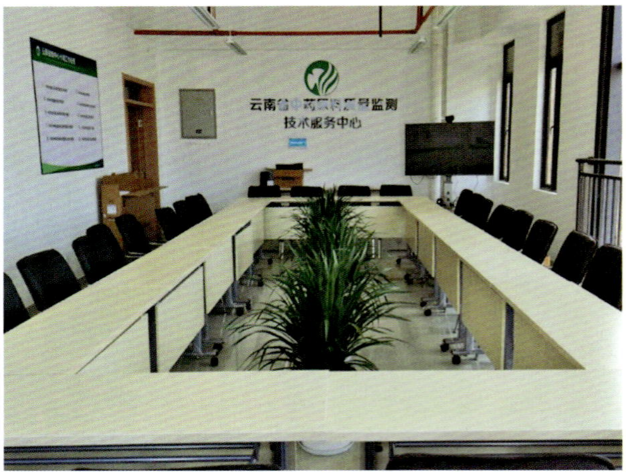

< 云南中药原料质量监测和技术服务中心 <

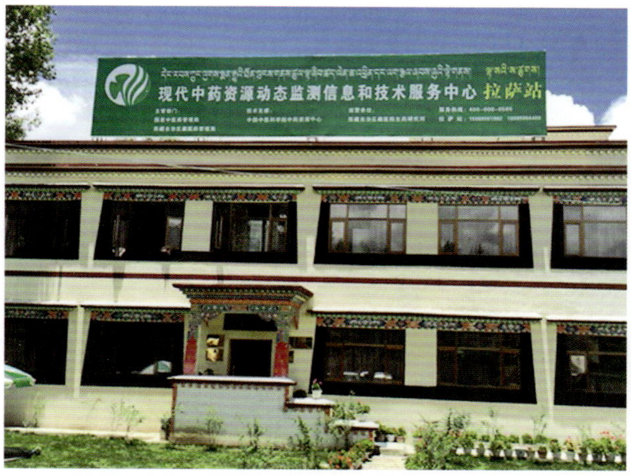

< 西藏中药原料质量监测和技术服务中心 <

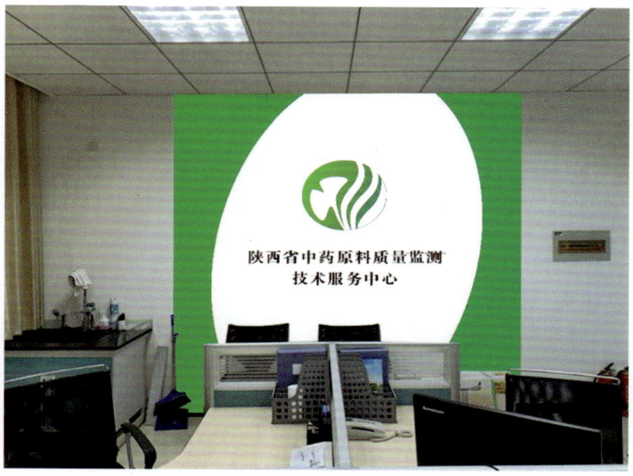

< 陕西中药原料质量监测和技术服务中心 <

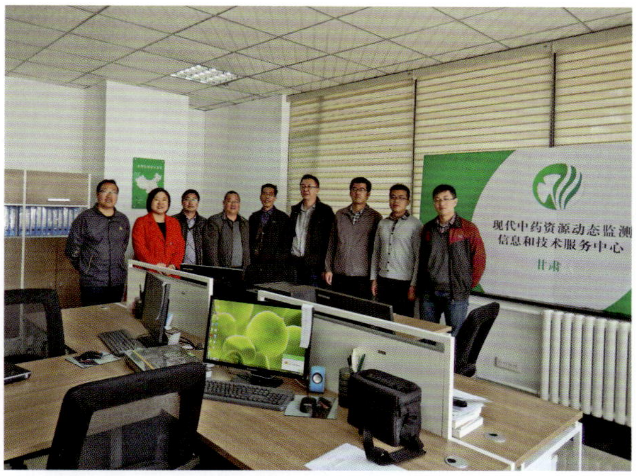

< 甘肃中药原料质量监测和技术服务中心 <

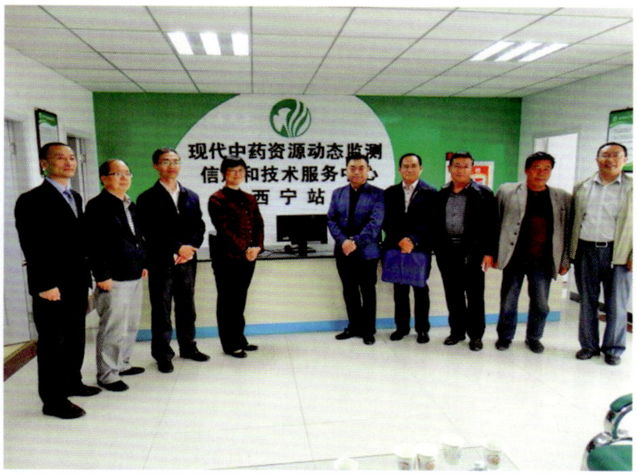

< 青海中药原料质量监测和技术服务中心 <

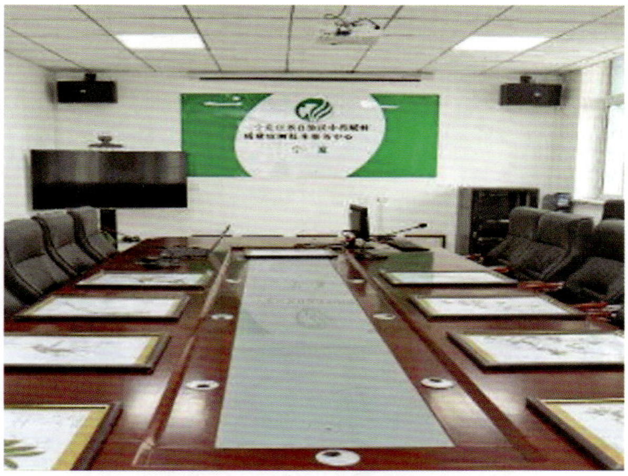

< 宁夏中药原料质量监测和技术服务中心 <

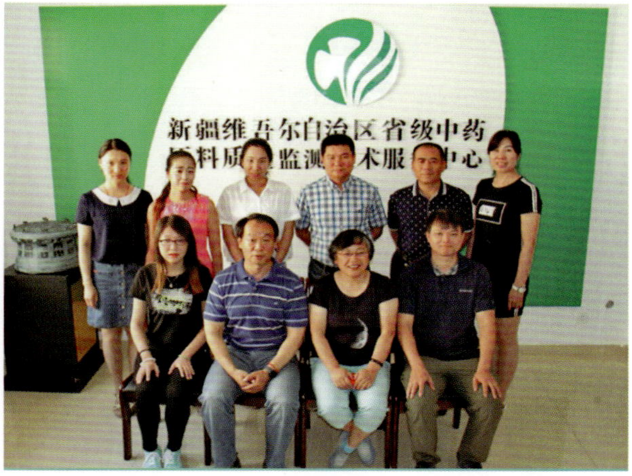

< 新疆中药原料质量监测和技术服务中心 <

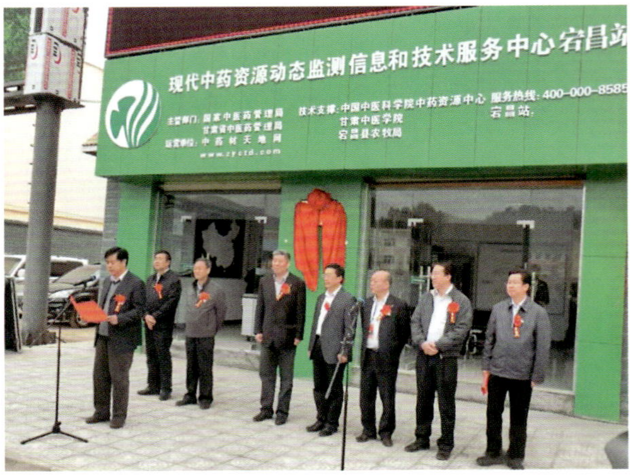

< 宕昌站揭牌仪式 <

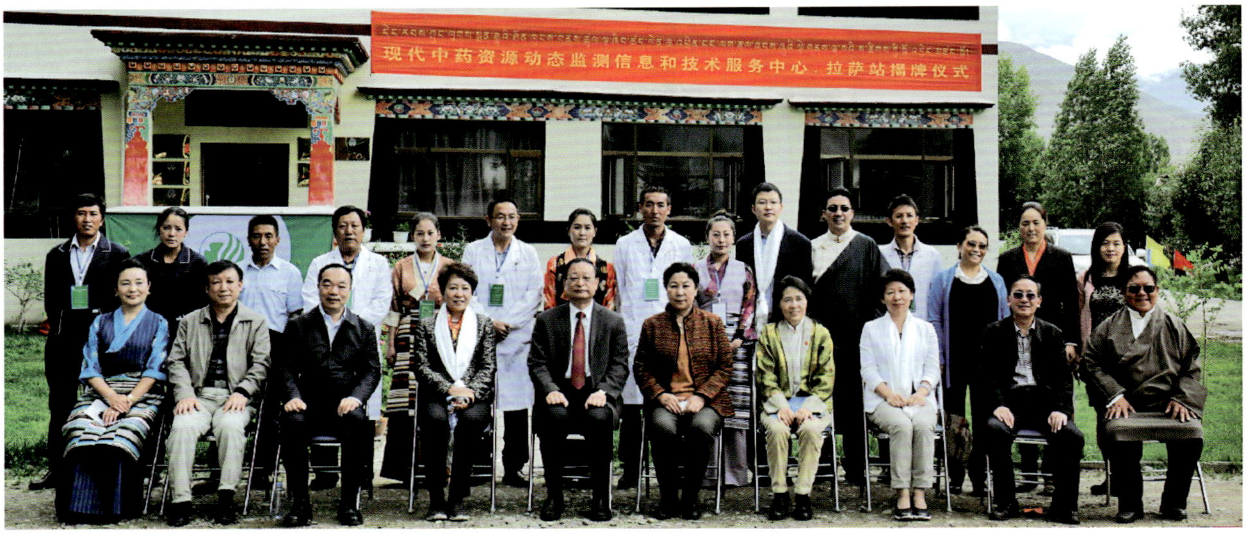

< 拉萨站（最高海拔）<

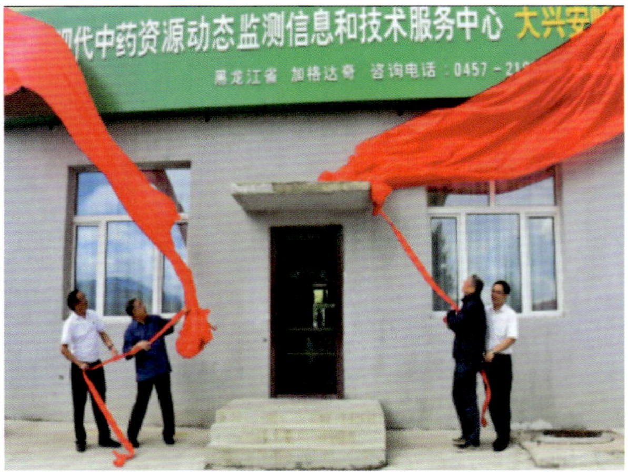

< 大兴安岭站（最北）<

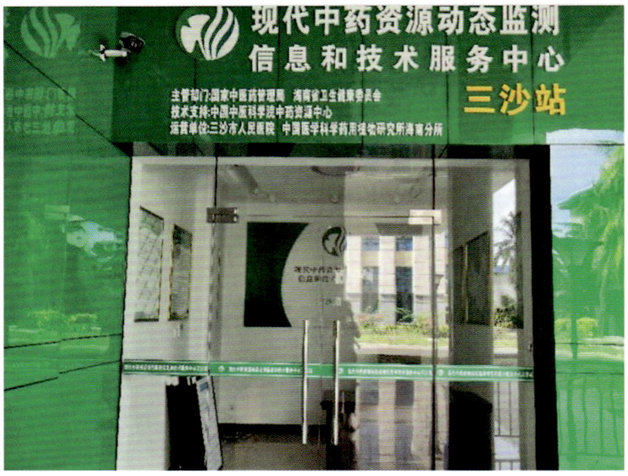

< 三沙站（最南）<

四、中药资源保护和保存体系

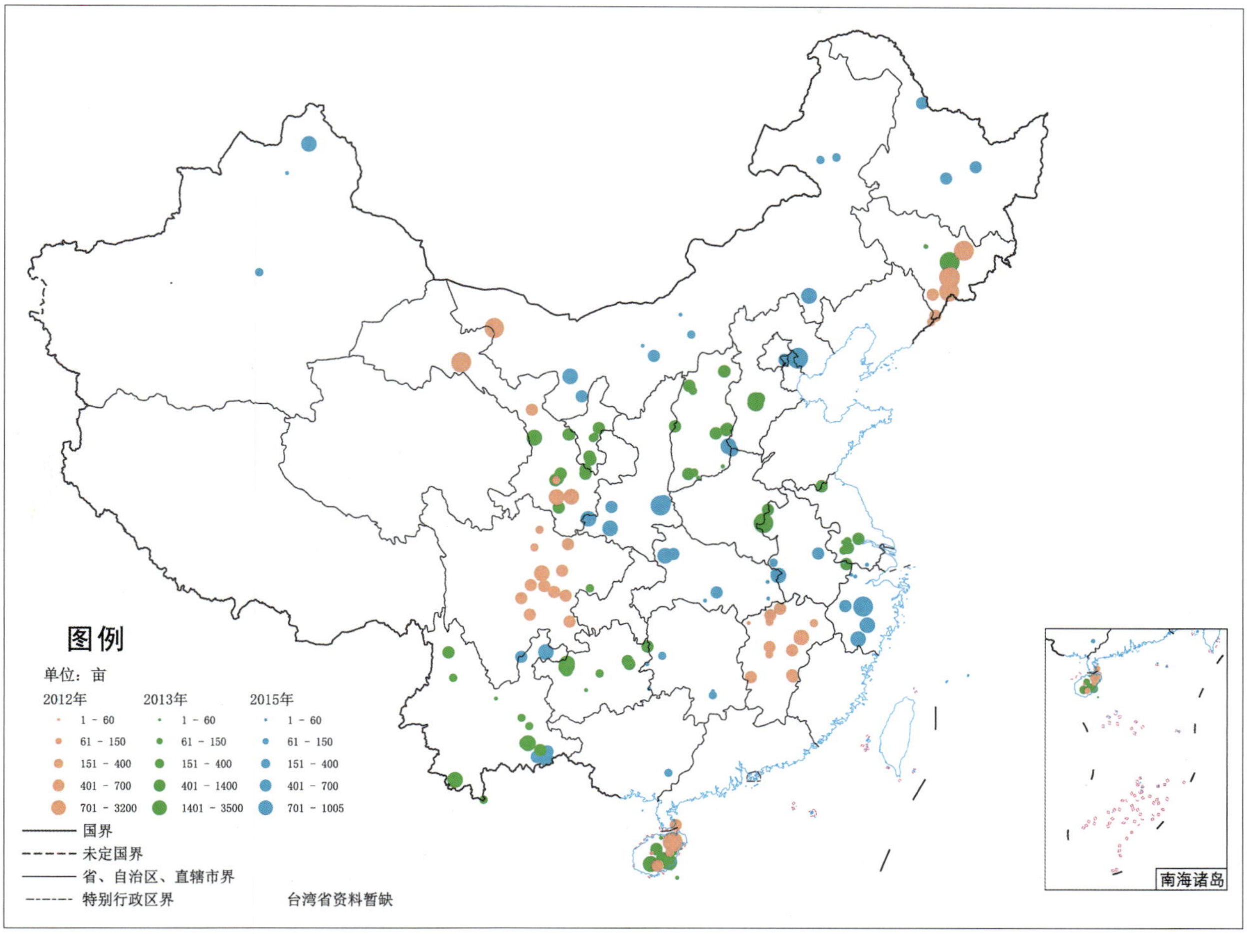

< 中药材种子种苗繁育基地分布 <

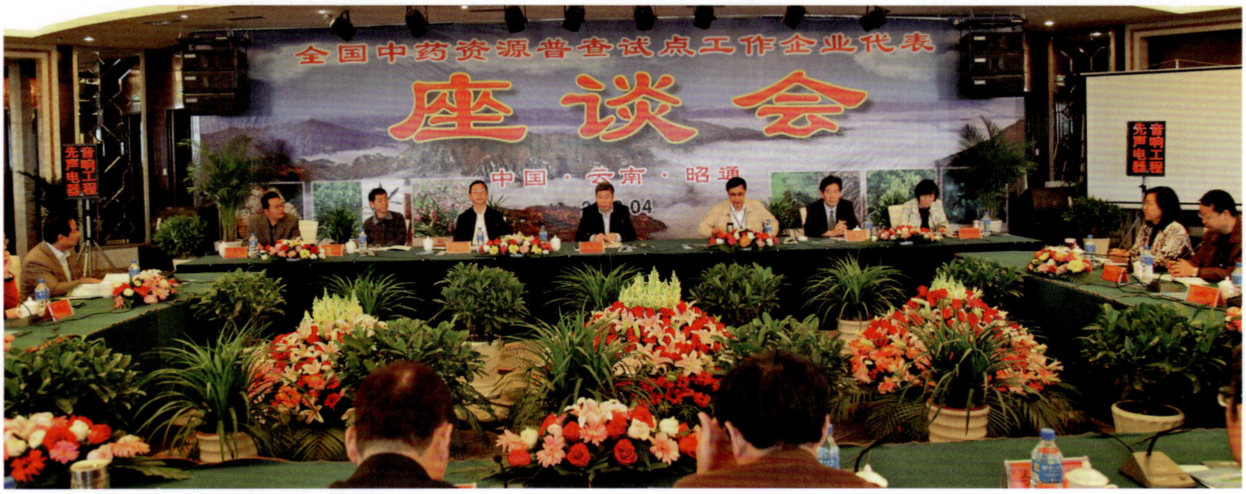
全国中药资源普查试点工作企业代表
座谈会
中国·云南·昭通

< 2012 年 4 月，中药材种子种苗繁育基地建设座谈会在云南昭通召开 <

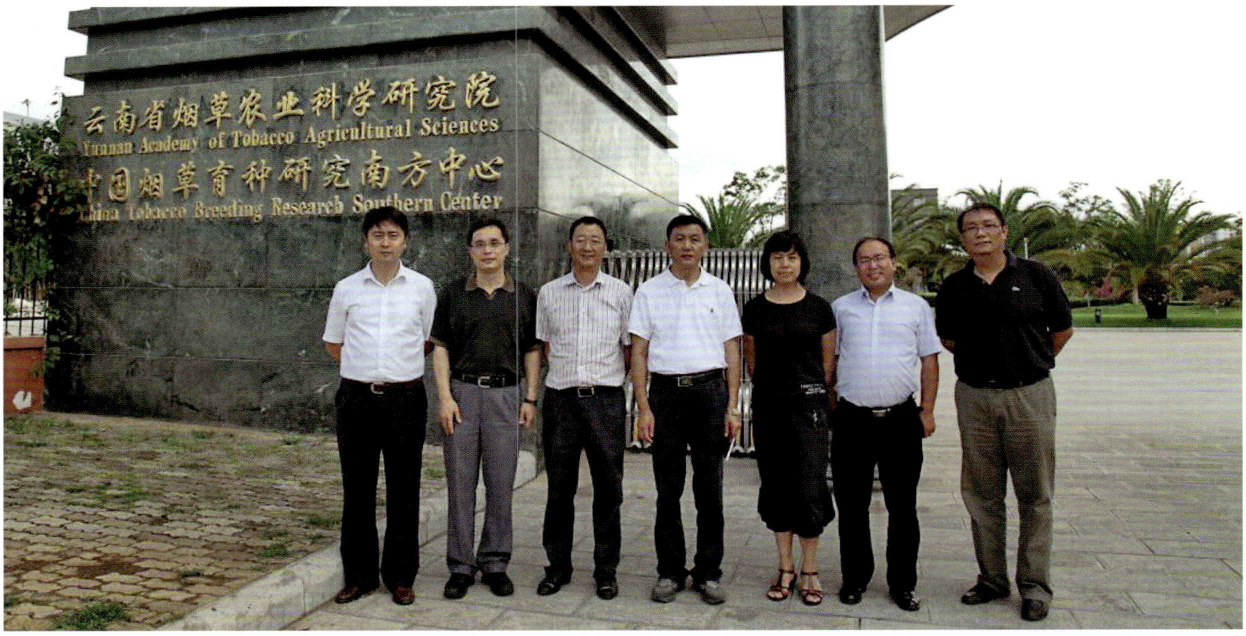

< 2012 年 6 月，中药材种子种苗繁育基地建设调研（云南烟草基地与种质库）<

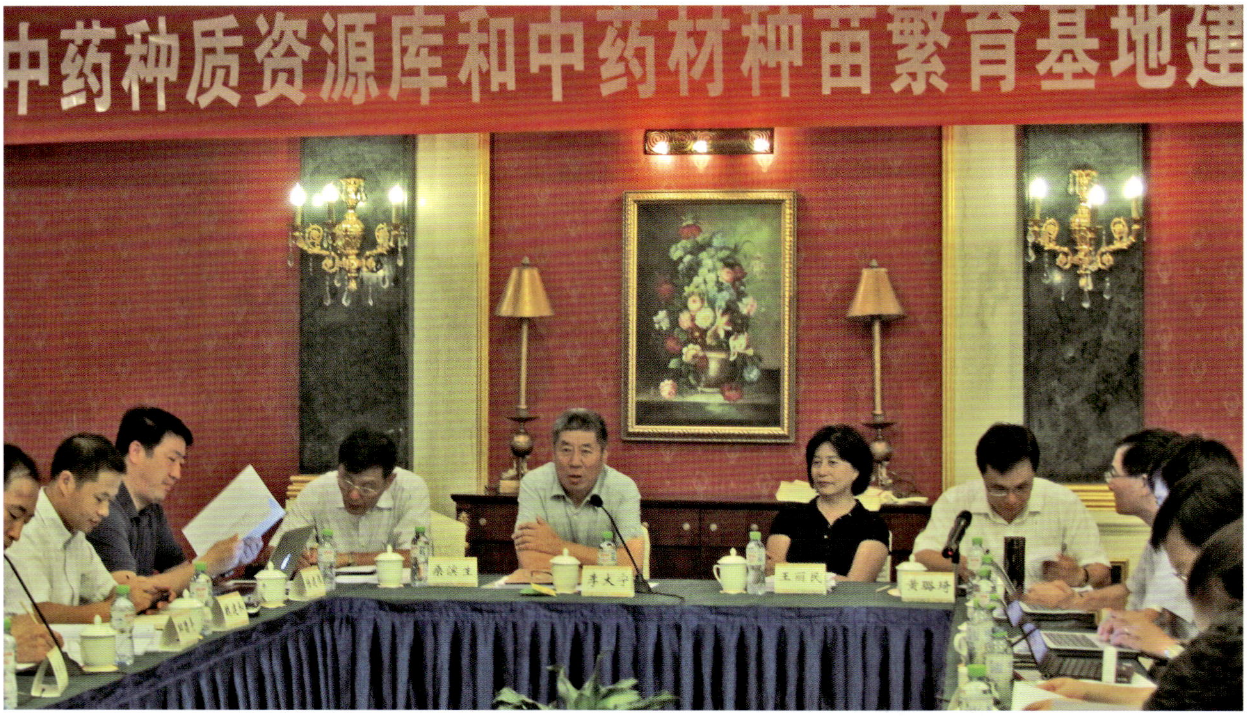

< 2012 年 6 月，中药种质资源库和中药材种苗繁育基地建设研讨会在海南海口召开 <

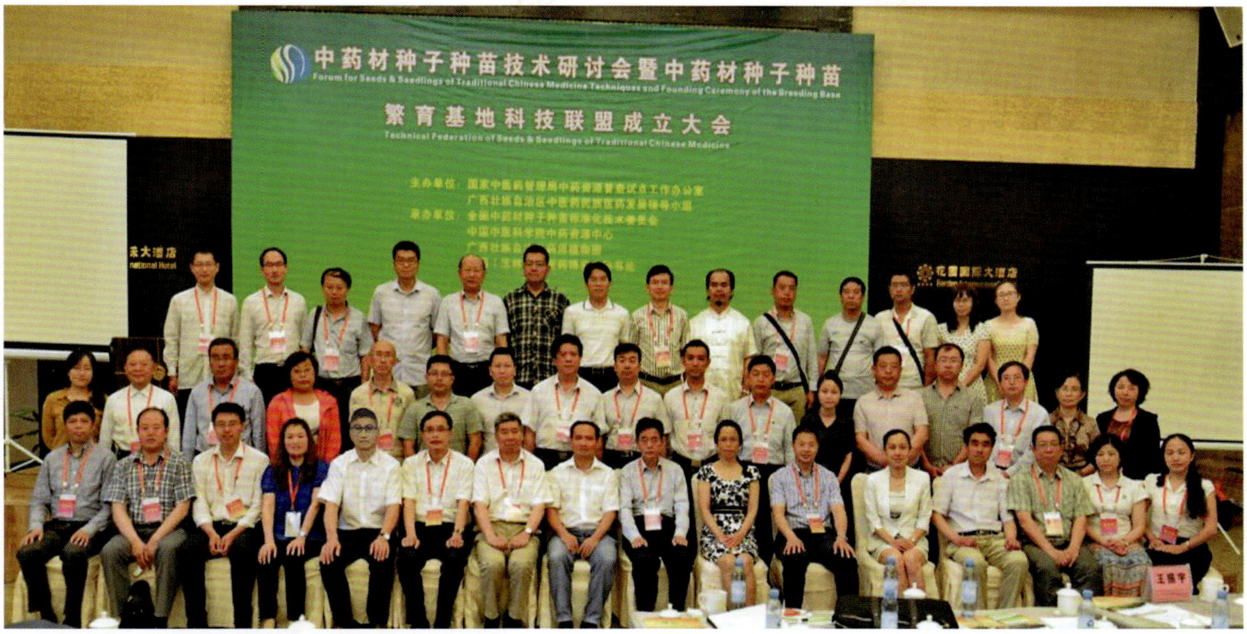

< 2014 年 5 月，中药材种子种苗繁育基地科技联盟在广西玉林成立 <

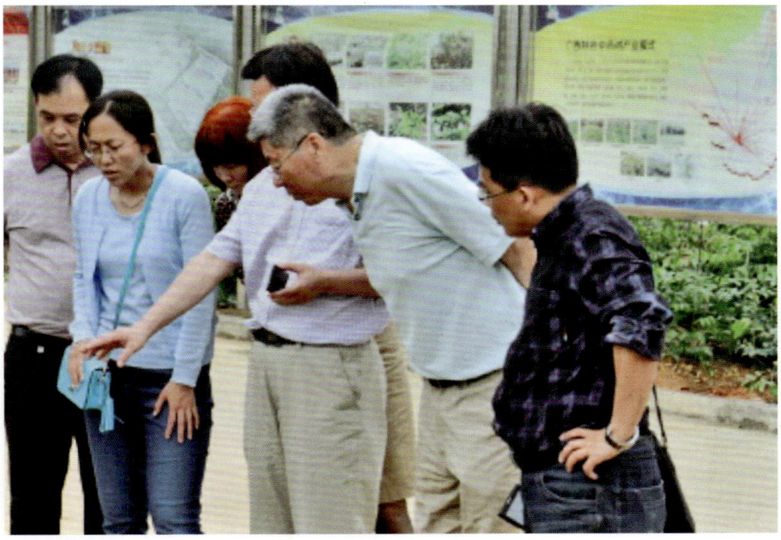

< 2014 年 5 月，财政部领导在广西调研中药材种植基地 <

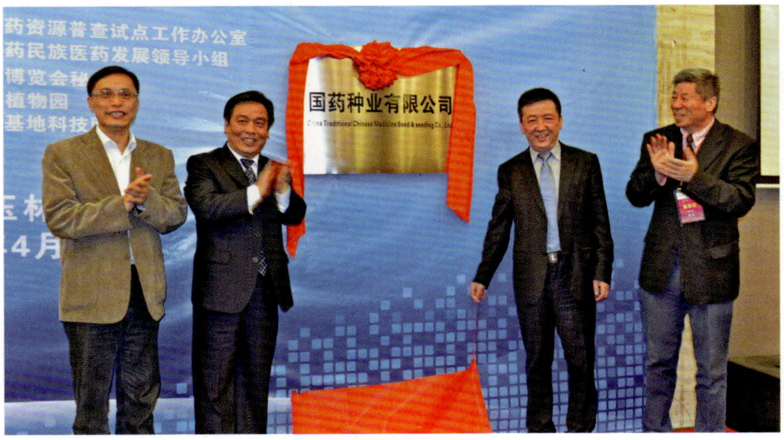

< 2015 年 4 月，国药种业有限公司在广西玉林揭牌 <

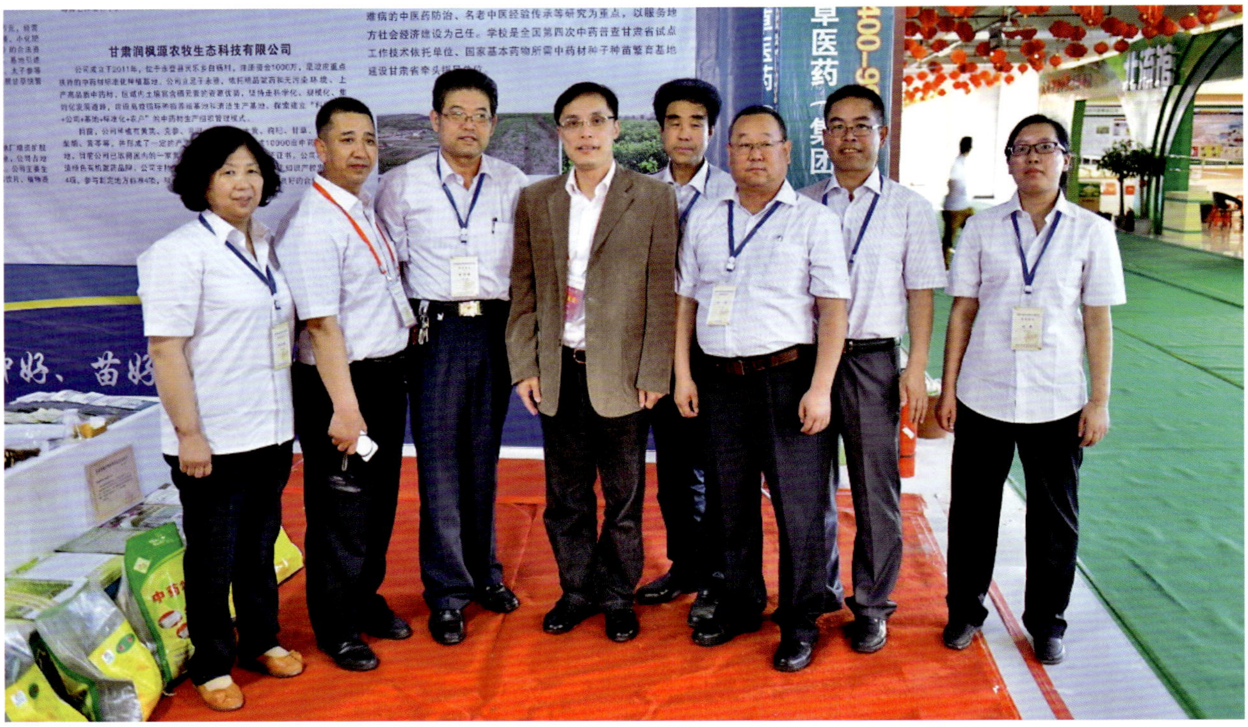

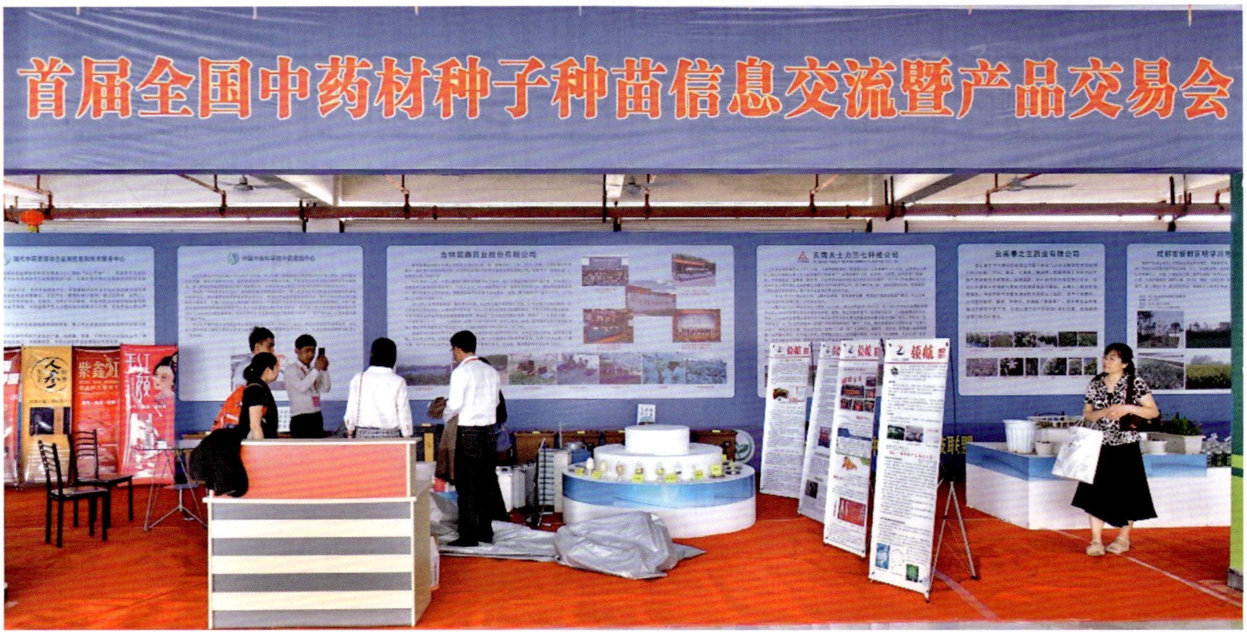

< 2015 年 4 月，首届全国中药材种子种苗信息交流暨产品交易会（玉林）<

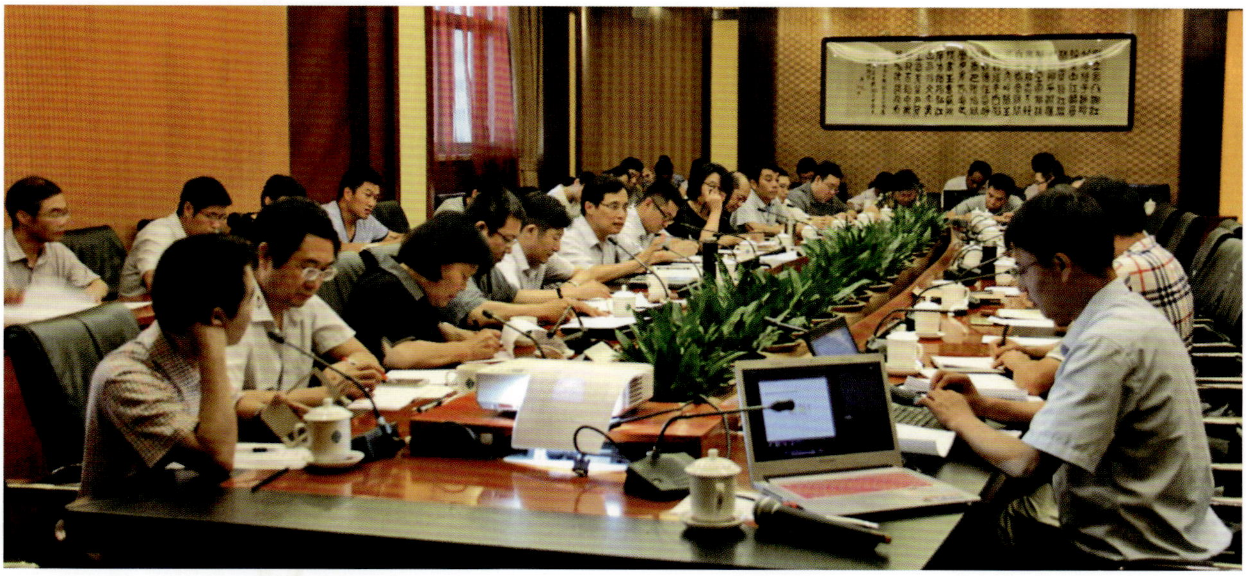

2016年7月，药用植物重点物种保存圃建设研讨会在北京召开

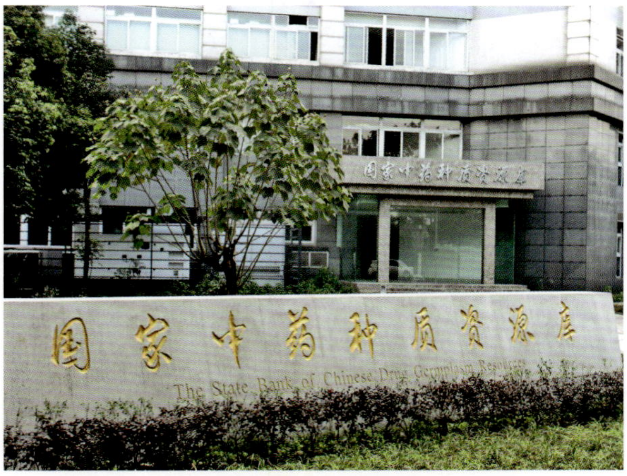

中药种质资源库（四川库）

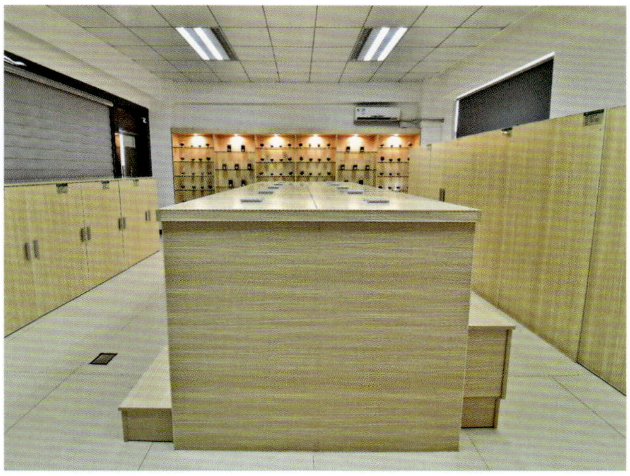

中药种质资源库（海南库）

（一）中药材种子种苗繁育基地

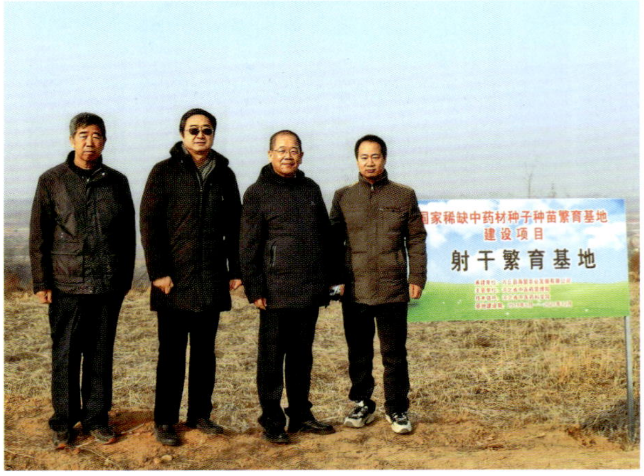

< 河北中药材种子种苗繁育基地 <

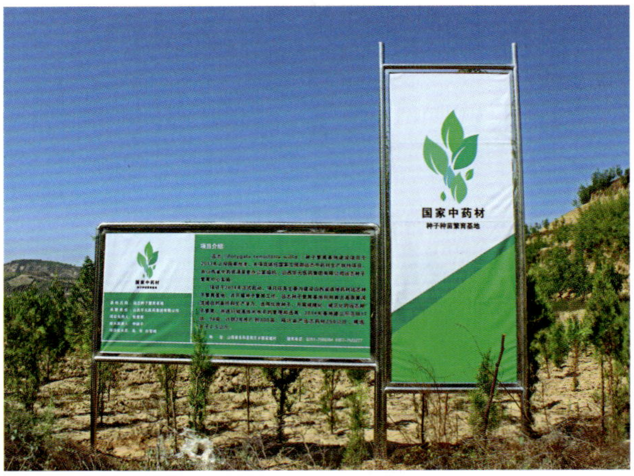

< 山西中药材种子种苗繁育基地 <

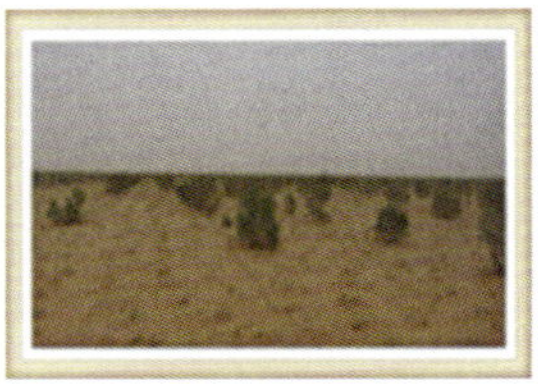

肉苁蓉基地

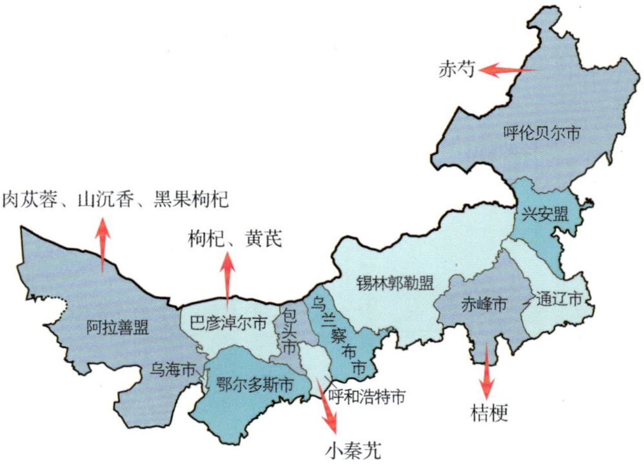

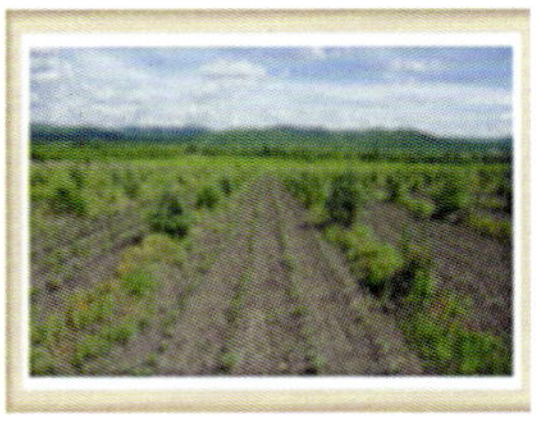

赤芍基地

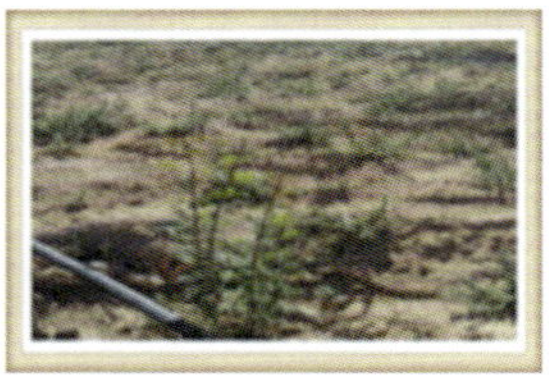

山沉香基地

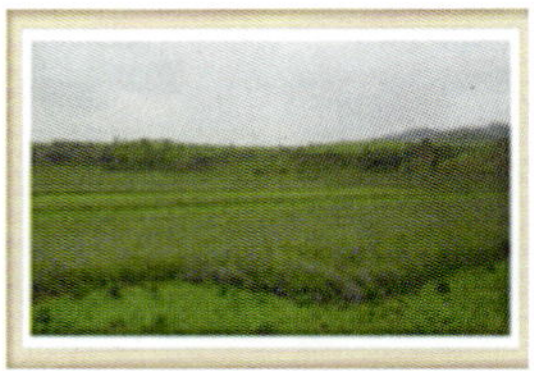

桔梗基地

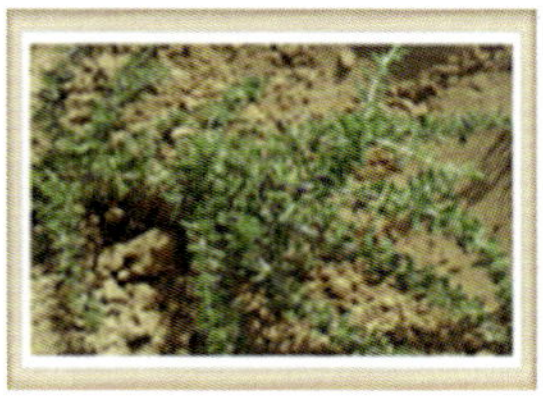

黑果枸杞基地

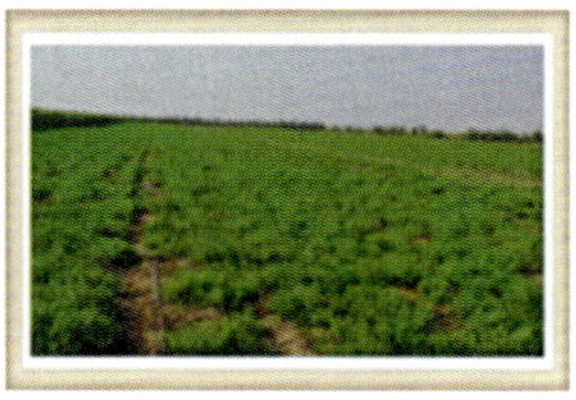

黄芪基地

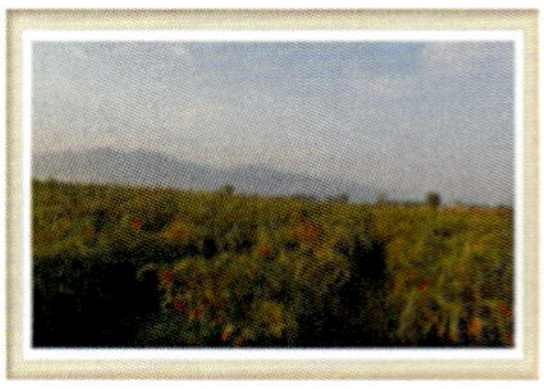

枸杞基地

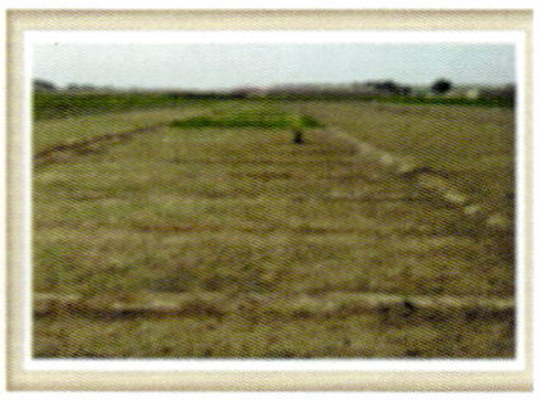

小秦艽基地

< 内蒙古中药材种子种苗繁育基地 <

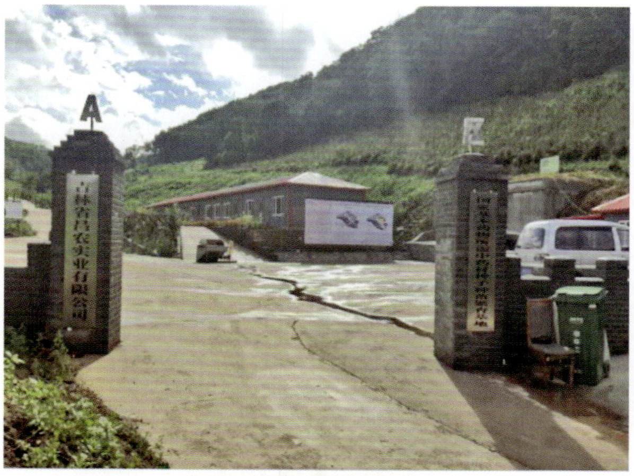

< 吉林中药材种子种苗繁育基地 <

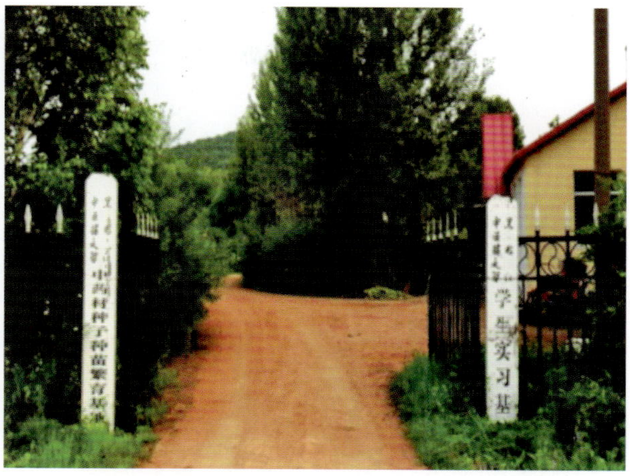

< 黑龙江中药材种子种苗繁育基地 <

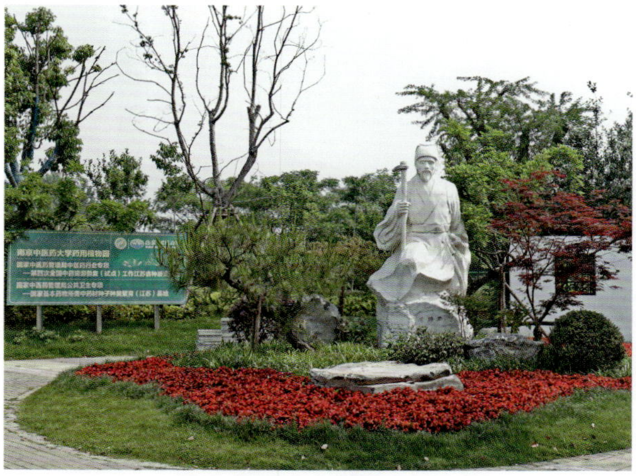

< 江苏中药材种子种苗繁育基地 <

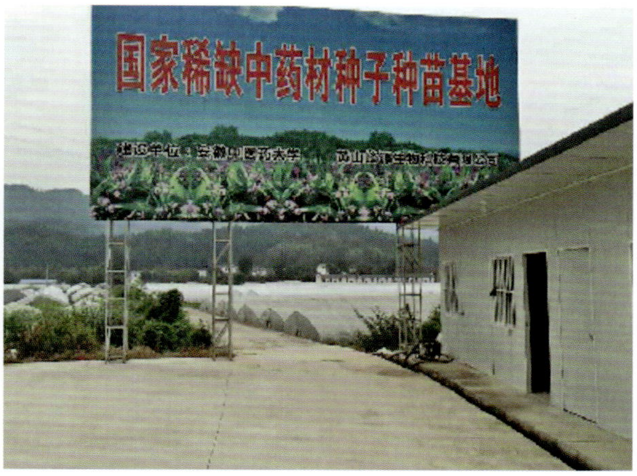

< 安徽中药材种子种苗繁育基地 <

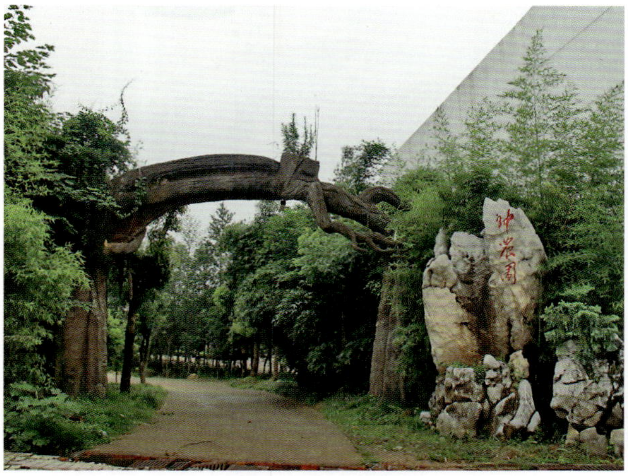

< 江西中药材种子种苗繁育基地 <

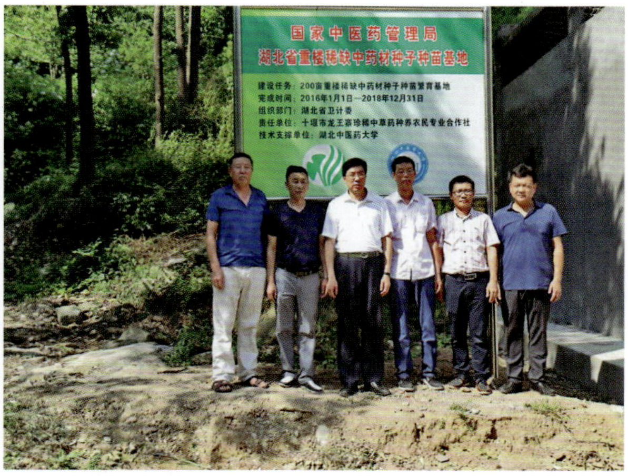

< 湖北中药材种子种苗繁育基地 <

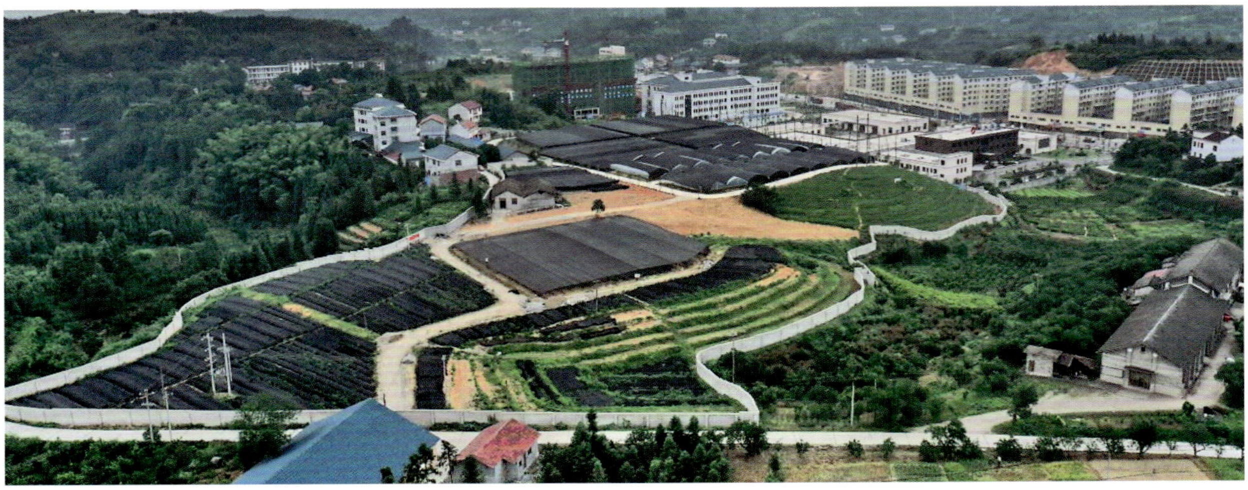

湖南中药材种子种苗繁育基地

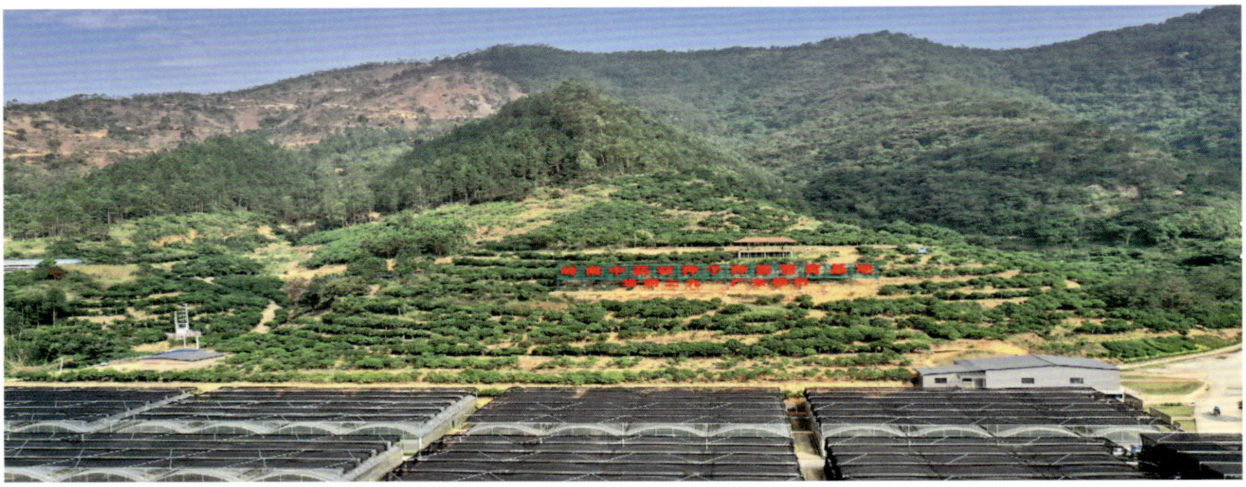

广东中药材种子种苗繁育基地

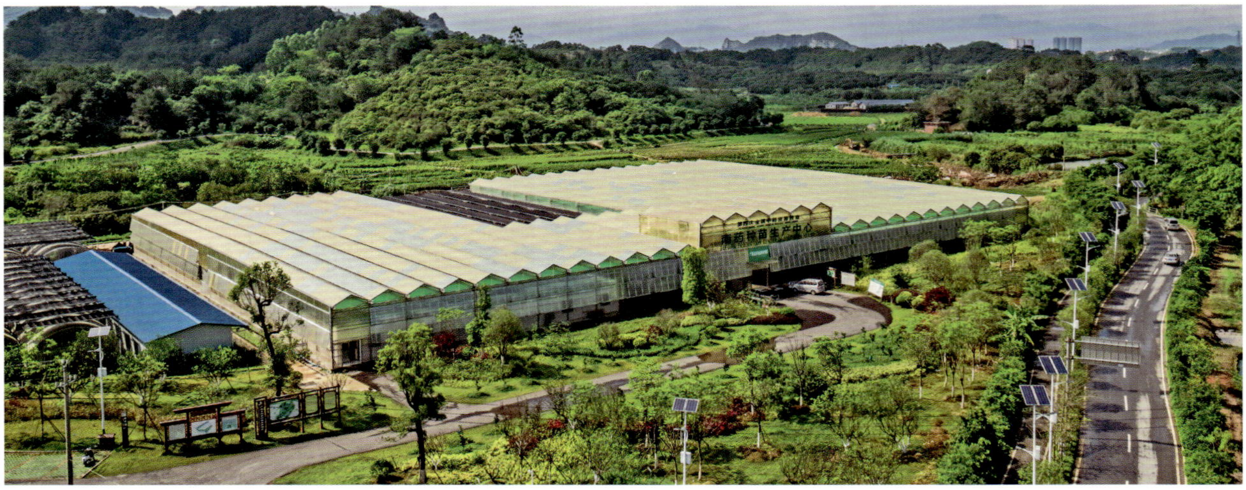

广西中药材种子种苗繁育基地

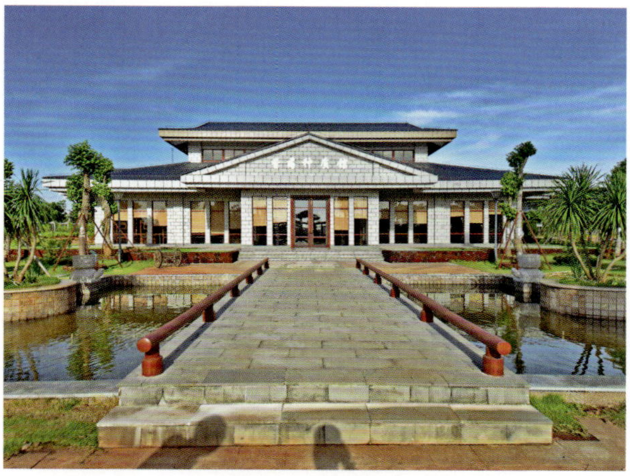

< 海南中药材种子种苗繁育基地 <

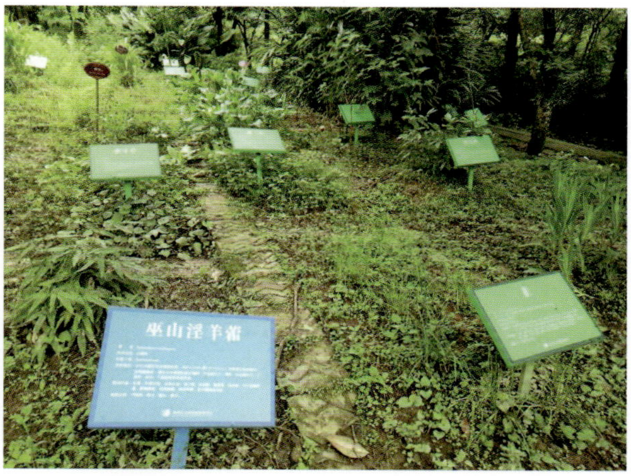

< 重庆中药材种子种苗繁育基地 <

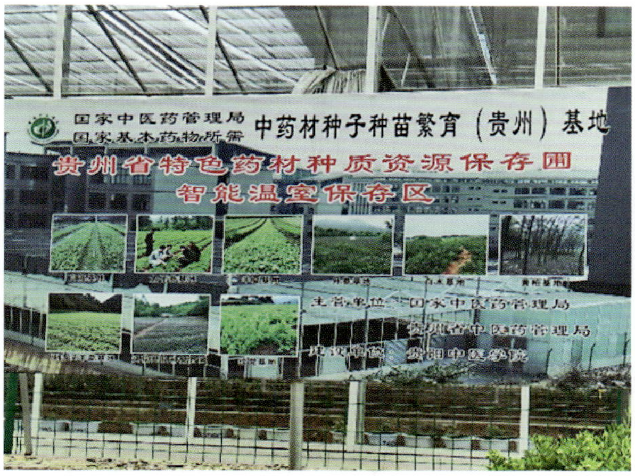

< 贵州中药材种子种苗繁育基地 <

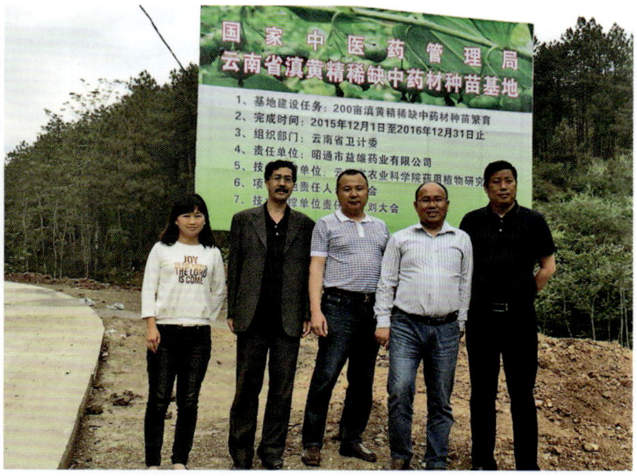

< 云南中药材种子种苗繁育基地 <

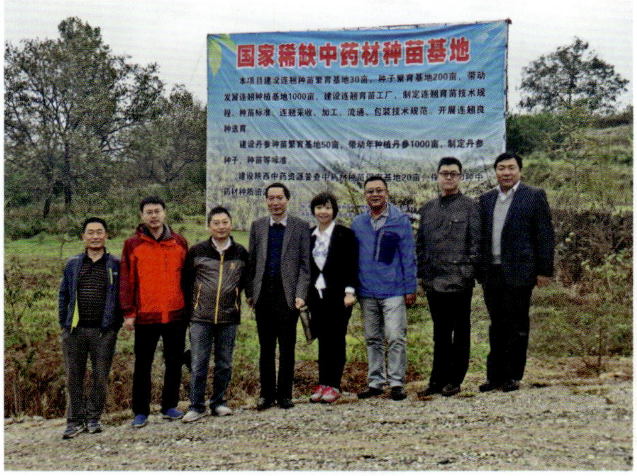

< 陕西中药材种子种苗繁育基地 <

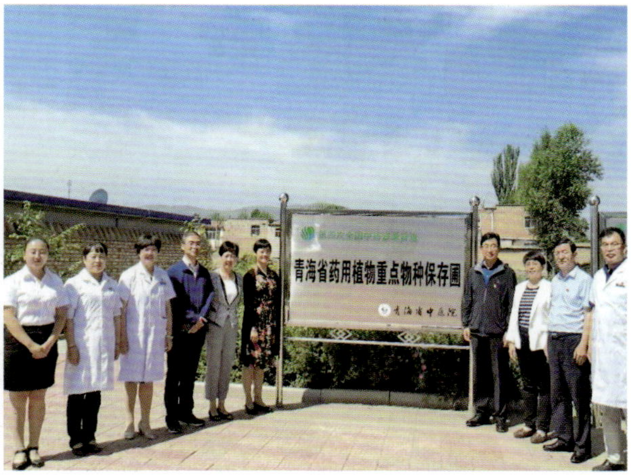

< 青海中药材种子种苗繁育基地 <

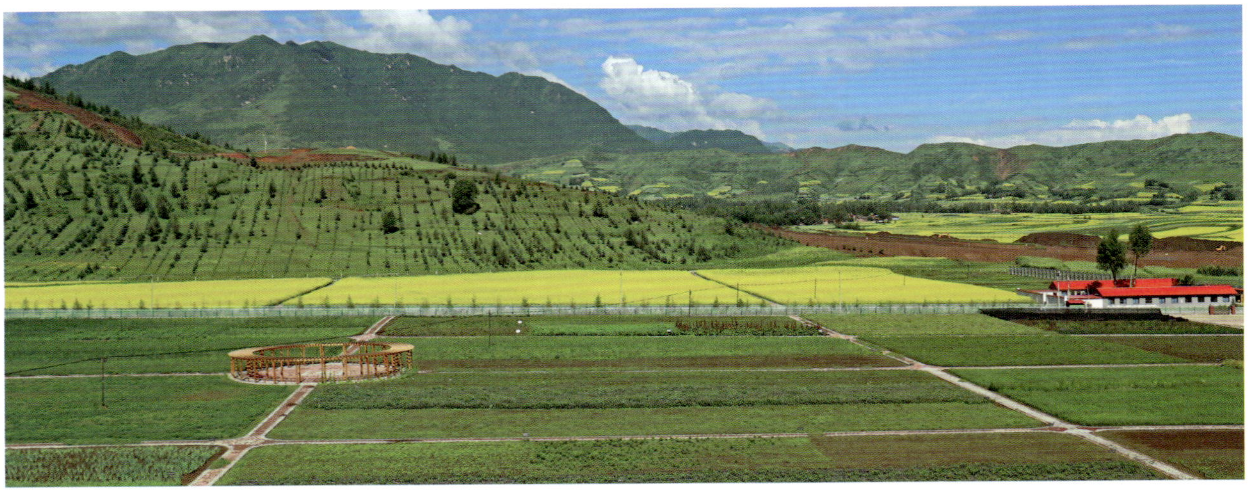

< 甘肃中药材种子种苗繁育基地 <

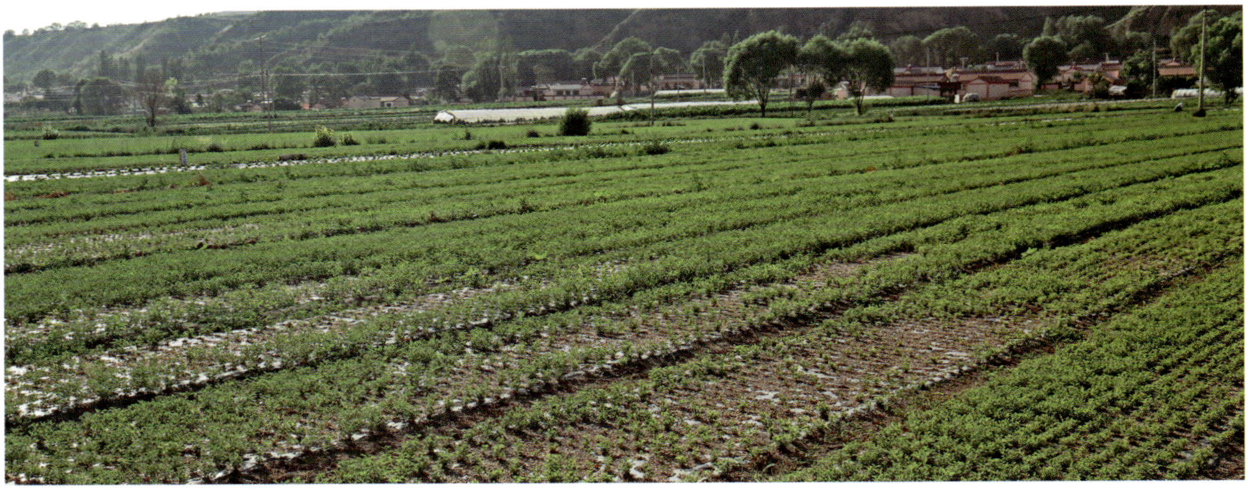

< 宁夏中药材种子种苗繁育基地 <

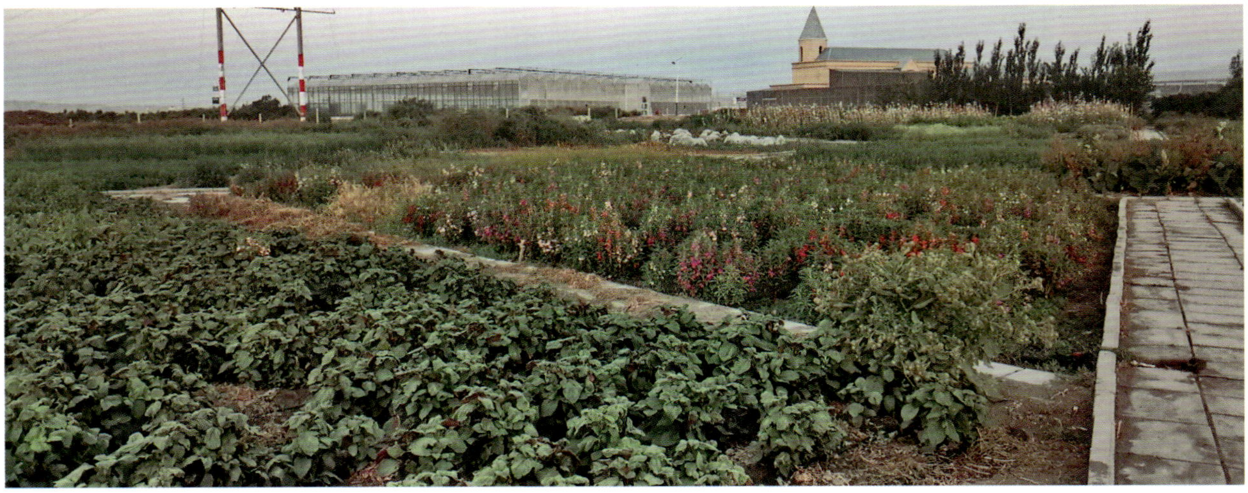

< 新疆中药材种子种苗繁育基地 <

（二）药用植物物种保存圃

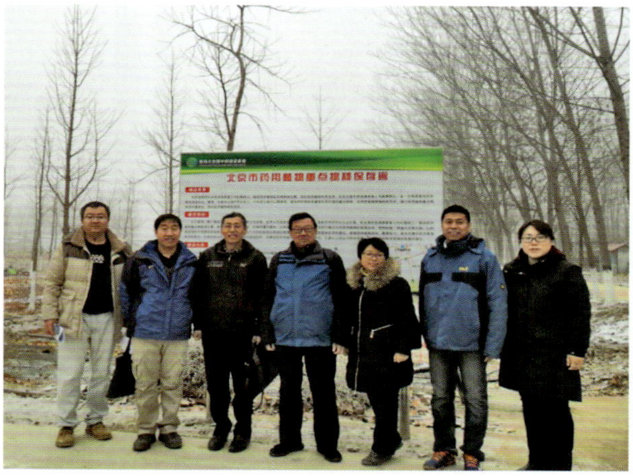

< 北京药用植物物种保存圃 <

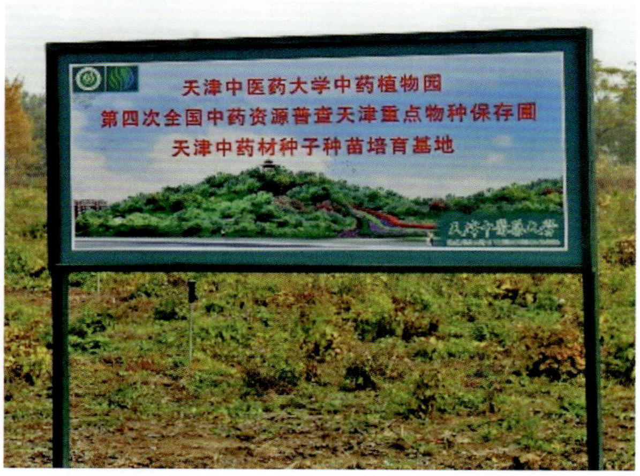

< 天津药用植物物种保存圃 <

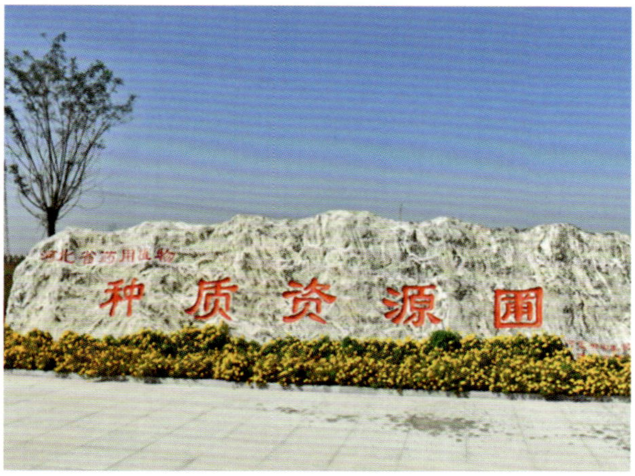

< 河北药用植物物种保存圃 <

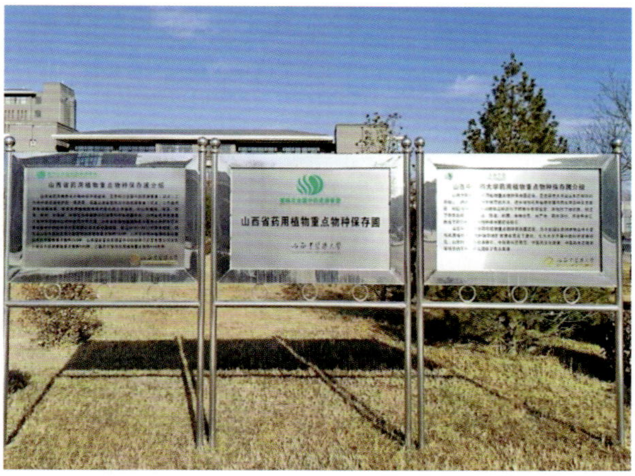

< 山西药用植物物种保存圃 <

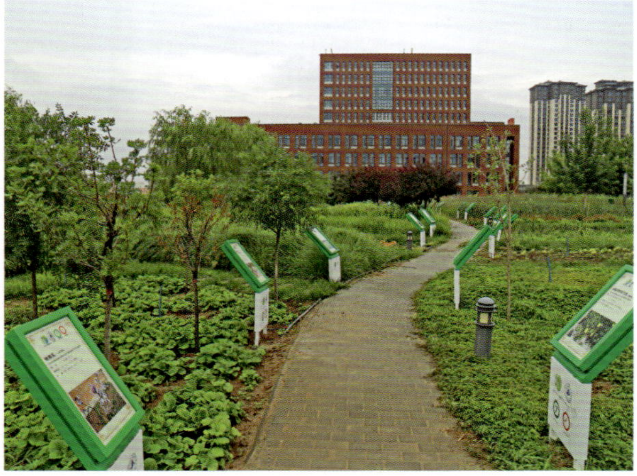

< 内蒙古药用植物物种保存圃 <

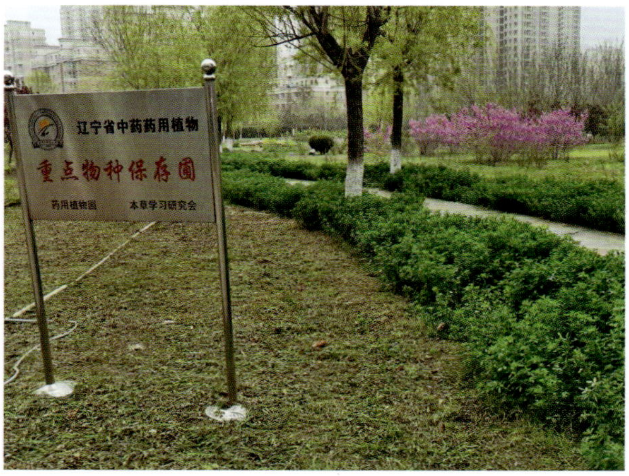

< 辽宁药用植物物种保存圃 <

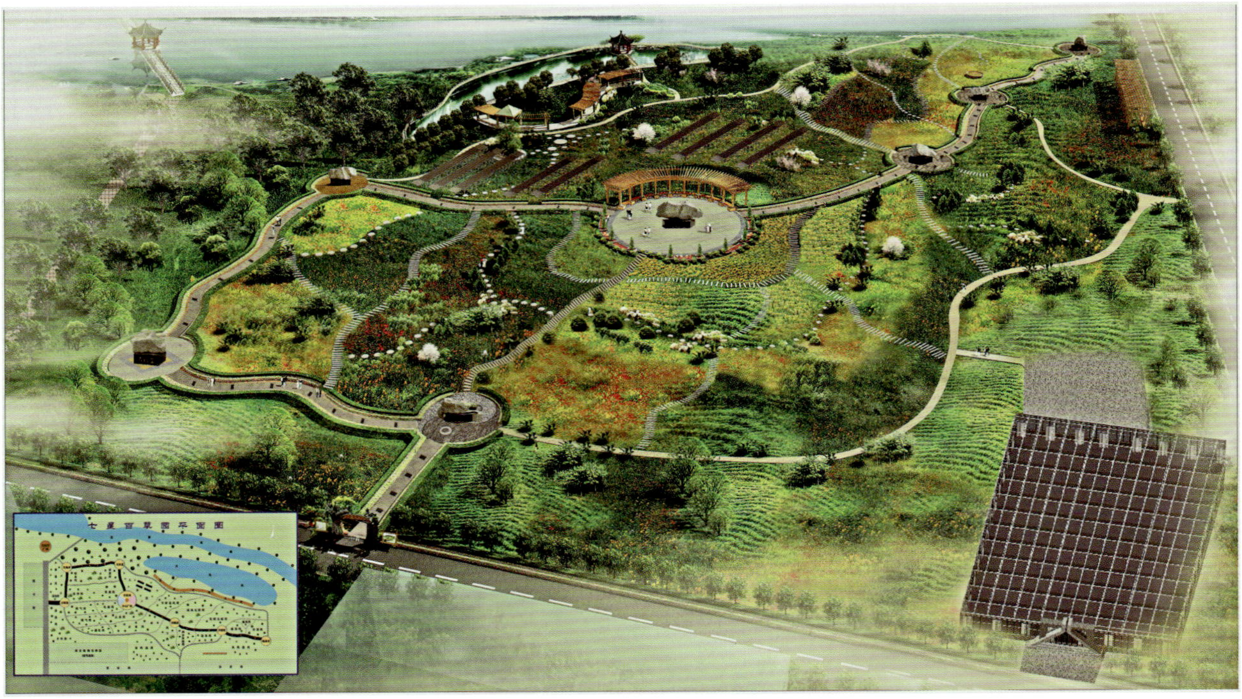

< 吉林药用植物物种保存圃（效果图）<

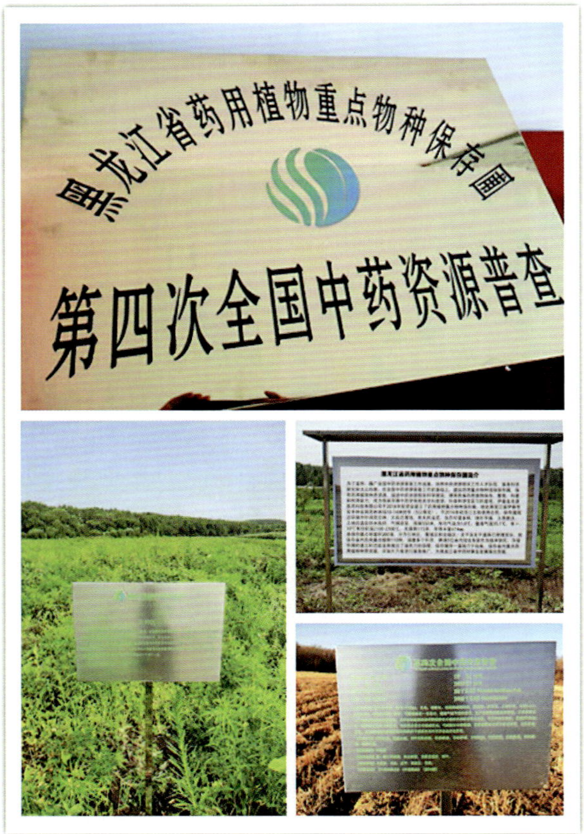

< 黑龙江药用植物物种保存圃 <

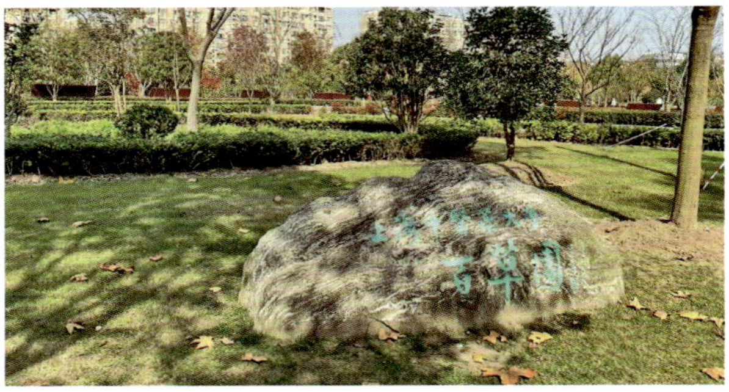

< 上海药用植物物种保存圃 <

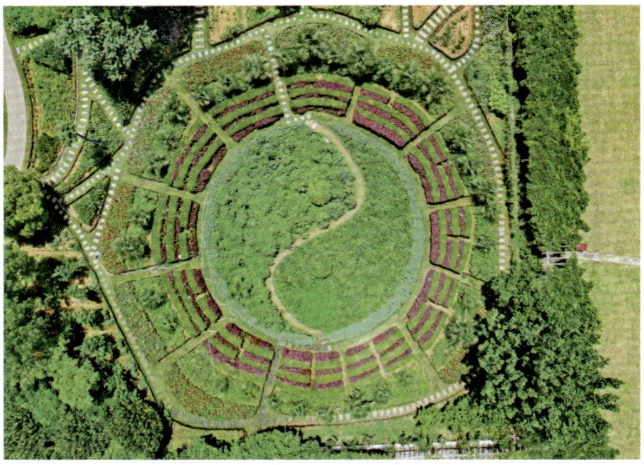

< 江苏药用植物物种保存圃 <

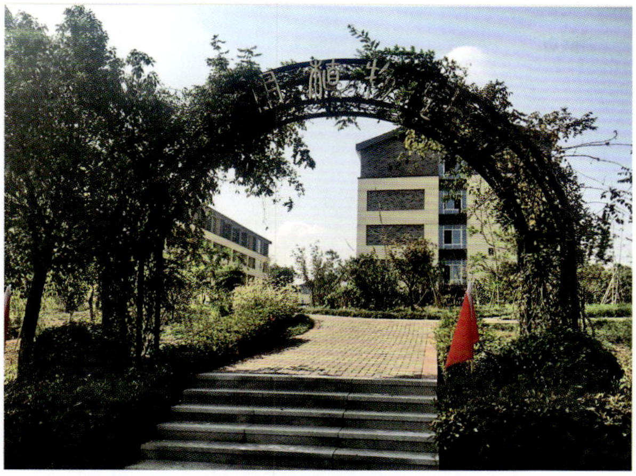

浙江药用植物物种保存圃

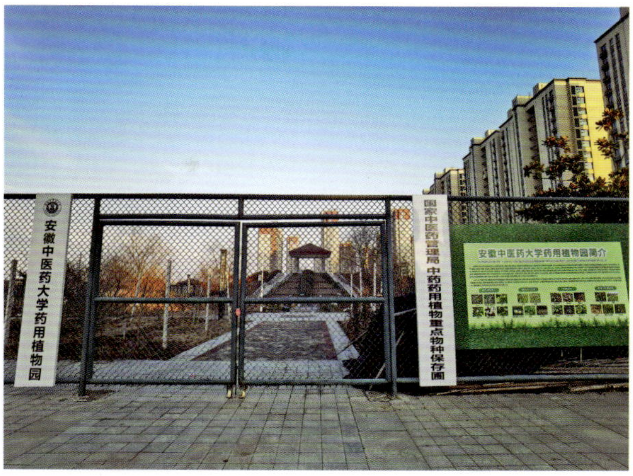

安徽药用植物物种保存圃

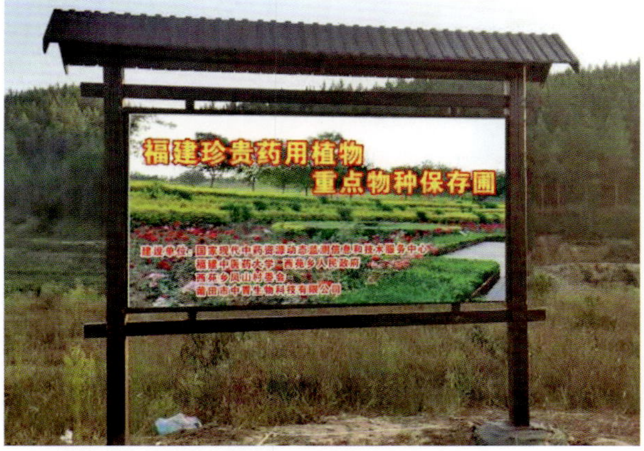

福建药用植物物种保存圃

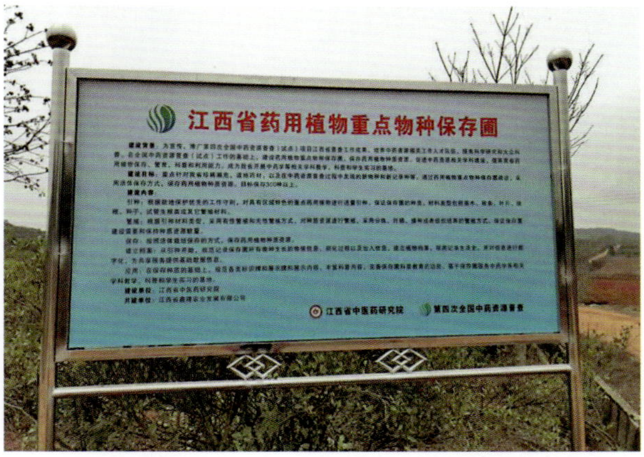

江西药用植物物种保存圃

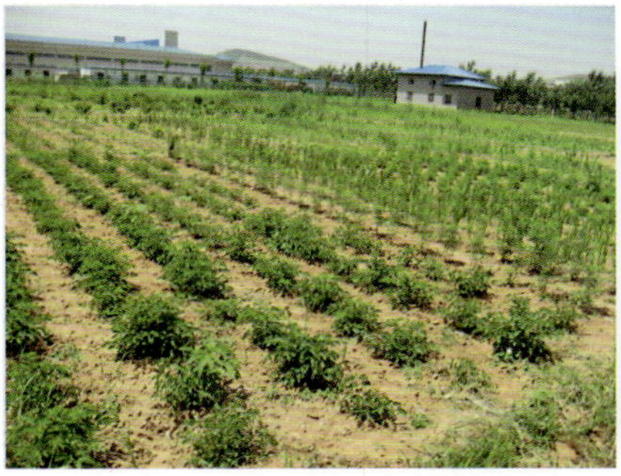

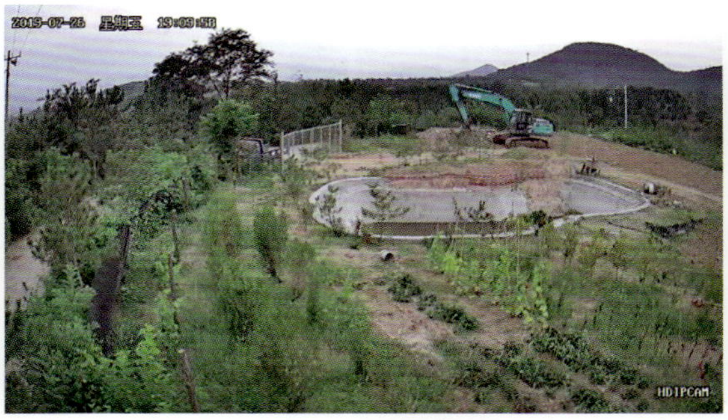

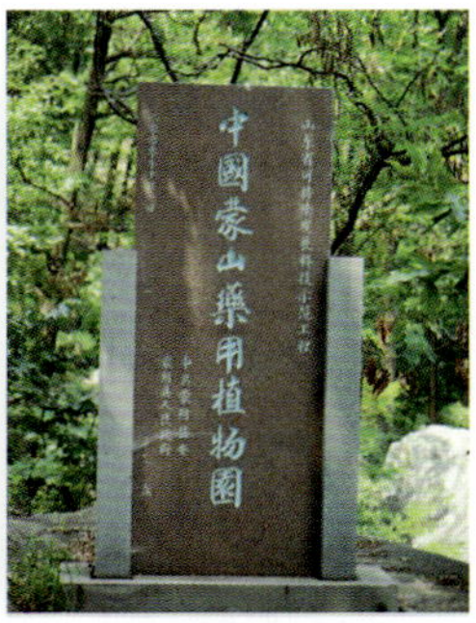

山东药用植物物种保存圃

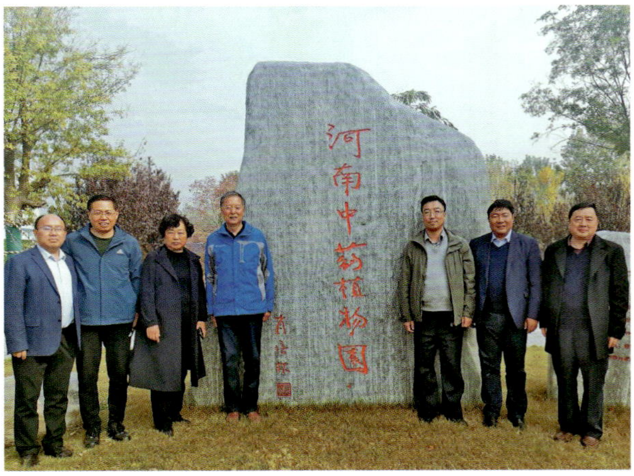

< 河南药用植物物种保存圃 <

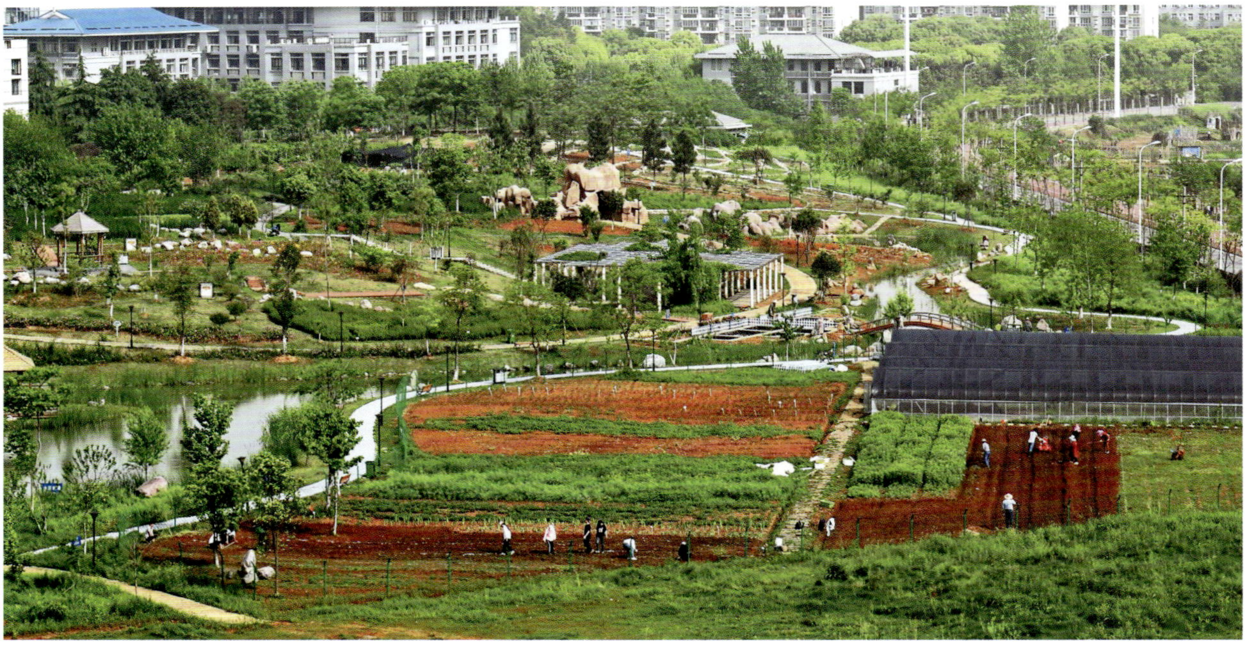

< 湖北药用植物物种保存圃 <

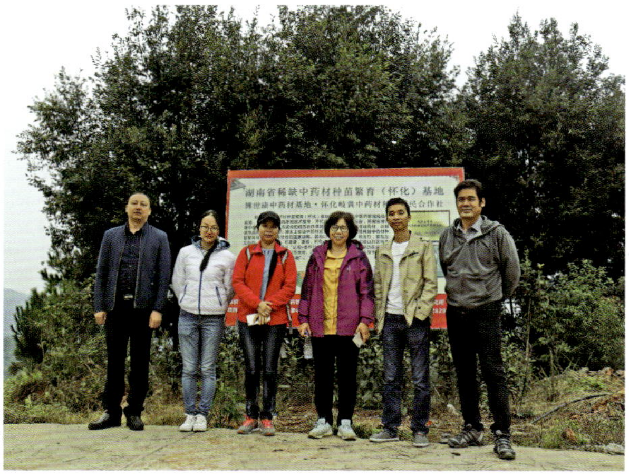

< 湖南药用植物物种保存圃 <

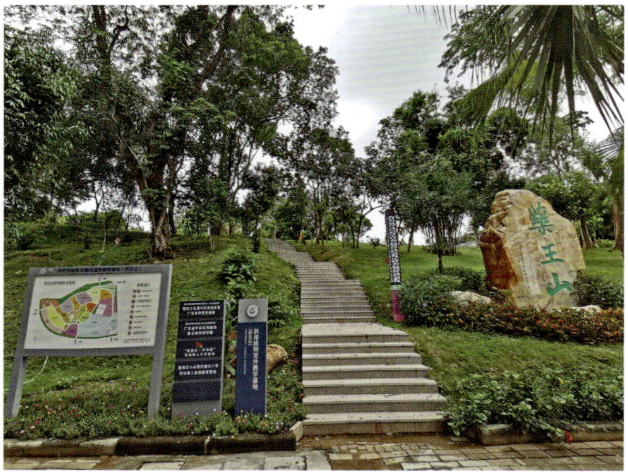

< 广东药用植物物种保存圃 <

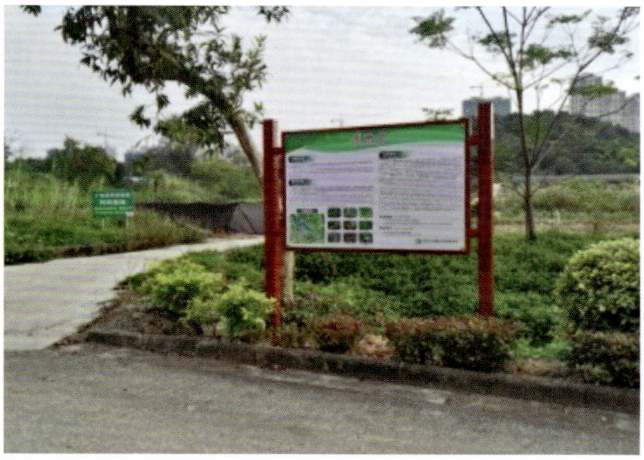

< 广西药用植物物种保存圃 <

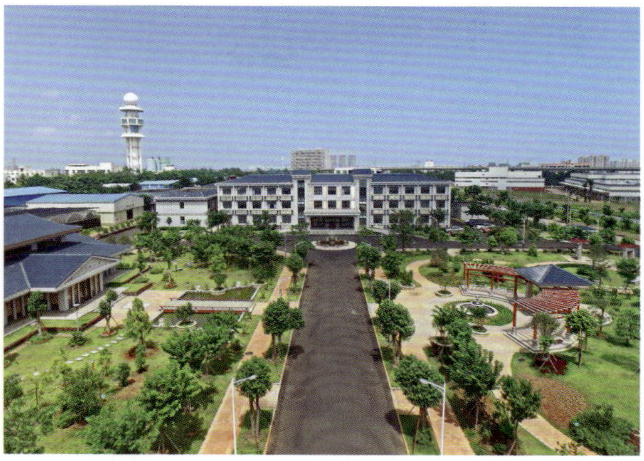

< 海南药用植物物种保存圃 <

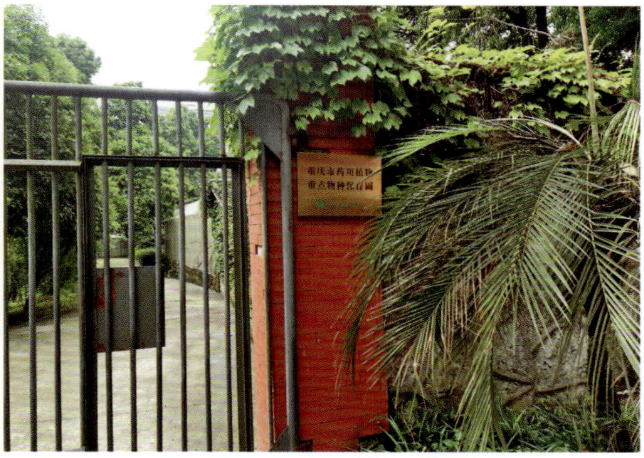

< 重庆药用植物物种保存圃 <

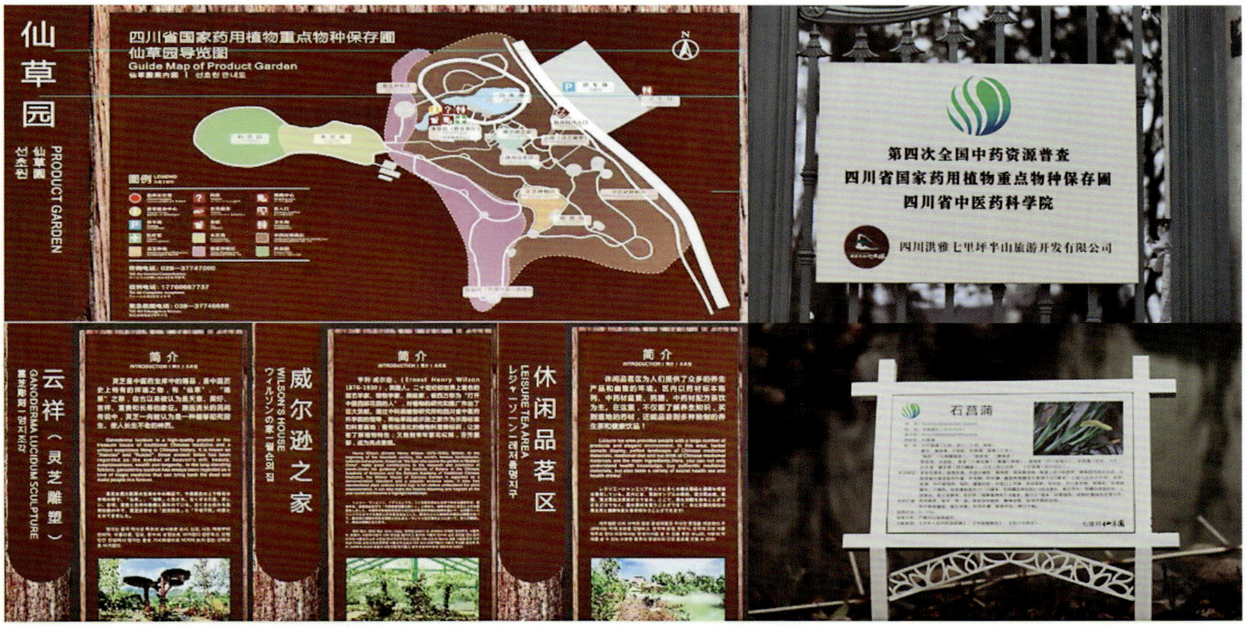

< 四川药用植物物种保存圃 <

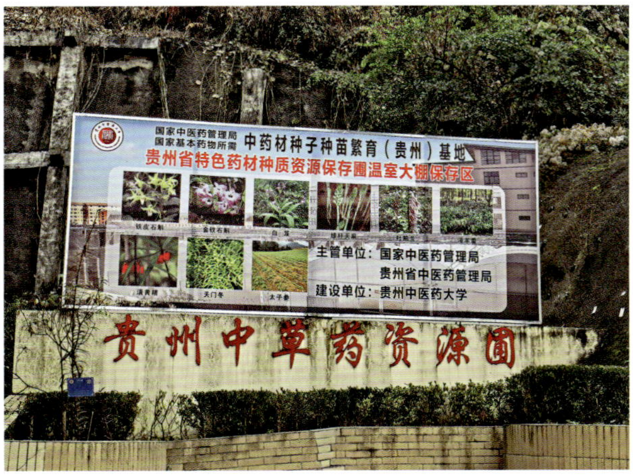

< 贵州药用植物物种保存圃 <

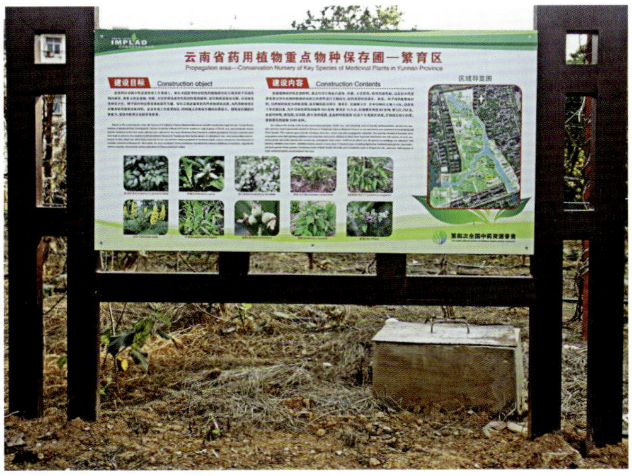

< 云南药用植物物种保存圃 <

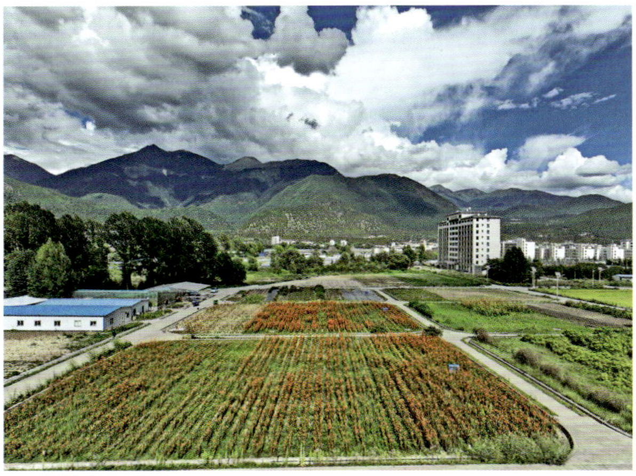

< 西藏药用植物物种保存圃 <

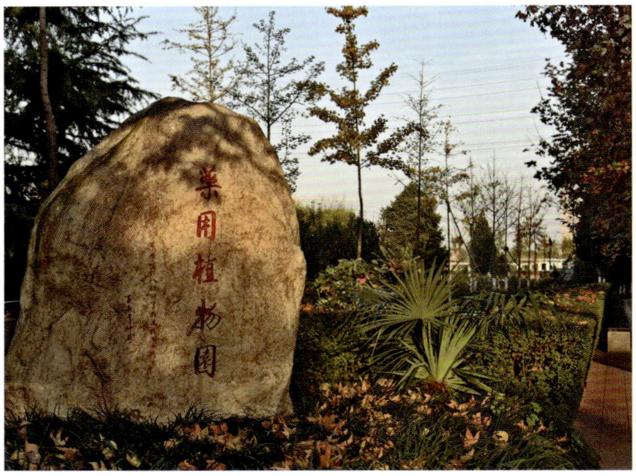

< 陕西药用植物物种保存圃 <

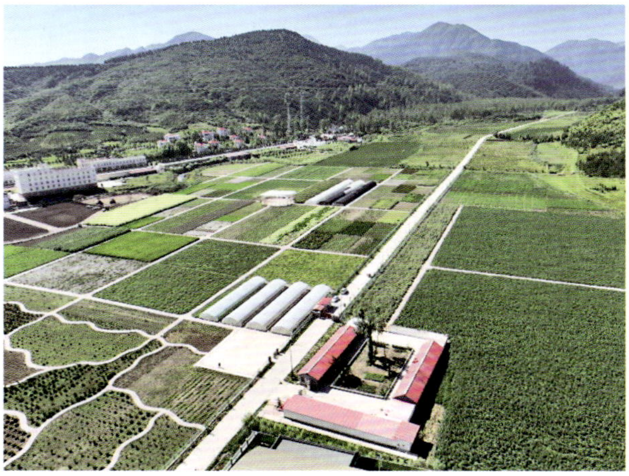

< 甘肃药用植物物种保存圃 <

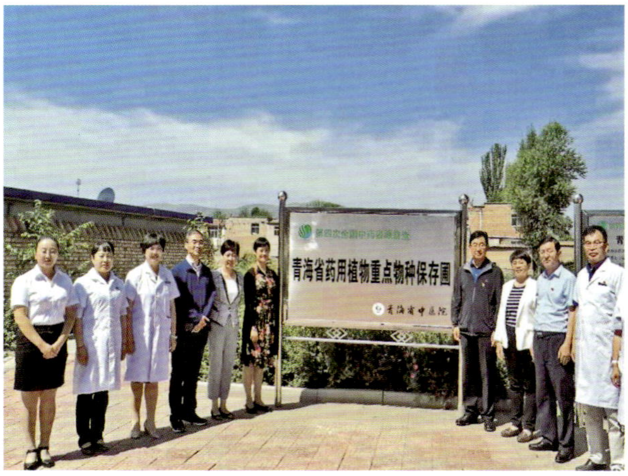

< 青海药用植物物种保存圃 <

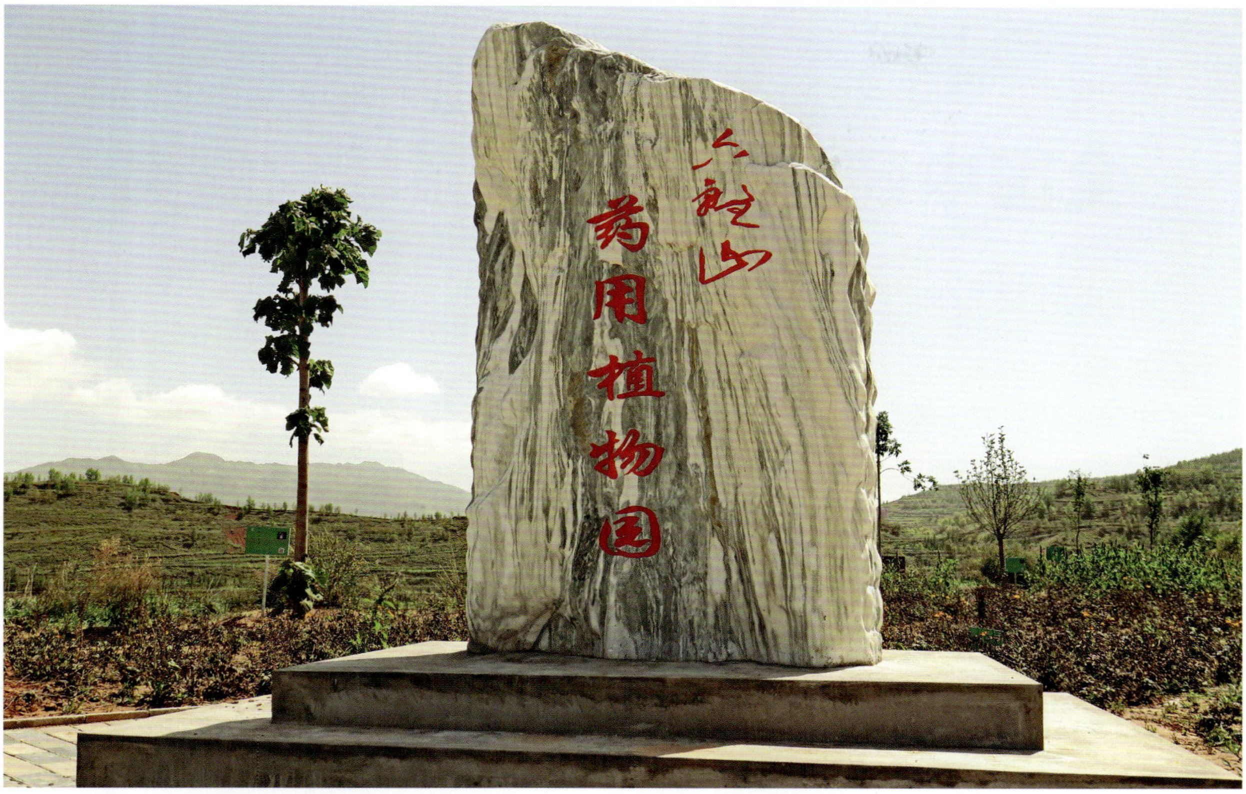

< 宁夏药用植物物种保存圃 <

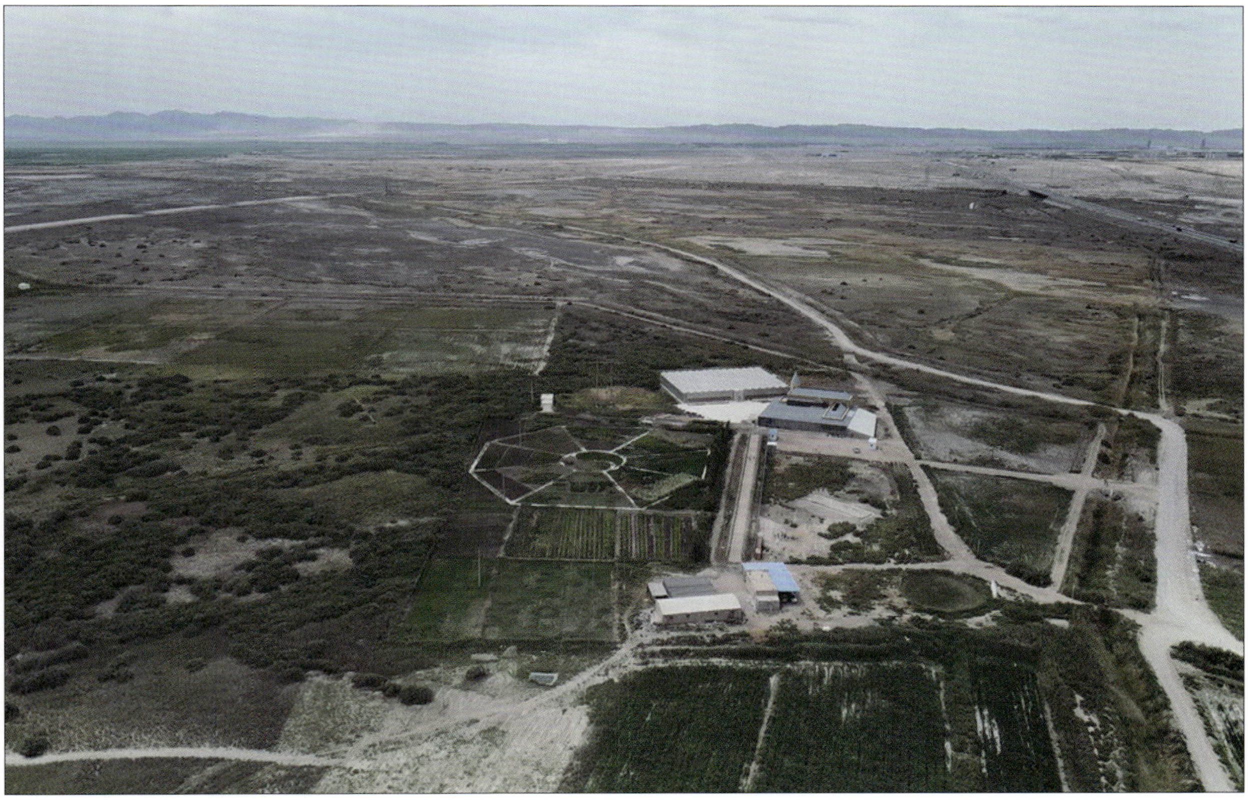

< 新疆药用植物物种保存圃 <

第五节
全国中药资源普查成果转化服务

一、《中国中药资源大典》系列专著

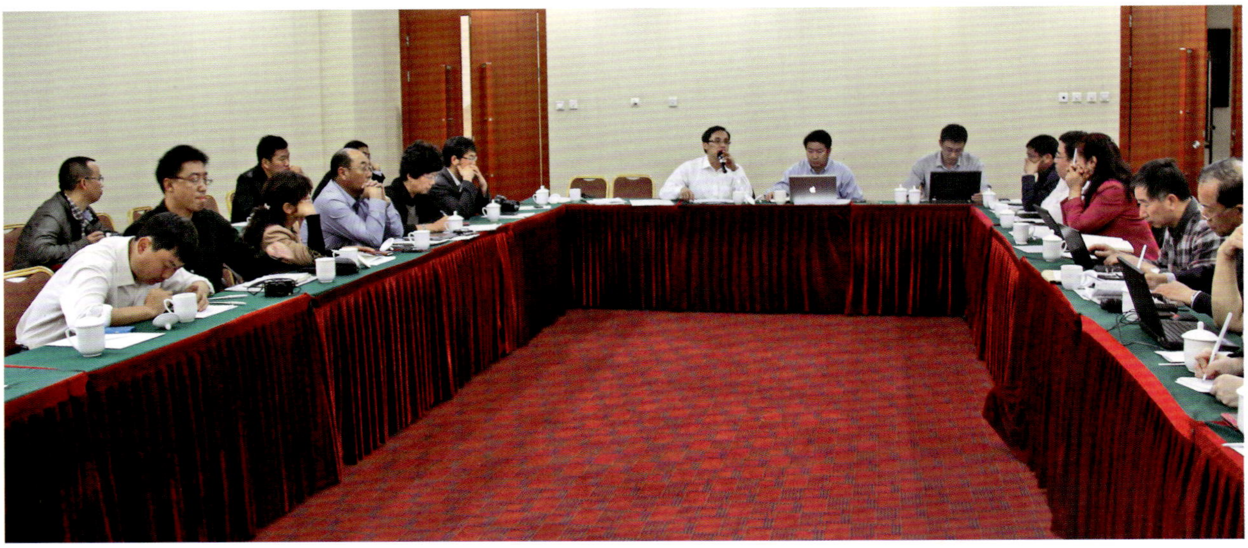

< 2013 年 10 月，在《中国中药资源大典》编制讨论会上，确定中药资源普查相关专著编纂计划 <

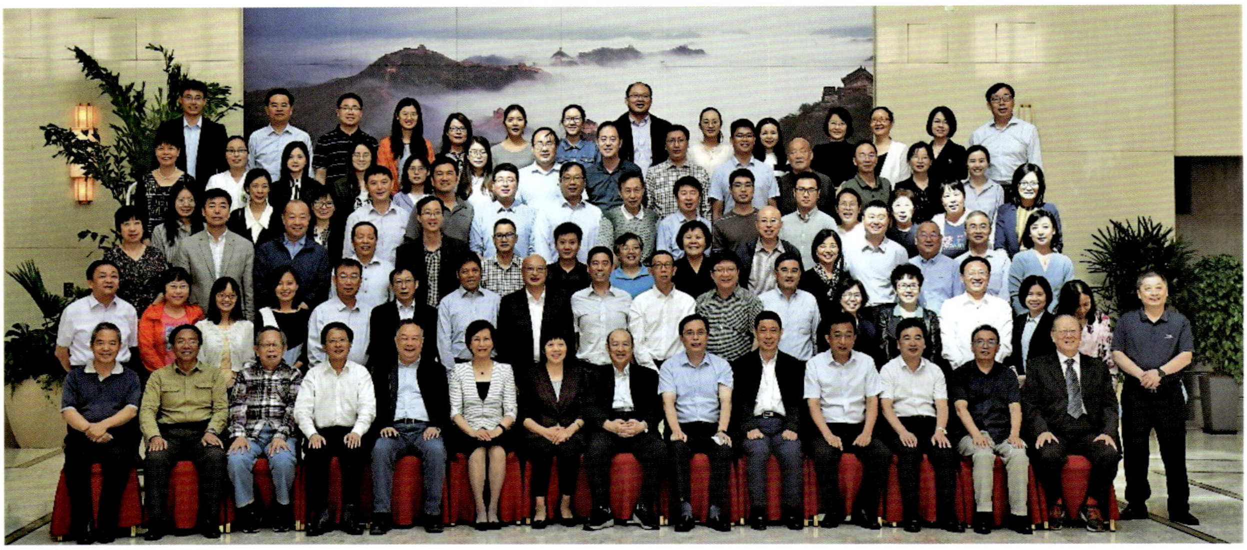

< 2020 年 9 月，《中国中药资源大典——中药材系列》编撰出版会议 <

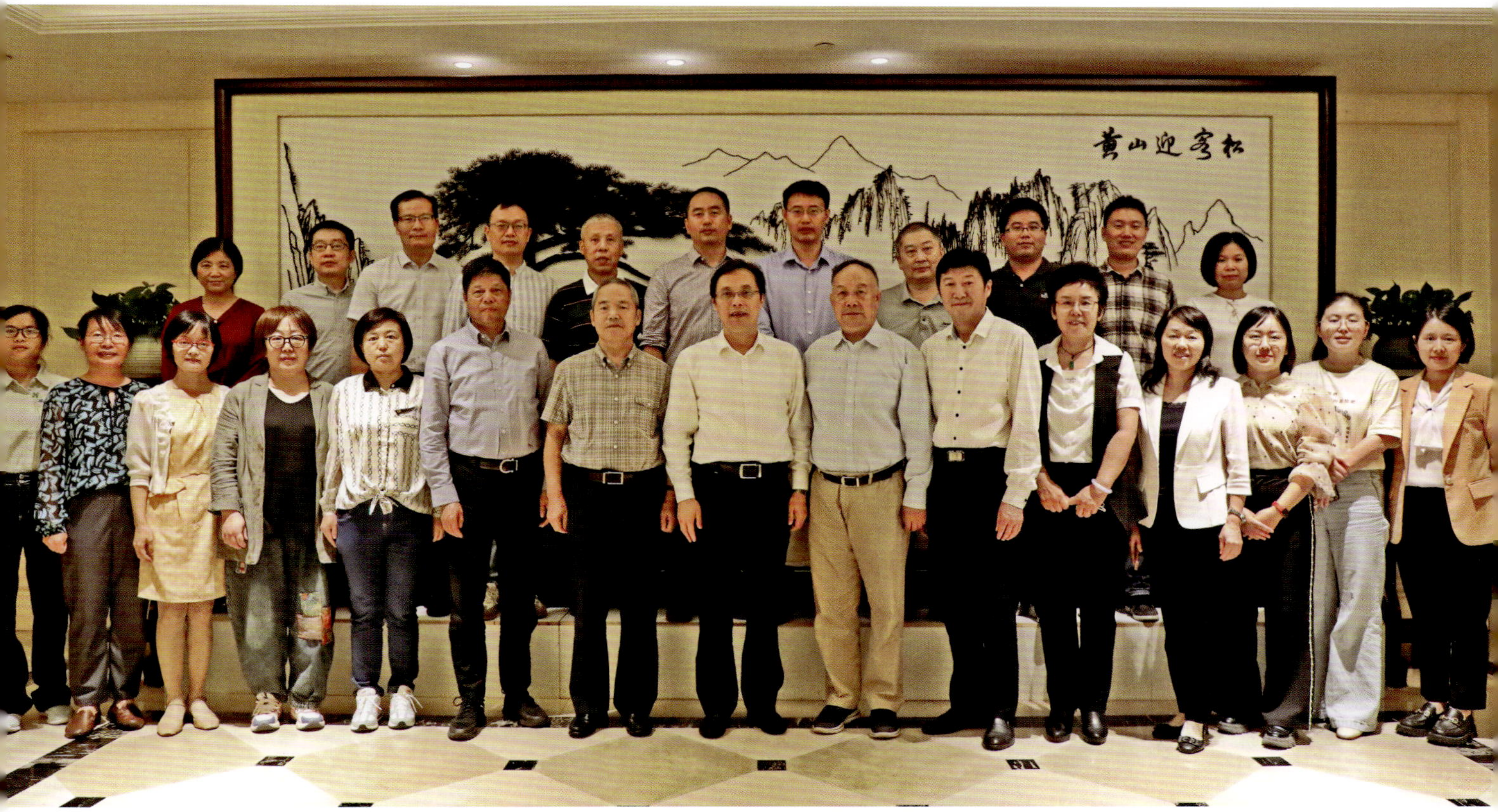

< 2022 年 9 月，《中国中药资源大典》全国卷编写会在合肥召开 <

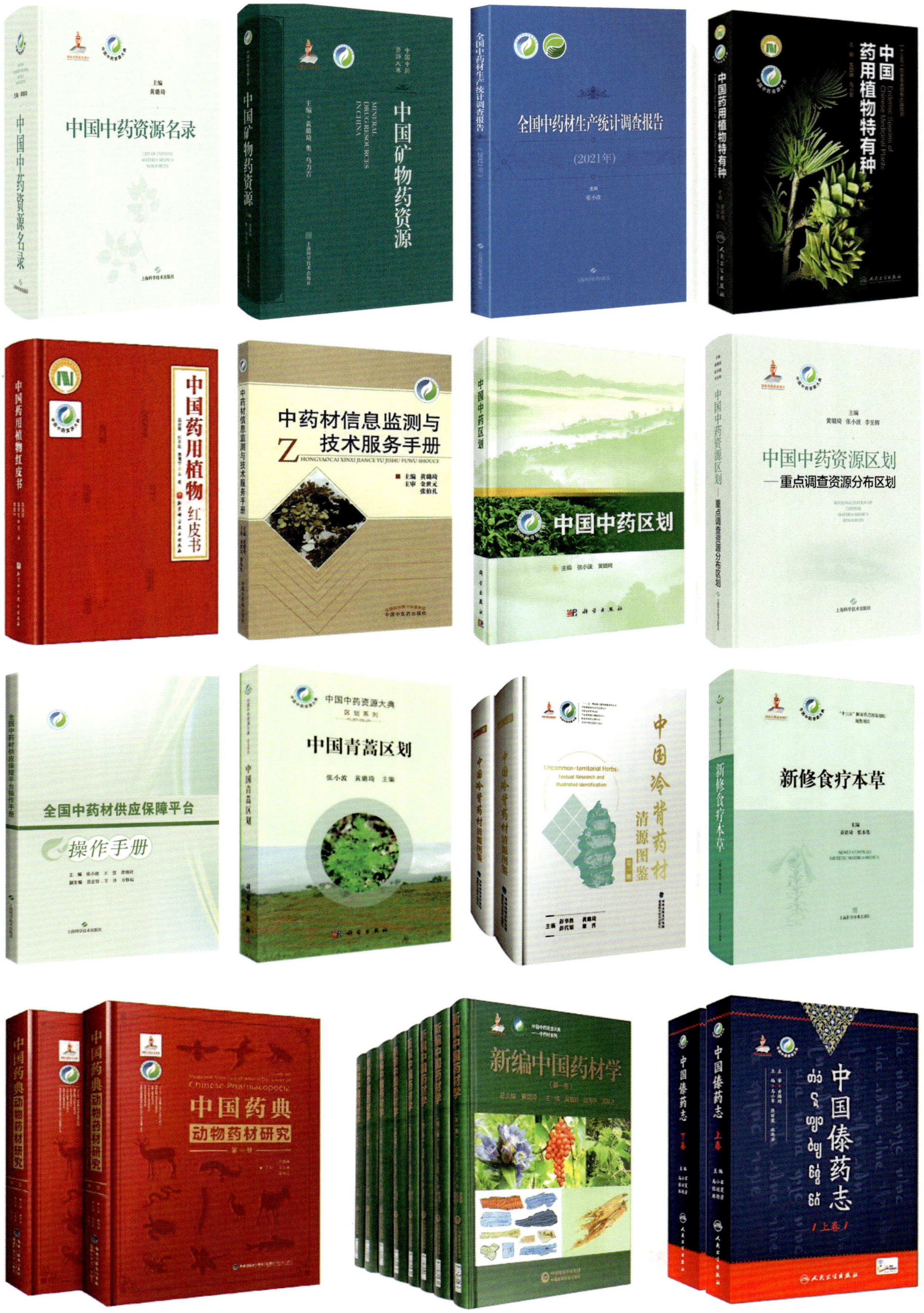
中国中药资源名录
中国矿物药资源
全国中药材生产统计调查报告
(2021年)
中国药用植物特有种
中国药用植物红皮书
中药材信息监测与技术服务手册
中国中药区划
中国中药资源区划
—重点调查资源分布区划
全国中药材供应保障平台
操作手册
中国青蒿区划
中国冷背药材清源图鉴
新修食疗本草
中国药典
动物药材研究
新编中国药材学
中国傣药志
上卷

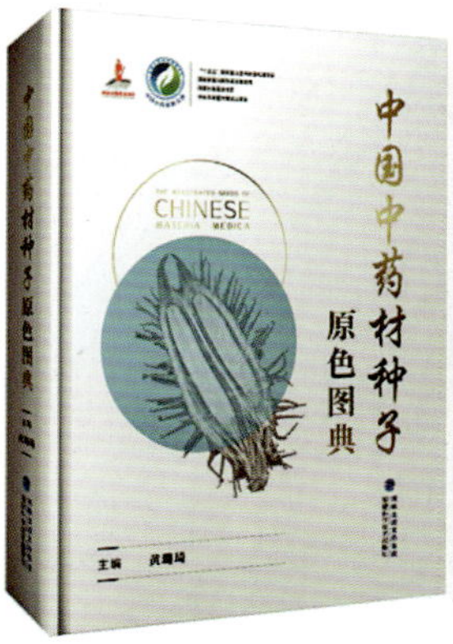
中国中药材种子原色图典
CHINESE
主编 黄璐琦

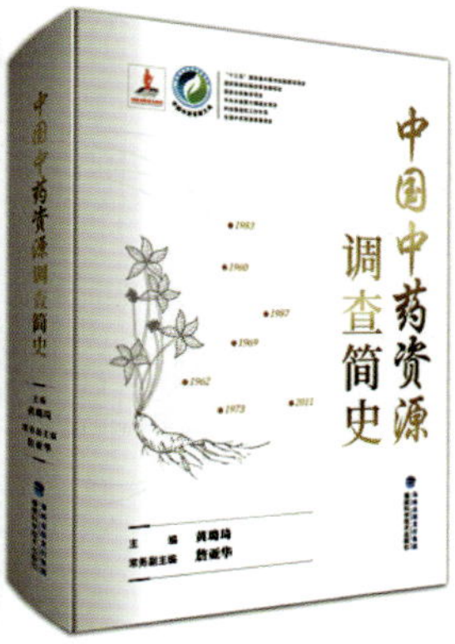
中国中药资源调查简史
主　编 黄璐琦

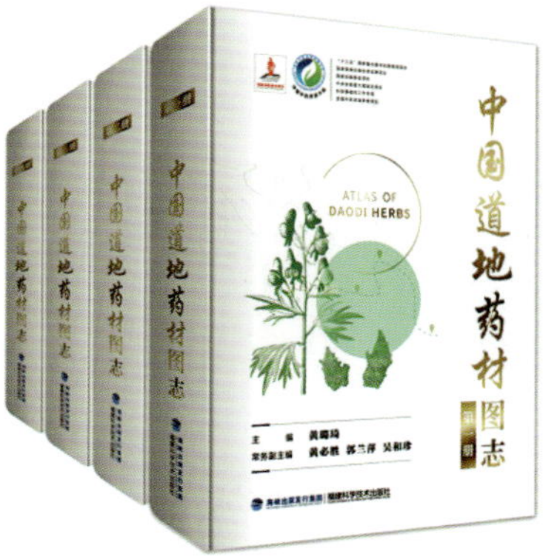
中国道地药材图志
ATLAS OF DAODI HERBS
主　编 黄璐琦

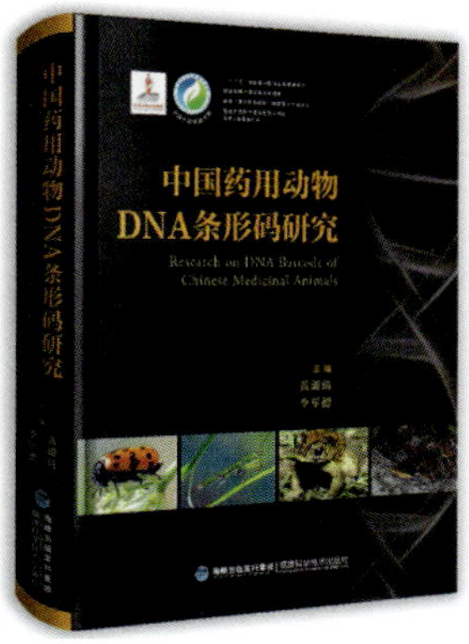
中国药用动物DNA条形码研究

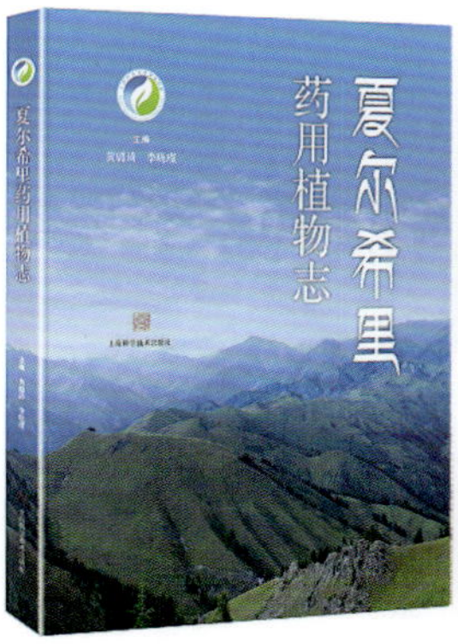
夏尔希里药用植物志

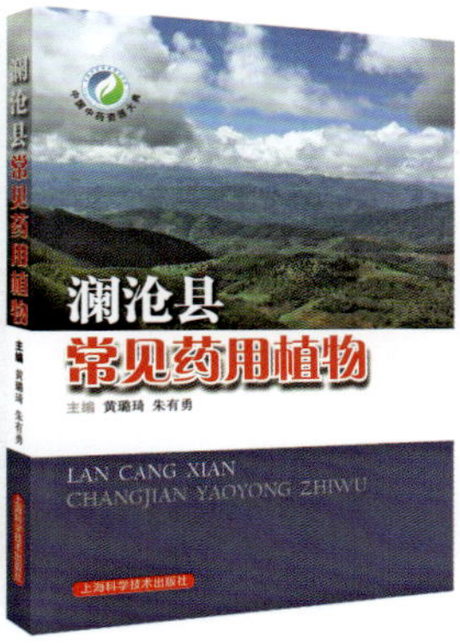
澜沧县常见药用植物
主编 黄璐琦 朱有勇
LAN CANG XIAN
CHANGJIAN YAOYONG ZHIWU
上海科学技术出版社

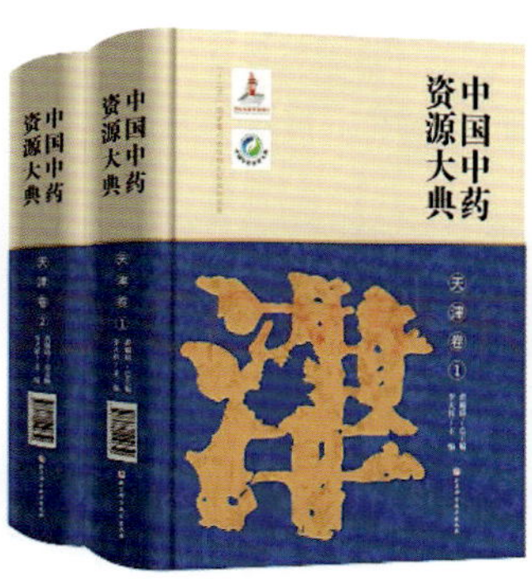
中国中药资源大典
津
天津卷①

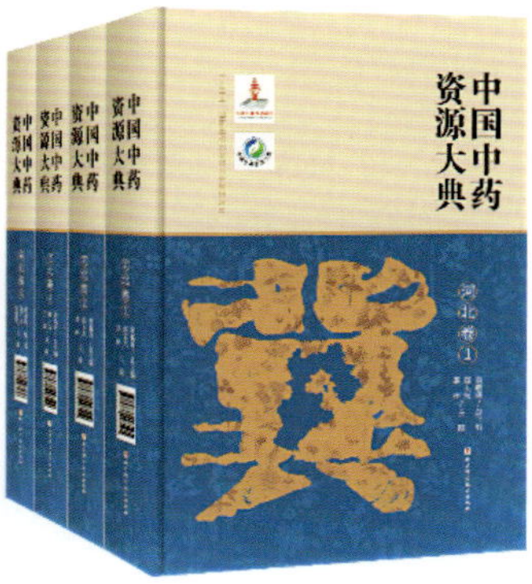
中国中药资源大典
冀
河北卷①

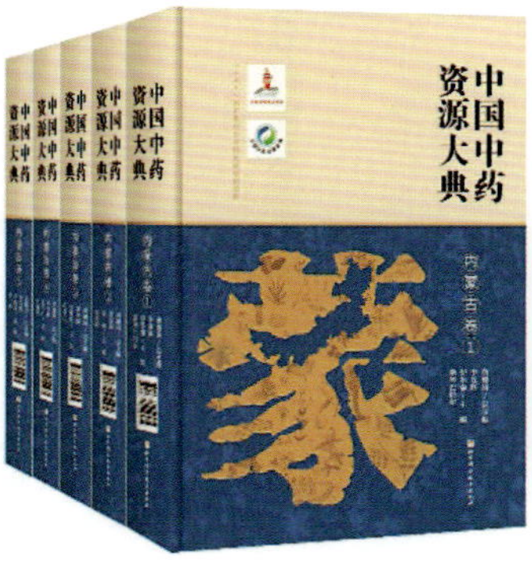
中国中药资源大典
蒙
内蒙古卷①

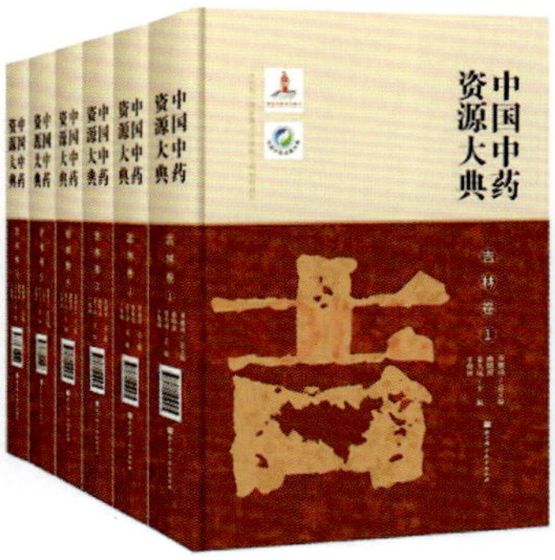
中国中药资源大典
吉
吉林卷①

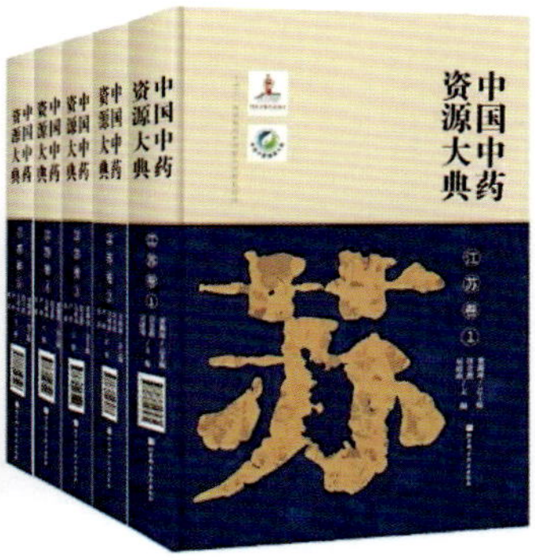
中国中药资源大典
苏
江苏卷①

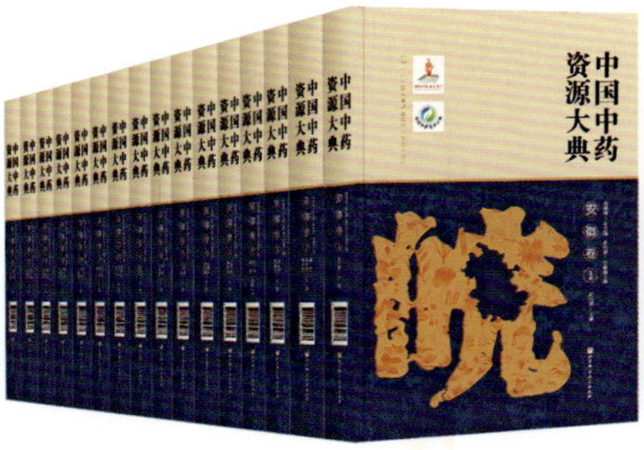
中国中药资源大典
皖

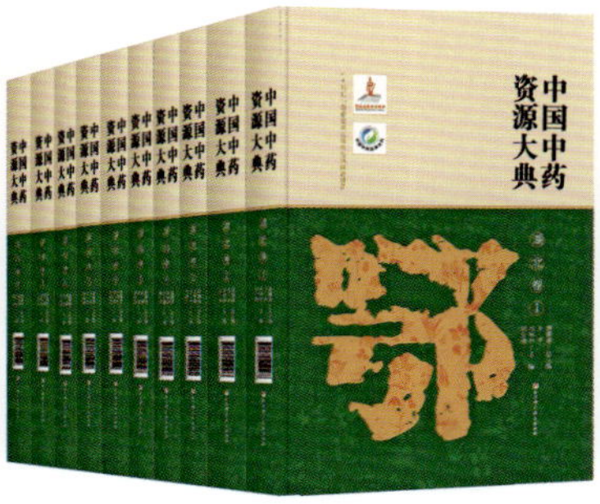
中国中药资源大典
鄂

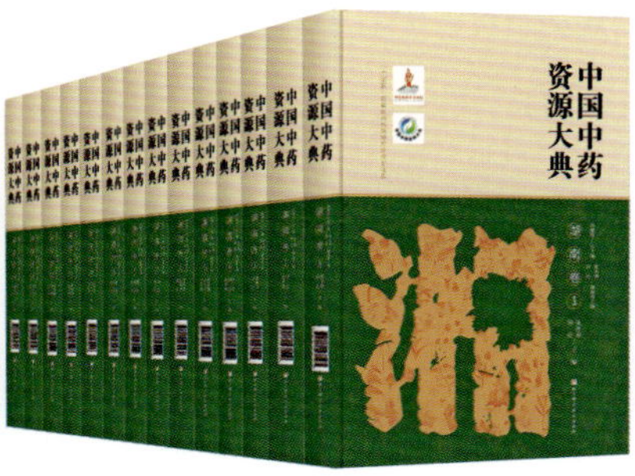
中国中药资源大典
湘

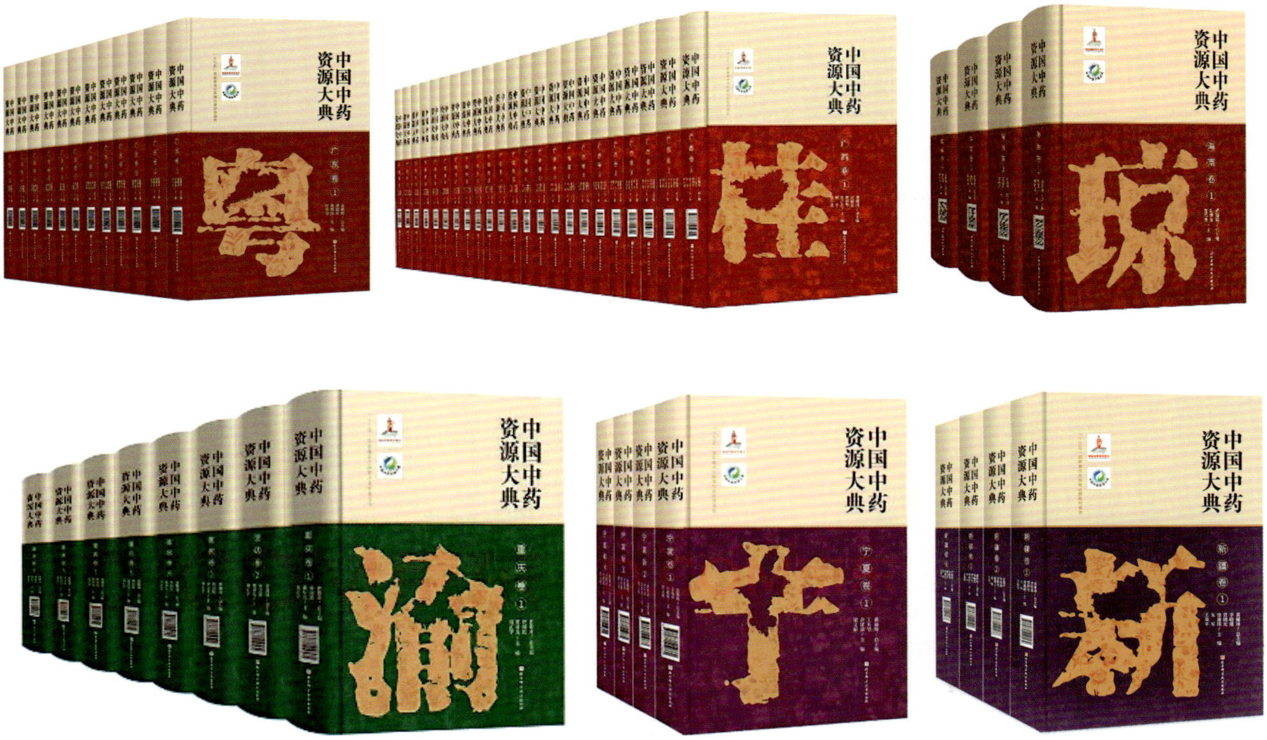

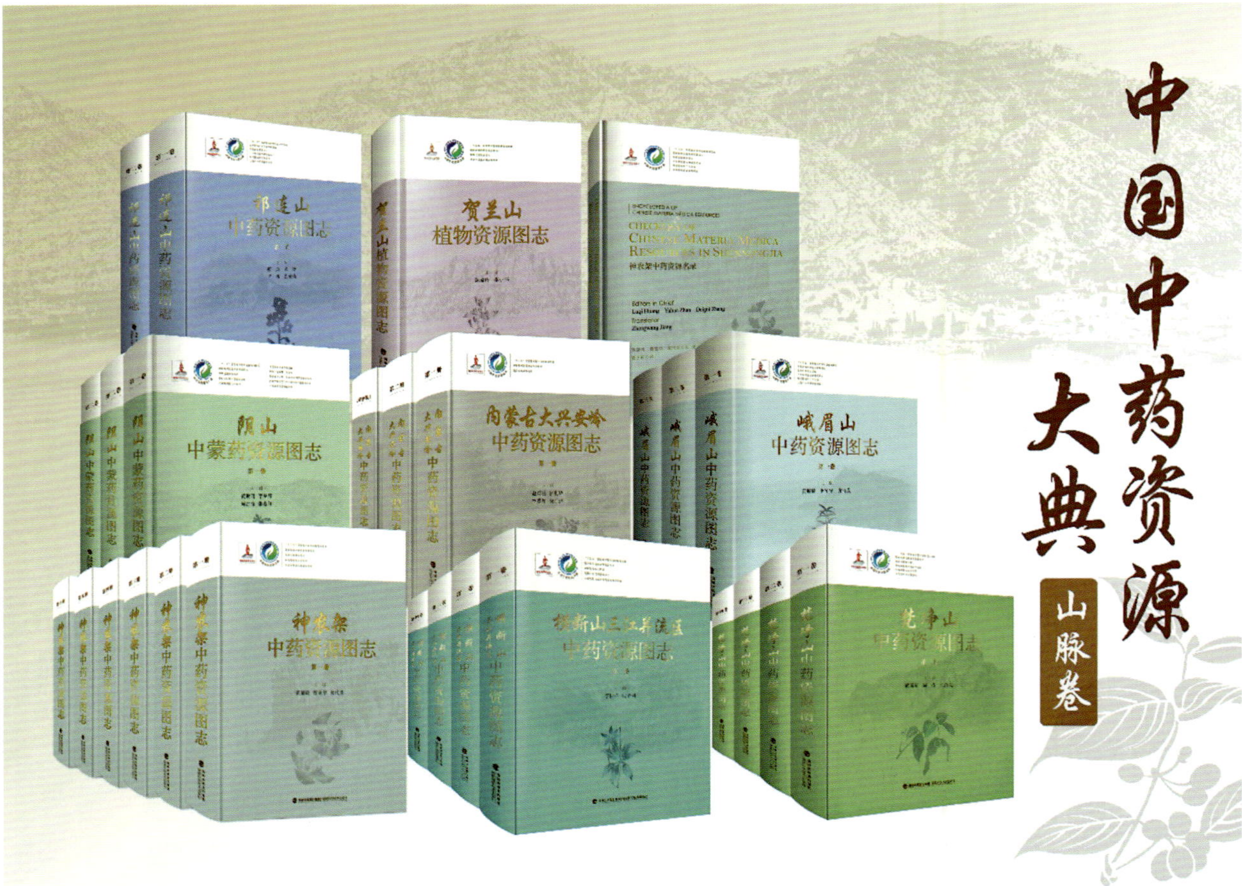

<《中国中药资源大典》系列专著<

二、新认识、新发现

第39卷第24期　　中国中药杂志 China Journal of Chinese Materia Medica　　Vol. 39, Issue 24
2014年12月　　December, 2014

・本草考证・

有关《本草纲目》中北艾产地修订

黄璐琦[1*]，邱功[2]
（1. 中国中医科学院 中药资源中心 道地药材国家重点实验室培育基地，北京 100700；
2. 中国中医科学院 中国医史文献研究所，北京 100700）

[摘要]　《本草纲目》载北艾产地为汤阴“复道”。查汤阴仅有“伏道”一地，是否“复道”即为“伏道”？作者通过梳理艾叶道地沿革，考证“伏道”地名，同时结合全国中药资源普查实地所得资料，得出“复道”一词首次出现于宋代苏颂《本草图经》，历代沿用，但所指均不甚清楚，至《本草纲目》始出现“汤阴”与“复道”并提。伏道为扁鹊墓地之一，商周时即存在，沿袭至今，未曾变化，汤阴艾因伏道扁鹊墓而得名，可推测李时珍认为“复道”即是“伏道”，北艾产地应为“汤阴伏道”。

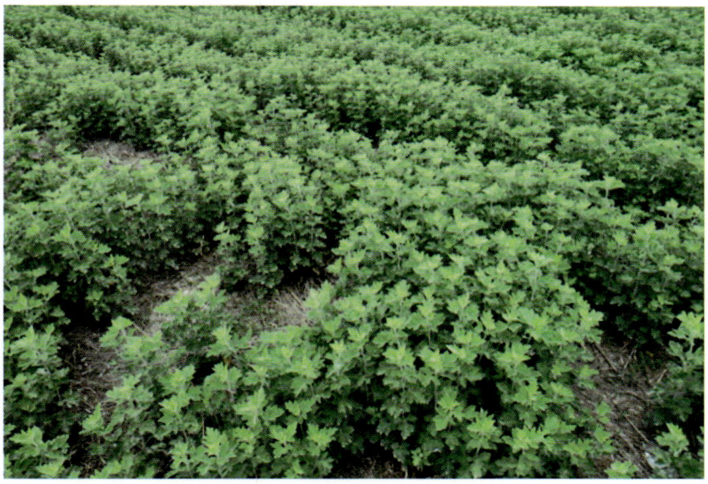

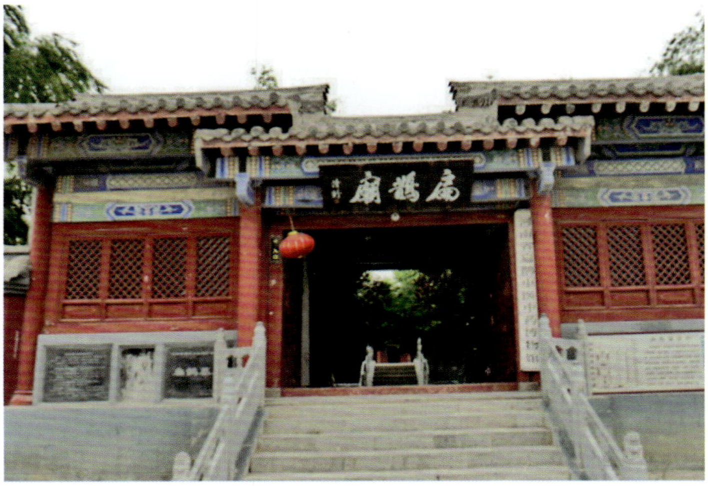

＜考证新发现：北艾产地修订为“汤阴伏道”（中图：北艾，下图：扁鹊庙）＜

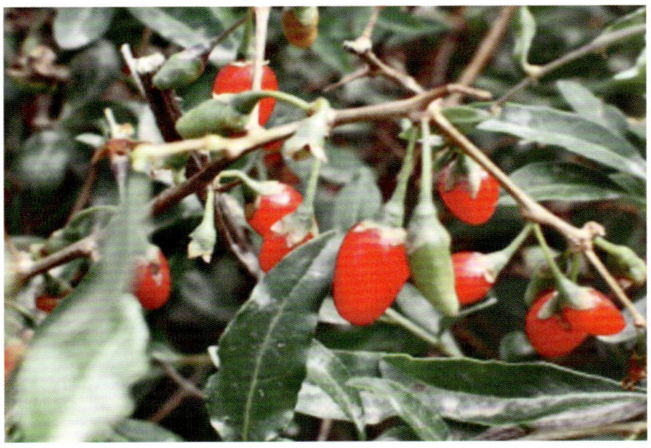

< 普查发现的苦味枸杞子（果实）<

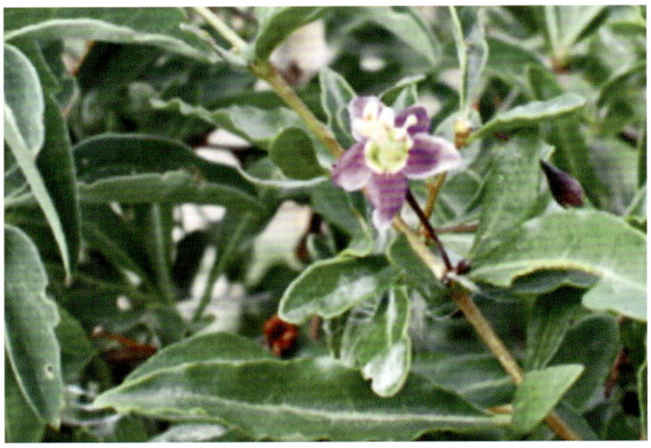

< 普查发现的苦味枸杞子（花）<

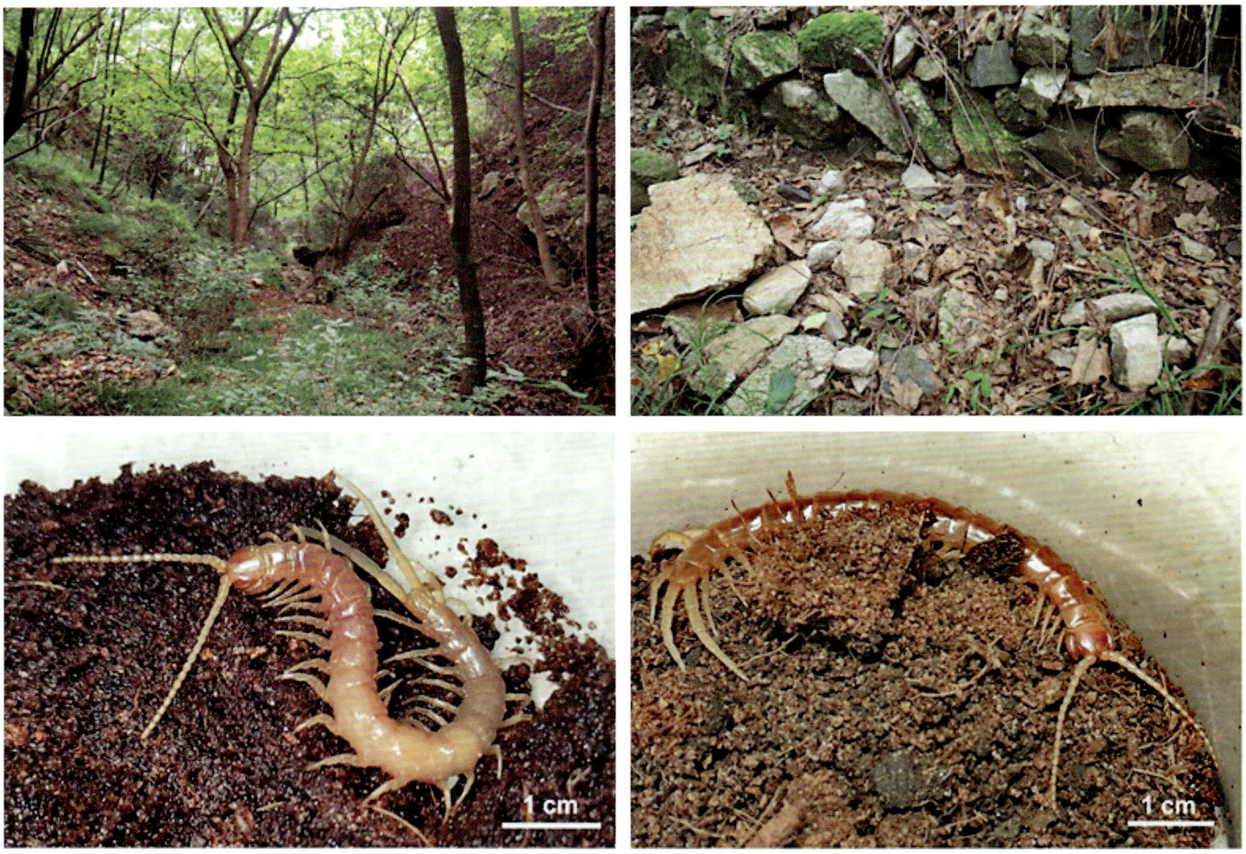

< 普查发现的单眼蜈蚣 <

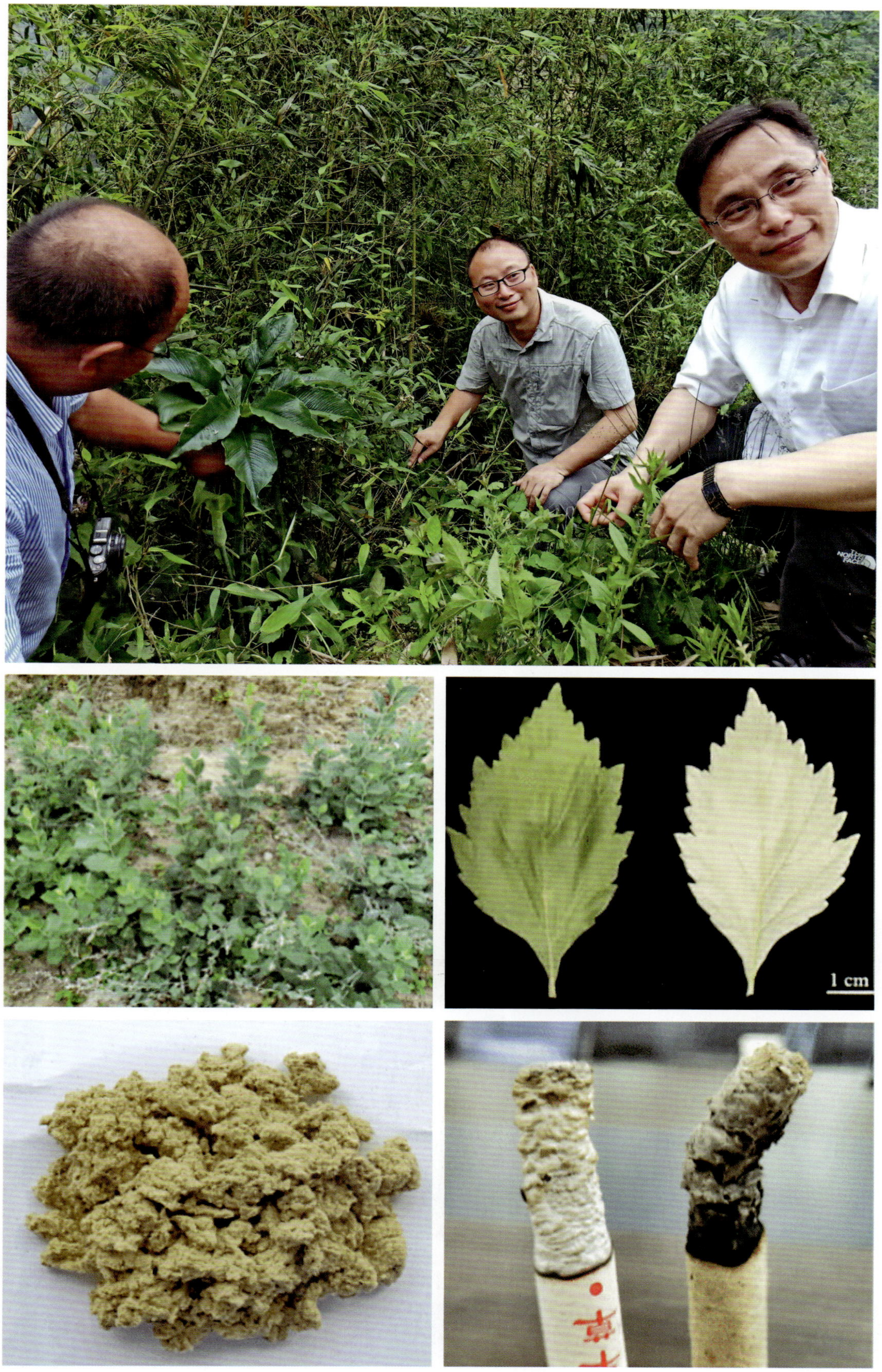

< 普查发现的九牛草及应用 <

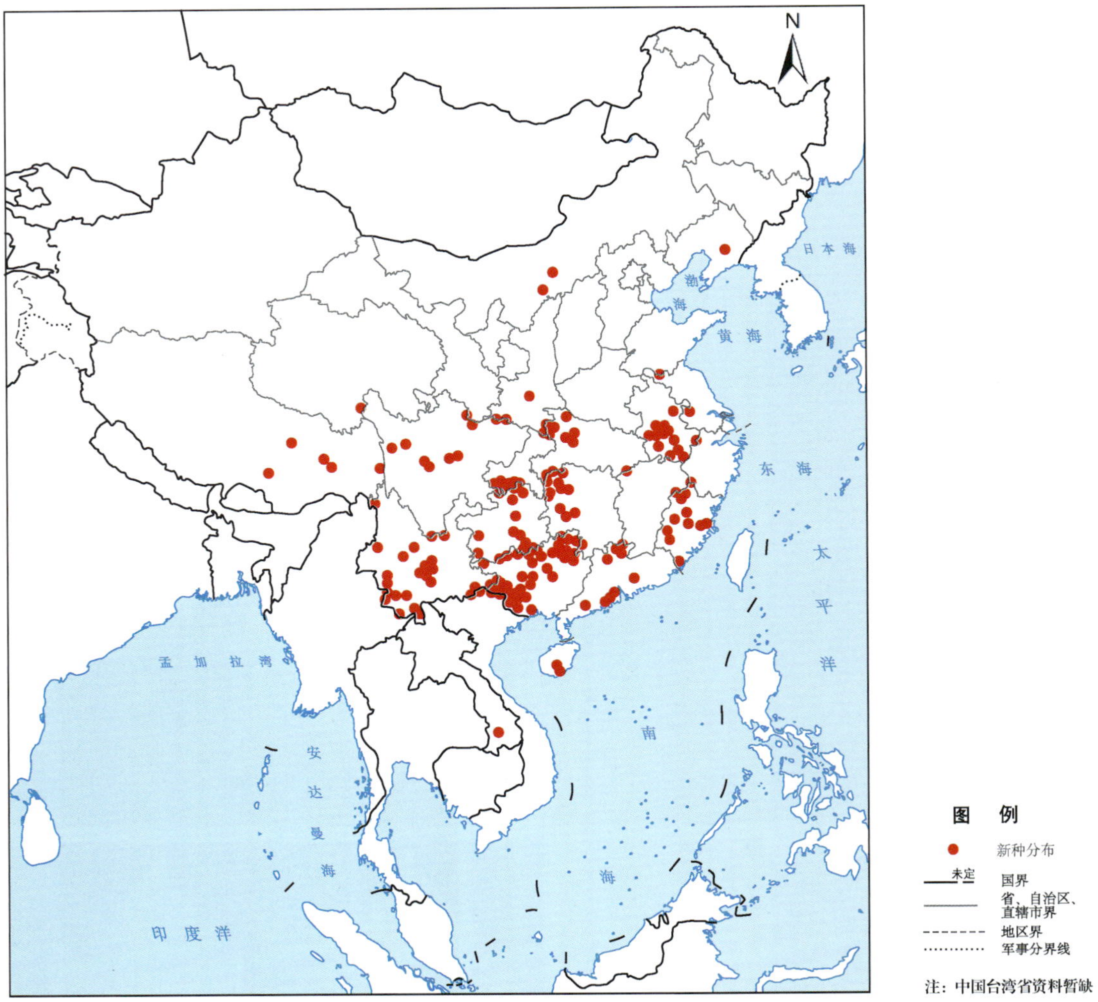

新种分布图

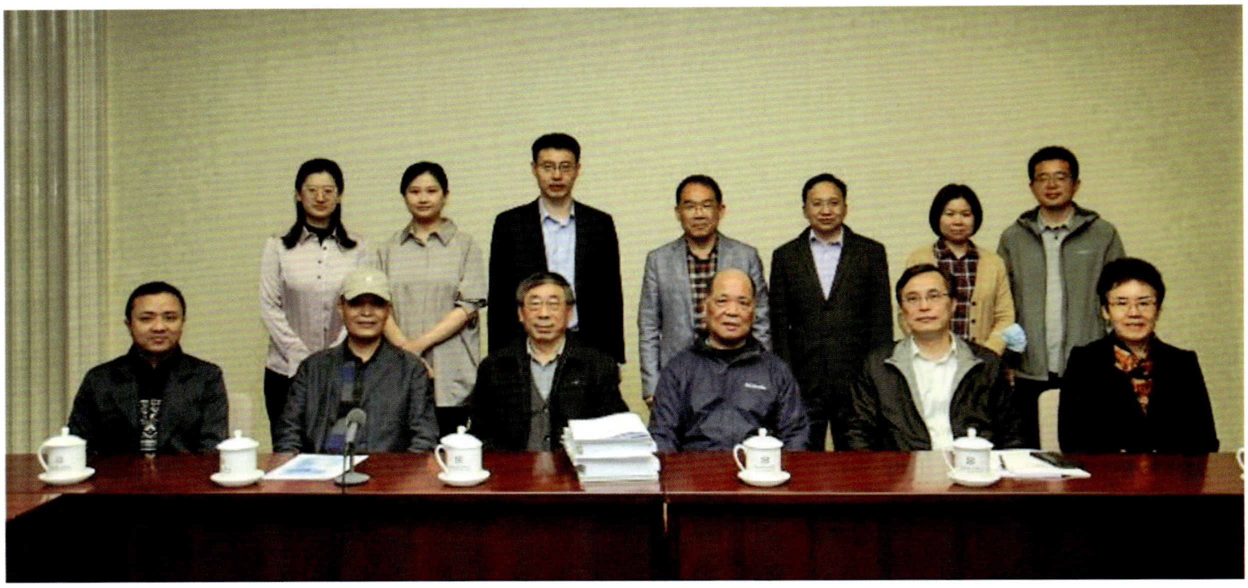

2023 年 3 月，第四次全国中药资源普查新物种专家鉴定会

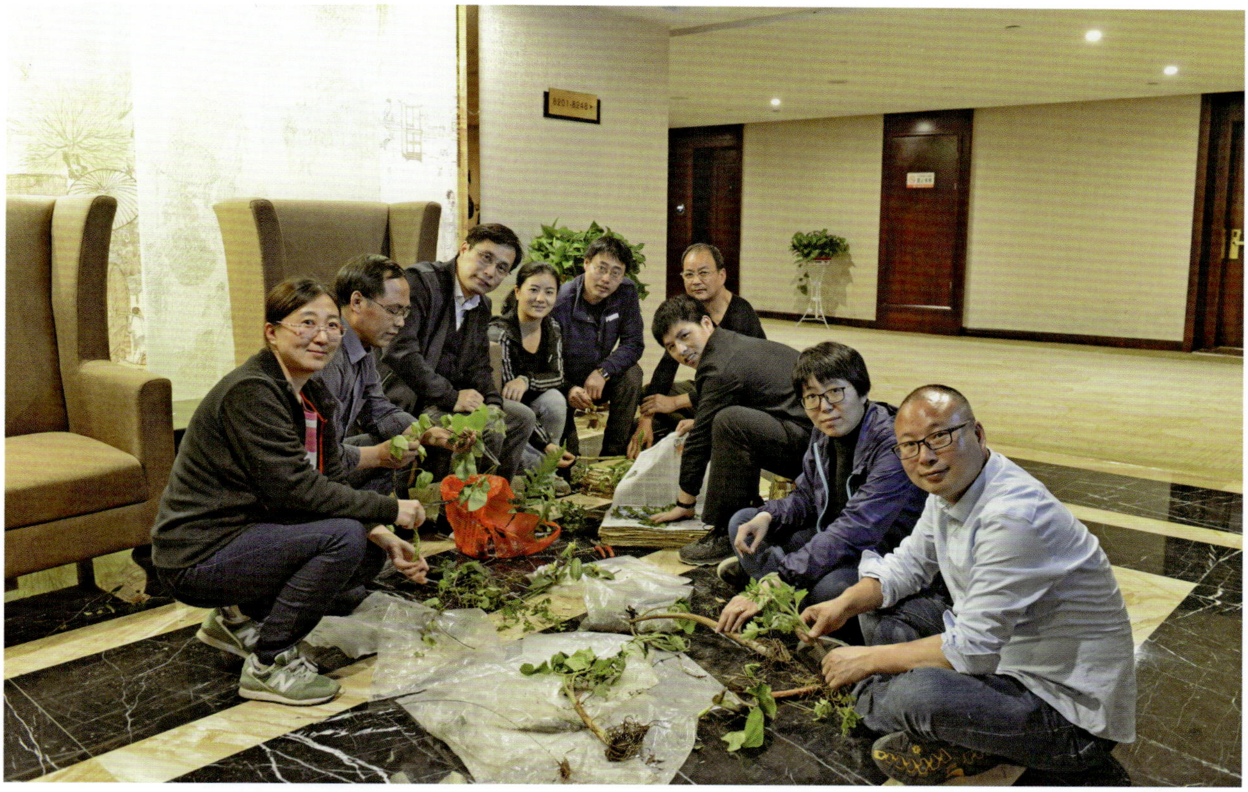

< 黄山夏天无（安徽）<

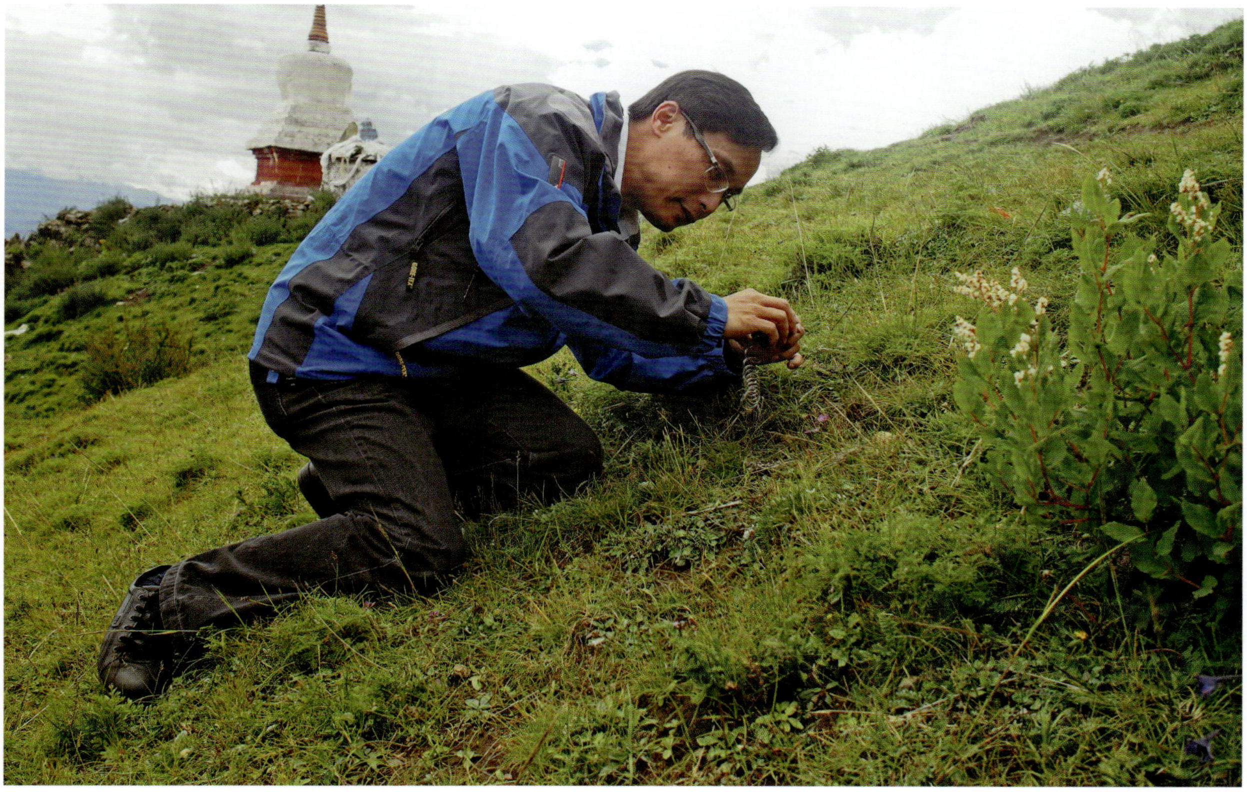

< 苦枸杞（西藏）<

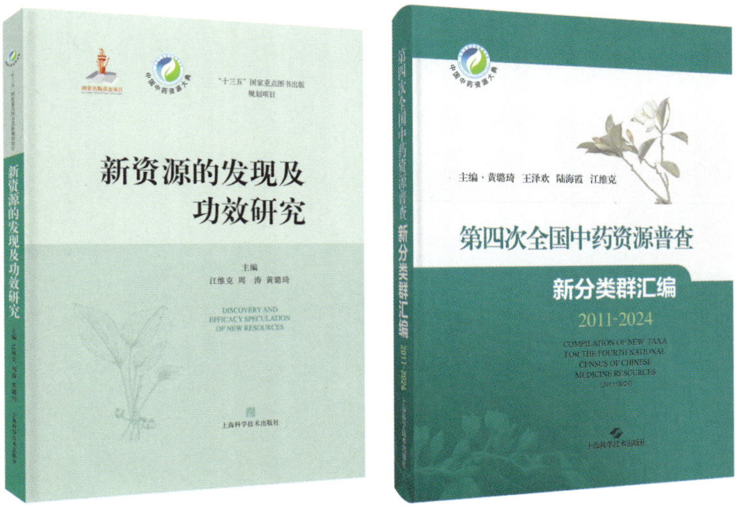

< 出版专著 <

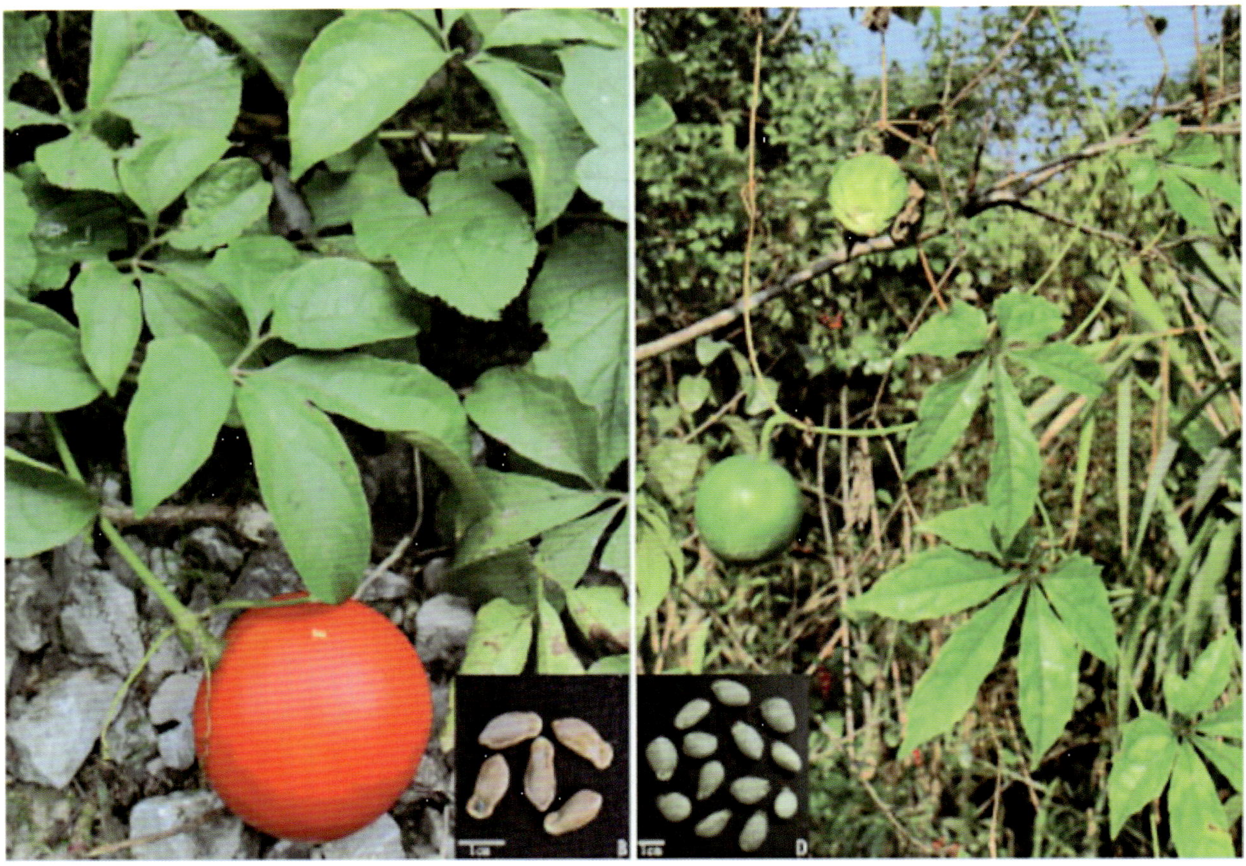

< 葫芦科新种那坡栝楼 <

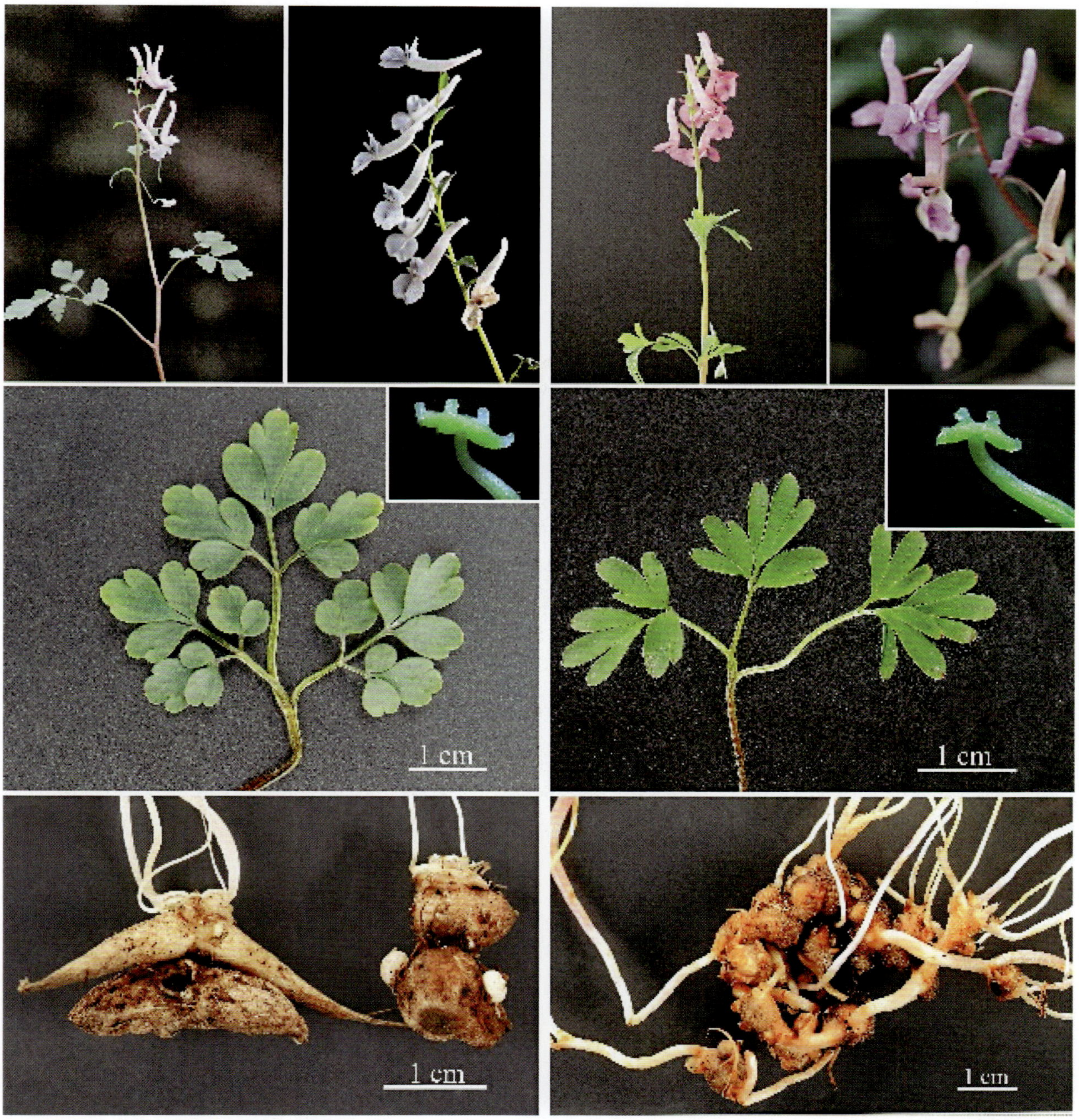

< 罂粟科新种黄山夏天无 <

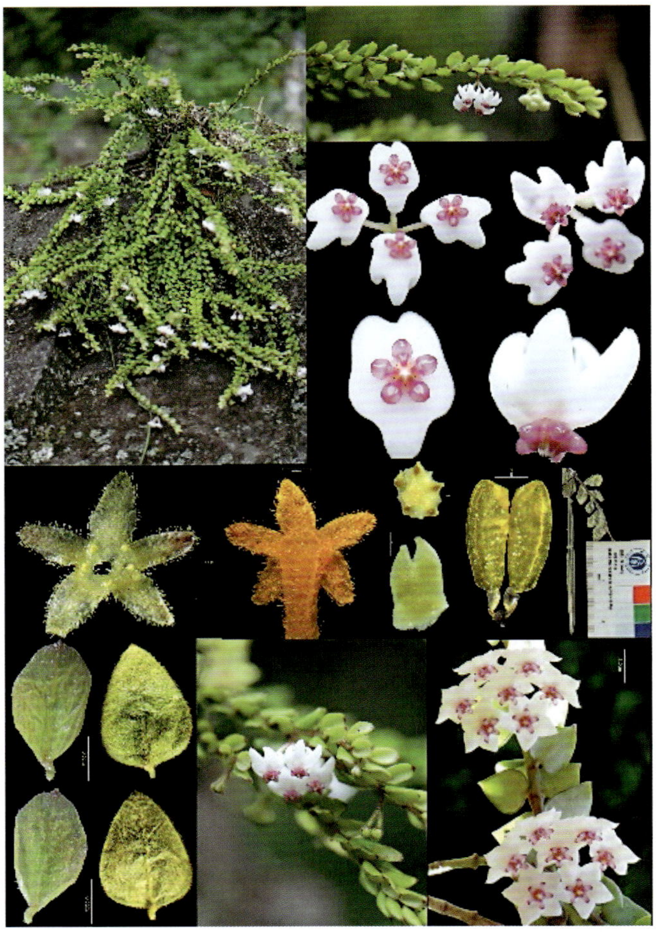

< 林芝球兰 <

三、人才队伍

（一）中药资源管理人才研修班

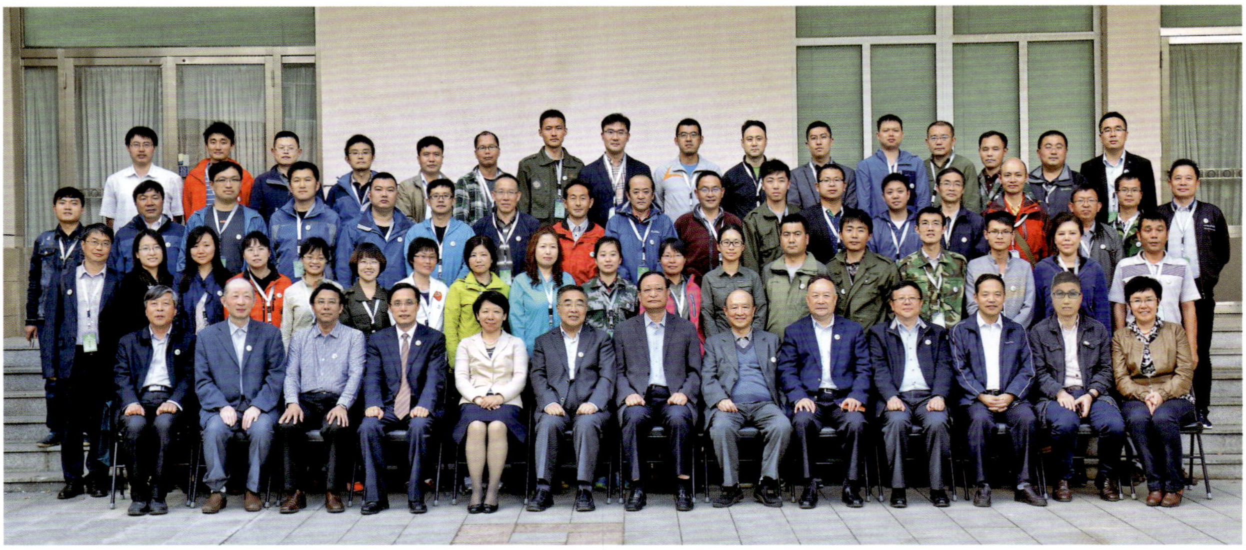

< 国家中医药管理局中药资源管理人才研修班（第 1 期）<

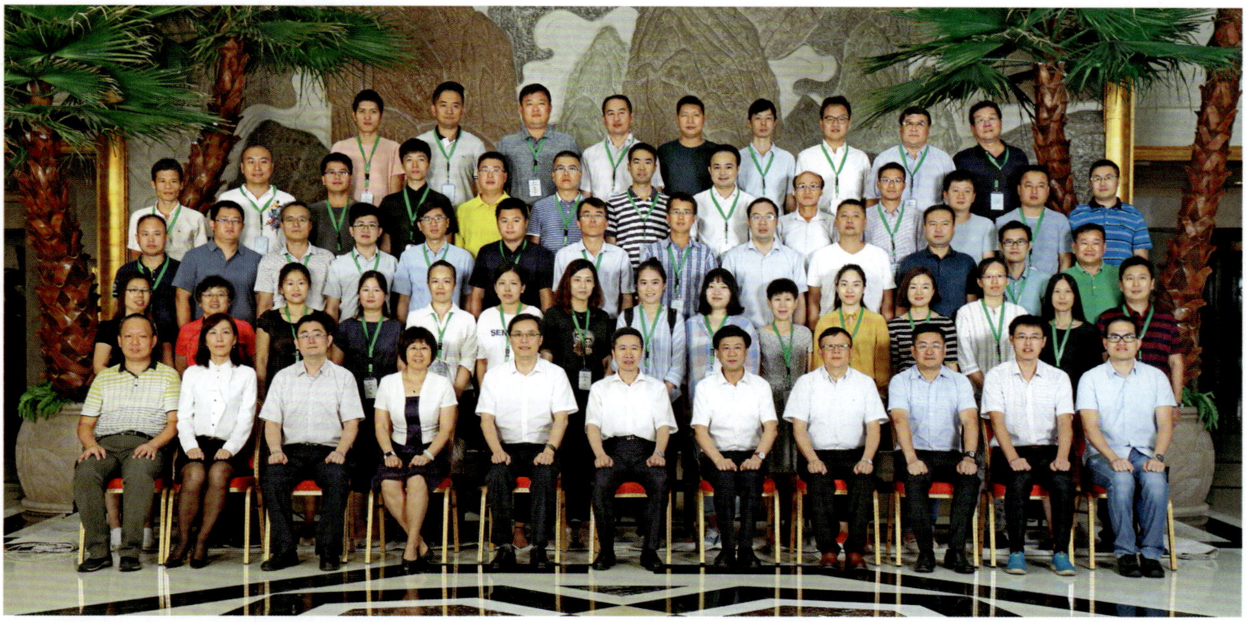

< 国家中医药管理局中药资源管理人才研修班（第 2 期）<

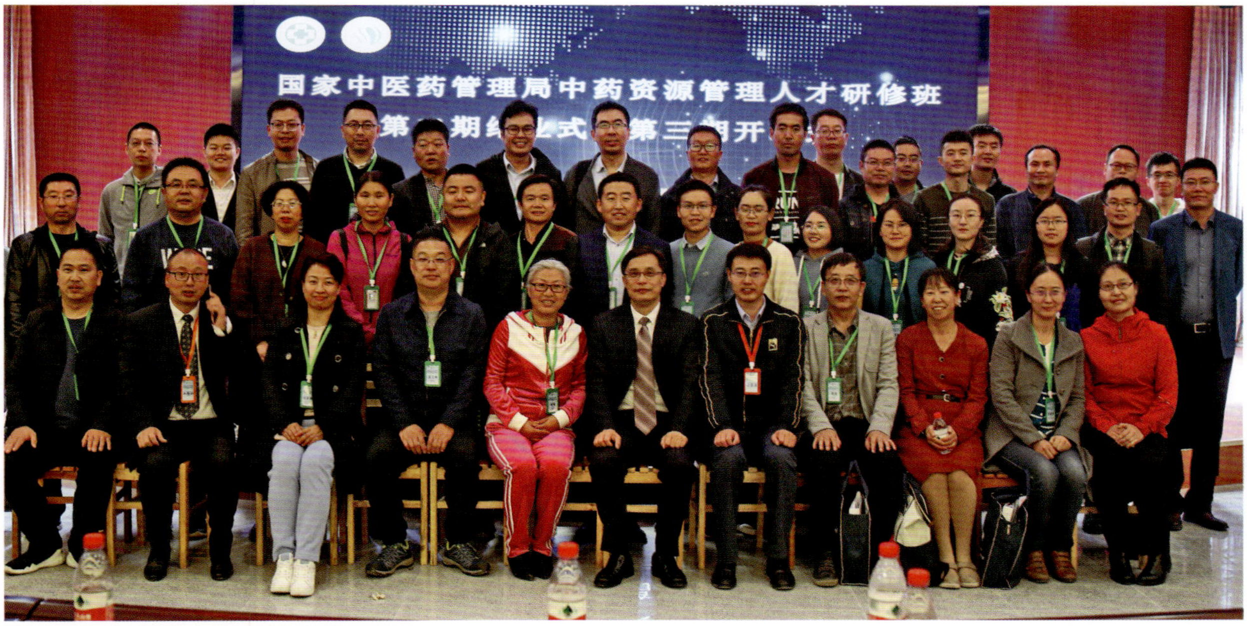

< 国家中医药管理局中药资源管理人才研修班（第 3 期）<

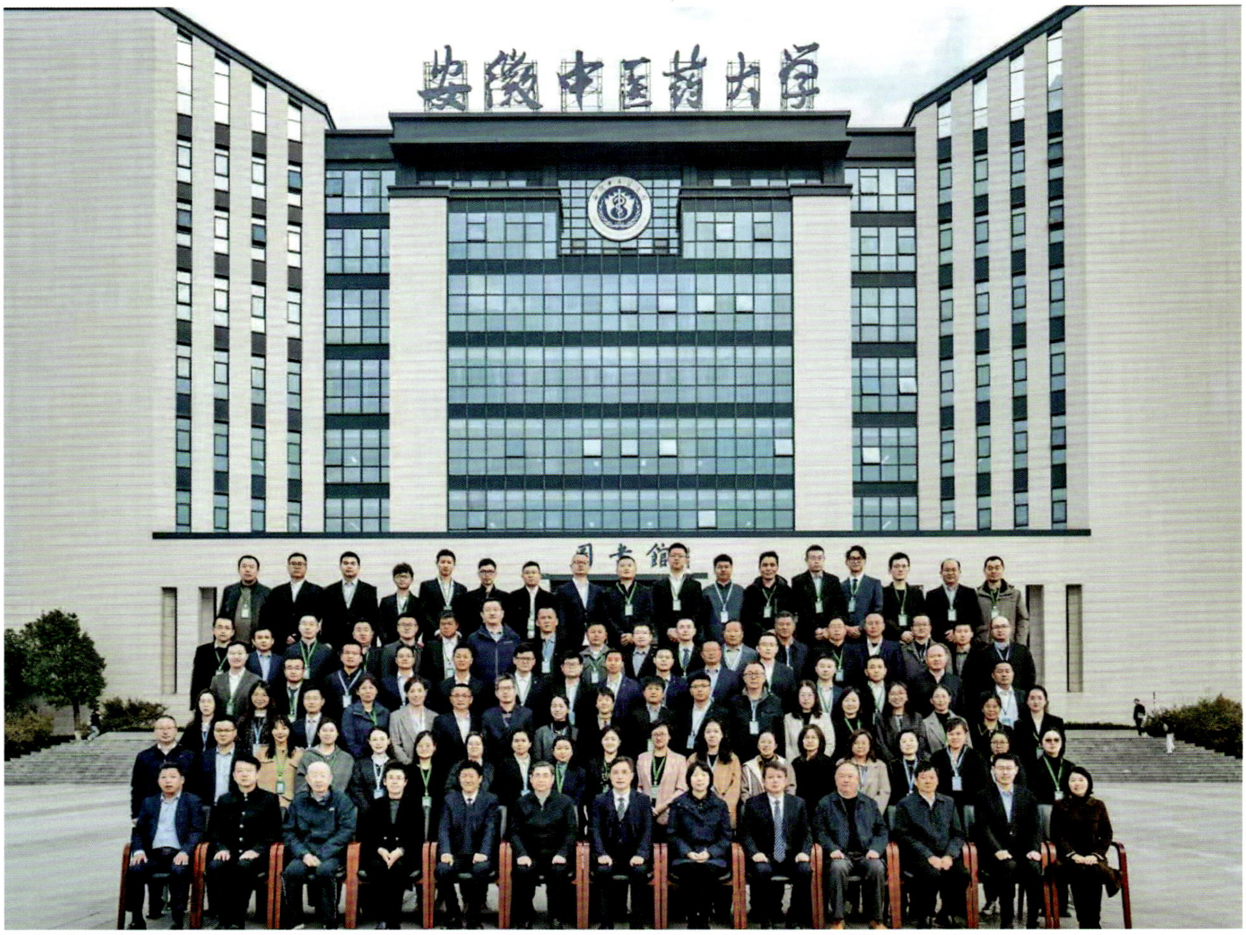

< 国家中医药管理局中药资源管理人才研修班（第 4、5 期）<

（二）中国中药资源大会（图片见插页）

< 2016 年 8 月，第一届中国中药资源大会（陕西西安）<

< 2018 年 5 月，第二届中国中药资源大会（湖北武汉）<

< 2020 年 10 月，第三届中国中药资源大会（江苏南京）<

< 2022 年 8 月，第四届中国中药资源大会（宁夏银川）<

< 2023 年 8 月，第四届中国中药资源大会（黑龙江哈尔滨）<

（三）全国中药材产业大会（图片见插页）

< 2019 年 10 月，第一届全国中药材产业大会（江西樟树）<

< 2020 年 10 月，第二届全国中药材产业大会（江西樟树）<

< 2021 年 10 月，第三届全国中药材产业大会（江西樟树）<

< 2023 年 10 月，第四届全国中药材产业大会（江西樟树）<

四、全国中药资源普查标本实物库

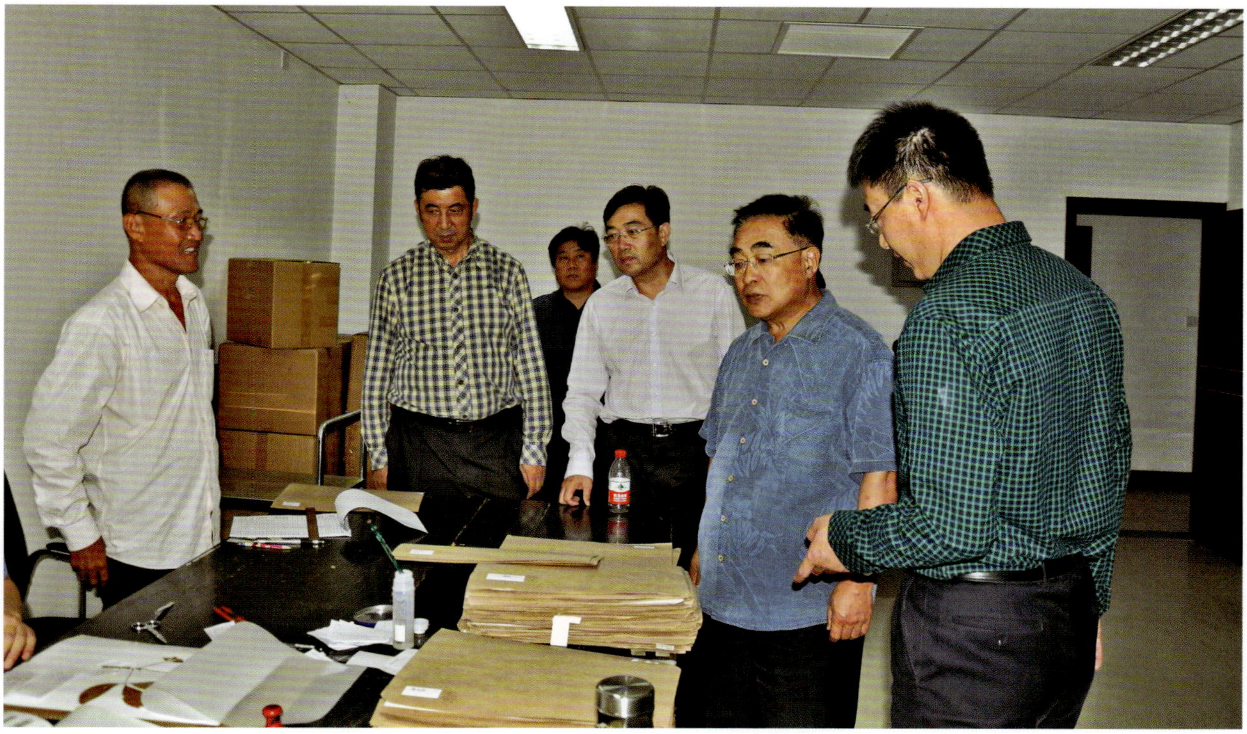

< 2015 年 9 月，中药资源标本馆长期保存库建设工作调研 <

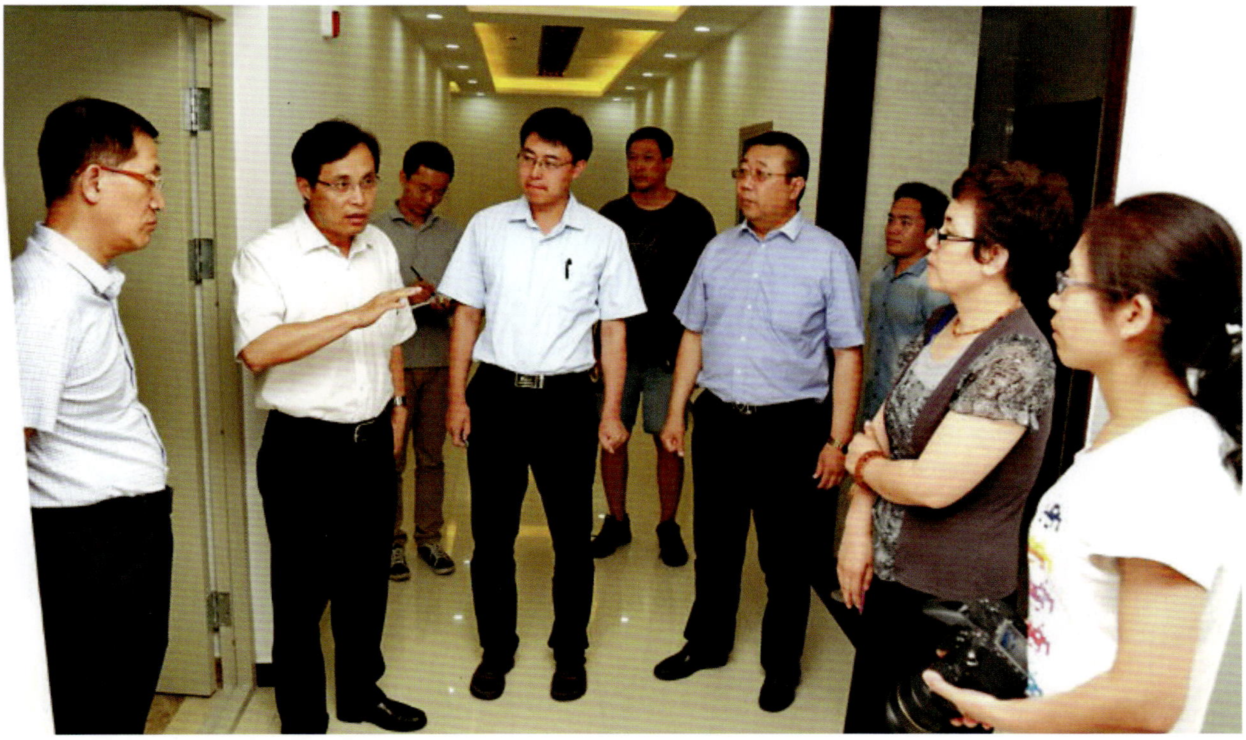

< 2016 年 6 月，中药资源标本实物库基础条件建设调研 <

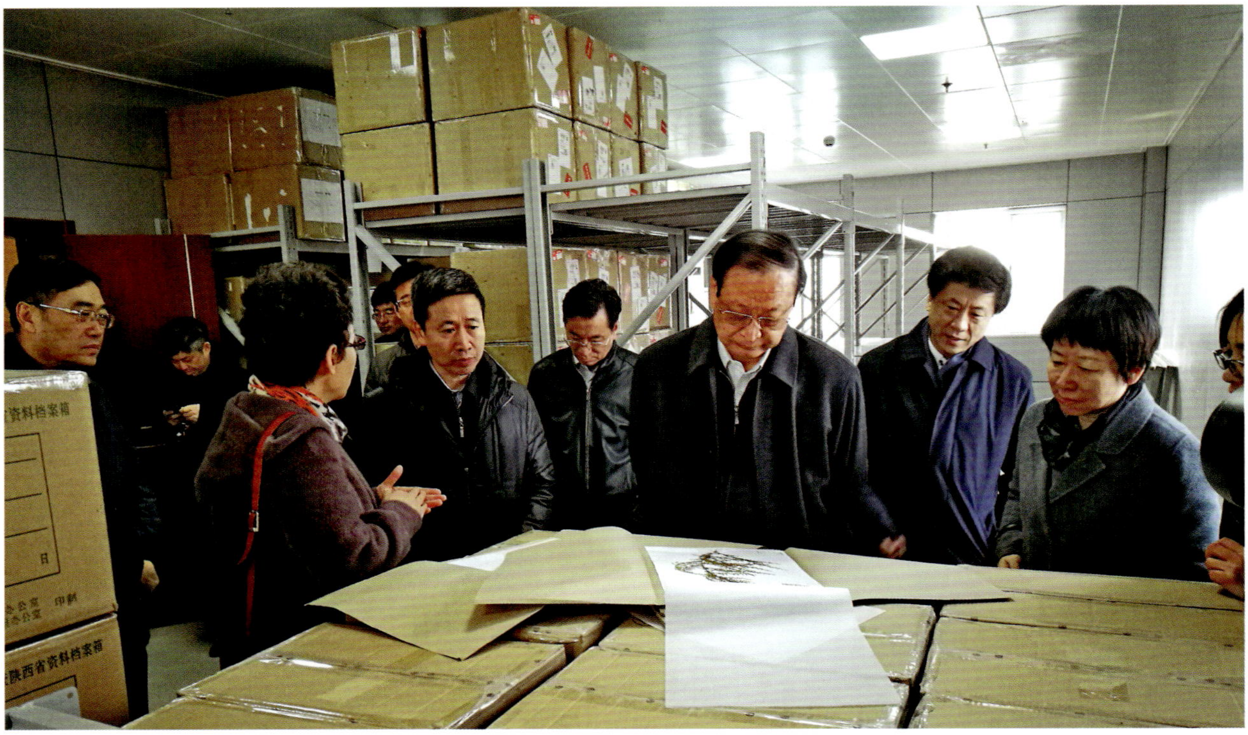

< 2018 年 3 月，中药资源标本馆长期保存库建设工作调研 <

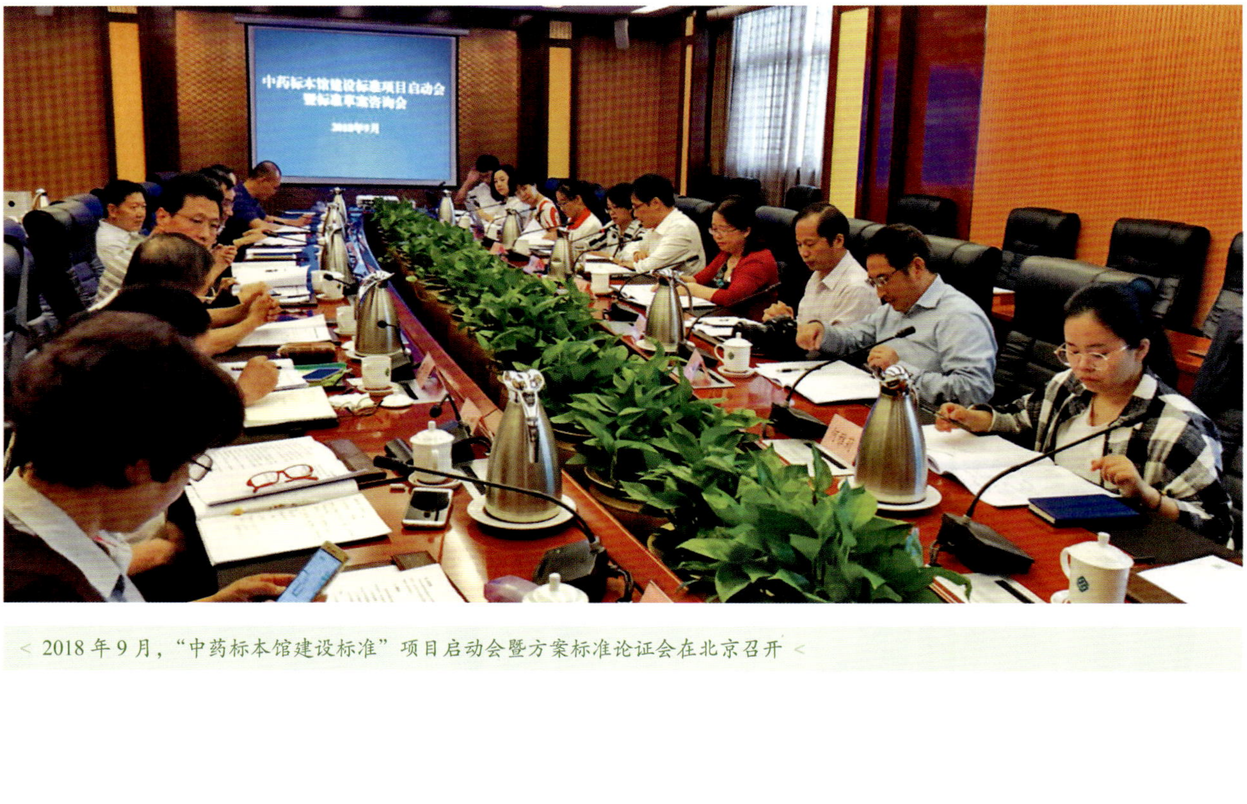

< 2018 年 9 月，“中药标本馆建设标准”项目启动会暨方案标准论证会在北京召开 <

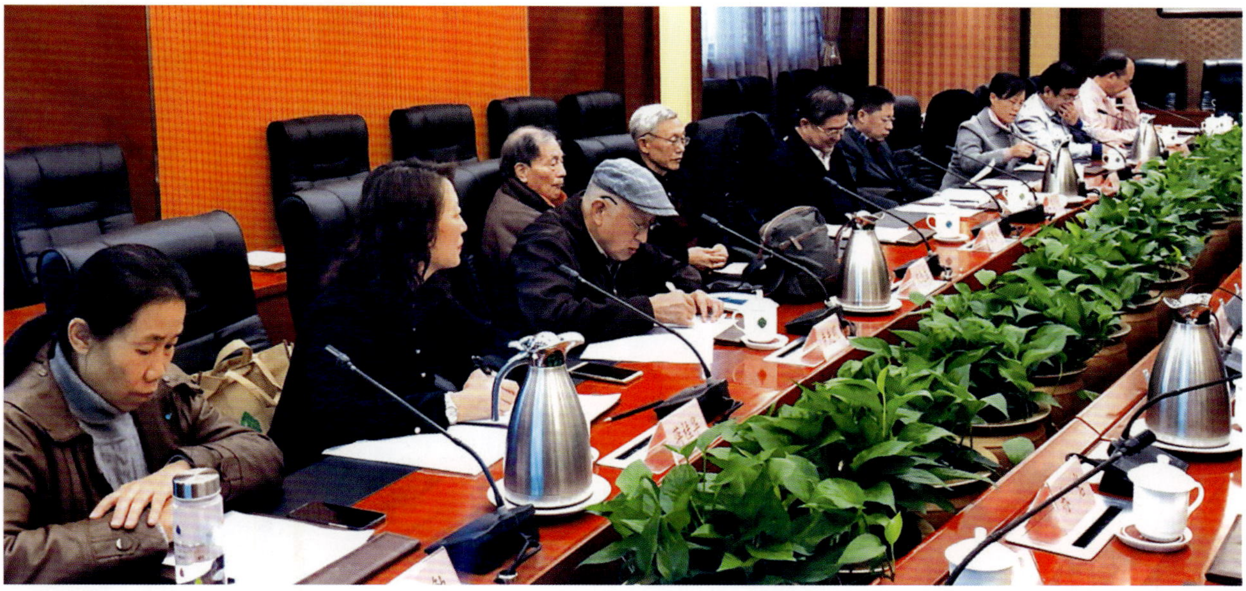

< 2018 年 11 月，"中药标本馆建设标准"专题研讨会在北京召开 <

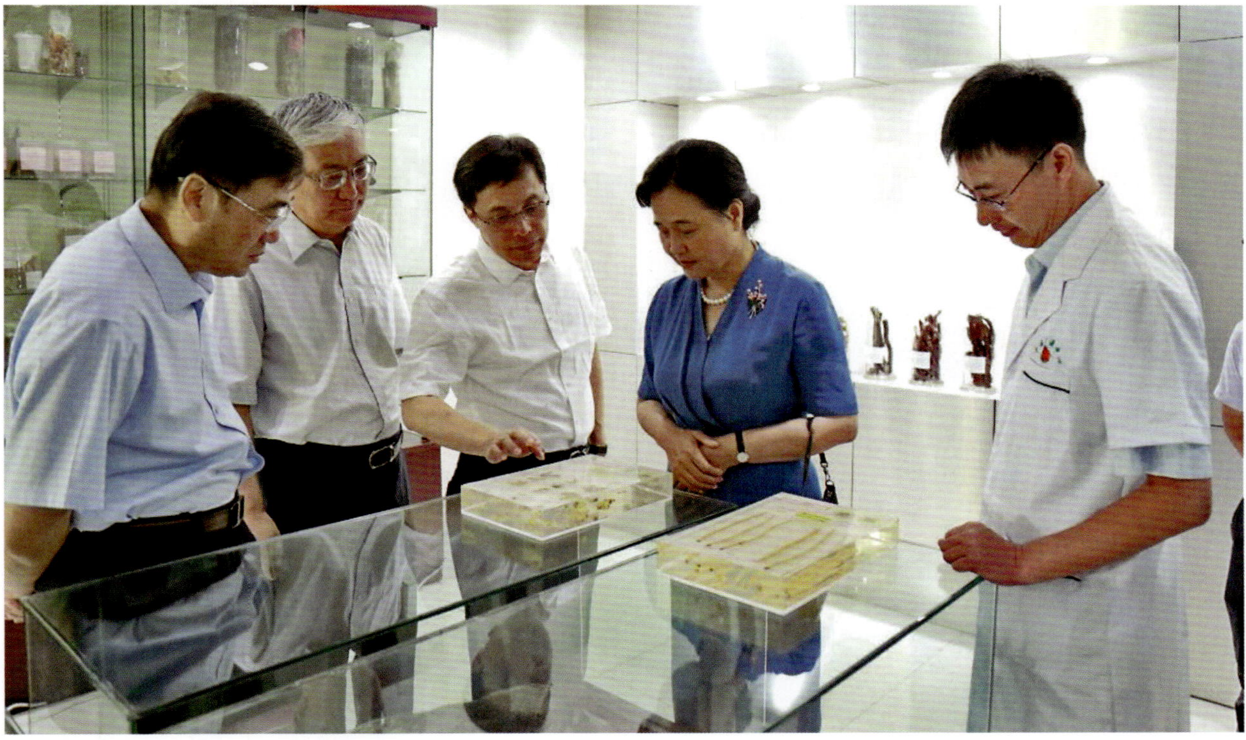

< 2019 年 8 月，国家中医药管理局余艳红书记调研中药资源标本实物库 <

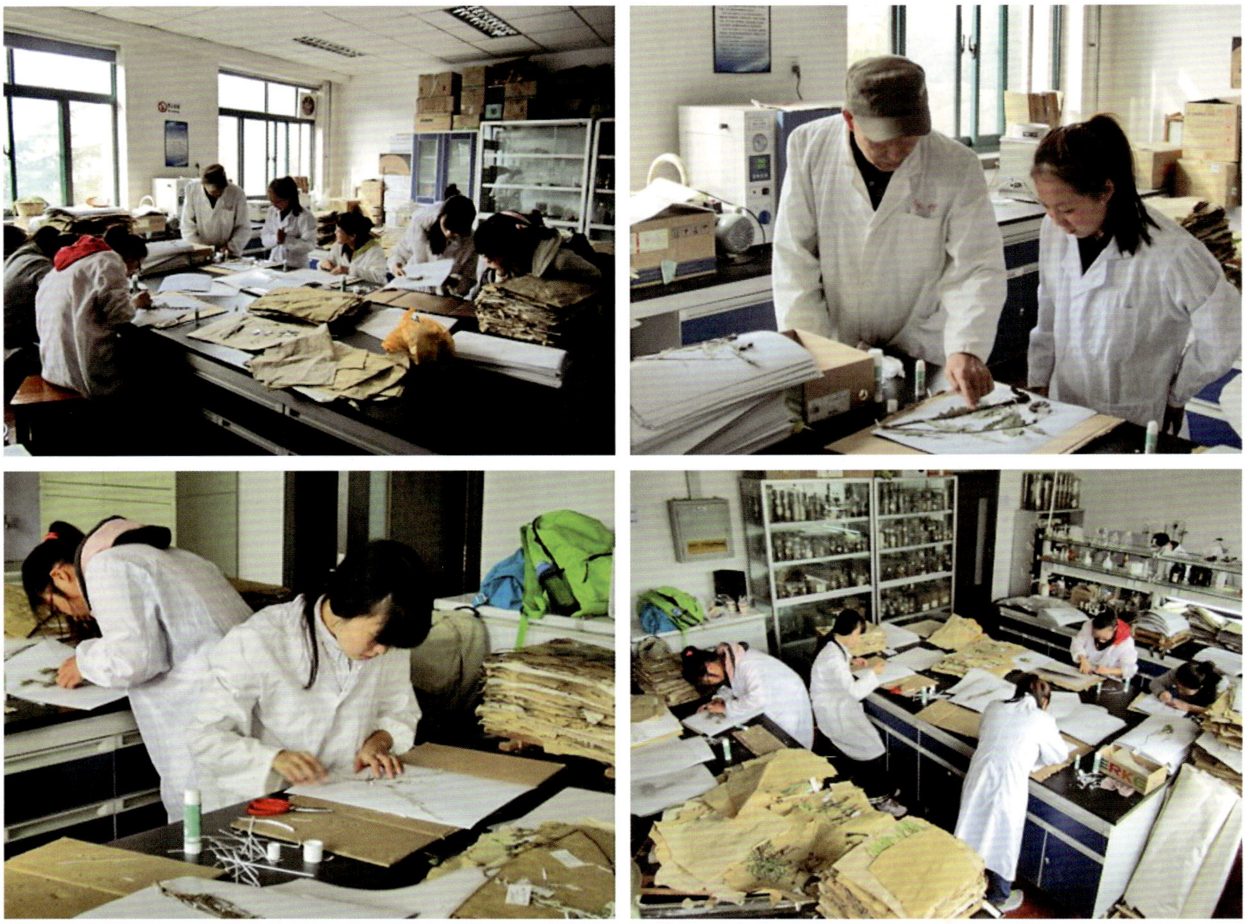

< 腊叶标本整理 <

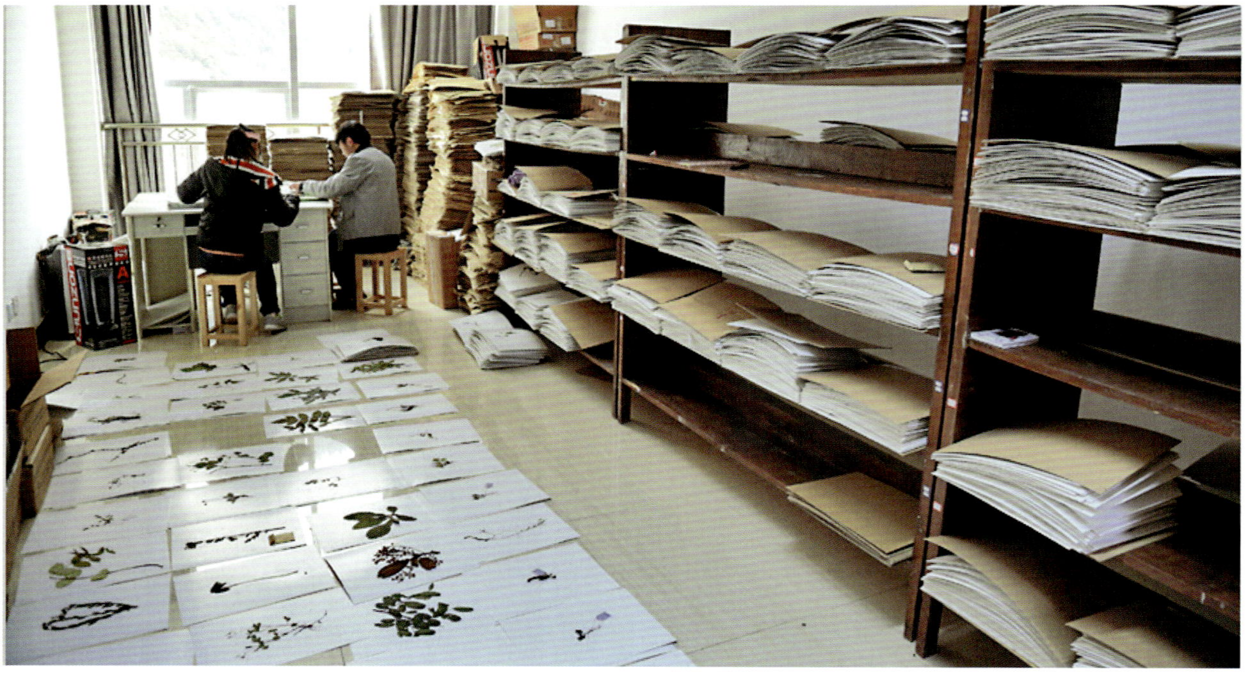

< 腊叶标本制作 <

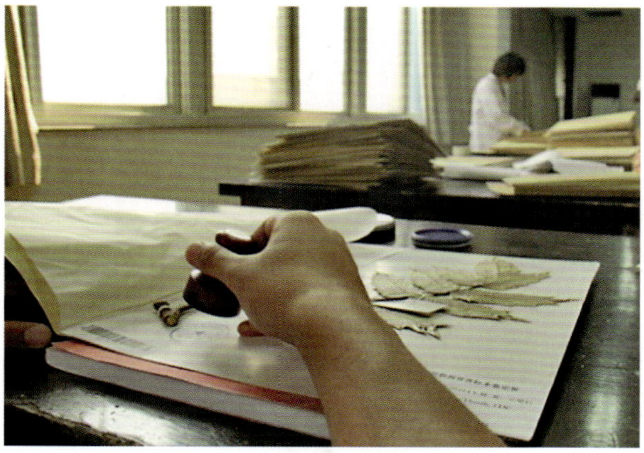

< 标本登记 <

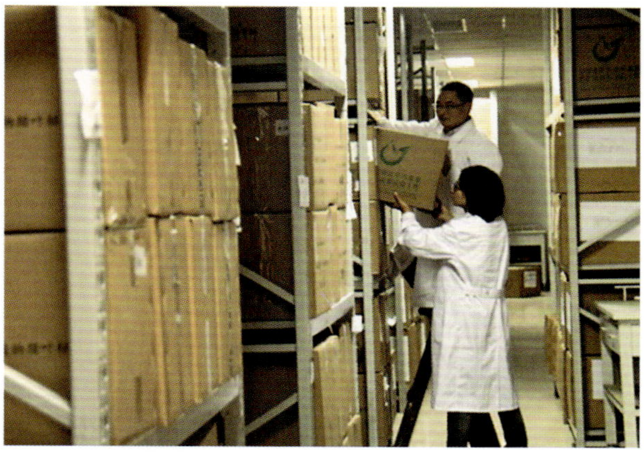

< 标本入库 <

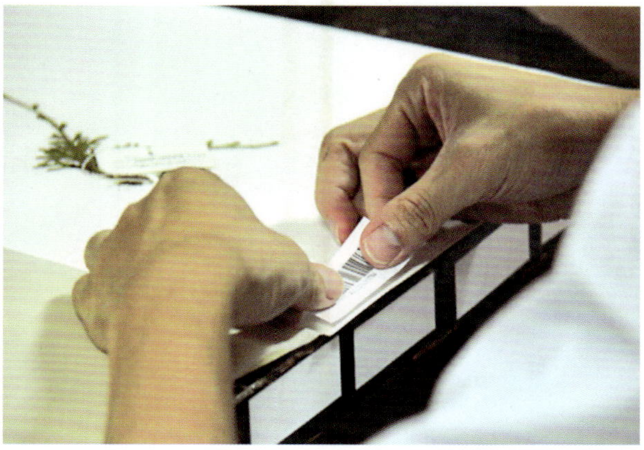

< 贴条形码 <

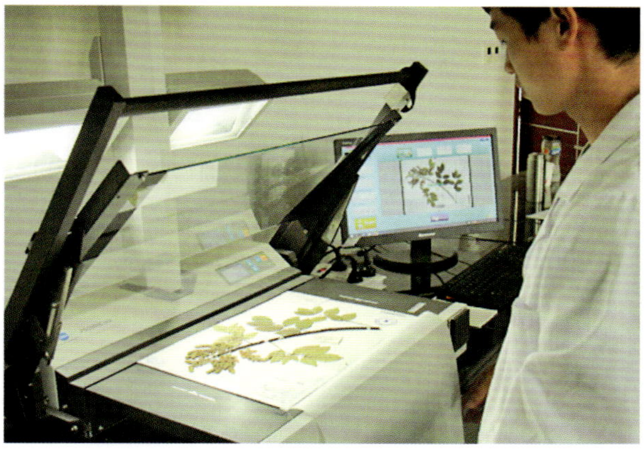

< 拍摄数码影像 <

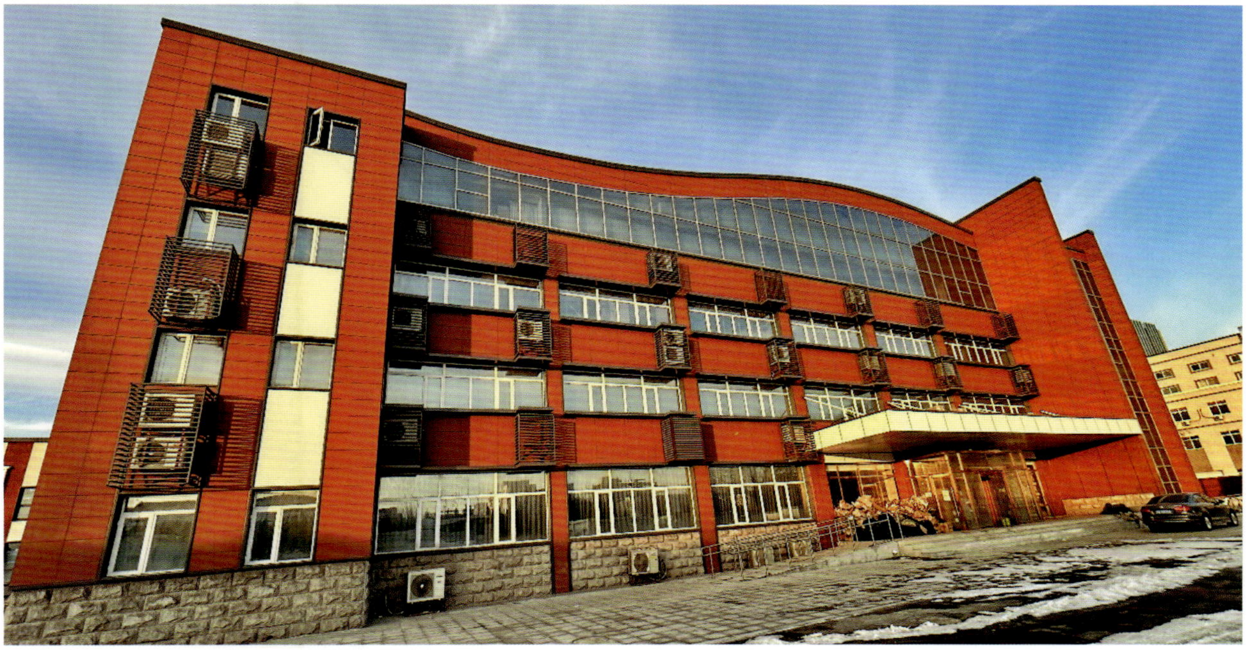

< 中药资源标本实物库储存腊叶标本超过 120 万份 <

五、全国中药资源普查基础数据库

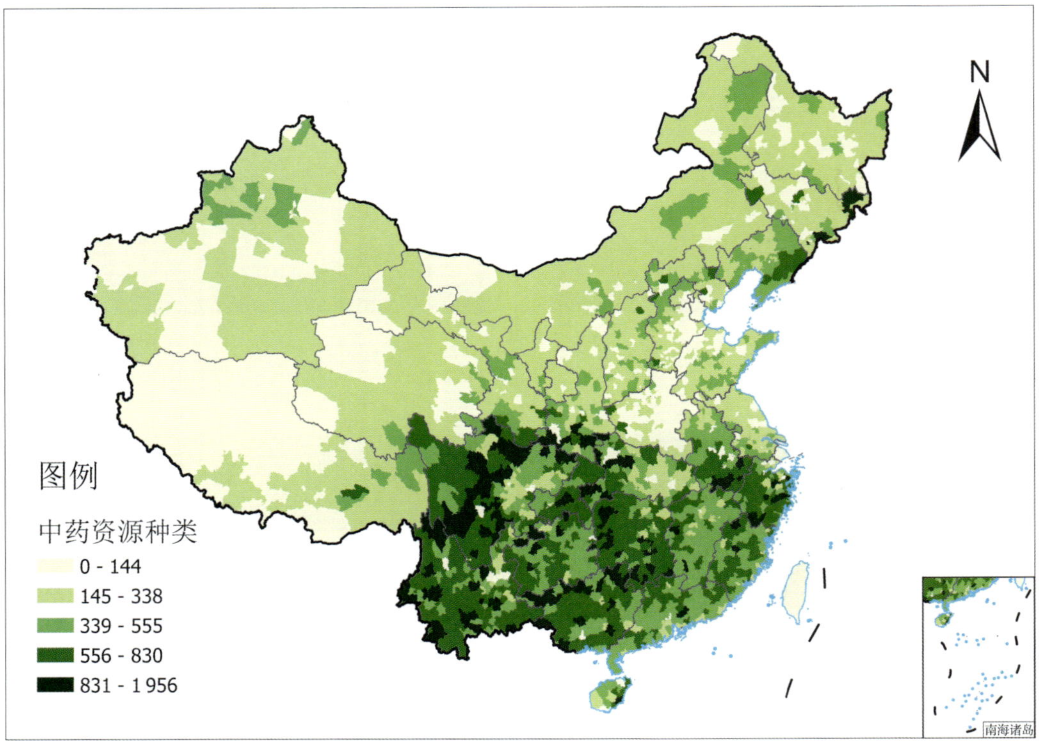

< 药材种类数分布 <

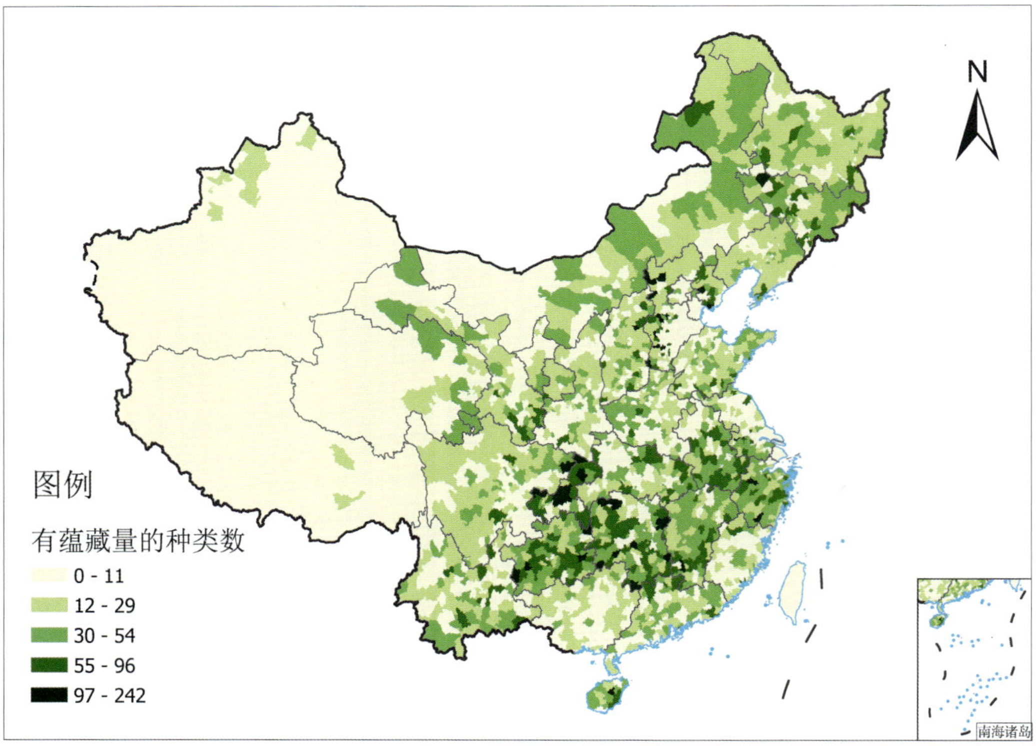

< 有蕴藏量种类数分布 <

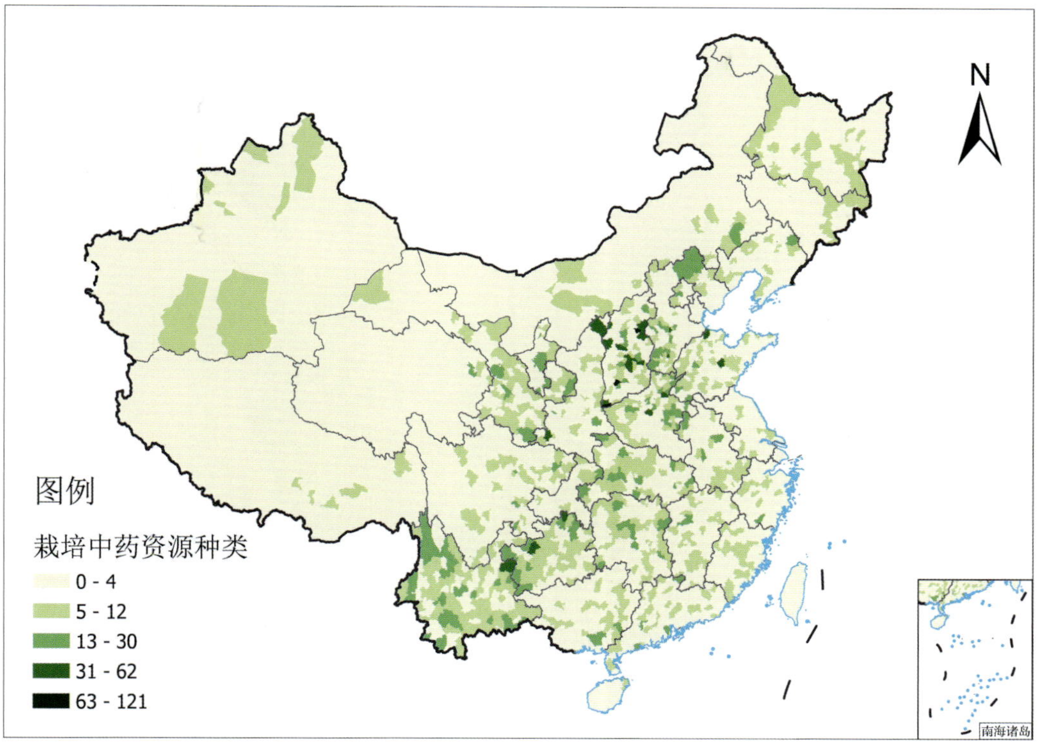

< 种植药材种类数量分布 <

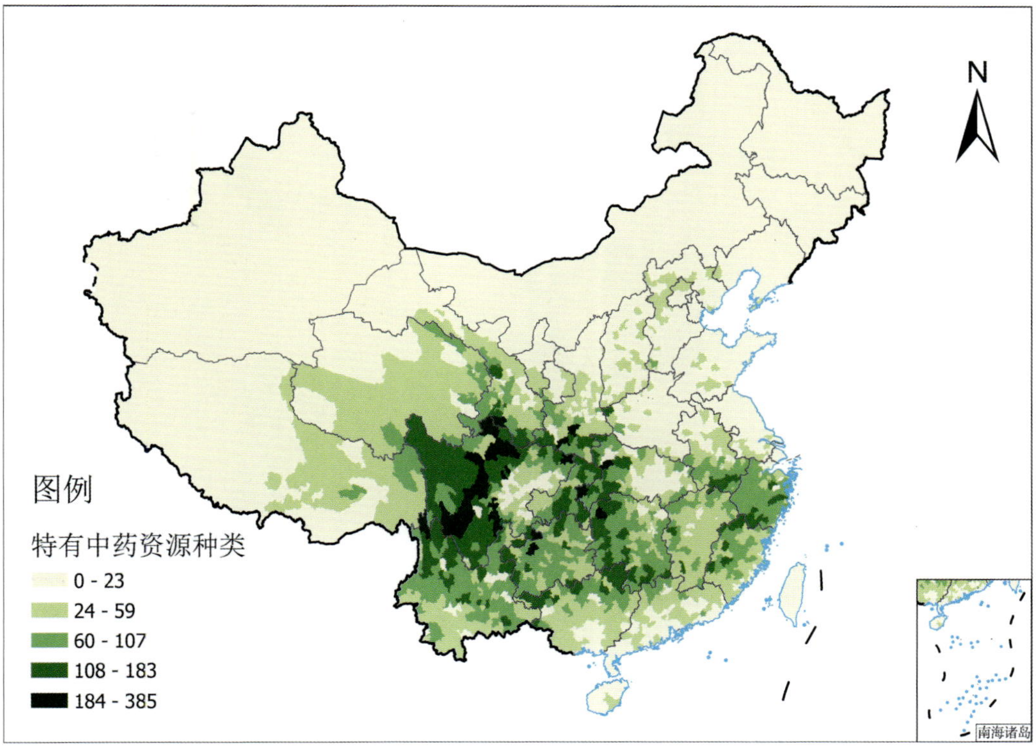

< 特有种药材分布 <

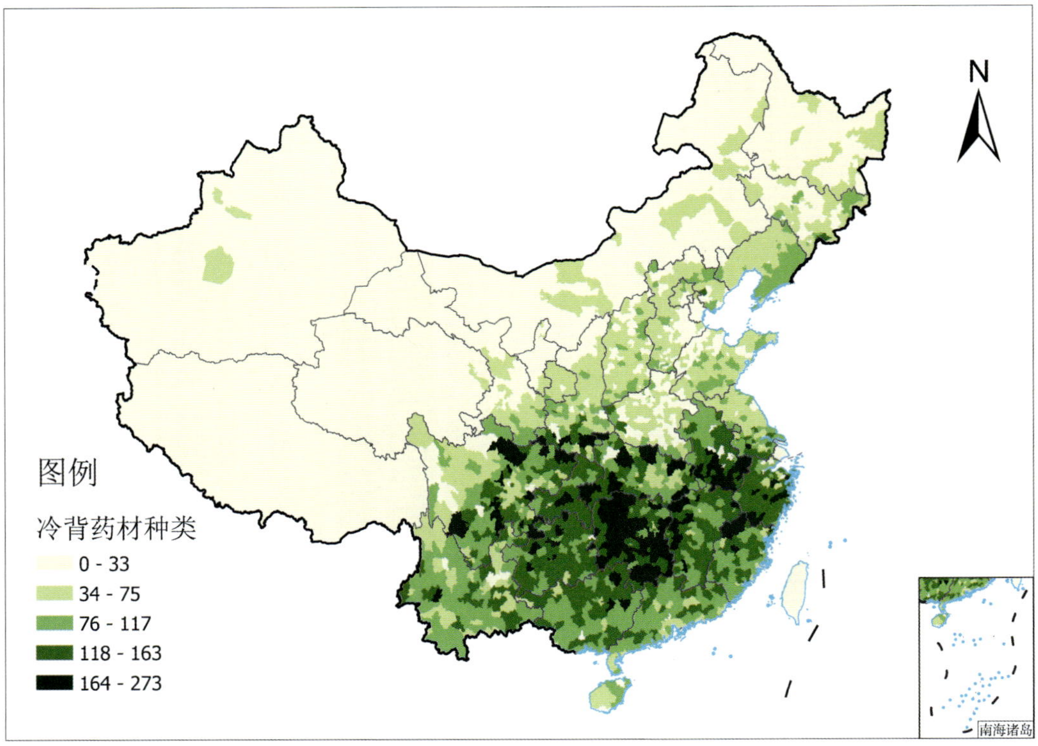

< 冷背药材分布 <

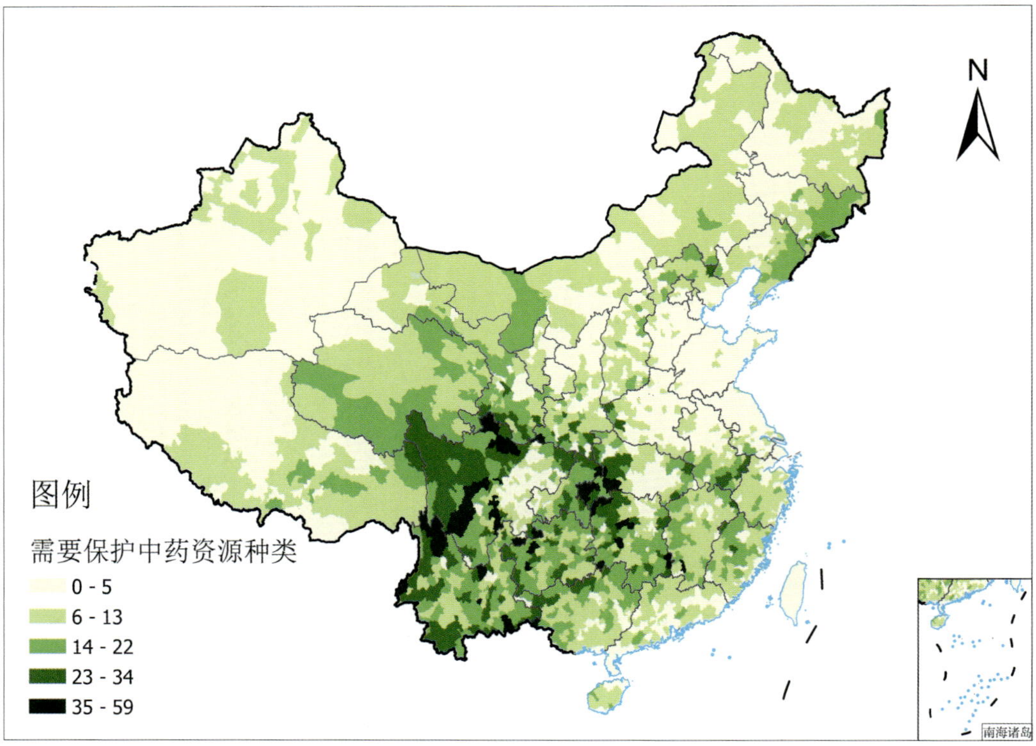

< 红皮书所涉药材分布 <

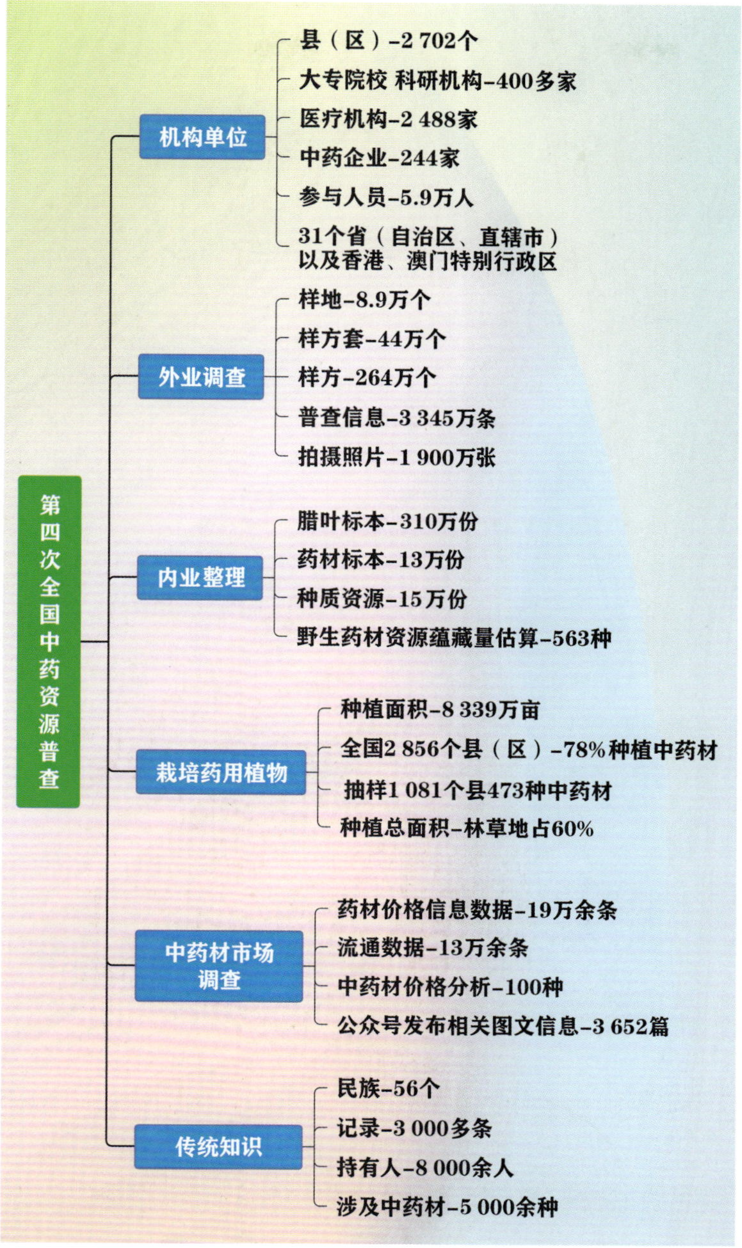
第四次全国中药资源普查
机构单位
县（区）-2 702个
大专院校 科研机构-400多家
医疗机构-2 488家
中药企业-244家
参与人员-5.9万人
31个省（自治区、直辖市）以及香港、澳门特别行政区
外业调查
样地-8.9万个
样方套-44万个
样方-264万个
普查信息-3 345万条
拍摄照片-1 900万张
内业整理
腊叶标本-310万份
药材标本-13万份
种质资源-15万份
野生药材资源蕴藏量估算-563种
栽培药用植物
种植面积-8 339万亩
全国2 856个县（区）-78%种植中药材
抽样1 081个县473种中药材
种植总面积-林草地占60%
中药材市场调查
药材价格信息数据-19万余条
流通数据-13万余条
中药材价格分析-100种
公众号发布相关图文信息-3 652篇
传统知识
民族-56个
记录-3 000多条
持有人-8 000余人
涉及中药材-5 000余种

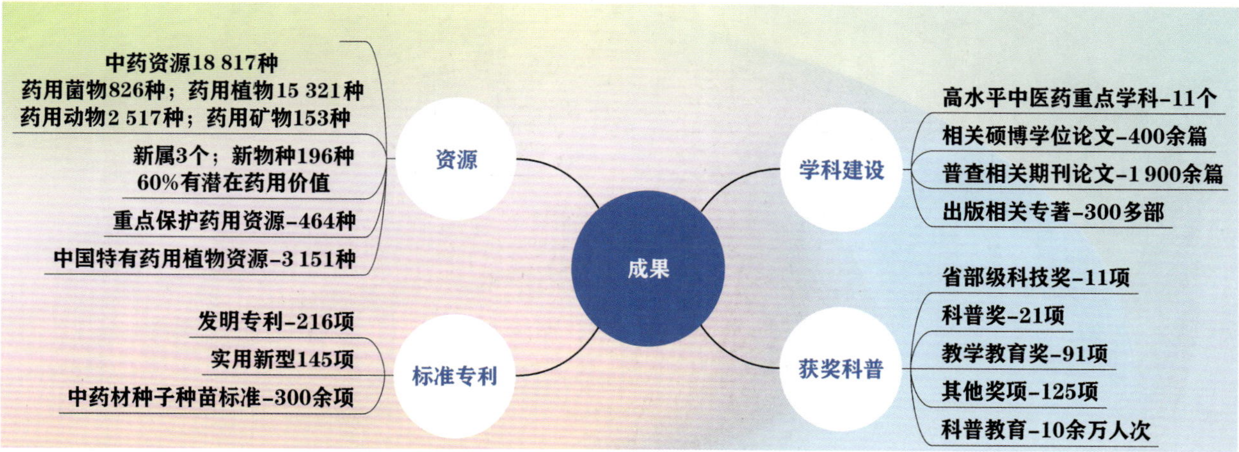
成果
资源
中药资源18 817种
药用菌物826种；药用植物15 321种
药用动物2 517种；药用矿物153种
新属3个；新物种196种
60%有潜在药用价值
重点保护药用资源-464种
中国特有药用植物资源-3 151种
标准专利
发明专利-216项
实用新型145项
中药材种子种苗标准-300余项
学科建设
高水平中医药重点学科-11个
相关硕博学位论文-400余篇
普查相关期刊论文-1 900余篇
出版相关专著-300多部
获奖科普
省部级科技奖-11项
科普奖-21项
教学教育奖-91项
其他奖项-125项
科普教育-10余万人次

< 普查成果 <

六、中药材产业扶贫

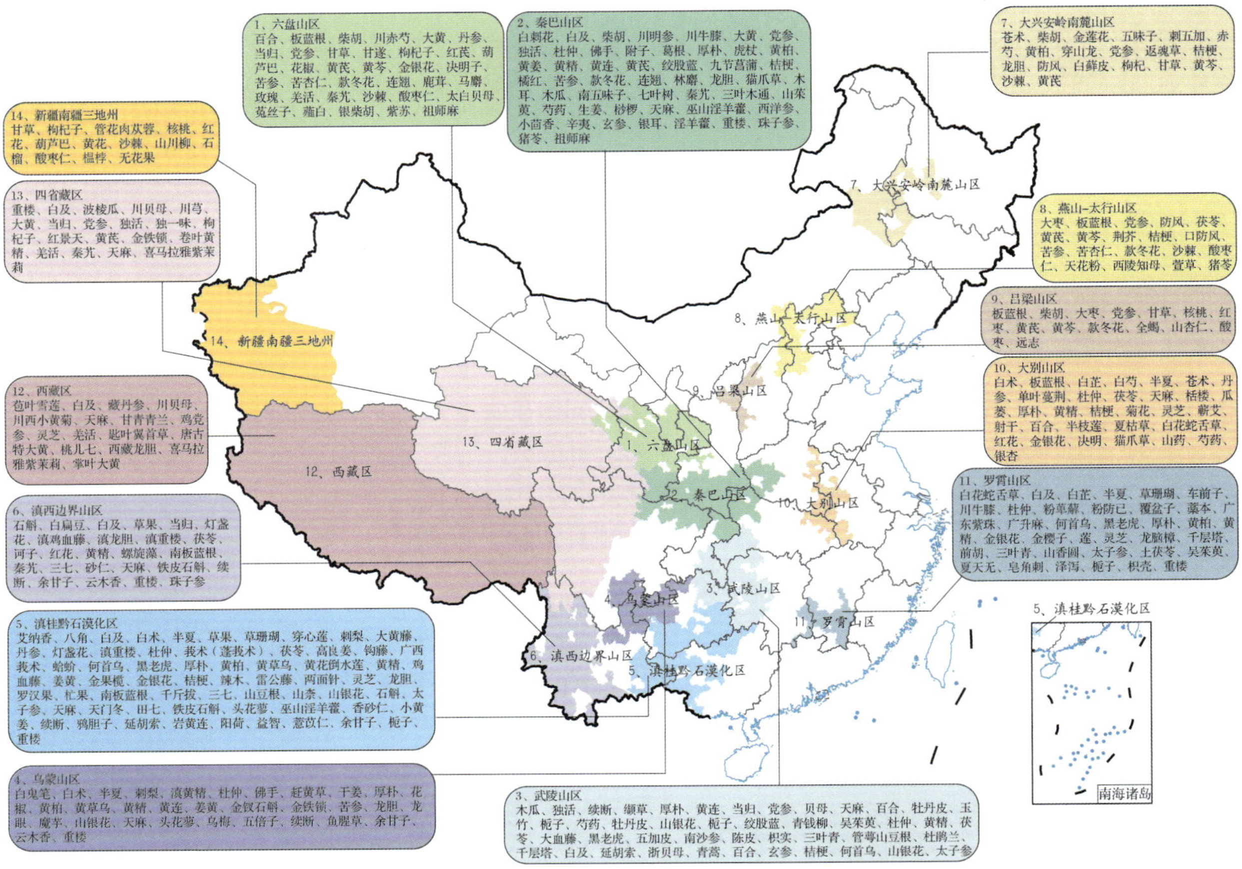

< 14个集中连片贫困地区种植中药材分布图 <

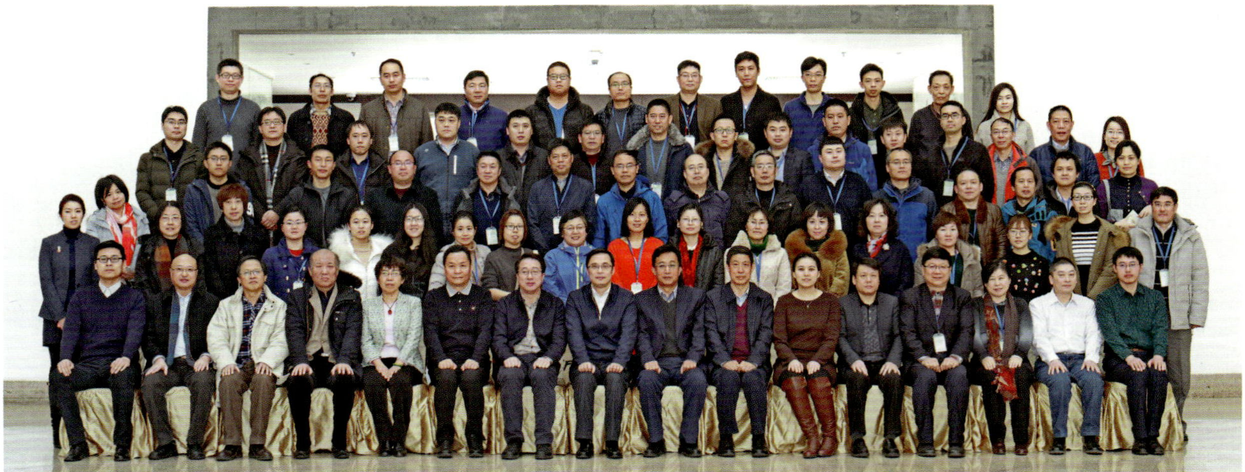

< 2018年2月，中药材产业扶贫计划新书发布会暨《新编中国药材学》《十四个集中连片特困区中药材精准扶贫技术丛书》编写研讨会议 <

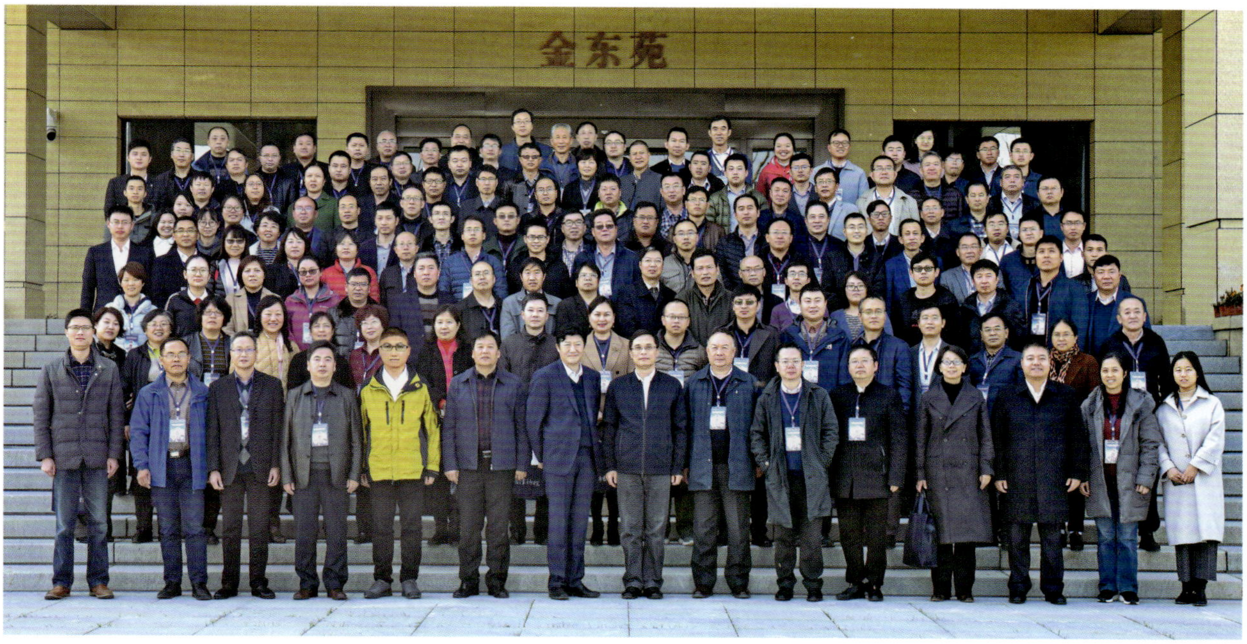

2018年11月，扶贫技术指导专家组成立会议

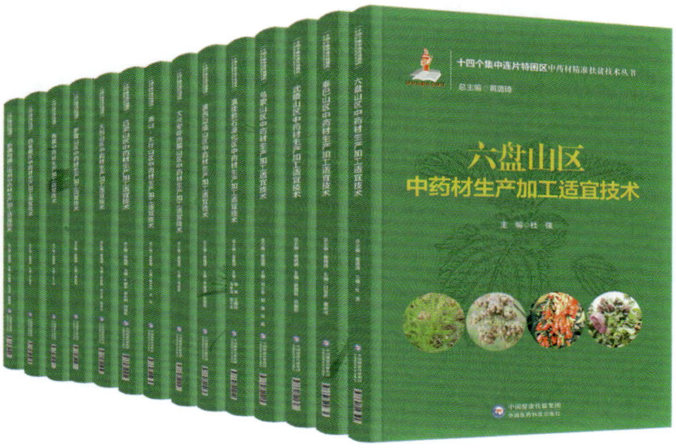

十四个集中连片特困区中药材精准扶贫技术丛书

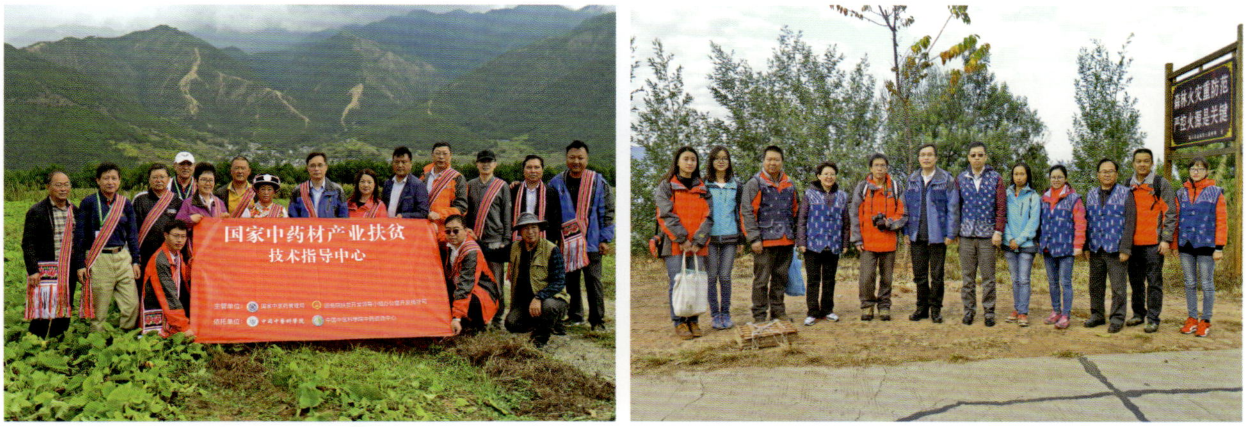

国家中药材扶贫技术专家组开展技术服务

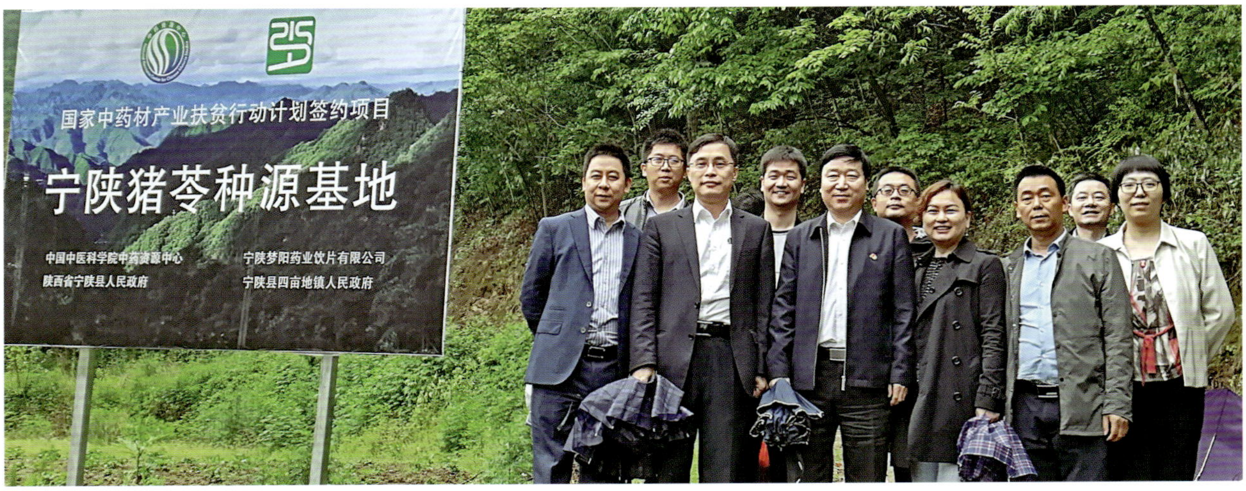

< 2018 年 4 月，陕西省宁陕县猪苓种源基地调研 <

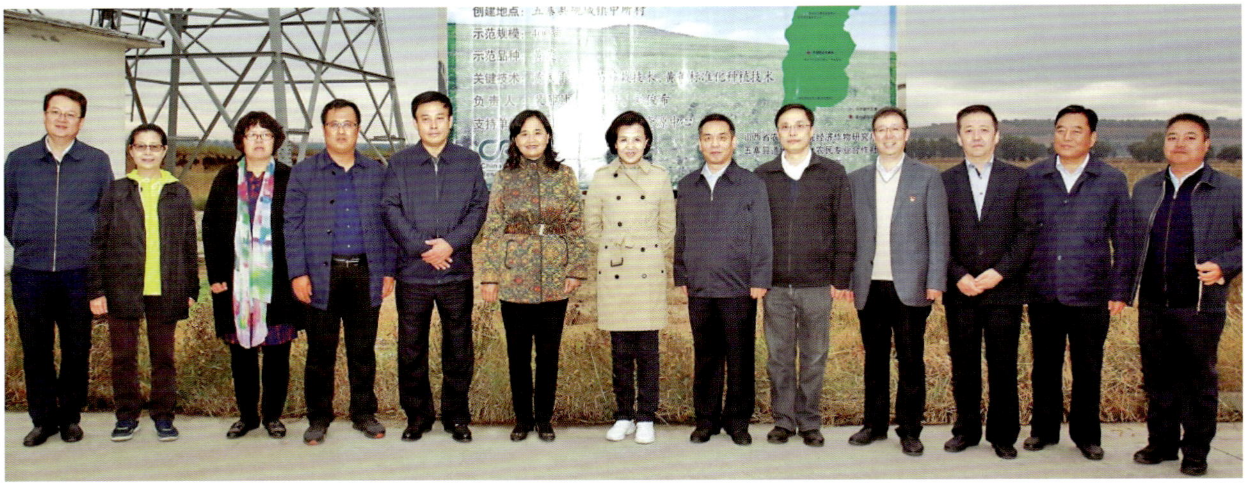

< 2018 年 9 月，山西省五寨县调研 <

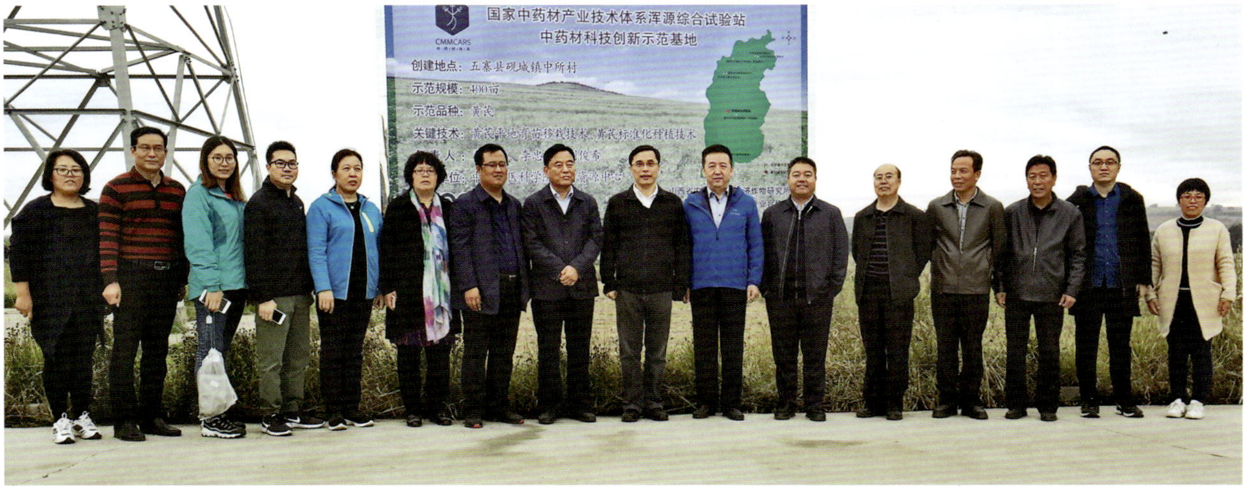

< 2018 年 9 月，山西省五寨县中药产业扶贫工作调研 <

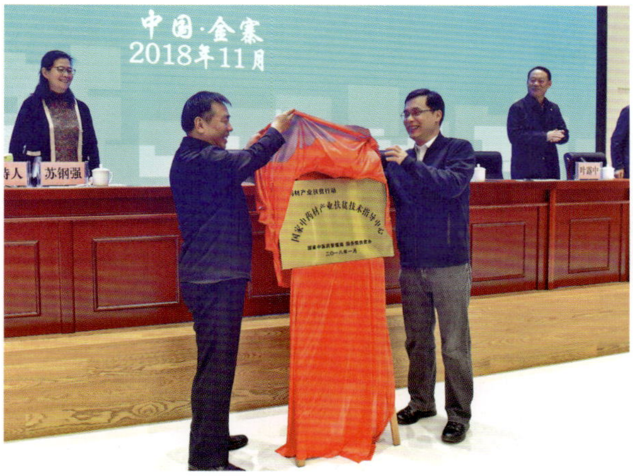

< 2018 年 11 月，国家中药材产业扶贫技术指导中心成立 <

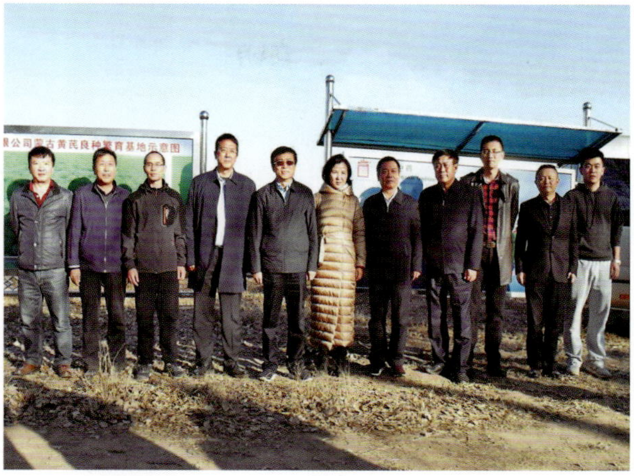

< 2018 年 11 月，山西省五寨县定点扶贫工作调研 <

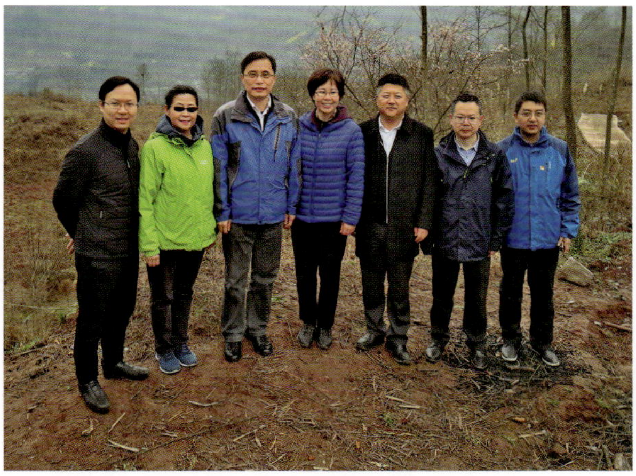

< 2019 年 3 月，四川省雷波县中药材扶贫调研 <

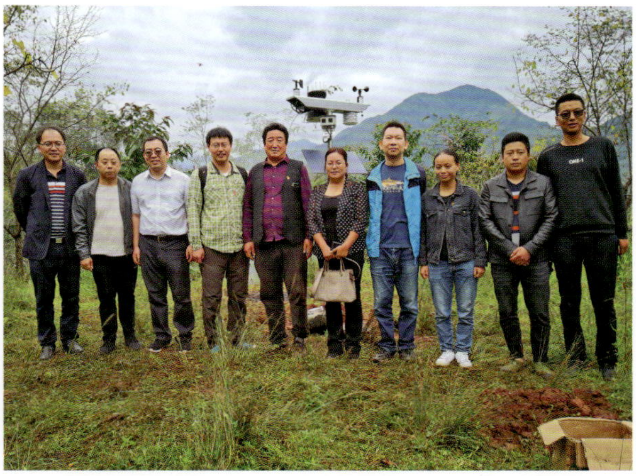

< 2019 年 9 月，四川省马边县扶贫工作调查 <

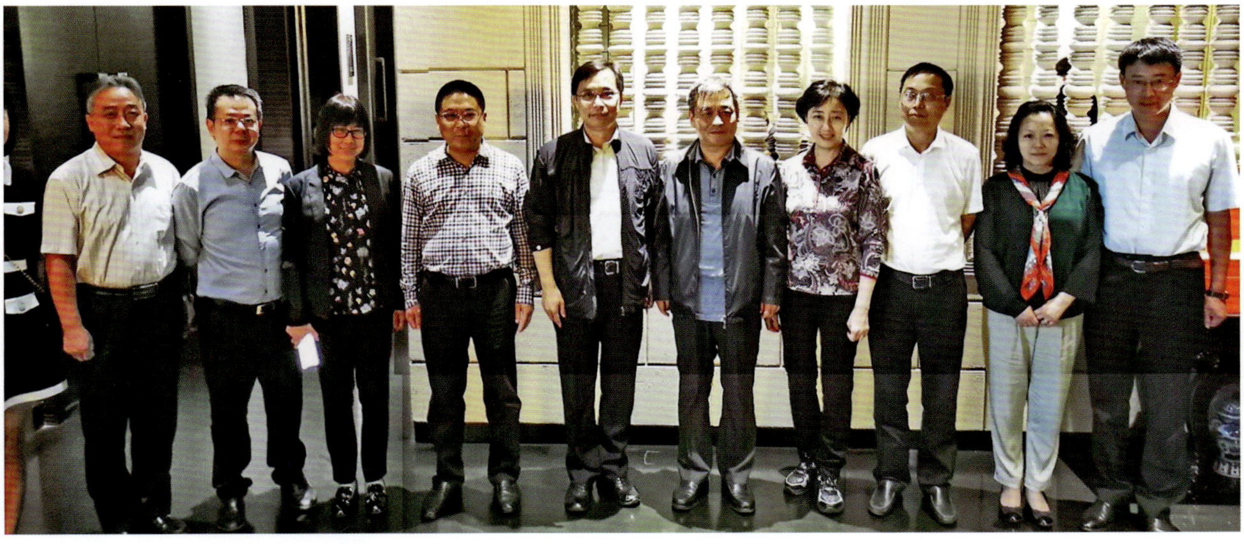

< 2020 年 9 月，四川省泸定县产业扶贫调研 <

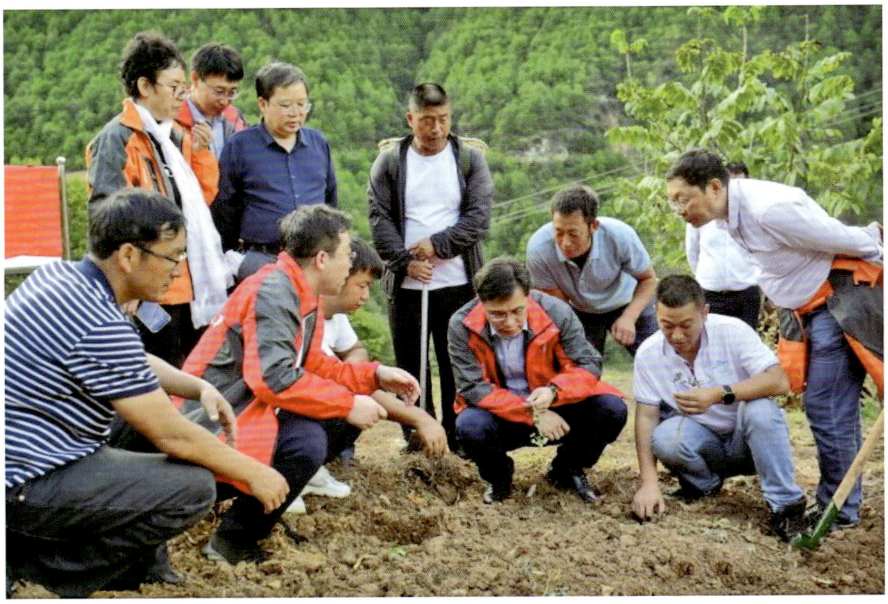

< 2020 年 11 月，云南省维西县扶贫工作调研 <

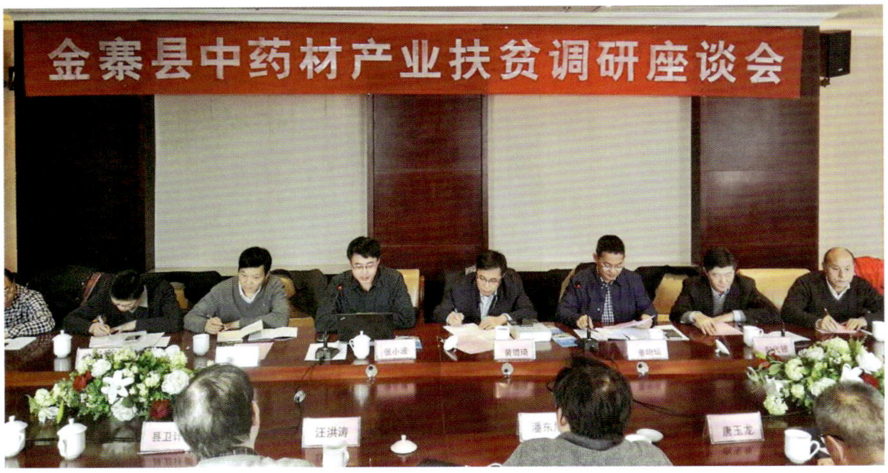

< 2018 年 2 月，安徽省金寨县中药材产业扶贫调研座谈会 <

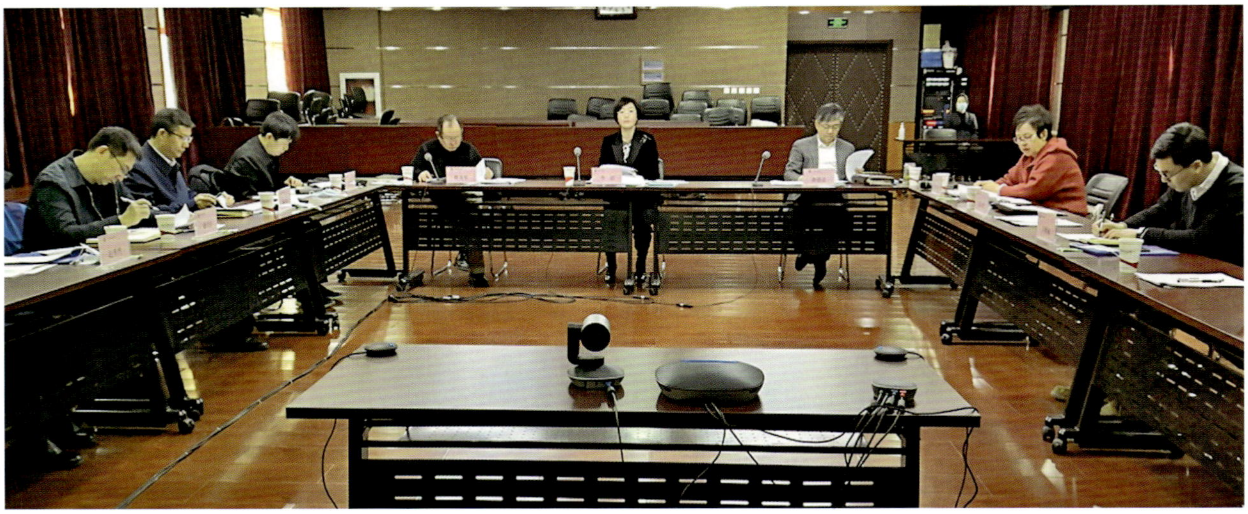

< 2020 年 12 月，国家医疗保障局副局长李滔在中国中医科学院就甘肃省积石山县中药材产业扶贫进行座谈 <

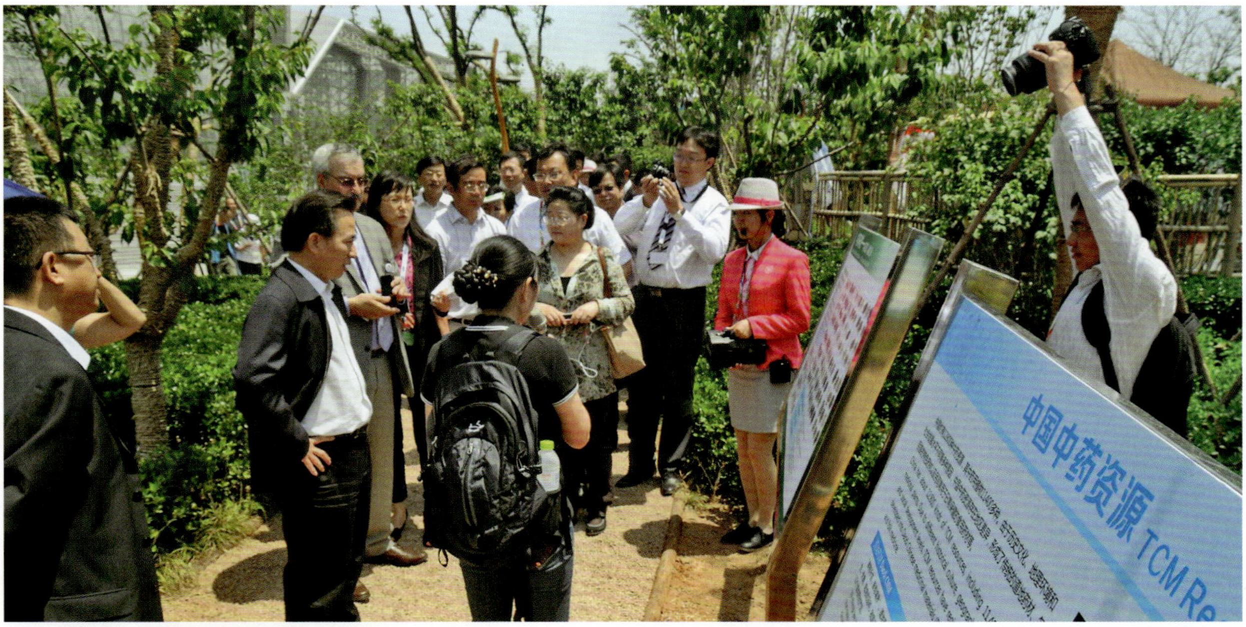

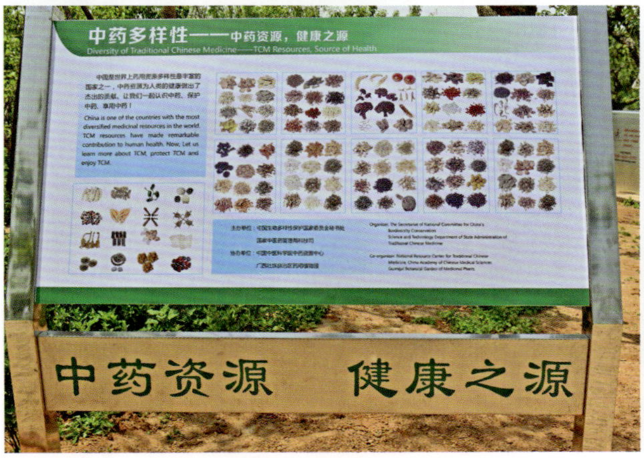

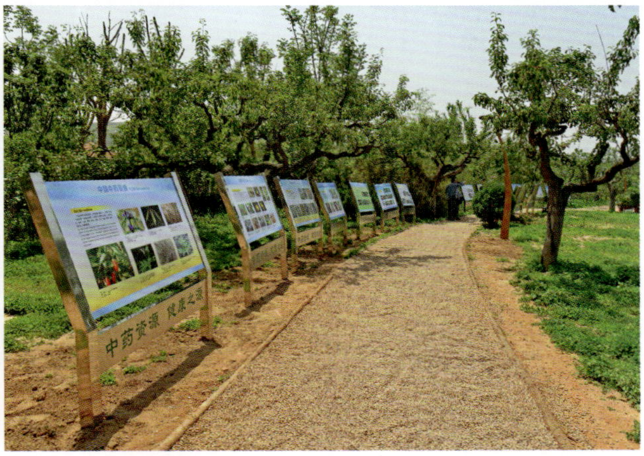

< 2014 年 5 月，以“中药资源　健康之源”为主题的中药多样性展览在青岛世界园艺博览会草纲园举办 <

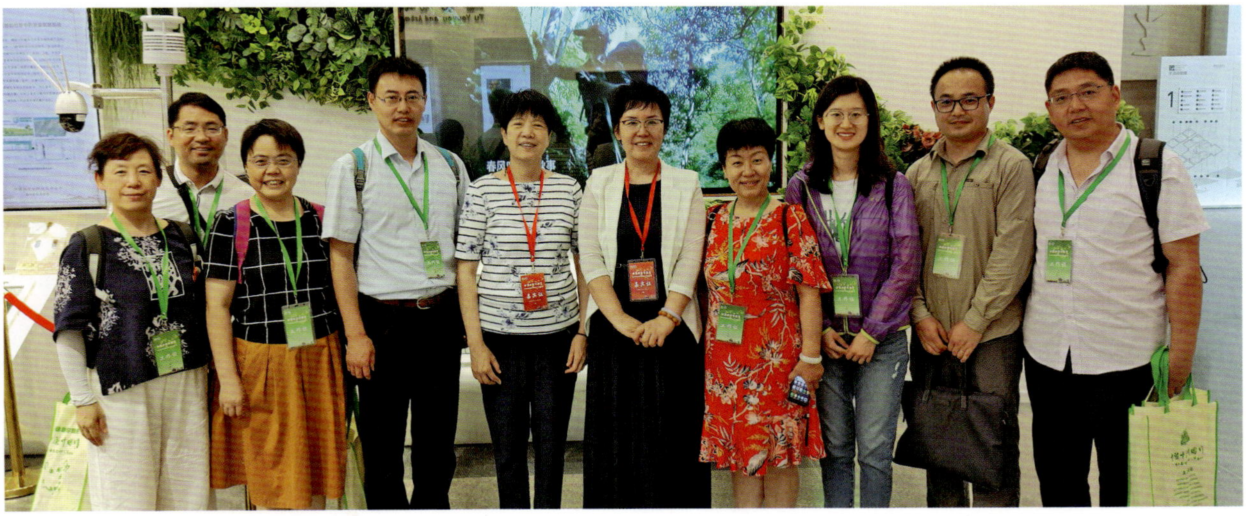

< 2019 年 6 月，全国中药资源普查工作部分成果在北京世园会展出 <

七、海外资源调查

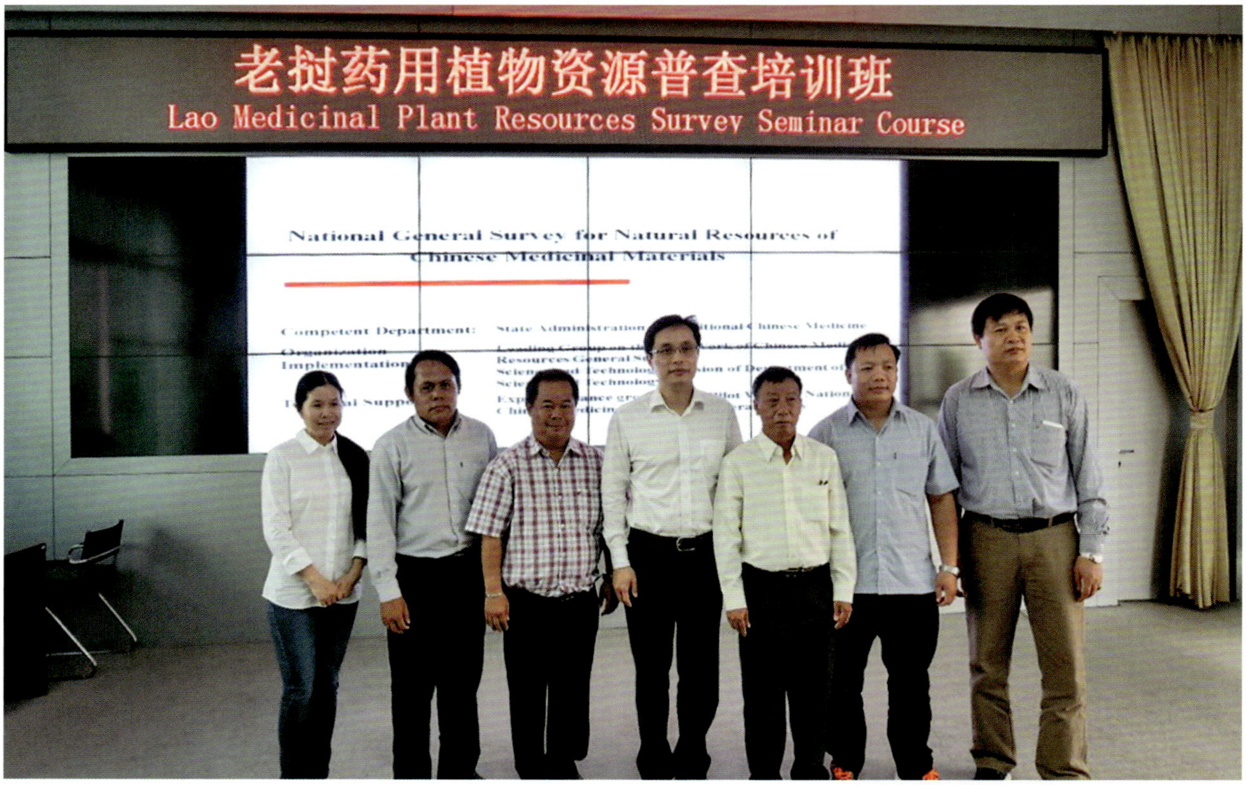

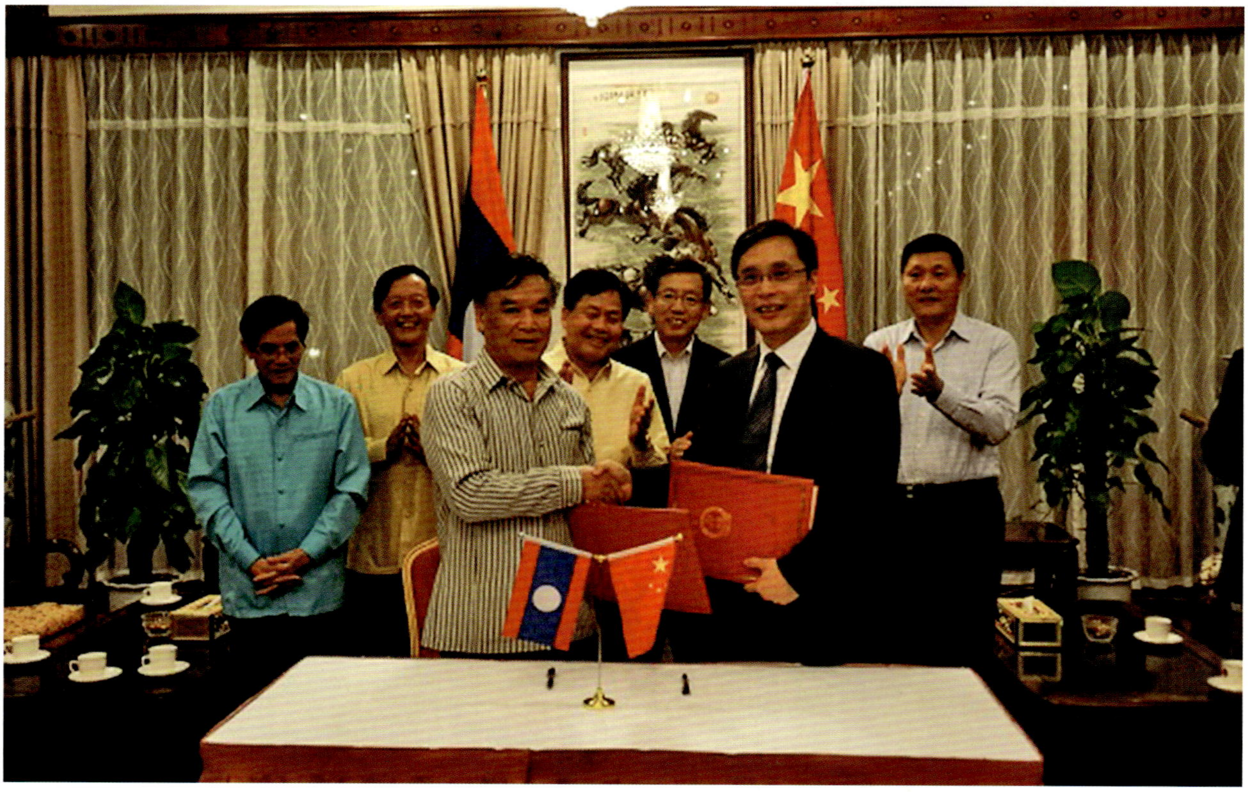

< 2018 年 4 月，驻老挝大使王文天出席中老药用植物研究合作谅解备忘录签字仪式 <

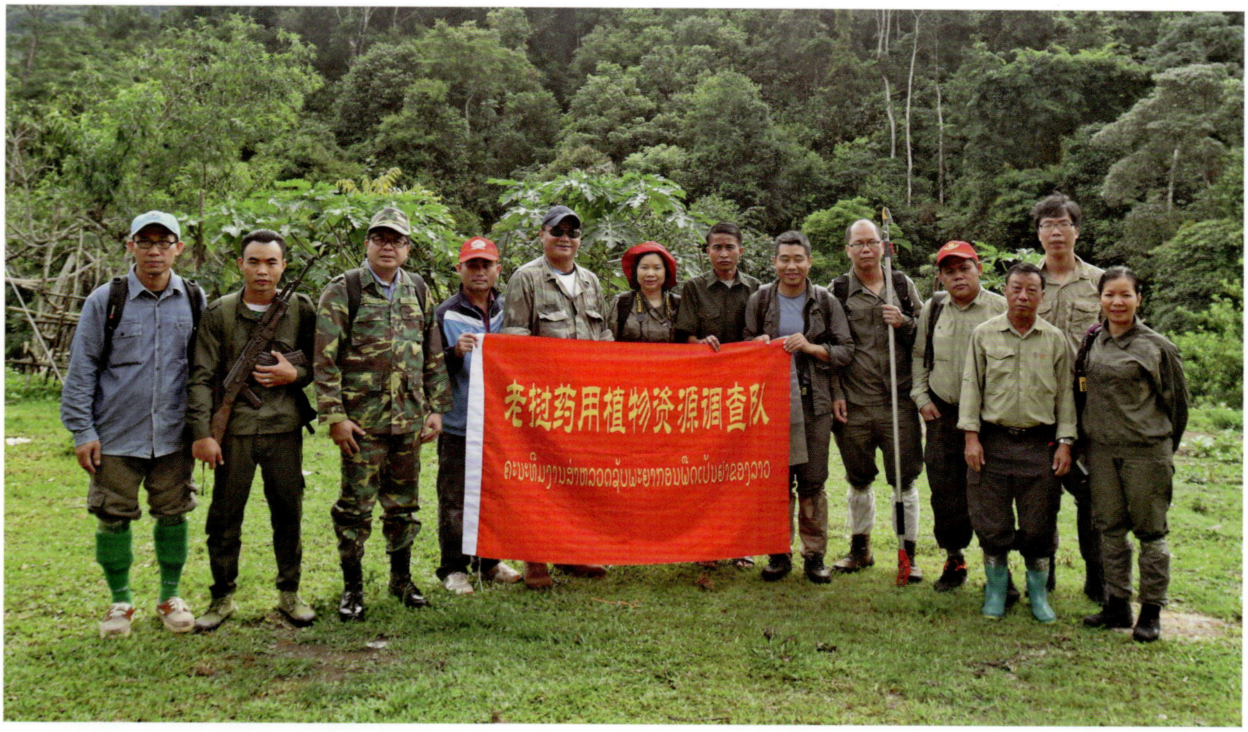

< 2017 年 6 月，老挝川圹省调查 <

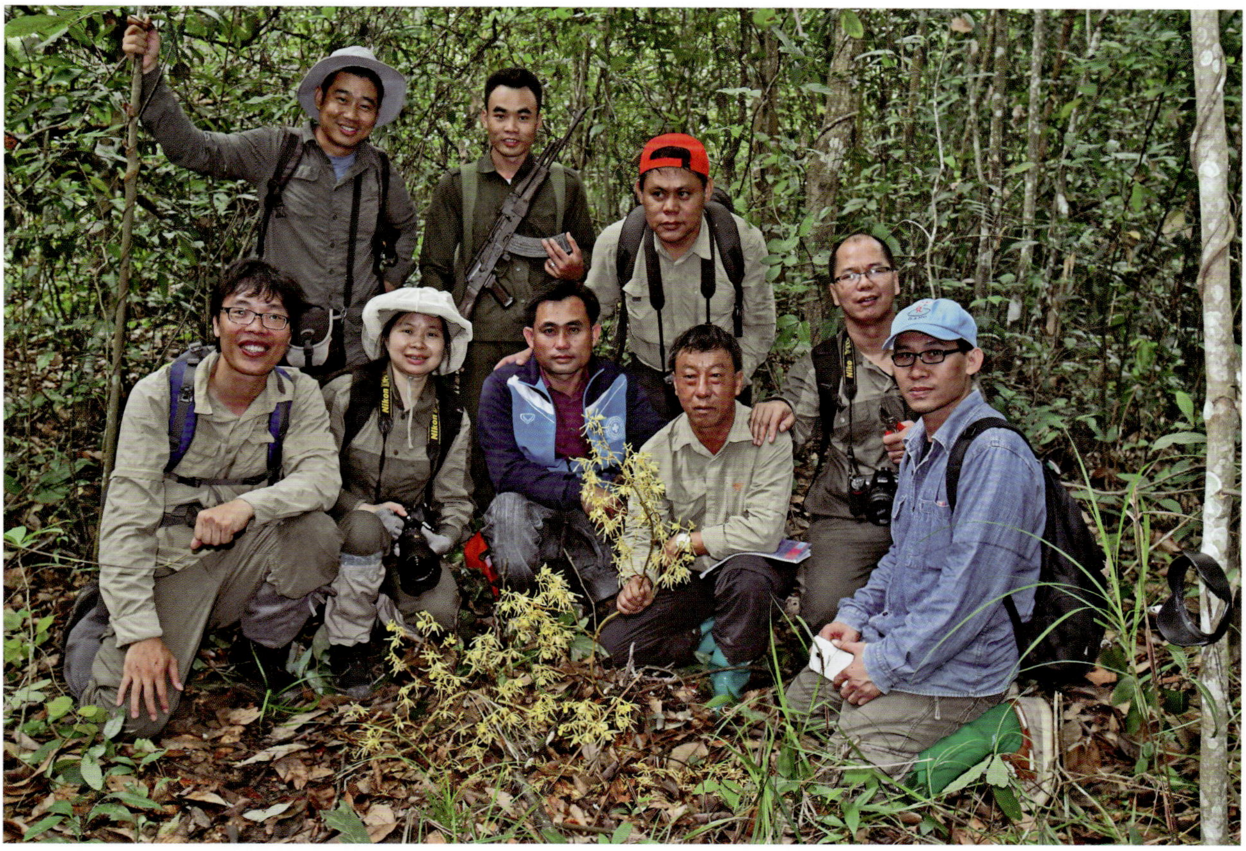

< 2017 年 6 月，老挝普查发现兰科新分类群 <

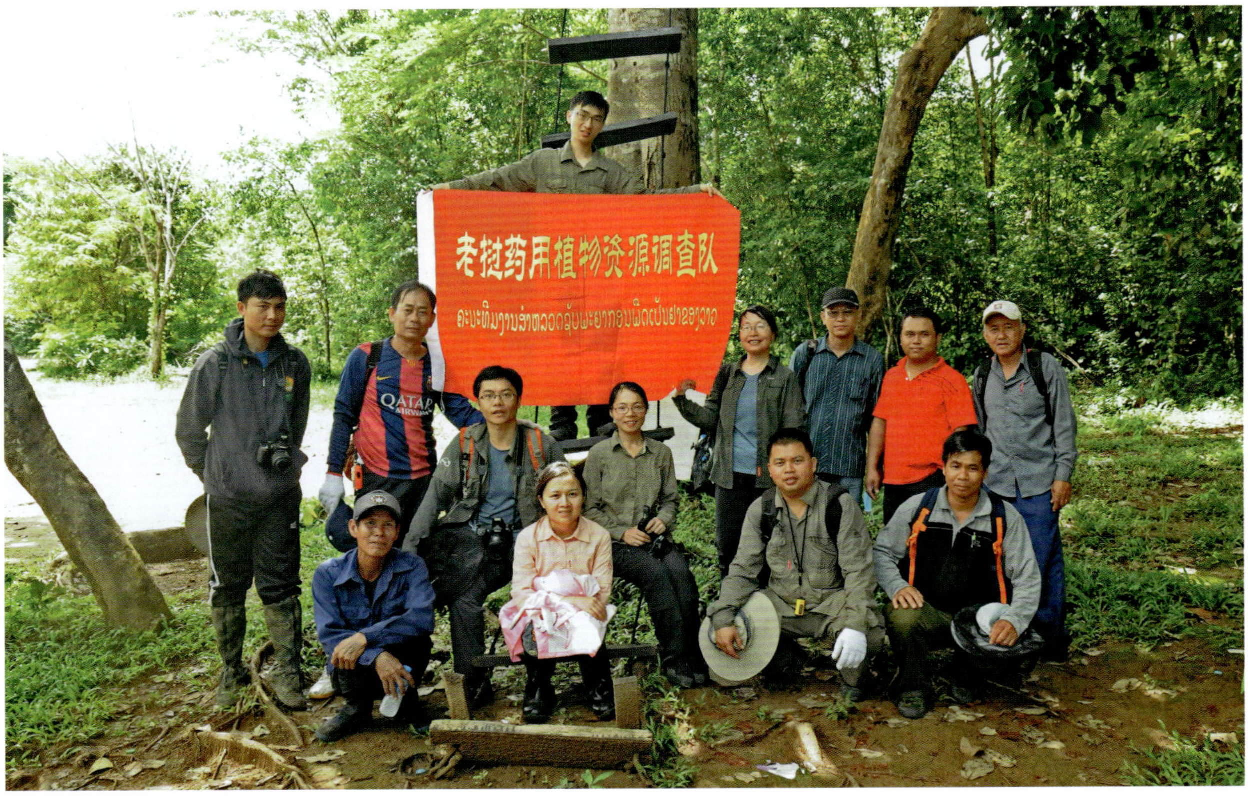

< 2017 年 6 月，老挝占巴塞省调查 <

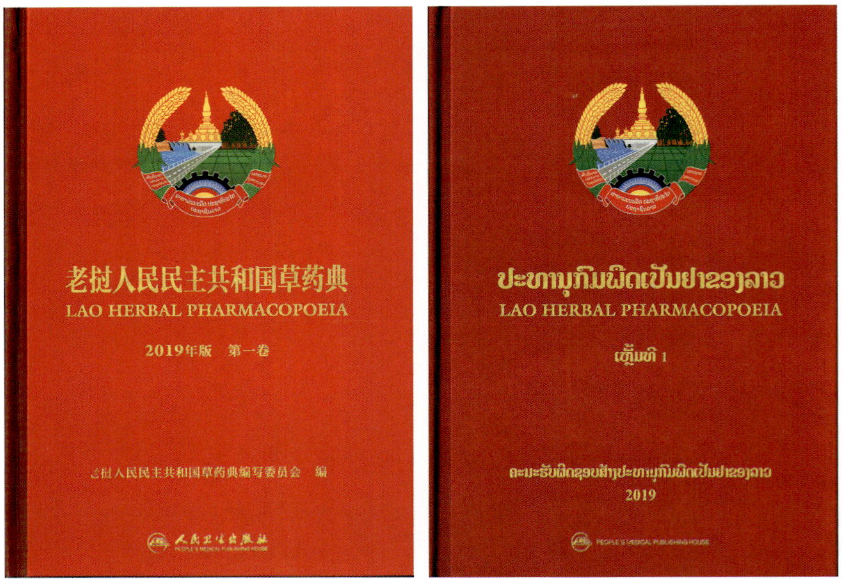

< 出版《老挝人民民主共和国草药典》（中、老文版）<

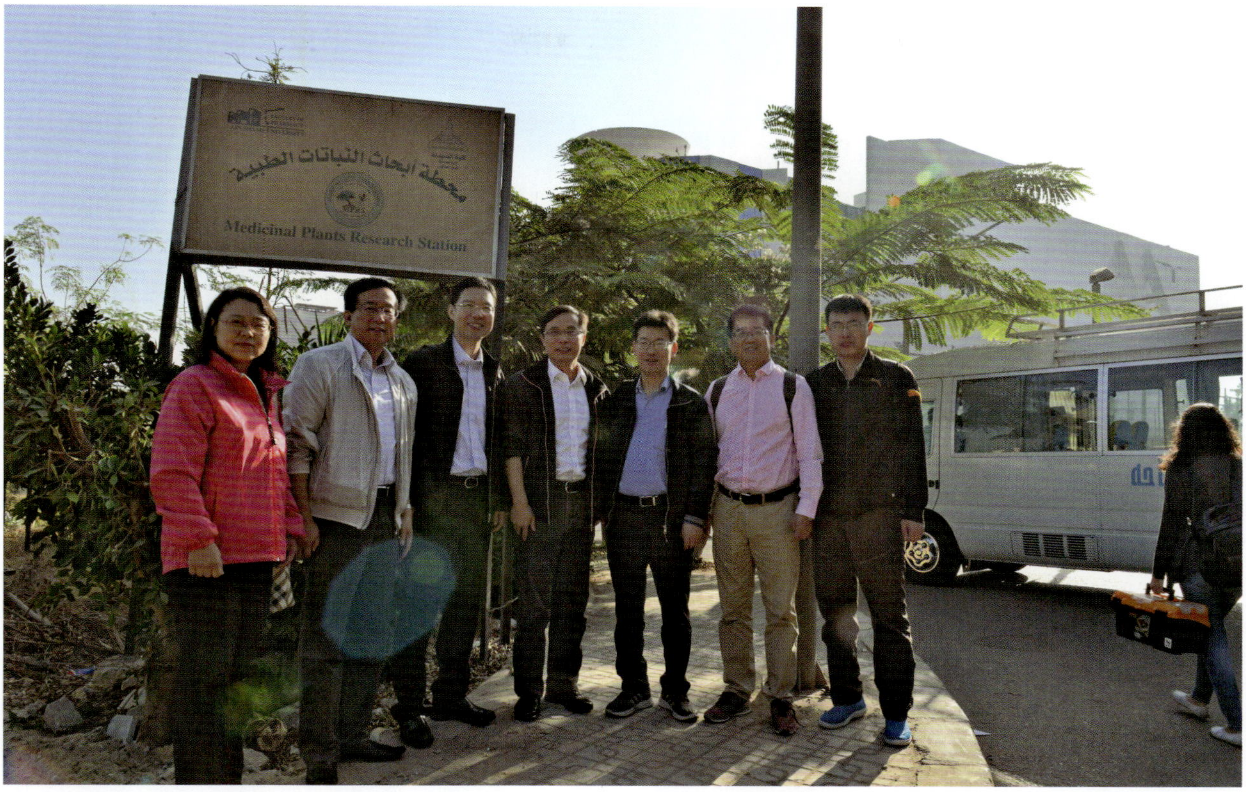

< 2017 年 11 月，埃及开罗药用植物研究所调研 <

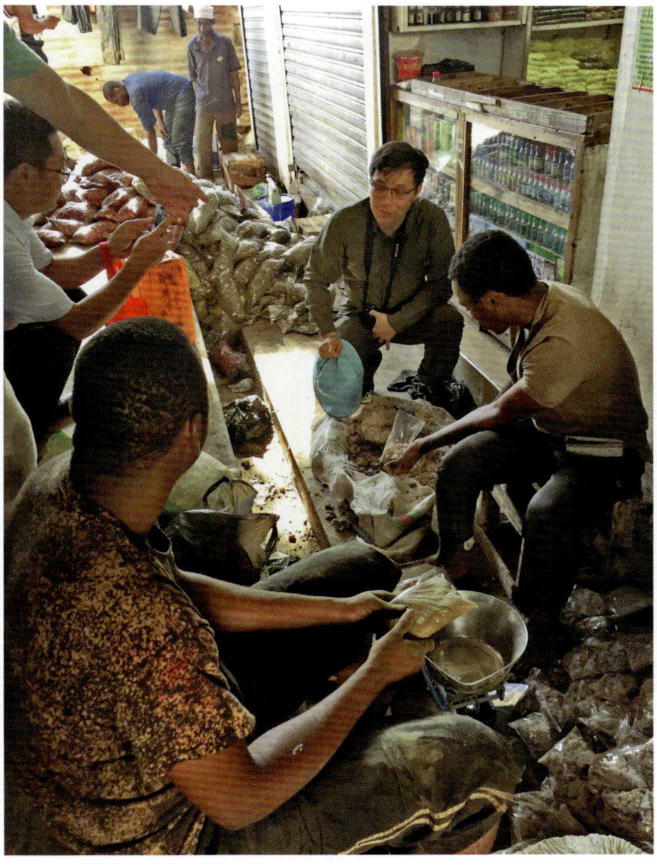

< 2017 年 11 月，坦桑尼亚乳香、没药调查 <

八、新闻媒体报道

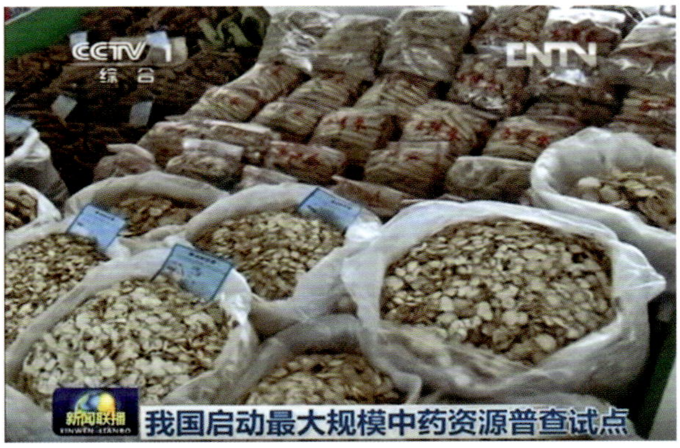
CCTV 1
综合
CNTV
新闻联播
我国启动最大规模中药资源普查试点

2012 年 7 月,《新闻联播》中药资源普查试点工作全面启动

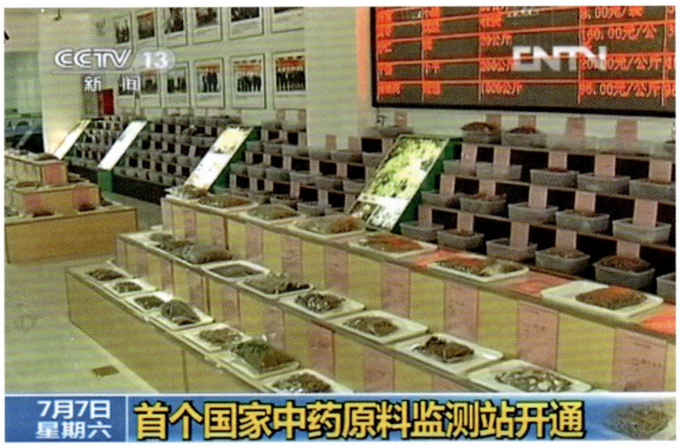
CCTV 13
新闻
CNTV
7月7日
星期六
首个国家中药原料监测站开通

2012 年 7 月 7 日,《朝闻天下》首个国家中药原料监测站开通

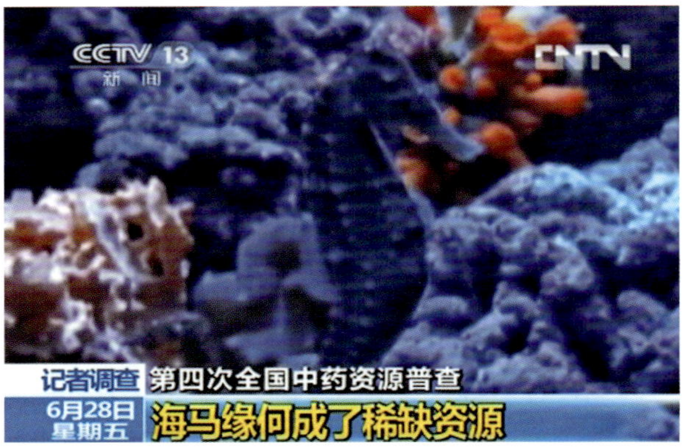
CCTV 13
新闻
CNTV
记者调查
第四次全国中药资源普查
6月28日
星期五
海马缘何成了稀缺资源

2013 年 6 月 28 日，第四次全国中药资源普查：海马缘何成了稀缺资源

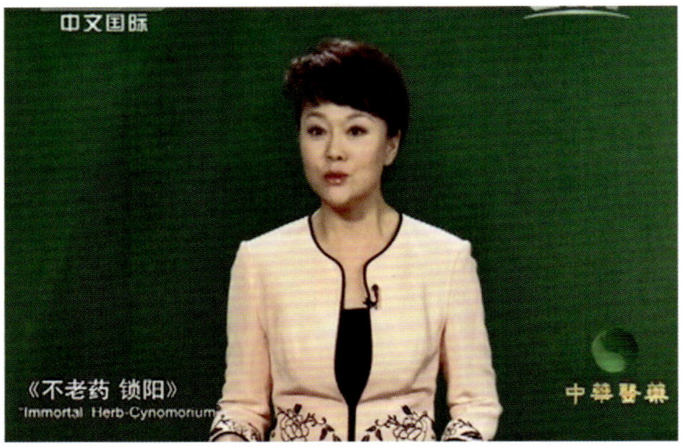
中文国际
《不老药 锁阳》
Immortal Herb-Cynomorium
中华医药

2014 年 3 月,《中华医药》《不老药·锁阳》

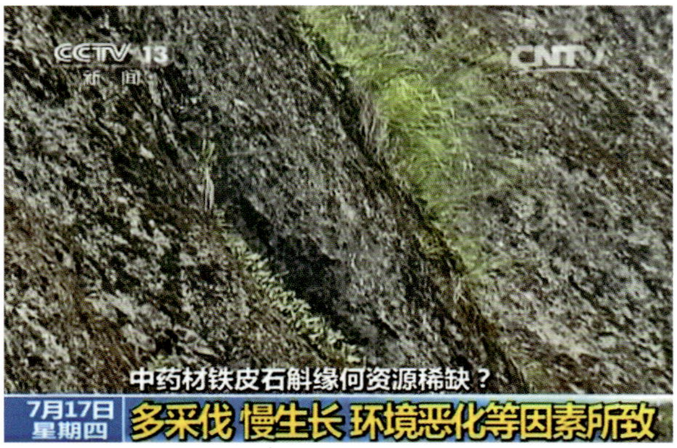
CCTV 13
新闻
CNTV
中药材铁皮石斛缘何资源稀缺？
7月17日
星期四
多采伐 慢生长 环境恶化等因素所致

2014 年 7 月 17 日，野生资源匮乏的中药材铁皮石斛

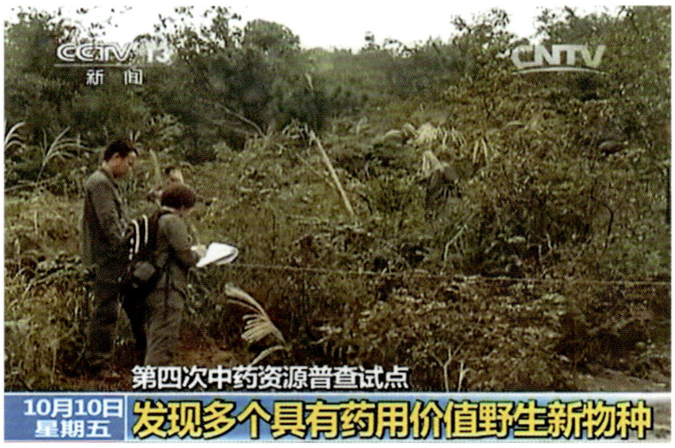
CCTV 13
新闻
CNTV
第四次中药资源普查试点
10月10日
星期五
发现多个具有药用价值野生新物种

2014 年 10 月 10 日，第四次中药资源普查试点发现多个具有药用价值野生新物种

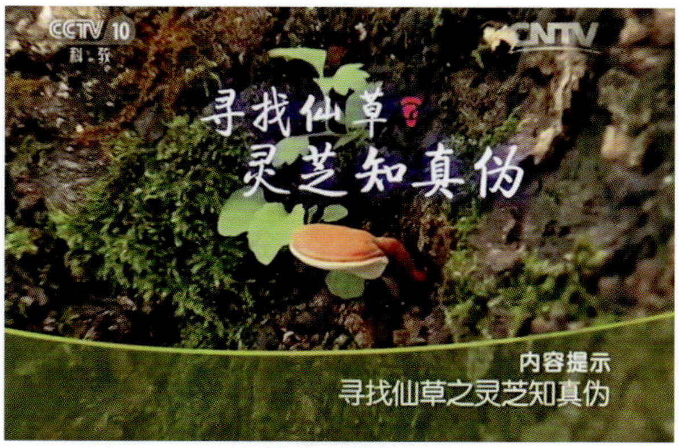

2015 年 9 月，《走近科学》寻找仙草之灵芝

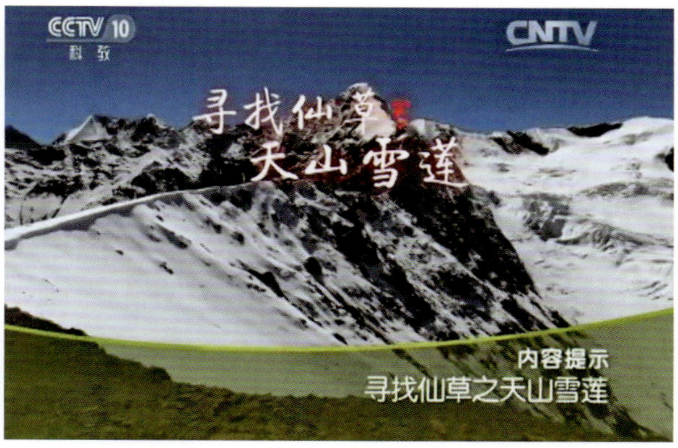

2015 年 9 月，《走近科学》寻找仙草之天山雪莲

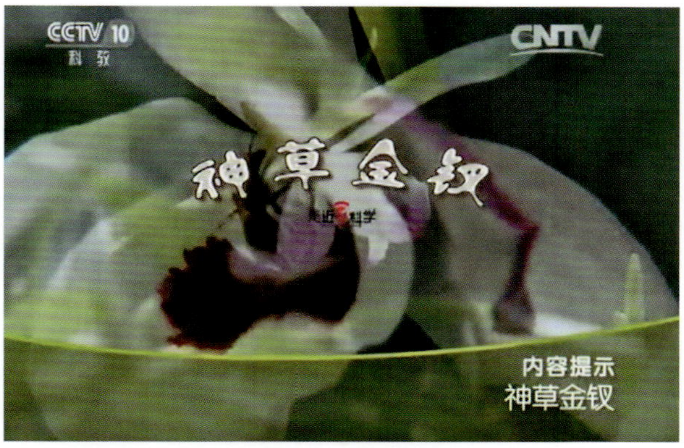

2015 年 9 月，《走近科学》神草金钗

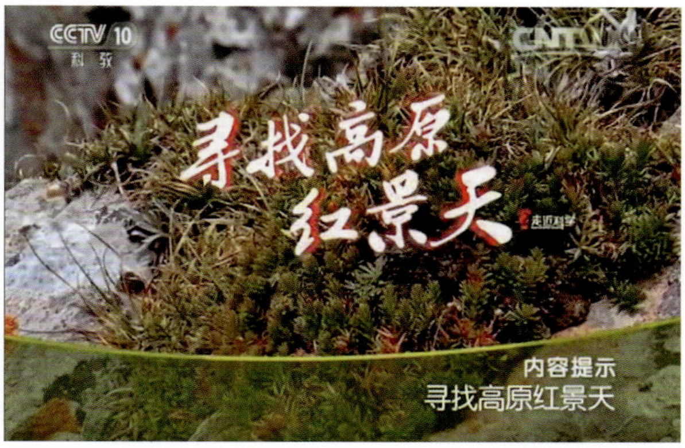

2015 年 10 月，《走近科学》寻找高原红最天

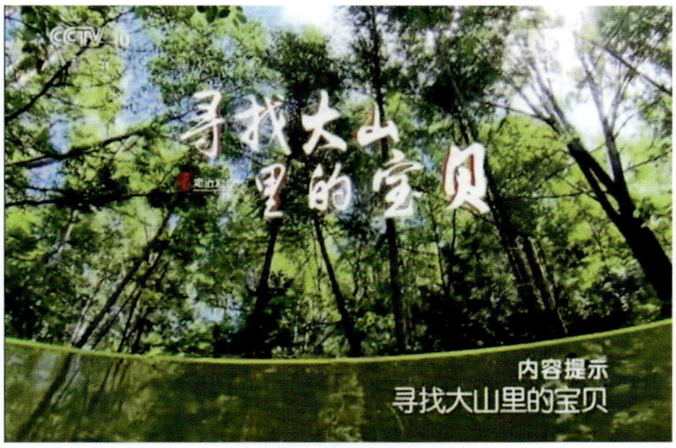

2015 年 10 月，《走近科学》寻找大山里的宝贝

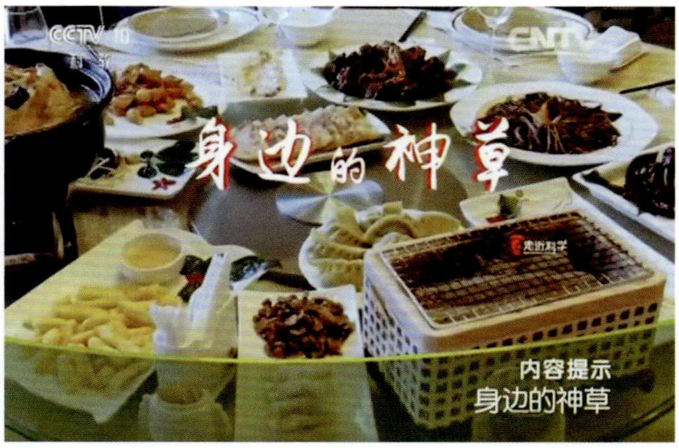

2015 年 10 月，《走近科学》身边的神草

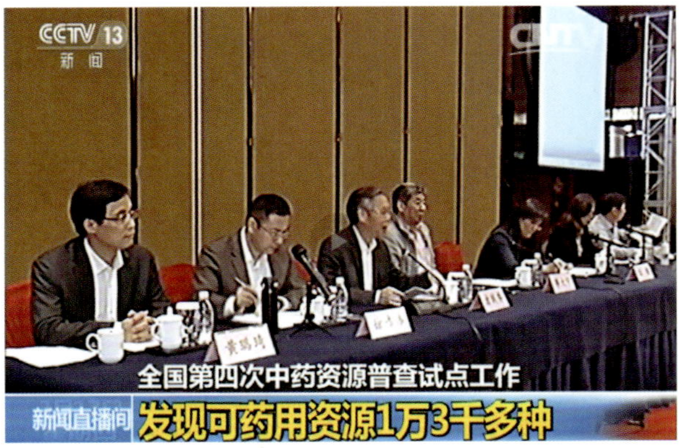

< 2016 年 3 月 17 日，《新闻直播间》全国第四次中药资源普查试点工作：发现可药用资源 13 000 多种 <

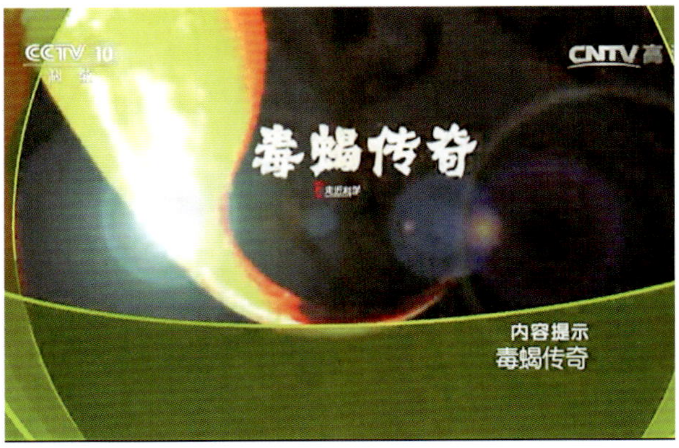

< 2016 年 7 月，《走近科学》毒蝎传奇 <

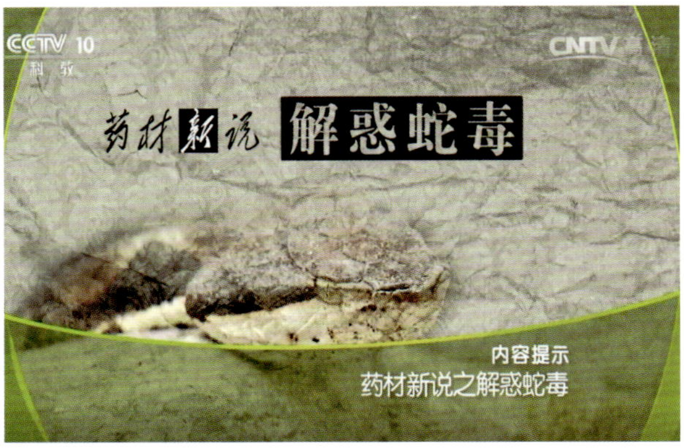

< 2016 年 7 月，《走近科学》解惑蛇毒 <

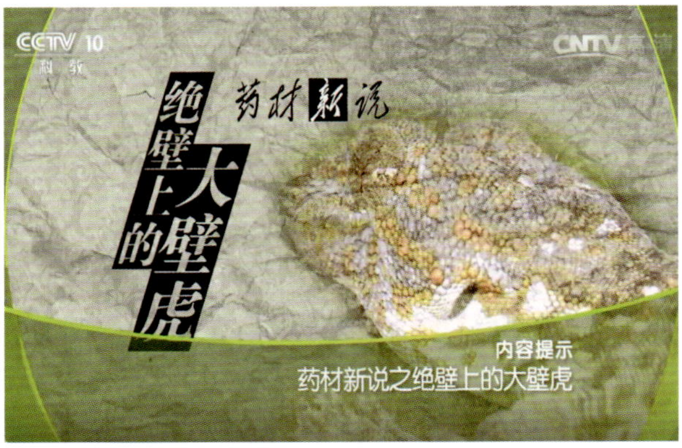

< 2016 年 7 月，《走近科学》绝壁上的大壁虎 <

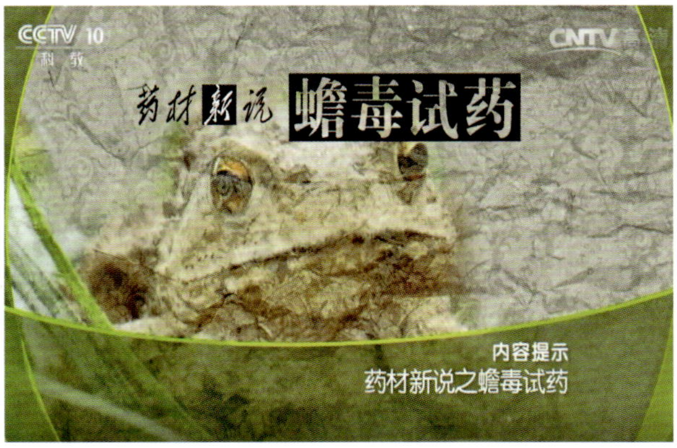

< 2016 年 7 月，《走近科学》蟾毒试药 <

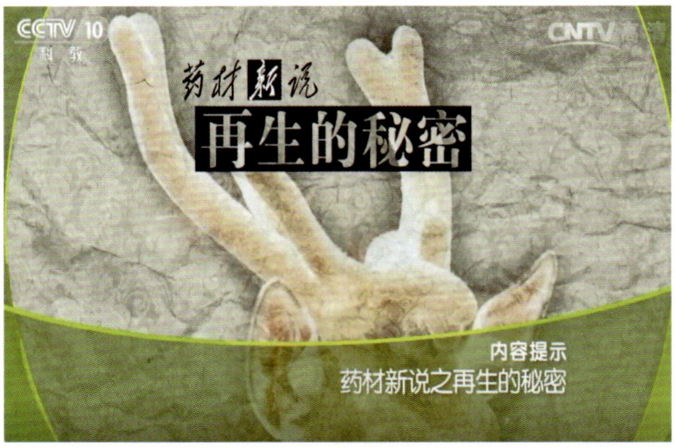

< 2016 年 7 月，《走近科学》再生的秘密 <

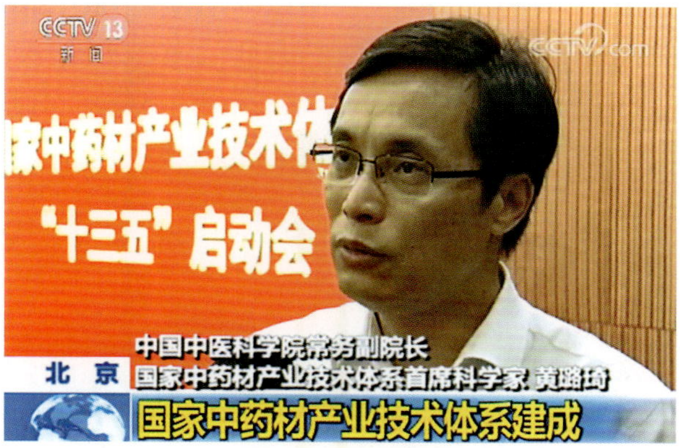

2017 年 8 月 28 日，《新闻直播间》国家中药材产业技术体系建成

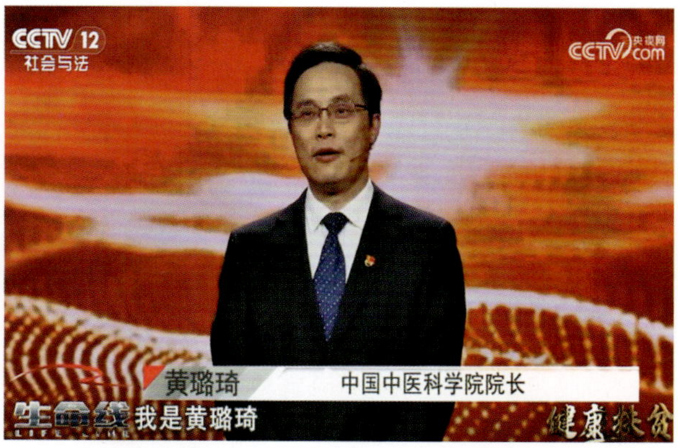

2021 年 8 月，《生命线》医心向党健康扶贫

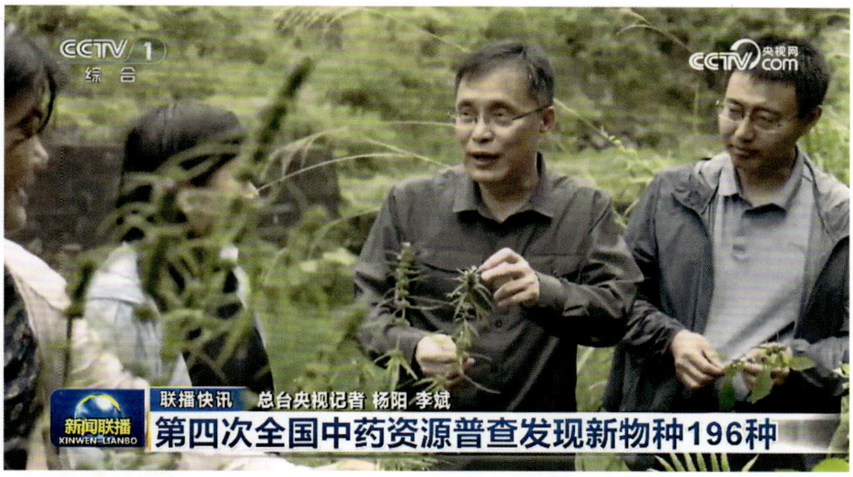

2024 年 8 月 7 日，《新闻联播》第四次全国中药资源普查发现新物种 196 种

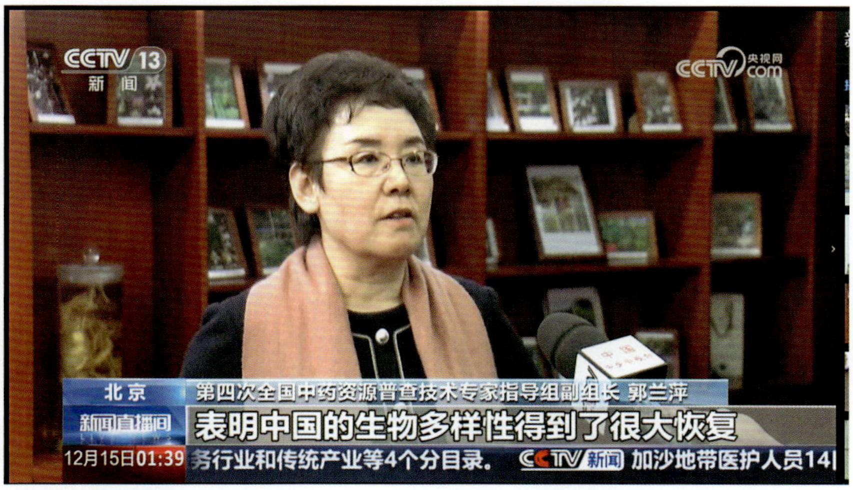

2024 年 12 月 15 日，《新闻直播间》第四次全国中药资源普查“一问到底”

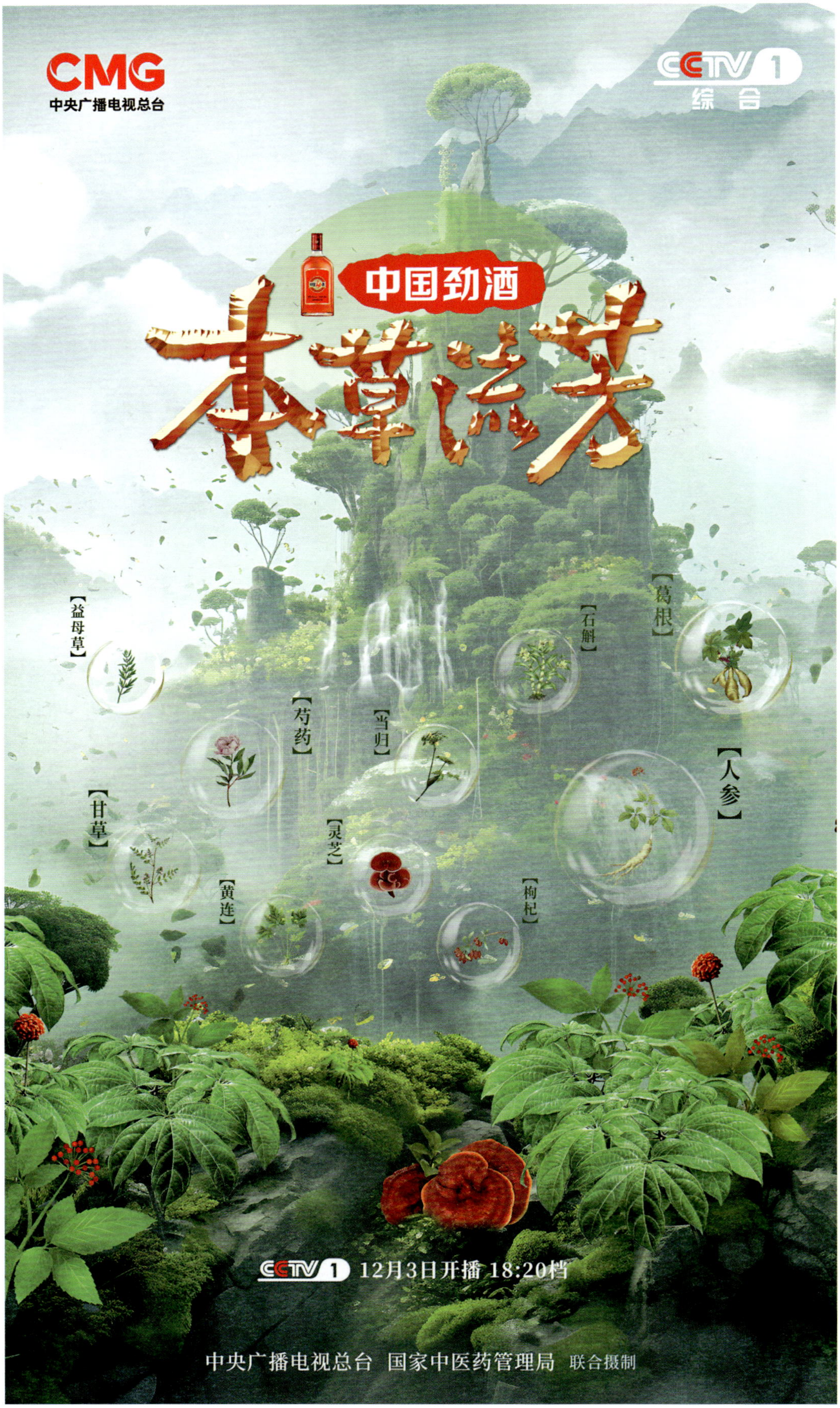
CMG
中央广播电视总台
CCTV 1
综合
中国劲酒
本草流芳
【益母草】
【石斛】
【葛根】
【芍药】
【当归】
【人参】
【甘草】
【灵芝】
【黄连】
【枸杞】
CCTV 1 12月3日开播 18:20档
中央广播电视总台 国家中医药管理局 联合摄制

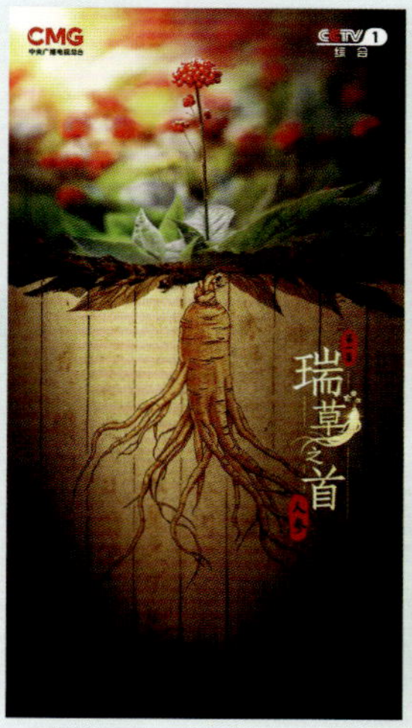

第一集·瑞草之首 人参

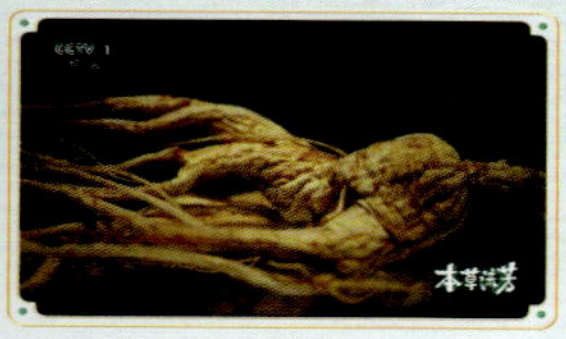

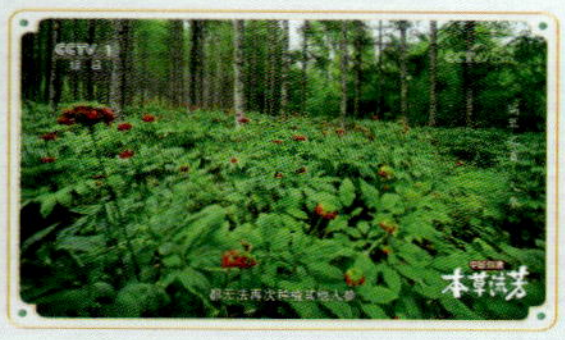

人参能滋补心、肝、脾、肺、肾，有明目安神、抗疲劳、抗衰老的作用。从药用价值来看，人参是当之无愧的"百草之王"。在第四次全国中药资源普查中，以长白山人参主产区和流传数千年的传统中医药文化为依托，制定人参国际标准，指导仿野生林下参种植，保护生态的和谐稳定，让人参产业可持续发展，让老百姓吃得起用得上优质本草良药，让一脉本草，赓续前行。

Episode 1: Ginseng

Ginseng nourishes the heart, liver, spleen, lungs, and kidneys, and has effects such as improving eyesight, calming the mind, alleviating fatigue, and delaying aging. From the perspective of medicinal value, ginseng is undeniably the "King of Herbs." During the fourth national survey of Chinese materia medica resources, relying on ginseng' s main production areas in Changbai Mountain and the traditional Chinese medicine culture passed down for thousands of years, an international standard for ginseng was developed, guiding the cultivation of wild-simulated and understory planting ginseng. This effort ensures ecological harmony and stability, promotes the sustainable development of the ginseng industry, makes high-quality Chinese herbal medicine accessible and affordable for the public, and allows the heritage of Chinese herbal medicine to be carried forward continuously.

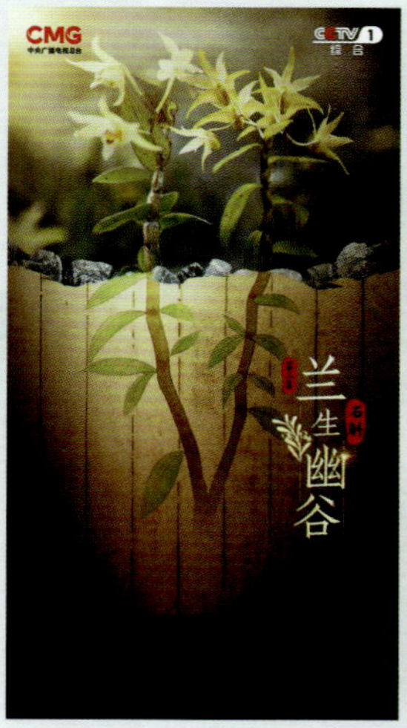

第二集·兰生幽谷 石斛

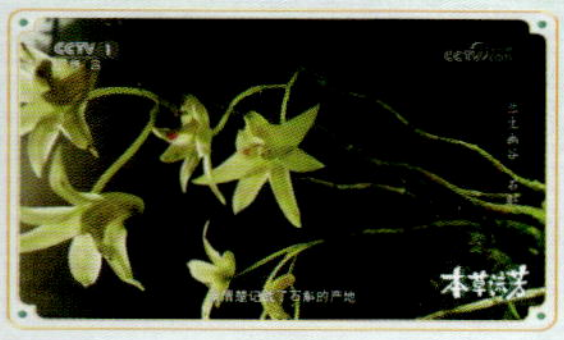

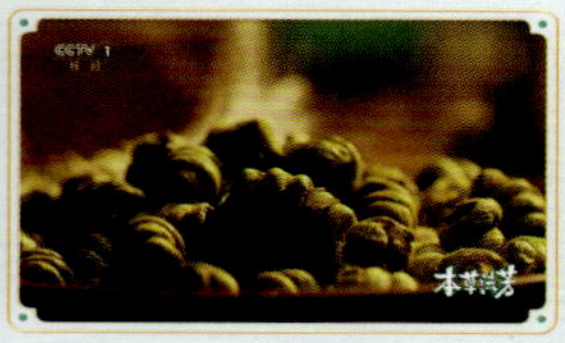

石斛，原本寂寂无名的小草，在数千年的遴选与取舍下，成为中国悬壶济世的良药。中国人喜爱石斛，除了其珍贵的药用价值外，还发现这株小草拥有令中国人向往的气质，谦和、优雅，又不乏傲气与坚毅。这样生长不易的珍贵本草在数千年后的今天，经历了第四次全国中药资源普查的优化和发展，从濒危转为量产，成为老百姓真正用得起的良药，更为道地产区的生态保护、乡村振兴做出了非凡的贡献。

Episode 2: Dendrobe

Dendrobe, which was once an unnoticed herb, has evolved over thousands of years of selection and refinement into a treasured medicine. The Chinese cherish Dendrobe not only for its medicinal value but also for its qualities of modesty, elegance, resilience, and perseverance, which resonate deeply with their culture. In modern times, this rare and delicate herb has been optimized and developed through the fourth national survey of Chinese materia medica resources, transforming it from a difficult-to-cultivate plant into one that is widely produced. It has transitioned from being endangered to mass production, becoming an affordable and accessible medicine for the public. Furthermore, it has made remarkable contributions to ecological protection in its authentic production areas and to rural revitalization.

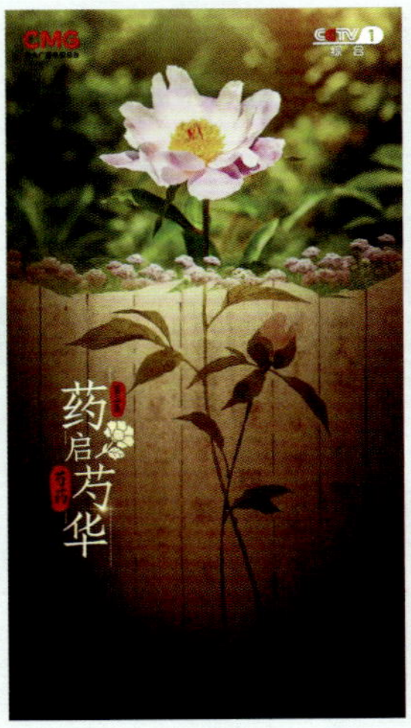

第三集·药启芍华　芍药

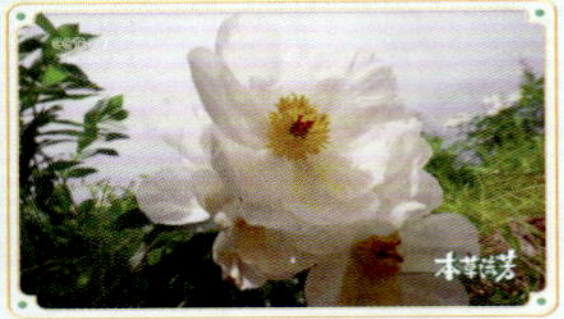

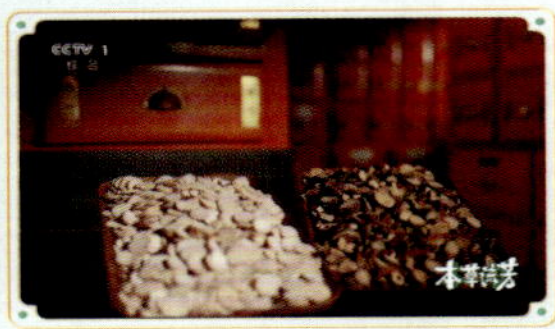

芍药，以药为名。中国人相信，奇异的花草总会有奇异的功效。千万年来，人们早早被它花朵的娇艳所吸引，伴随着中华文明的进程自由生长。作为药物，它们教会中国人通过配比认识变化、利用变化。在最新的第四次全国中药资源普查中及它建立的长效机制下，还会有更多的数据为芍药的研究提供支持和保障。中国人成就了芍药，芍药也始终守护着中国人。

Episode 3: Chinese herbal peony

Chinese peony embodies the belief of the Chinese people that extraordinary plants possess extraordinary effects. For millennia, its vibrant blossoms have captivated people, freely flourishing alongside the progress of Chinese civilization. As a medicinal herb, it has taught the Chinese people to understand and harness change through the art of formulation. During the fourth national survey of Chinese materia medica resources and under the long-term mechanisms established by the survey, more data will continue to support and ensure research on Chinese peony. The Chinese people have nurtured the Chinese peony, and it, in turn, has always safeguarded the Chinese people.

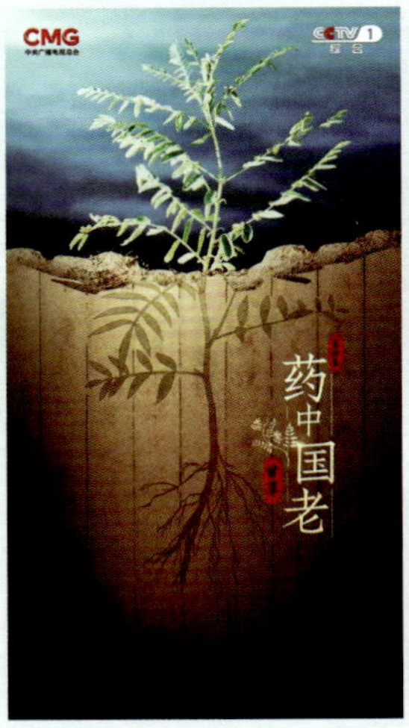

第四集·药中国老　甘草

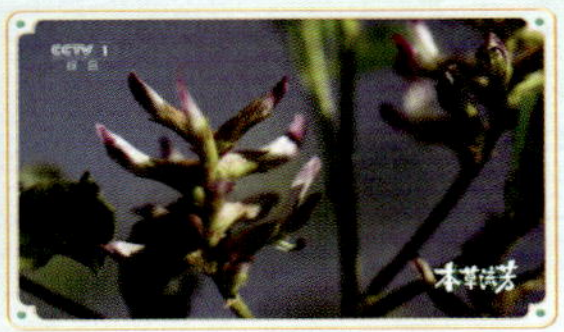

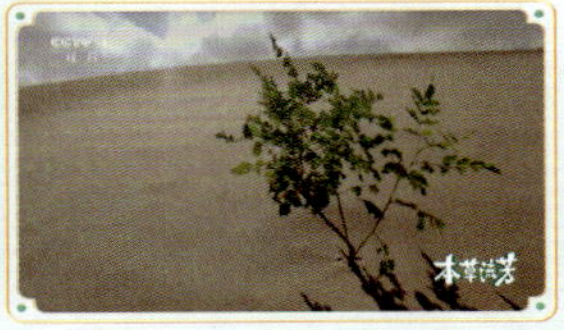

几千年来，甘草始终是应用最广泛的中药之一。在配方中，常常以极少的用量，“解百毒，和诸药”，引经调和，为而不争，成为众药材中当之无愧的平衡大师。作为药食同源的甘草，不仅能入药，还能作香料使用。今天，第四次全国中药资源普查推动了甘草种质资源库的建立与完善，形成了对甘草种质资源更全面的保护，让甘草“药中国老”之名源远流长。

Episode 4: Licorice

For thousands of years, licorice has always been one of the most widely used traditional Chinese medicines. In formulations, even in minimal amounts, it is known to "neutralize toxins and harmonize other medicines," serving as a guide and mediator. As a medicinal and edible source, licorice can not only be used as medicine but also as a flavoring. Today, the fourth national survey of Chinese materia medica resources has promoted the establishment and improvement of licorice germplasm bank, forming a more comprehensive protection of licorice germplasm resources.

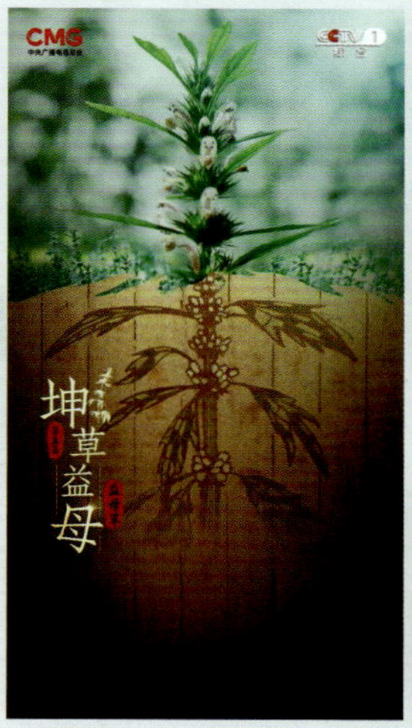

第五集·坤草益母　益母草

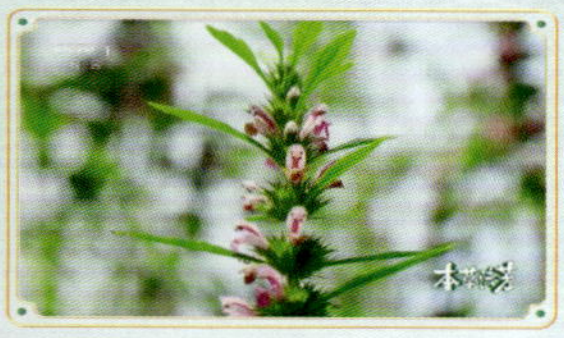

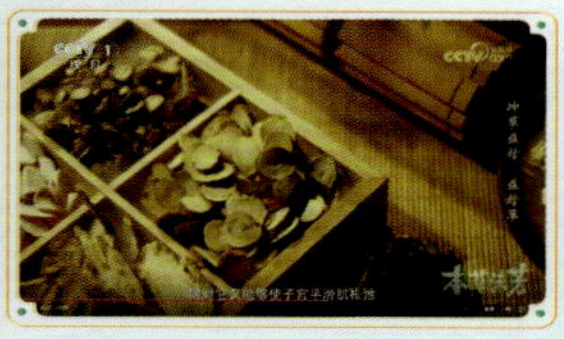

在中国广袤的大地上，生长着一种生命力旺盛，又有神奇药效的本草植物。早在2500多年前，中国人就发现这种植物对妇科病症及母亲产后修复有很好的治疗效果。因此得名：益母草。作为一种随手可得、分布广泛的常见药材，益母草今天依然大量使用野生药用资源。第四次中药资源普查以科学方式，对益母草种质资源进行样方样线探查，稳定产量和优化品质，为益母草拓展出更广阔的前景，使这味本草能够源源不绝地守护中国人。

Episode 5: Chinese motherwort

Across the vast lands of China grows a hardy herbal plant with remarkable medicinal properties. Over 2,500 years ago, the Chinese discovered its effectiveness in treating gynecological conditions and aiding postpartum recovery for mothers, hence the name: Chinese motherwort. As a readily available and widely distributed common medicinal herb, Chinese motherwort still heavily relies on wild medicinal resources today. The fourth national survey of Chinese materia medica resources has employed scientific methods to conduct sample plot and transect investigations of Chinese motherwort germplasm resources, stabilizing its yield and optimizing its quality. This effort has opened broader prospects for Chinese motherwort, ensuring that this Chinese herbal medicine continues to safeguard the health of the Chinese people for generations to come.

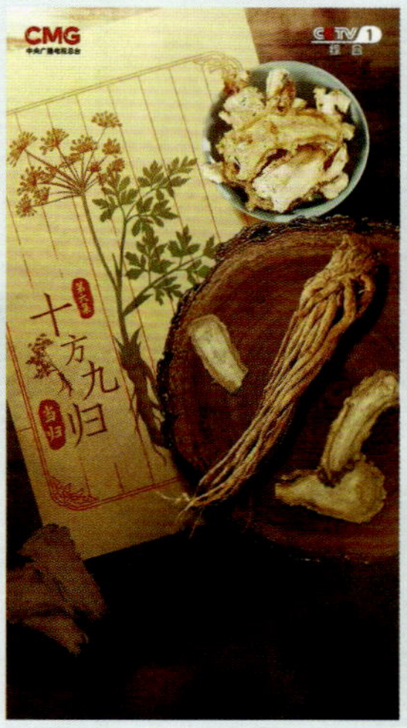

第六集·十方九归　当归

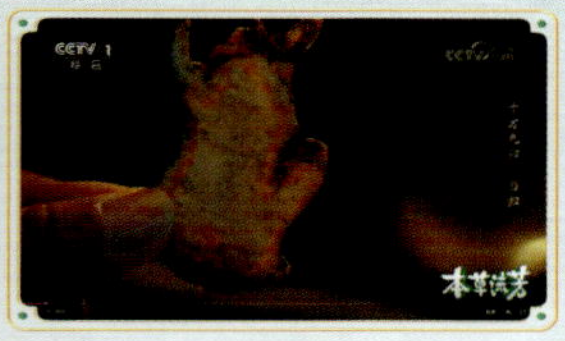

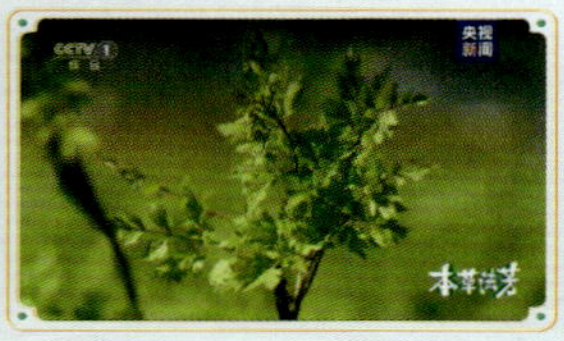

当归，使气血各有所归。外表虽不起眼，与一般的杂草无异，却有着很浓烈的味道，在中国人眼中，它不仅是调味的料，更是治病的药。每年当归的需求量巨大，却对生长条件的要求极高。第四次全国中药资源普查以来，当归的研究专家们一直在持续寻找野生当归的聚集群落，保护并利用科学的手段进行繁育，同时，药农们也用他们的实际行动守护着本草。人们相信，终有一天，当归，当，归于自然。

Episode 6: Danggui

Danggui helps regulate the flow of qi and blood. Though unremarkable in appearance, resembling common weeds, it carries a strong and distinctive aroma. In the eyes of the Chinese people, it is not only a seasoning but also a Chinese herbal medicine. The demand for danggui is enormous each year, yet it has extremely high requirements for growing conditions. Since the fourth national survey of Chinese materia medica resources, researchers have been continuously searching for wild danggui populations, protecting and propagating them through scientific methods. At the same time, medicinal herb farmers are safeguarding this valuable herb through their dedicated efforts. People believe that one day, danggui will ultimately return to nature.

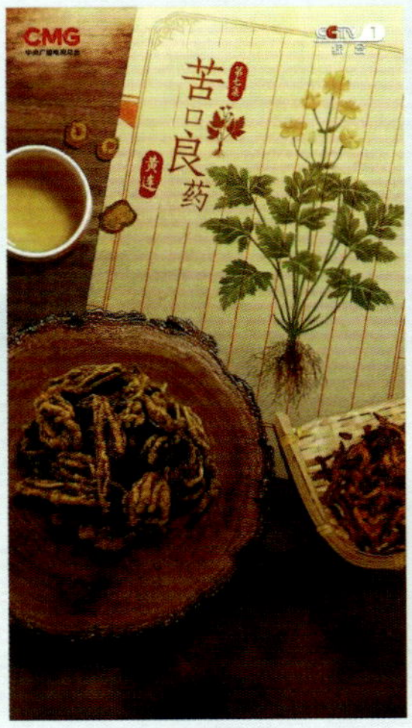

第七集·苦口良药 黄连

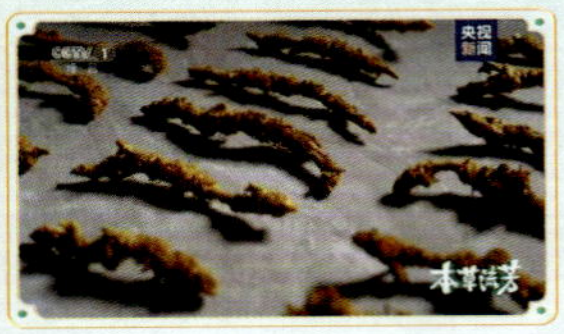

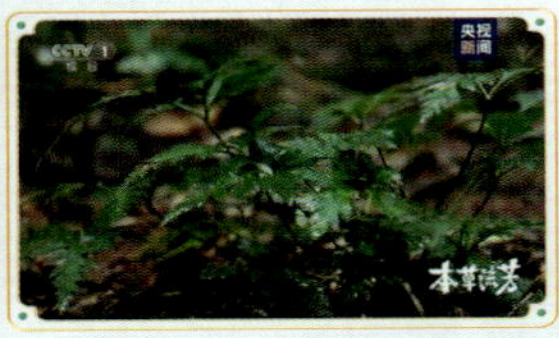

黄连，一种稀释25万倍依然能尝到苦味的中药材，虽苦口，但却是良药。在中国大地上，已探明的黄连种类早已超越典籍的记载，它们正以一种全新的姿态，在中医药世界里大放异彩。在第四次全国中药资源普查中，普查队员在广西环江发现了一种巨大的野生黄连，并将它命名为“环江黄连”。新物种的发现，为黄连新药源开发带来了希望。千百年来，面对千般磨难，中国人往往会道一句：辛苦。苦，正是黄连的本味。几千年时间，中国人用此一味，清热解毒，宽慰人生。

Episode 7: Huanglian

Huanglian is a traditional Chinese medicinal herb so bitter that its taste remains detectable even when diluted 250,000 times. Though bitter on the tongue, it is a medicine of great efficacy. Across China, the identified species of Coptis have far surpassed those documented in ancient records, now shining brightly in the world of traditional Chinese medicine in entirely new ways. During the fourth national survey of Chinese materia medica resources, surveyors discovered a large wild species of Coptis in Huanjiang, Guangxi, naming it "Coptis huanjiangensis". This discovery of a new species brings hope for the development of new medicinal resources from huanglian. For thousands of years, when confronted with countless hardships, the Chinese people have often expressed perseverance with the word "hardship." Bitterness, after all, is the essence of huanglian. Over millennia, the Chinese have used this single herb to clear heat, detoxify, and bring comfort to life.

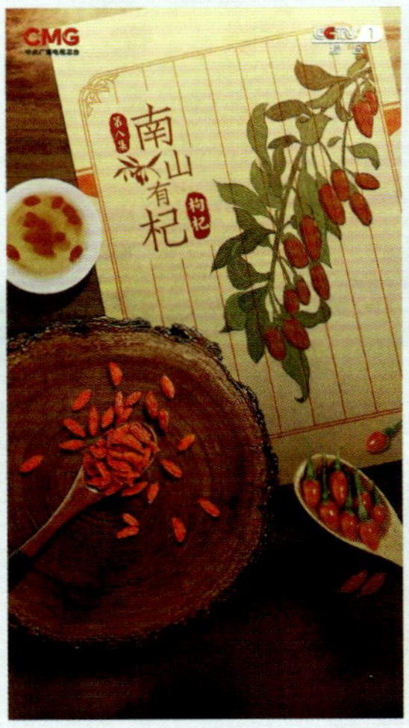

第八集·南山有杞 枸杞

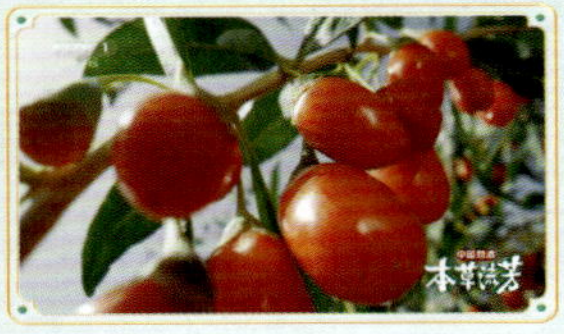

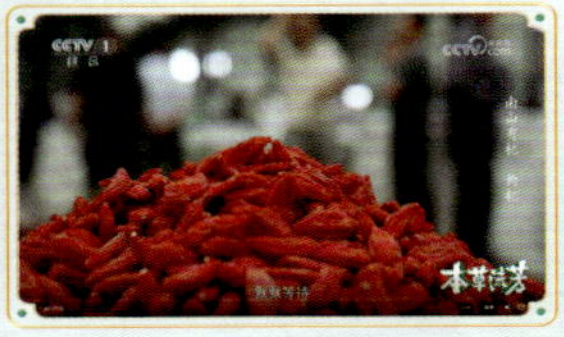

枸杞，总能以鲜艳的红抢占目光，这份高调的确有实力，两千年前“坚筋骨、轻身不老”的药效认证，到如今“抗氧化、美容养颜”的洋气，保温杯里泡枸杞，不止是一句梗而已。枸杞子作为药食同源的中药材，如今拥有了多样的使用方法。直到今天，枸杞不仅是当代年轻人追捧的朋克养生法宝，也是泡水、煲汤、花样百搭的滋补良药。除了甜味的枸杞，第四次全国中药资源普查还发现了枸杞新物种——苦枸杞。

Episode 8: Chinese wolfberry

Chinese wolfberry always captures attention with its vibrant red color. This striking appearance is well-deserved, backed by its proven efficacy—dating back 2,000 years to its recognition for "strengthening muscles and bones, promoting longevity and vitality," and now celebrated for its "antioxidant and beauty-enhancing" properties. Adding Chinese wolfberry to a thermos is more than just a running gag; it reflects its enduring appeal. As a medicinal herb that is both food and medicine, Chinese wolfberry now boasts a variety of uses. Today, it is not only a favorite among young people for its role in modern "punk health routines", but also a versatile ingredient for brewing tea, making soups, and serving as a nourishing remedy. In addition to the sweet Chinese wolfberry, the fourth national survey of Chinese materia medica resources also discovered a new species—bitter Chinese wolfberry “Lycium amarum”.

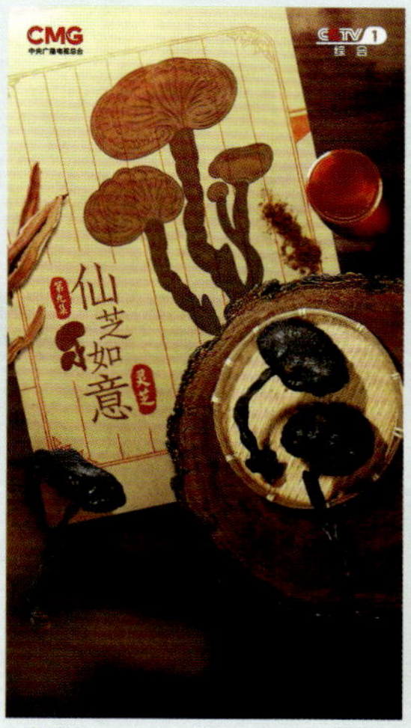

第九集 · 仙芝如意　灵芝

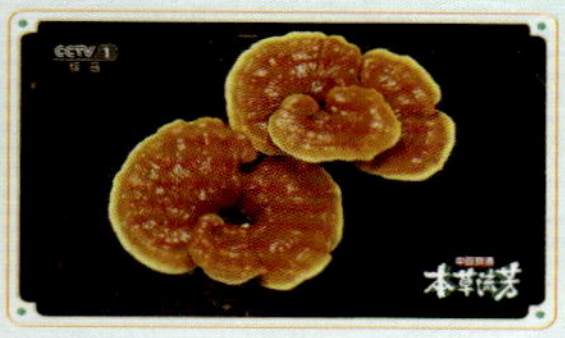

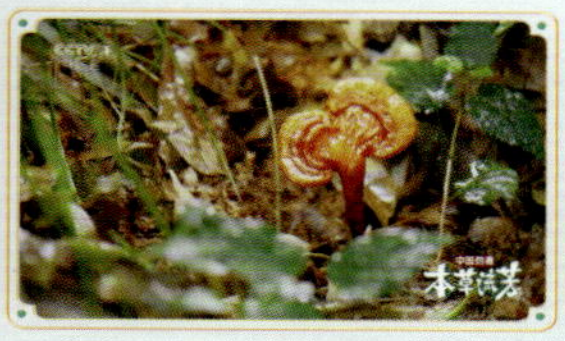

灵芝，中国古代神话中最为常见的仙草。在数千年的时间里，灵芝被中国人视为祥瑞，承载着人们对健康和美好生活的无限向往。通过第四次全国中药资源普查，中国摸清了灵芝的资源家底。当前，中国拥有的灵芝类真菌多达108种，这一数量在180多种世界灵芝类真菌总数中占据近60%。而今，借助现代科技的进步，灵芝这一古老的中药材正逐渐从神话中走出来，以全新的面貌展现在世人面前。

Episode 9: Ganoderma

Ganoderma is the most common magical herb in ancient Chinese mythology. For thousands of years, it has been regarded by the Chinese as a symbol of good fortune, embodying people's aspirations for health and a better life. Through the fourth national survey of Chinese materia medica resources, China has comprehensively assessed its Ganoderma resources. Currently, China is home to 108 species of Ganoderma fungi, accounting for nearly 60% of the more than 180 species of Ganoderma fungi worldwide. Today, with the advancement of modern technology, this ancient medicinal herb is gradually stepping out of mythology and presenting itself to the world in a new light.

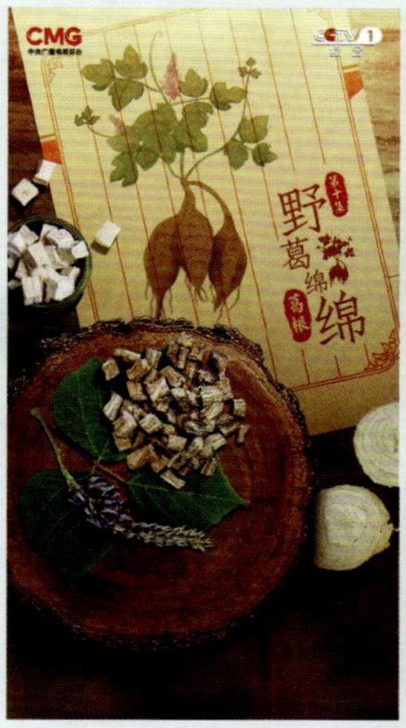

第十集 · 野葛绵绵　葛根

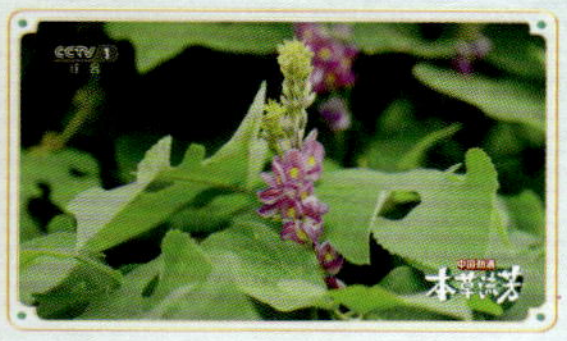

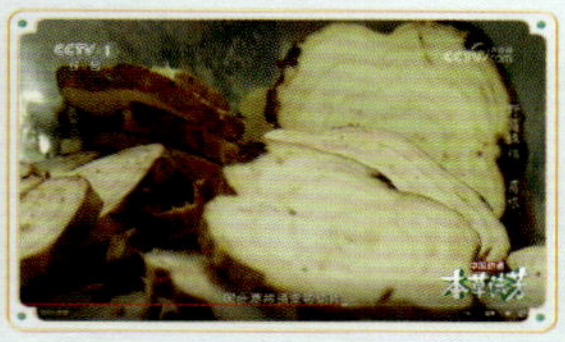

葛，是原产于中国的多年生豆科植物，在中国海拔2000米以下东部地区广泛分布。葛随处可见，生命力极强。它是远古至今中国人饮食中碳水化合物的重要来源，也是能纺布织衣的天然材料，更是传统中医里能够解肌退热、生津解酒的良药；它陪伴着中华文明的兴起，如今更以崭新的面貌带给人们惊喜，它就是有“北参南葛”美誉的——葛。

Episode 10: Kudzu

Kudzu is a perennial leguminous plant native to China, widely distributed in the eastern regions below an altitude of 2,000 meters. It is commonly seen and highly resilient. Kudzu has been an important source of carbohydrates in the Chinese diet since ancient times, a natural material for weaving cloth and making clothing, and a valuable herb in traditional Chinese medicine known for relieving muscle tension, reducing fever, generating fluids, and alleviating hangovers. Accompanying the rise of Chinese civilization, kudzu continues to surprise people with its new applications today. It is honored with the reputation of "ginseng of the North, kudzu of the South".

下篇

第四次全国中药资源普查各地情况

北京市

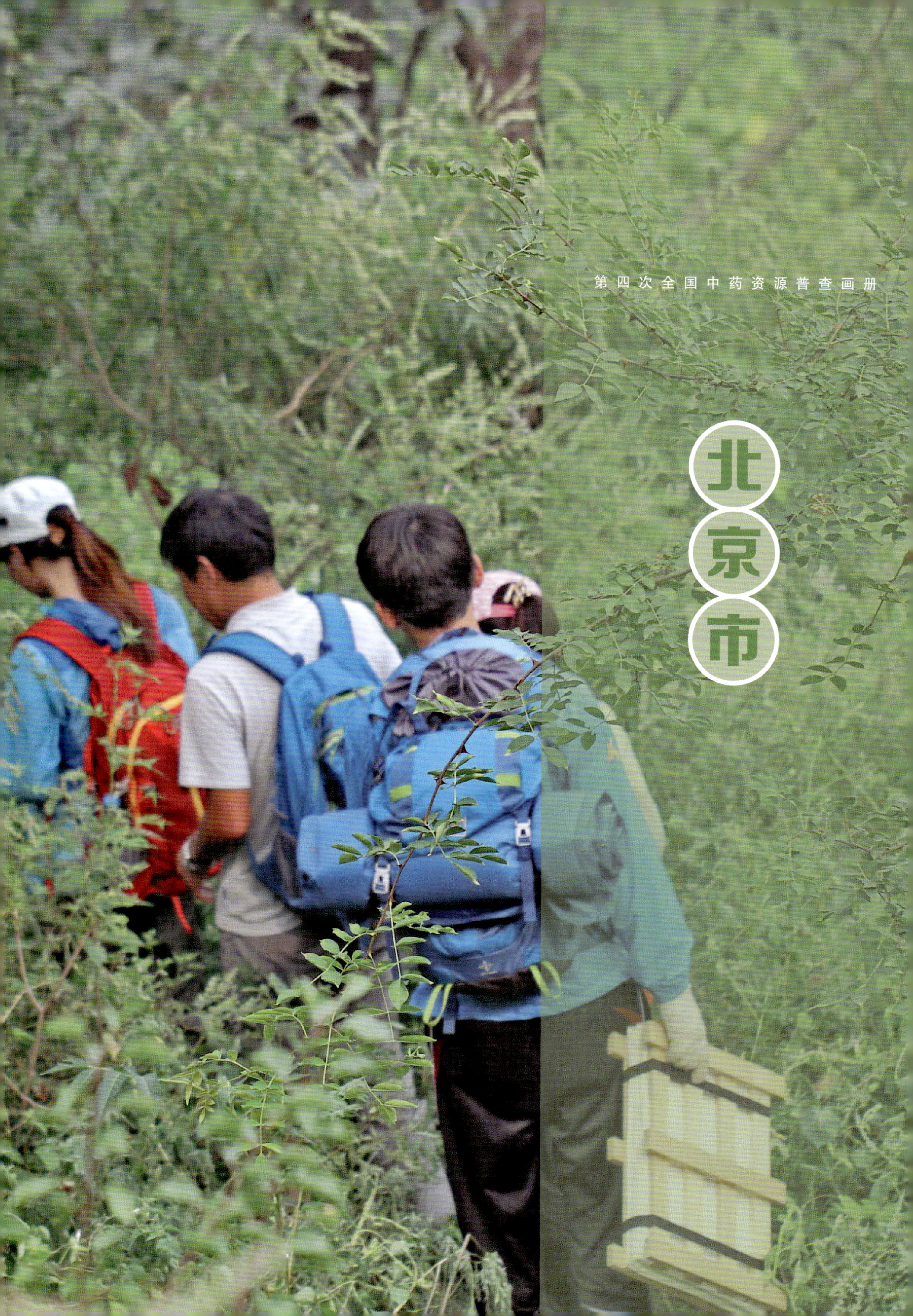

在北京市中医管理局组织领导下，由首都医科大学中医药学院作为技术支持单位，联合平谷区中医院于2013年开展平谷区中药资源普查试点工作。2017年开始分别由首都师范大学、中国中医科学院药用植物研究所、延庆中医院、北京师范大学、北京万泰利克药业有限公司和北京中医药大学及房山区中医院开展密云、怀柔、延庆、门头沟、昌平和房山的中药资源普查工作，2018年由中国医学科学院药用植物研究所和北京师范大学分别组织开始海淀和石景山的中药资源普查工作。北京市房山区农业科学研究所在北京中医药大学、首都医科大学的技术支持下于2016年开始北京市药用植物重点物种保存圃的建设工作。北京集中首都专业技术优势，发挥各区组织地域优势，

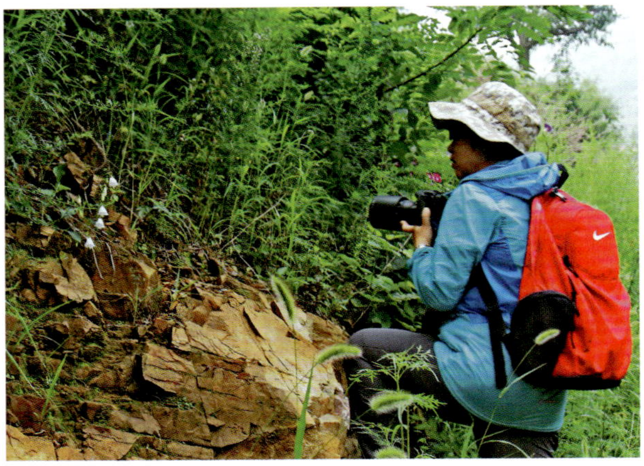

拍了再拍——每一张精美植物照片背后的秘密

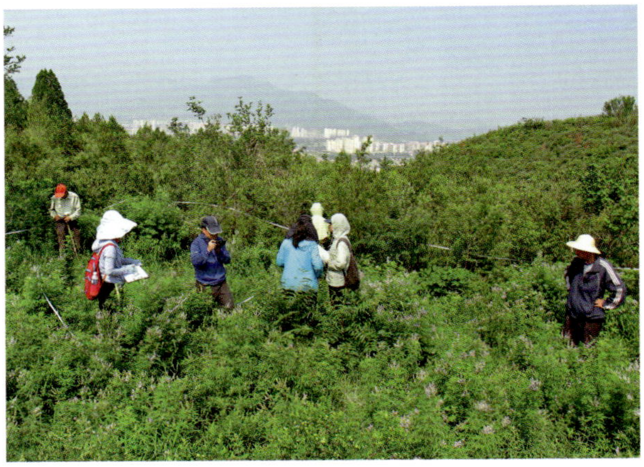

一丝不苟的样方调查

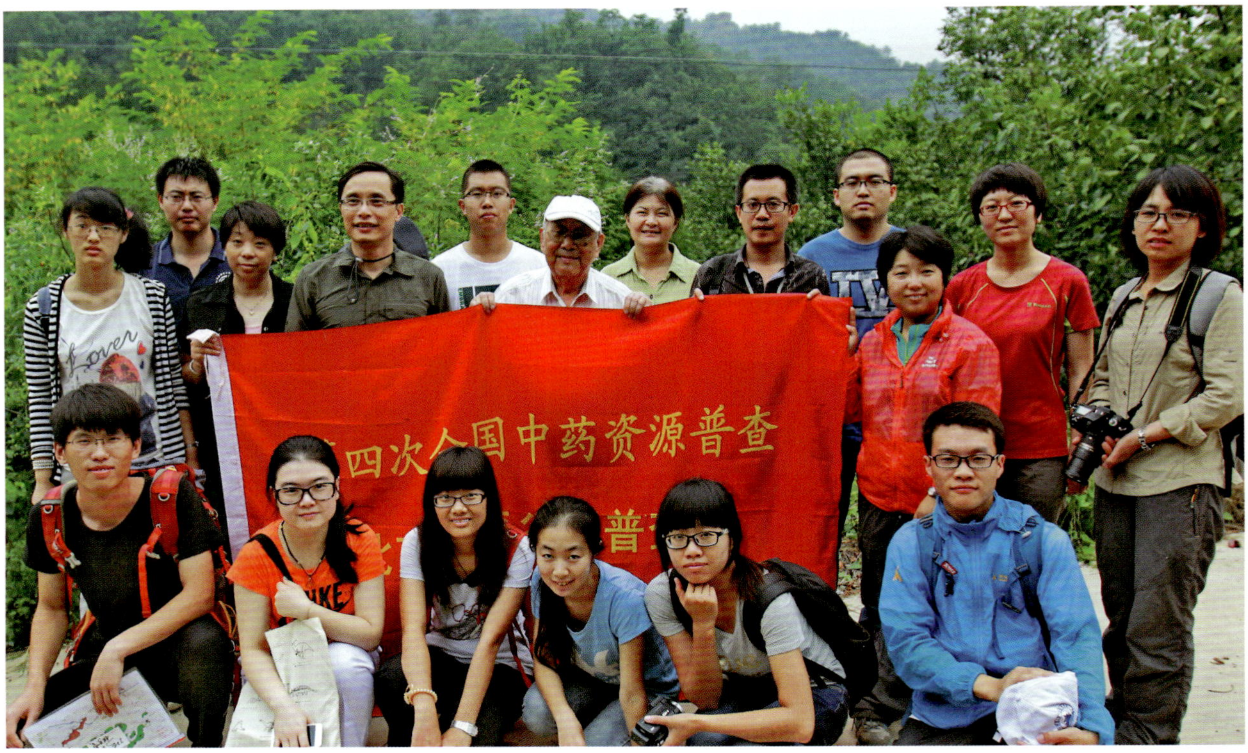

金世元国医大师、黄璐琦院士亲临指导外业调查

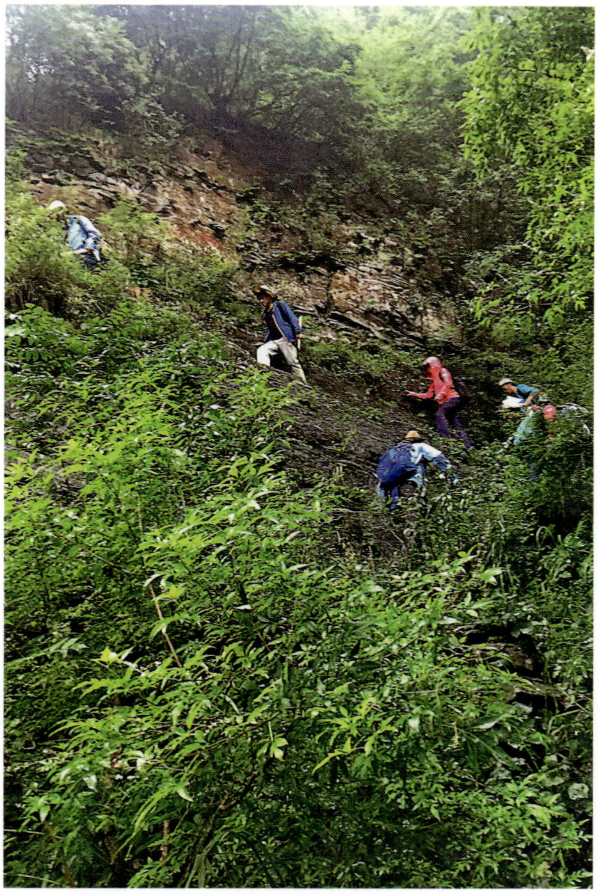

< 艰辛普查路，永不言放弃 <

联合组建普查队伍，保障了中药资源普查工作顺利进行。

2014 年至 2021 年北京市共实地调查代表区域数量 15 个，已经完成样地 308 个、样方套 1 595 个，普查野生资源 900 种、栽培资源 45 种、记录个体数 300 余种、记录重量品种 46 种，有蕴藏量的 40 余种。采集腊叶标本 6 687 份、药材标本 58 份、种质资源 188 份。拍摄照片 69 428 幅、录像

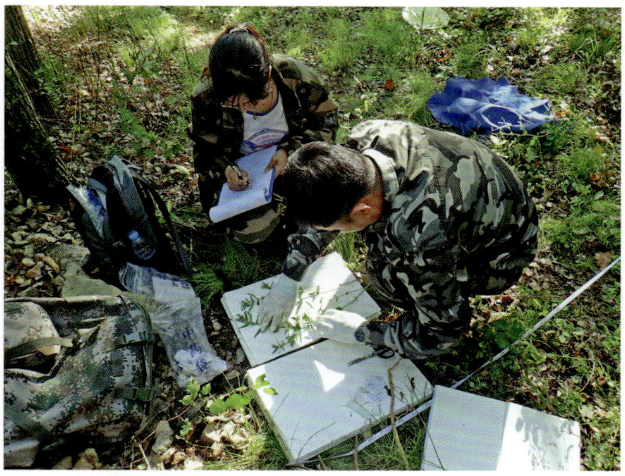

< 压制记录两不误，分工合作效率高 <

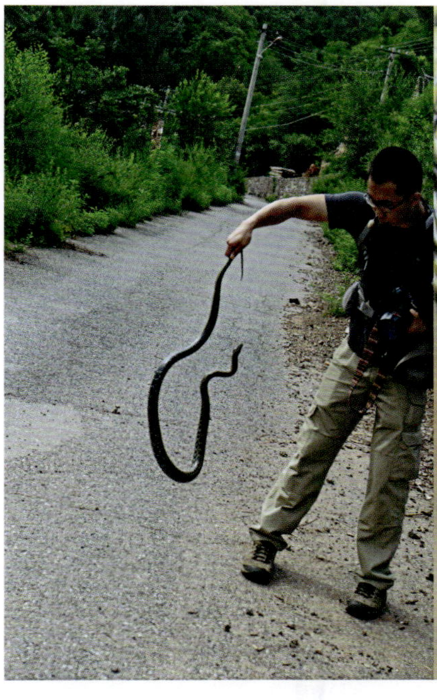

1. 捕捉

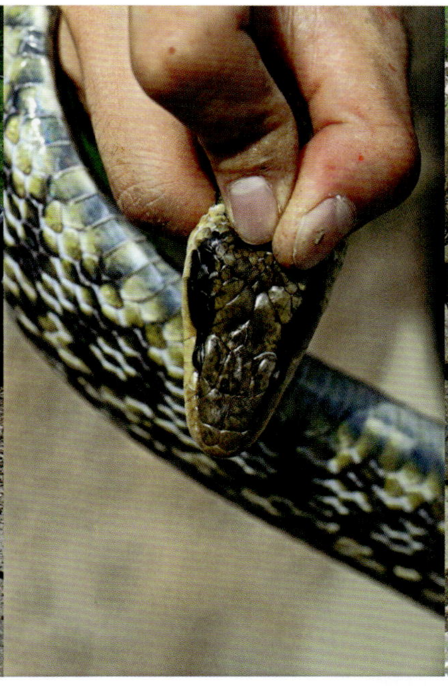

2. 鉴别

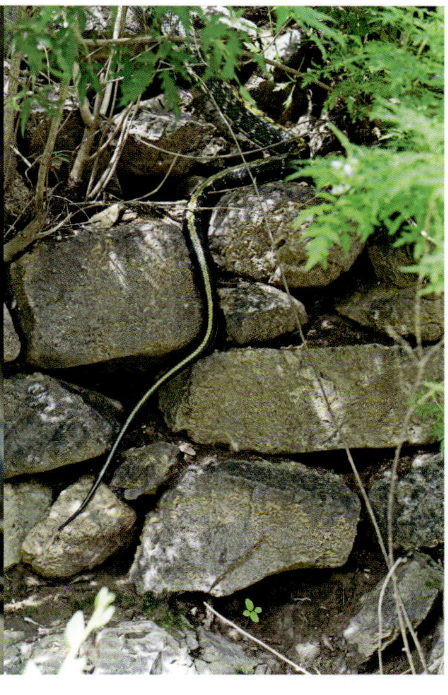

3. 放生

< 野生动物药资源调查“三部曲” <

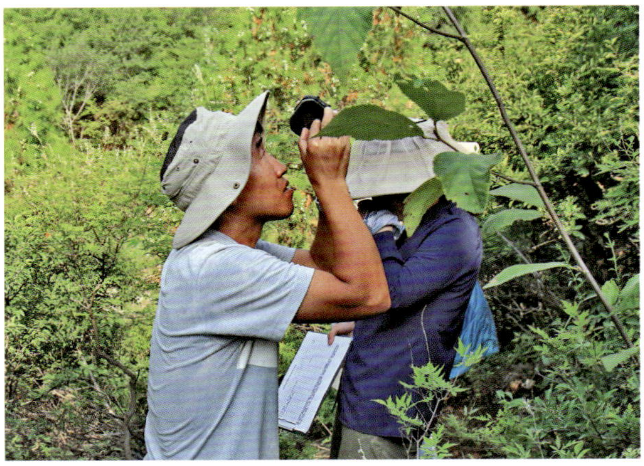

< 一丝不苟——让我再看你一眼 <

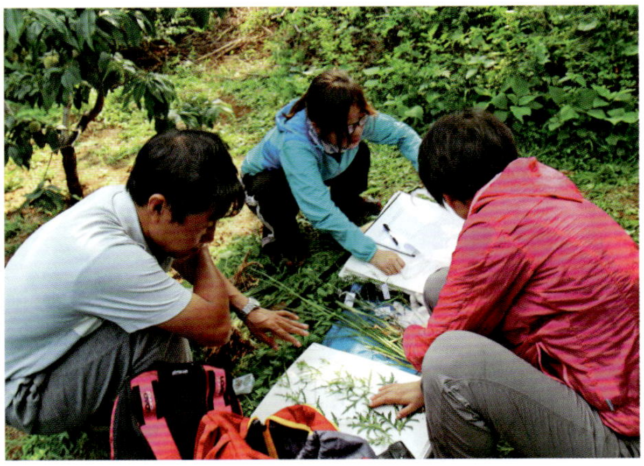

< 普查中就地展开研究讨论 <

1 098 分钟。

北京中药资源种类 900 种，其中包括拟向社会公布的药用植物、药用动物和药用矿物，中药材人工种植面积 2 万余亩。药用植物重点物种保存圃占地面积约为 20 亩，基础条件建设基本完备，建有繁育基地种子库以及活体资源保存库。普查中以保存圃为载体，以科普为目的建立北京药用植物科普展馆，保存圃建设期间引种药用植

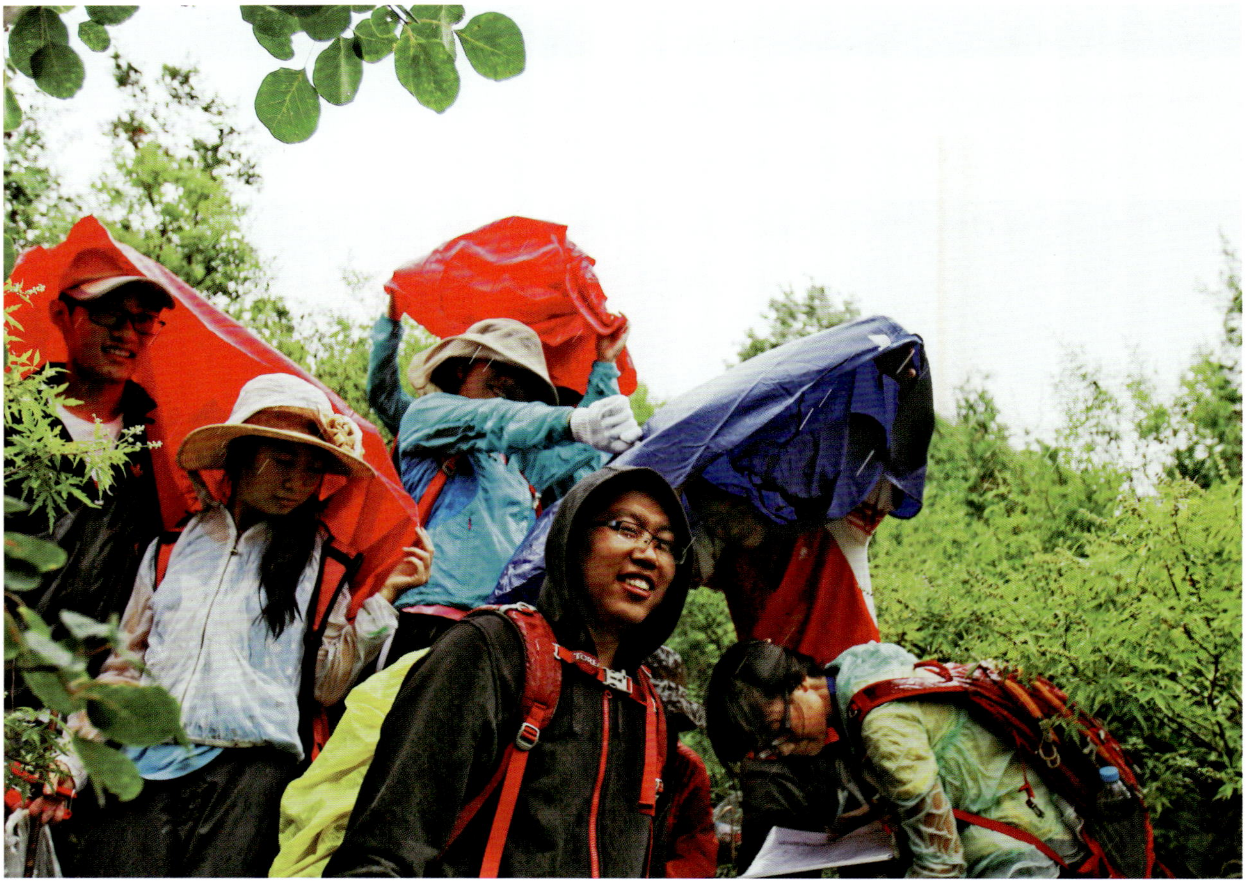

< 突来“洗”礼 <

物 100 余种。

截至 2021 年 12 月，北京市中药资源普查发现北京新分布种 2 种，新入侵植物 1 种。2016 年至 2019 年参加全国中医药院校中药腊叶标本制作技术竞赛，中药资源普查中制作的腊叶标本荣获一等奖 2 项、二等奖 1 项、三等奖 1 项、优秀奖 3 项；3 篇论文先后荣获北京中医药学会学术年会优秀论文奖，1 篇论文荣获第十七届全国中药标本馆学术研讨会优秀论文奖。发表与中药资源普查相关论文 8 篇，撰写硕士研究生毕业论文 3 篇、本科生毕业论文 2 篇，出版相关著作 9 部，参加编写资源专业教材 19 部。

依托中药资源普查项目培养的人才包括全日制在校本科和硕士学生、医院药学人员、高校青年教师、中学生物教师、企业技术骨干等。培养了全国中药特色技术人才 4 人，北京市中药骨干人才 9 人，区级中药师承学员 20 余人，国医大师金世元亲传弟子及再传弟子 20 余人。参与普查人员中考取硕士研究生 19 人、考取博士研究生 16 人。通过中药资源普查新建中医药标本馆 3 个，占地 870 平方米；建设了第四次全国中药资源普查昌平区物种保护基地，保存野生物种 100 余种，引种栽培 200 余种。

中药资源普查的成果为首都中药对外展示和交流提供了标本资源和人才资源。普查中吸收了部分地区中学生物教师骨干参与，为他们进一步了解当地中药资源，传播普及中药知识和文化，带动以中药为主题的社会实践活动奠定了基础。中药资源普查成果还为首都美丽乡村建设提供中药种植绿化支持，为部分地区的中药种植提供了种质种苗。

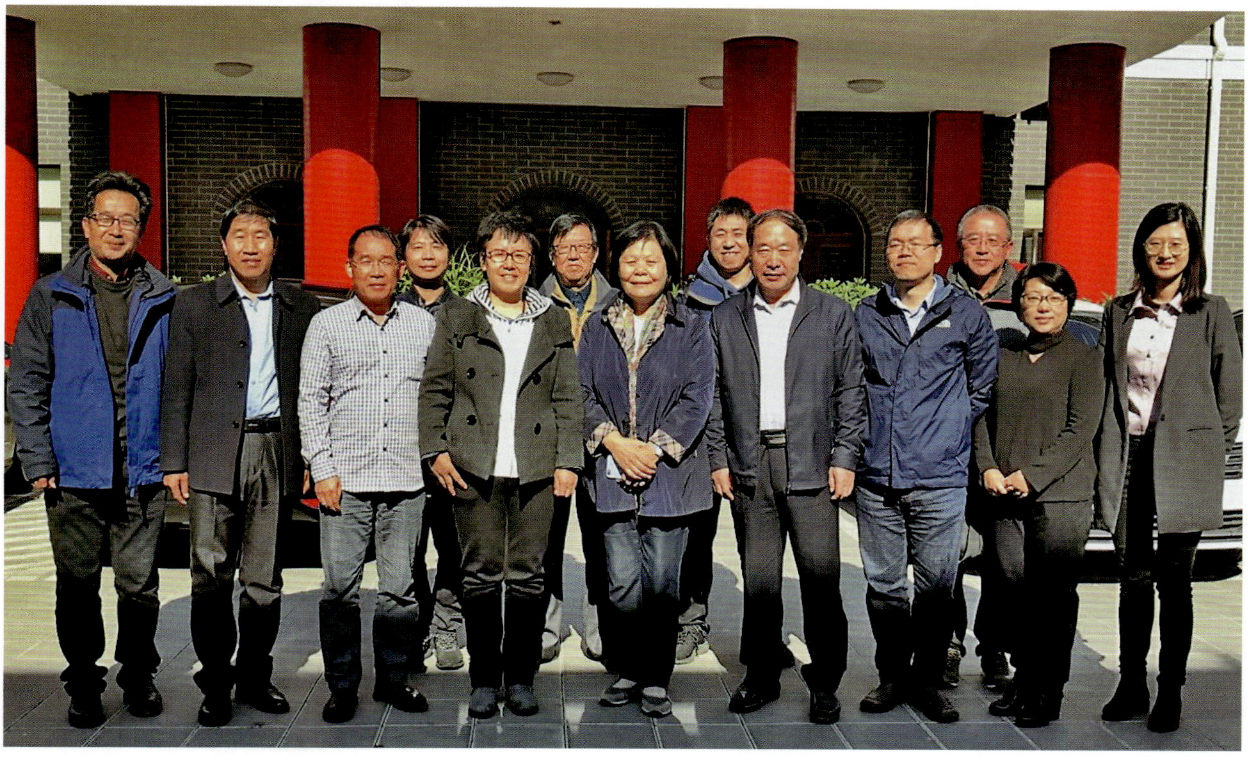

< 来自全国的专家指导北京中药资源普查工作 <

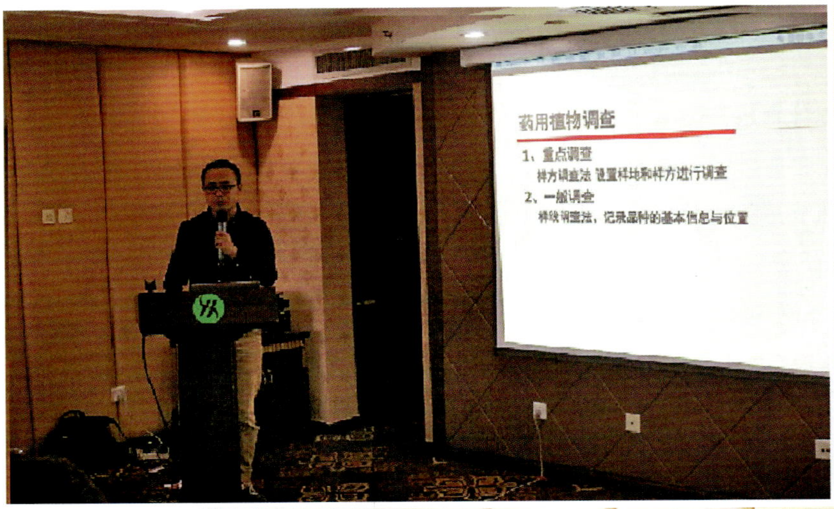
药用植物调查
1、重点调查
样方调查法 设置样地和样方进行调查
2、一般调查
样线调查法，记录品种的基本信息与位置

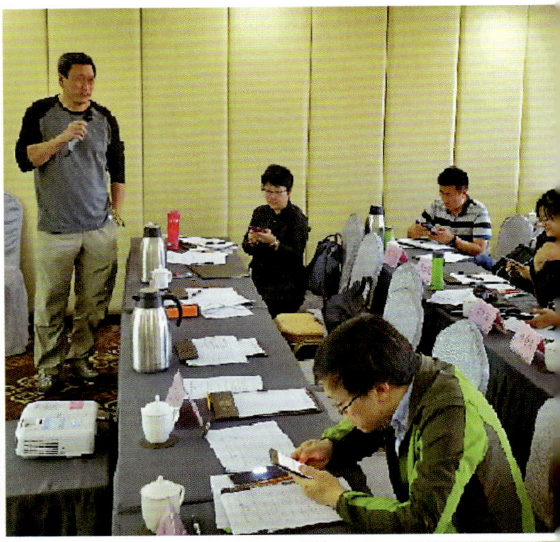

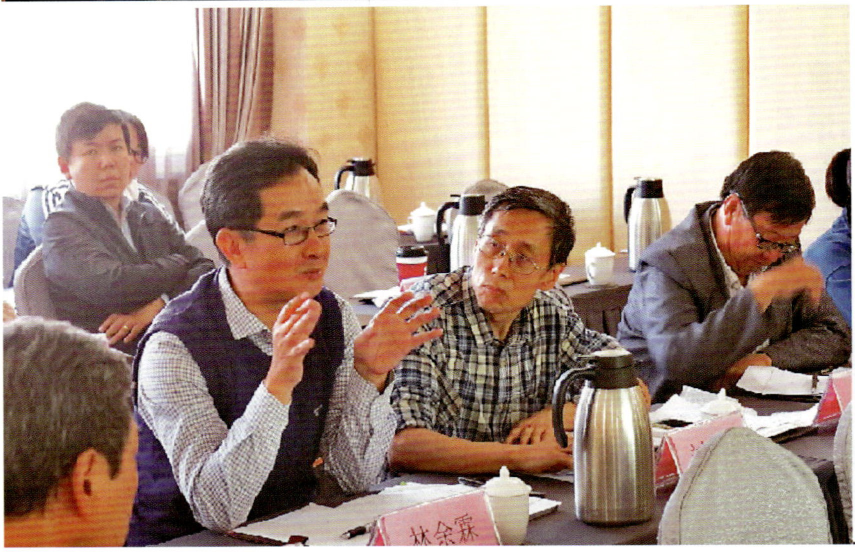
林余霖

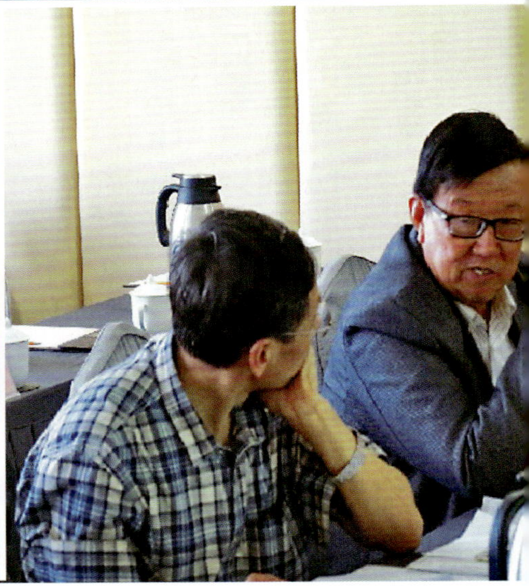

< 2018年北京市中药资源普查预验收会场景 <

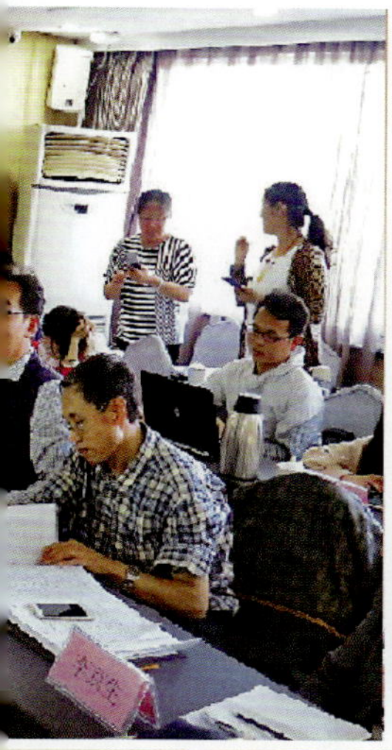

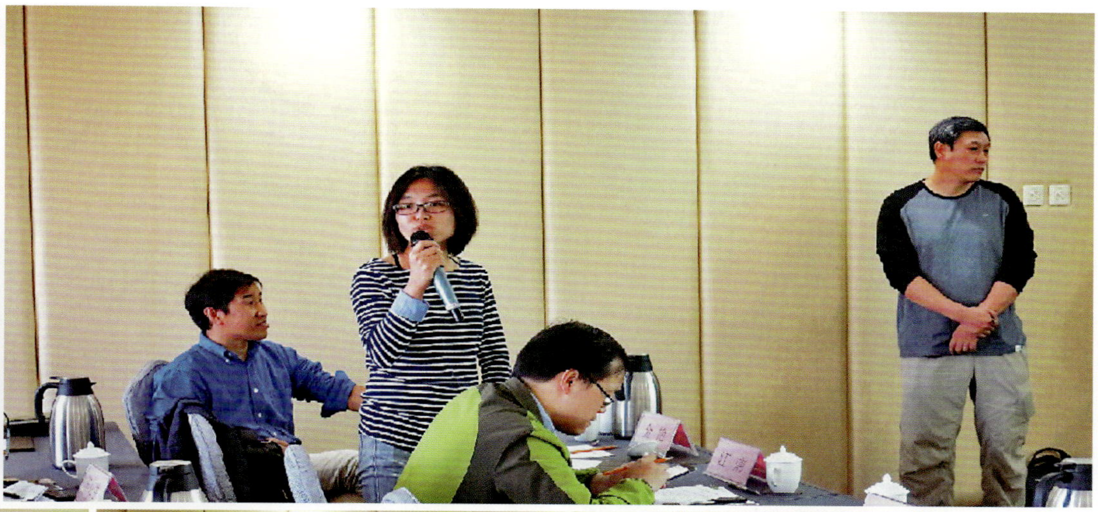

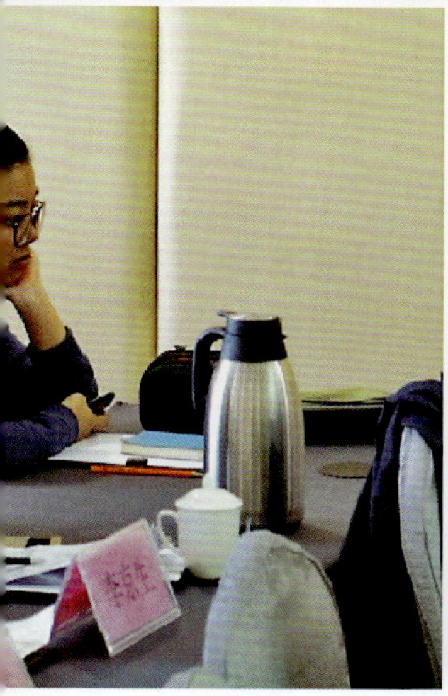

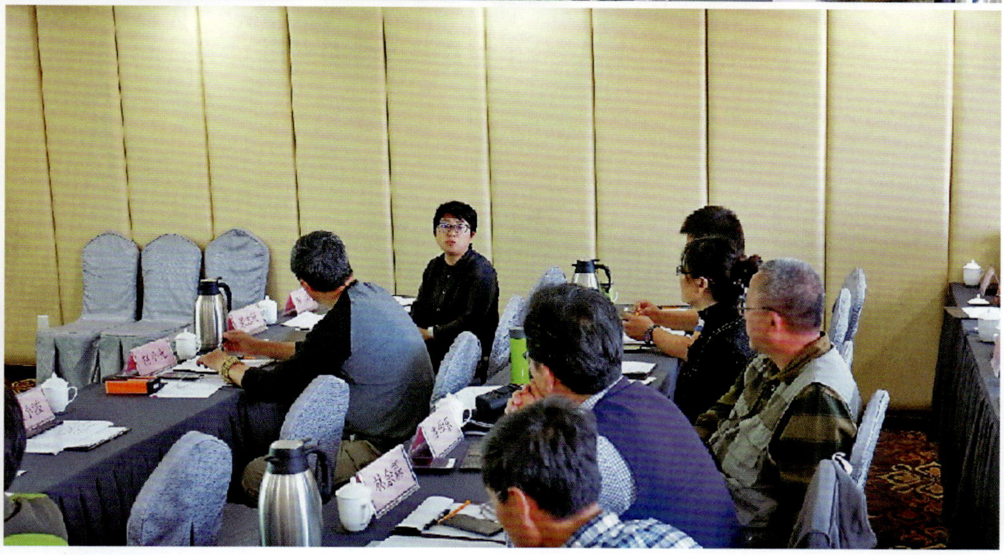

天津市

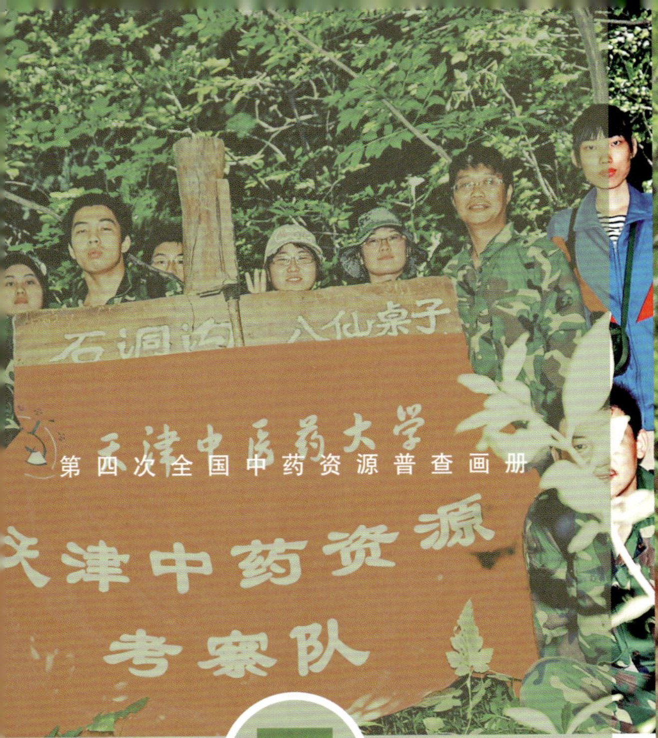

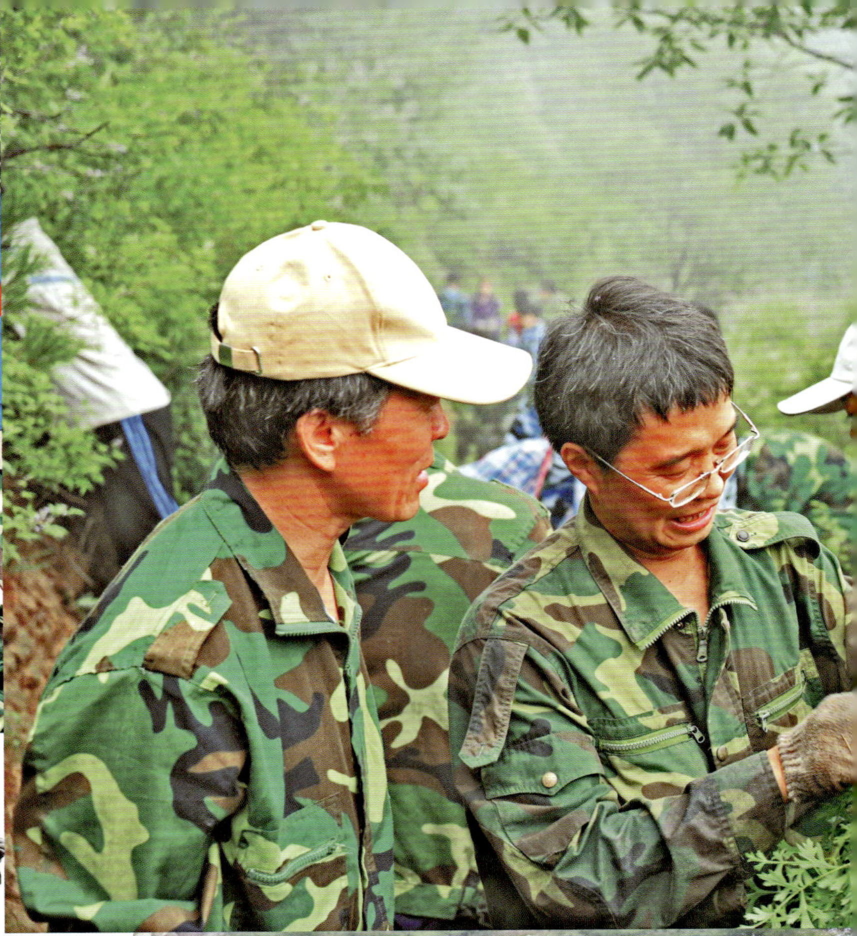

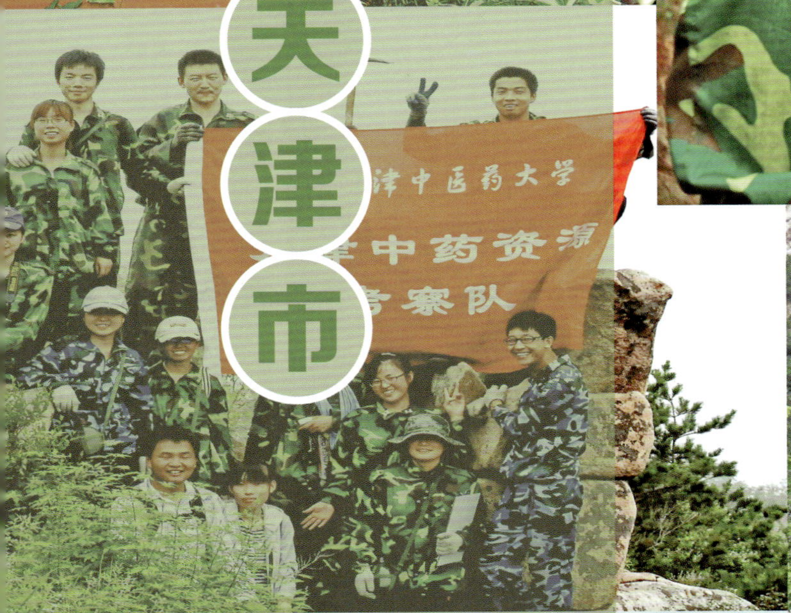

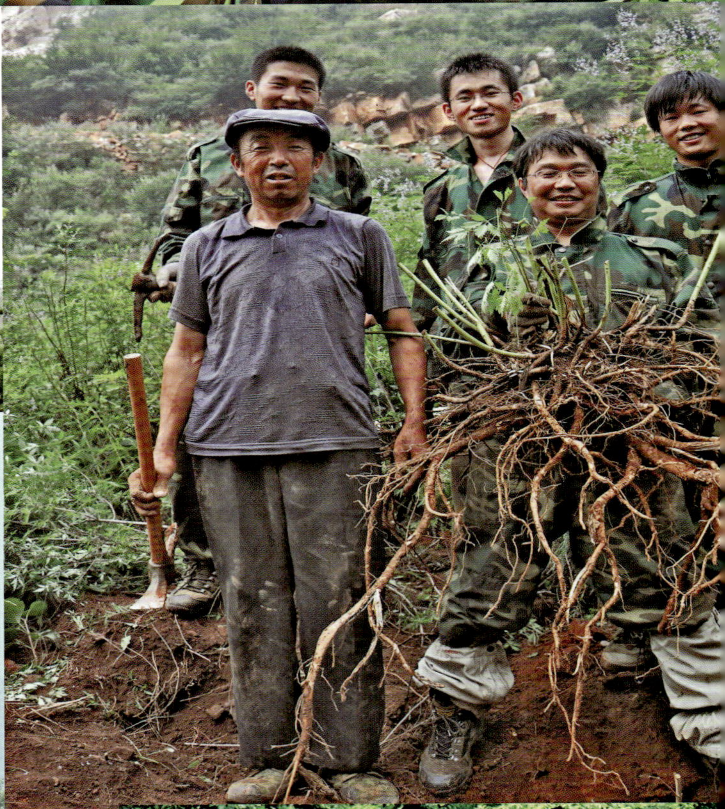

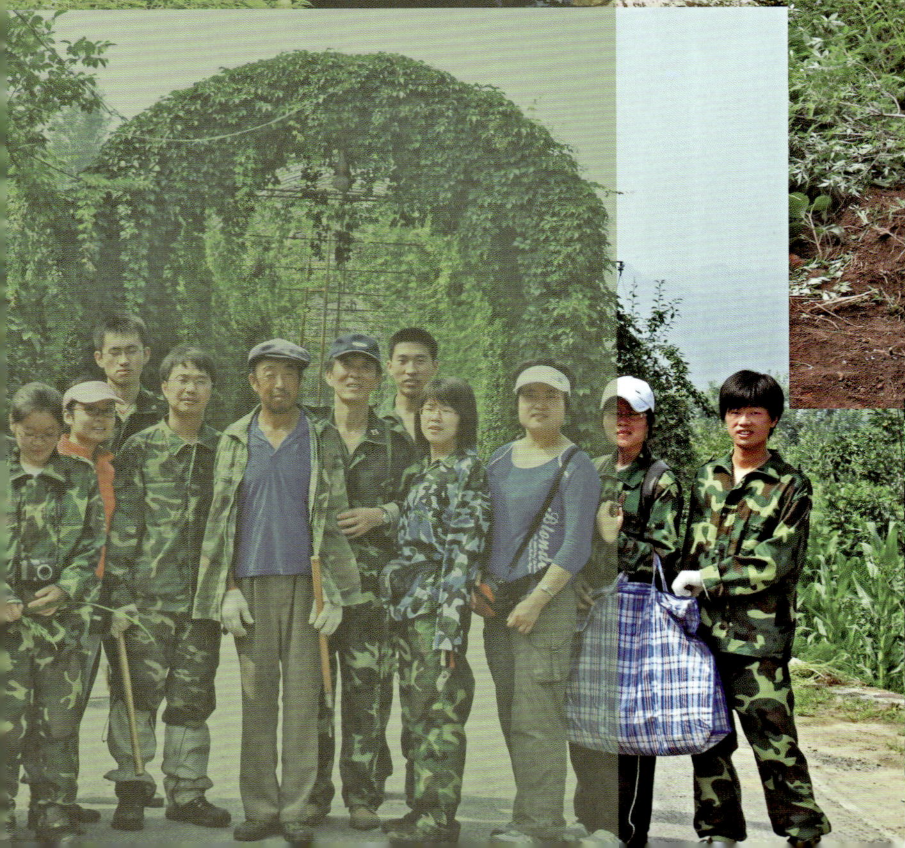

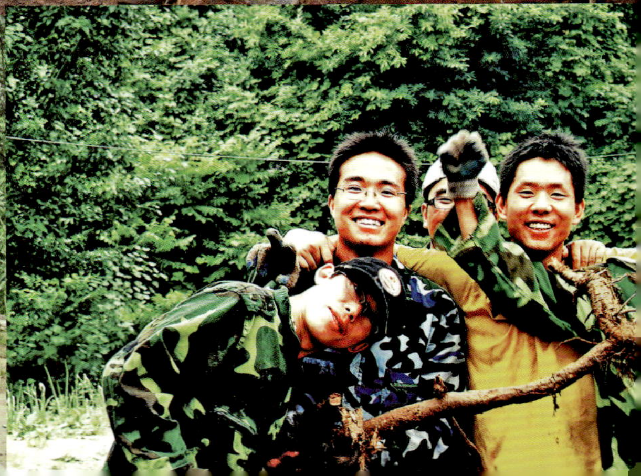

天津市中药资源普查项目于2013年正式启动，先后承接三批次共计9个区县的普查任务，按要求已完成所有区县的外业调查和内业整理普查任务，并通过国家验收。

在天津市卫生健康委员会的领导下，天津中药资源普查全面开展。2011年至2021年，天津市共实地开展9个区县的中药资源调查，共计完成19个代表性区域，308个样地，1 042个样方套，1 260个样方，记录个体数406种，记录重量67种次，有蕴藏量的52种次。制作腊叶标本1 160份，收集种子类种质资源8种，收集药材样品33箱，共计99种67.31千克。对10个中药材企业进行了常用大宗药材的种类、需求量、价格等信息进行调查，收集记录传统知识信息8条，收集记录10种栽培中药材信息。共录入中药资源普查管理系统数据14 735条，拍摄上传照片12 567幅。整理录入中药资源普查信息管理系统的中药资源种类信息，综合天津市科委支持的天津中药资源普查数据信息品种，查证其药用文献信息，拟公布的中药资源174科514属815种，植物类789种，动物类26种。与第三次全国中药资源普查相比，中药资源存续种类433种，新增记录种类382种。

天津中药药用植物重点物种保存圃建设地点位于天津中医药大学团泊新校区内西北角，建设面积100亩，配备喷灌等水利设施，有专人养护队伍进行田间管理。保存圃先后引种保存种质数275种，布设植物介绍标牌400余块。以园区作展馆，全年开放，搭建植物标牌二维码系统，2020年获天津市科普教育基地认定。自建设以来，植物园接待了各层次参观人员，并获中央电视台、天津电视台等多家主流媒体宣传报道，受到一致好评，成为与兄弟院校单位交流和展示中医药文化特色的窗口。

普查团队梳理了3个批次的资源普查工作成果，综合天津市科委支持的天津中药资源普查数据，编撰了《中国中药资源大典·天津卷》。普查

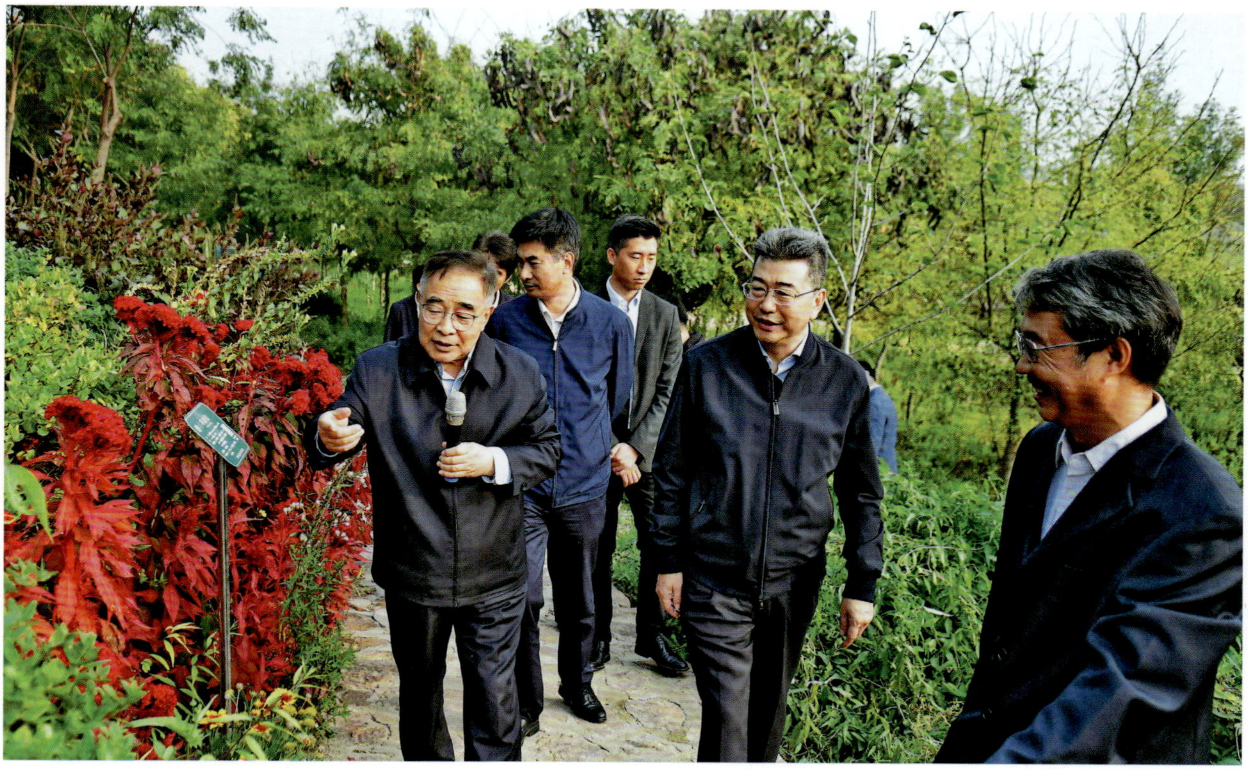

张伯礼院士陪同教育部高教司吴岩司长一行参观种质保存圃

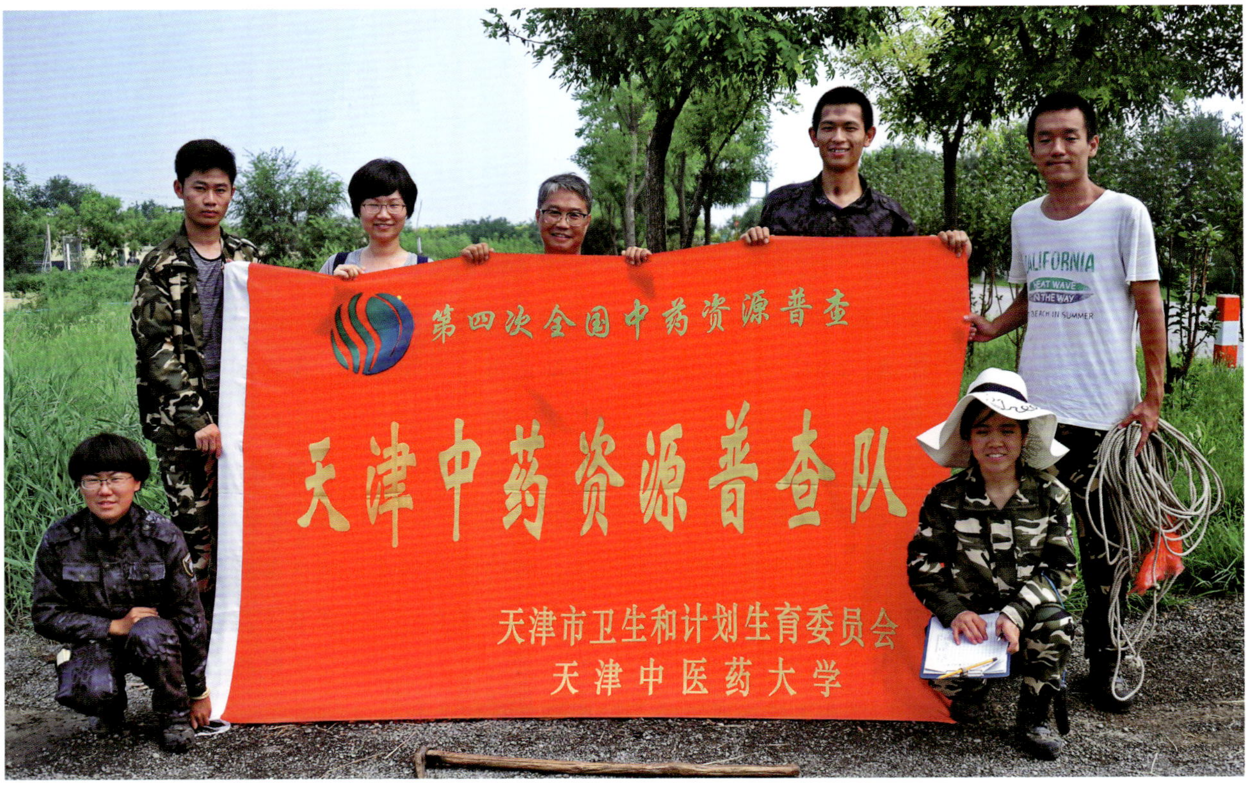

天津市卫健委领导莅临指导中药资源外业调查

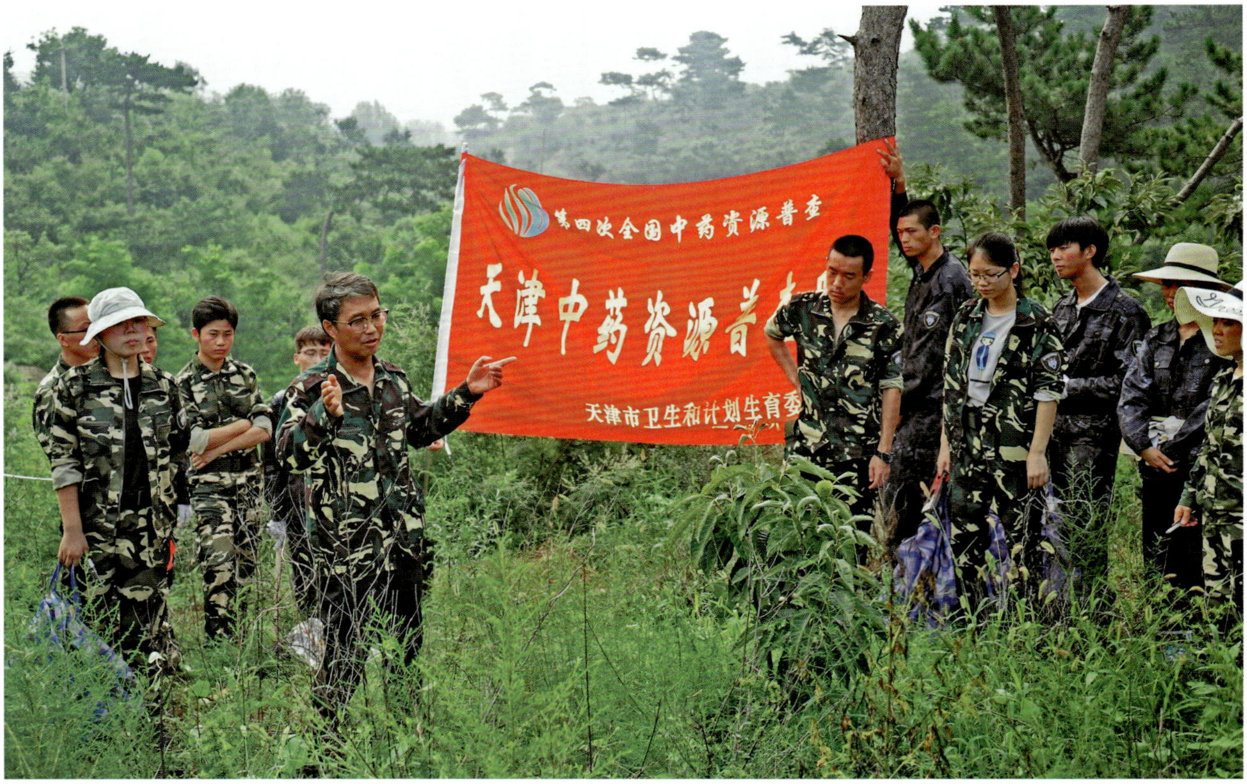

项目负责人李天祥教授进行外业调查实地培训

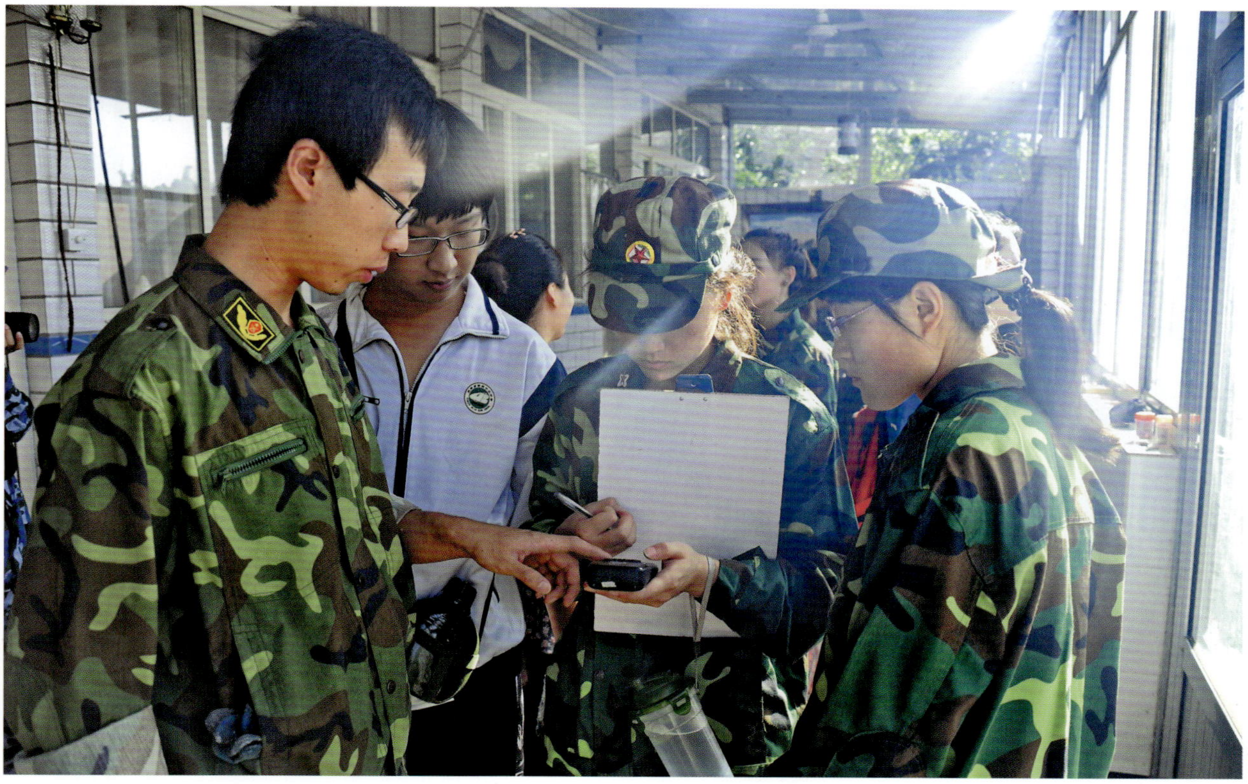

< 普查队员们讨论普查实施细则及学习使用设备 <

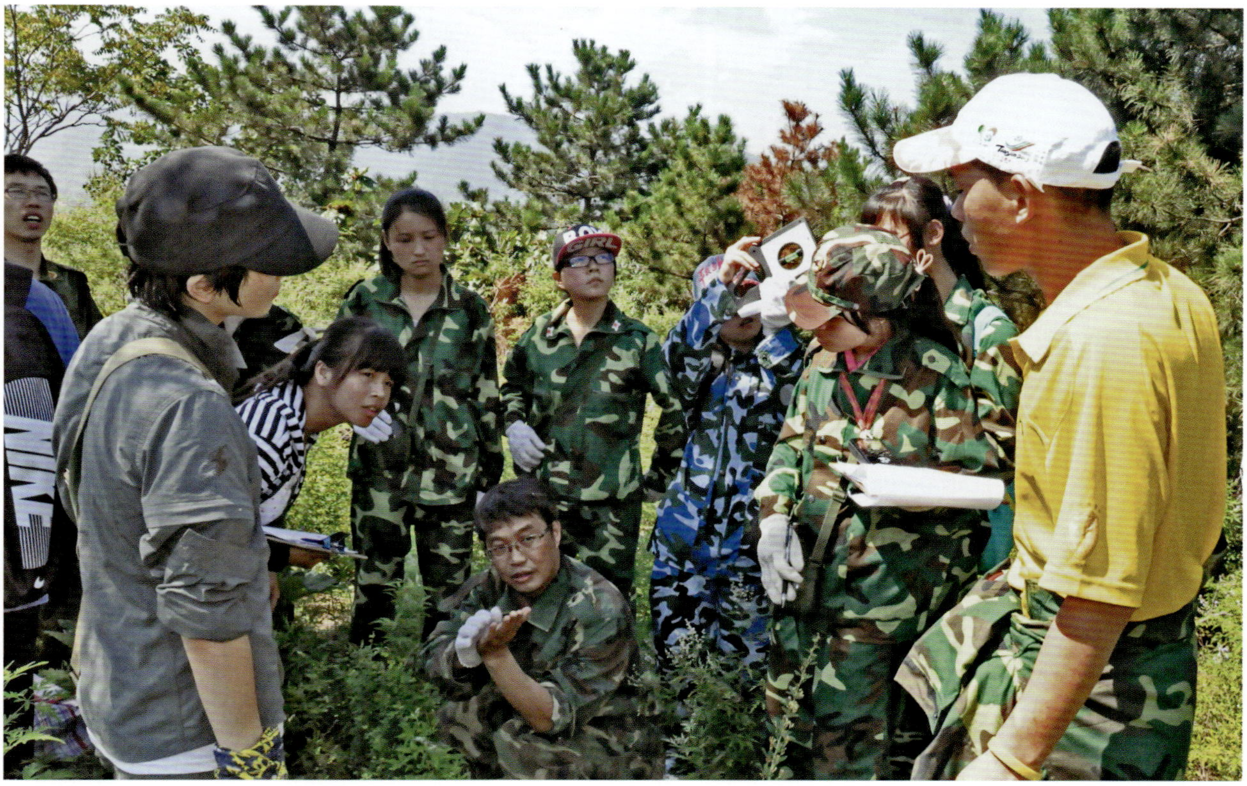

< 项目负责人李天祥教授指导和规范普查技术 <

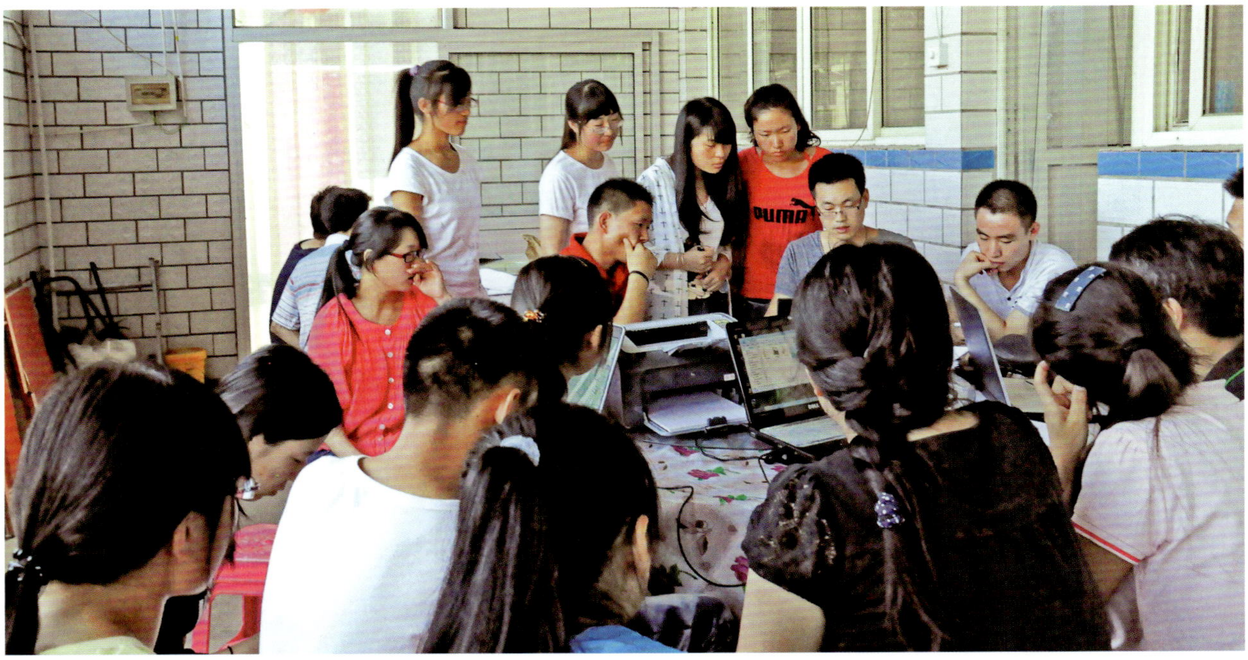

天津市中药资源普查内业整理培训

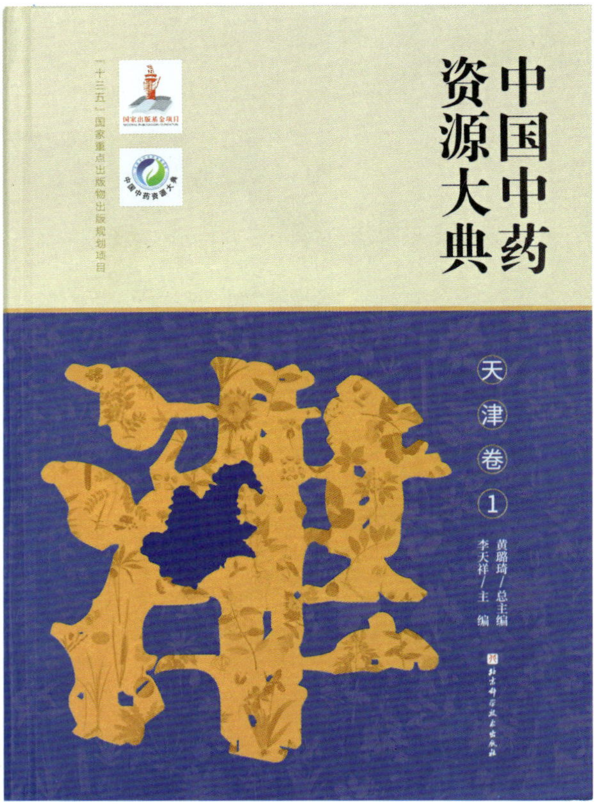

《中国中药资源大典·天津卷》

中共计发表学术论文 16 篇，发现新分布种 1 种，并筹建天津中医药大学标本馆。

普查工作获得多家相关专业单位的大力支持，共涉及高等教育、医疗卫生、医药生产三个行业领域的 10 家单位。普查队员主要由在校学生组成，在圆满完成普查任务的同时，提升了自身的专业素养，其中 3 人考取博士研究生、25 人考取硕士研究生。制定了天津中药材保护和发展规划方案即《天津中药材发展及保护规划》，并上报天津市卫生健康委员会。普查进展等相关情况获得《中国中医药报》、"健康天津"和天津中医药大学网站等媒体宣传报道。

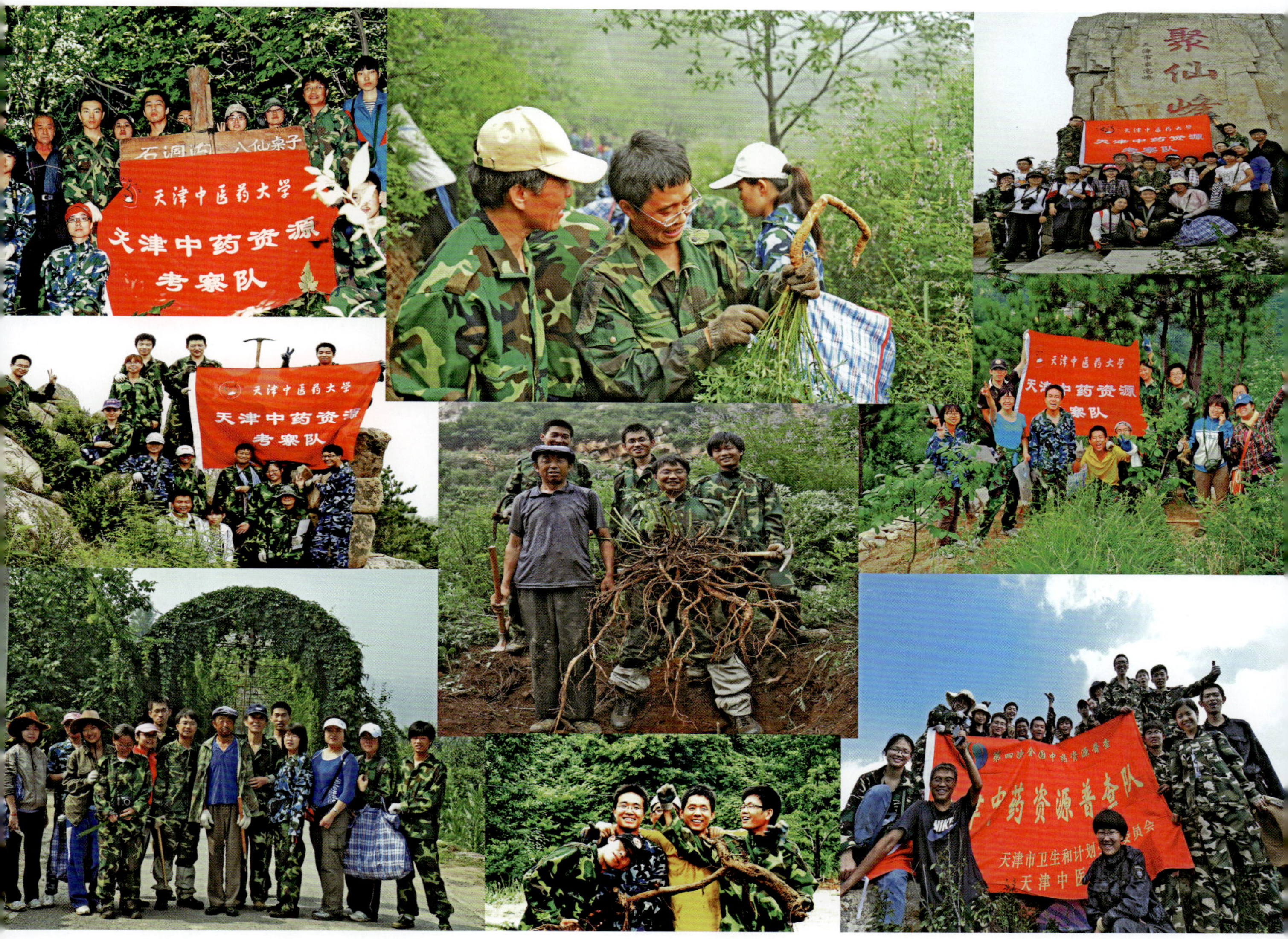

< 天津市中药资源普查外业调查及队员合影 <

河北省

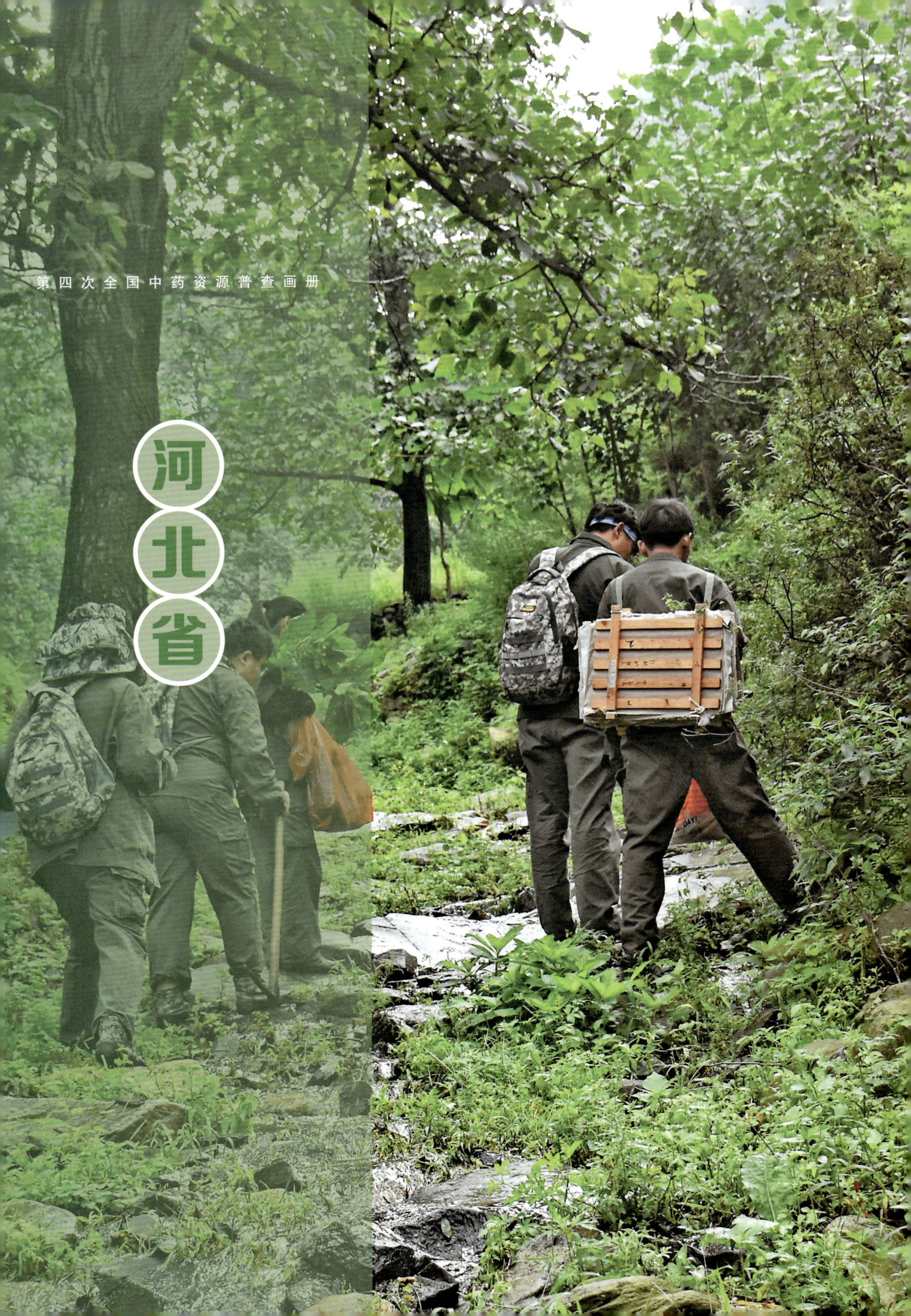

2011年至2022年，河北省共实地调查112个县（区），代表区域数量409个，完成样地2 721个、样方套13 595个，调查到中药资源2 883种，包括药用植物2 880种、动物3种，记录个体数2 235种，有蕴藏量的695种。拟公布河北省药用植物资源目录1 910种；调查栽培品种177种，病虫害633种；市场调查主流品种456种，传统知识数量2 195条。采集腊叶标本93 533份，上交2 304种24 352份。采集药材标本9 370份，上交643种7 274份，种子1 087种7 046份，种苗22种。拍摄照片666 034张。

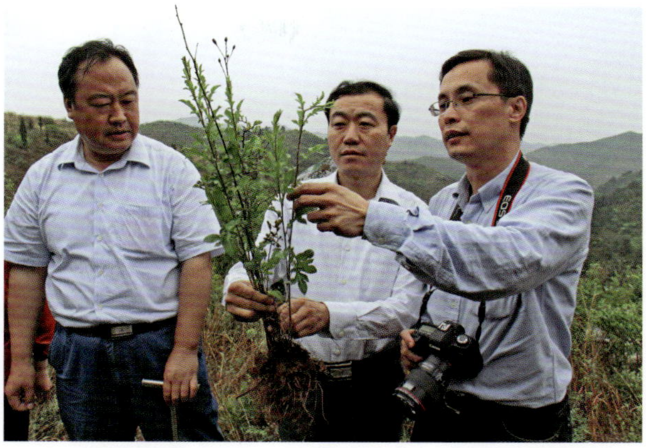
黄璐琦院士在邯郸指导工作

河北省中药原料质量监测与技术服务中心下辖安国、巨鹿两个县级监测站，日常开展12个河北省地产品种的价格及流通量监测，以及安国中药材市场100个品种的数据监测及价格分析工作，截至2022年5月，共上报调查数据13 686条。省级中心以河北省中药材供应保障网为基础，建立覆盖1个中心、2个监测站、3个繁育基地、35个定制药园、300个中药材种植示范园的“1-2-3-35-300”河北省中药原料动态监测体系，咨询服务2万人次，培训技术员9 000余人次。

河北省自2015年起先后完成国家稀缺种苗繁育安国、滦平、内丘三个基地建设，进行连翘、黄芩等20个品种的种苗繁育示范推广等工作。年产优质种子8.33万千克，优质种苗1 103万株，示范面积1.5万亩，推广15.2万亩。建设药用植物重点物种保存圃150亩，采用活体保存方式，保存药用

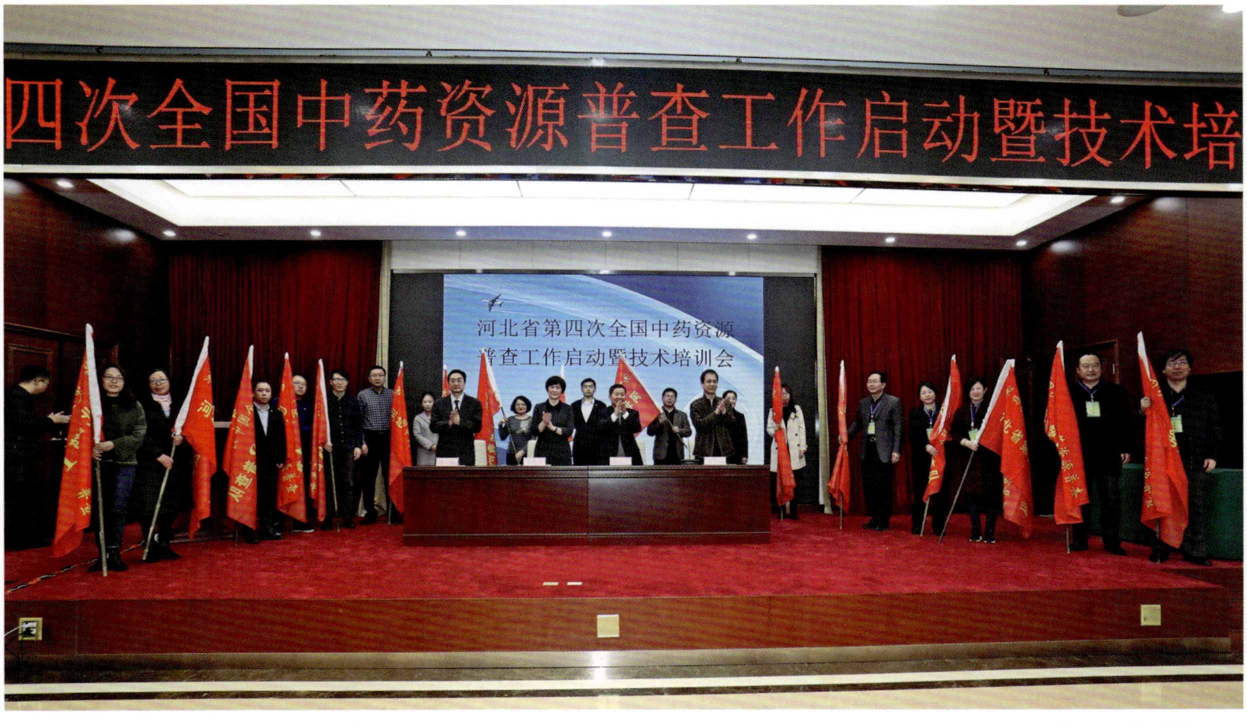

全面开展普查启动会

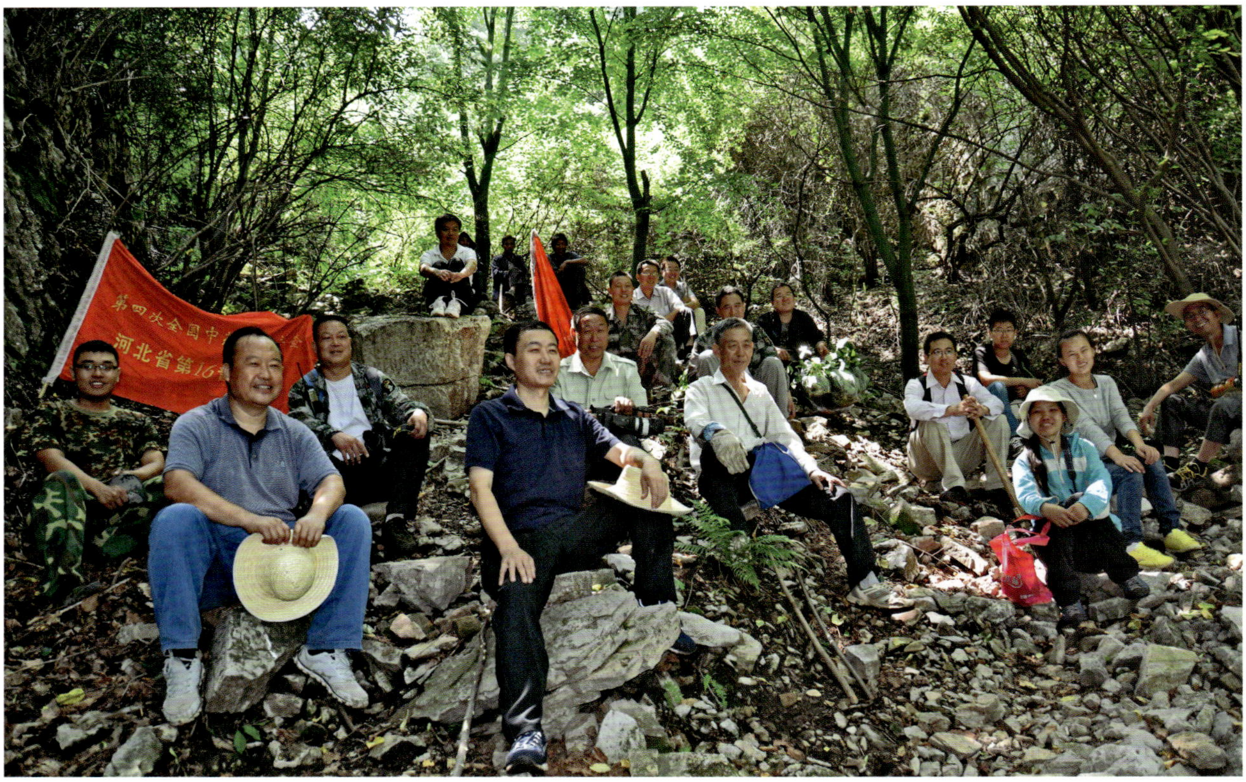

< 邯郸市普查队——快乐的采药人 <

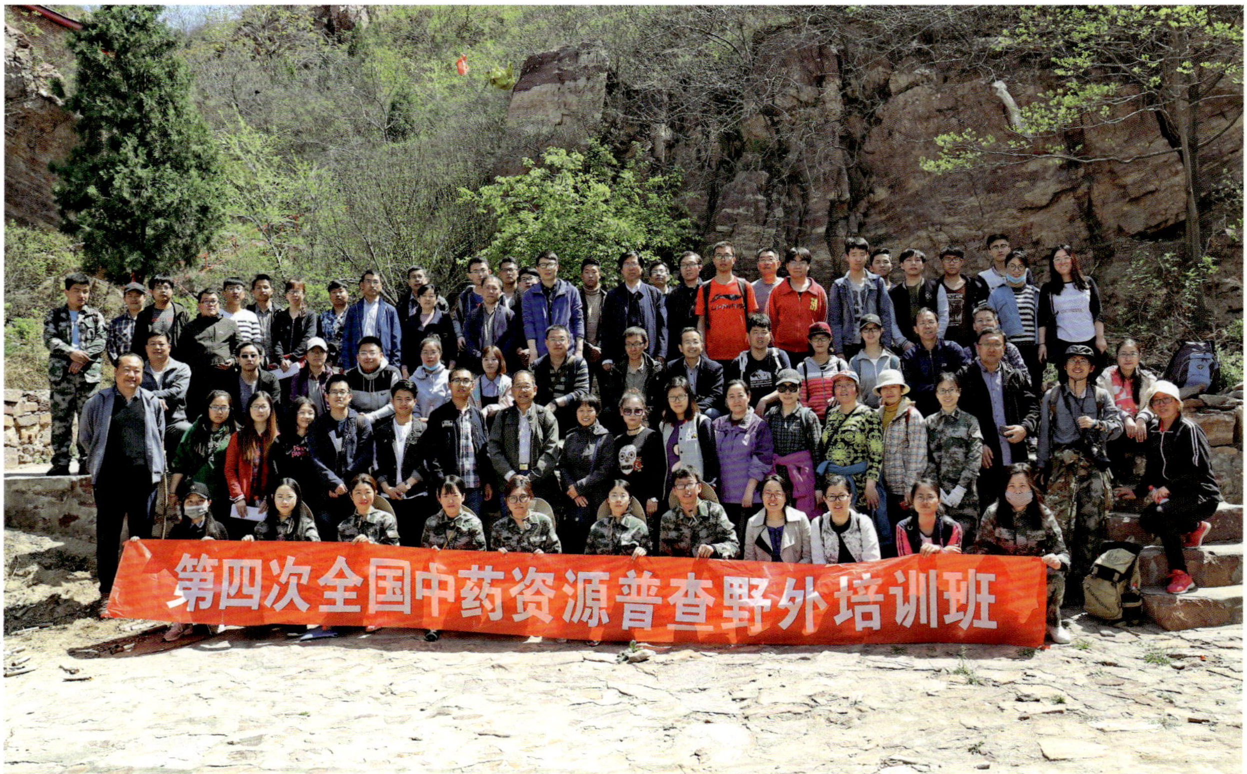

< 河北省中药资源普查野外调查培训 <

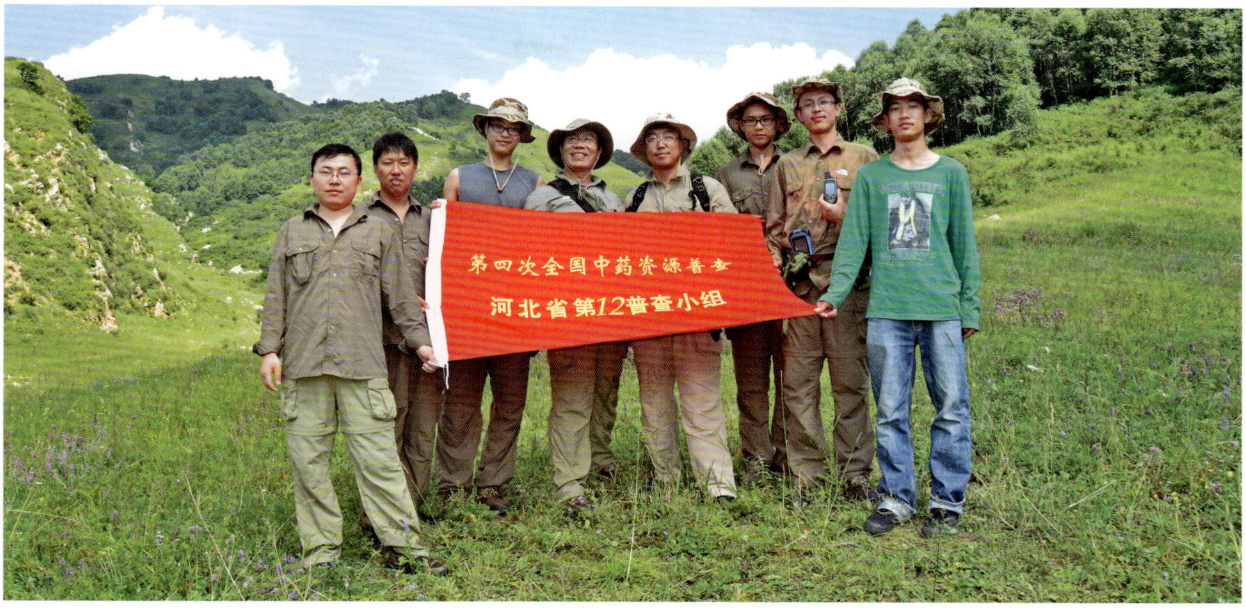

< 第 12 普查小组野外调查 <

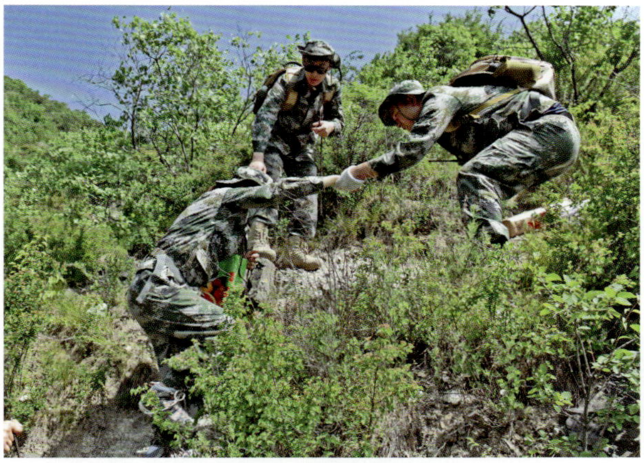

< 伙计拉一把 <

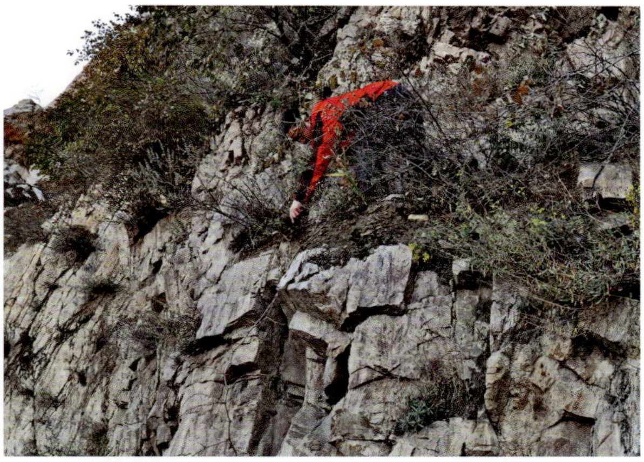

< 峭壁上采药——艰难的采集 <

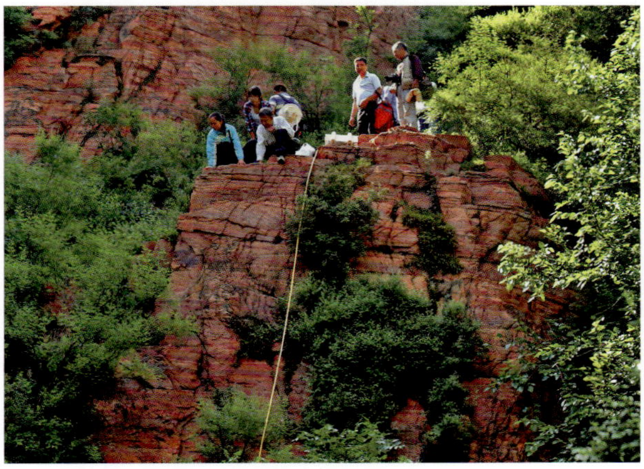

< 武安市普查小组克服困难拉样方 <

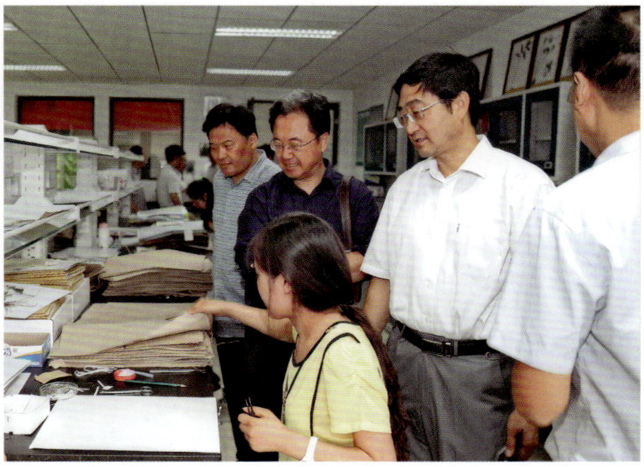

< 检查标本制作情况 <

植物种质资源299种，同时规范各类标识、展示牌，丰富科普内容，完善保存圃科普教育的功能，接待专家参观指导，同时作为教学基地和药农培训基地开展科普教学服务。

普查过程中收集与中药资源相关传统知识2 195项，结合中医药传统知识保护和收集整理项目，建立了河北省中医药传统知识保护研究中心，走访全省11个地市487项传统知识，建立了全省民间中医药信息档案，出版《杏林寻宝——保护中医》一书。搭建省级传统知识保护收集整理填报平台，收集各地市填报项目326项，为河北省中医药传统知识信息管理提供了便利条件。

自开展中药资源普查工作以来，出版《河北省珍稀濒危药用植物资源》《河北省本草图鉴》等著作36部，发表相关论文177篇；制定国际标准中方后备项目2项，中药材商品规格等级标准制定28项，道地药材标准5项，中药材生产技术标准和规程42项；发布发明专利5项，实用新型专利28项，外观专利1项；获得软件著作权2项；以河北省普查成果为基础，获得河北省科技进步二等奖1项，中华中医药学会科学技术三等奖1项。河北省普查工作多次被《中国中医药报》、长城网、《燕赵都市报》、《健康报》等新闻媒体报道。

以中药资源普查为契机，成立了河北省中药资源中心，聘任中药资源、中药栽培、中药植保、中药鉴定等岗位专家，建立了覆盖全省的中药资源普查与科研团队，为全省中药科研、生产发展提供了技术平台与人力支撑；河北中医药大学建立了河北省中药普查腊叶标本馆，收集腊叶标本15 800份，修建中药标本博物馆，收集中药腊叶标本400余种2 000余份、浸制标本400余种、药材及饮片标本600余种，展示普查工作成果，同时作为科普教学基地及用于科研工作；自普查工作以来，培养本科生、研究生200多名，博士15名，为河北省中医药事业发展储备了人才力量。

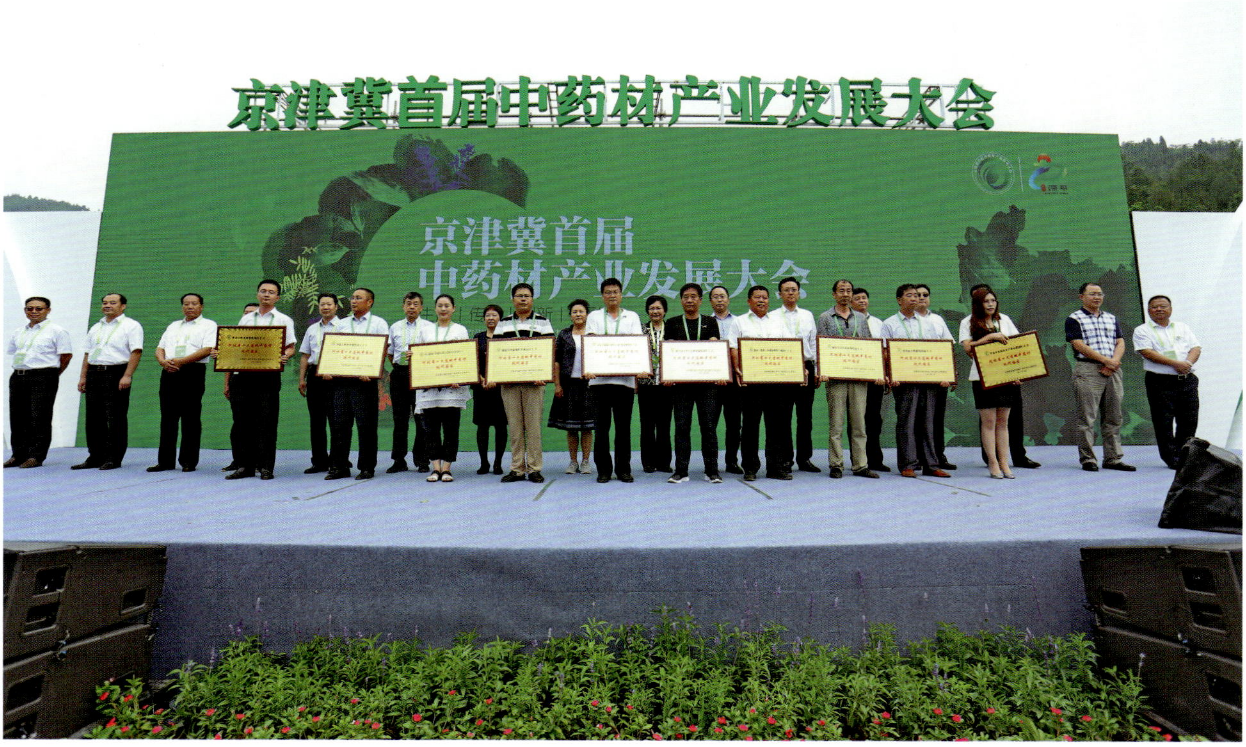

< 安国、滦平基地入选河北省十大道地中药材现代园区 <

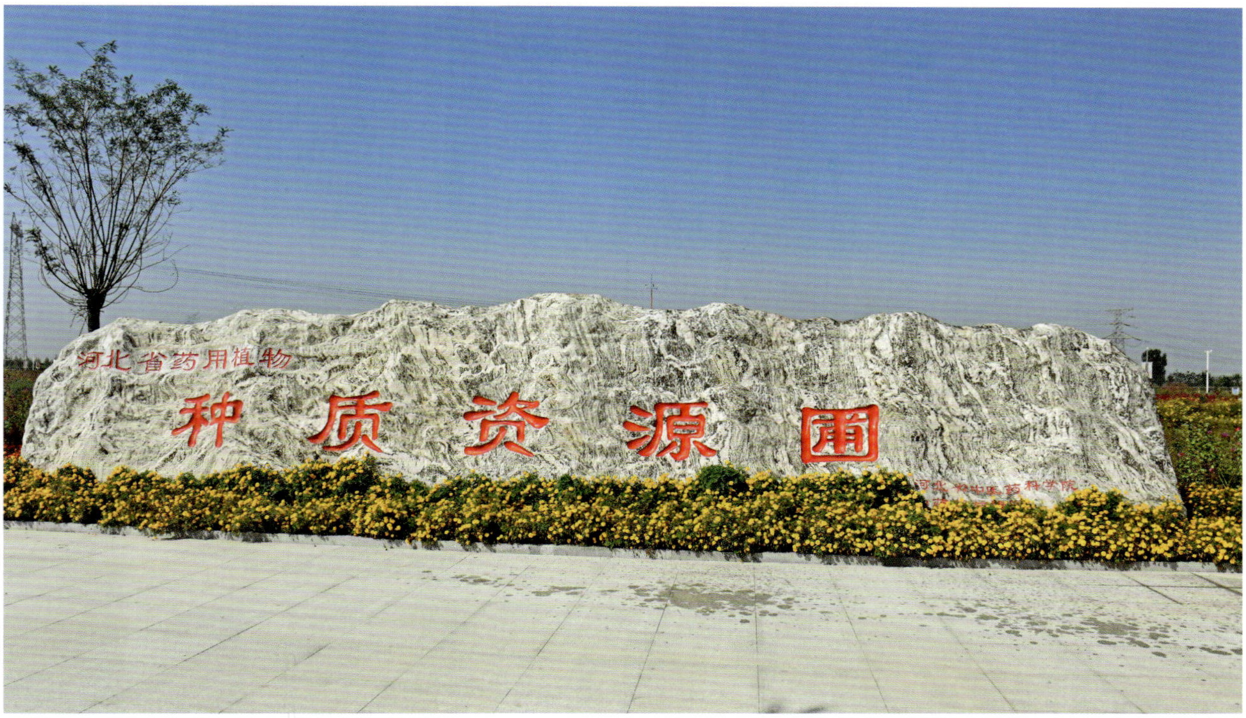

< 北方最大的种质资源圃 <

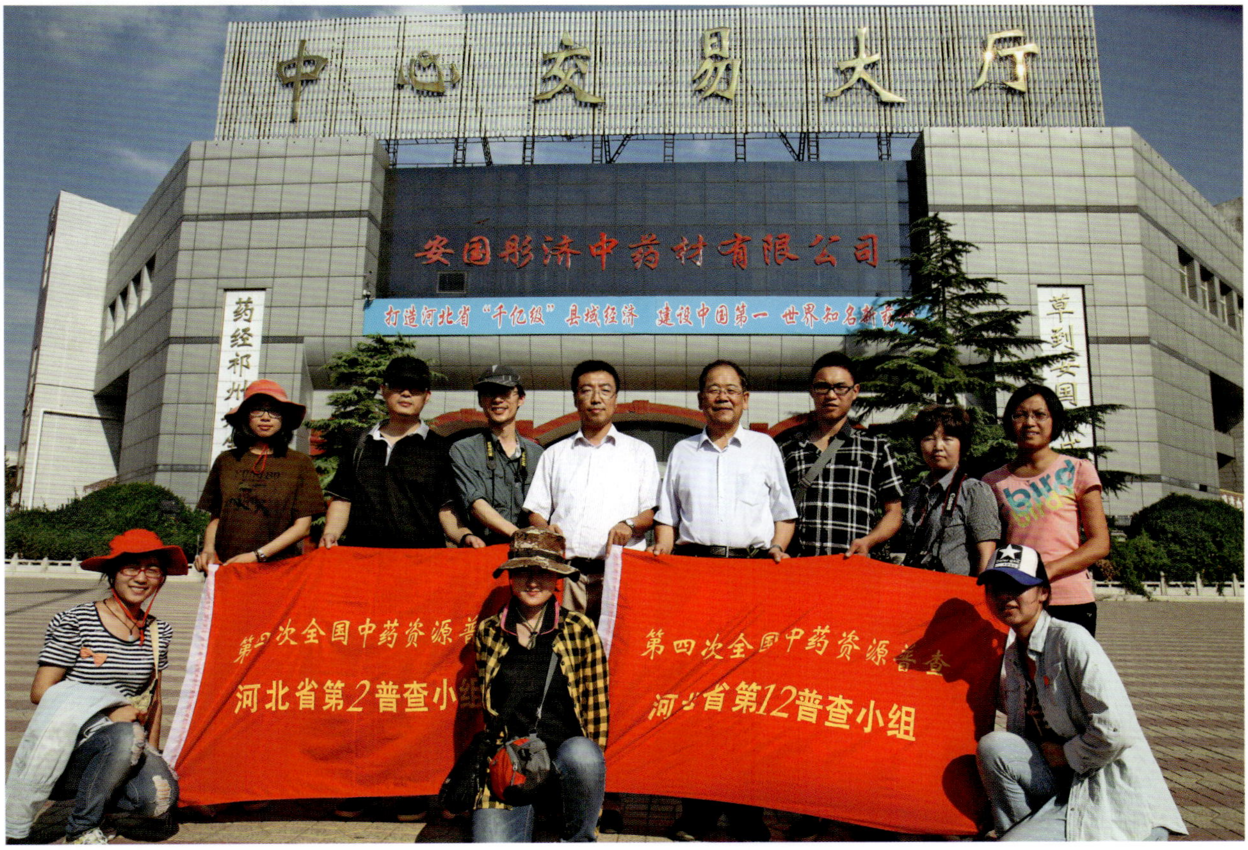

< 安国药材市场调查 <

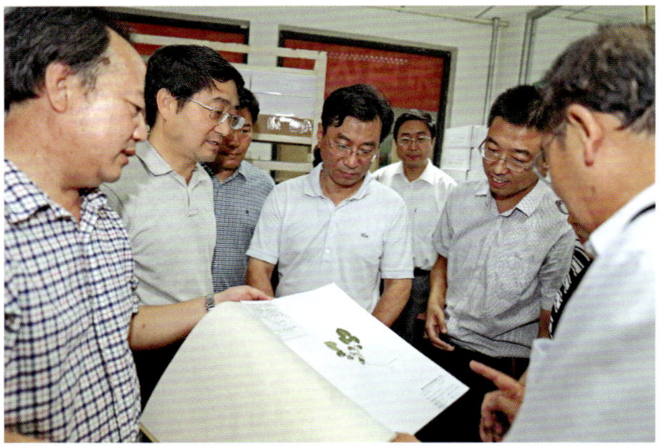

< 向督导组专家展示标本完成品 <

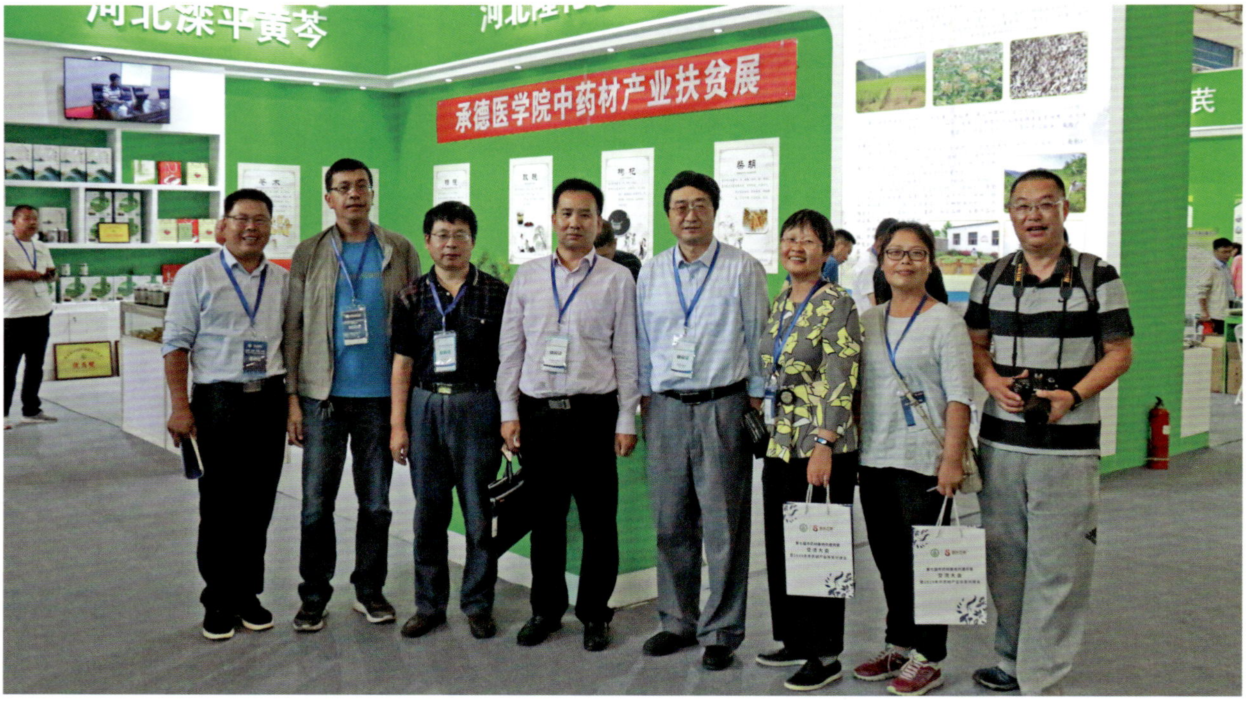

< 走出大山，产业扶贫 <

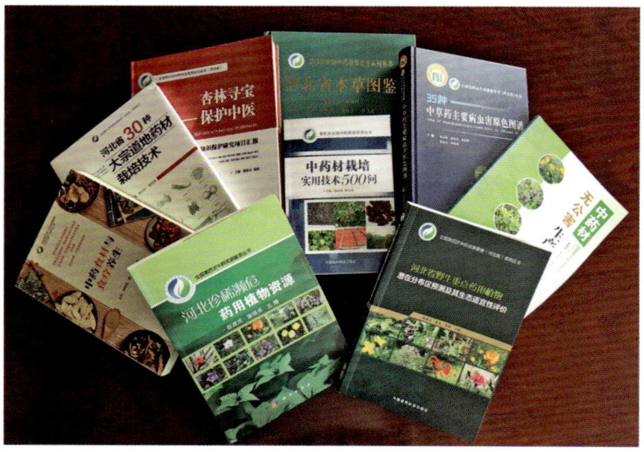

< 出版普查系列图书 <

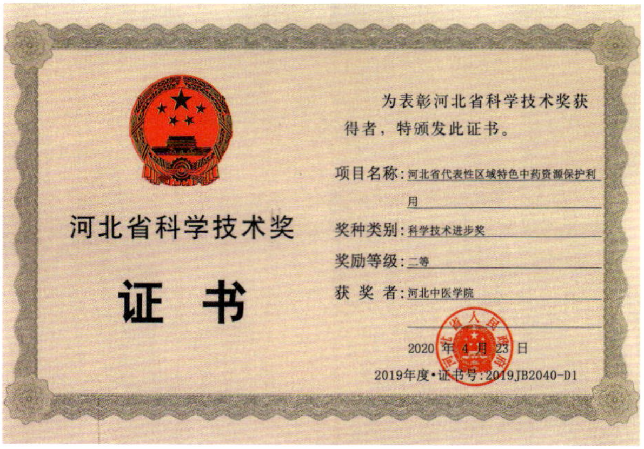

河北省科学技术奖

证　书

为表彰河北省科学技术奖获得者，特颁发此证书。

项目名称：河北省代表性区域特色中药资源保护利用

奖种类别：科学技术进步奖

奖励等级：二等

获 奖 者：河北中医学院

2020 年 4 月 23 日

2019年度·证书号：2019JB2040-D1

< 普查成果获得河北省科技进步二等奖 <

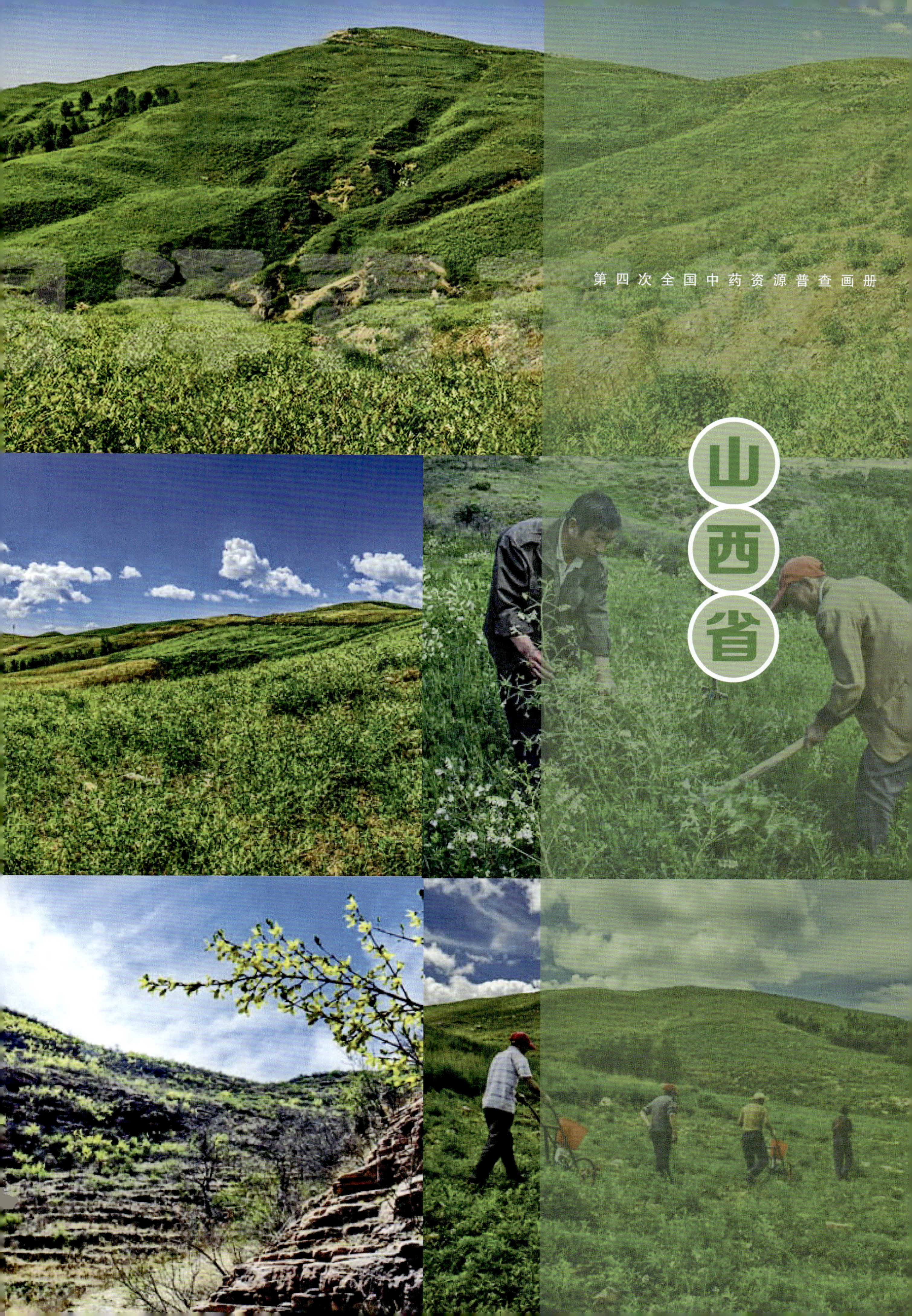

山西省

山西省第四次中药资源普查实现全省 117 个县（市、区）全覆盖。2011—2016 年，完成中药资源普查试点工作，覆盖 40 个试点县（市、区），调查样方 7 262 套，平均每个县完成 181.55 套；调查重点品种 450 种，药用植物 1 625 种（不包括菌藻类、动物类、矿物类资源）；采集并上交国家中药资源普查办普查腊叶标本 10 843 份（145 科，1 582 种），中药材样品 5 838 份，种质资源样品 3 958 份；完成普查试点工作数据填报，上报数据总量 2 000 G。试点工作普查办整理完成了《百草风韵》《又尝百草》《药苑放歌》《药用植物图鉴》《山西省中药材种子种苗繁育基地建设简介（画册）》《山西省动态监测体系建设简介（画册）》《山西中药资源图鉴》等著作，《黄芪》《连翘》《三晋百草》《普查点燃了一把火》等专题作品；进行 2 次市场调查，涉及 1 543 户单位；在传统知识调查内容基础上，增加中医药传说、故事、偏方、验方、传统中药养生、传统中医药理

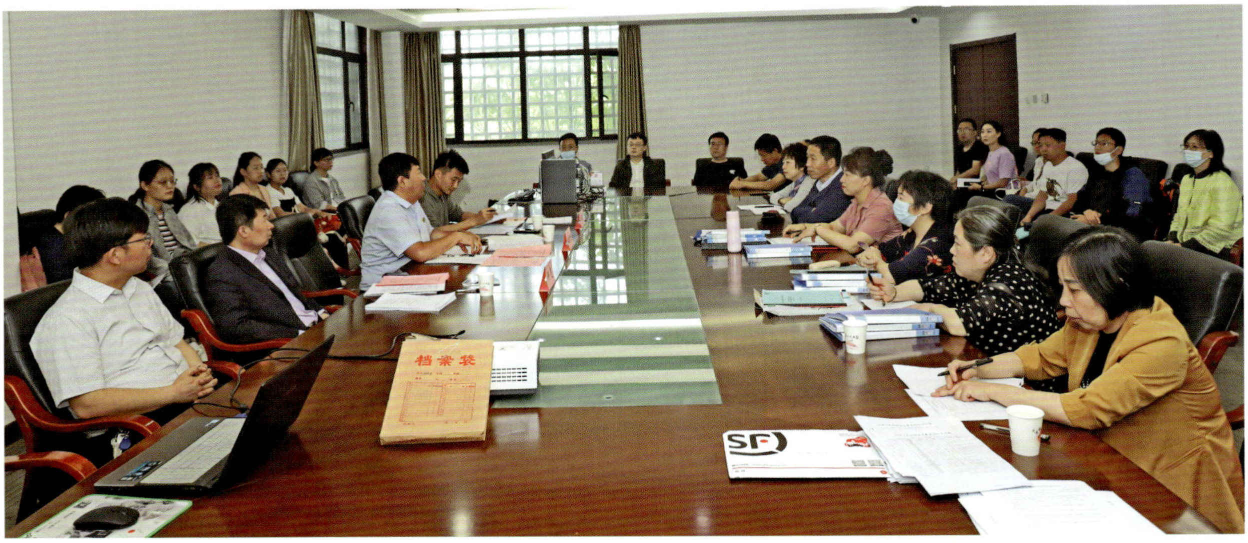

各县域逐项逐条高质量完成各项验收指标

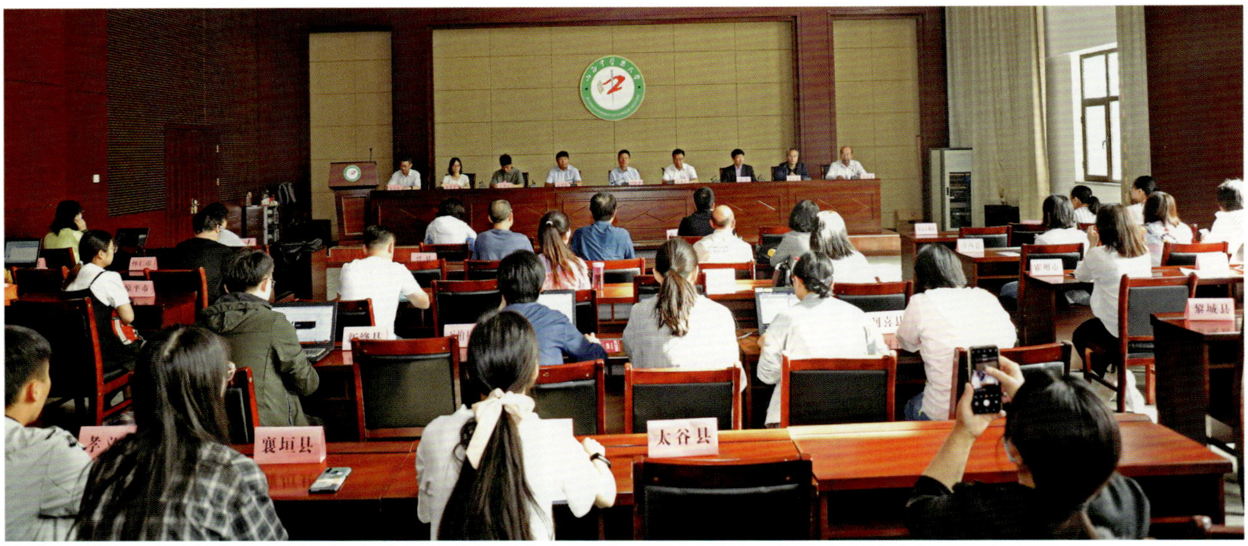

省级验收会议

疗等传统知识调查，收载 3 000 余条信息；建成种子种苗基地面积 7 642 亩。

2017—2022 年，完成中药资源普查正式工作，覆盖其余 77 个县（市、区）。2018 年 5 月启动沁县、高平市、和顺县等 10 个县（市、区）中药资源普查工作，2019 年 4 月启动小店区、迎泽区、杏花岭区等 44 个县（市、区）中药资源普查工作，2020 年 4 月启动左云县、云州区、潞城区等 23 个县（市、区）中药资源普查工作，现已陆续完成 77 个县（市、区）的省级和国家验收。通过第四次中药资源普查正式工作，掌握了山西省 77 个县（市、区）中药资源种类、分布、蕴藏量、资源变化趋势、传统知识、栽培及野生情况、收购量、需求量、质量等中药资源资料；建立山西省代表性地区常用、大宗和珍稀中药材动态监测与预警系统，实时掌握重点中药材资源的变化情况。

据统计，山西省中药资源普查正式工作完成样地数量 3 152 个，样方套数量 13 614 套；调查一般普查品种 1 681 种，重点调查品种 419，其中国家重点目录种类为 137 种；上交实物材料腊叶标本数量 14 668 份、1 681 种，其中孢子植物 32 种（12 科 16 属），裸子植物 26 种（5 科 12 属），被子植物 1 582 种（119 科 621 属）份；药材标本 1 580 份，种质标本 1 153 份。已发表资源普查相关论文

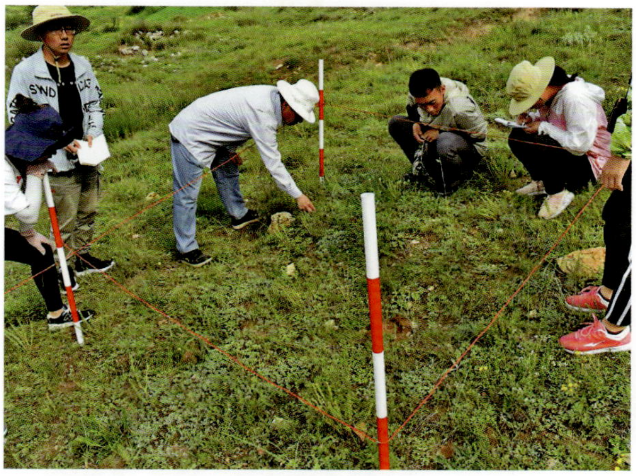

< 野外样地资源调查：队员们齐心协力进行样方套的定位，开展植物种类与数量的调查工作 <

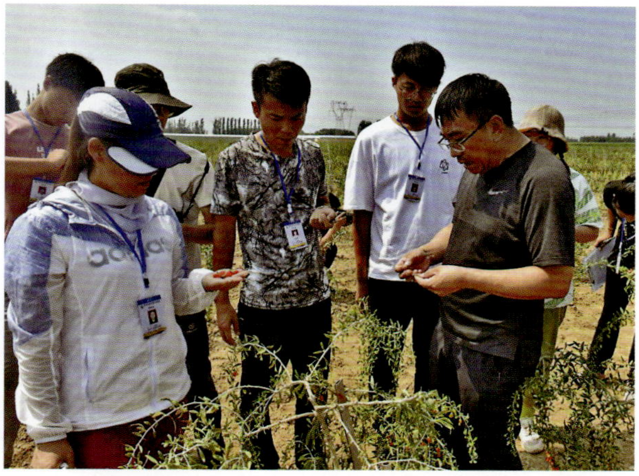

< 走访调查：烈日下，普查队员走访枸杞种植基地，大家都认真鉴别枸杞 <

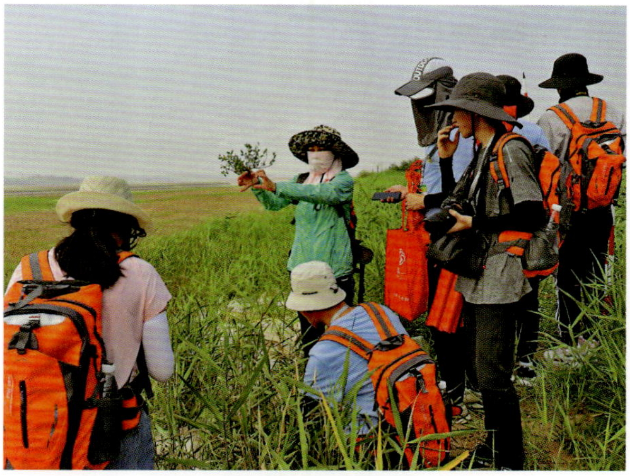

< 植物采集：在样地采集药用植物时，专家耐心地给队员们讲解植物的特征 <

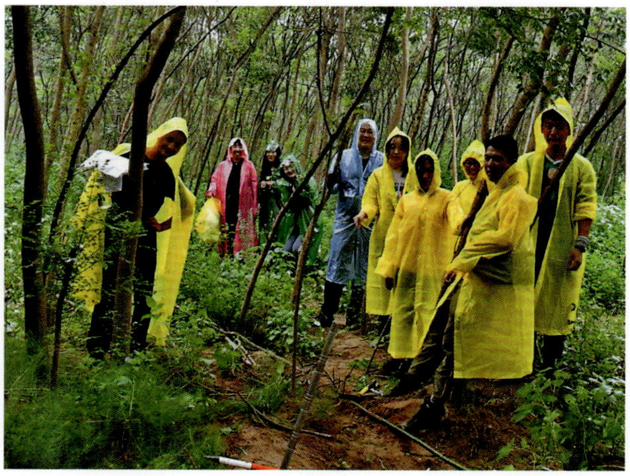

< 雨中普查：野外调查期间，队员们不惧困难冒雨坚持普查工作 <

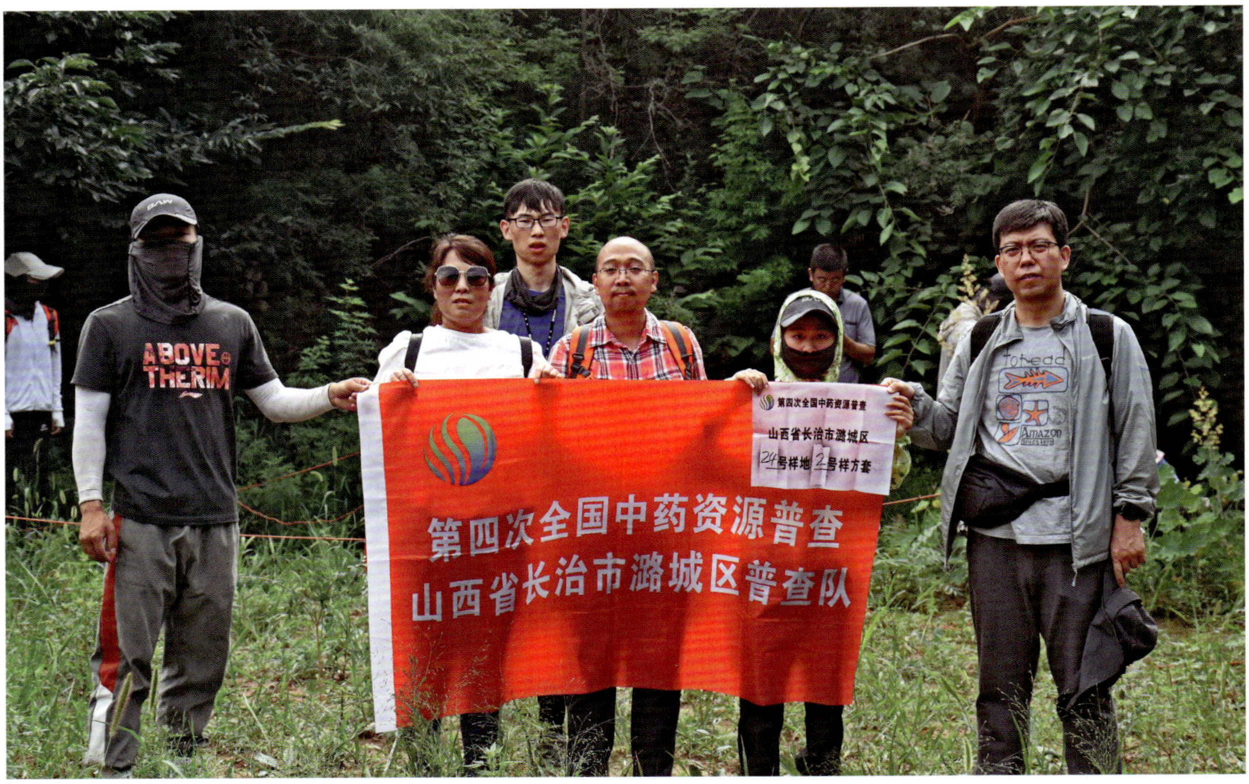

< 普查队进行样地调查 <

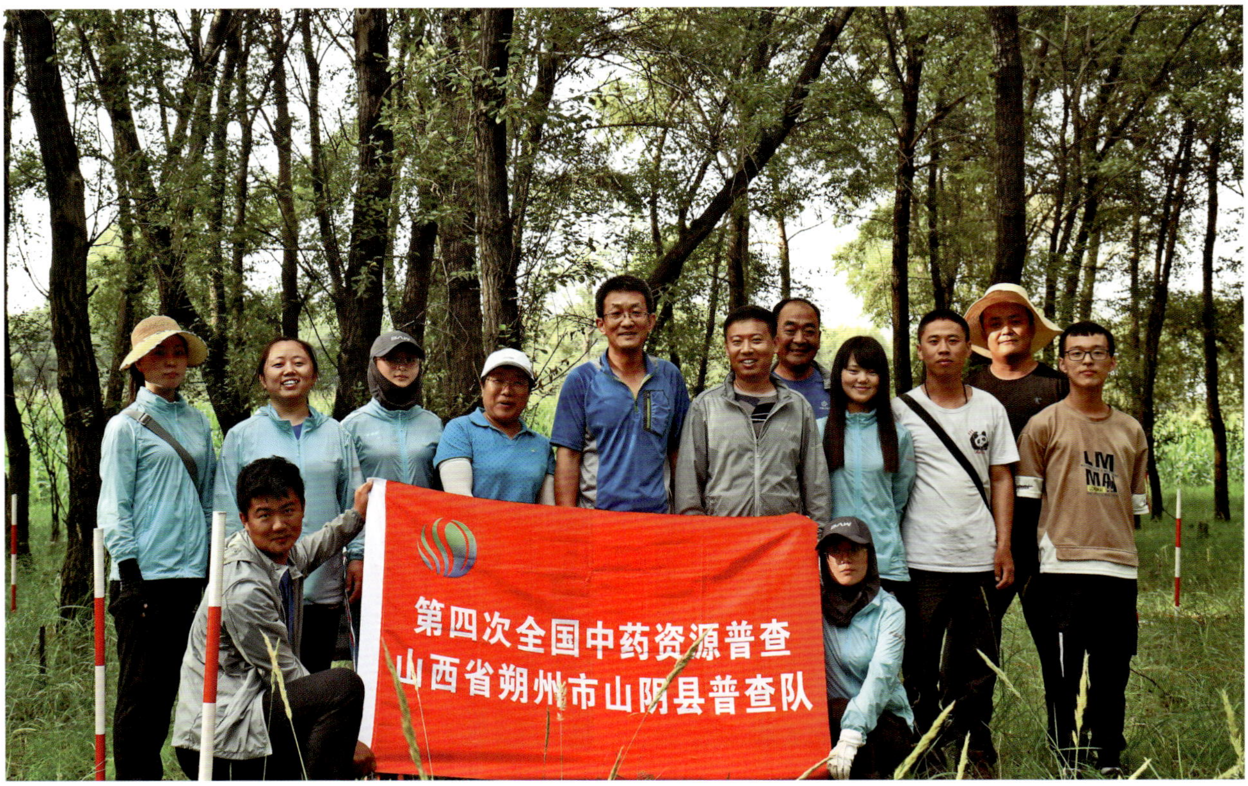

< 指导山阴普查队开展野外调查 <

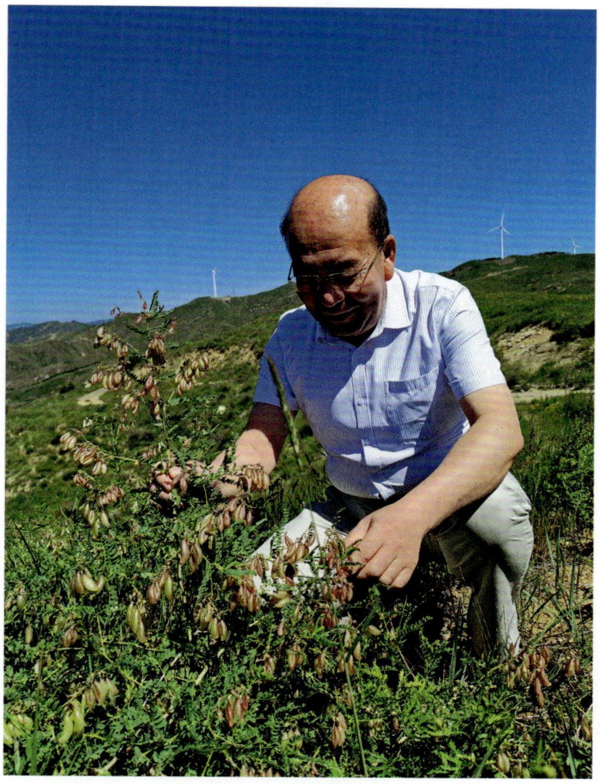

< 观察黄芪生长情况 <

34篇，正在编撰《中国中药资源大典·山西卷》《山西省中药资源区划》等专著，申请软件著作权2项，专利15项，获培训普查队员近2 500余人次。制定各县（市、区）中药材发展县域规划，建立中药资源数据库和信息平台，为全省中药材生产和区域经济发展提供科学依据。

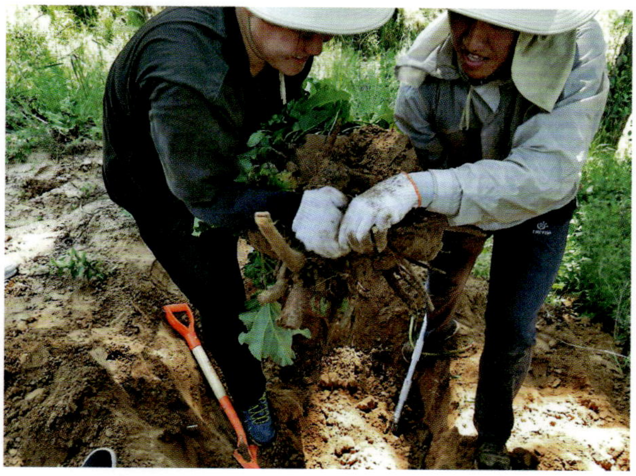

< 采集大黄：为了保证大黄药材的完整性，普查队员小心翼翼采挖 <

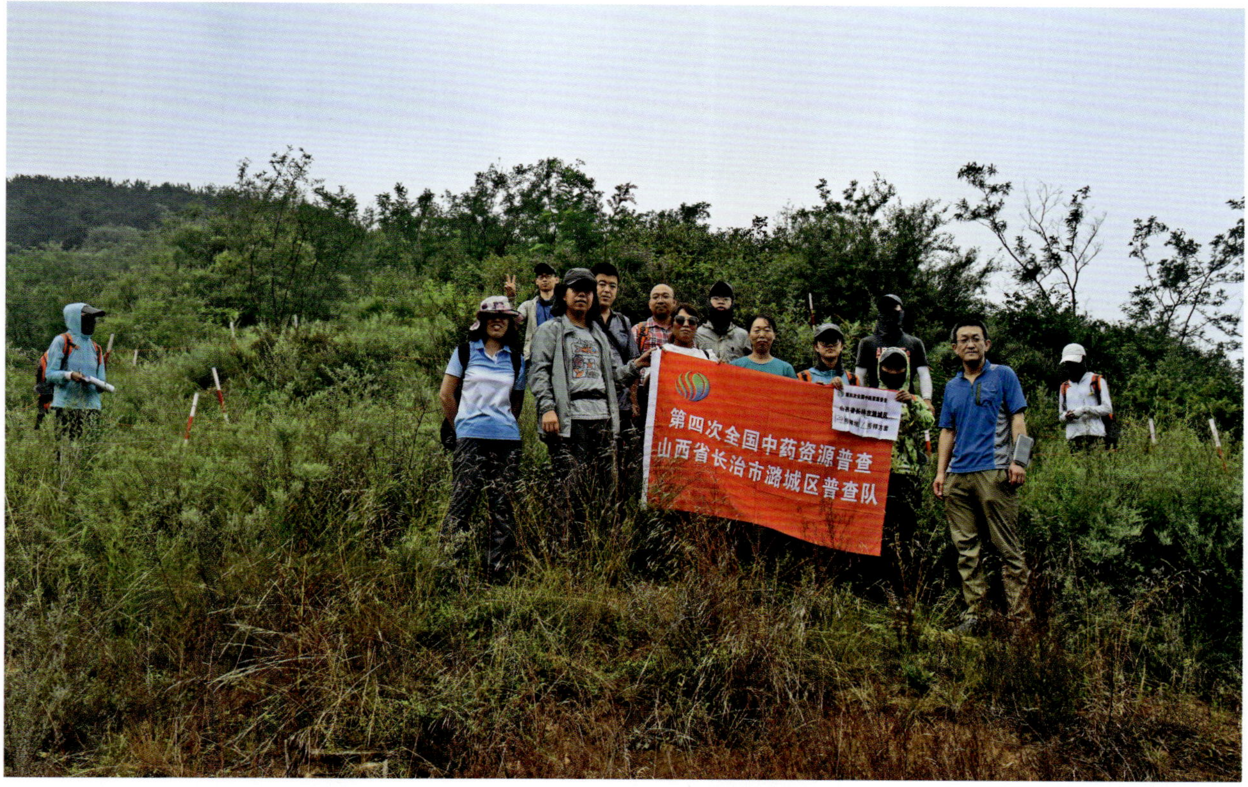

< 资源普查野外作业 <

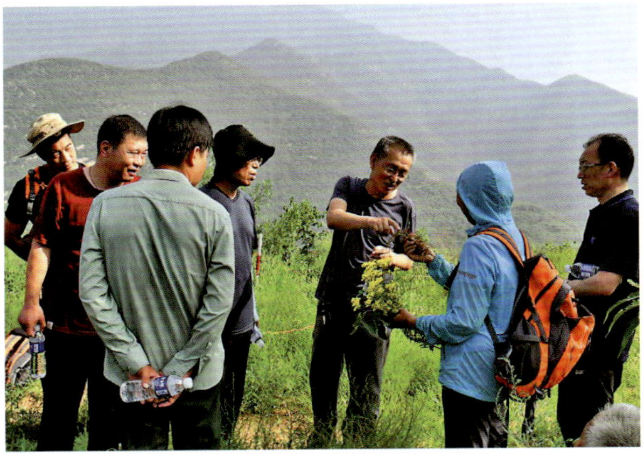

< 专家传授经验：普查单位领导邀请中药材专家传授经验 <

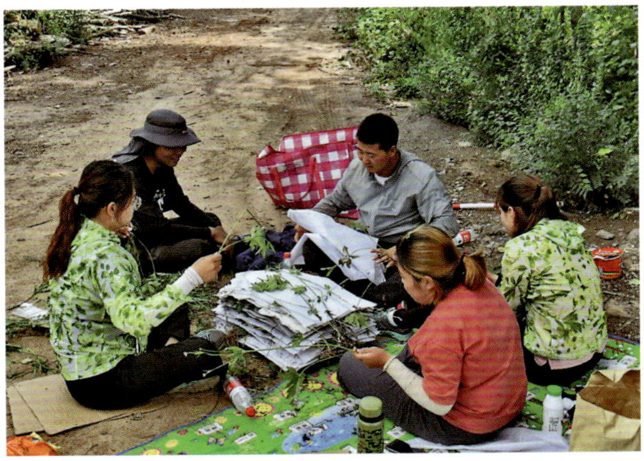

< 标本压制：普查队员采集完标本后，就地整理、鉴定、压制 <

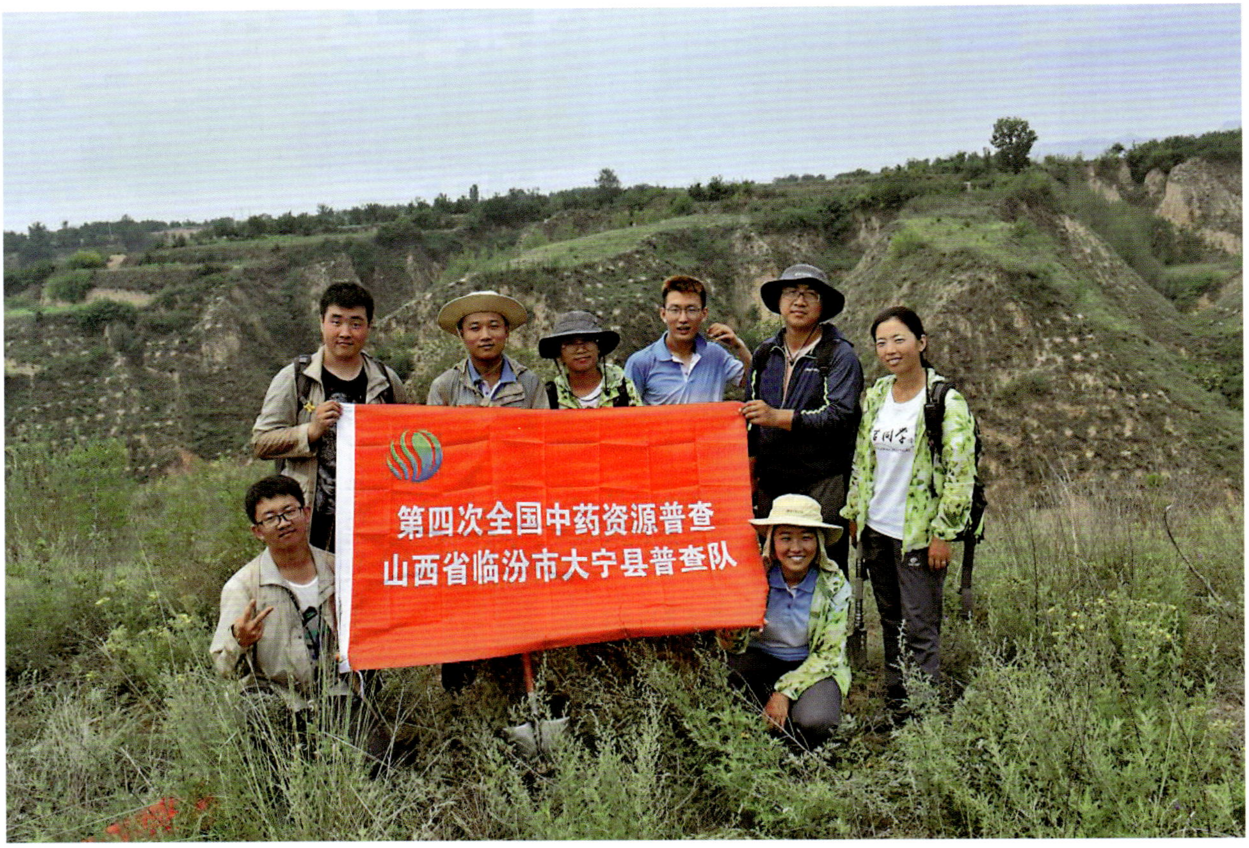

< 普查队员样地合影：第一次真正地欣赏黄土高原别样的风景。每次结束一个样地的资源调查，展开精心保存的队旗，总有一种难以言喻的成就感和自豪感，这也许就是这面旗帜上的文字所带给我们的这种感动 <

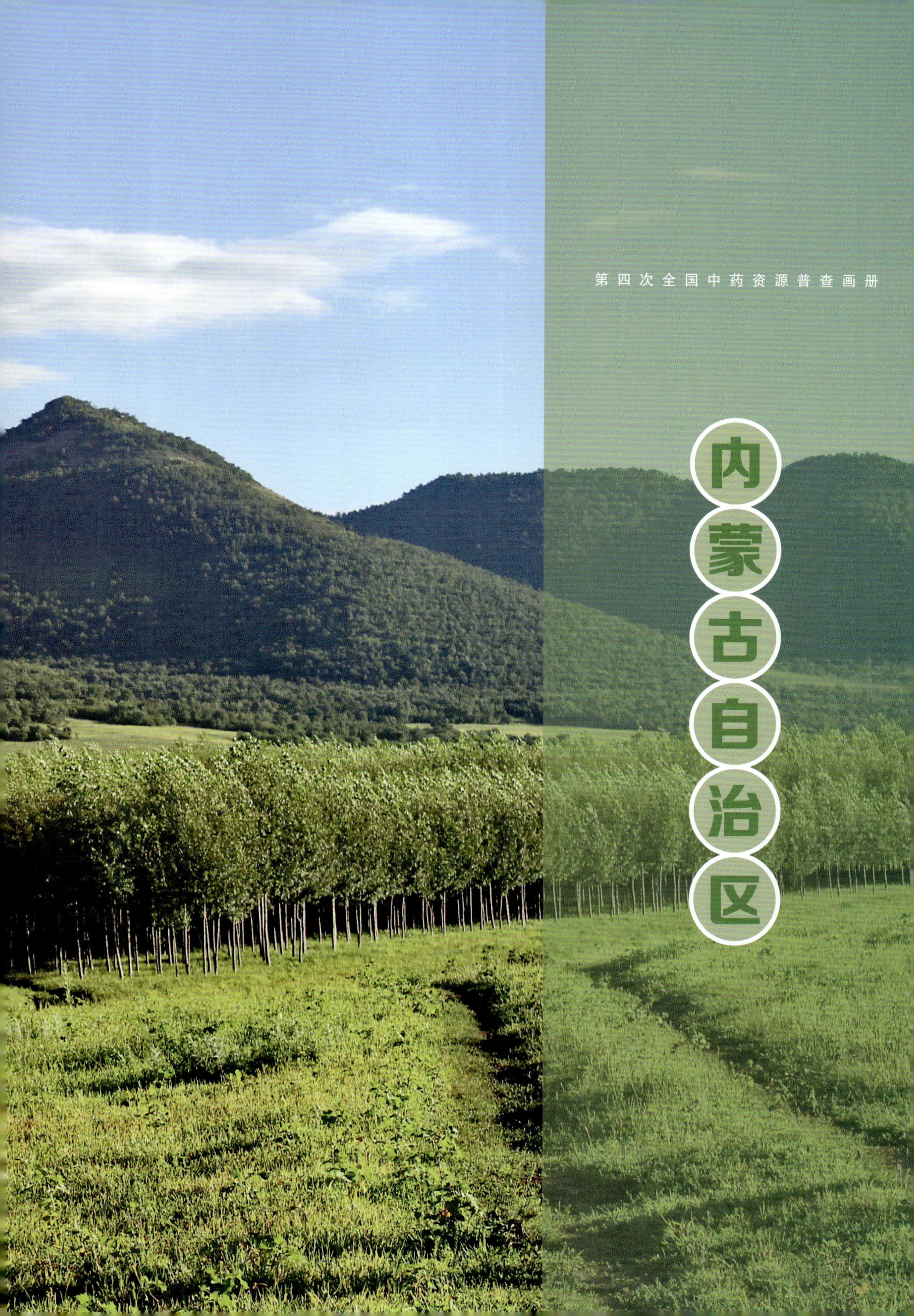

第四次全国中药资源普查画册

内蒙古自治区

2011 年至 2023 年，内蒙古自治区共实地调查 103 个县（区），实地调查代表区域 408 个，代表区域面积 112.1 万平方千米，调查样地 3 531 个，样方套 17 566 个。普查野生品种 2 511 种，有蕴藏量的 299 种，记录个体数的种类 1 159 种，记录重量的种类 302 种，栽培药材 74 种，病虫害 139 种，发现黄花地黄、蒙古大戟 2 个新种，市场调查主流品种 451 种，传统知识 2 582 条。采集腊叶标本 2 184 种，24 241 份；药材标本 438 种，2 933 份；种质资源 374 种，其中种子 2 199 份，种苗 822 株。拍摄照片 451 759 幅。通过本次普查数据统计，内蒙古自治区拟公布植物种类有 2 012 种，其中，药用植物资源有 1 639 种。

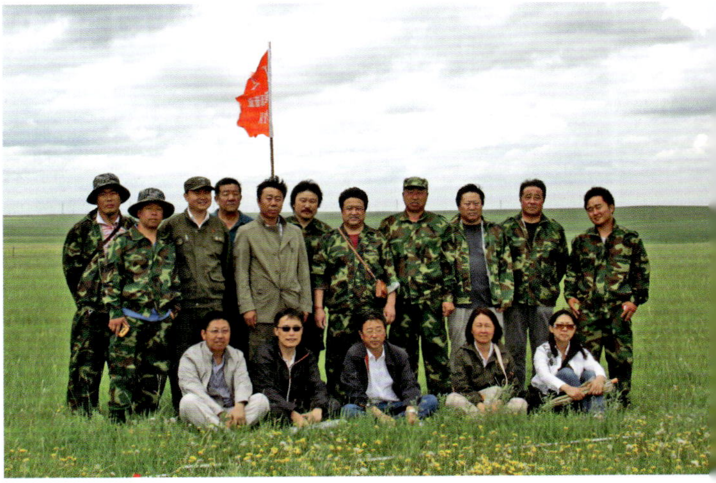

< 黄璐琦院士督导内蒙古普查工作 <

普查期间，内蒙古自治区省级中药原料质量监测技术服务中心在乌拉特前旗、呼伦贝尔市和喀喇沁旗建立了中药材资源动态监测站，调查了 30 余种道地和大宗药材品种的基原、规格、等级以及产地等信息，共上报数据 3.9 万条。监测站先后开展适宜技术推广和中药材种植技术培训活动 74 次，其中举办培训会 20 余次，参加培训人员多达 2 500 余人次，开展了专项技术培训“桔梗栽培技术”“北沙参的种植技术”“枸杞栽培技术”等。深入农贸市场、中药材集散地、田间地头等，为区域内药农、药商提供中药材质量和外源污染物检测 100 余次。推动建立“内蒙古自治区中药材（蒙药材）种植标准化技术委员会”，带动地区中药（蒙药）繁育、种植、加工、流通过程中的标准化体系建设。

在呼伦贝尔市、赤峰市喀喇沁旗、通辽市奈曼旗、乌兰察布市化德县、呼和浩特市武川县、包头市固阳县、阿拉善盟等旗县建设 2.3 万亩中药（蒙药）种子种苗繁育基地，在技术、人员培

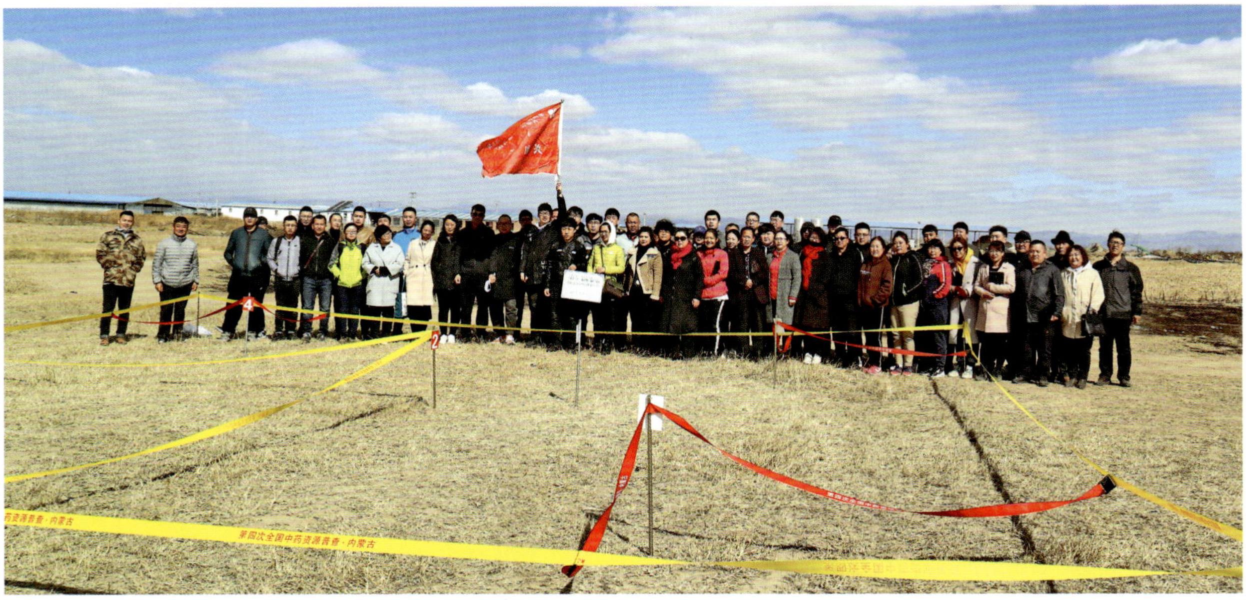

< 资源普查野外作业培训 <

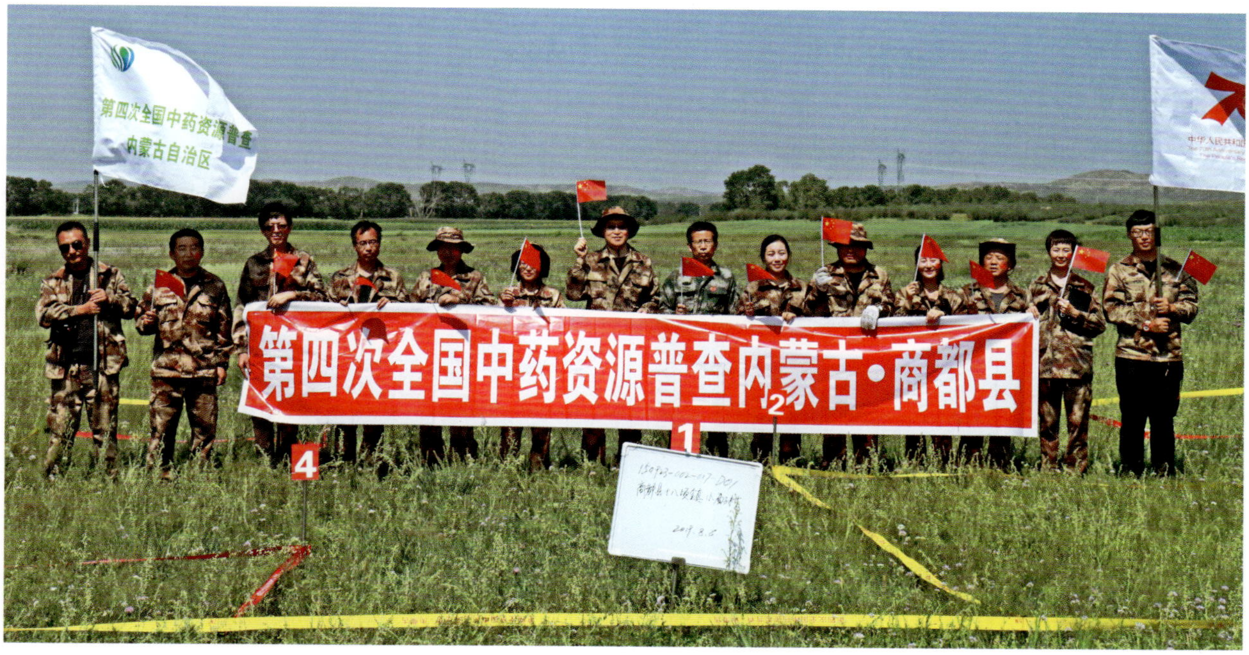

< 建党 70 周年中药资源普查纪念 <

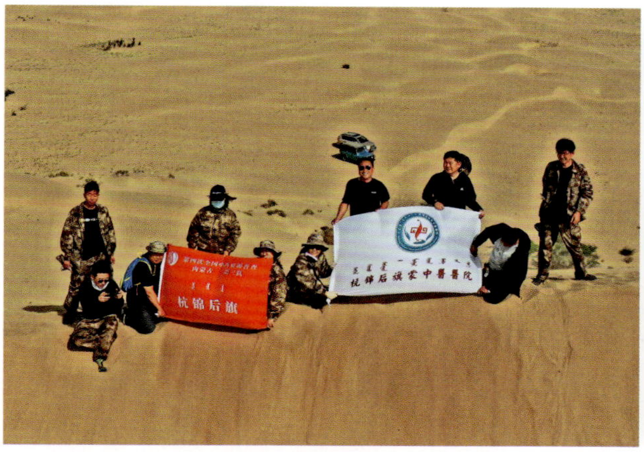

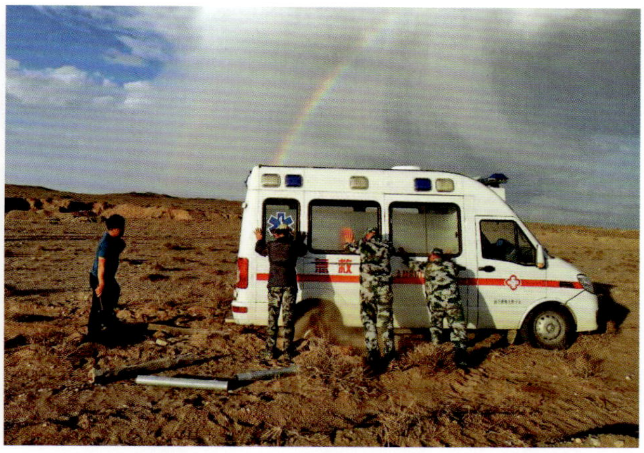

< 外业调查工作 <

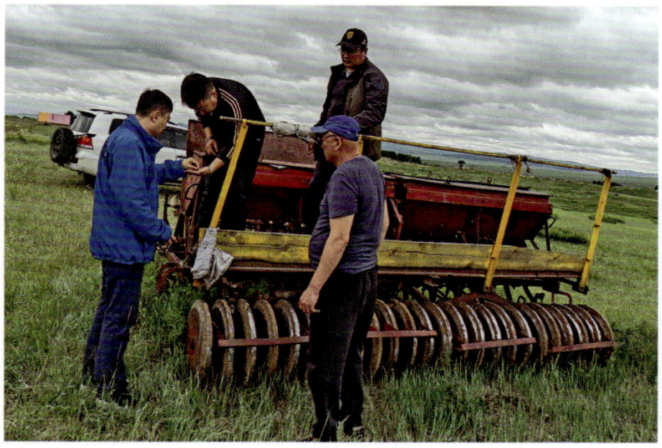

< 蒙古国防风种植基地调研 <

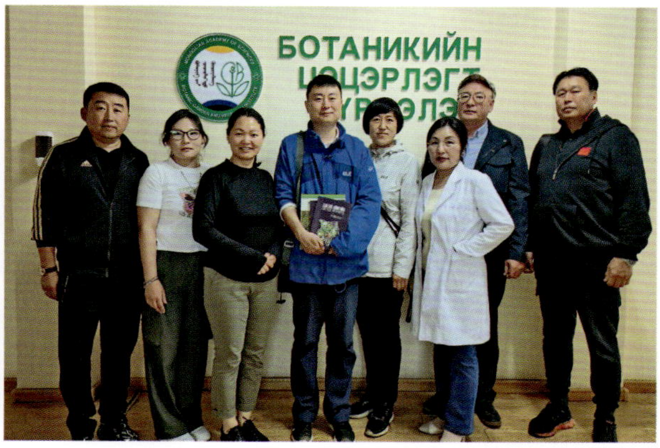

< 蒙古国协作调研 <

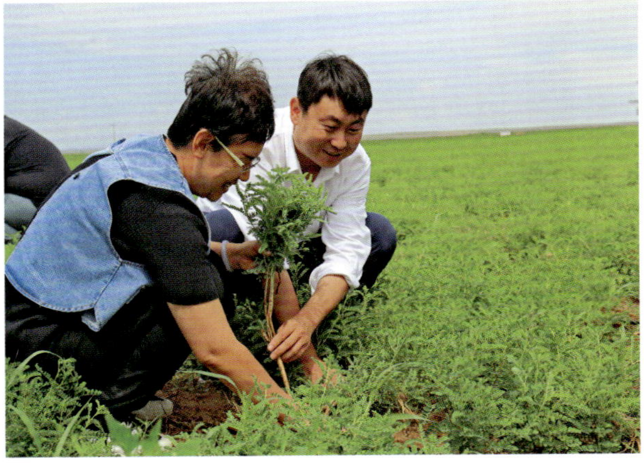

< 李旻辉教授查看药材长势 <

训及部分基础设施等方面加以扶持。在呼伦贝尔市、包头市和呼和浩特市等地区设立中药（蒙药）药用植物重点物种保存圃，进行种子短期储藏库、人工气候室、药用植物保存圃、药植园和温室引种圃等设施建设和日常维护工作。截至目前，保存 289 份药用植物种质资源，引种 152 种药用植物。内蒙古中药资源普查过程中，对 103 个旗县区的中药（蒙药）资源相关的传统知识进行了调查，共计调查 2 582 条传统知识，深入挖掘整理中药（蒙药）及方剂品种的药用资源信息、临床及民间应用信息。调研整理在内蒙古地区有“三少民族”之称的达斡尔族、鄂伦春族、鄂温克族独特治疗方法和药物传统应用。

整理编写中药资源普查相关书籍，出版《中药资源大典・内蒙古卷》《阴山中蒙药资源图志》《内蒙古大兴安岭中药资源图志》《西乌珠穆沁旗药用植物图鉴》《乌拉特前旗常见药用植物图鉴》等专著 38 部。发表论文 122 篇。申请发明实用专利 19 项。发布国际标准 1 项，团体标准 13 项，

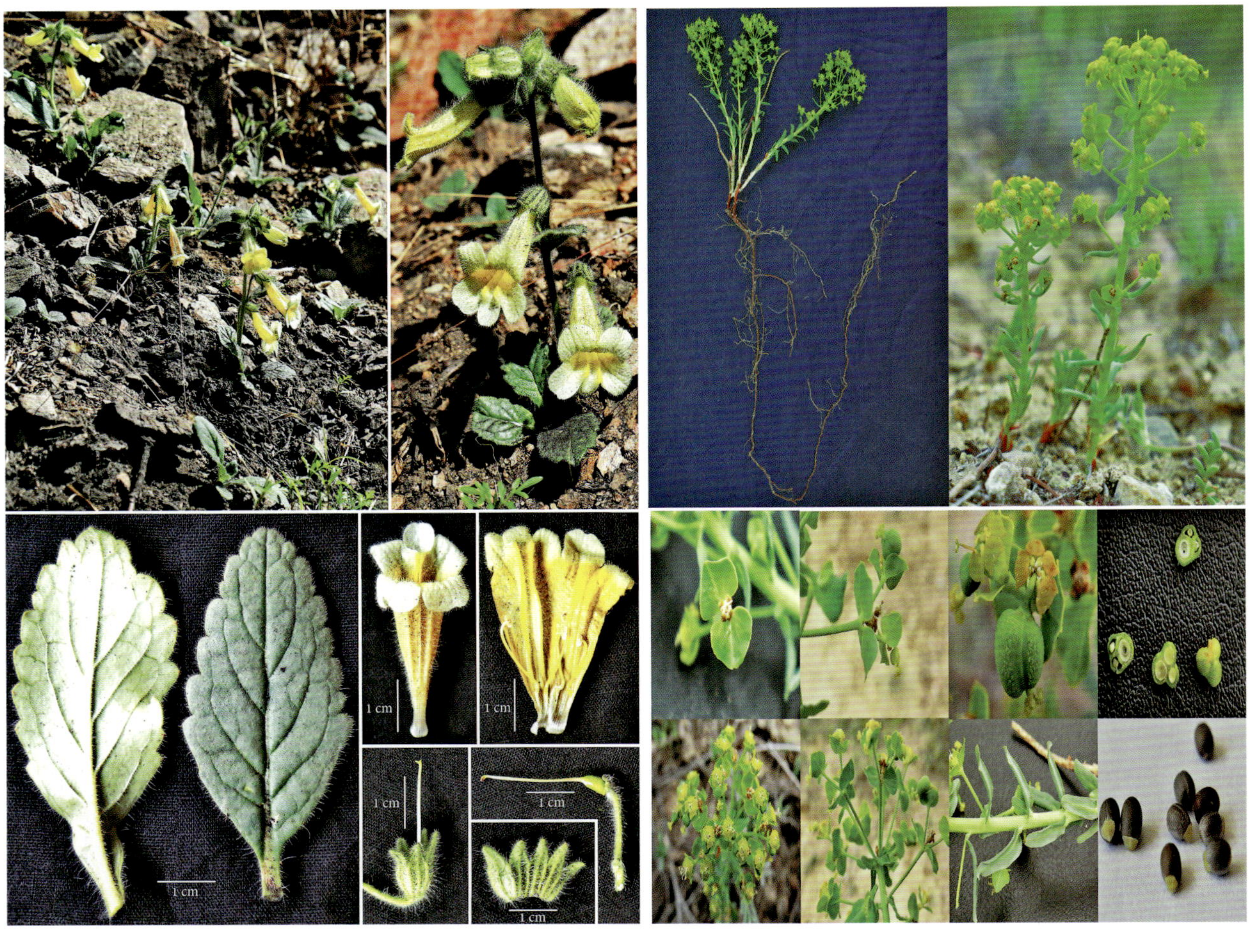

< 普查中发现的新物种黄花地黄（左）和蒙古大戟（右）<

地方标准69项。获得科技成果奖励39项，其中“内蒙古自治区蒙药中药资源试点普查工作”获得内蒙古自治区科学技术进步二等奖、“药用植物亲缘学理论创新与应用实践”获得中华中医药学会科学技术奖一等奖、“内蒙古地区少数民族药用植物资源调查与应用研究”获中国民族医药学会科学技术奖二等奖。培养人才方面，普查技术牵头单位获得2020年内蒙古自治区科学技术协会全区“创新先锋号”；普查技术负责人获得2019年度内蒙古自治区中青年科学技术创新奖、2020年度内蒙古自治区科学技术协会全区“创新先锋岗”的荣誉。1名学者入选“青年岐黄学者”，4名学者入选内蒙古自治区新世纪“321人才工程”，2名技术骨干入选自治区“草原英才”，建立自治区“草原英才团队”1支。建立科研平台10余项，申请科研项目40余项。在内蒙古自治区自然博物馆设立内蒙古中药材资源普查与监测工作成果展览中医药蒙医药展厅，展示内蒙古第四次全国中药资源普查的实物和影像信息。

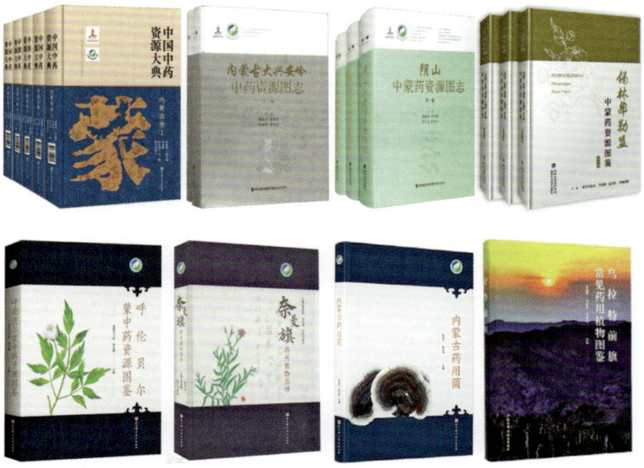

出版的专著

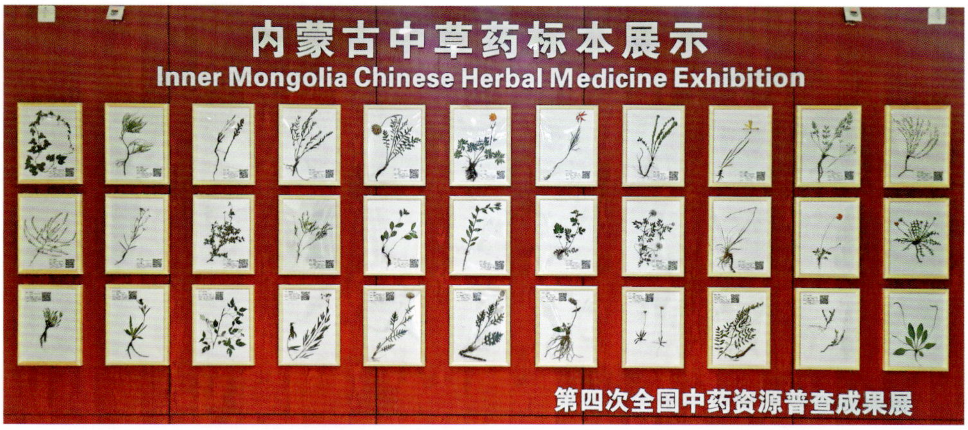

内蒙古第四次全国中药资源普查成果展

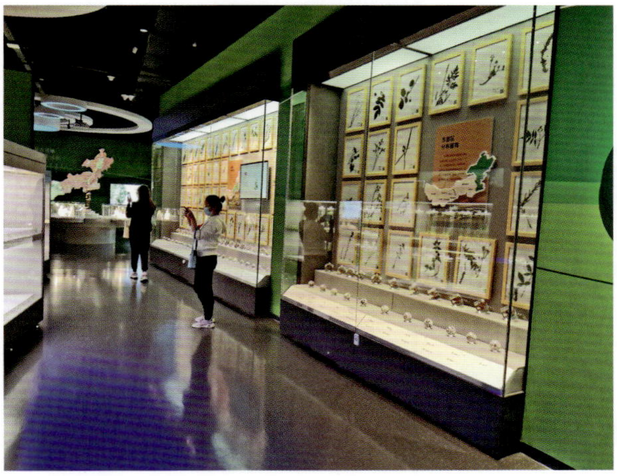

普查成果在内蒙古自治区自然博物馆中蒙医药展厅展出

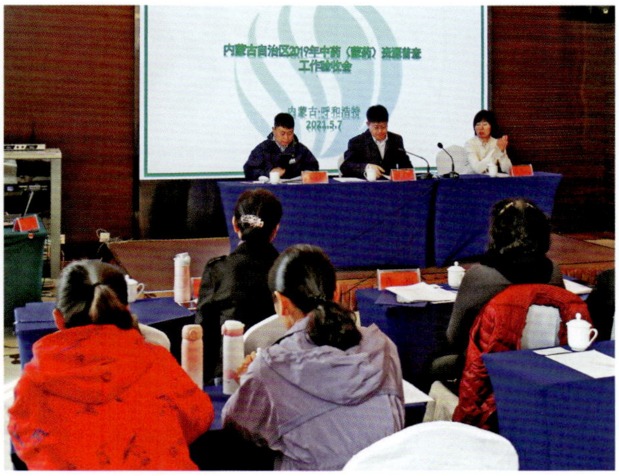

2019年中（蒙）药资源普查验收会

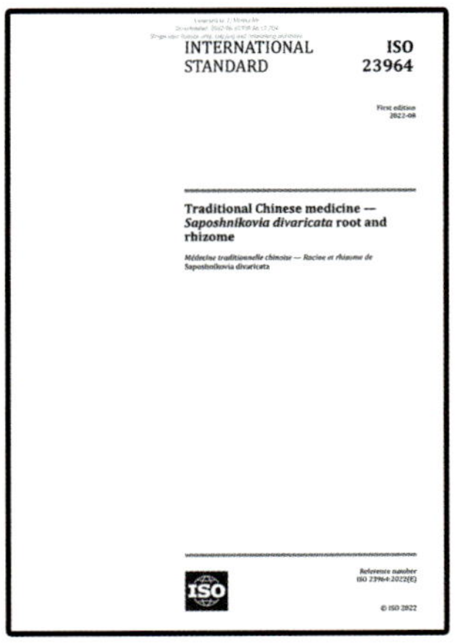
INTERNATIONAL STANDARD

ISO 23964

First edition 2022-08

Traditional Chinese medicine — *Saposhnikovia divaricata* root and rhizome

Médecine traditionnelle chinoise — Racine et rhizome de Saposhnikovia divaricata

Reference number ISO 23964:2022(E)

© ISO 2022

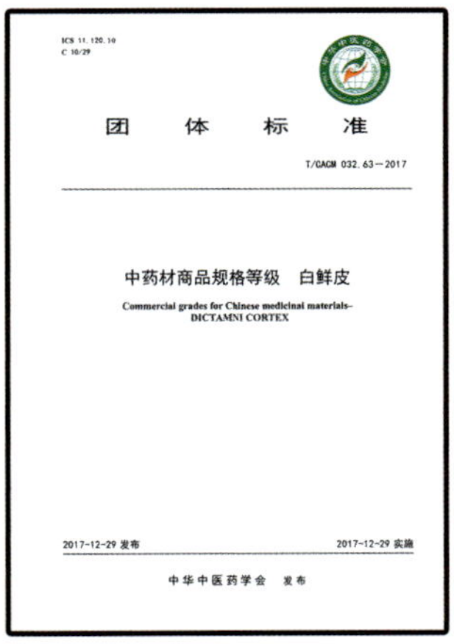
ICS 11.120.10
C 10/29

团　体　标　准

T/CACM 032.63—2017

中药材商品规格等级　白鲜皮

Commercial grades for Chinese medicinal materials–DICTAMNI CORTEX

2017-12-29 发布　　2017-12-29 实施

中华中医药学会　发布

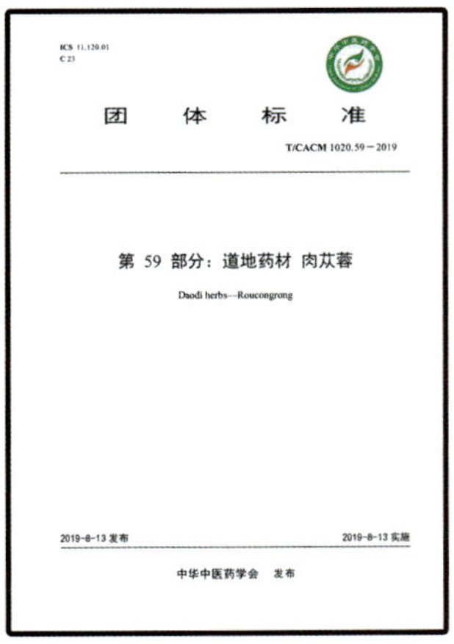
ICS 11.120.01
C 23

团　体　标　准

T/CACM 1020.59—2019

第 59 部分：道地药材 肉苁蓉

Daodi herbs—Roucongrong

2019-8-13 发布　　2019-8-13 实施

中华中医药学会　发布

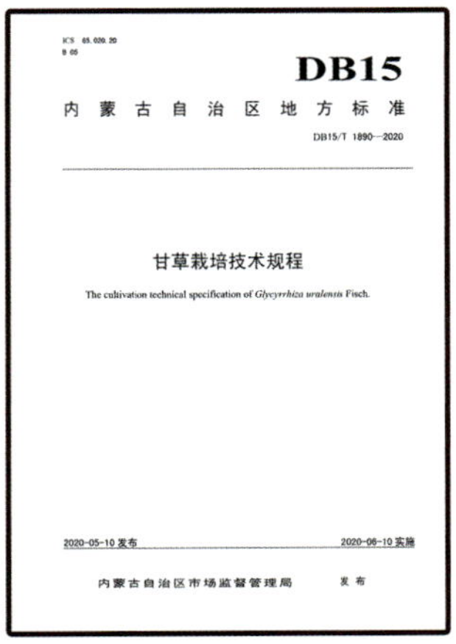
ICS 65.020.20
B 05

DB15

内蒙古自治区地方标准

DB15/T 1890—2020

甘草栽培技术规程

The cultivation technical specification of *Glycyrrhiza uralensis* Fisch.

2020-05-10 发布　　2020-06-10 实施

内蒙古自治区市场监督管理局　发布

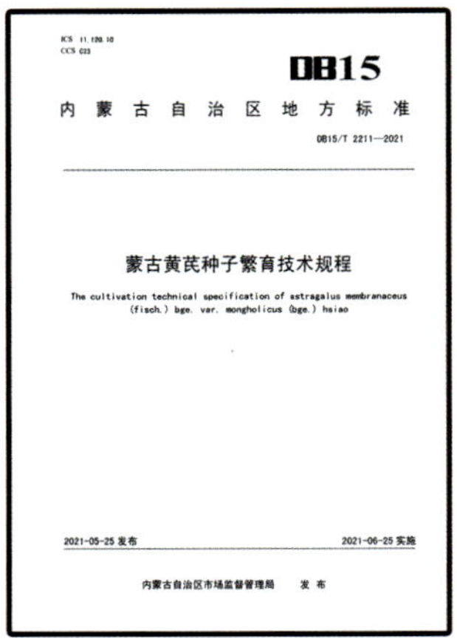
ICS 11.120.10
CCS C23

DB15

内蒙古自治区地方标准

DB15/T 2211—2021

蒙古黄芪种子繁育技术规程

The cultivation technical specification of astragalus membranaceus (fisch.) bge. var. mongholicus (bge.) hsiao

2021-05-25 发布　　2021-06-25 实施

内蒙古自治区市场监督管理局　发布

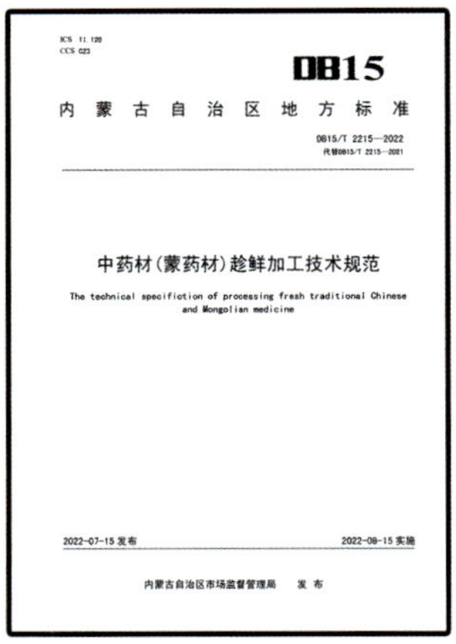
ICS 11.120
CCS C23

DB15

内蒙古自治区地方标准

DB15/T 2215—2022
代替DB15/T 2215—2021

中药材(蒙药材)趁鲜加工技术规范

The technical specifiction of processing fresh traditional Chinese and Mongolian medicine

2022-07-15 发布　　2022-08-15 实施

内蒙古自治区市场监督管理局　发布

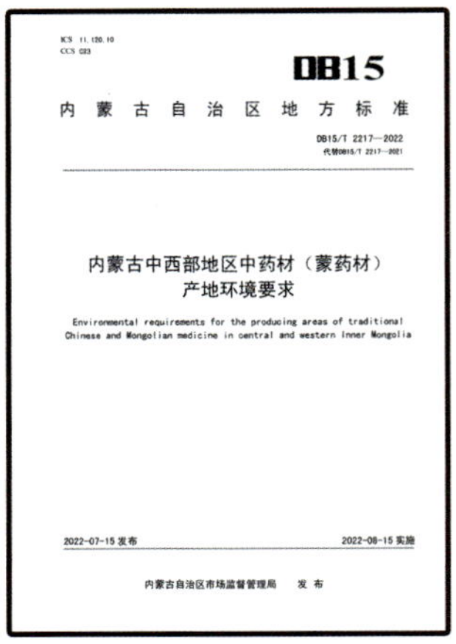
ICS 11.120.10
CCS C23

DB15

内蒙古自治区地方标准

DB15/T 2217—2022
代替DB15/T 2217—2021

内蒙古中西部地区中药材（蒙药材）产地环境要求

Environmental requirements for the producing areas of traditional Chinese and Mongolian medicine in central and western Inner Mongolia

2022-07-15 发布　　2022-08-15 实施

内蒙古自治区市场监督管理局　发布

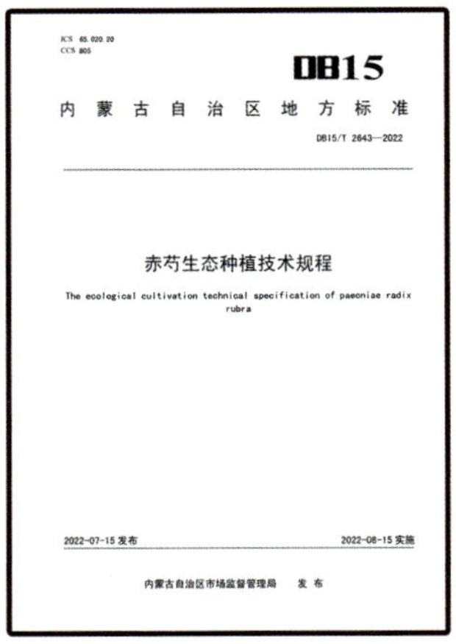
ICS 65.020.20
CCS B05

DB15

内蒙古自治区地方标准

DB15/T 2643—2022

赤芍生态种植技术规程

The ecological cultivation technical specification of paeoniae radix rubra

2022-07-15 发布　　2022-08-15 实施

内蒙古自治区市场监督管理局　发布

< 发布的标准 <

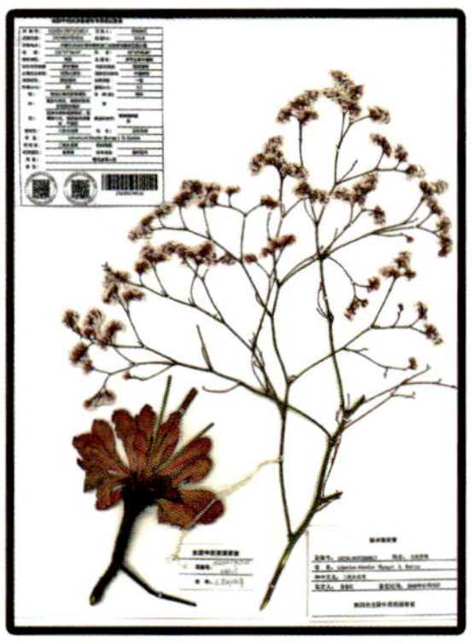
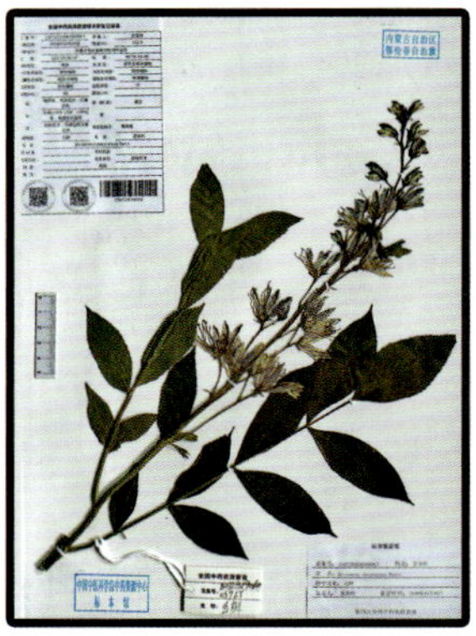
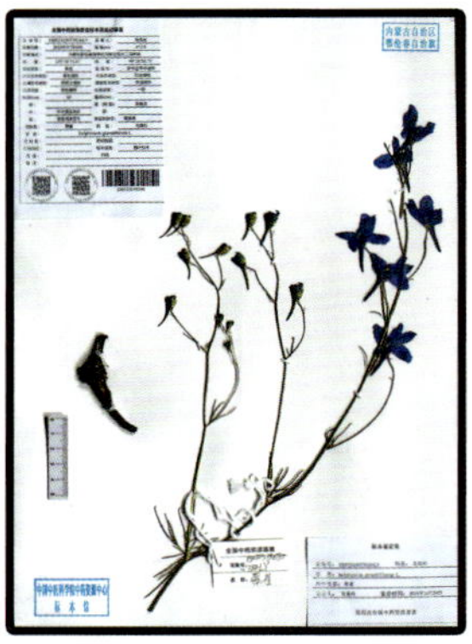
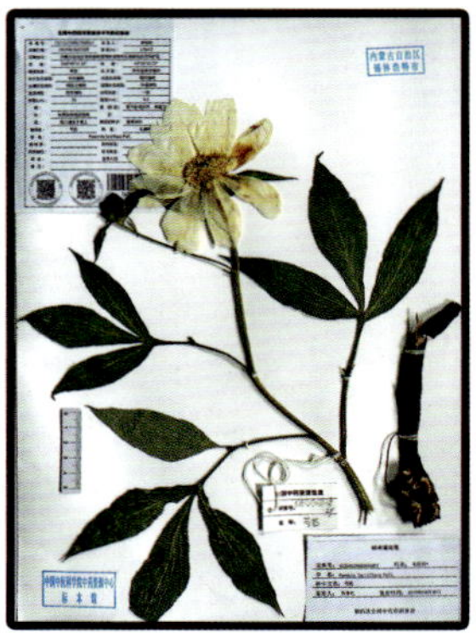
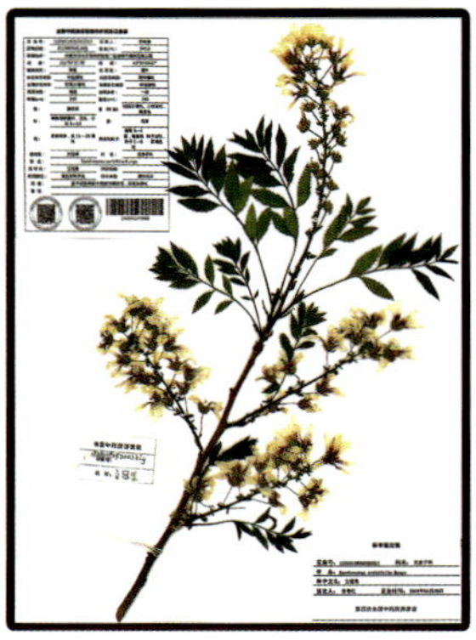
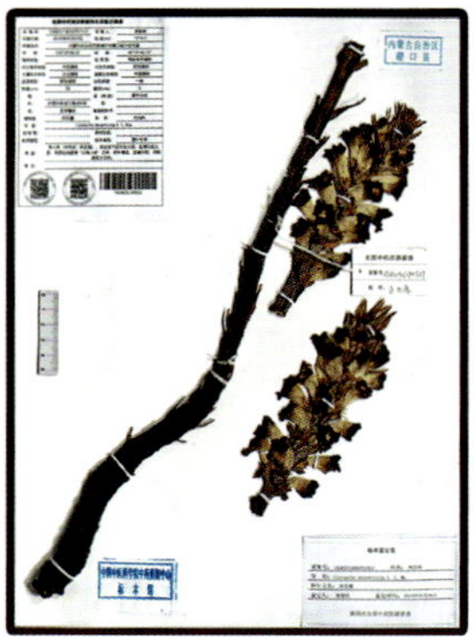

< 普查标本 <

辽宁省

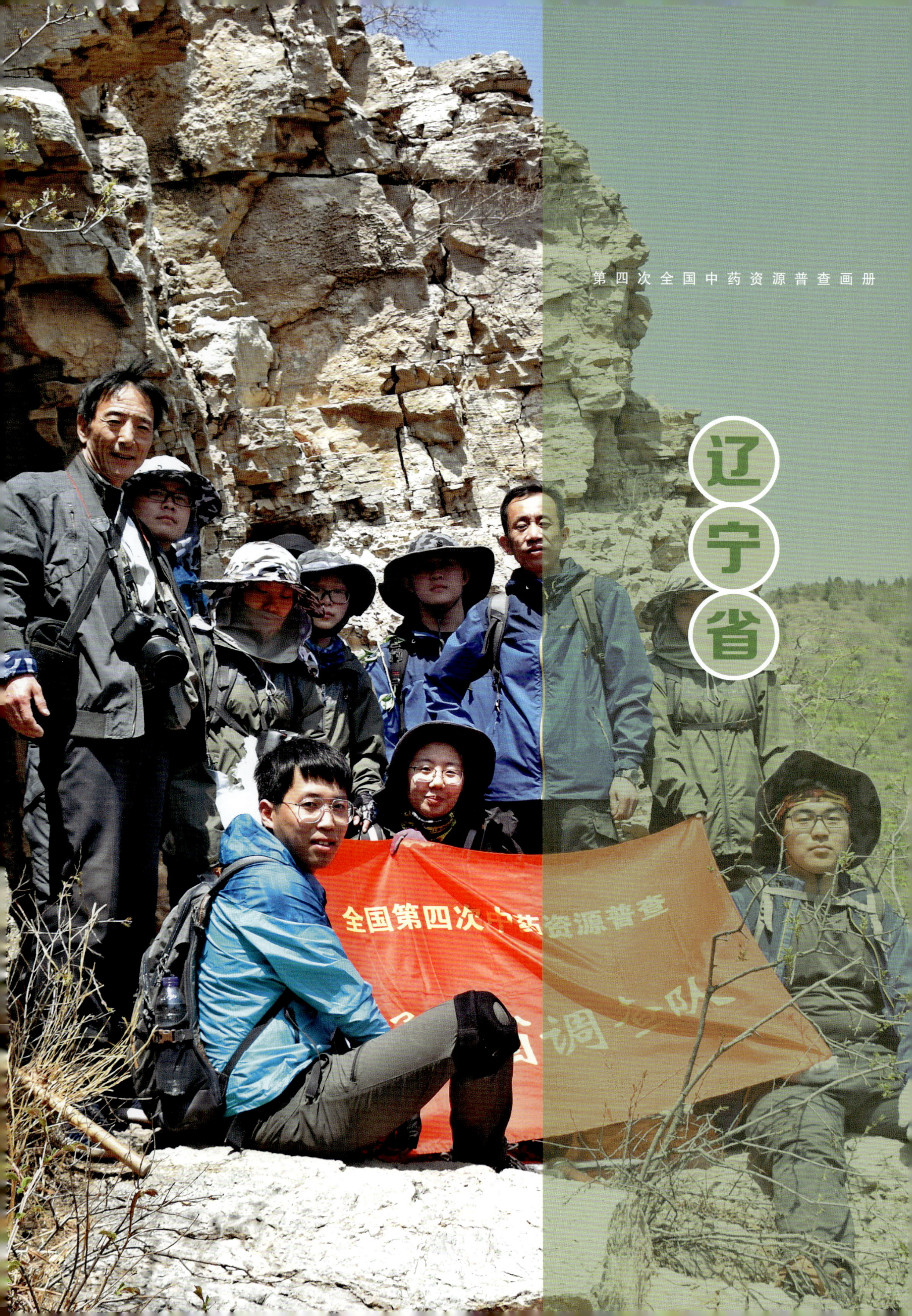

2011 年至 2022 年，辽宁省共实地调查代表区域数量 100 个，已经完成样地 3 775 个，样方套 17 086 个，普查野生资源 1 924 种、栽培资源 68 种，记录个体数 124 种、记录重量 217 种，有蕴藏量的 151 种、病虫害 60 种。市场调查主流品种 508 种，传统知识数量 697 种。采集制作腊叶标本 31 100 份，药材标本 4 766 份，种质资源 2 877 份。拍摄照片 810 540 幅、录像 11 741 分钟。中药材人工种植面积 1 789 611 亩。

完成省级中心和清原、桓仁两个监测站的建设，开展信息监测和技术服务工作，完成 20 种辽宁地道药材的栽培技术规范并形成培训材料，对当地的药材种植户进行技术指导和培训。2022 年，在 2021 年争取的省级资金基础上，进一步完成输血到造血的转变，其中监测中心 10 万，已建监测站每个 2 万，新建监测站 5 个，每个 20 万，形成了全省监测系统的体系化。

2017 年开始，开展了辽宁省中药药用植物重点物种保存圃建设，截至目前，共建设 11 个，通过省级验收 8 个，在建 3 个。其中完成 1 个蒙药资源圃和满药资源圃的省级验收，目前正在建设蒙药资源圃 1 个。从第四次中药资源普查的试点县共收集引种、繁育及保存包括人参、细辛、五味子、龙胆等 150 余个物种。

截至 2022 年 12 月，对 100 个县（市、区）进行走访调查，访问了 189 名老中医，搜集了 697 条传统知识和民间验方，经去重、合并等整理后，共总结出 303 条中药资源相关传统知识。其中涉及汉族用药 283 种，蒙古族用药 41 种，满族用药 38 种，回族用药 7 种，苗族用药 2 种，壮族用药 2 种，瑶族用药 1 种，藏族用药 1 种，朝鲜族用药 1 种，体现了对辽宁省蒙药、满药和朝药等民族药传统知识的重视。以资源普查结果为依托，结合“本草生辉”工程，进行了 30 余种地产药材的本草考证，发表相关研究论文近 50 篇。

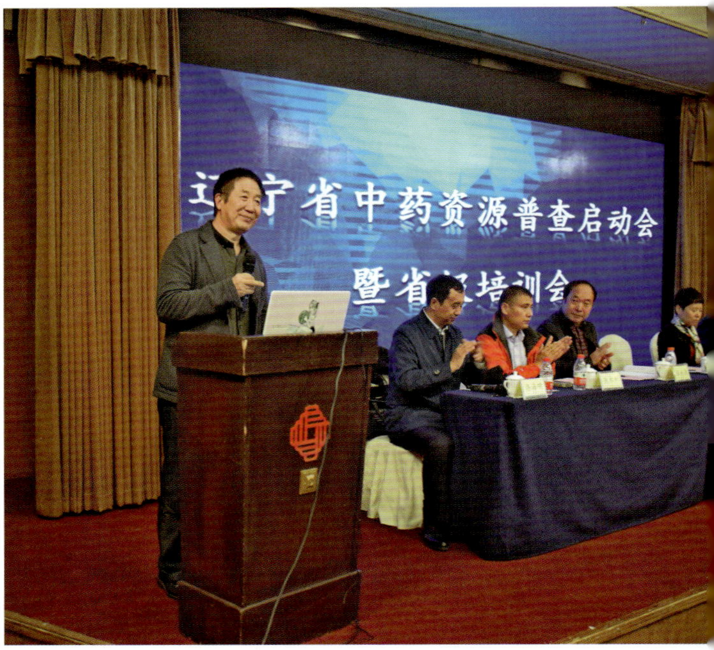

< 辽宁普查启动仪式 <

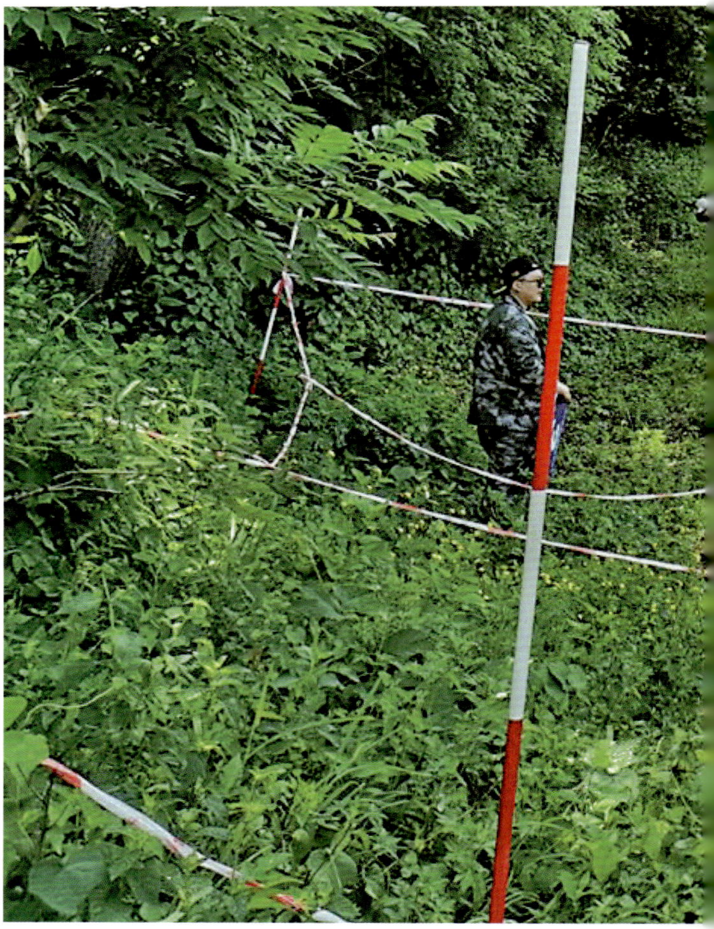
< 烈日炎炎下普查队员齐心协力做样地 <

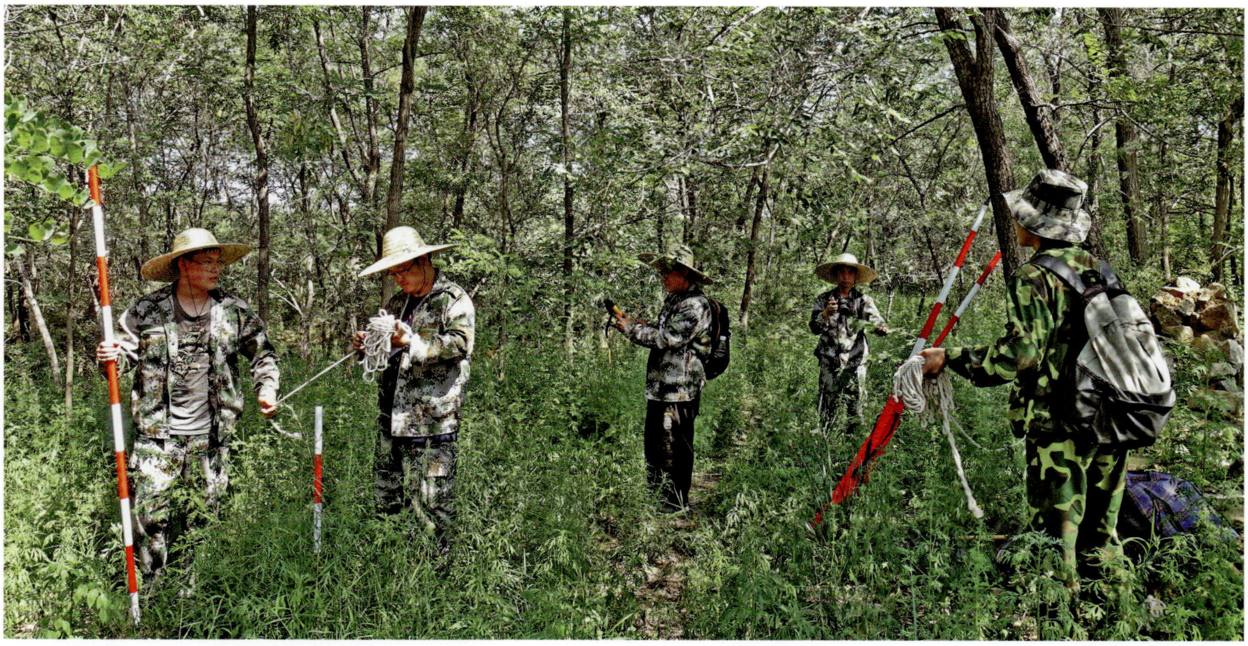

< 脚下是努力的目标，身旁是不离的队友 <

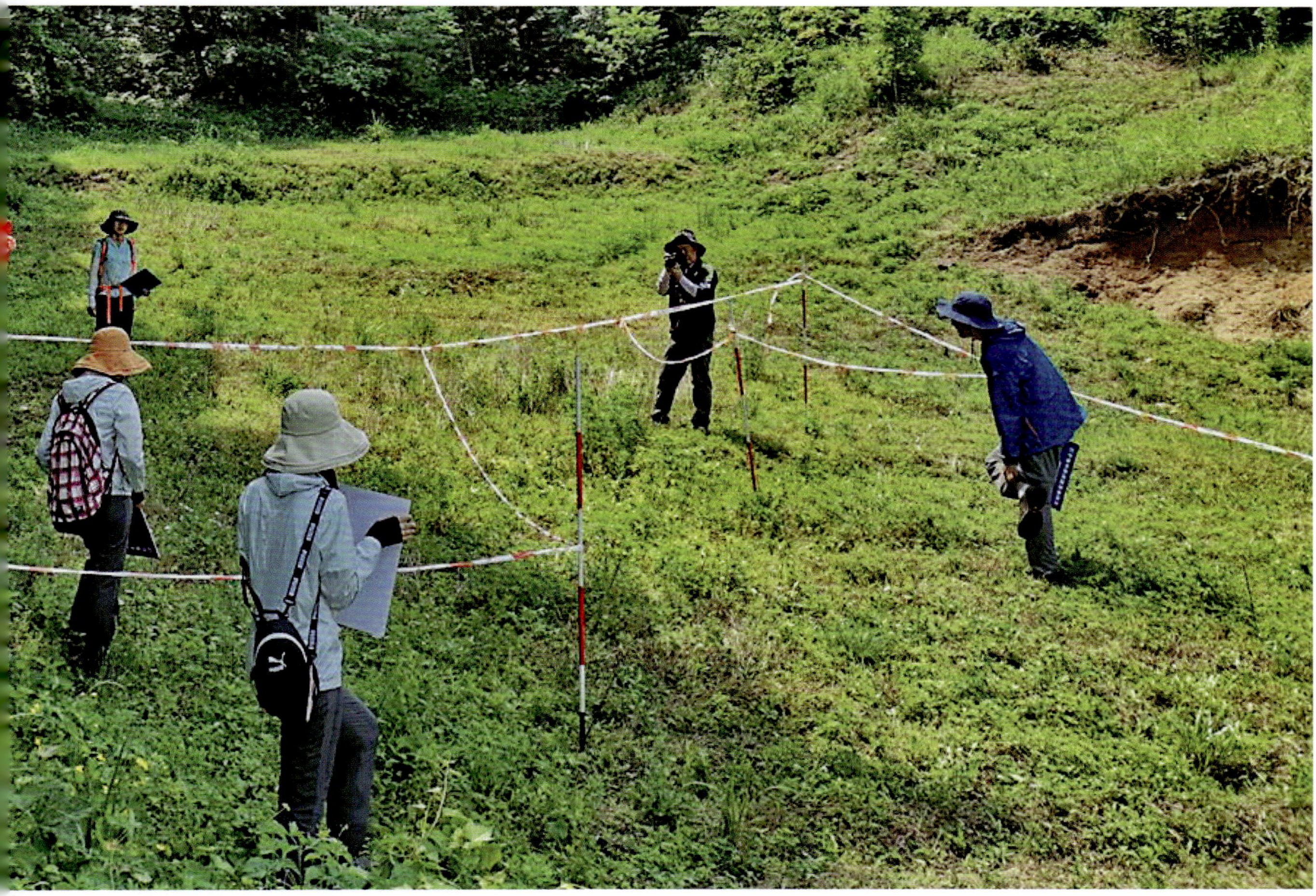

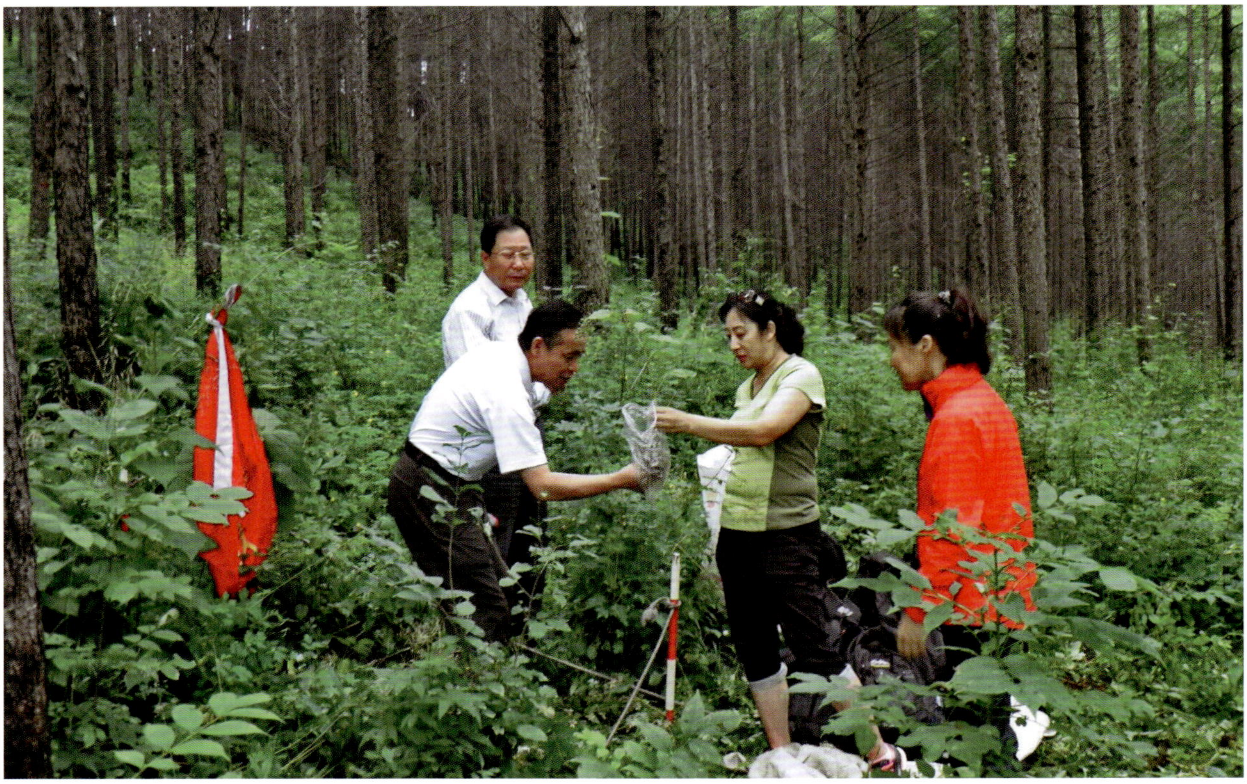

< 专家讲解药用植物鉴别要点 <

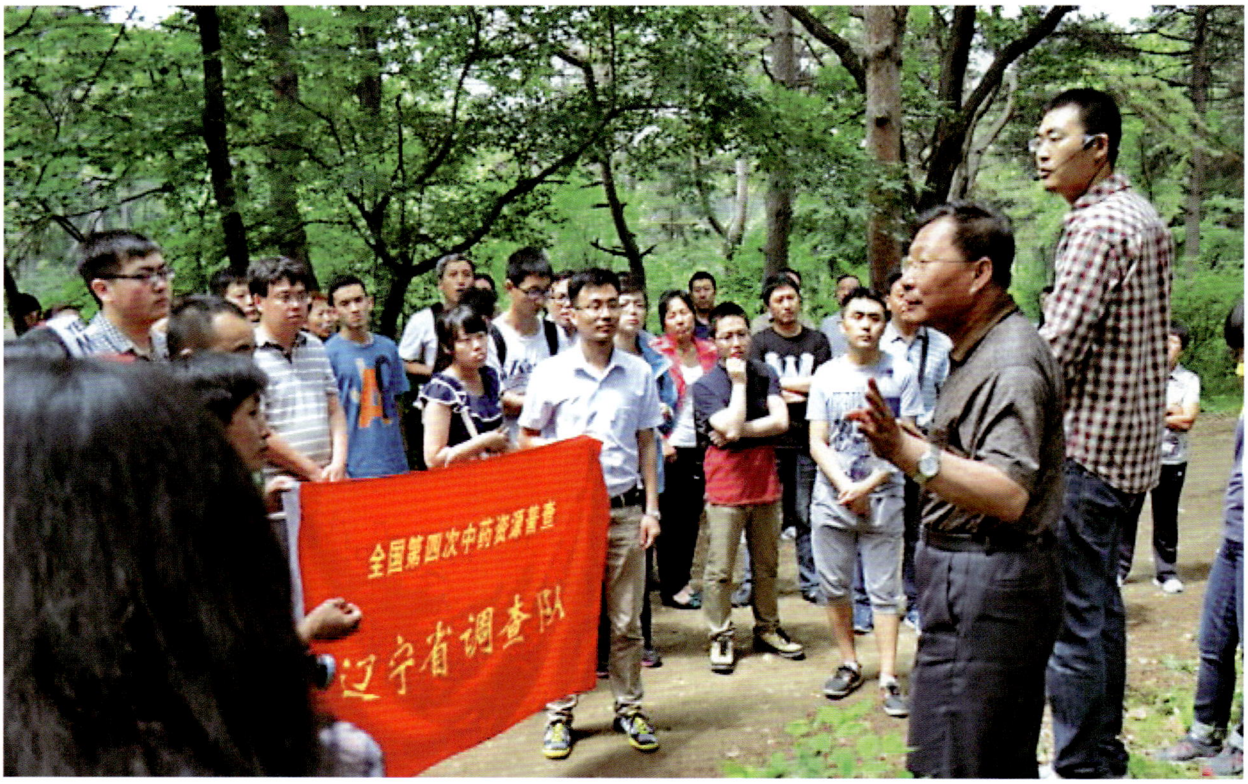

< 普查在路上，培训不间断 <

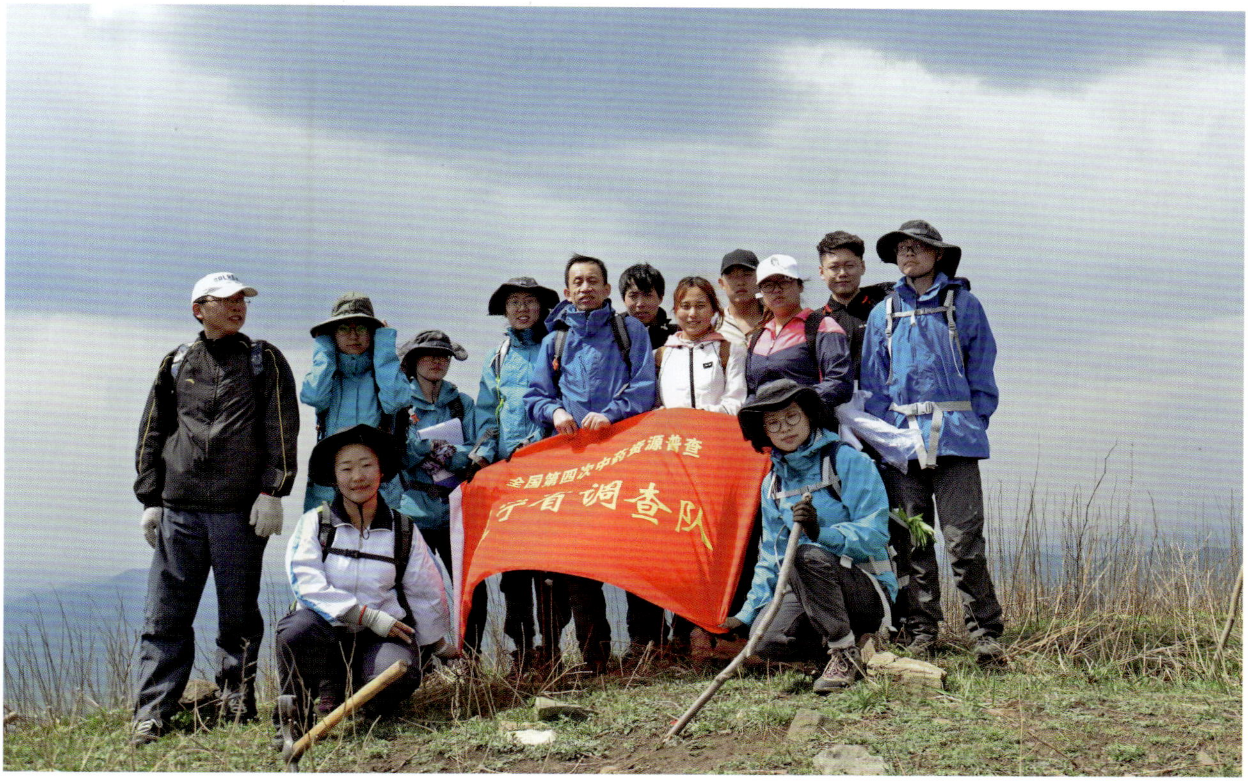

< 尹海波教授带领普查队员野外调查 <

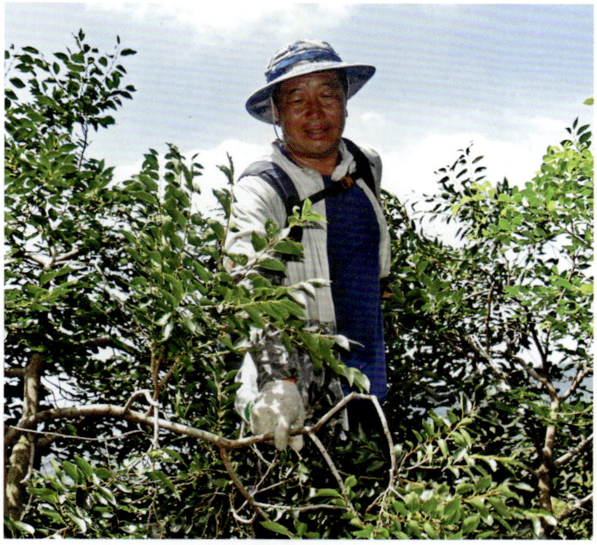

< 张国成教授采集药材标本 <

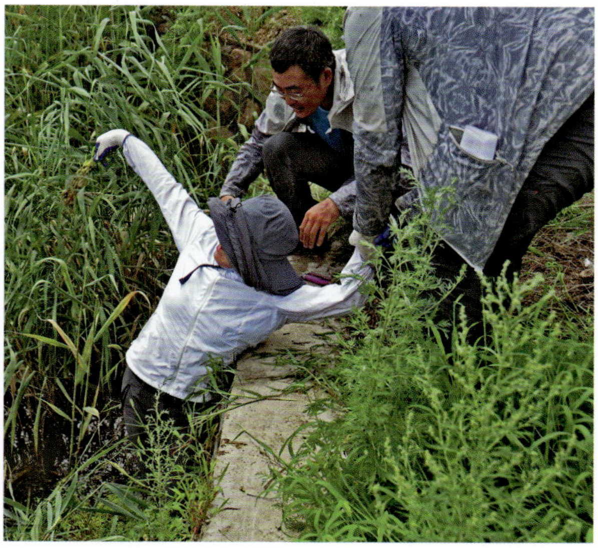

< 采药危险瞬间 <

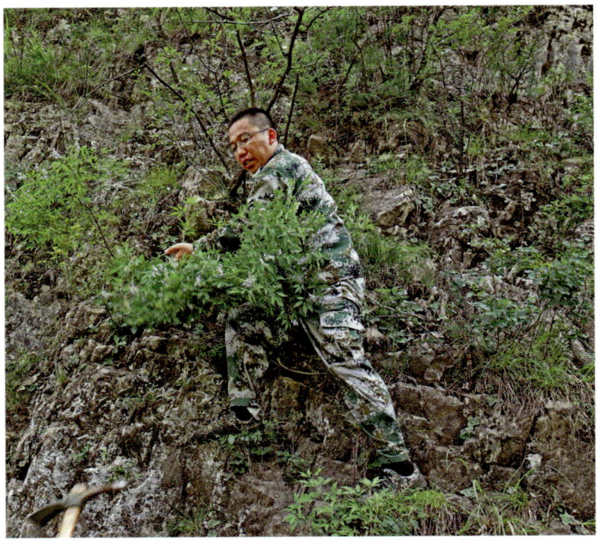

没有到达不了的山，只有不勇敢的人，这点陡算什么！

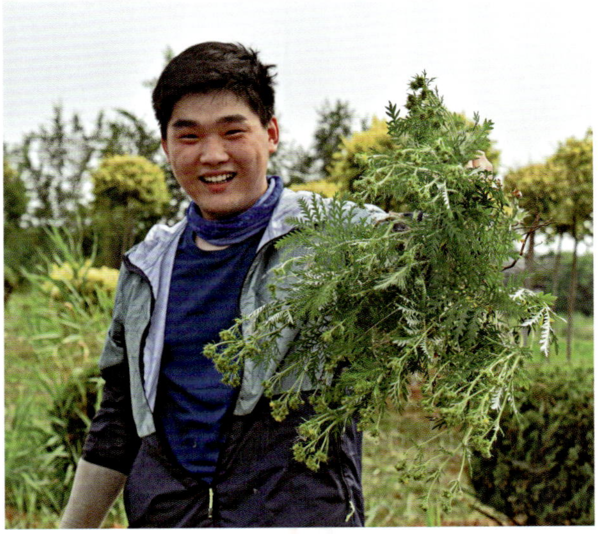

丰收的喜悦

依托普查结果成功举办清原龙胆节。整理编写中药资源普查的相关书籍，完成资源普查画册1部，编著《辽宁省中药资源志要》《中药资源普查调查史》《辽宁省维管束植物名称考证》《辽宁木本植物志》《东北地区十种蒲公英分类学地位研究》《阜新蒙古族自治县药用植物及常见植物图鉴》《辽宁植物》等著作26部，发表论文150余篇。发现新种1个，新变型1种（待考证），省级新记录68种。发明实用专利6项，获奖44项，其中科学技术奖5项，省级科普奖1项，教育教学奖7项，其他奖31项。参与地方中医院国医堂的联合建设，协助盘锦鼎信百草园的建设，并被评为辽宁省中医药健康旅游示范单位；同时协助喀左县建设蒙药种质资源圃1个，宽甸县建设满药种质资源圃1个、产业示范基地6个。依托普查制定普查数据，编制县级规划63个，正在编制省级规划；完成龙胆、北苍术单品种县域中药资源区划，正在制定省域中药资源区划；通过资源普查，协助省中医药管理局制定了以“精准扶贫”为目的的辽西地区适宜种植的中药材品种名录和“药食同源品种名录”。依托省科技特派团为当地药农进行了中药材适宜种植技术培训。参与中华中医药学会行业标准、省地方标准DB21《石柱参鉴定及分等质量》、县地方标准《北苍术栽培技术规程》等13项标准的制定（已经颁布）。围绕着普查工作完成了16次国家媒体宣传报道，2次省级媒体宣传报道，3次市级媒体宣传报道，3次县级媒体宣传报道及其他宣传报道28次；普查期间队员自创文创作品多项，其中诗词7首，书画2幅，游记46篇，其他形式的文创摄影作品1项，作品获大连市药学会文创作品二等奖；结合普查被省级政府部门采纳的政策建议2项，其中辽宁省“辽药六宝”的提法首次被省政府纳入辽宁省2015—2020年中药材发展规划，并形成了辽宁的优质药材品牌；依托普查成果构建了省域普查成果技术服务系统；依托普查后续立项关于省级中药材产业项目8项。

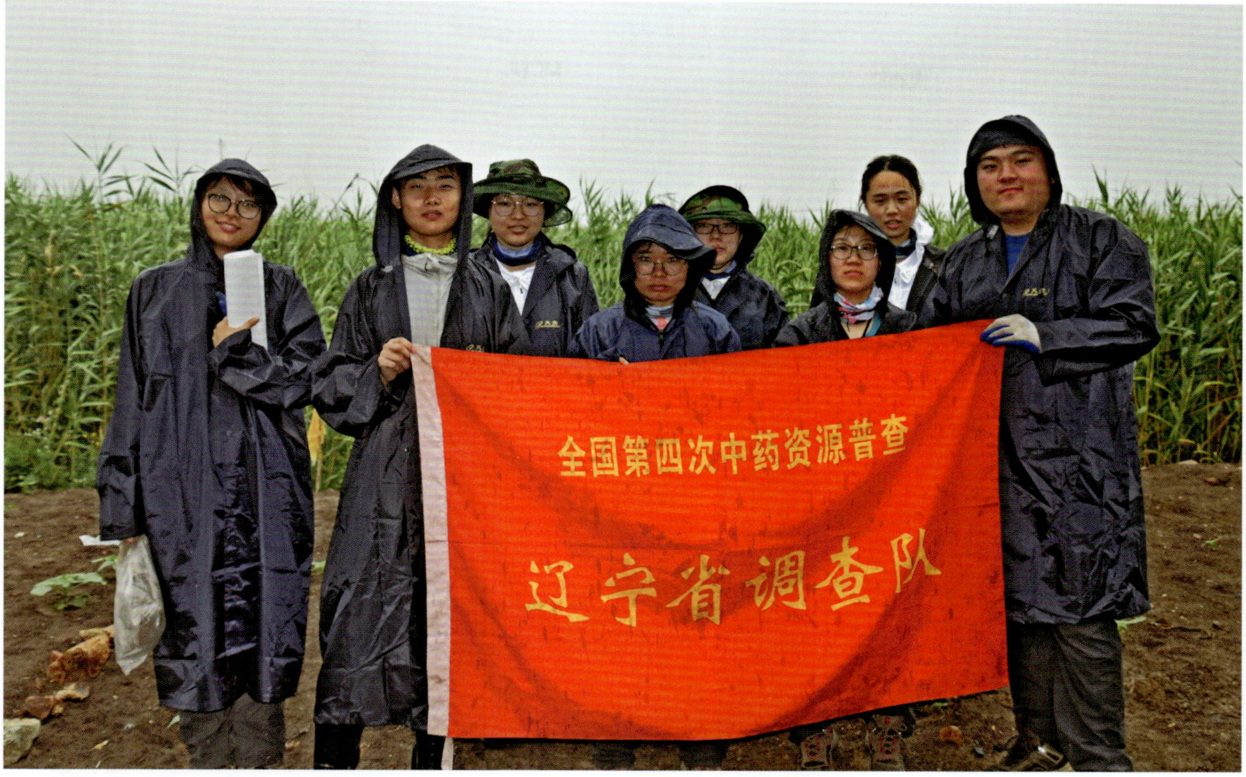

< 大洼区普查队冒雨工作 <

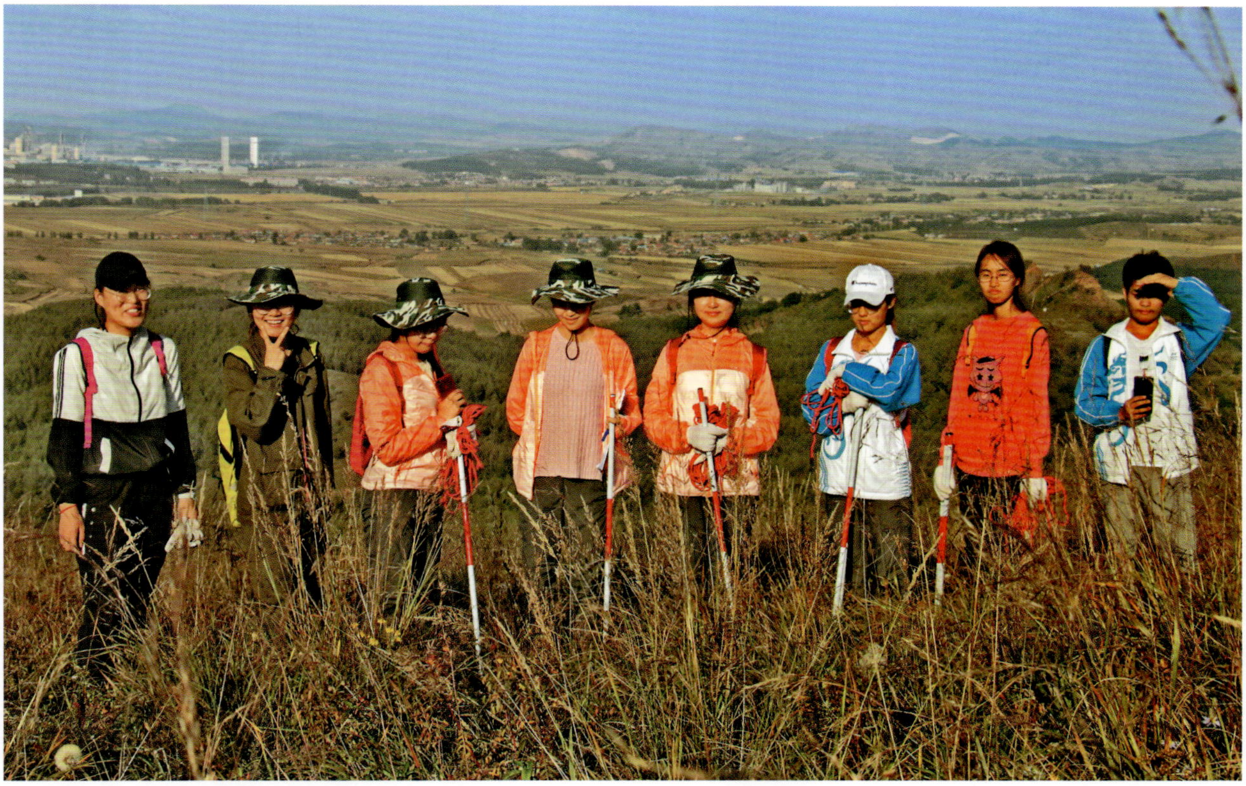

< 年轻的沈北新区普查队 <

吉林省

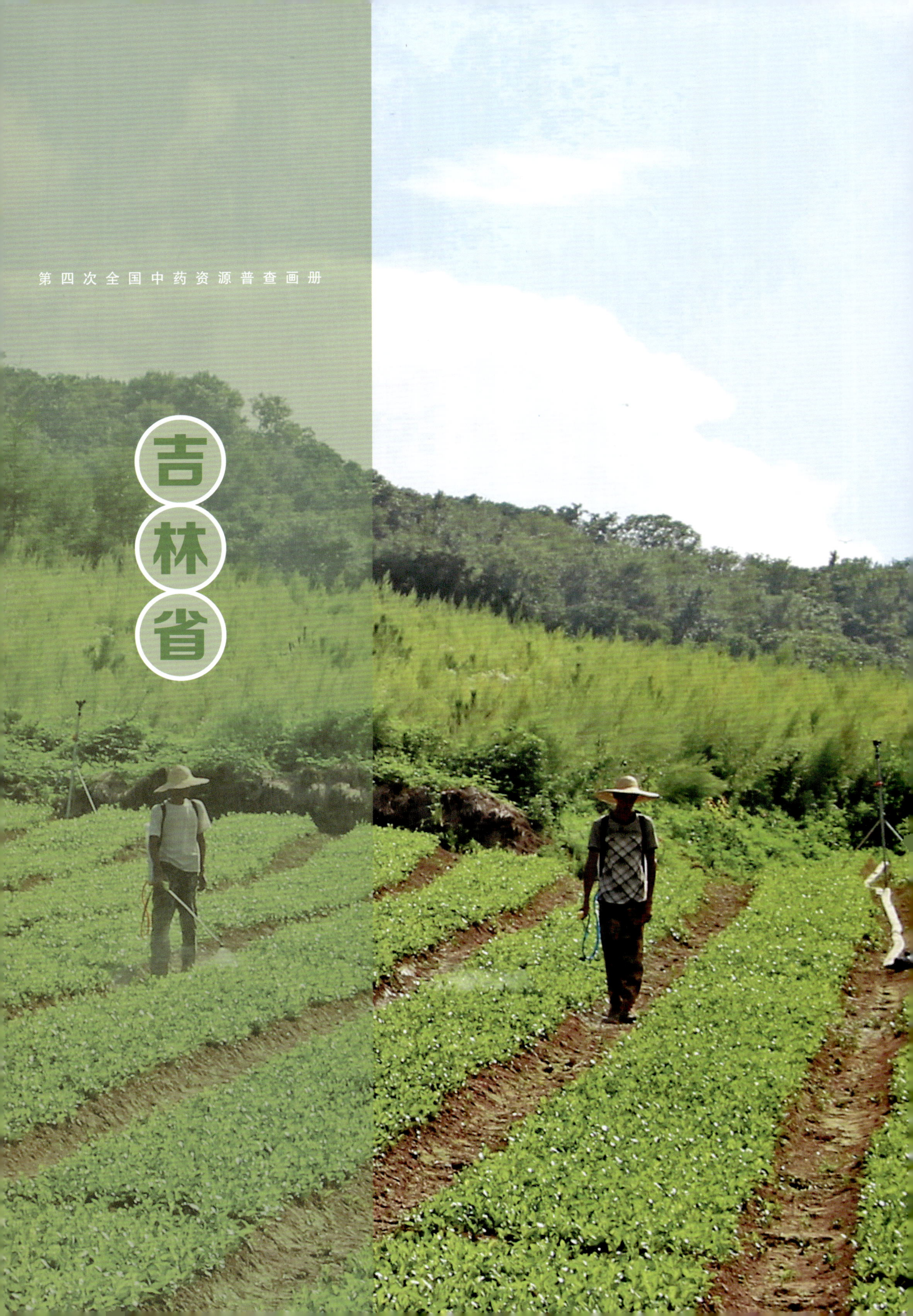

吉林省第四次全国中药资源普查始于 2012 年，2022 年底全部结束，属于国家中医药行业专项，经费总投入 4 999.4 万元，连续 7 年被列为吉林省政府重点工作。

本次普查采用现代化的“3S”技术，全面、系统地开展了全省中药资源普查。为此吉林省率先建立了省、市（州）、县（市）、镇（乡）、村五级普查工作领导小组运行机制，技术依托单位长春中医药大学作成立了技术工作办公室，组织全省 10 余家企事业单位，较好地完成了全省 60 个县（市、区）的中药资源普查工作。普查完成样地 2 164 个，样方套 10 623 个，样方 63 738 个，拍摄各类照片 28.2 万张，采集各类标本 43 071 份，记录个体数量的植物有 1 229 种，记录个体重量的植物有 398 种。本次调查显示吉林省有中药资源 3 080 种，其中植物药 2 239 种、动物药 800 种、矿物药 41 种。调查走访大型栽培基地 280 个，全省大宗常用中药材种植品种 23 种，种植面积约 250.95 万亩；累计走访和调查制药企业、医院、药房、农户栽培基地、中药材市场、中药材收购站及收购点共 376 家，调查累计获得 950 多条中药信息，其中中药材市场交易信息 805 条。调查县域内卫生院、村诊所共 150 余所，调查民间医生及群众 1 000 余人，获得有价值的中药传统知识 66 条。

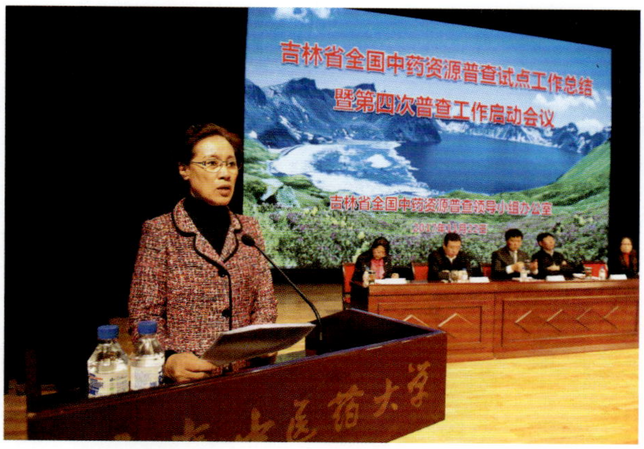

< 普查工作启动会 <

吉林省第四次全国中药资源普查取得了丰硕成果，结束了全省 34 年没有开展中药资源普查的局

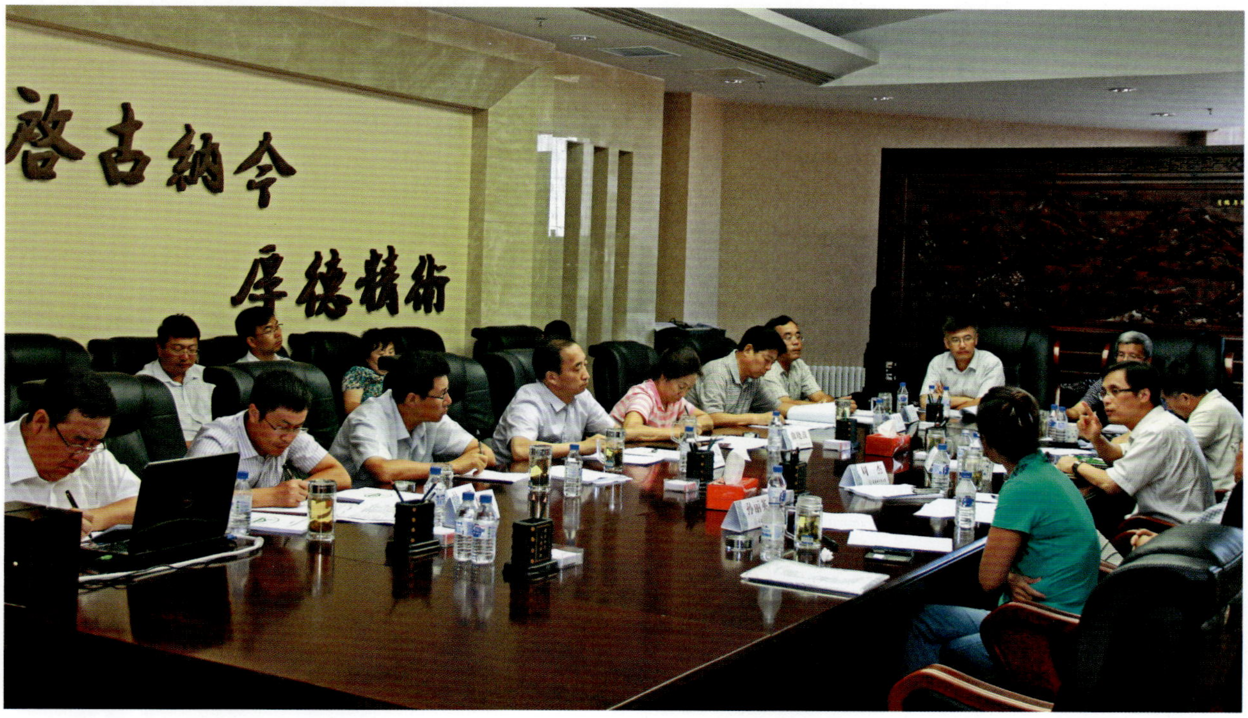

< 普查工作汇报会 <

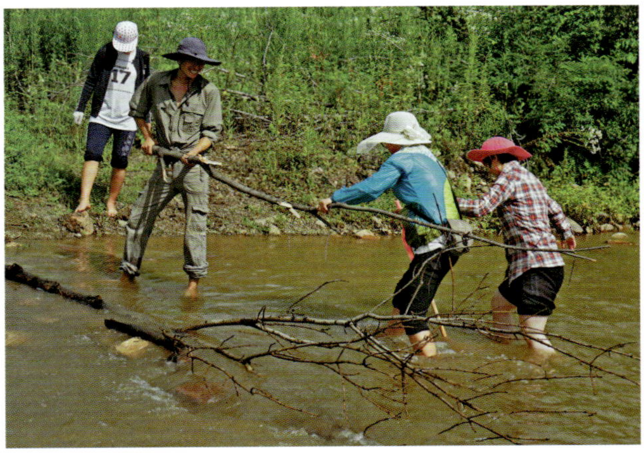

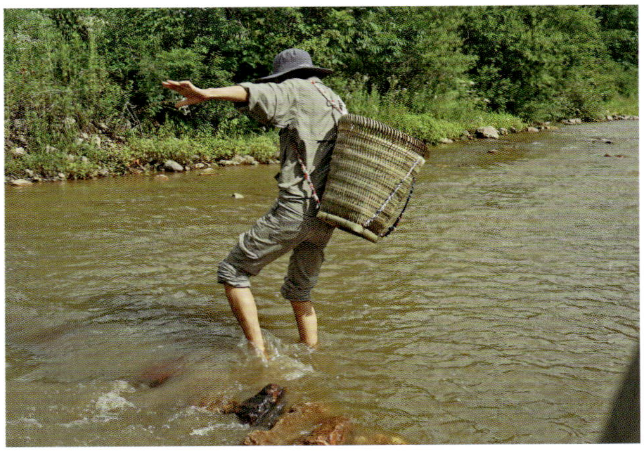

< 赤脚过河来普查 <

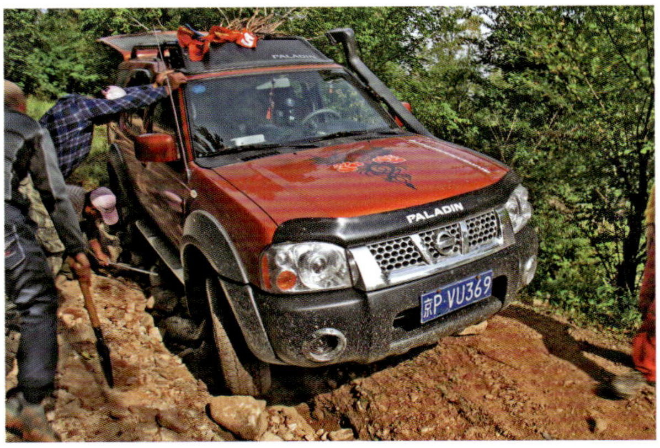

< 艰难前行 <

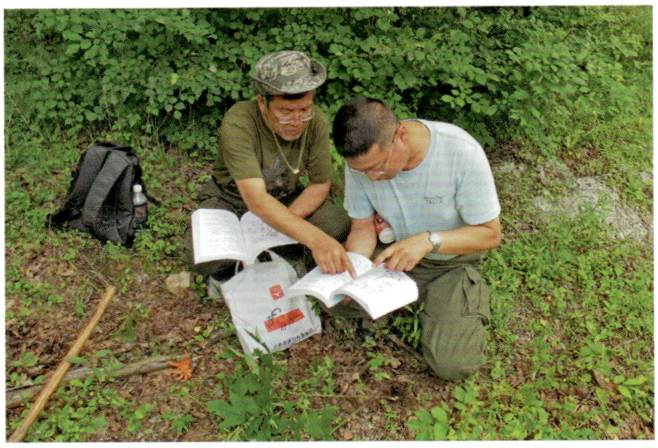

< 查阅资料 <

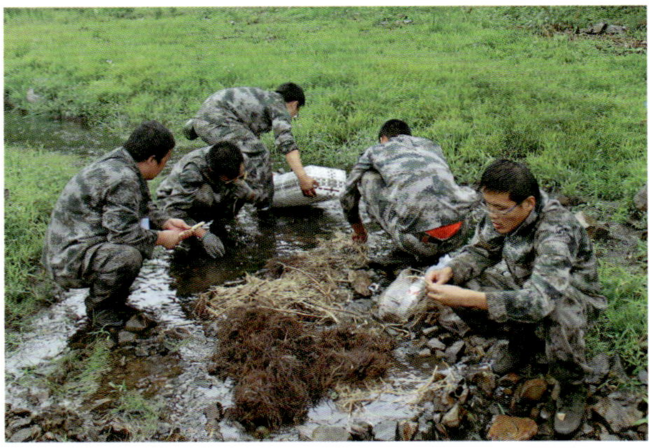

< 清洗药材 <

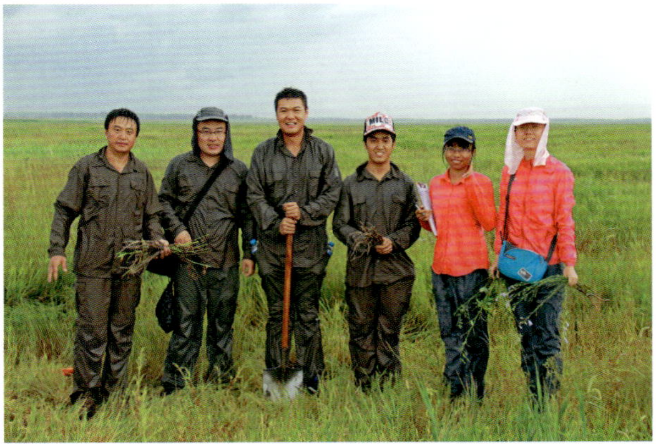

< 雨中作业 <

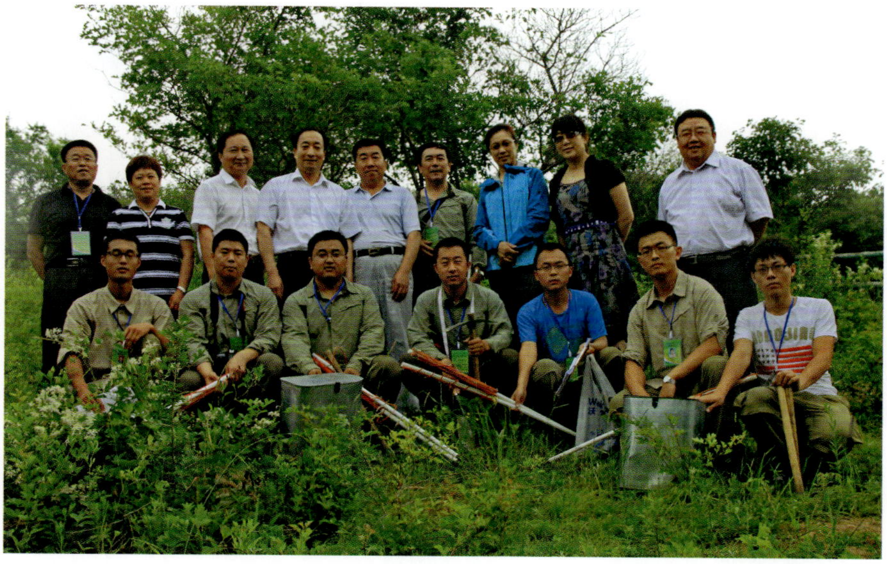

< 领导小组对普查工作进行现场督导 <

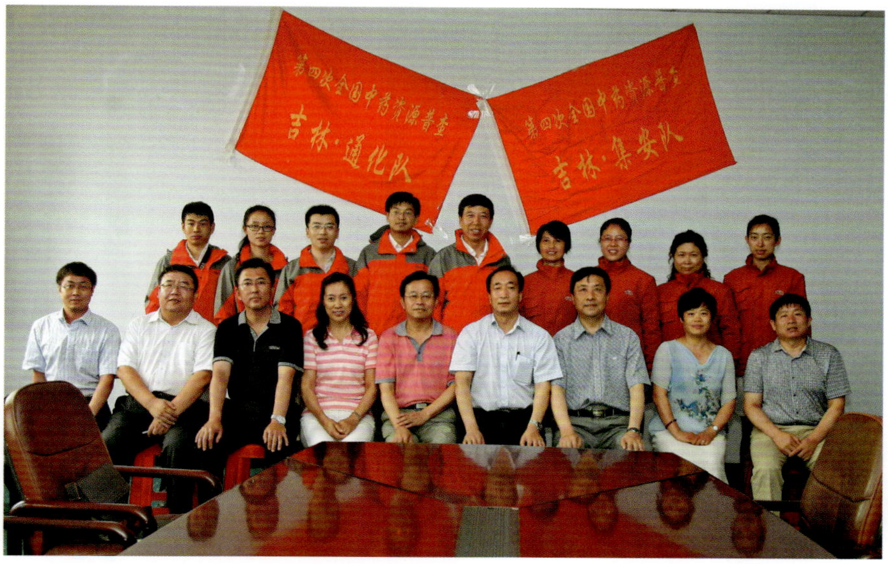

< 领导小组与地方政府开展普查工作对接 <

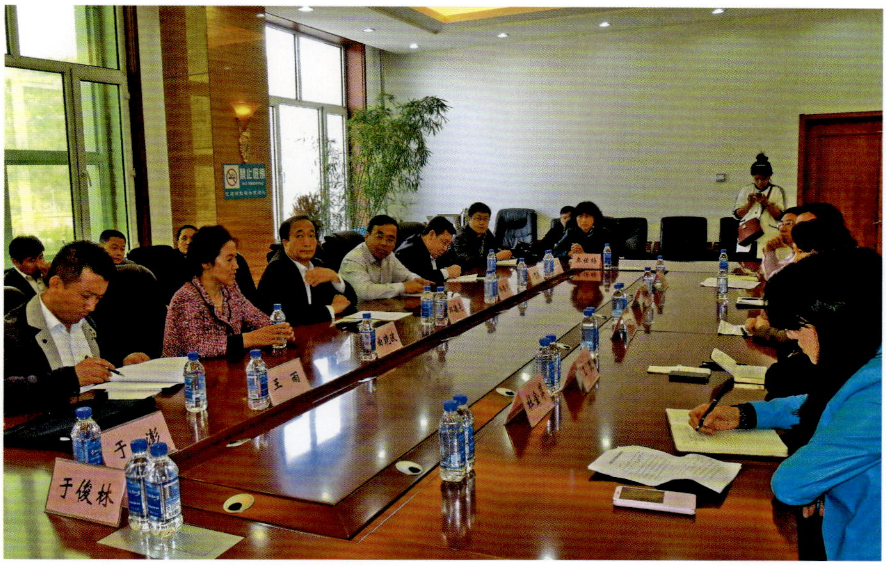

< 普查工作技术经验交流 <

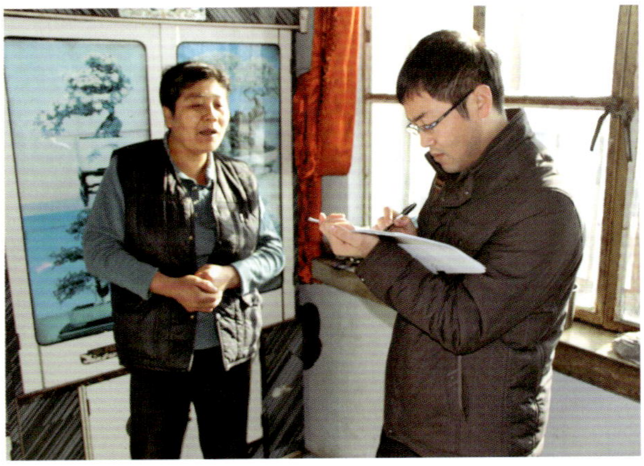

< 中药材收购站调查 <

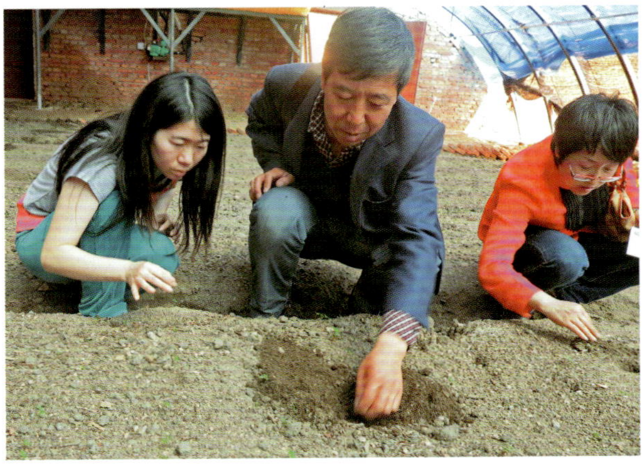

< 悉心的技术指导 <

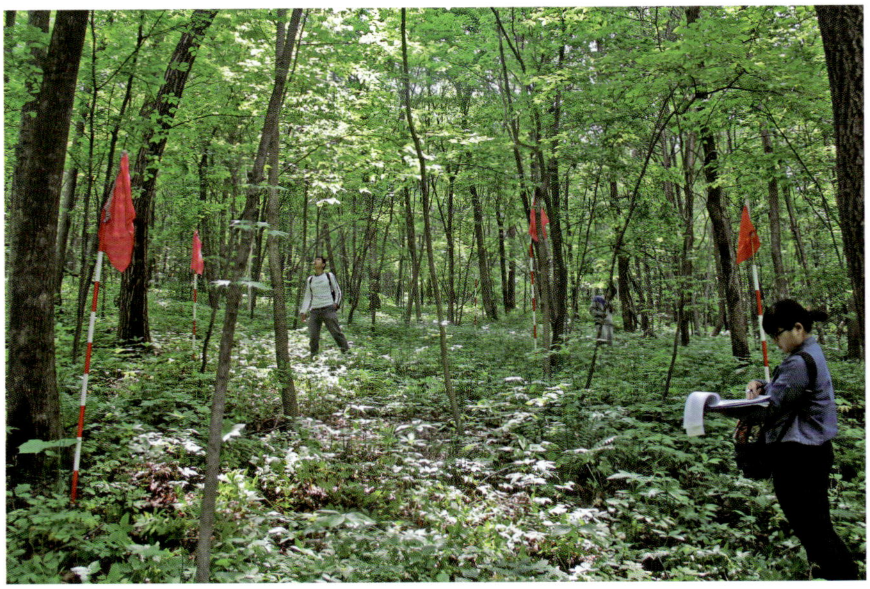

< 样地调查 <

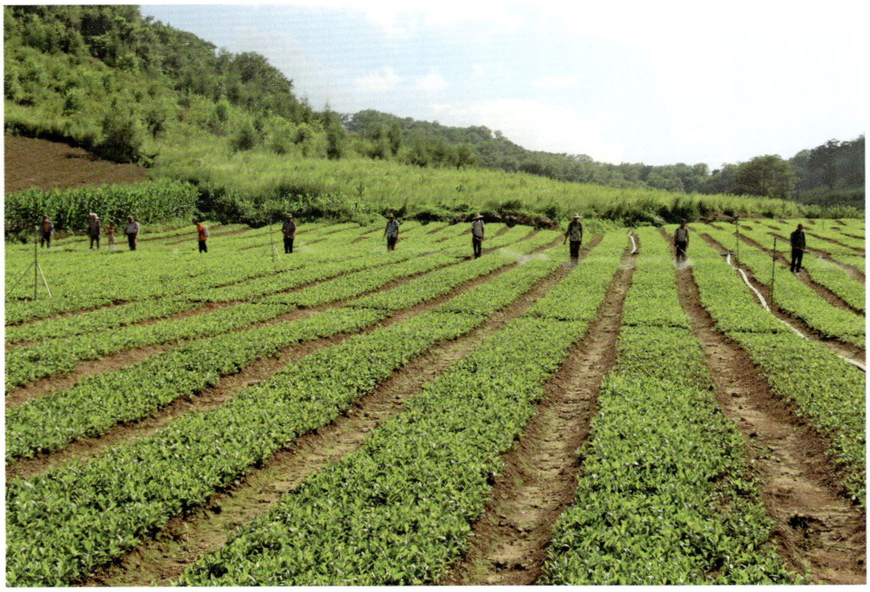

< 种子种苗繁育基地 <

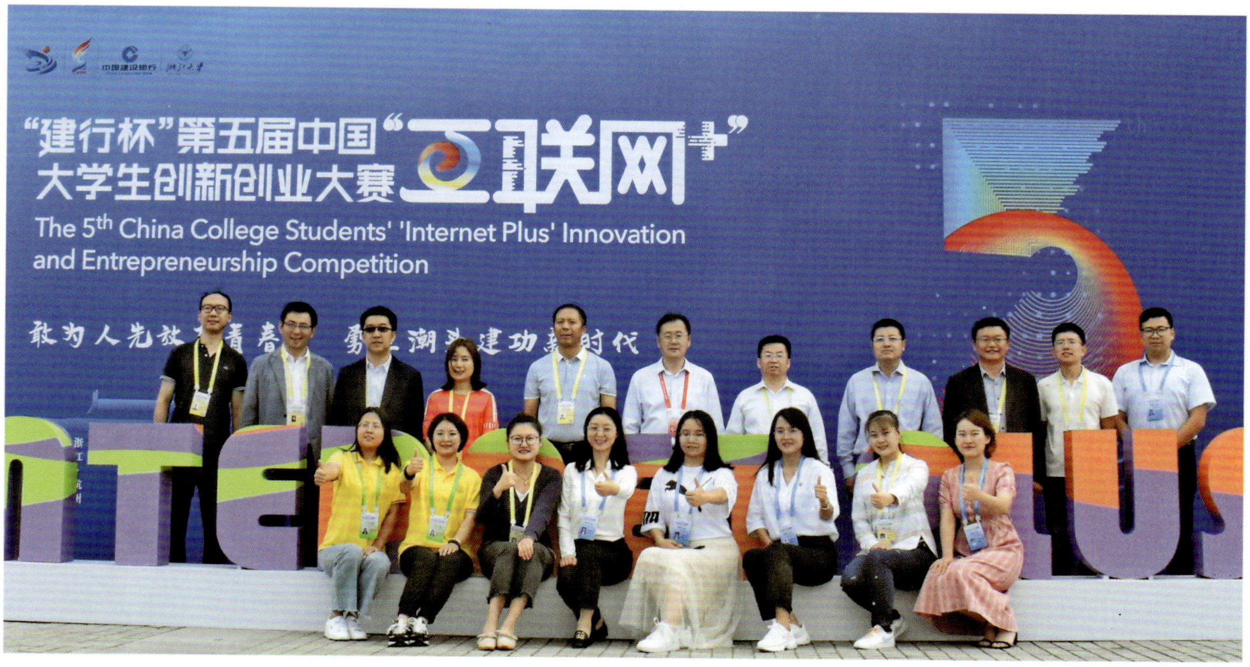

<“建行杯”第五届中国“互联网+”大学生创新创业大赛<

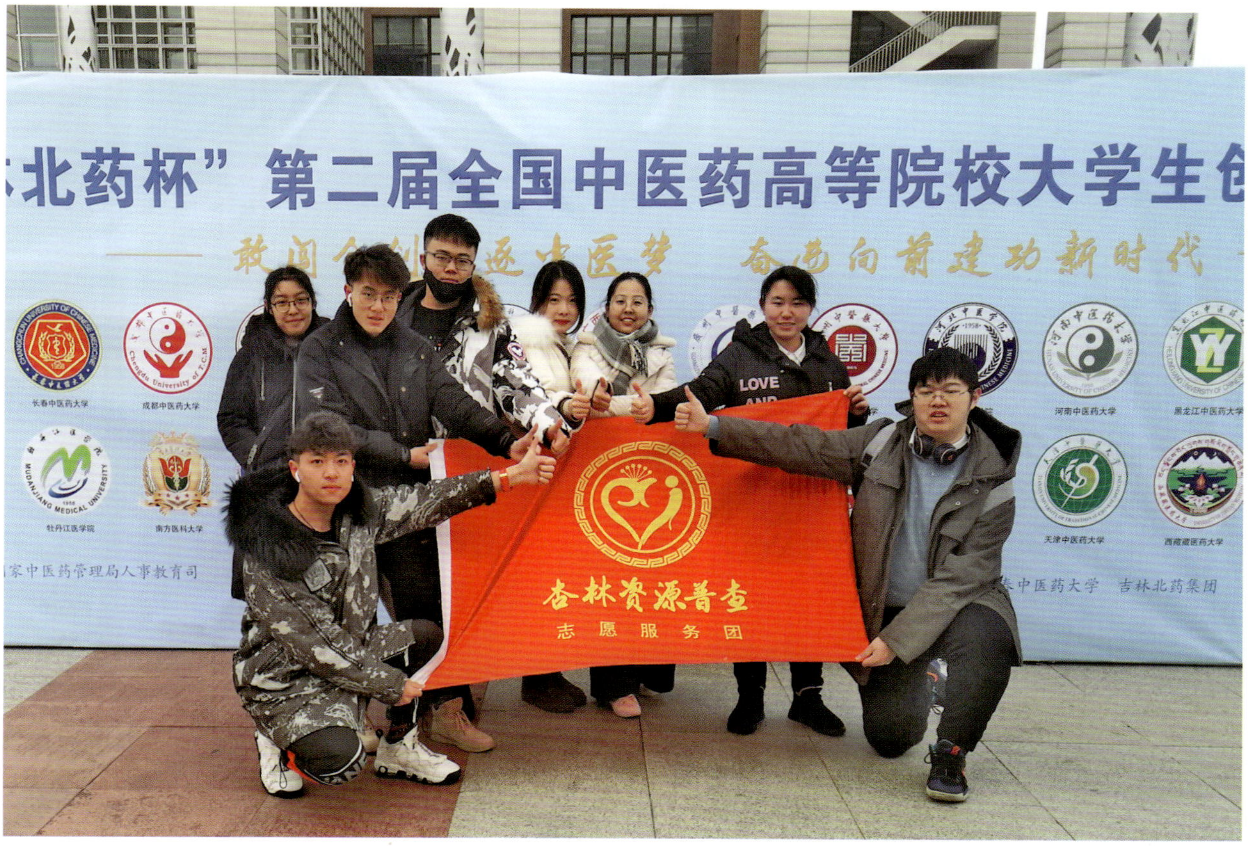

<“吉林北药杯”第二届全国中医药高等院校大学生创新创业大赛<

面，摸清了全省中药资源本底情况。建立了人参生物样本信息库、吉林省代表区域中药标本数字化信息平台；撰写了吉林省及 52 个县（市、区）中药资源发展规划；发现 8 个新纪录品种（新分布或新纪录）；培育了近千人的中药资源专业队伍；建立了中药资源活体保存圃；成立了吉林省种植养殖专业委员会；构建了省级中心 + 公司 + 农户的种子种苗繁育基地新模式，总规模 14 126 亩；建立了 1 中心、2 站、12 点的吉林省中药资源动态监测预警体系，累计获得动态信息 4 万余条；优选了以人参、鹿茸、蛤蟆油为代表的“十大吉药”，获得了吉林省科技进步一等奖；编写了《中国中药资源大典・吉林卷》《吉林省药用植物彩色图志》等 14 部吉林省中药资源丛书，发表论文 32 篇，获得普查工作相关专利 4 项。在吉林省第四次全国中药资源普查所取得成果基础上，通过成果转化，获得“建行杯”第五届中国“互联网 +”大学生创新创业大赛青年红色筑梦之旅公益组吉林省银奖，获得“吉林北药杯”第二届全国中医药高等院校大学生创新创业大赛银奖。

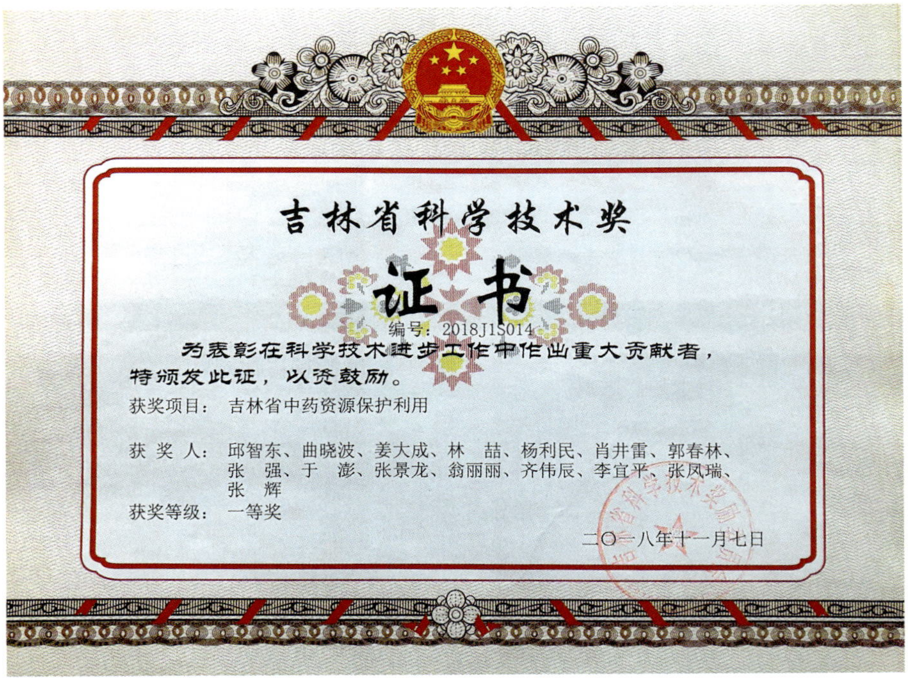
吉林省科学技术奖

证书

编号：2018J1S014

为表彰在科学技术进步工作中作出重大贡献者，特颁发此证，以资鼓励。

获奖项目： 吉林省中药资源保护利用

获 奖 人： 邱智东、曲晓波、姜大成、林 喆、杨利民、肖井雷、郭春林、张 强、于 澎、张景龙、翁丽丽、齐伟辰、李宜平、张凤瑞、张 辉

获奖等级： 一等奖

二〇一八年十一月七日

< 吉林省科学技术奖一等奖证书 <

黑龙江省

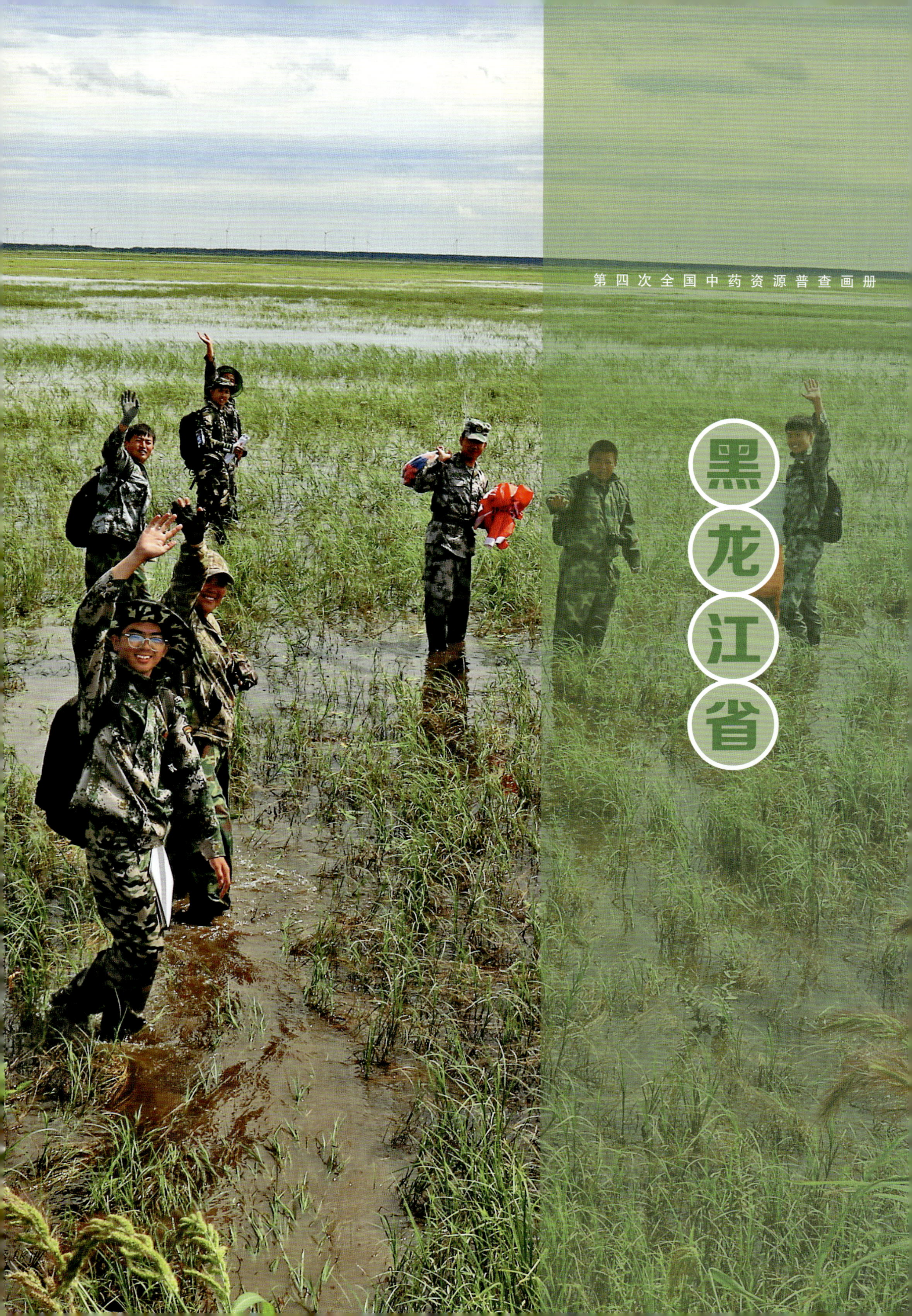

2011 年至 2021 年，黑龙江省完成了 132 个市县区普查任务，完成中药资源动态监测体系及中药材种子种苗基地、种质库建设。共完成样地 5 742 个、样方套 21 607 个，普查药用植物资源 1 184 种，计算蕴藏量品种 134 种，栽培药材 82 种。市场调查主流品种 407 种，传统知识 428 条。采集腊叶标本 399 800 份、药材标本 3 725 份、种质资源 3 260 种。拍摄照片 133.7 万幅。

省级中心及哈尔滨、大庆和大兴安岭等三个监测站坚持为基层单位开展药材基原和真伪鉴定、质量检测、外源污染物检测等监测服务。在信息服务方面，已经上报流通量信息 2 400 余条、价格信息 2.5 万条，并开展相关技术培训。

完成黑龙江省道地药材种子种苗的主基地和 4 个分基地建设任务，实现了关防风、寒地山楂、兴安升麻、五味子、赤芍、白鲜、地肤子、金莲花、黄芪等道地品种的培育，现已陆续供应优良品种，可为地方特色经济发展提供保障。在伊春市双丰林业局建设完成 16 个品种 200 亩的重点药用植物道地药材物种保存圃。

对 132 个县区进行走访调查，访问了 167 名老中医，搜集了传统知识和民间验方 428 条。

整理编写中药资源普查相关书籍，出版了《新编中药材学·东北卷》《中药资源学》《黑龙江省大兴安岭野生食用植物彩色图志》《杜尔伯特蒙古族自治县野生药用植物彩色图志》《饶河药用植物彩色图鉴》《嘉荫县野生药用植物及花卉图鉴》《中国小兴安岭（伊春）森林资源彩色图鉴》等 15 部著作，发

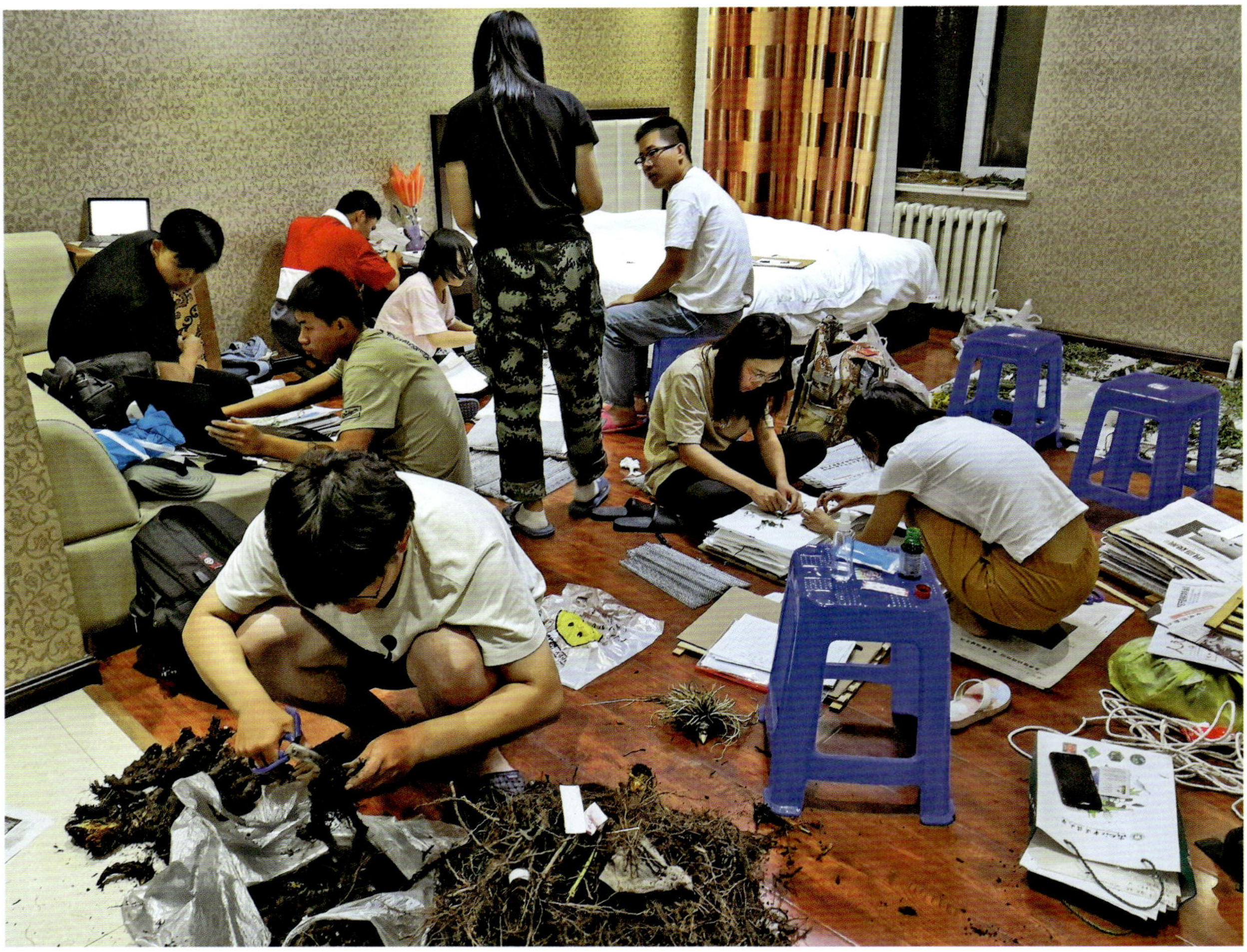

众人挑灯夜战

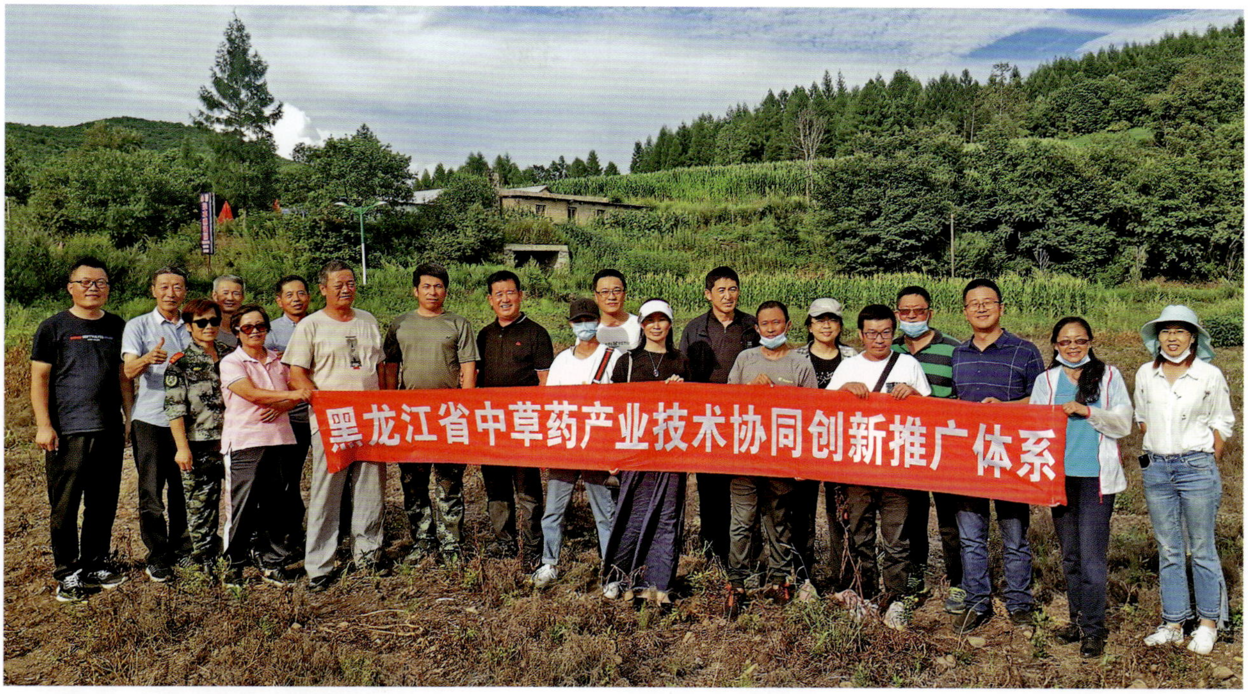

< 推广体系专家走进药材产区实地调研 <

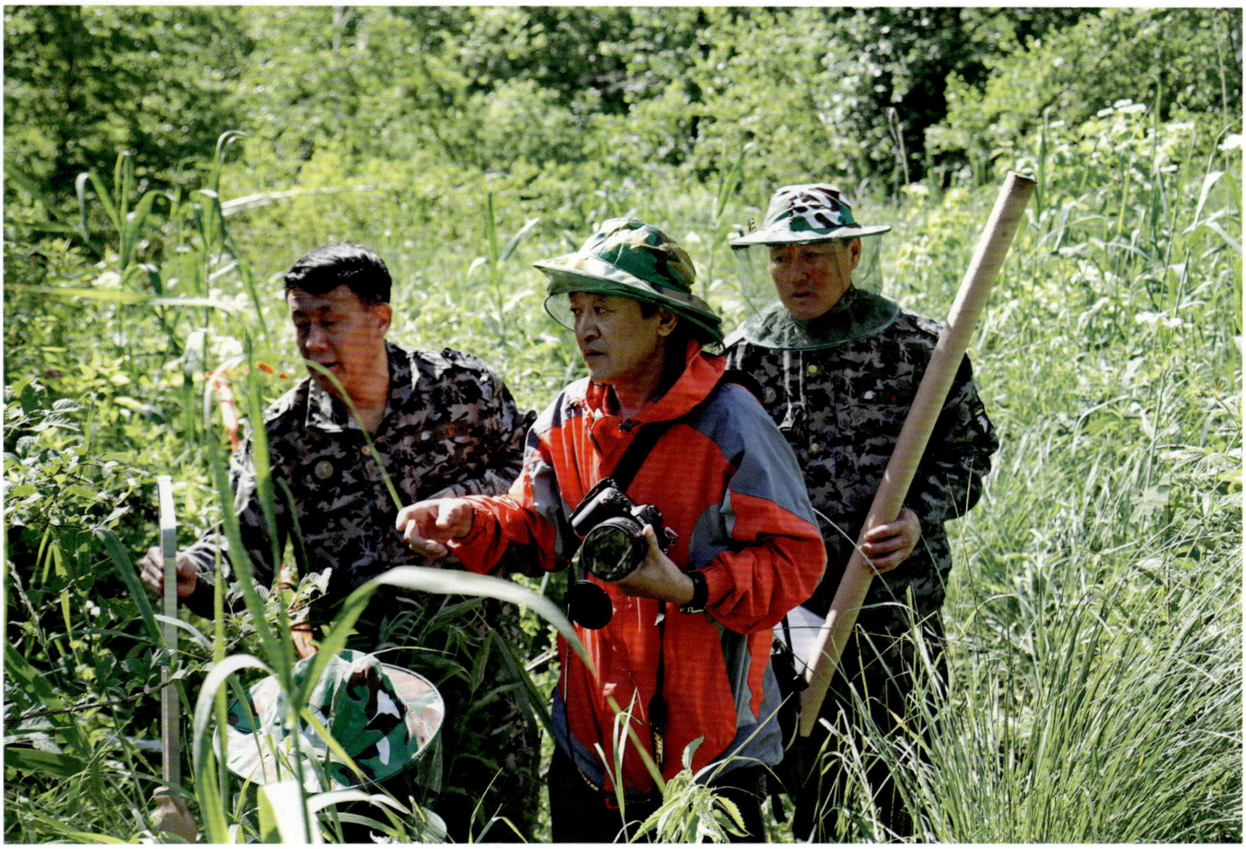

< 野生药用植物资源普遍调查 <

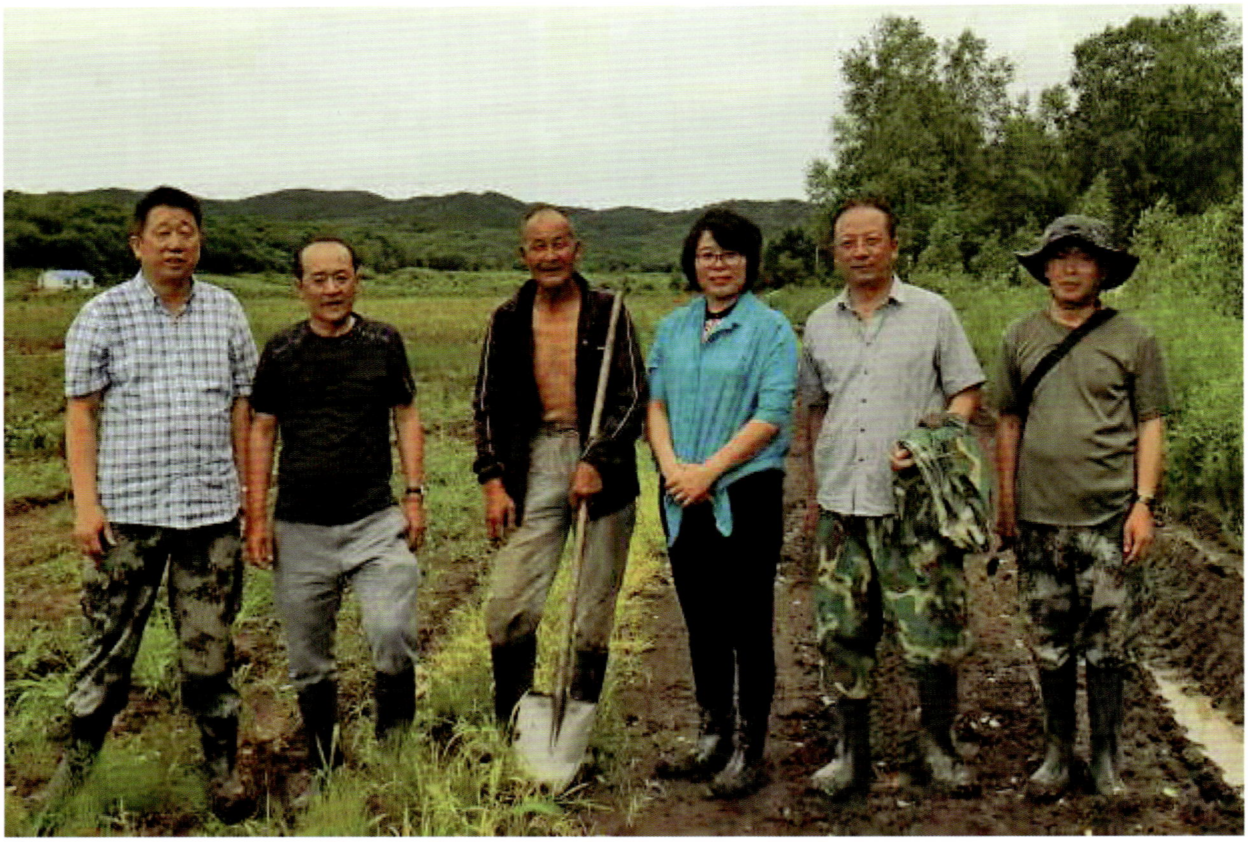

< 在伊春种子种苗繁育基地实地调查 <

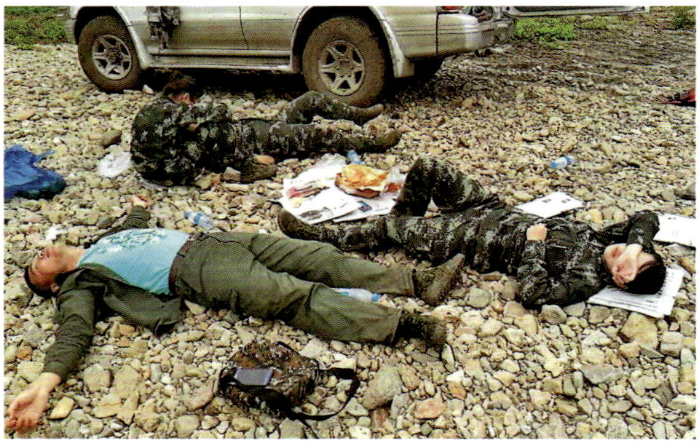

< 走出样地的短暂休息 <

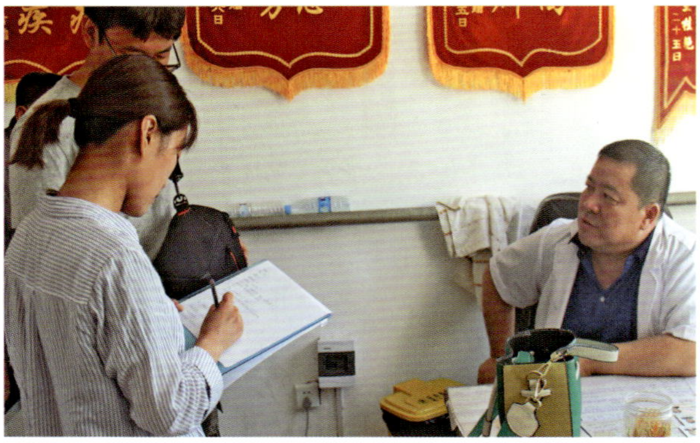

< 民间传统知识调查 <

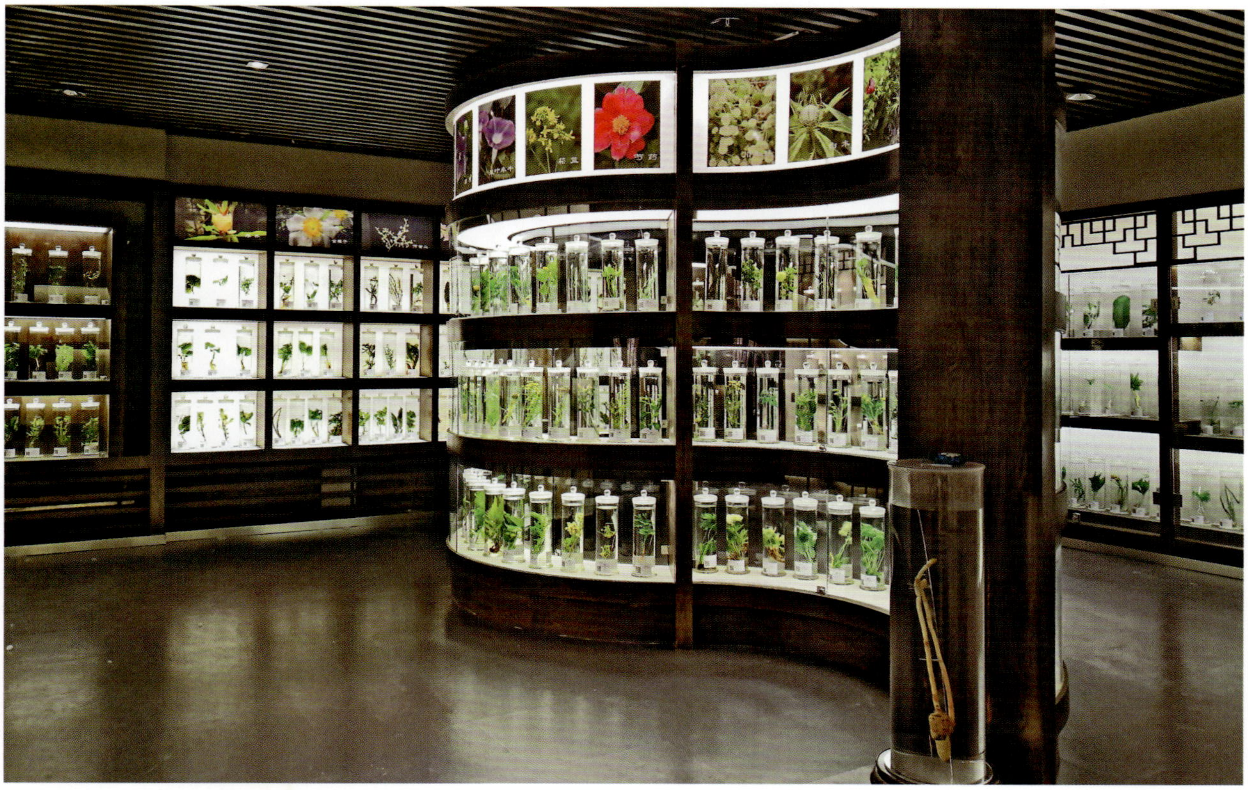

< 浸制标本展区 <

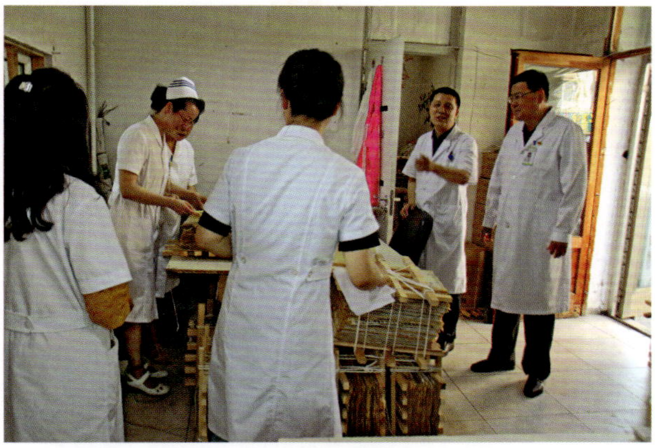

< 指导标本压制 <

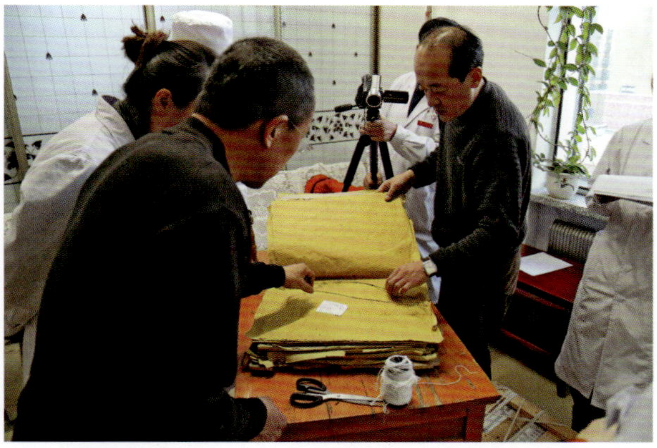

< 标本制作指导 <

表论文 186 篇，硕士及本科论文 143 篇。建设黑龙江中医药大学等 2 个省级标本馆及加格达奇等 3 个市县标本馆。针对普查中发现的问题，在出台《黑龙江省中医药产业发展规划》的基础上，向省政府提出成立了“黑龙江省中药材产业联盟”和“黑龙江省中药材现代农业产业技术协同创新推广体系”的建议并得到采纳，并成立了中药材种植产业协会和中药材流通产业协会。针对黑龙江省资源和中药材生产发展状况，为黑龙江省森工总局，伊春市、黑河市等地区制定了中药材产业发展规划，在全省各地 10 余个市县开展中药材种植技术等培训 30 余次，参会 6 000 余人次，特别是对贫困地区专门开展了有针对性的栽培、野生药材抚育、生态种植技术培训和实地指导，助力脱贫攻坚和乡村振兴。

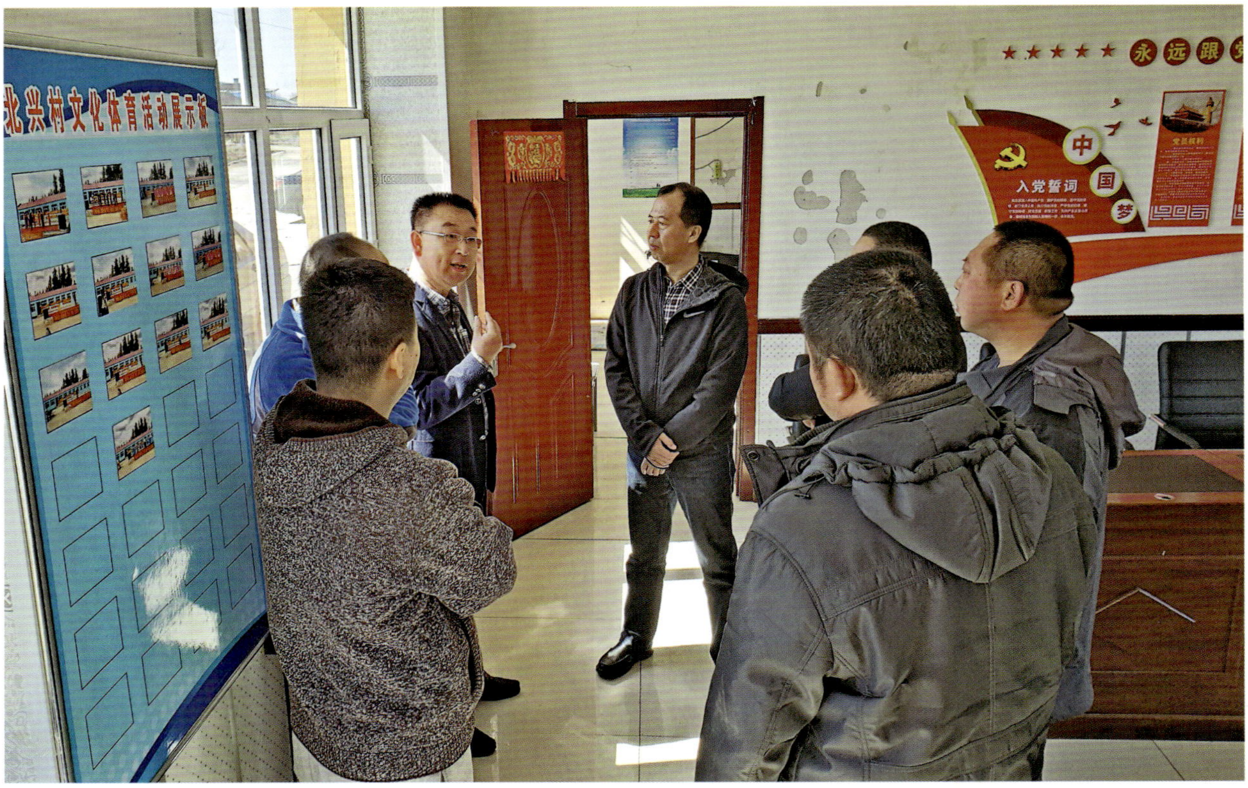

< 深入贫困乡村现场指导 <

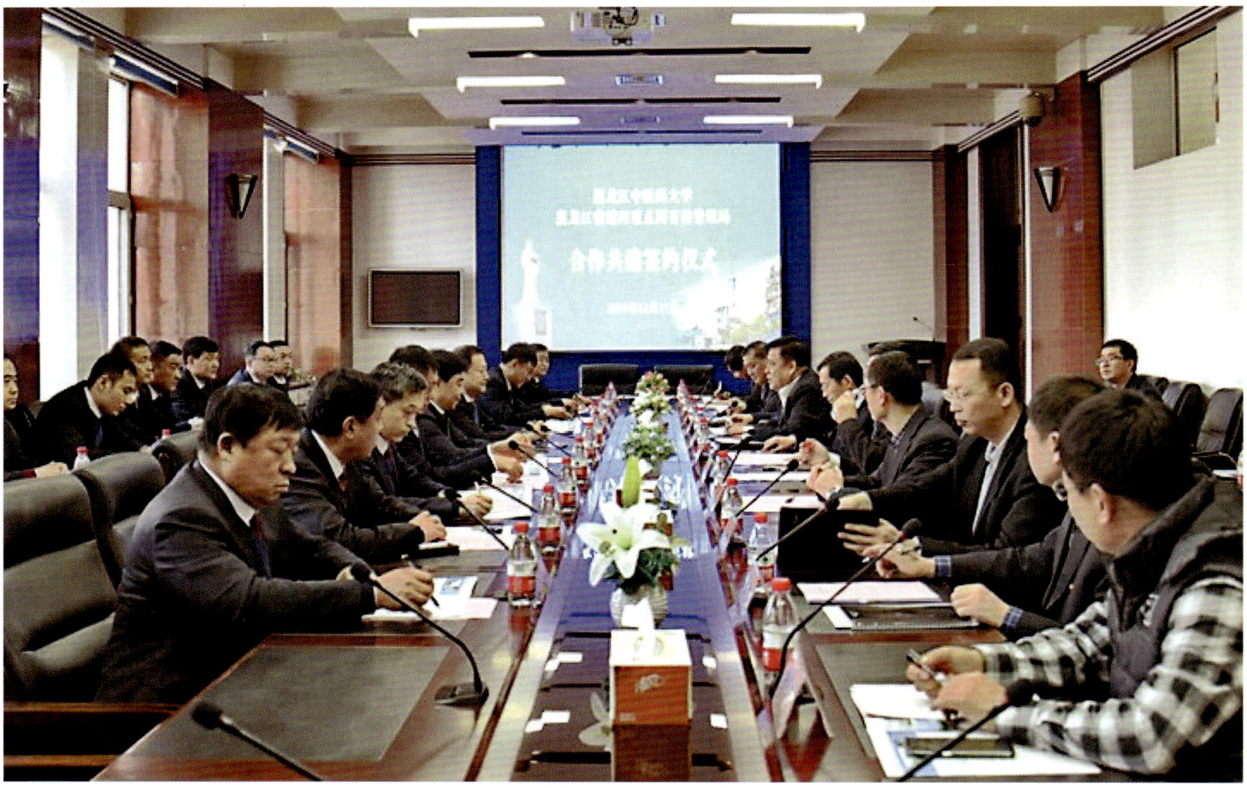

< 森工总局产业发展研讨 <

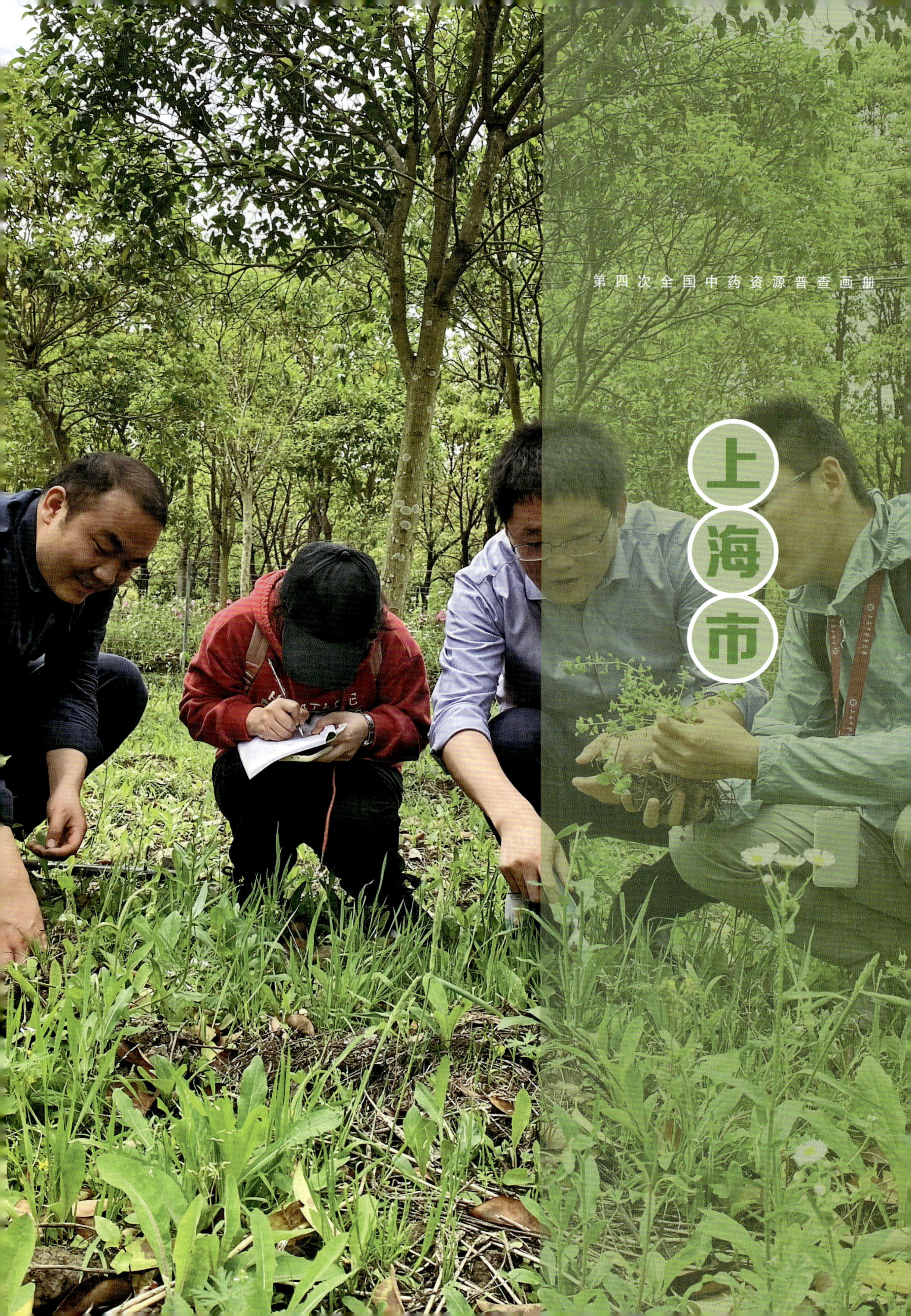

上海市

上海市生态环境特殊，自然生境十分零散，建筑密集、公路密布、农田错综、水网纵横，仅有的十多座小山（如佘山、天马山等）均已划归为保护区或国家森林公园。上海市位于长江三角洲冲积平原的前沿，药用植物资源贫乏是其特点。又由于国际化大都市建设的定位，大量土地流转，中药资源赖以生存的土地日益减少，其在上海经济发展中的重要性式微，中药资源日益减少现状有目共睹。因上海市上述特殊情况，按SOP操作形不成有效的样地，本次资源普查采用传统的线路调查法对上海市所属16区中的崇明区和松江区2区进行了中药资源普查。调查队赴两区调查超过100人次，并重点对有较多农田和菜地的两区各约6个代表性乡镇进行了药用植物资源调查、传统知识调查、栽培资源调查等。结合调查的植物标本、照片、保存圃引种植物、专家共识评估及文献记载，统计上海（包括松江区和崇明区）有中药资源435种，其中基原植物402种、动物6种，但中药资源多呈零星分布且稀少。

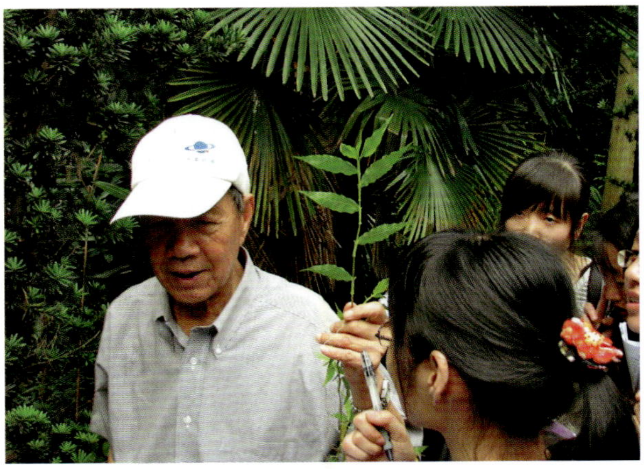

周秀佳教授带队在崇明区调查药用植物

据线路调查，在两区采集药用植物600余份标本，制作符合上报标准的腊叶标本179种（份），鉴定为142种，其中植物来源141种，动物来源1种。经与历史收购药材品种比较，目前尚有一定资源量的重点药材样品约7种，即芦根、益母草、墨旱莲、紫苏叶、苦草（青蒿）、银杏叶、地龙7种。

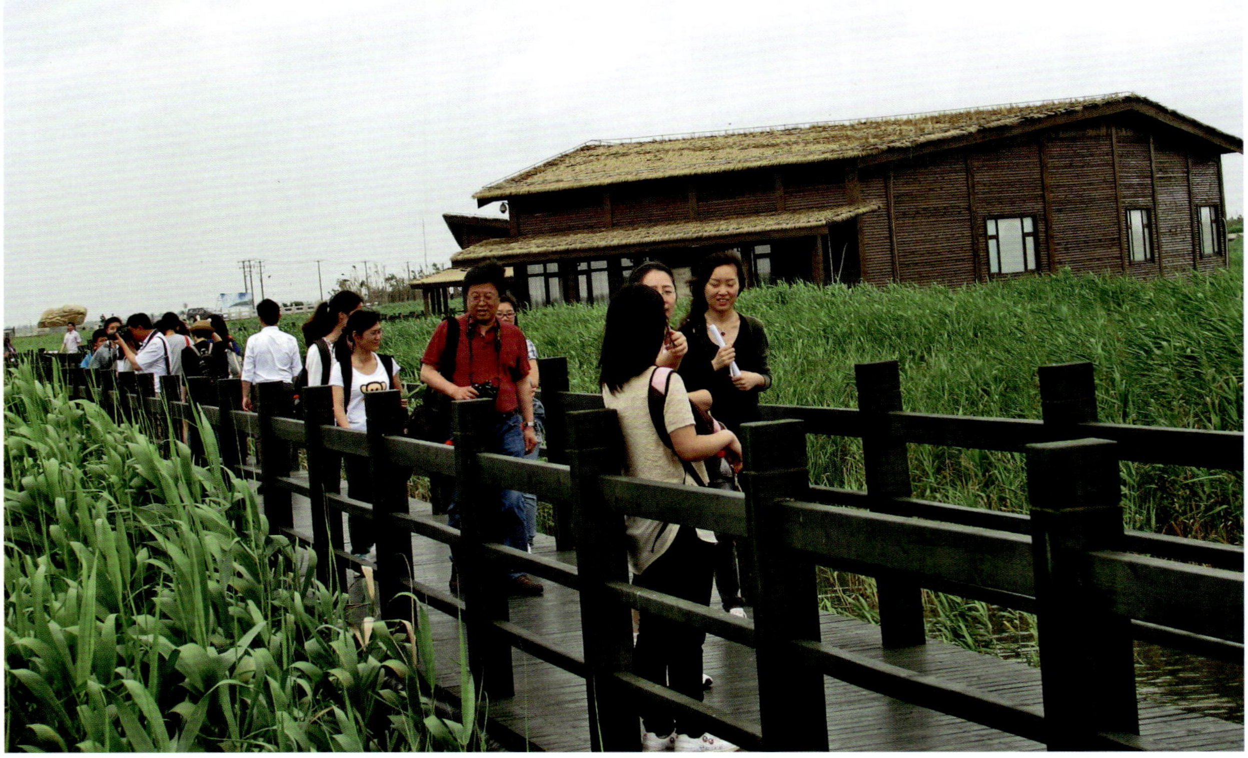

崇明区东滩湿地药用植物调查

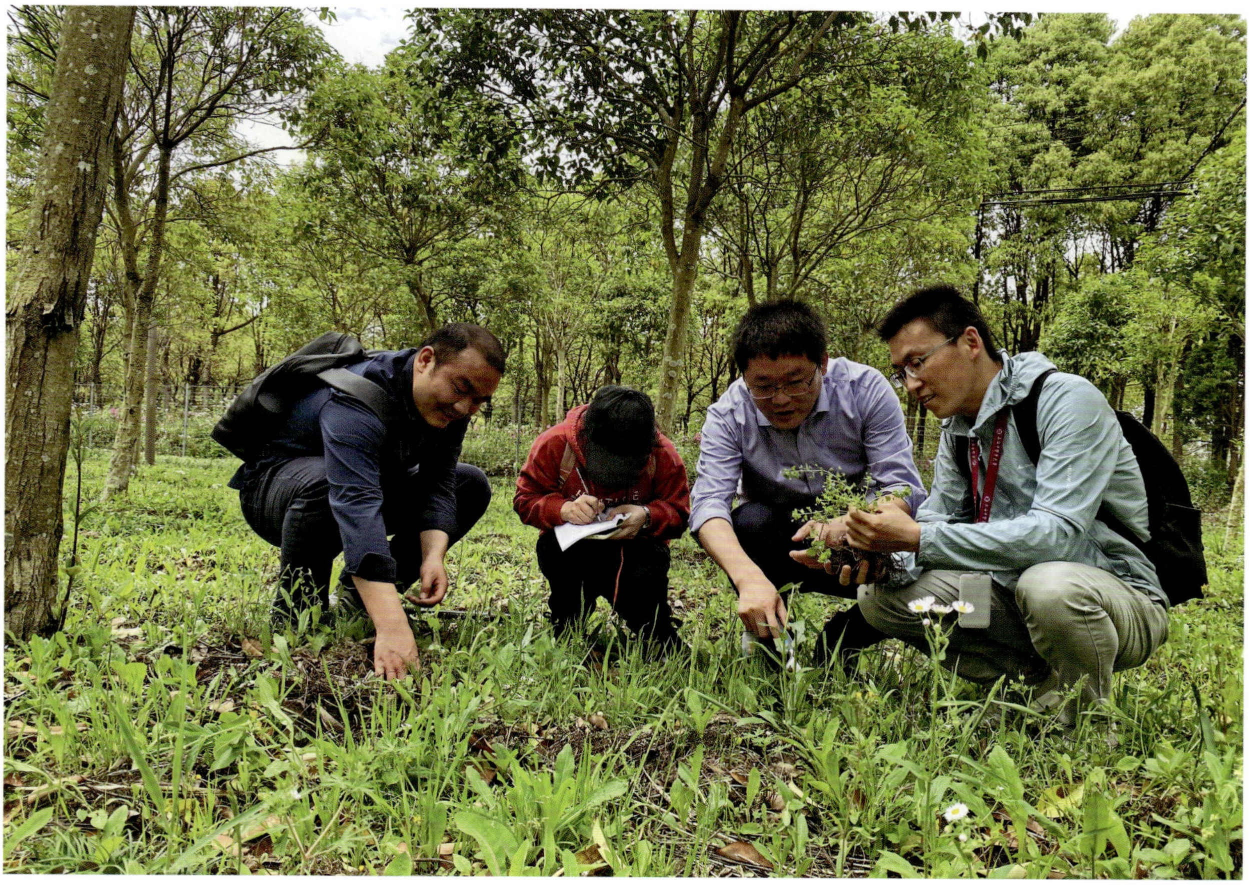

< 崇明区药用植物采集 <

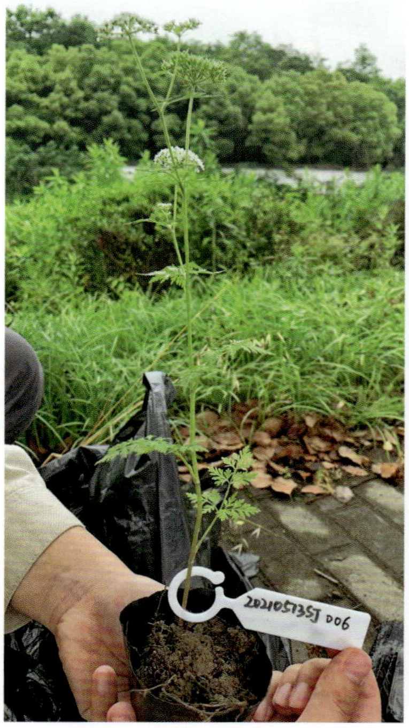

< 松江区药用植物调查——蛇床采集 <

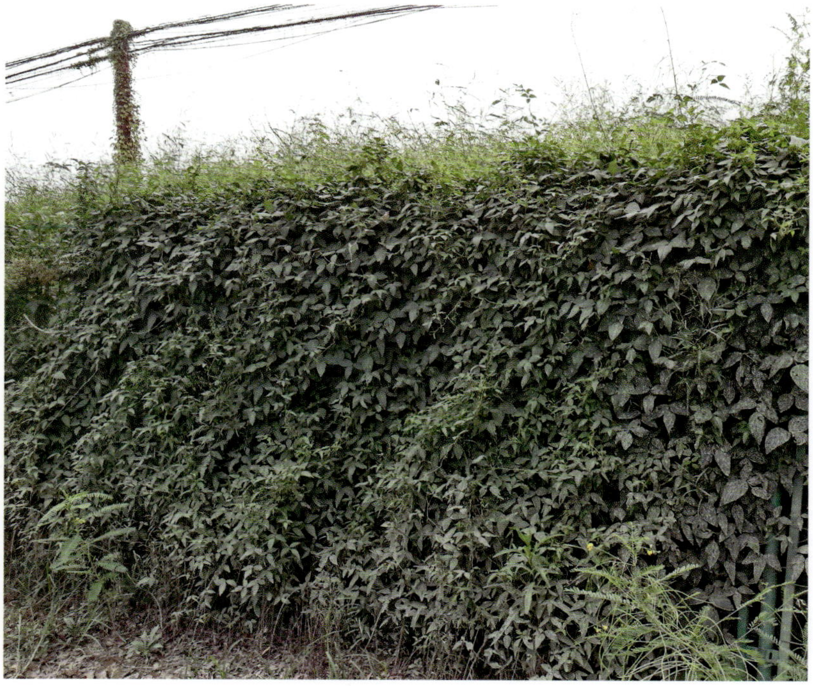

< 松江区药用植物调查——野大豆群落 <

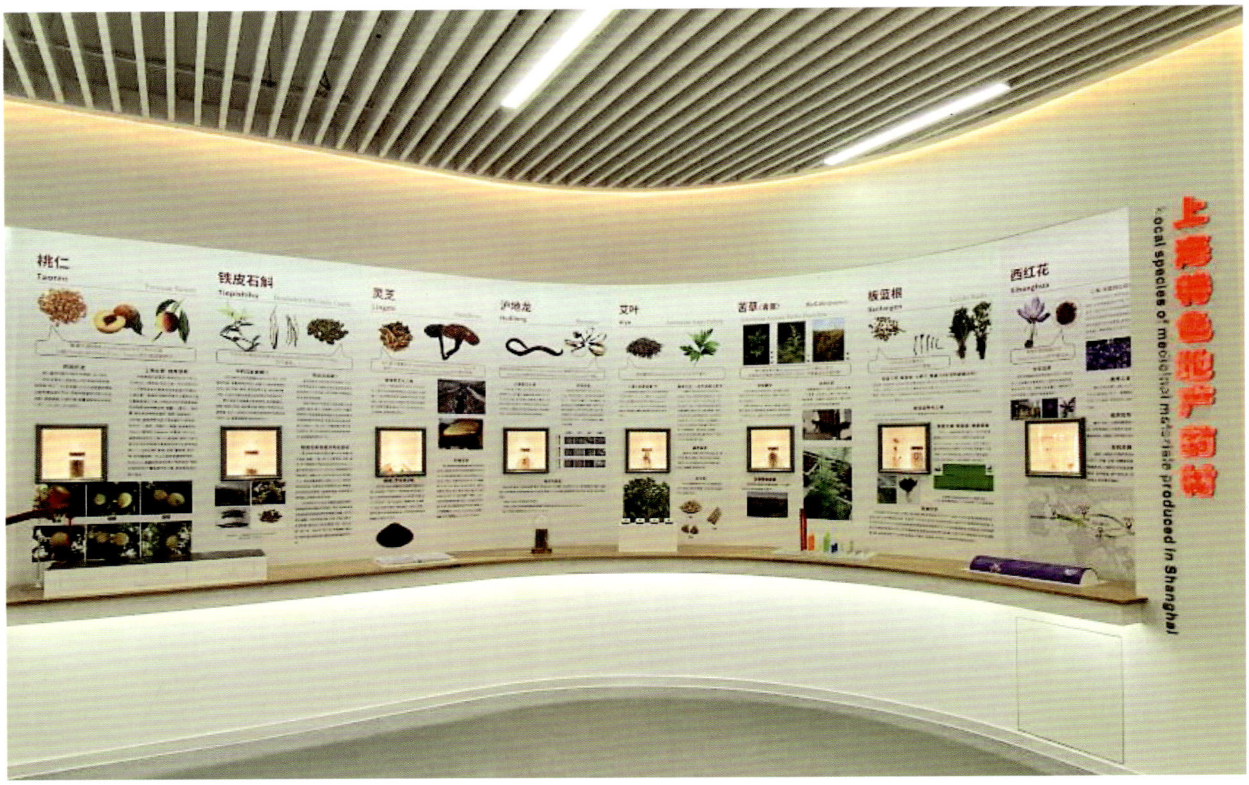

< 上海特色中药资源保护与创制展示馆——上海特色药材 <

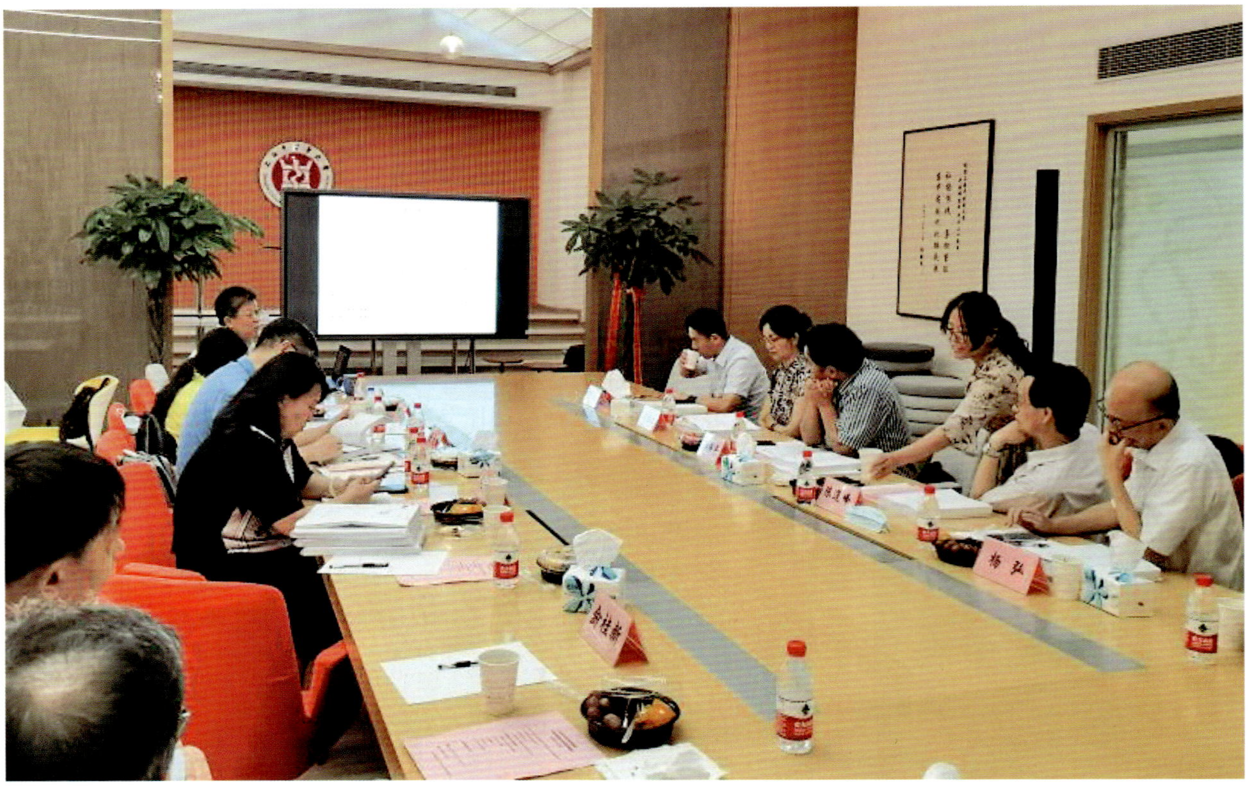

< 省级现场验收会 <

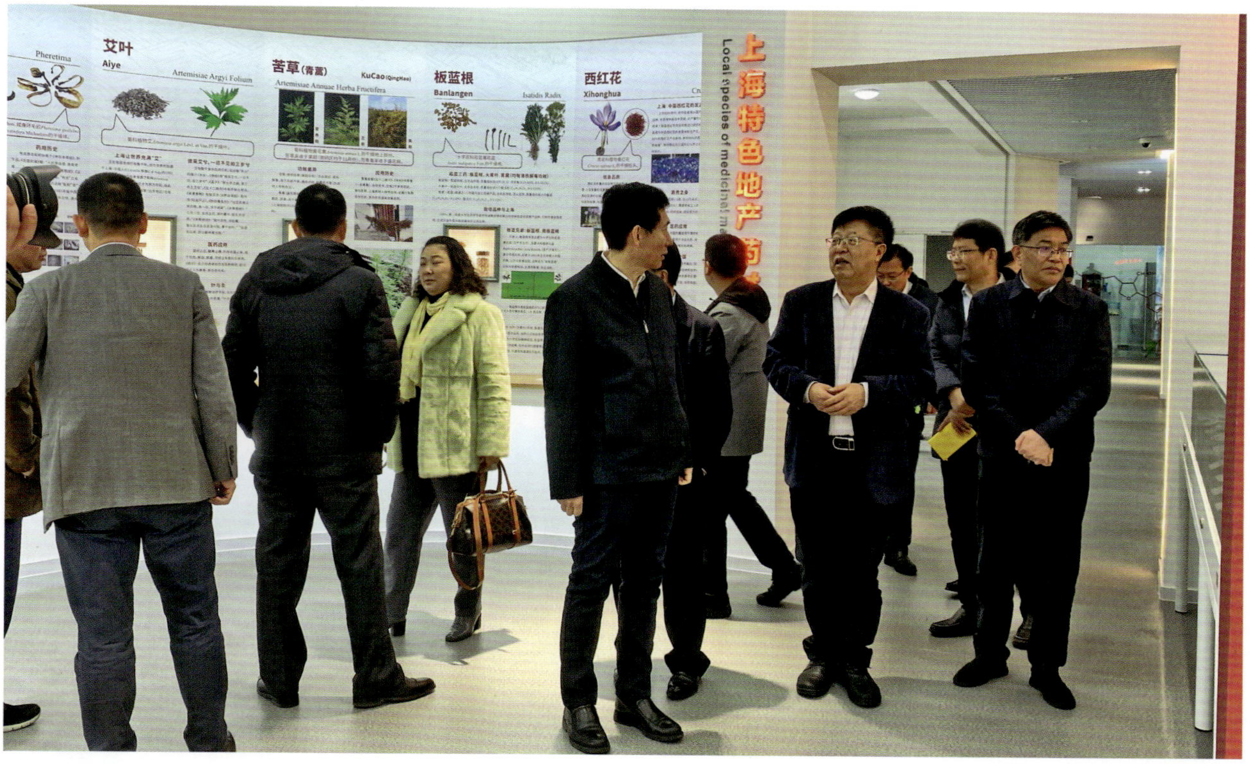

< 向专家领导介绍资源普查成果 <

栽培/养殖药用动植物调查显示，道地药材西红花年产量平均384千克，栽培面积和产量有减少趋势；栽培苦草（青蒿）约1 322亩，年产量291吨；栽培银杏700亩，银杏叶年产量210吨；道地药材沪地龙近年资源萎缩，在上海某饮片公司的支持下，保持养殖面积约800亩，年产量约7.2吨。

传统知识调查显示，崇明区将当地产的青蒿称“苦草”，用于妇女产后恶露不绝及体力恢复，有数百年历史；与上海市地方标准“青蒿（秋蒿）”的区别在于采集时间为果熟期后的地上部分，且不含有青蒿素。现当地企业与上海中医药大学中药所（普查队）进行合作对其深入开发研究，已有苦草茶叶、苦草咖啡等四大类相关产品研制，其中苦草茶成为公司的伴手礼产品，呈现出规模化开发利用

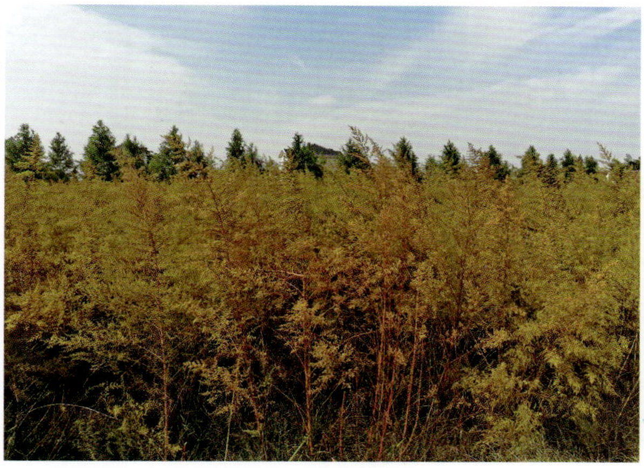

< 药用植物栽培——苦草栽培基地 <

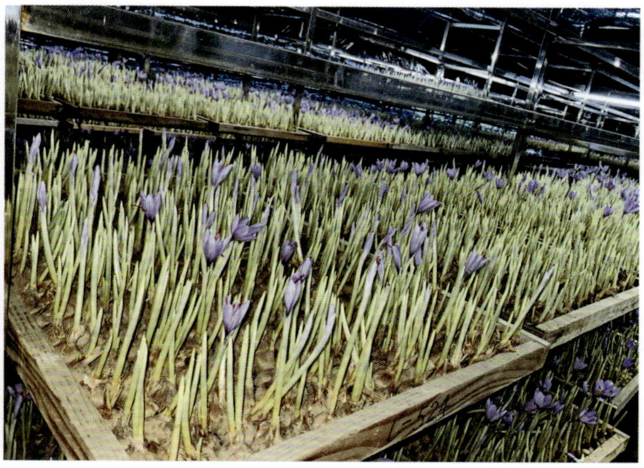

< 药用植物栽培——西红花室内大棚栽培 <

的良好开端。

此次中药资源普查共培养技术骨干 8 人、普查队人员 30 余人；编制“崇明西红花产业现状和发展规划”决策咨询报告已被政府采纳；采用调查样品发表论文 11 篇，编写《中药鉴定学专论》《新编中药材学》等与资源相关的著作 11 部，发布“白茅根配方颗粒”等地方标准 9 项。建设和完善物种保存圃 1 个，建成上海特色中药资源保护与创制展示馆 1 个。

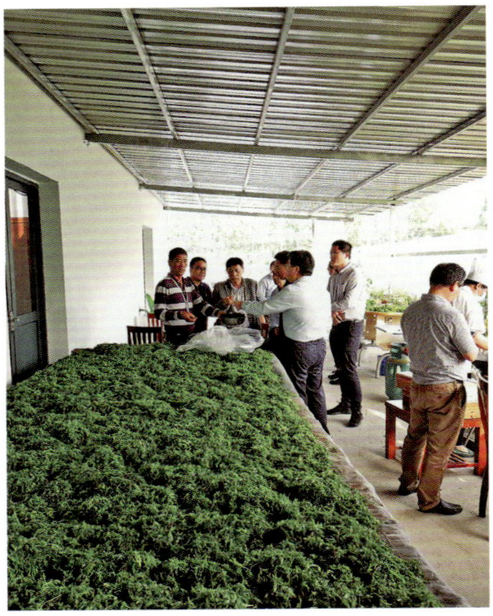

传统知识调查——苦草茶现代加工

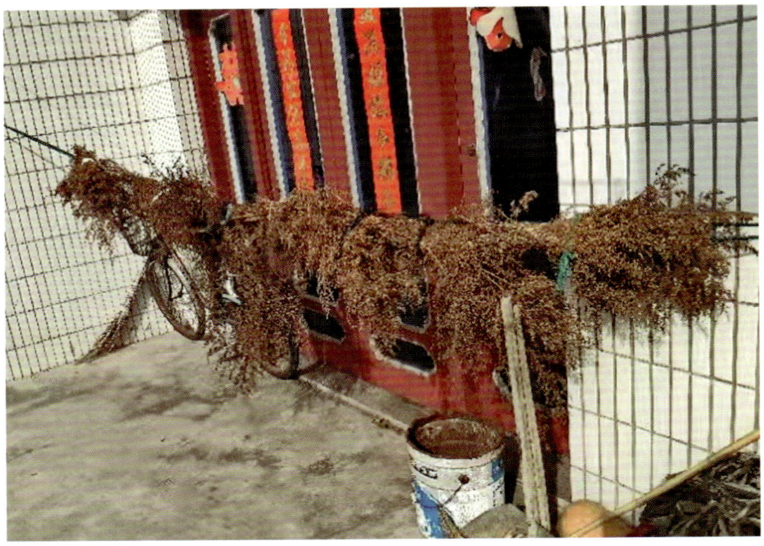

传统知识调查——苦草民间采收使用

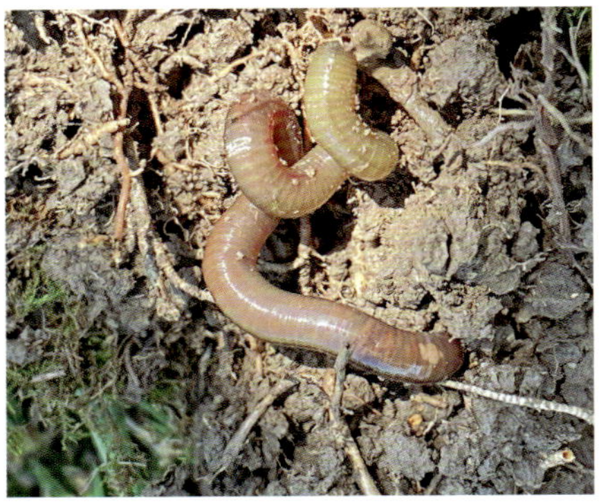

上海道地药材沪地龙原动物

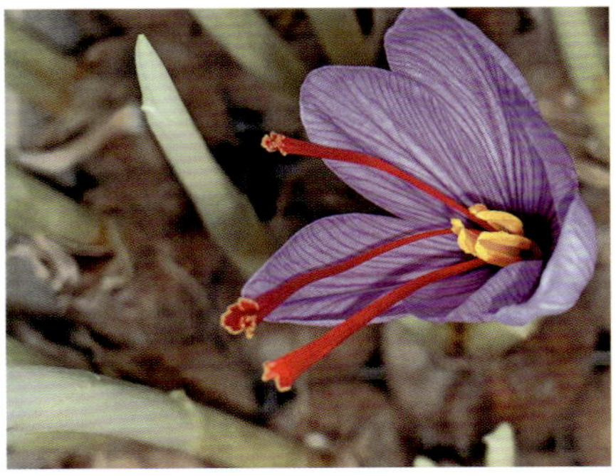

上海道地药材西红花原植物——番红花

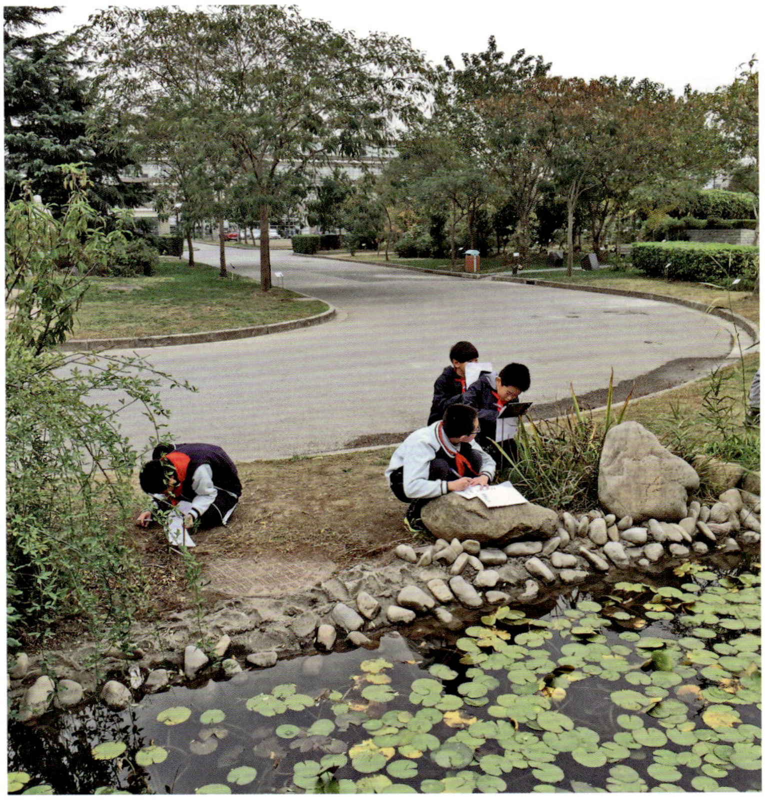

保存圃（百草园）中学生识药活动

江苏省

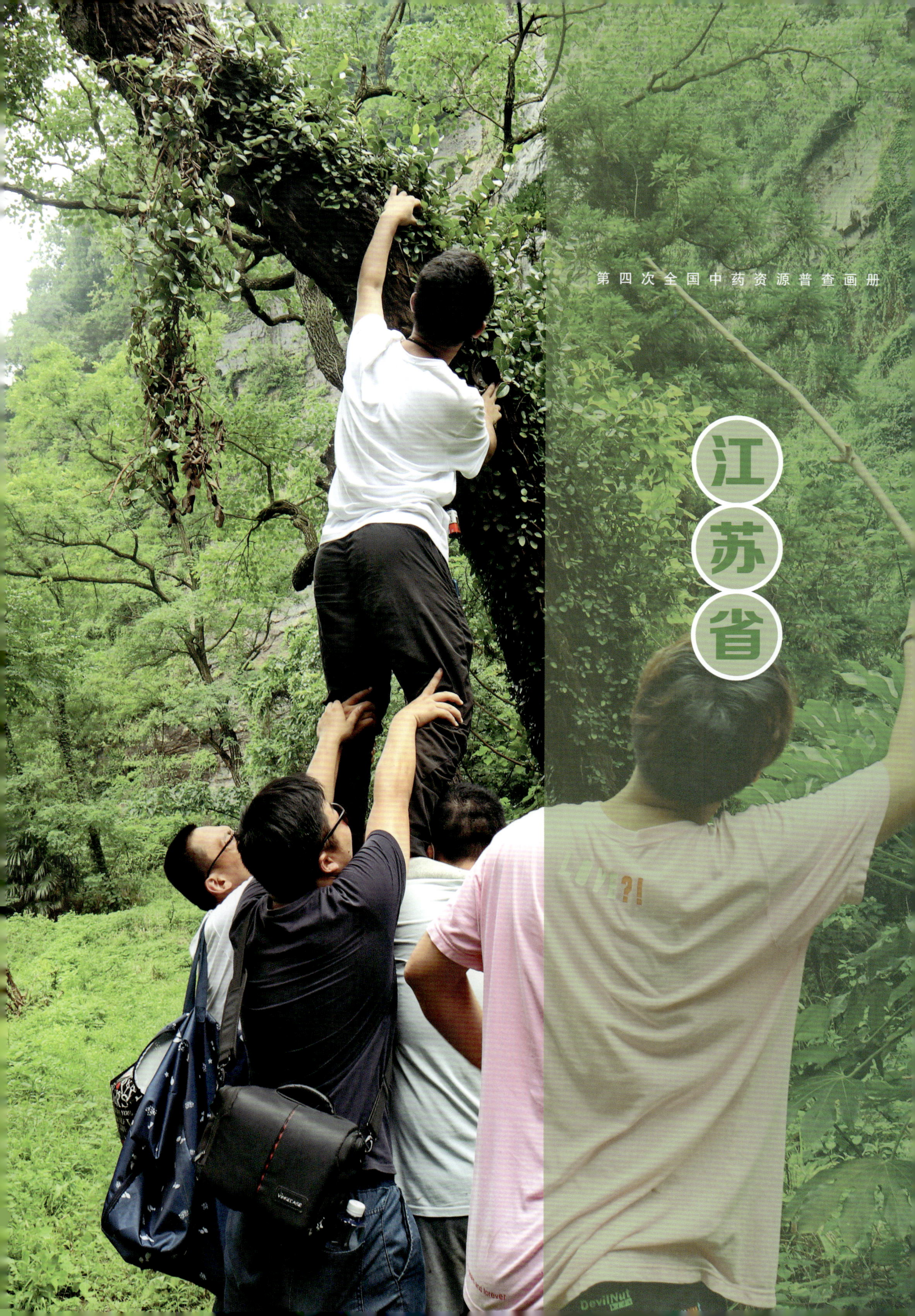

2014 年至 2023 年，江苏省共实地调查 96 个县（市、区），代表区域数量 185 个、调查样地 2 715 个、样方套 11 769 个；调查到中药资源 2 289 种，包括药用植物 1 822 种、动物 401 种、矿物 66 种，有蕴藏量的 317 种、栽培药材 86 种、记录个体数 1 110 种、记录重量 317 种、病虫害 122 种；市场调查主流品种 144 种，传统知识数量 184 条。采集腊叶标本 23 829 份、药材标本 7 239 份、种质资源 3 598 份。拍摄照片 354 565 幅、录像 960 分钟。人工种植面积 590 475 亩，养殖数量 7 种。

江苏省中药资源动态监测信息和技术服务体系及苏北、苏中、苏南三个监测站，累计共完成菊花、水蛭等 10 个产地品种、7 612 条产地调查数据和市场调查数据的审核上报工作。支持射阳县人民政府完成“中国药用菊花特优区”建设，助力打造“苏菊”品牌；开展技术咨询、开展培训等 25 次，发放培训材料 1 600 余份。

完成 17 个种子种苗相关标准与规程的编制并提交。推广近 3 万亩中药材生产。活体保存江苏及华东地区地产中药种质资源 500 余份，收集中药种子标本近 300 份。

普查队在全省访问了 158 位名老中医，搜集了 184 条传统知识及民间验方，涉及药用资源品种 254 种。走访了常州钱氏中医世家传人钱大宇等江苏民间中医代表性人物。

出版《江苏省中药资源区划》《中国中药资源大典·江苏卷》等著作 21 部；发表资源普查相关论文 151 篇；申请发明专利 23 项；发布团体标准 18 项；获软件著作权 2 项；发现植物新种 2 种，新分布记录种 4 种。建设江苏省中医药博物馆南京中医药大学中药标本馆，将中药资源普查工作与中药学国家一流专业建设和人才培养有效结合，“‘研融于教’面向国家战略的中药资源人才培养体系的构建与实践”项目荣获 2017 年江苏省教学成果

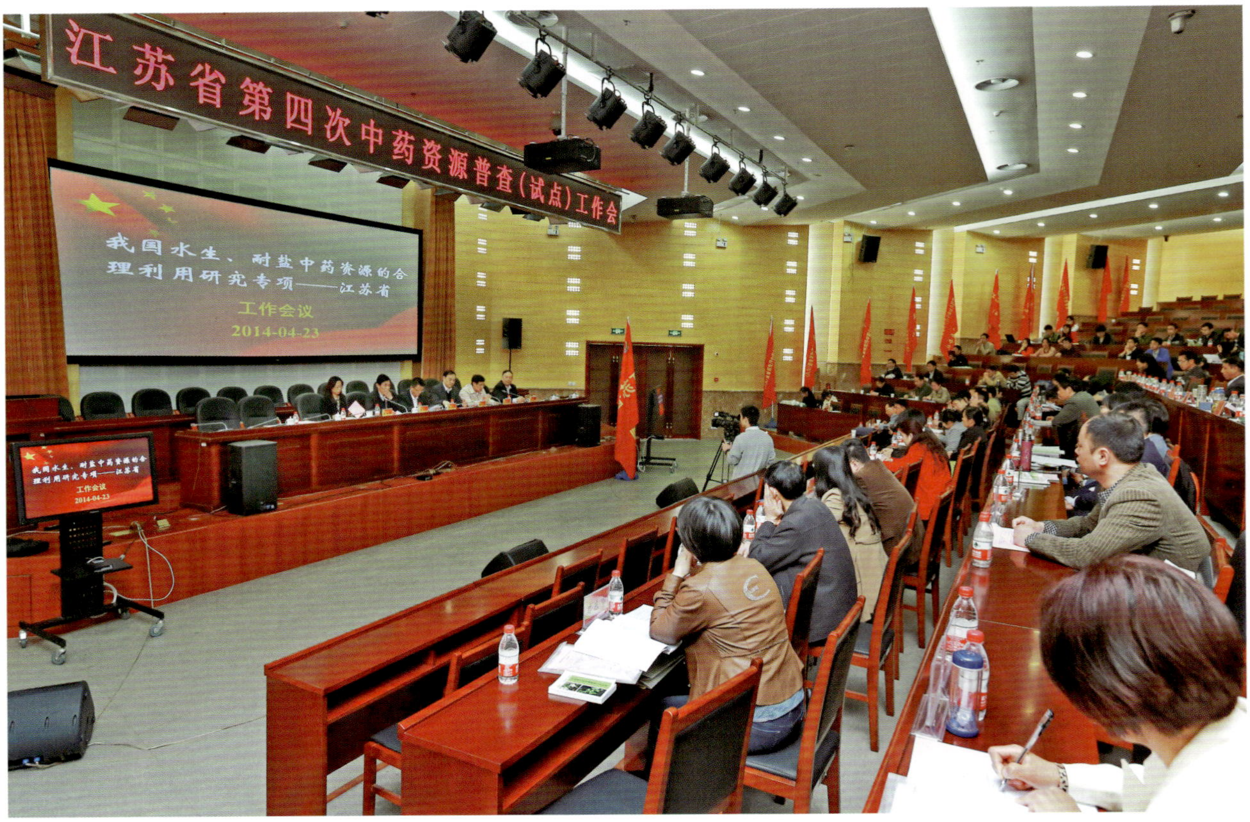

< 江苏省中药资源普查试点工作启动会召开 <

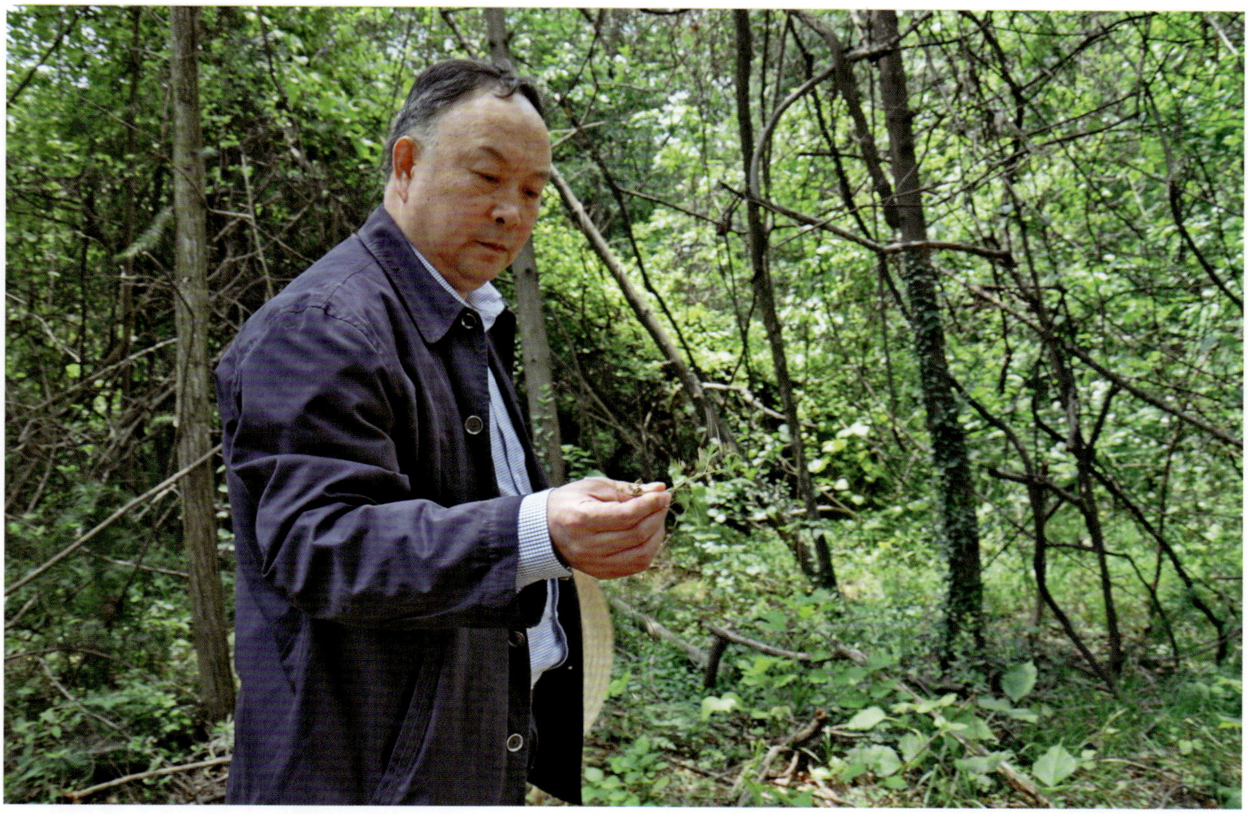

< 普查队员野外调查 <

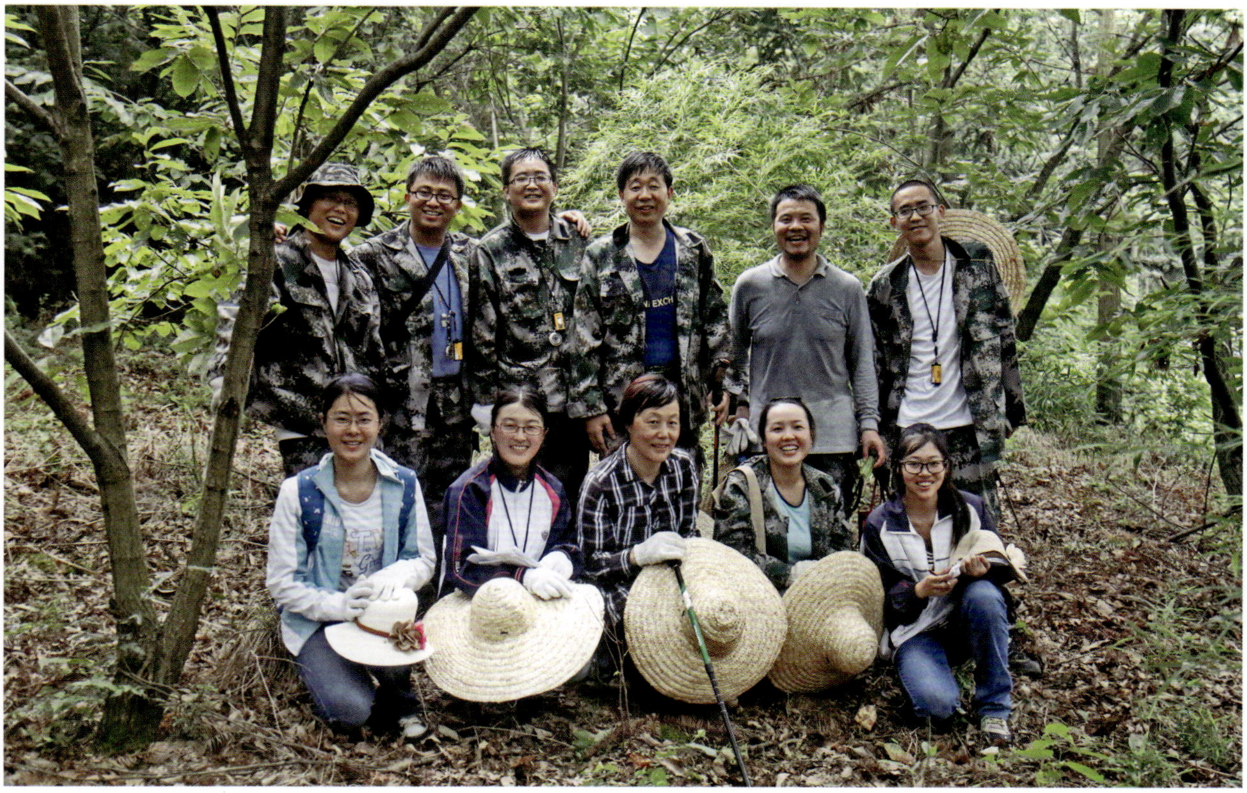

< 江苏省溧阳市普查队完成丘陵样地调查后合影 <

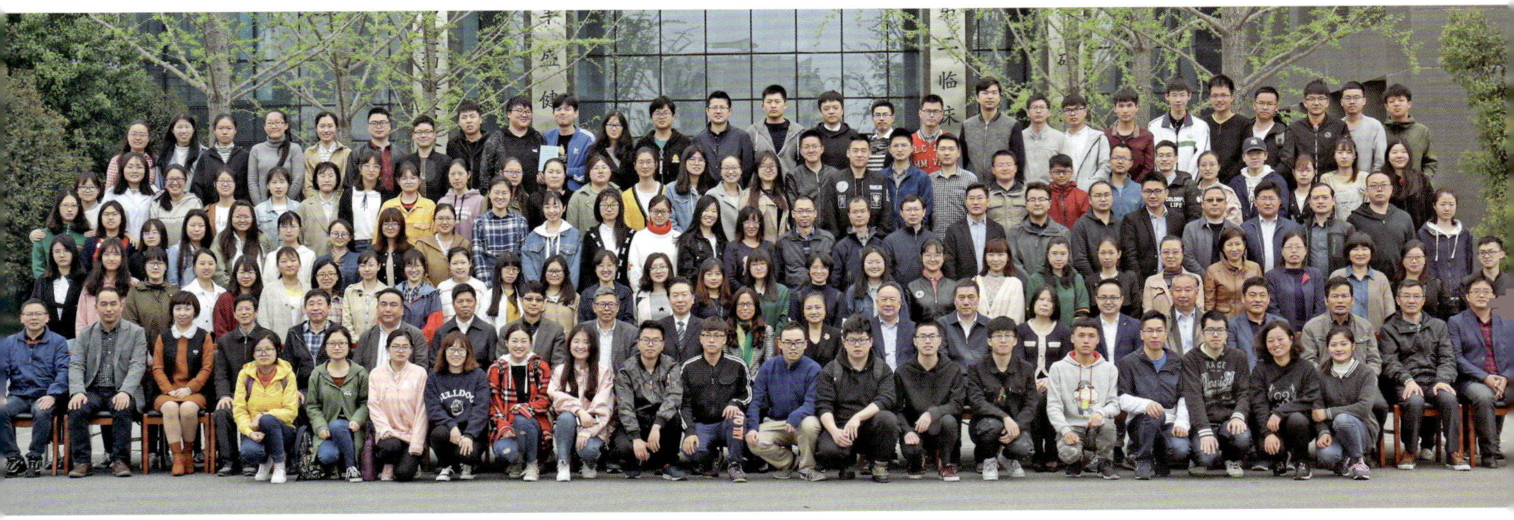

江苏省中药资源普查工作部署暨技术培训会议

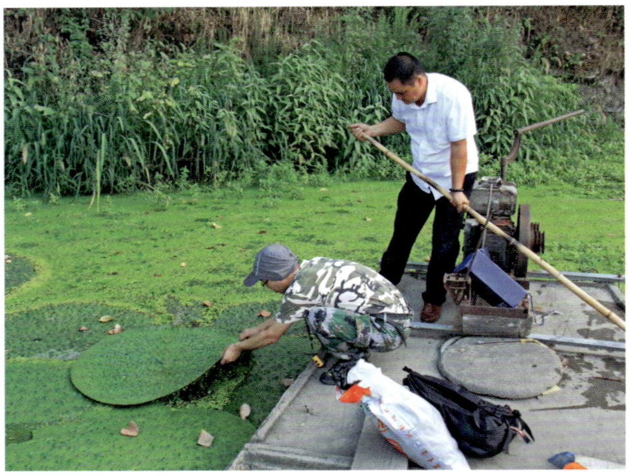

淮安区普查队员采集水生药材芡实植物标本

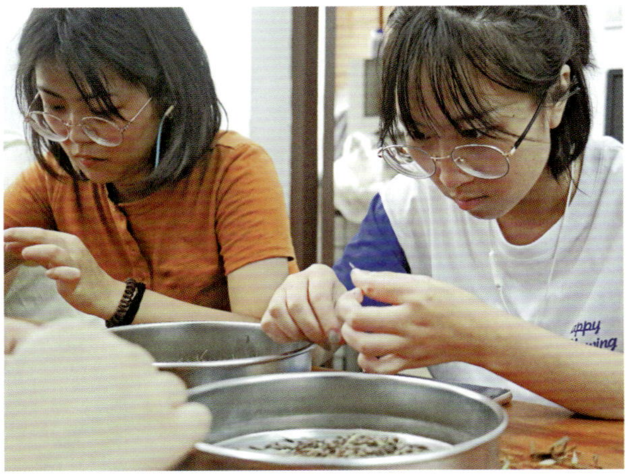

淮阴区中药资源普查内业整理药材种子

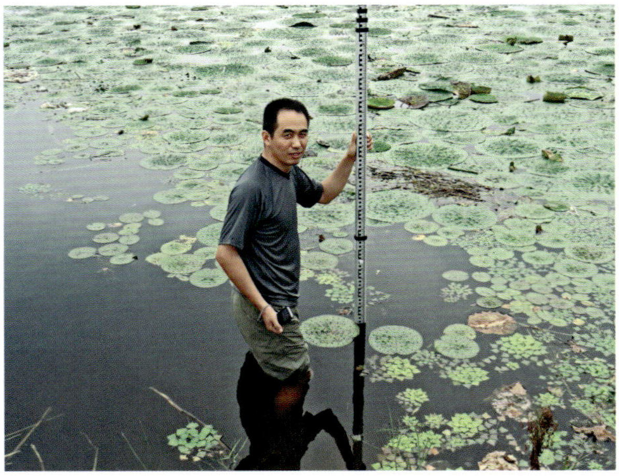

普查队员调查水生药用资源

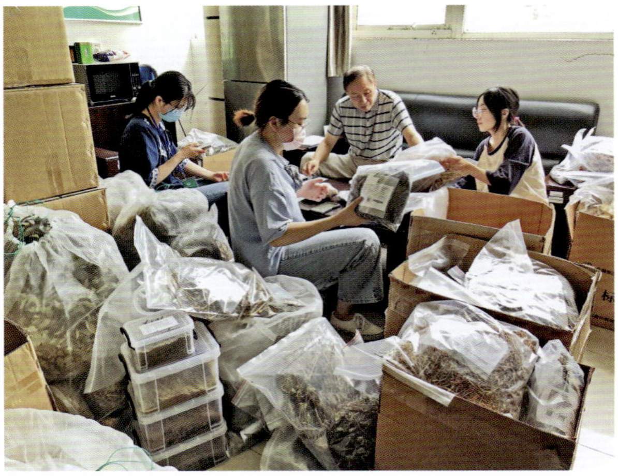

江苏省药材标本鉴定

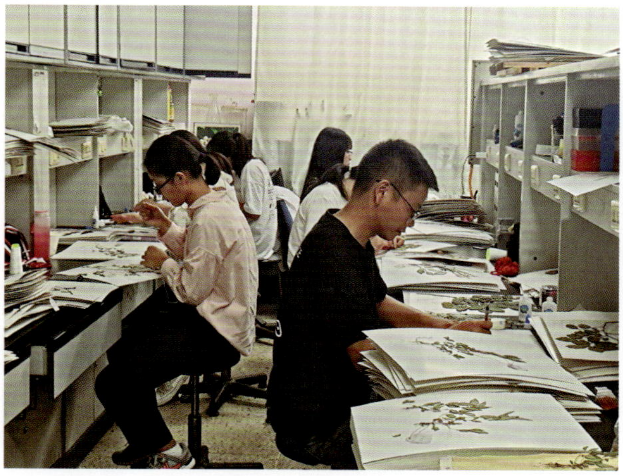

< 建邺区普查队队员制作标本 <

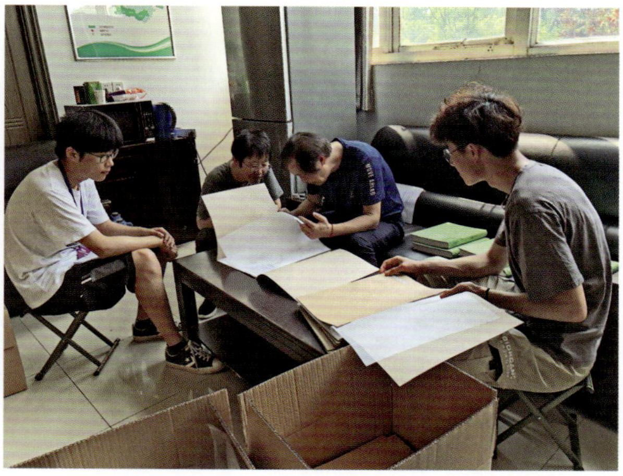

< 普查办组织专家对各县标本逐一核查 <

奖二等奖。牵头申报的“适宜于全国沿海地区水生、耐盐药用生物资源调查技术方法体系的创建与应用”项目荣获2020年度中国中医科学院中药资源普查科学技术奖一等奖。“江苏省中药资源普查实现全覆盖，高质量完成‘摸清家底’任务”入选2021年度江苏省中医药十大新闻。在南通、淮安、盐城、常州、宿迁等地召开中药资源普查成果对接会，积极参与省内多地中医药特色小镇规划建设，协助起草南通市“十三五”生物医药产业发展规划等。基于江苏省中药资源普查一手数据，起草《全力打造特色鲜明的中药产业强省》政策建议，2022年11月获许昆林省长、胡广杰副省长批示。

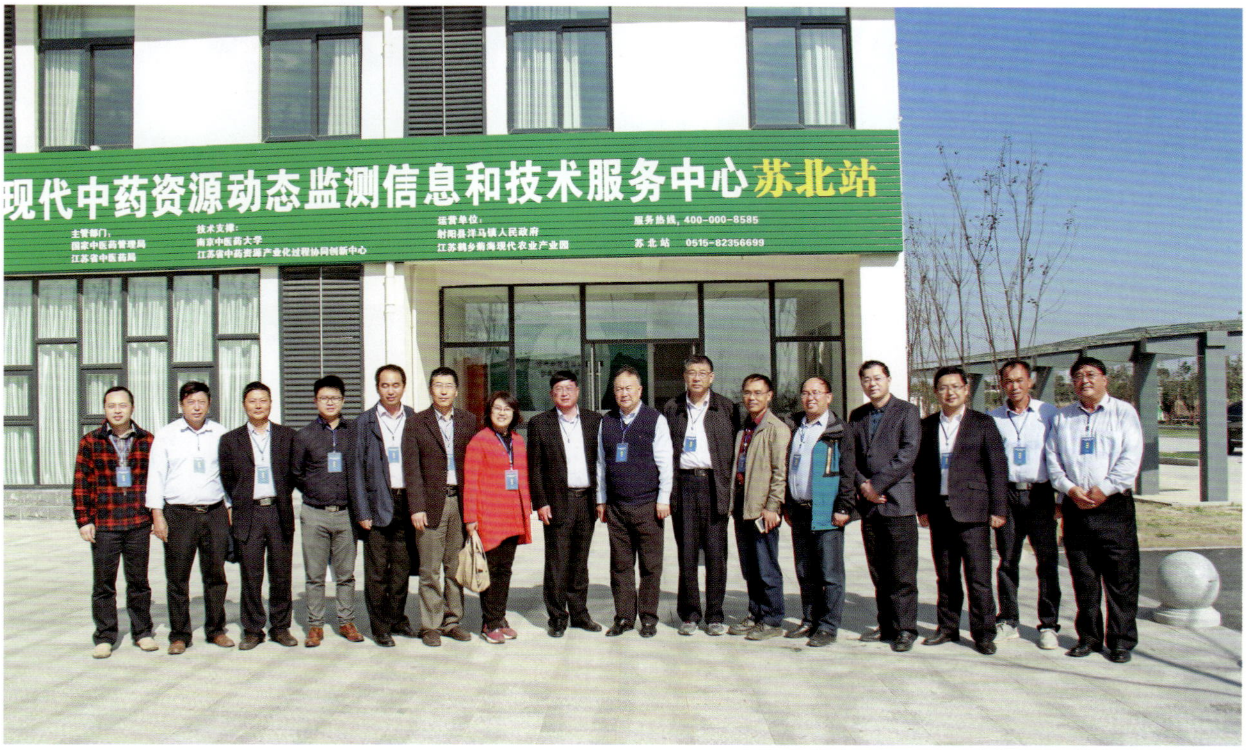

< 江苏省省级中心联合苏北站组织专家考察洋马镇菊花产业 <

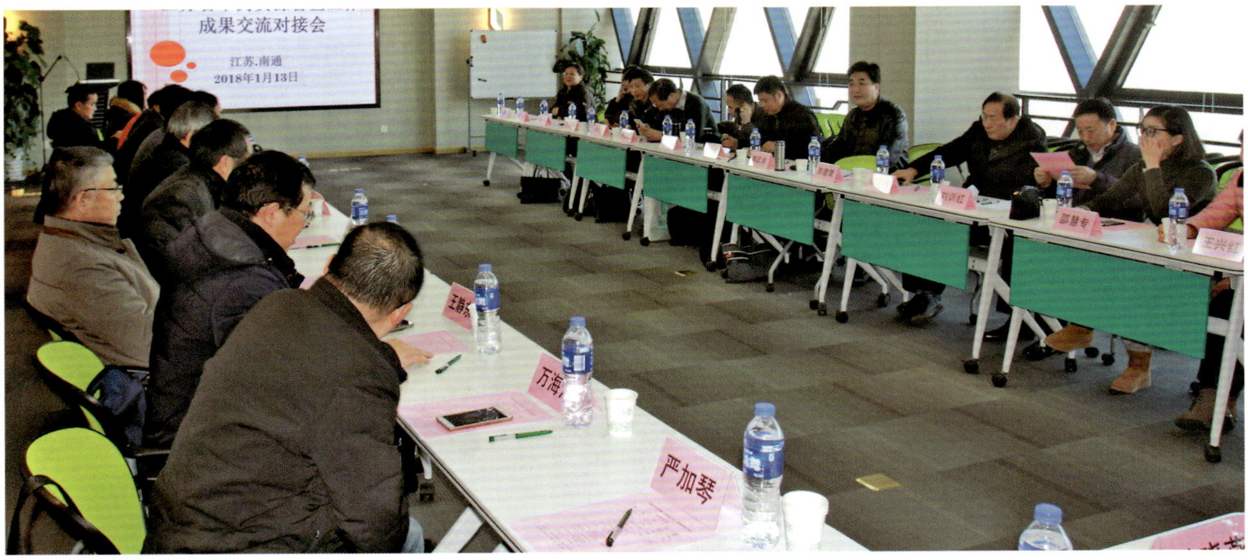

< 召开南通地区中药资源普查成果对接会 <

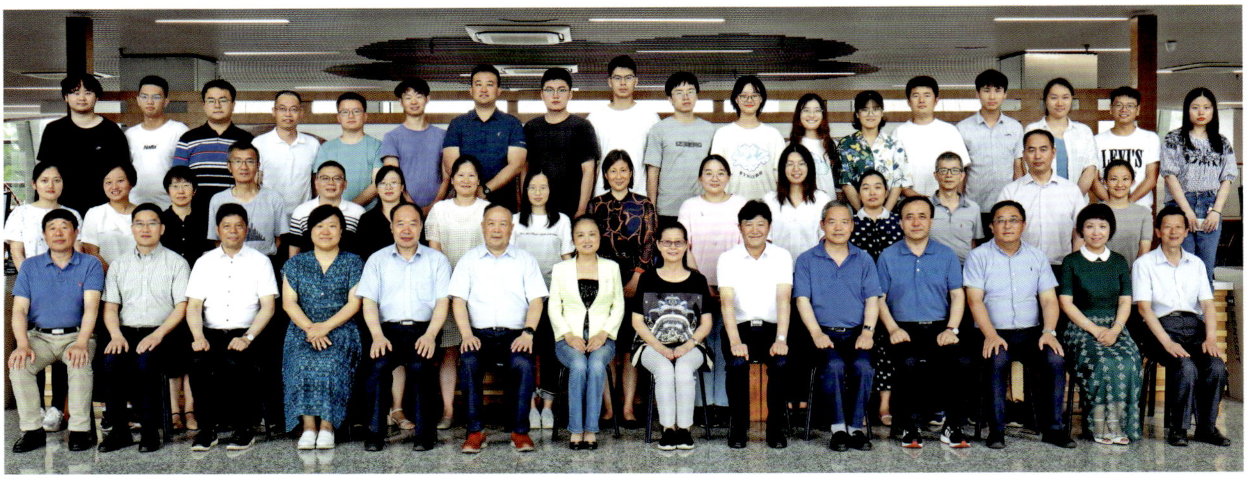

< 江苏省中药资源普查（2019—2020 年）省级验收会 <

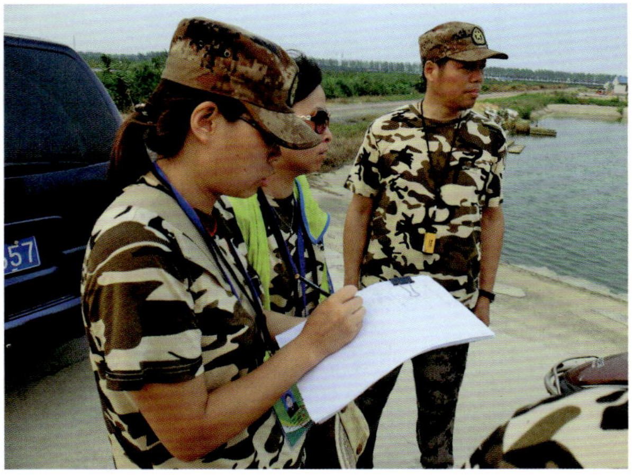

< 走访调查 <

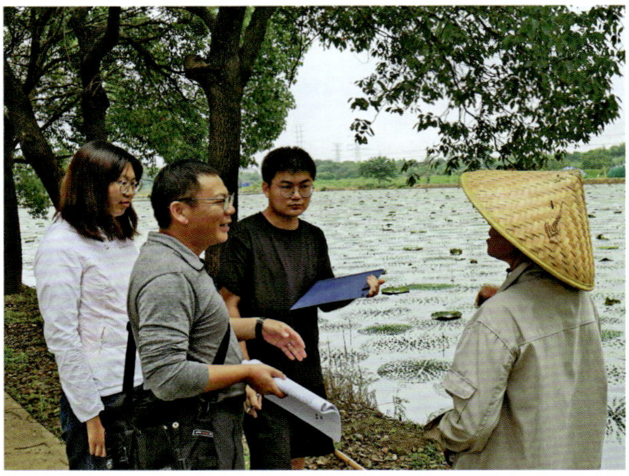

< 苏州相城区芡实栽培走访调查 <

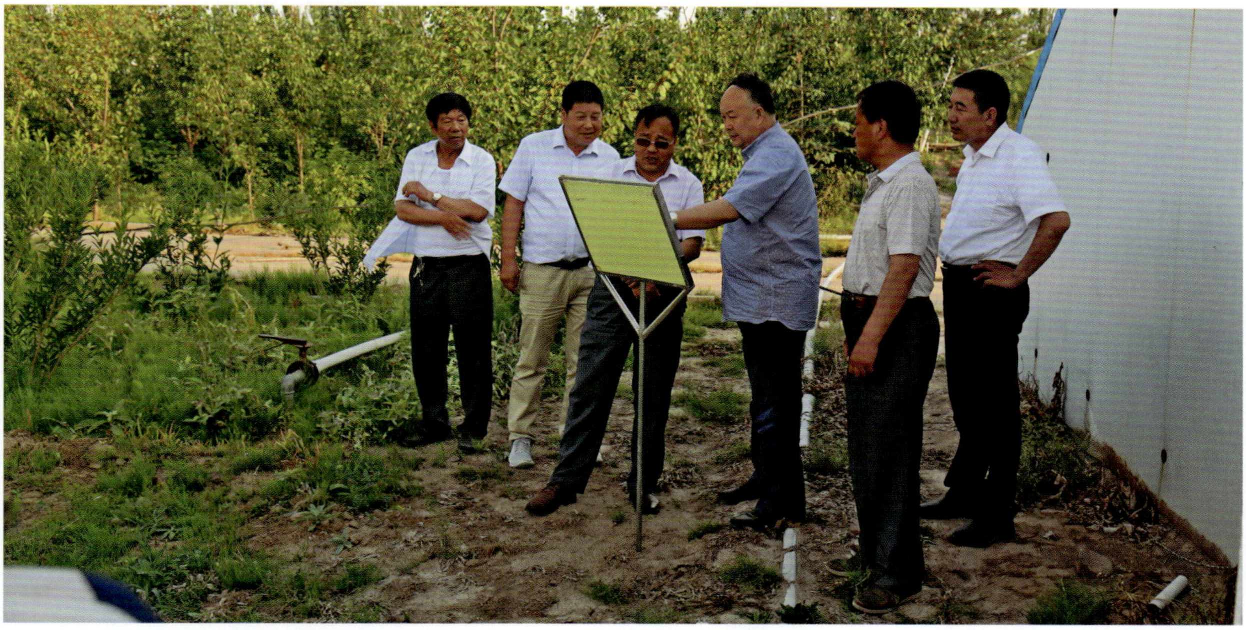

< 实地技术指导 <

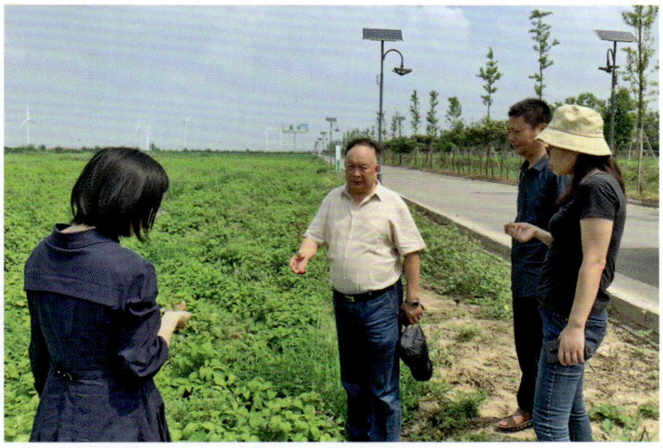

< 实地调查丹参种植情况 <

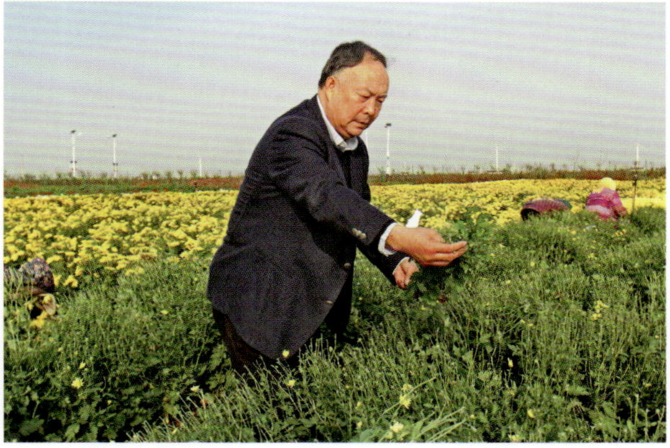

< 实地调查菊花种植情况 <

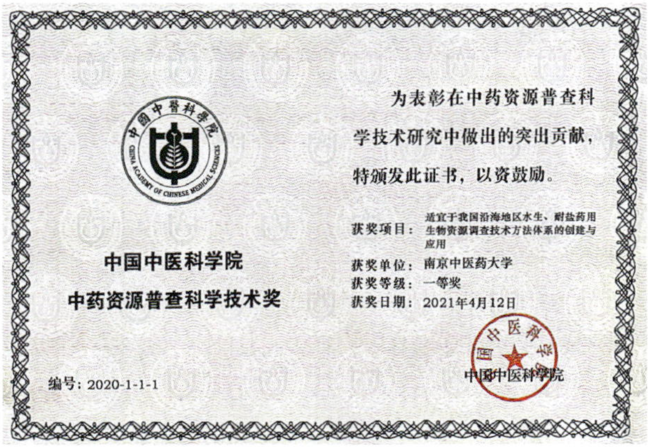

中国中医科学院

中药资源普查科学技术奖

为表彰在中药资源普查科学技术研究中做出的突出贡献，特颁发此证书，以资鼓励。

获奖项目：适宜于我国沿海地区水生、耐盐药用生物资源调查技术方法体系的创建与应用

获奖单位：南京中医药大学

获奖等级：一等奖

获奖日期：2021年4月12日

编号：2020-1-1-1

< 成果获中药资源普查一等奖 <

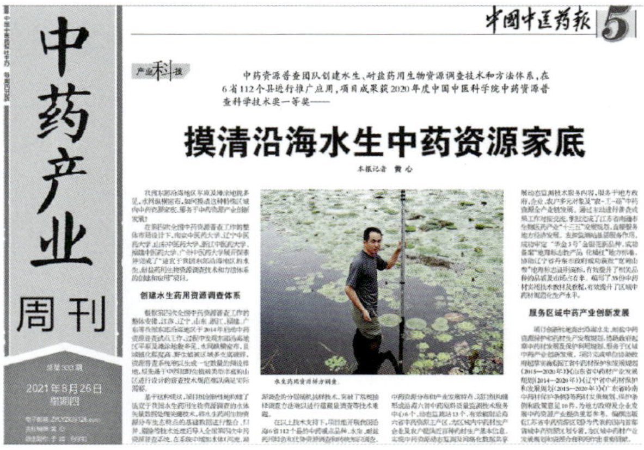

中药产业周刊

中国中医药报 5

产业科技

中药资源普查团队创建水生、耐盐药用生物资源调查技术和方法体系，在6省112个县进行推广应用，项目成果获2020年度中国中医科学院中药资源普查科学技术奖一等奖——

摸清沿海水生中药资源家底

本报记者 黄心

创建水生药用资源调查体系

服务区域中药产业创新发展

2021年8月26日 星期四

《中国中医药报》报道普查工作 <

浙江省

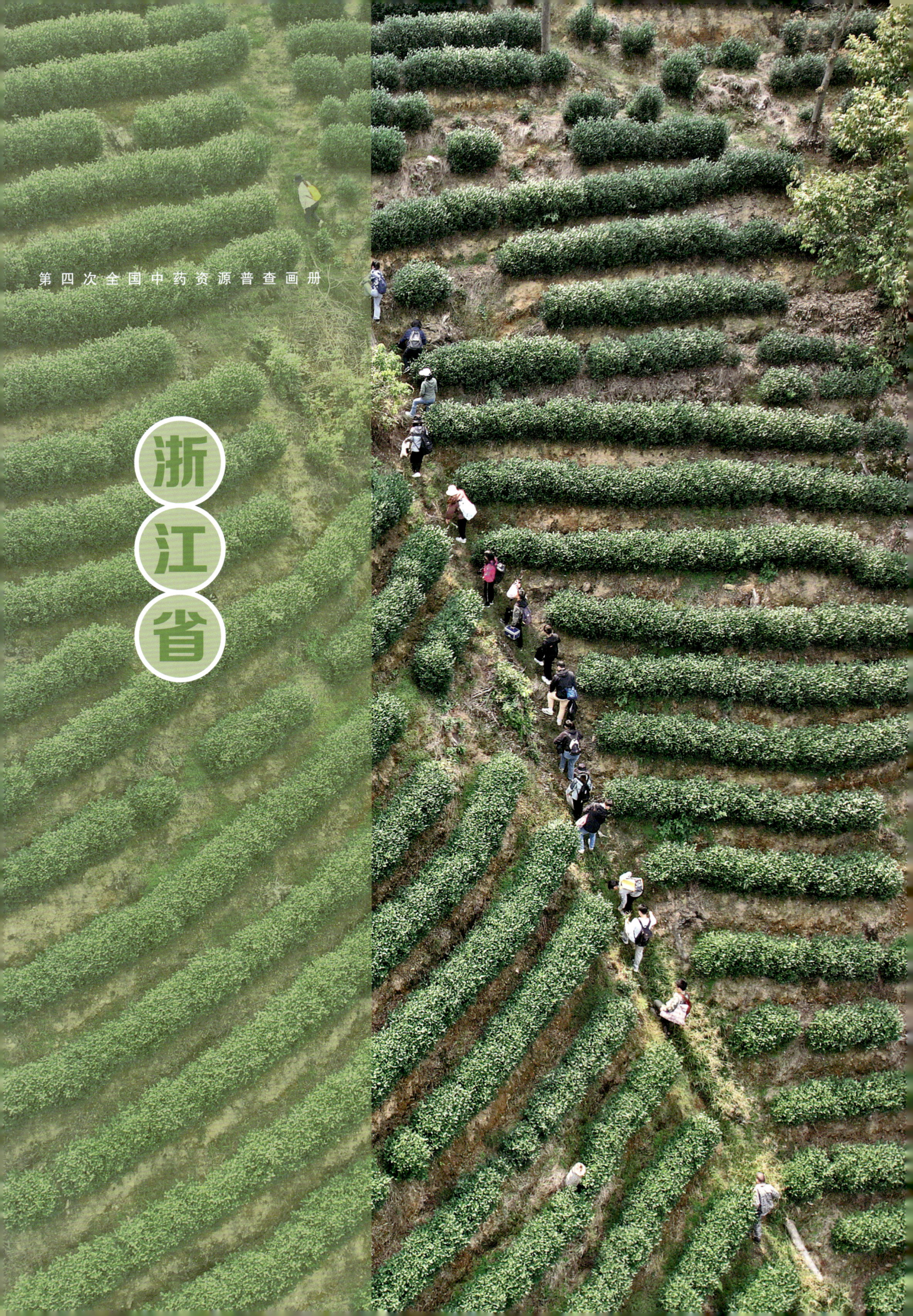

浙江省中药资源普查试点工作于2014年启动，到2018年已在80个县（市、区）开展了普查工作。2018年7月21个普查试点县的国家验收完成，2022年底完成了其余59个县的国家验收，整体情况良好。

截至2021年底，浙江省完成了80个县（市、区）的普查任务，共完成样地2 712个、样方套13 560个。调查到浙江省植物3 225种，隶属218科1 080属；药用植物资源2 296种，其中菌类植物1科1属1种，苔藓植物8科10属10种，蕨类植物36科72属163种，裸子植物8科22属40种，单子叶植物24科167属354种，双子叶植物129科665属1 728种；动物药14种，隶属11科13属，其中软体动物2种、节肢动物5种、两栖动物1种、爬行动物4种、鸟类1种、哺乳动物1种；矿物药3种。通过本次中药资源普查工作，上交腊叶标本46 053份、药材标本3 913份、种质标本2 898份，基本摸清了浙江省中药资源本底资料。在普查工作中，陆续发表新种1个、新分布新记录5个。编辑出版书籍10部，申报专利3项。鼓励众多本科生、研究生参与中药资源普查工作，指导本科生毕业论文340篇、硕士毕业论文39篇、博士毕业论文4篇，发表论文42篇。普查队员考

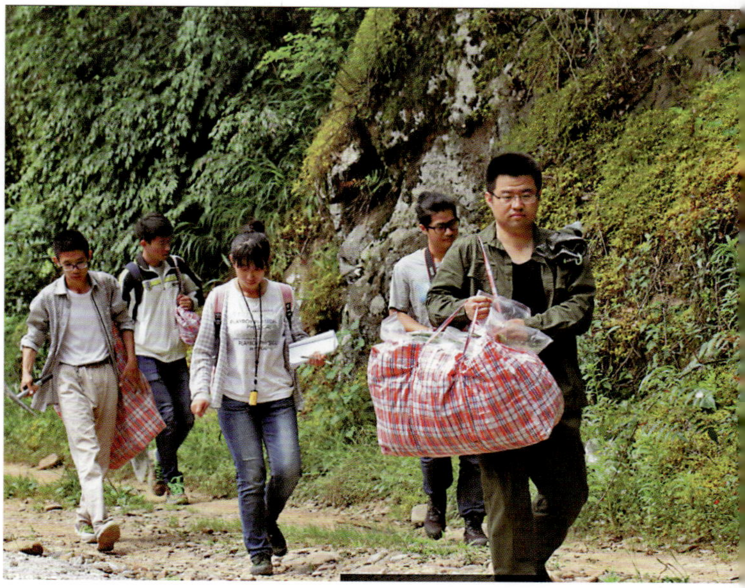

< 睢宁老师带领队员们进行样线调查，做记录，拍照片，各司其职开展工作 <

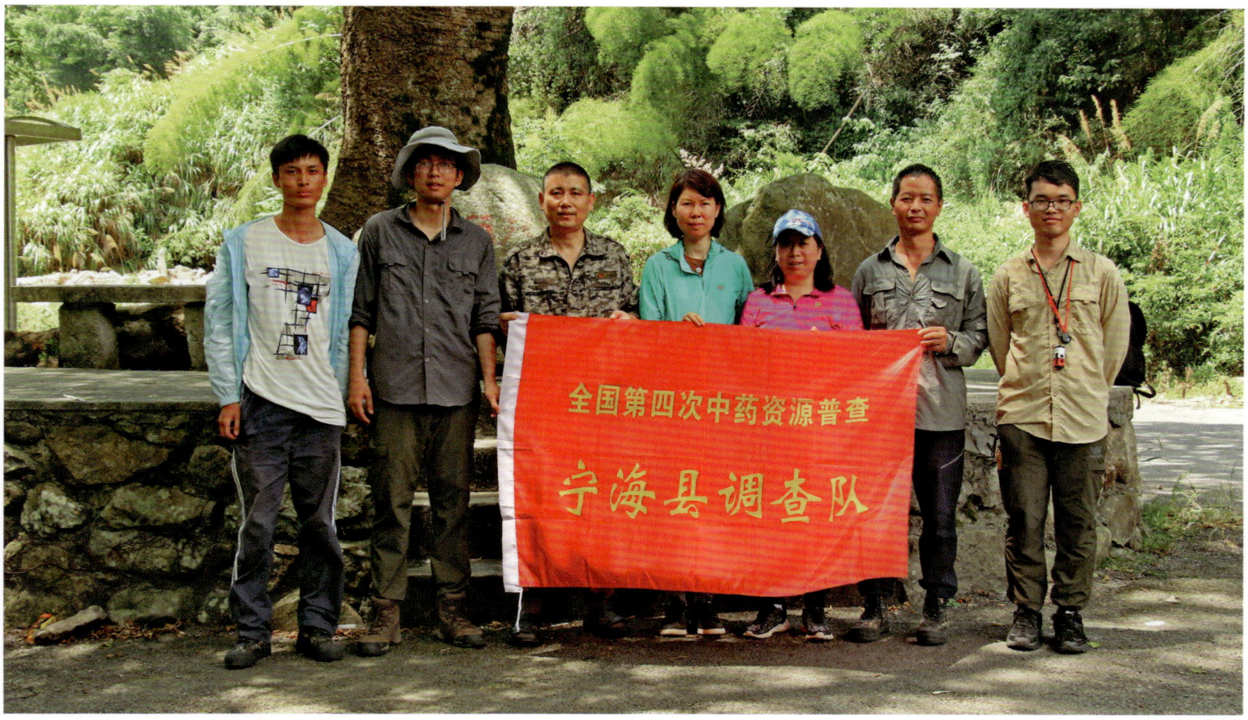

< 在老师带领下的宁海县普查队 <

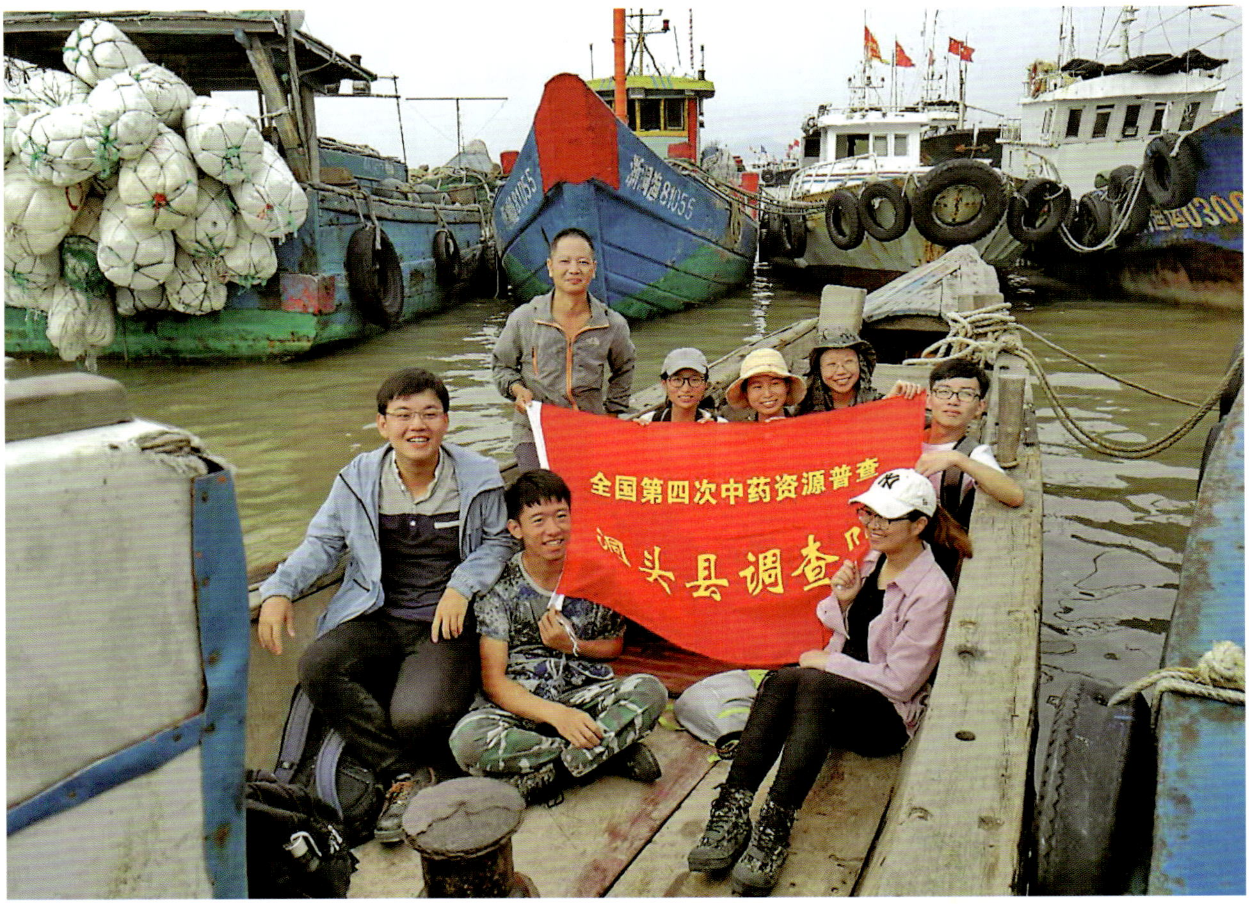

出发去暂未通航的离岛调查，既兴奋又有些担心

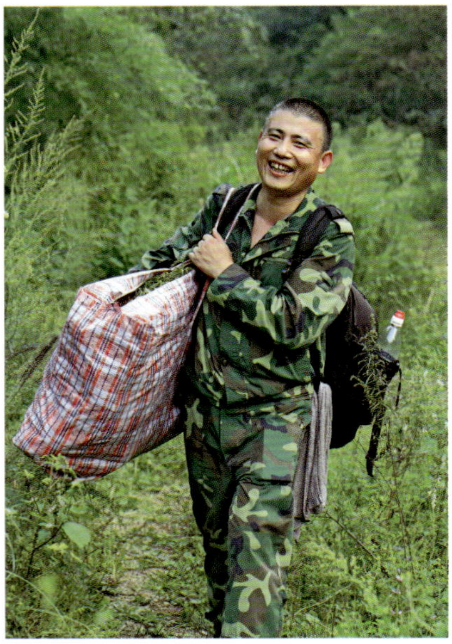

浙江省中药资源普查技术负责人张水利采药归来

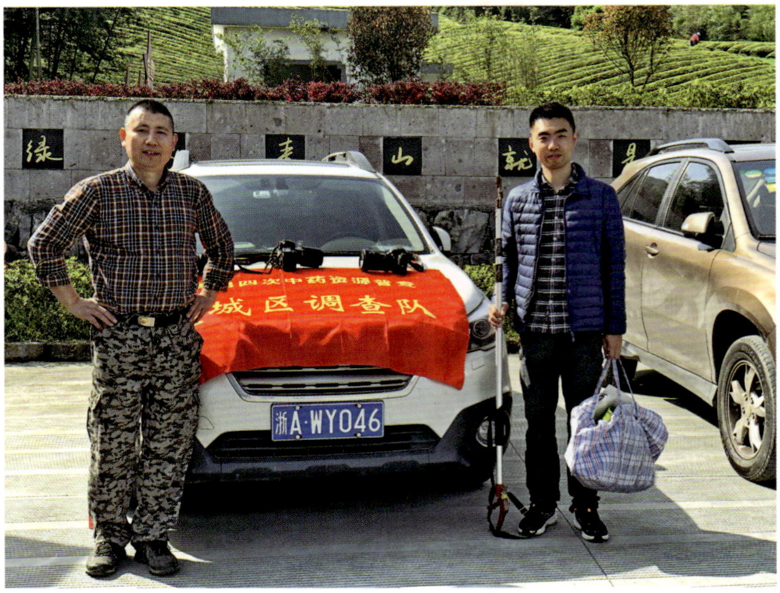

出发前的准备

取博士生 2 人、硕士生 42 人。在中药资源普查工作过程中，培养和造就了老中青结合的一大批吃苦耐劳、业务精良的中药资源工作人员。

完成了 2021 年浙江省中药原料质量监测技术服务中心及丽水、磐安两个监测站的年度工作，上传数据 3 000 多条，在全省多个区域建立了中药材企业和合作社的服务体系。推荐中药资源管理人才研修班学员 6 人，已结业 4 人，申报专利 3 项，撰写出版著作 9 部。

完成了浙贝母、元胡、黄精、华重楼、白及、铁皮石斛、西红花、覆盆子、於术等种子种苗繁育基地建设及验收工作，制定了道地中药材栽培繁育技术规程 9 项。带动周边农户 200 余人，制定了低收入人群增收方案，增加了农户收入。

2014—2021 年，浙江省中药资源普查队奔赴各县市区，走访医院、卫生院、药店、药材市场等，访问了 200 多名老中医、民间草医，共收集传统知识 448 条。

团队成员作为浙江中医药大学科技特派员核心，有 4 人担任个人省级科技特派员，3 人为市级科技特派员，2 支团队特派员队伍。开展校地、校企合作，为当地带来超过 5 000 万元的经济效益；中药资源开发与利用研究所分别为浙江中医药大学在丽水庆元、柯城区技术转移中心的主要载体，扶持企业 100 余家，指导地方中药种植繁育基地 50 余亩，指导种植中药材 5 000 余亩。

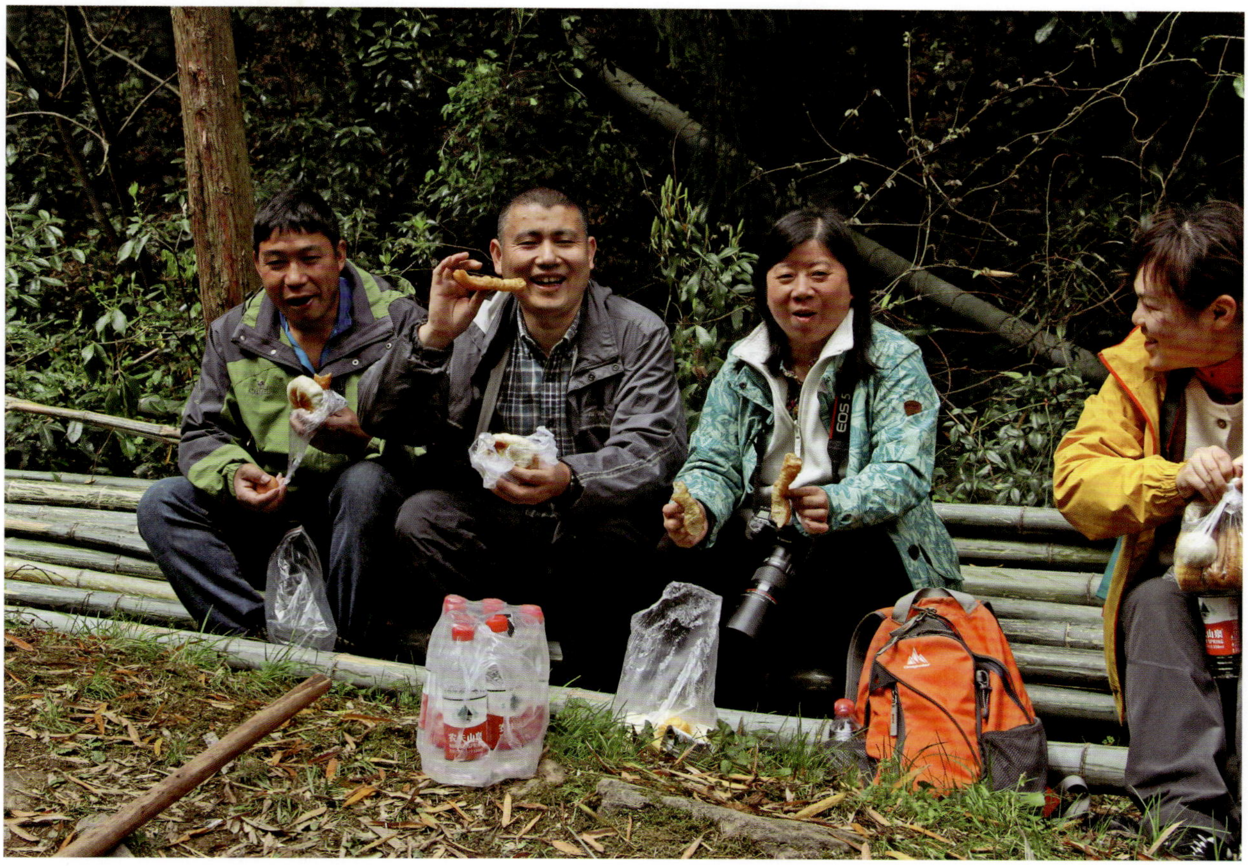

< 普查中的午餐 <

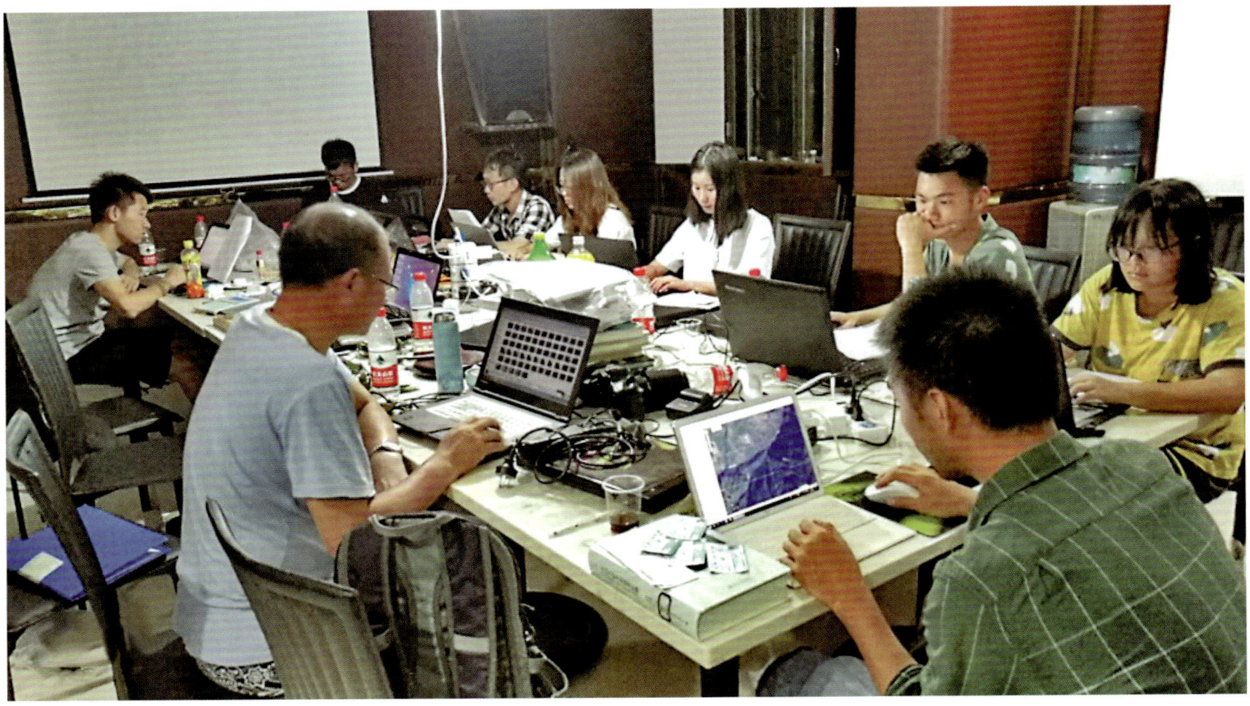

< 结束一天的野外调查，大家抓紧时间进行当天数据的整理工作，每一项数据都要经过多次的校对才能上传 <

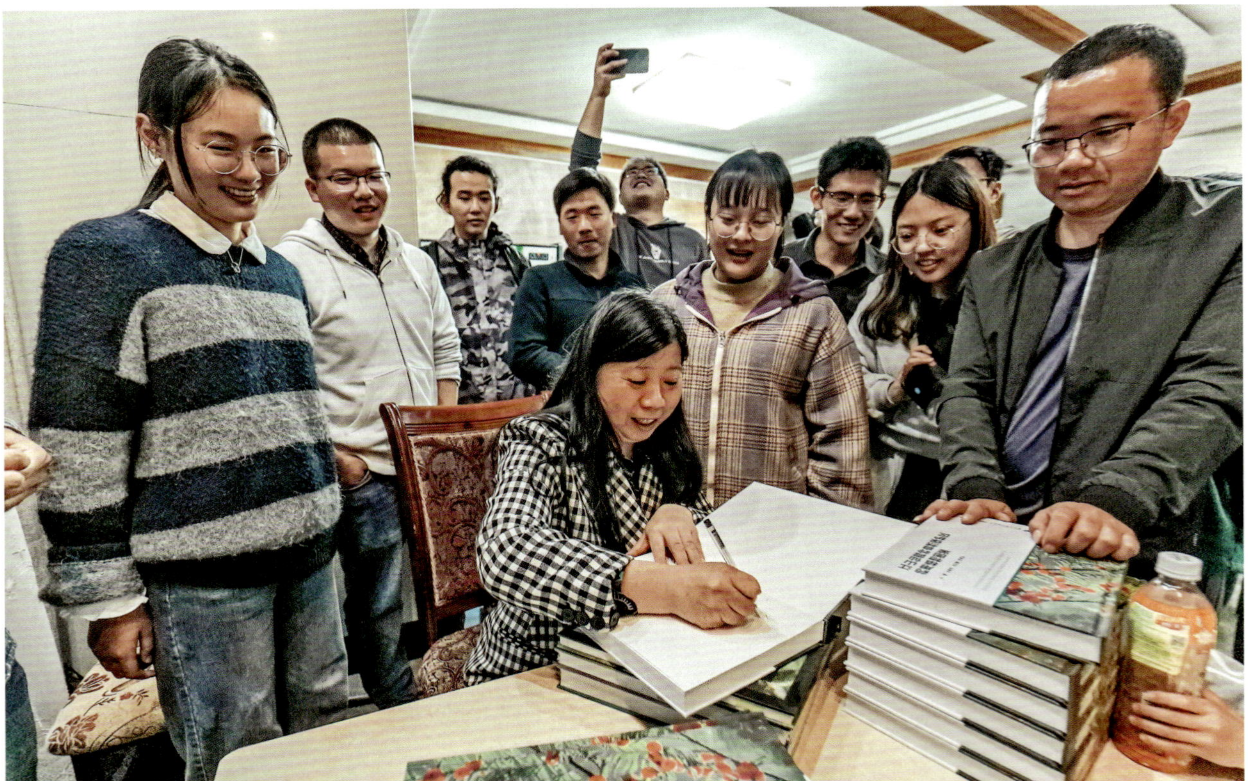

< 新书签赠仪式 <

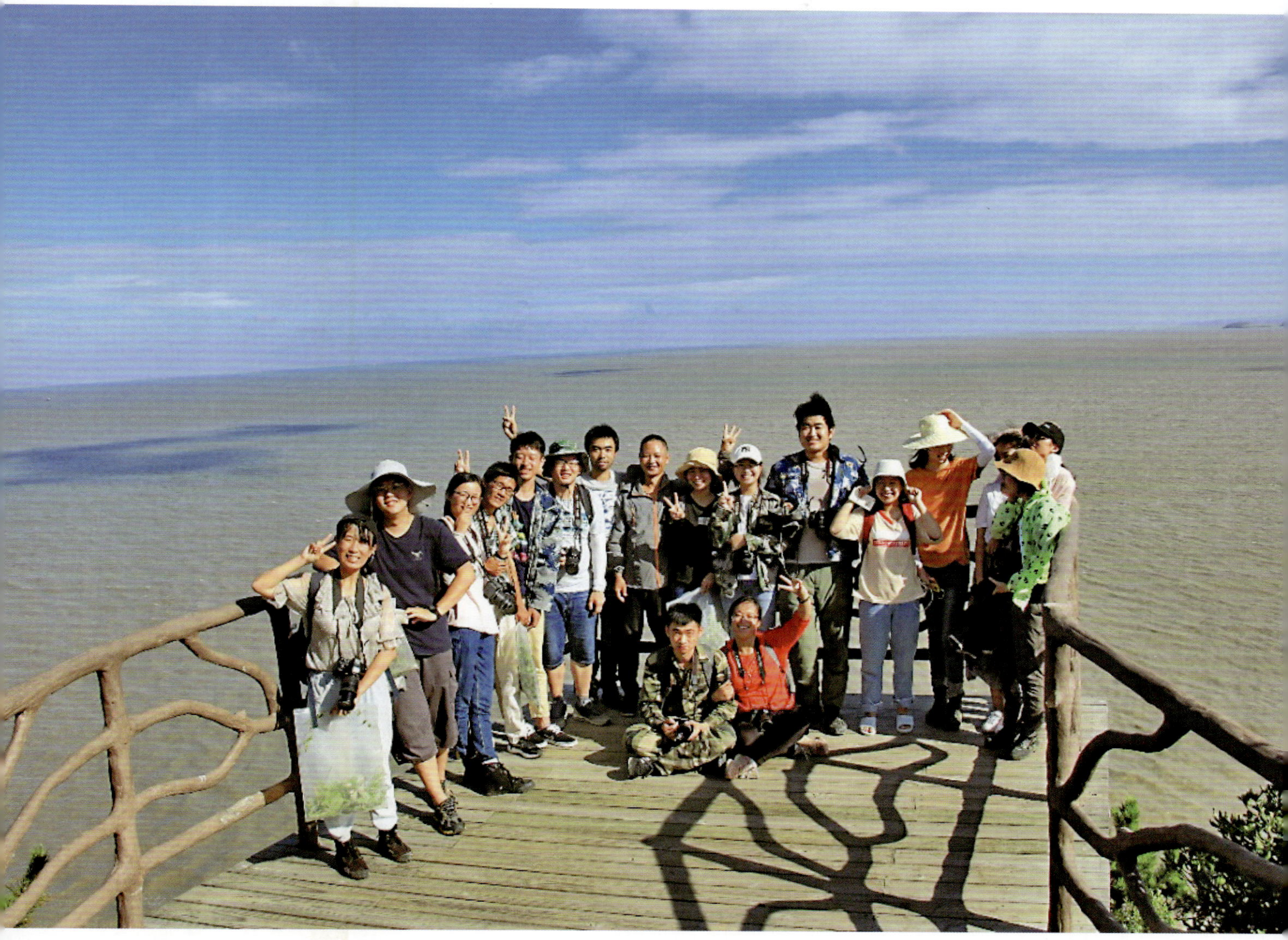

< 一天的野外调查结束了，看见海边的观景平台，队员们欢呼雀跃，海风与阳光扫除了一切疲惫。用脚丈量山河，用心感受中药；历资源普查，知本草珍贵！ <

安徽省

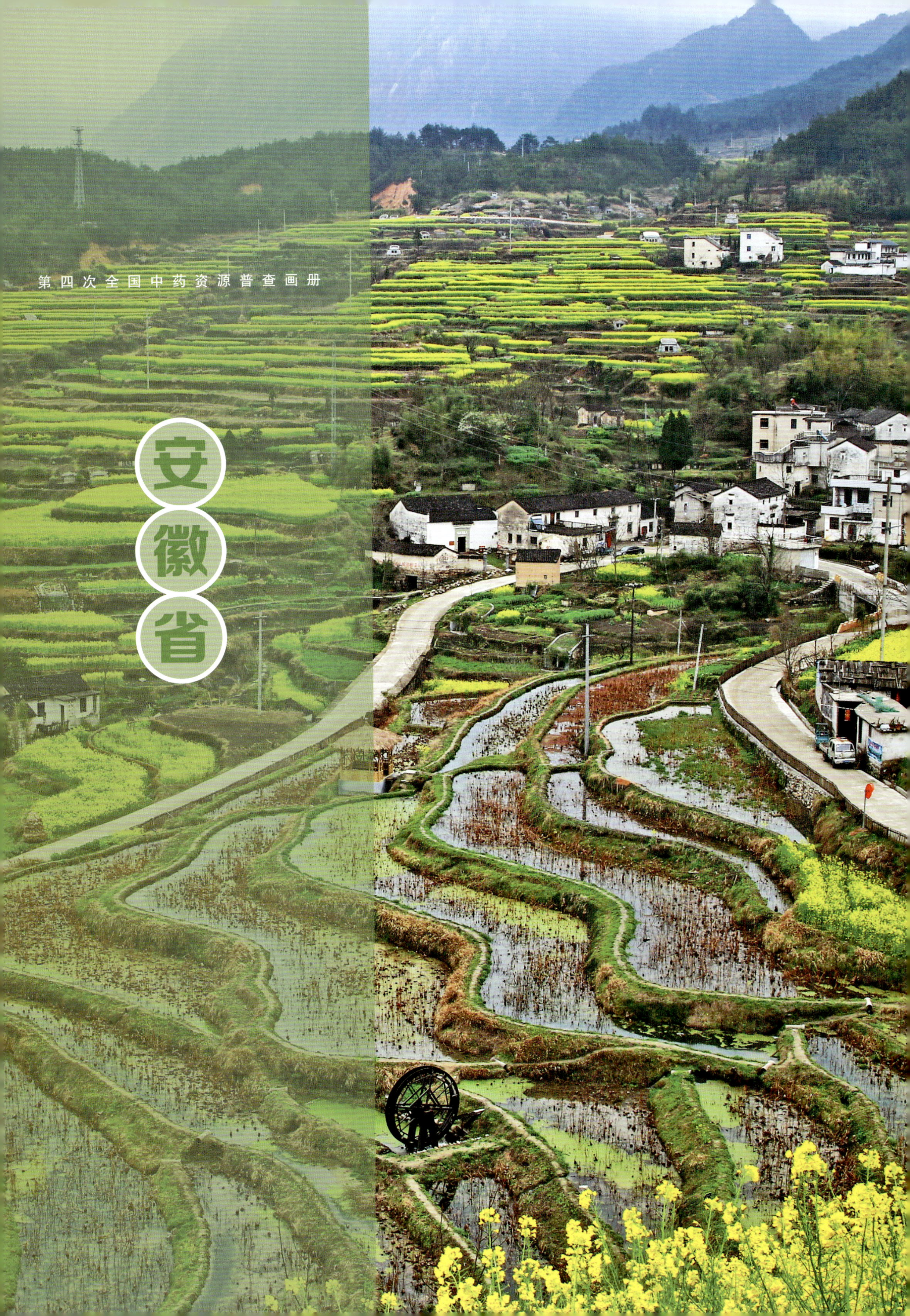

2011年至2022年，安徽中医药大学作为技术依托单位，在安徽省中医管理局的领导与监督下，牵头完成了安徽省中药资源普查工作，并建成安徽中药资源动态监测信息和技术服务体系及种子种苗繁育基地。

项目组完成了全省104个县（市、区）的中药资源调查工作，摸清了安徽中药资源家底。经统计，安徽省中药资源种类3 293种，其中药用植物2 732种，隶属于221科1 087属，药用动物488种，药用矿物73种，较第三次全国中药资源普查增加了772种。通过系统分类学研究发现14个植物新种，发表植物新分布科1个，新分布属6个，新分布种55个。

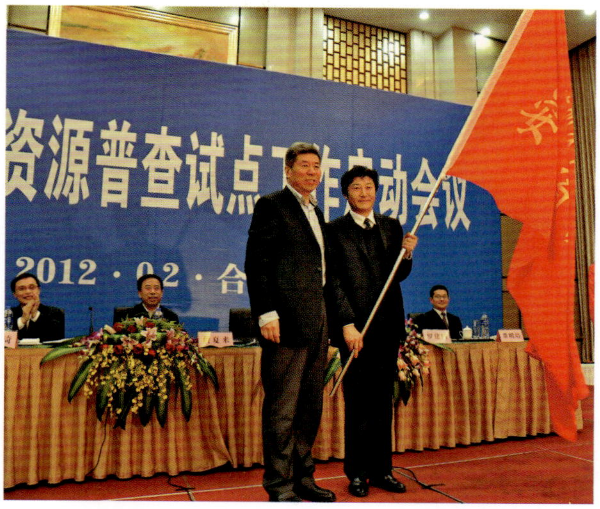

< 普查启动授旗仪式 <

项目组调查完成代表区域466个、样地2 689个、样方套11 792个，统计出安徽省421种代表性中药资源蕴藏量达570万吨；市场调查主流品种445种，传统知识数量648条。采集腊叶标本72 990号30余万份、药材标本5 504份、种质资源3 611份，拍摄照片150余万幅。调查栽培药材110种、病虫害221种，药材种植面积220余万亩。并依托亳州中药材市场优势，收集了冷背药材标本约5 000批，建立了全国首个冷背药材专题标本馆。

安徽省还建成了1个省级中心及2个动态监测站的中药资源动态监测信息和技术服务体系，亳州

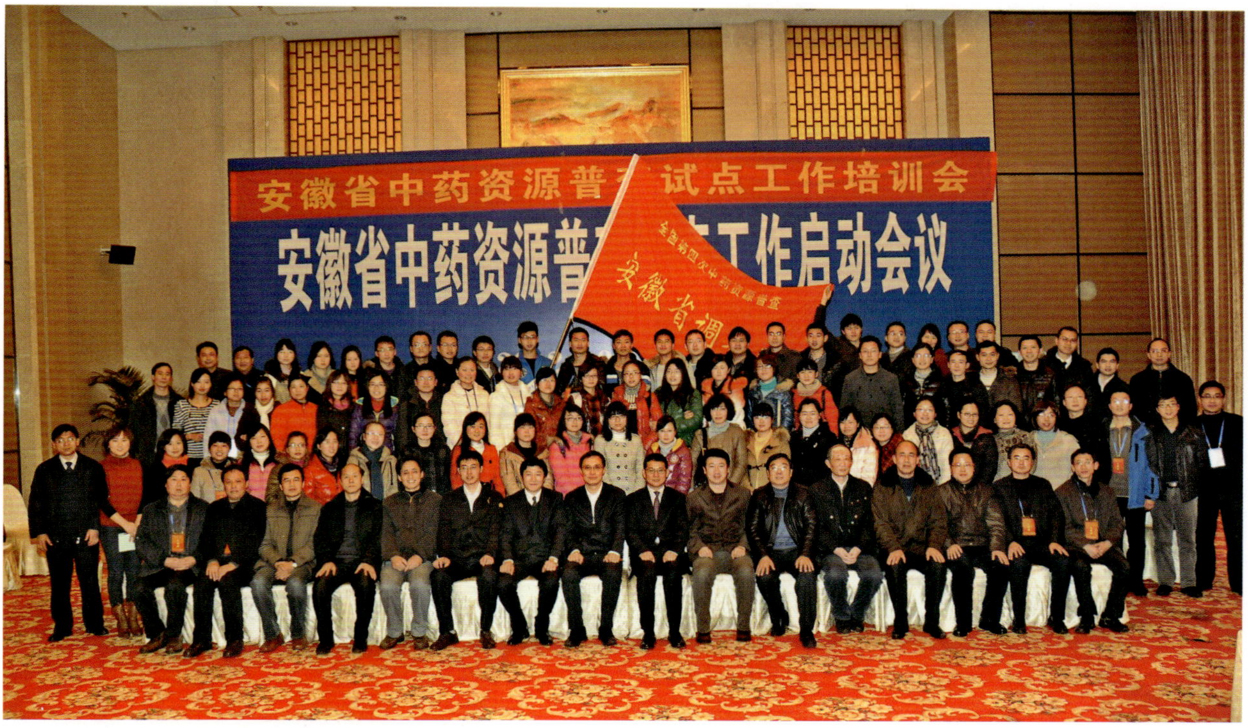

< 普查工作启动及培训会议 <

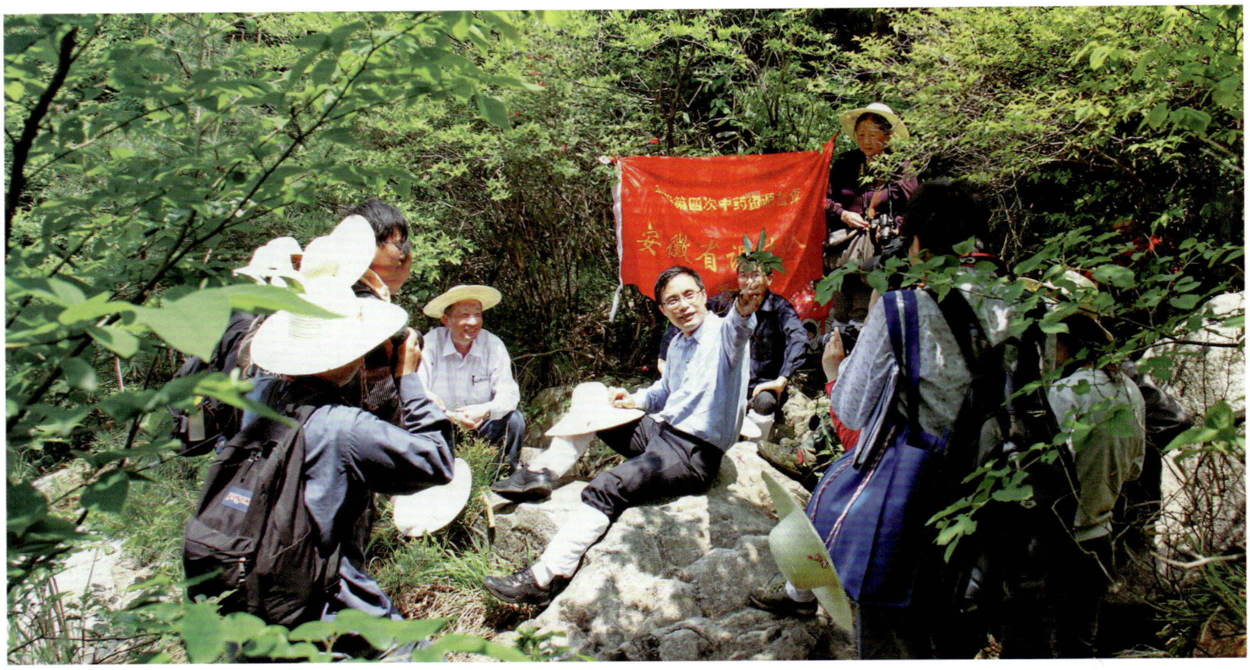

< 黄璐琦院士在潜山指导普查工作 <

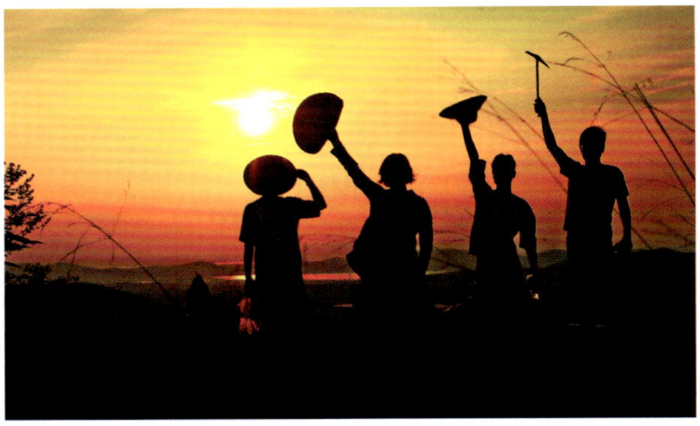

< 普查伙计身影 <

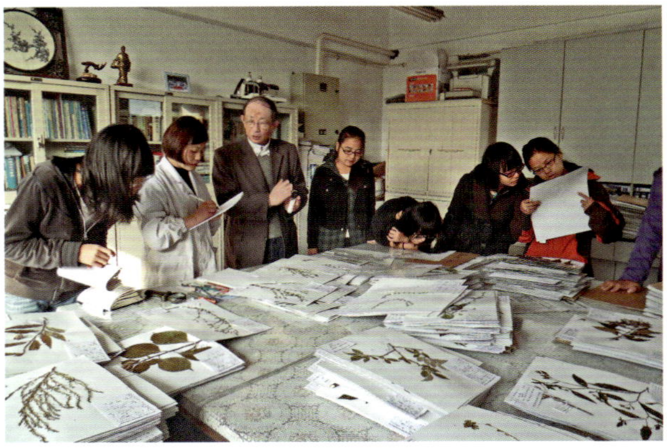

< 省中药资源普查技术总负责王德群教授指导标本鉴定工作 <

及金寨监测站选择了天麻、茯苓、灵芝、霍山石斛等 11 个品种开展日常监测，并依托亳州药材市场对安徽省 100 余个市场主流品种的价格进行监测。先后开展培训活动 10 余次，涉及药农、药商等各类从业人员 1 000 余人次，为药农提供大宗药材品种的栽培、加工等适宜技术手册。

通过种子种苗基地建设工作，突破了皖产中药材优良品种选育的技术瓶颈，选育“霍山石斛 1 号”等优良品种 26 个，并构建了优良种苗快速繁育技术体系。针对野生及珍稀濒危中药资源种群萎缩、种质流失的严峻局面，构建了安徽中药资源“就地、迁地、离体”保护技术体系，建立中药资源就地保护区 3 个，建立了中药资源迁地保护基地及种质资源圃 10 个，共 4 580 亩。建立了 3 个现代化中药种苗生产车间共 19 000 平方米。建立了 3 个离体保护基地共 6 520 平方米。制定并发布菊花、白芍等安徽省中药材种子种苗相关标准 20 余项，制定企业标准 30 余项，提供技术咨询和技术服务 5 000 人次，推广中药栽培面积 20 余万亩。

安徽民间蕴藏着丰富的民间药物，十余年间普查队走访了近 300 位地方民间中医，获得中药相关传统知识 648 条。如小药八旦子治疗胃病、子午虫的功效及特色、酸枣嫩叶的茶叶开发与功效、红老虎刺治疗关节痛及腰腿痛等。据统计，普查队收集的中药资源传统知识涉及 316 种各地民间中药资源，其中多有特色鲜明的民间中医药知识，值得深入挖掘和开发利用。

历时十余年，安徽省中药资源普查工作取得了丰硕的成果，社会效益、生态效益等成效显著。通过普查摸清了安徽省中药资源家底，发现新种 14

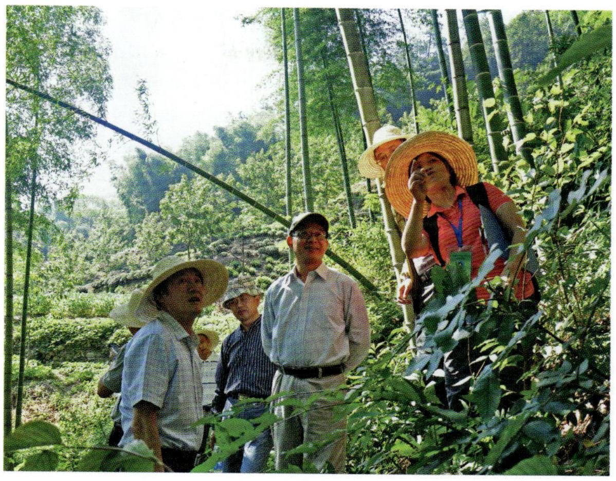

< 省普查领导小组外业督导 <

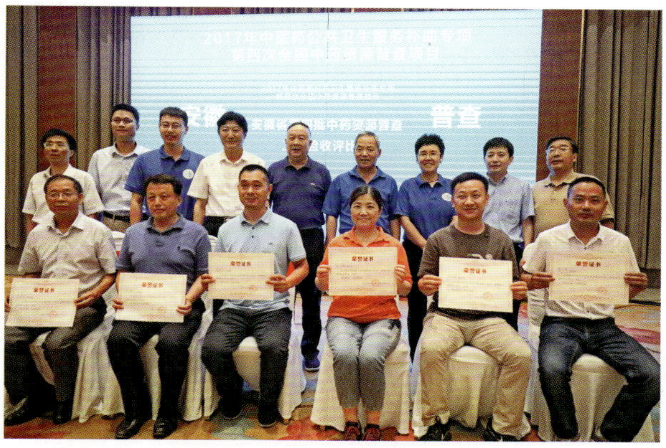

< 普查工作省级验收评比 <

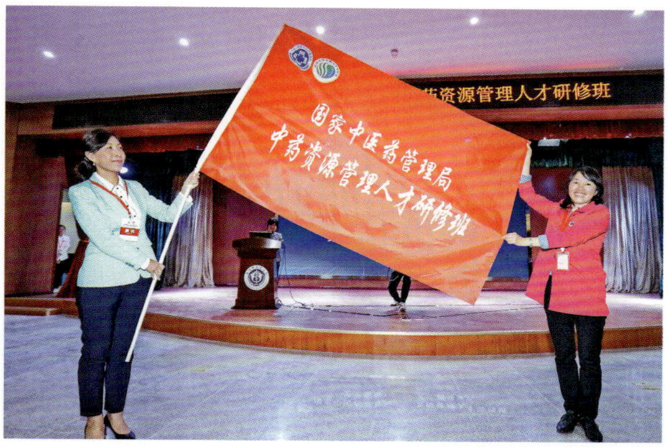

< 承办中药资源管理人才研修班 <

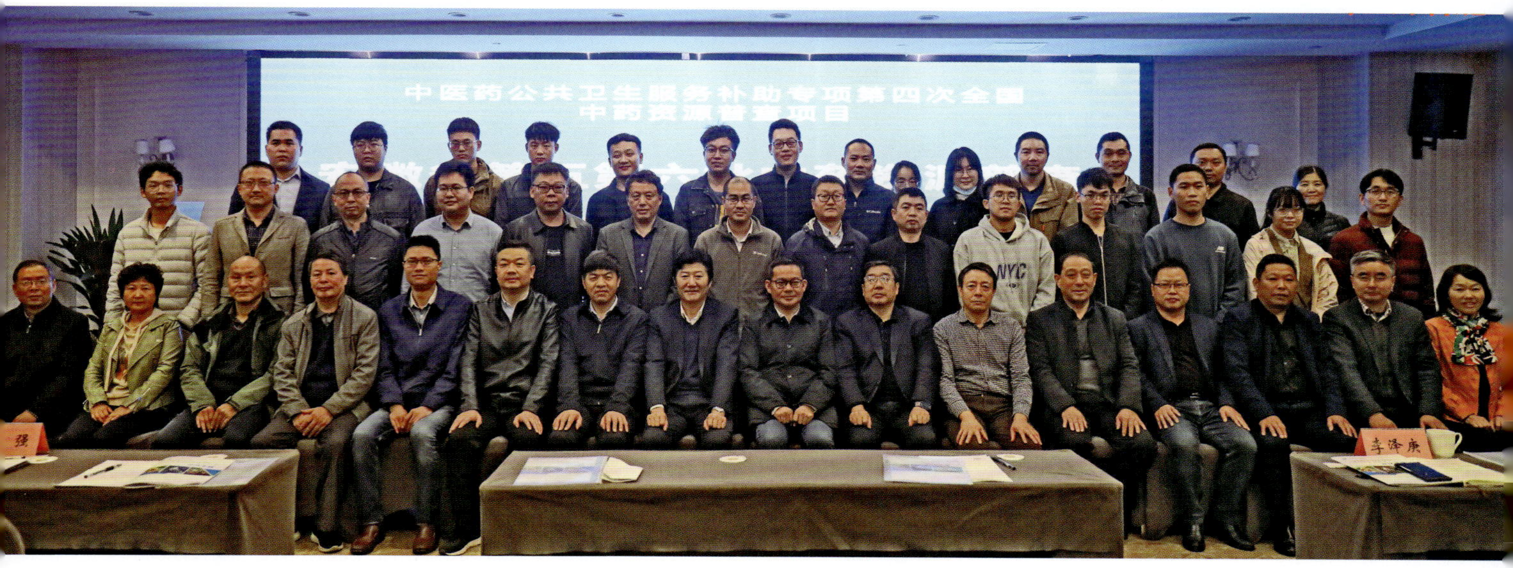

< 普查工作验收总结 <

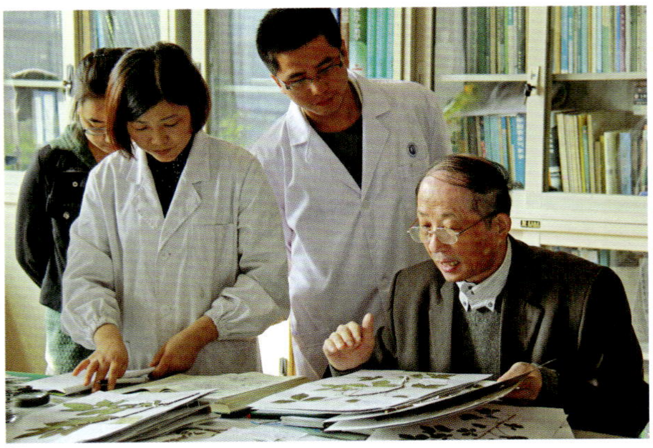

< 安徽普查技术总负责王德群教授指导标本鉴定工作 <

个、新分布55个，发表普查相关论文300余篇，出版《安徽省重点中药资源图志》《中国冷背药材清源图鉴》等专著8部，另有《中国中药资源大典·安徽卷》等6部正在整理编写。授权发明专利19项、实用新型专利11项。相关成果获安徽省科技进步一等奖及二等奖、中华中医药学会科技进步一等奖、中国中医科学院中药资源普查科学技术奖一等奖及二等奖等各类奖励40余项，其中省部级以上科技奖励22项，项目主要成果“安徽中药资源调查与保护利用技术体系创建及产业化应用”获安徽省科技进步一等奖。项目组首创了安徽省中药资源数据管理系统、外来入侵植物动态监测系统，实现了安徽中药资源的信息化管理及数据共享，并获得软件著作权证书。

基于中药资源普查工作，项目组制定了各级中药发展规划，策划并推动了“十大皖药”品牌工程实施，推进了道地药材品牌示范基地建设，推动了优质、特色和优势中药材向道地药材最佳种植区域聚集，形成了“石斛小镇”“灵芝之谷”“黄精之乡”等特色产业集群和优势品种种植带。普查过程中，联合各地方中医院及省内其他高校建立了中药资源调查团队，创新构建了“高校+专家+地方”三结合的技术队伍组织模式，形成了符合安徽

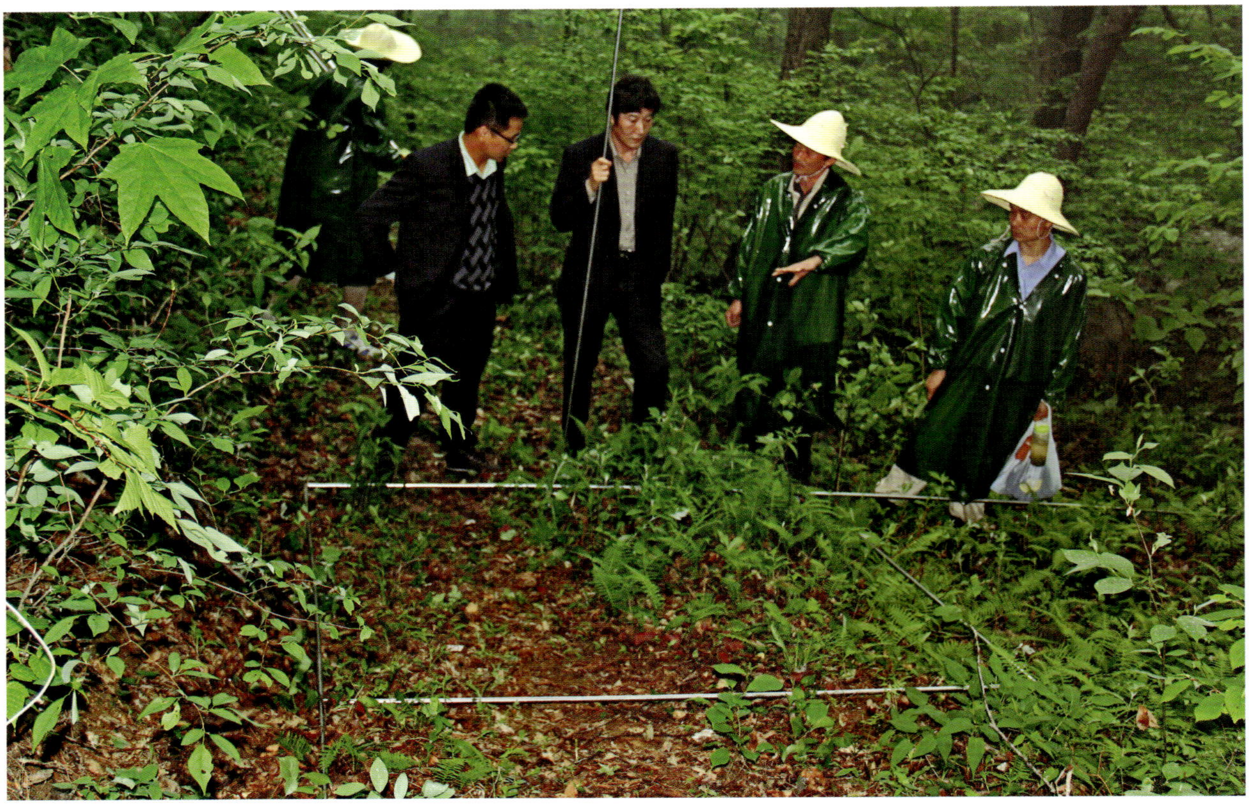

< 安徽普查项目负责人彭代银教授指导样方调查 <

工作实际的组织管理体系，提升了普查工作效率及质量，并加强了高校、政府、企业、农户的合作联系，建立了一支“产—学—研—用—政”一体化的安徽省中药人才队伍。通过普查工作，培养本科生、硕士、博士等人才600余名。中药资源学学科获批2022年国家中医药管理局高水平中医药重点学科，并承担国家中医药管理局中药资源管理人才研修班工作，为全国中药资源普查顺利开展与高质量完成提供了人才保障，为中药资源学科储备了一批优秀师资队伍和高层次专门人才。

安徽省中药资源普查工作的开展培养与汇聚了一批中药资源人才，提升了安徽省中药学科水平，推进了皖药可持续高质量发展，为安徽省由中药资源大省向中药产业强省跨越打下了坚实的基础。

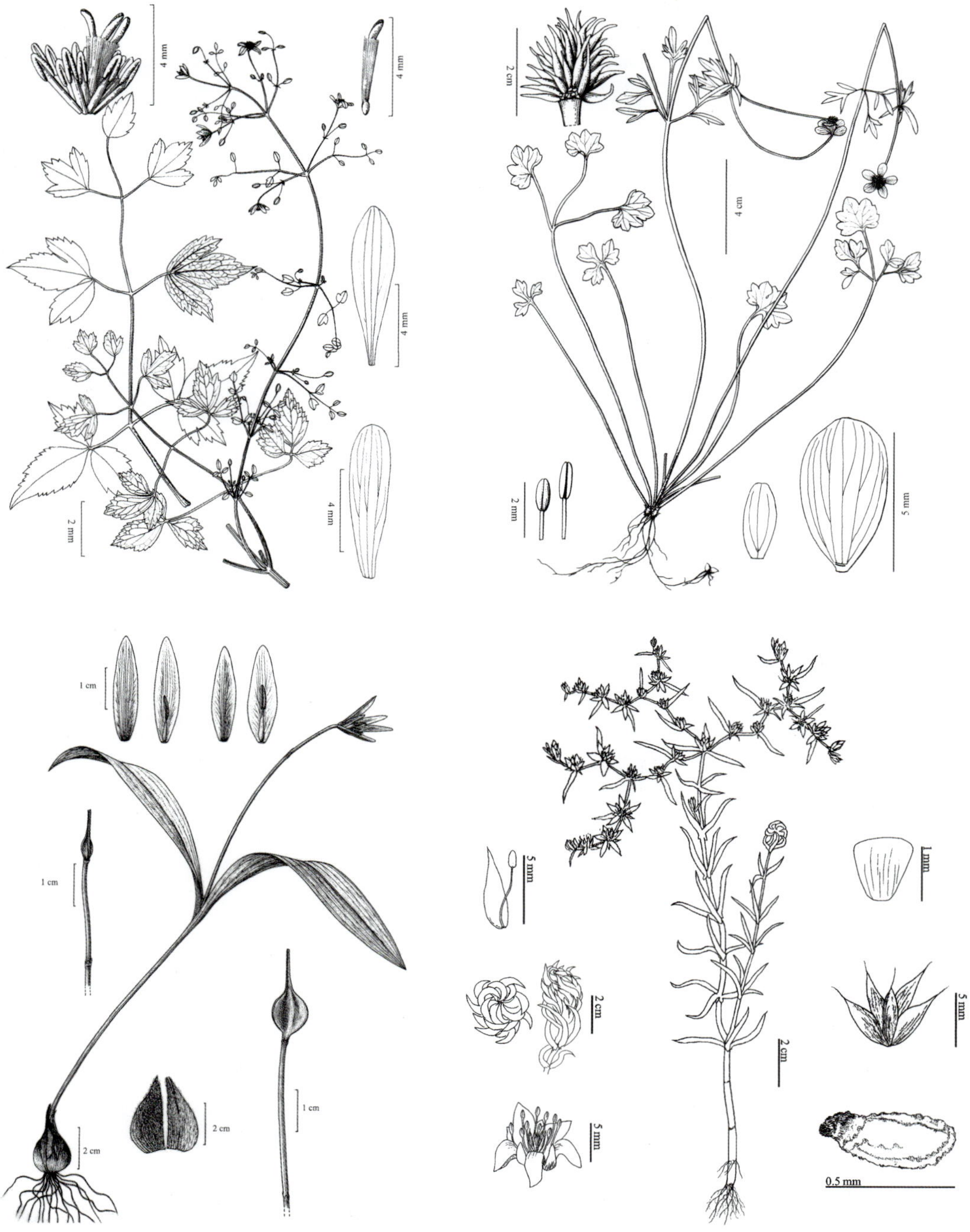

< 新种墨线组图——巢湖铁线莲、怀宁毛茛、皖浙老鸦瓣、旋枝景天 <

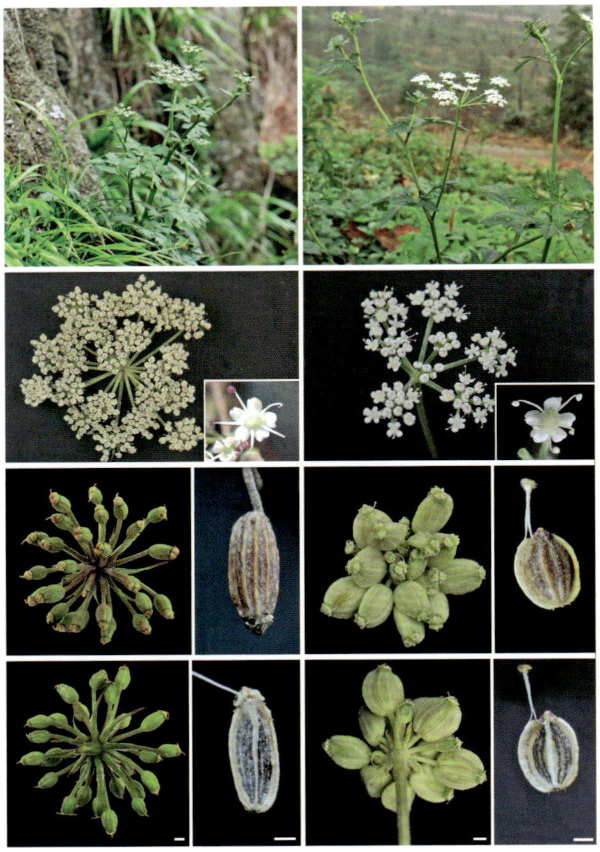

新种组图——黄山前胡（左）；白花前胡（右）

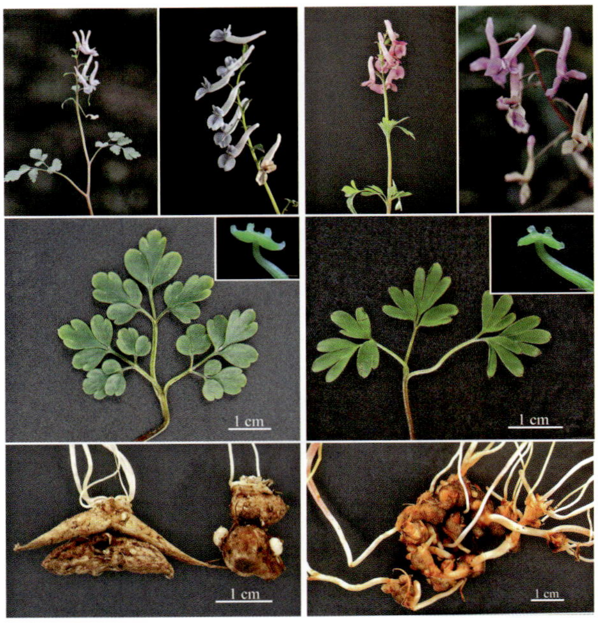

新种组图——黄山夏天无（左）；夏天无（右）

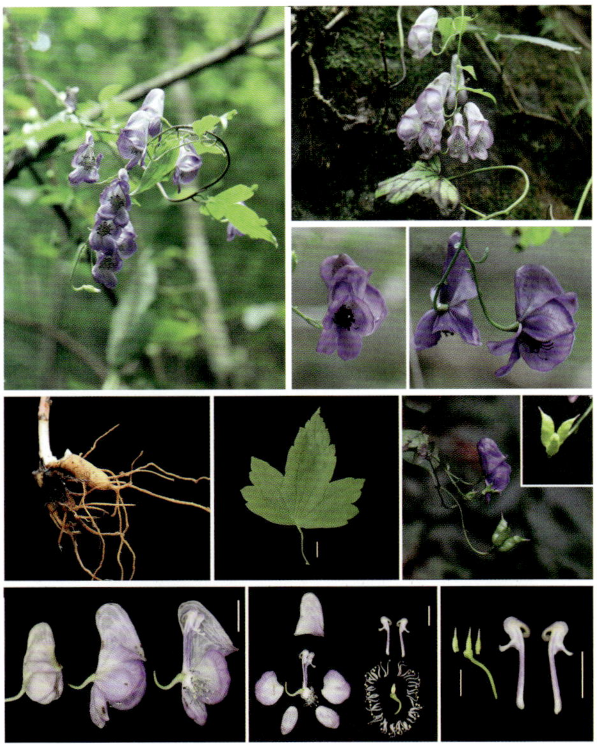

新种组图——安徽乌头

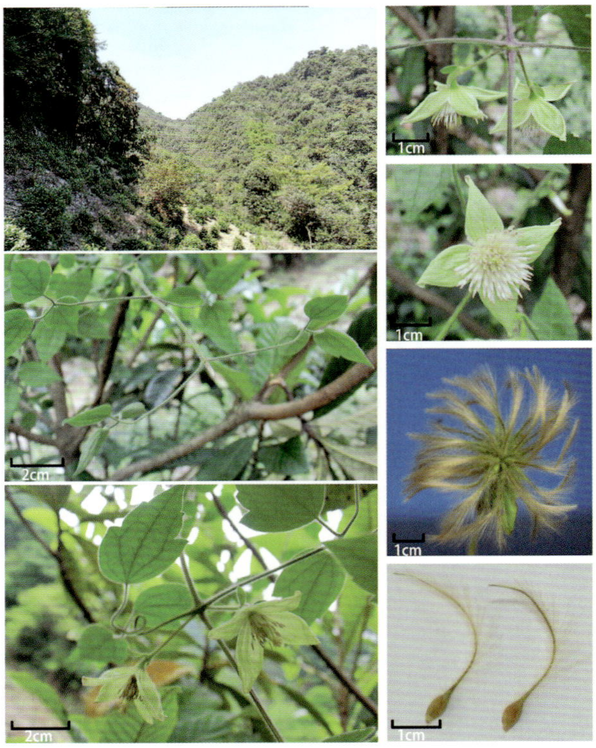

新种组图——牯牛铁线莲

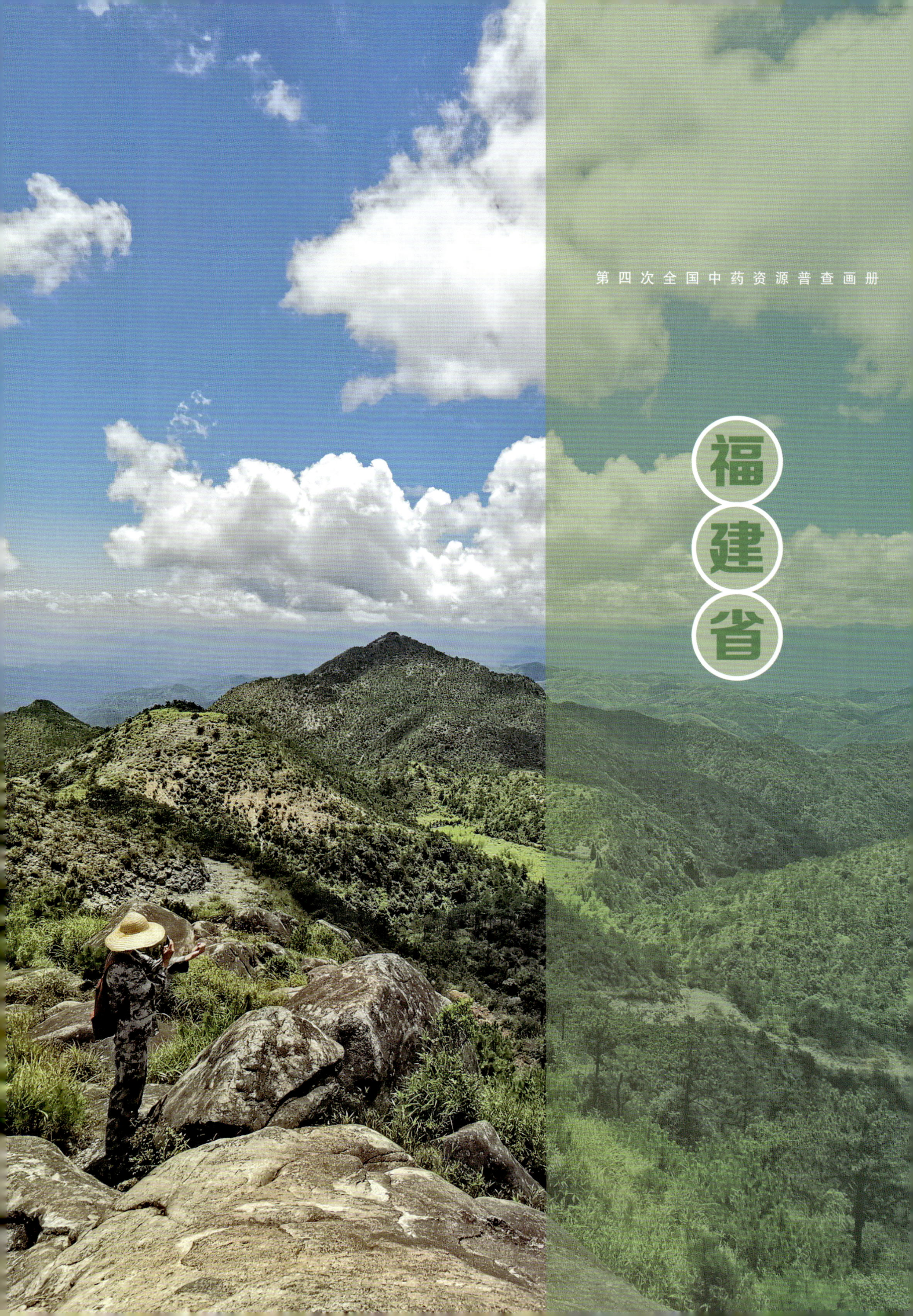

第四次全国中药资源普查画册

福建省

福建省中药资源普查工作自启动以来，由福建中医药大学作为技术牵头单位，联合省内各高校、科研院所和各县中医院等单位共同参与，完成全省 84 个县（市、区）所有乡镇的中药资源普查全覆盖调查，掌握了中药资源种类、分布、蕴藏量、资源变化趋势等。完成 244 个代表区域调查、调查样地 2 991 个、样方套 14 733 个，采集制作并上交腊叶标本 39 446 份，上交省级标本 7 万多份，药材样品 6 184 份，种质 2 506 份，拍摄并上传照片 580 711 幅。完成 101 种栽培药材及 246 个企业或市场的调查。福建省调查到的物种有 4 254 种，其中药用动植物、矿物调查 3 752 种，有蕴藏量的种类 187 种，中药材人工种植面积 64.9 万亩，养殖 0.05 万亩。

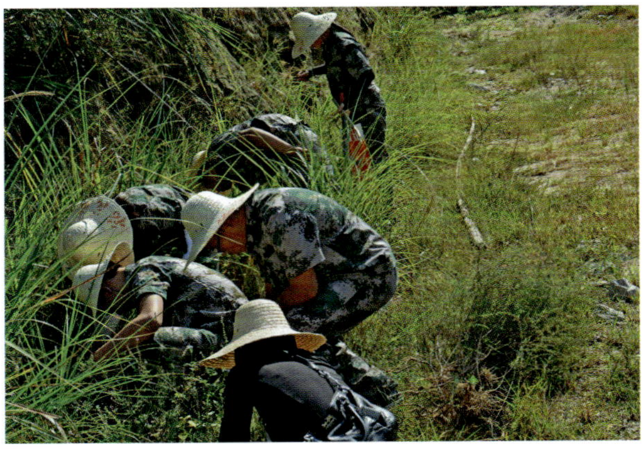

< 采集药材 <

构建了福建省中药原料质量监测技术服务中心、县级柘荣站和仙游站中药资源动态监测体系。该体系运行以来，不断完善科技服务体系，让更多技术专家推动福建省中药材产业化发展，已为国家中心平台和本省当地政府、企业、种植加工户等提供切实有效的技术服务与指导达 3 700 多人次。

福建省中药药用植物重点物种保存圃依托福建中医药大学时珍园（核心保存圃）和莆田市中青生物科技有限公司（分保存圃），建设面积 300 亩以上，持续收集并规范保存福建省道地、优质、特有药材种质资源 360 种以上，物种档案信息数字化。采用开放式管理，同时作为省级教育科普基地，可服务于中药学、中药资源学等相关学科教学、科研、科普和学生实习等工作平台。

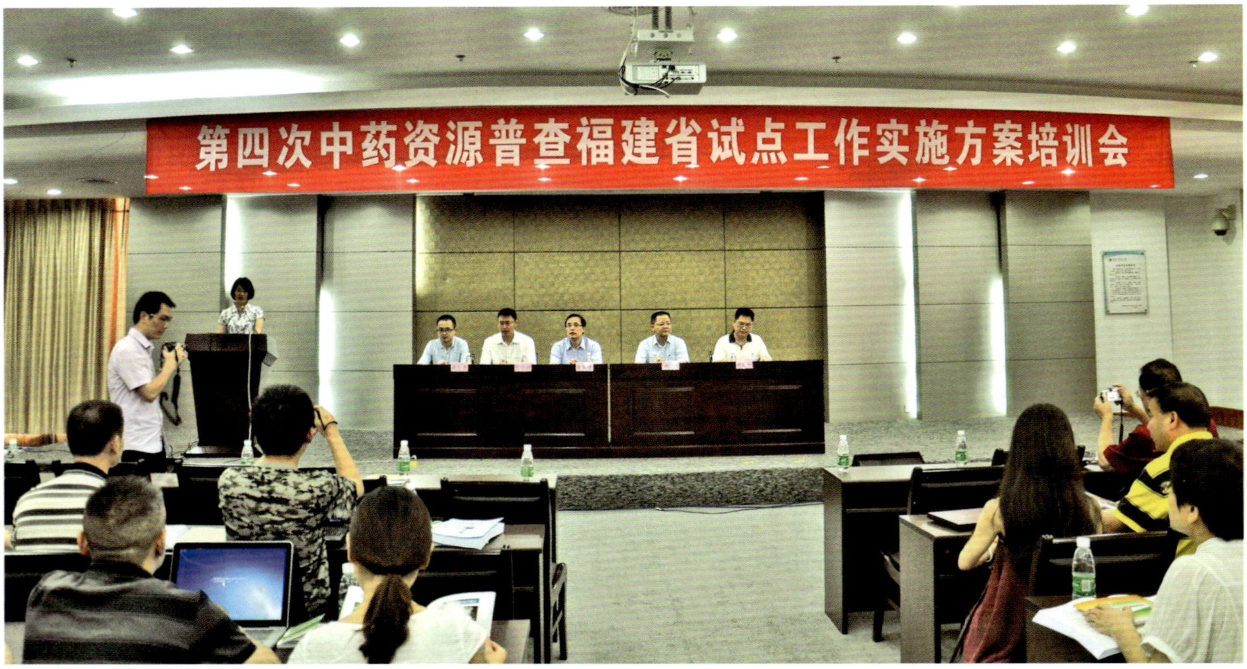

< 第四次全国中药资源普查福建省试点工作实施方案培训会现场 <

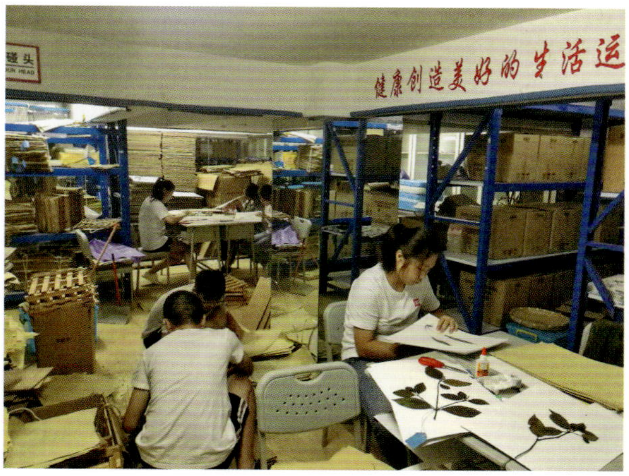

< 制作标本 <

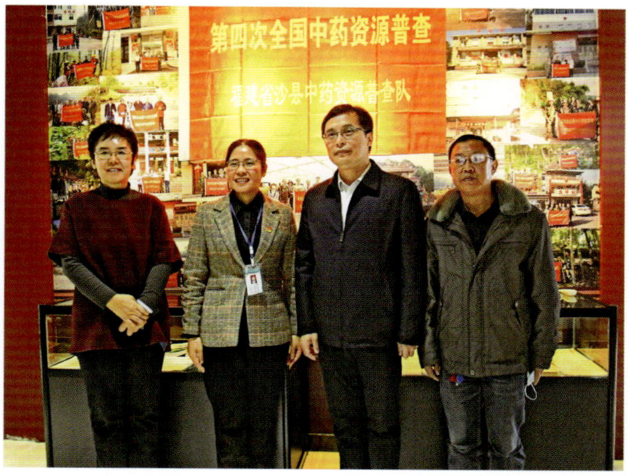

< 黄璐琦院士一行视察沙县普查队 <

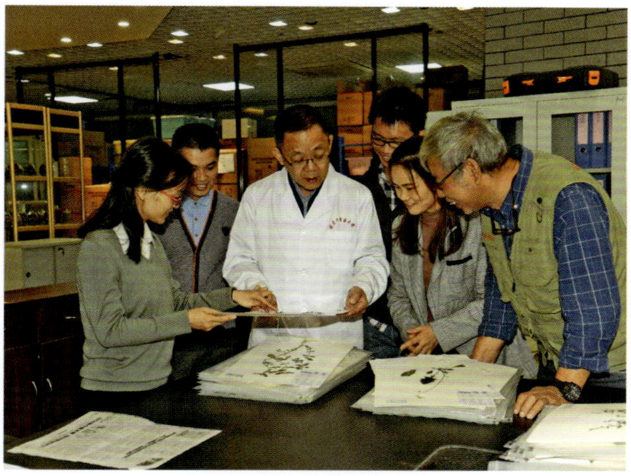

< 内业督导 <

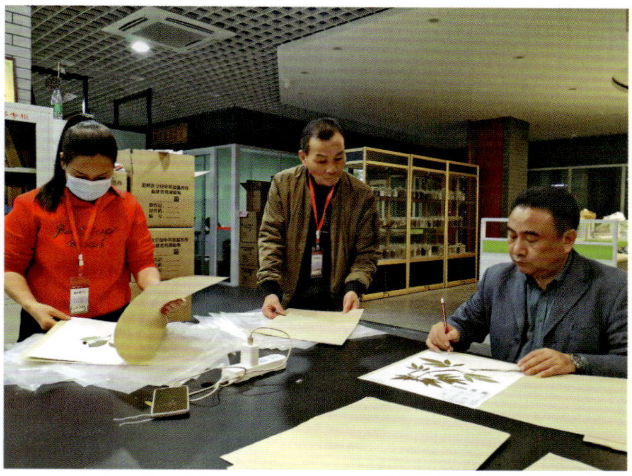

< 专家复核腊叶标本 <

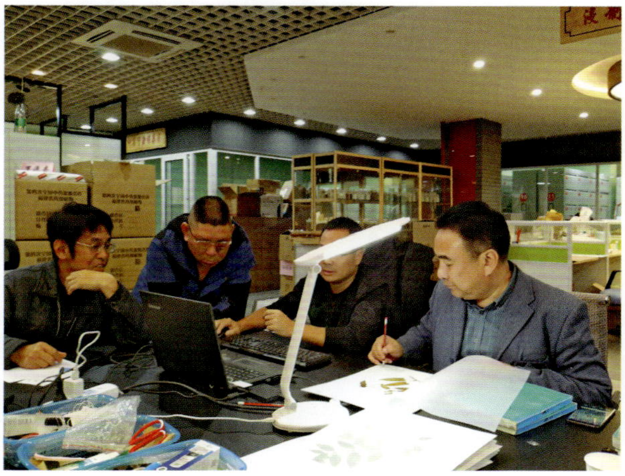

< 福建普查技术负责人杨成梓教授正在鉴定标本 <

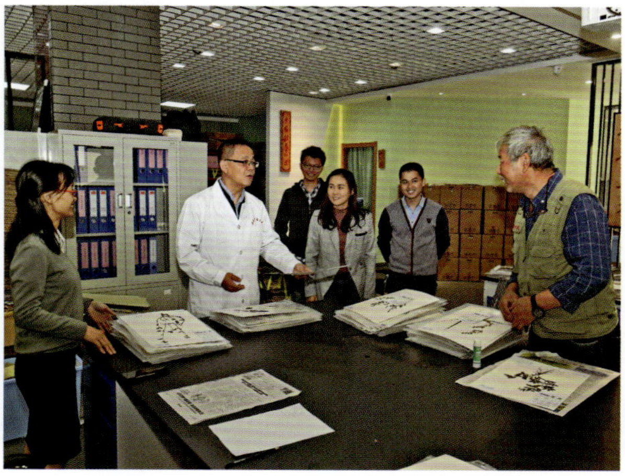

< 福建普查项目负责人林羽教授指导标本制作 <

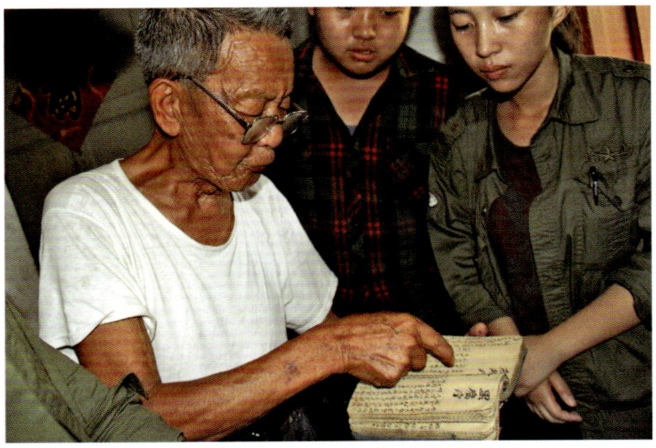

与乡村医生交流

已对84个县进行走访调查，搜集了1 190条传统知识（以民间偏验方为主），共涉及药用植物543种，含汉族、畲族、壮族、回族、蒙古族、苗族、彝族7个民族药用情况信息。

出版了《泉港本草》（第一至第六辑）、《南方中草药彩色图鉴》《尤溪中药资源》《泽泻生产加工适宜技术》《画说〈中华人民共和国中医药法〉》《福建滨海沙生药用植物图鉴》《福建省中药资源名录》《浦城中药资源》《平潭中药资源图志》《常见药用植物图鉴400种》《三明乡土药膳》《福建野生藤本植物》《安溪中药资源》《中医药文化教育》（四年级至六年级，上、下册）共14部著作。完成84个县《中药资源志要》、64个县《中药资源概况及区划》和20个县的《中药资源概况及规划建议》初稿的编写；整理完成了《福建省水生耐盐中药资源特点及规划建议》。国家重点品种目录中福建省分布的占174种，福建省特色药材品种目录（福建省地方常用中药品种）78种。发表学术论文265篇（含《生命世界》专刊1期）。发现并发表新种14种，省级新分布属43个，省级新分布种312种。培养了20余名研究生和300余名本科生，撰写普查相关硕士毕业论文10余篇。获得各级各类相关奖项合计32项，普查相关专利45项、软件著作权5项。已建成1个省级和2个县级中药资源标本馆。

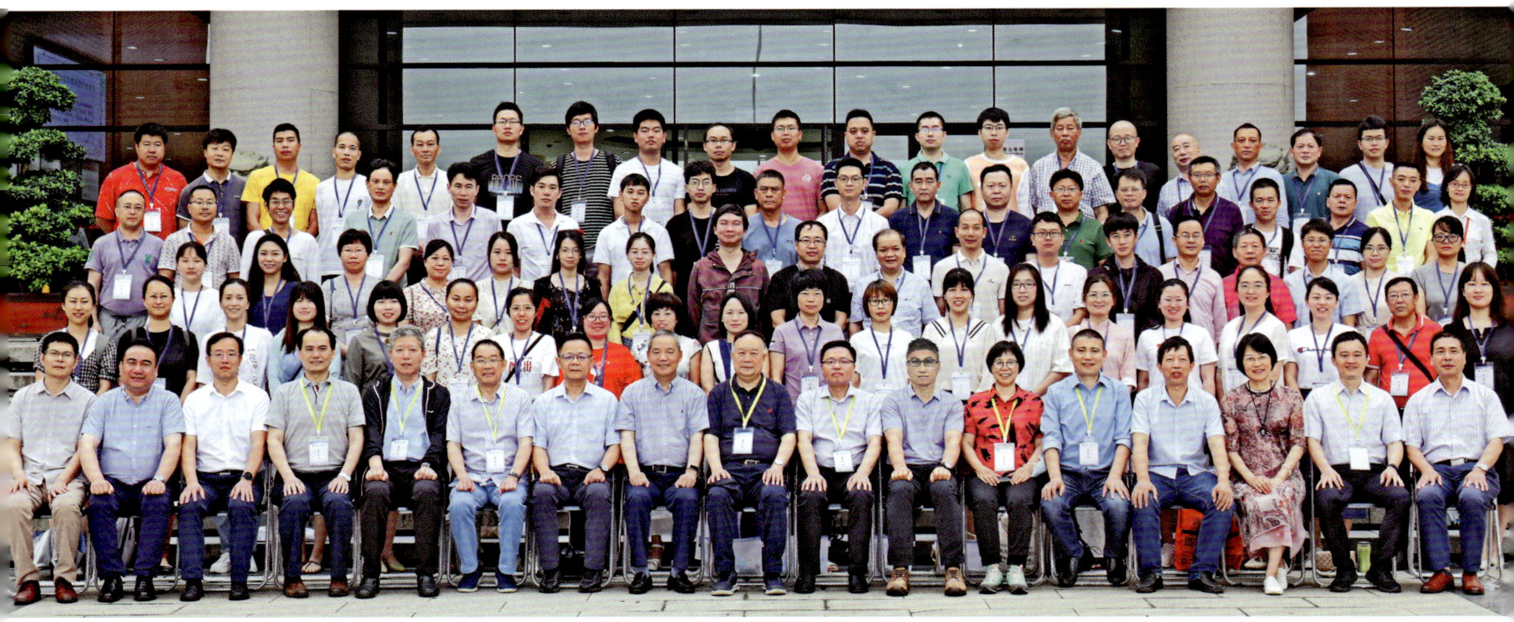

第三批项目县省级验收会

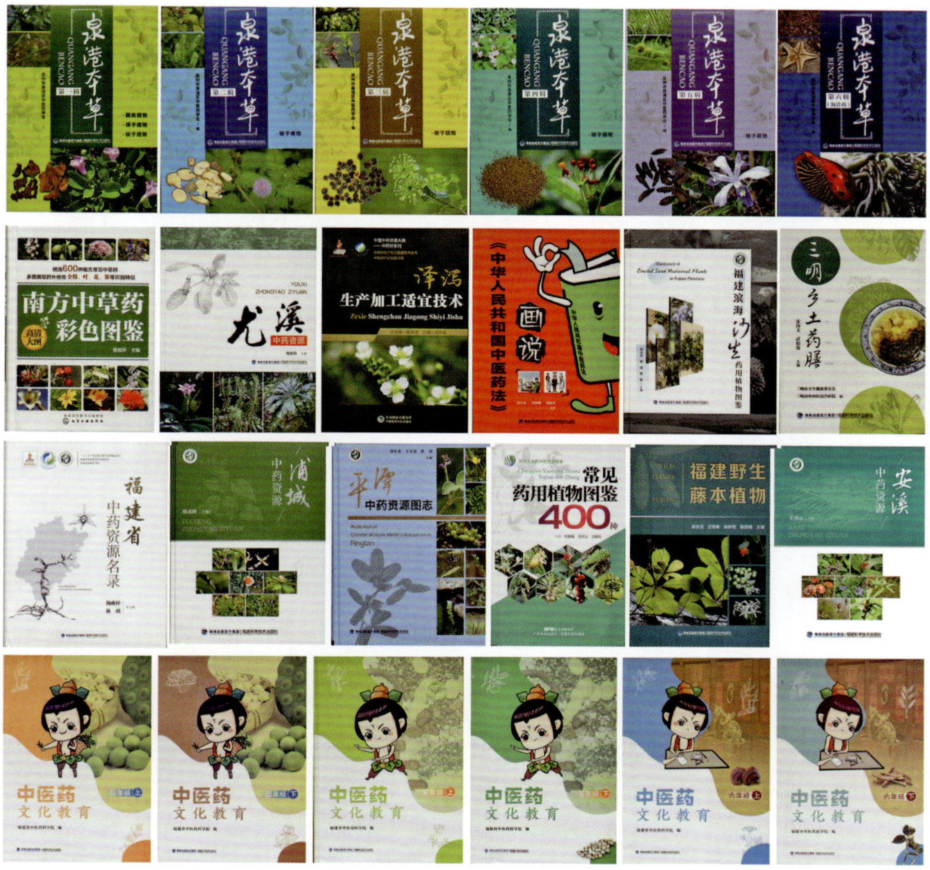

< 主要出版物 <

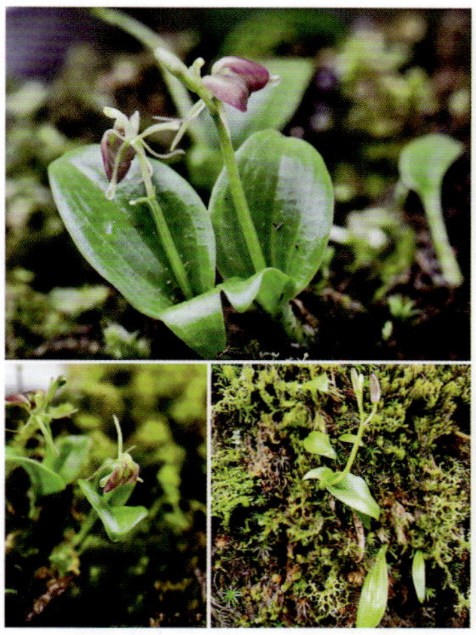

梅花山羊耳蒜
Liparis meihuashanensis

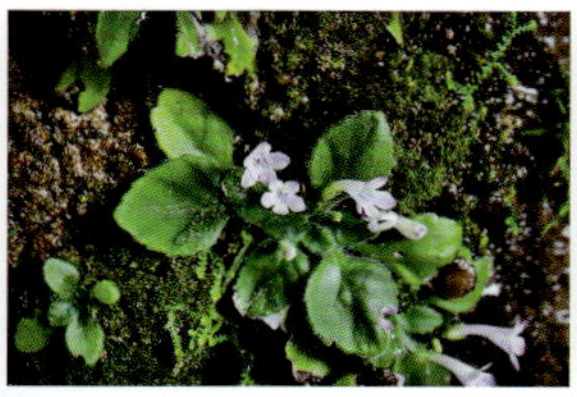

连城报春苣苔
Primulina lianchengensis

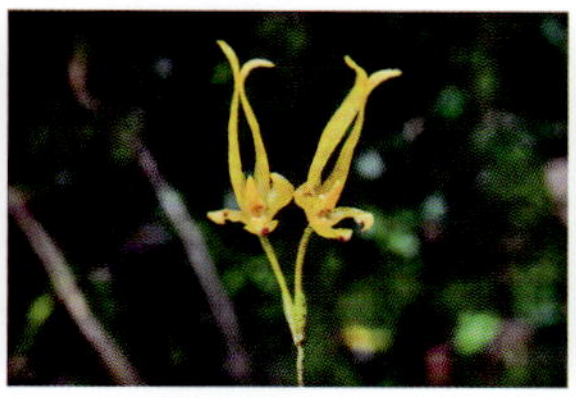

大瓣卷瓣兰
Bulbophyllum omerandrum var macropetalum

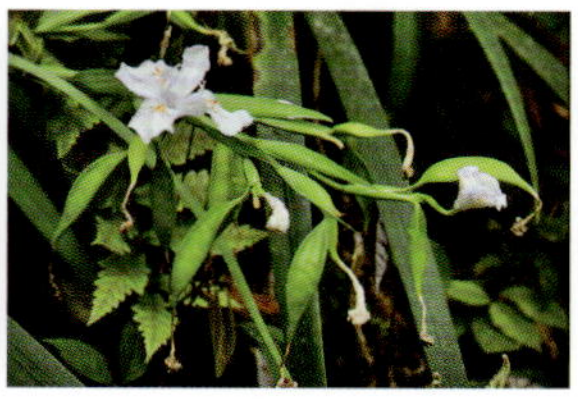

君子峰鸢尾
Iris junzifengensis

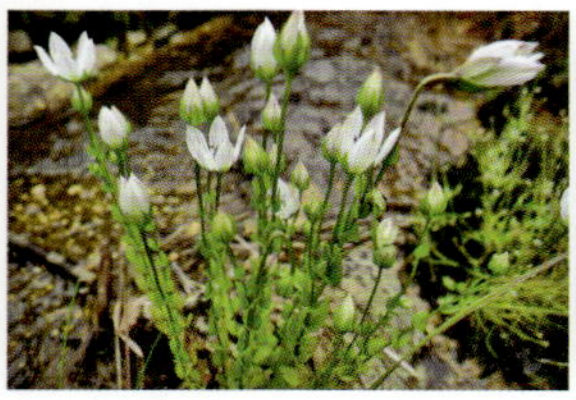

单花獐牙菜
Swertia subuniflora

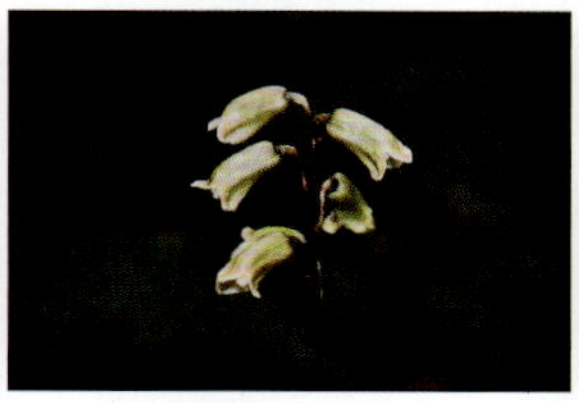

福建天麻
Gastrodia fujianensis

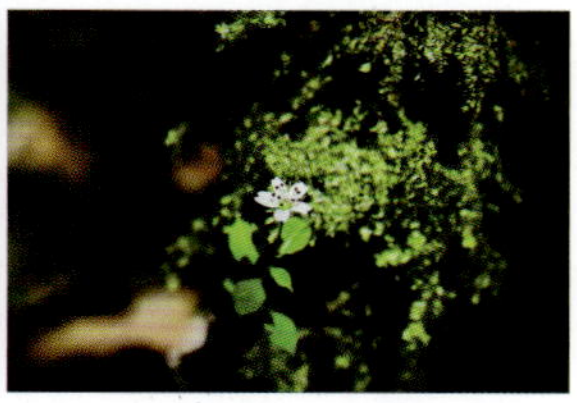

武夷山孩儿参
Pseudostellaria wuyishanensis

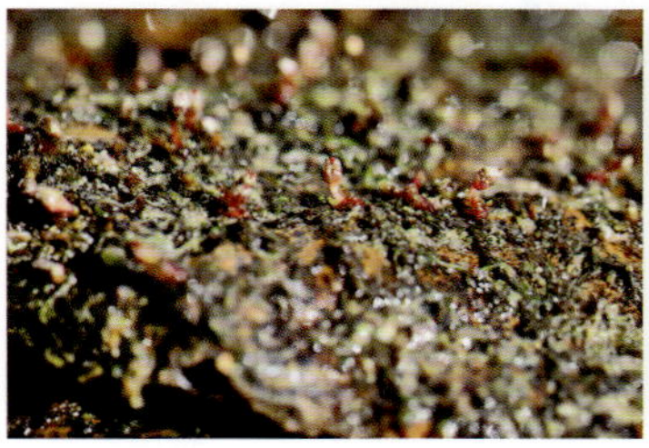

永泰川藻
Terniopsis yongtaiensis

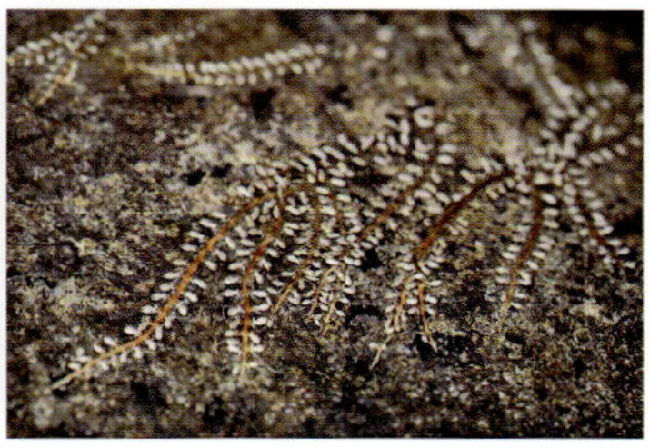

中国叉瀑草
Polypleurum chinense

< 发现的新种 <

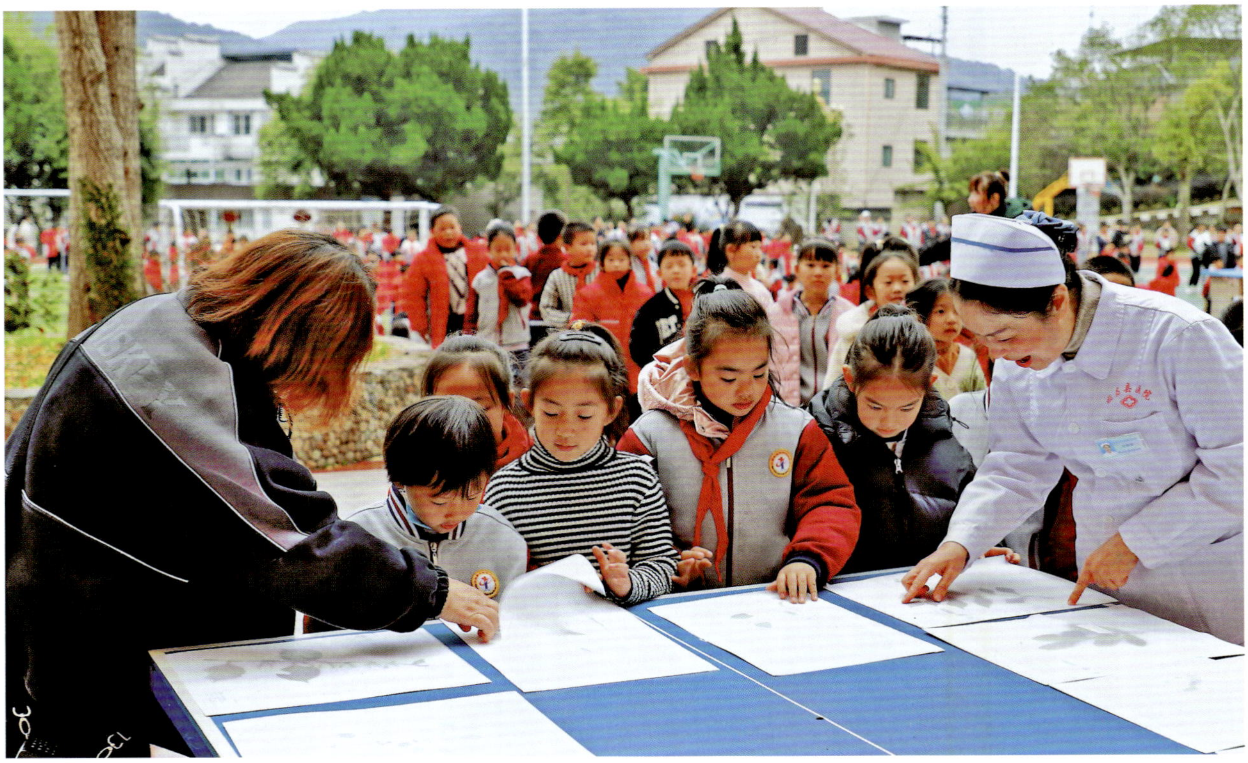

< 中医药进小学校园 <

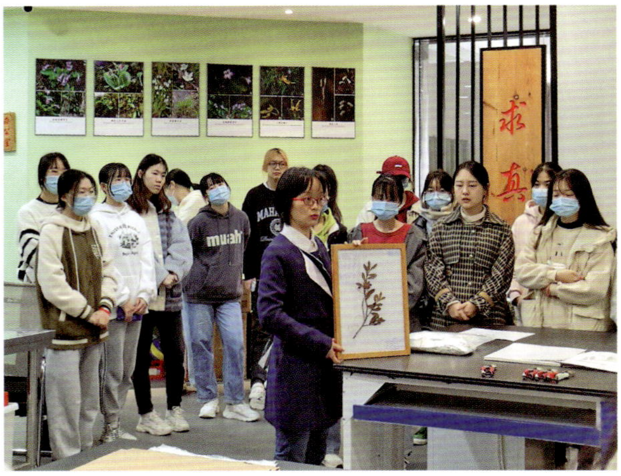

< 普查反哺教学之劳动实践——腊叶标本介绍 <

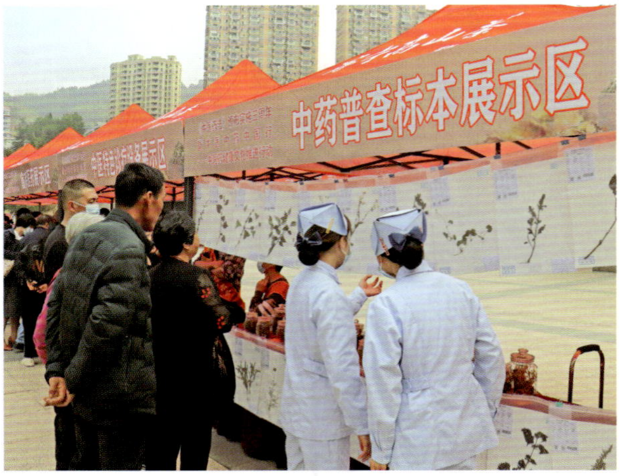

< 向社会宣传和展示普查成果 <

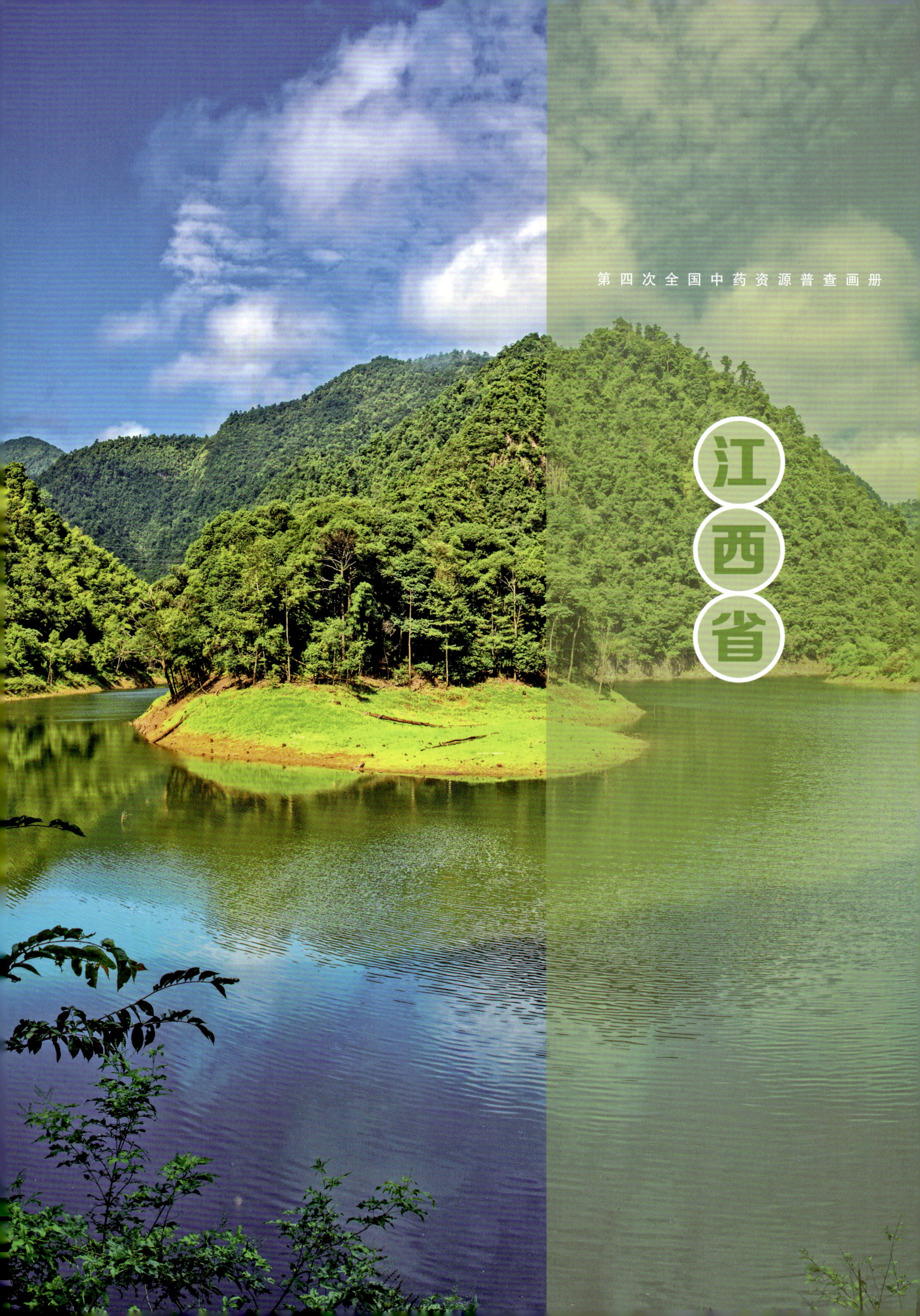
第四次全国中药资源普查画册
江西省

江西省自2012年启动第四次全国中药资源普查工作以来，历经9年，先后分四批共开展了100个县（市、区）的中药资源普查工作，实现了中药资源普查工作全覆盖。共实地调查代表区域数量340个，已经完成样地3 472个、样方套17 341个，普查到野生资源4 644种、栽培资源101种、记录个体数3 615种、记录重量品种390种，有蕴藏量的品种389种，病虫害品种203种。普查到市场调查主流品种914种，传统知识数量268条。采集腊叶标本34 398（35 824）份、药材标本3 530份，种质资源中种子份数1 036份、种苗株数66株，拍摄照片752 348幅。普查到江西省野生药用植物资源3 043种，相比第三次普查增加了1 554种，发现白垩铁线莲等30余种野生新分布品种，调查到人工种植面积逾316万亩。

普查中主要上报枳壳、栀子、车前子等10个品种的监测，泰和监测站主动增加了石菖蒲、山香圆叶、钻山风等6个品种的监测。目前累计上报市场价格及成交量数据5 877条，产地价格及成交量数据4 813条；完成中药材市场价格监测报告28份并上交至国家中心。分别在遂川县、分宜县、南城县、兴国县等举办了中药材种植技术培训，培训人数共计5 000人次以上。

江西省分别在峡江县、修水县、德兴市、临川区等地建成包括栀子、草珊瑚、枳壳、车前子、金银花、夏天无、木通等14个品种的种子种苗繁育基地，总面积达到2 260亩；在江西省南昌植物园建设野生中药物种保护基地500亩，为江西及华中、华东地区国家基本药物所需中药材原料品种生产的良种化、生产规范化、质量标准化发展提供支撑。

普查期间对各普查县卫生院、中医诊所及民间中医进行走访调查，访问了200余名老中医，搜集了268条传统知识和民间验方。

普查中共举办各类培训会10次，验收及经验交流会5次，发布各类宣传报道20余次；培养一线普查队员500余人；发现新记录属2个，新分布种30种；发表相关论文33篇，发布地方标准和团体标准共8项，专利2项；出版著作《江西省中药资源植物图鉴（草本类Ⅰ）》《江西马头山中药资源图志》《江西省中药资源志要》

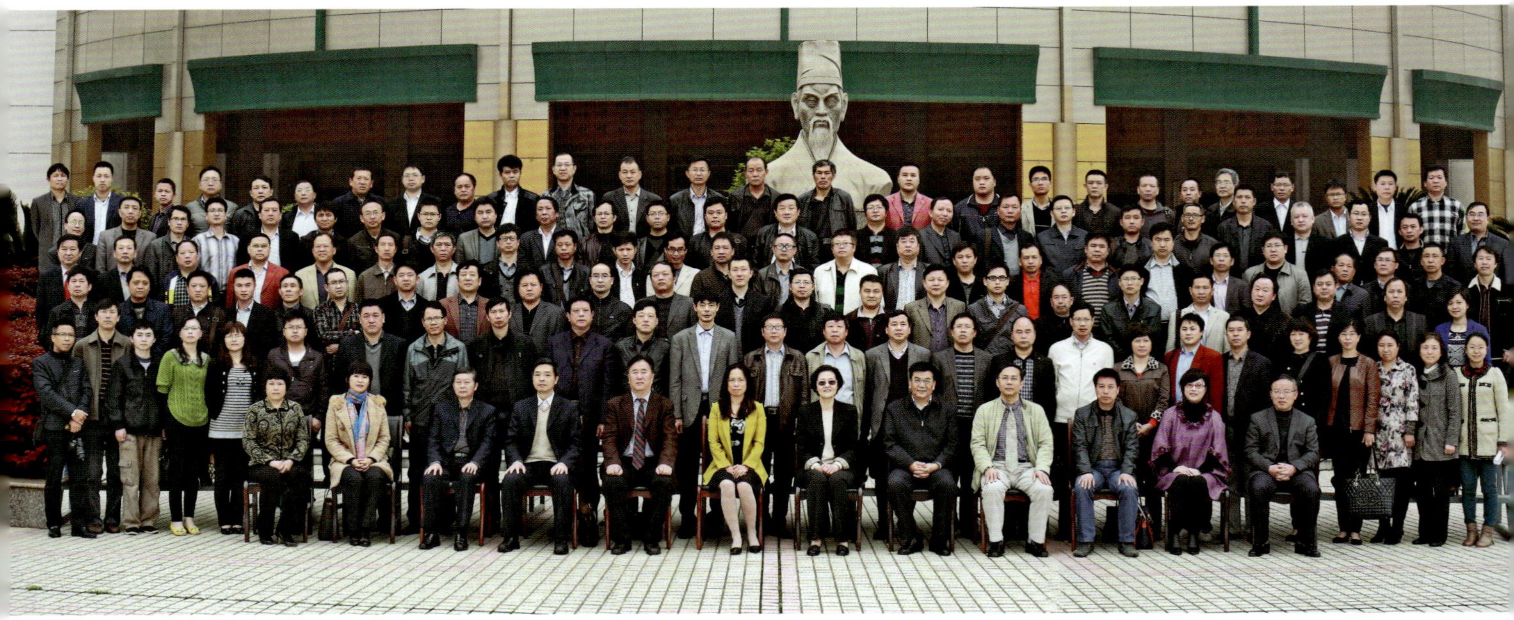

江西省普查试点工作启动仪式

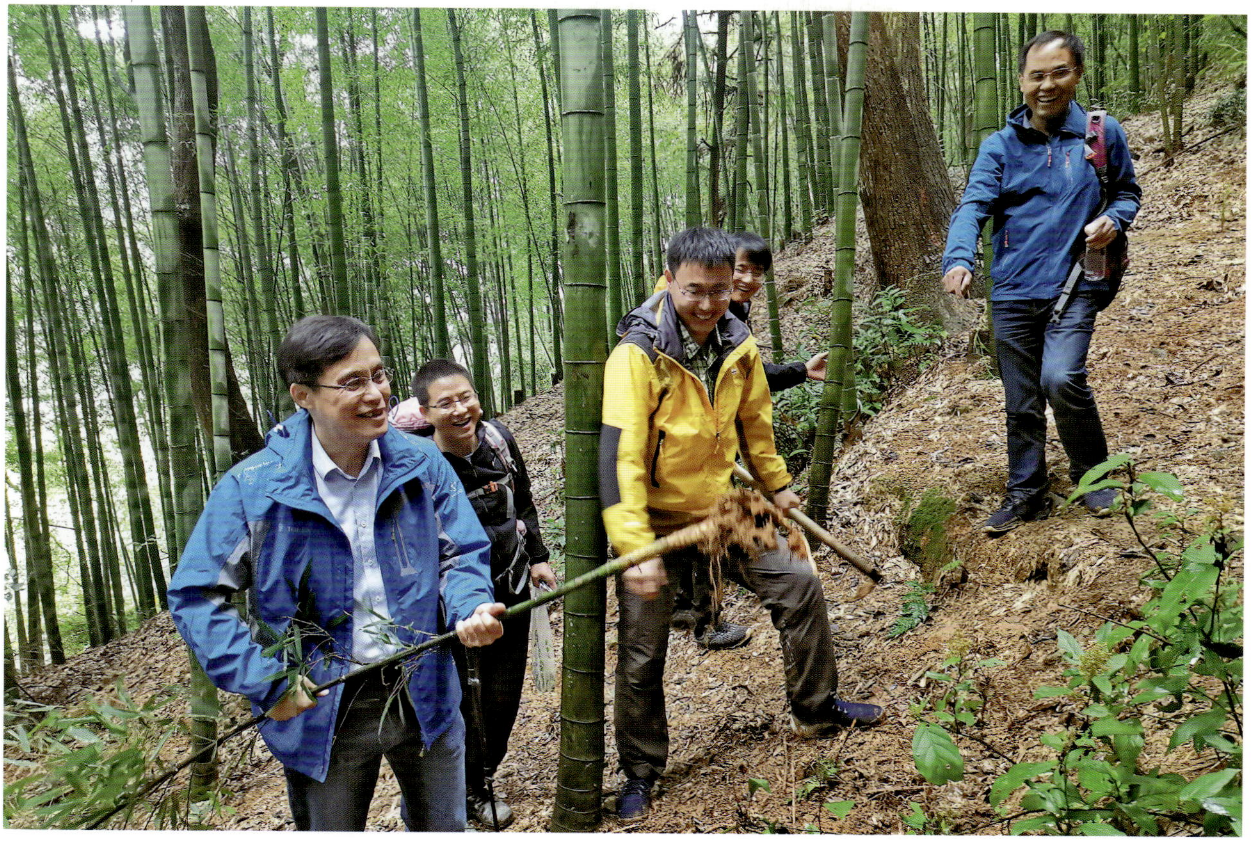

< 黄璐琦院士在樟树参与普查 <

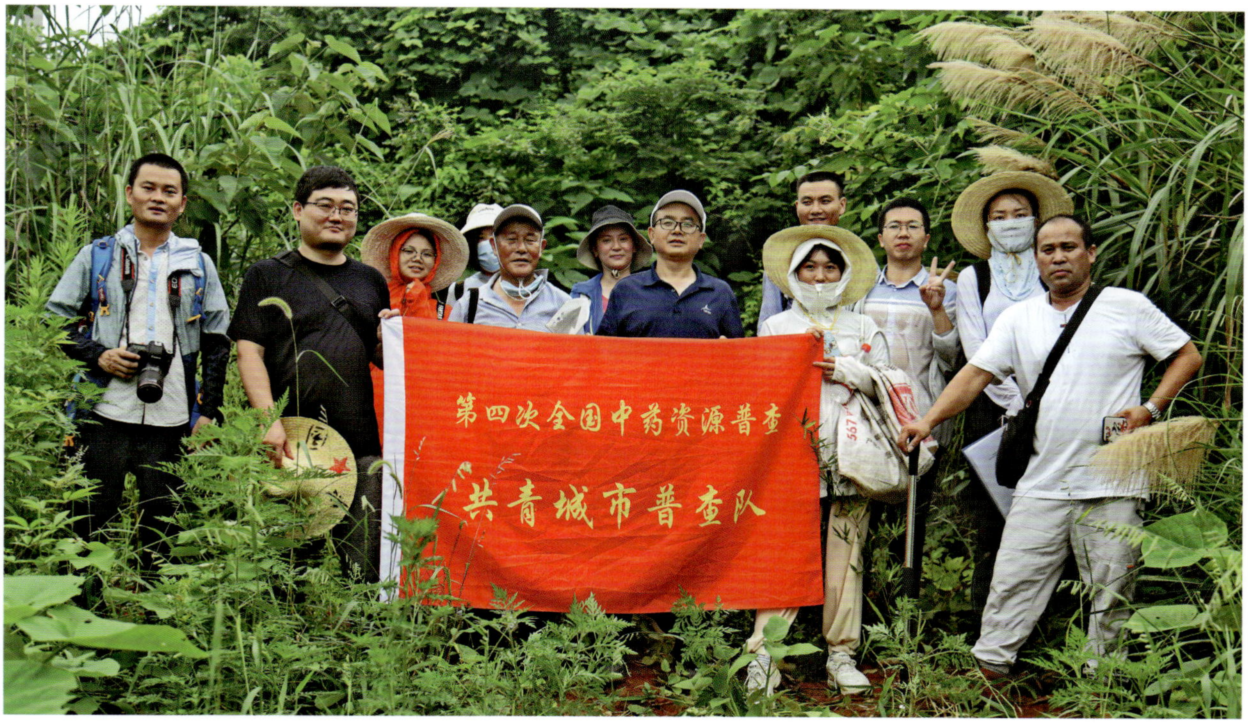

< 共青城市中药资源普查队 <

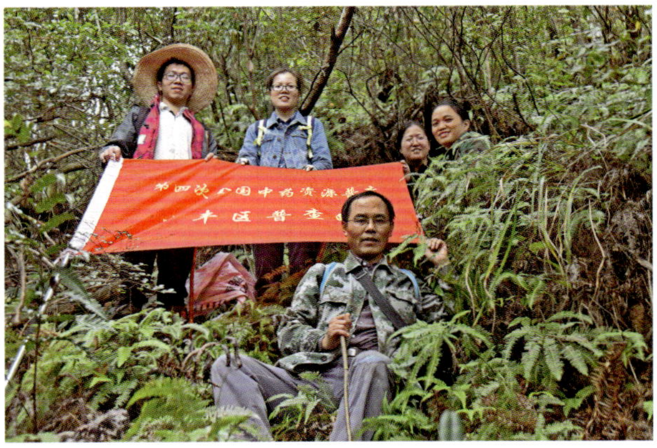

< 密林中开展野外调查 <

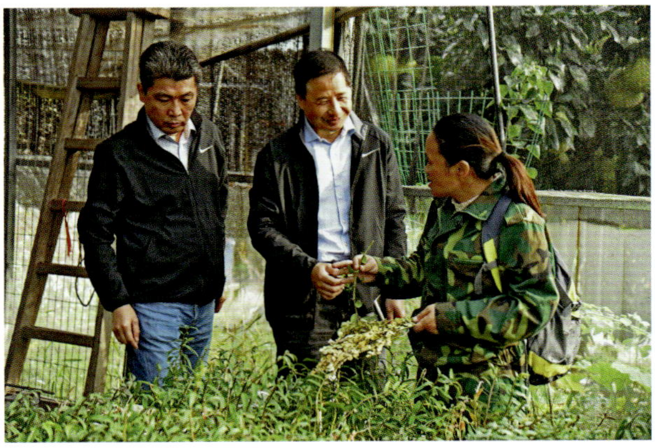

< 调研中药材种植情况 <

《罗霄山区中药材生产加工适宜技术》《武夷山野生药用植物资源》《德安县药用植物资源》《中国万载常见中药资源图鉴》《全国第四次中药资源普查都昌县中草药资源及民间偏方汇编》《野生药用植物原色图鉴》等，其中《江西省中药资源植物图鉴（草本类Ⅰ）》荣获第33届华东地区科技出版社优秀科技图书二等奖。同时，《武夷山中药资源图志》已正式提交至福建科技出版社出版，《中国中药资源大典·江西卷》初稿已基本完成；建设江西省中医药研究院药用植物标本馆和瑞金市中医院药用植物标本馆；在樟树市协助中央电视台新闻报道1次，在德兴市、南昌市协助《中国中医药报》《江西日报》进行新闻报道共5次。

此外，为更好地开展科技服务，提升江西省中药材生产技术水平，江西省中医药研究院组建

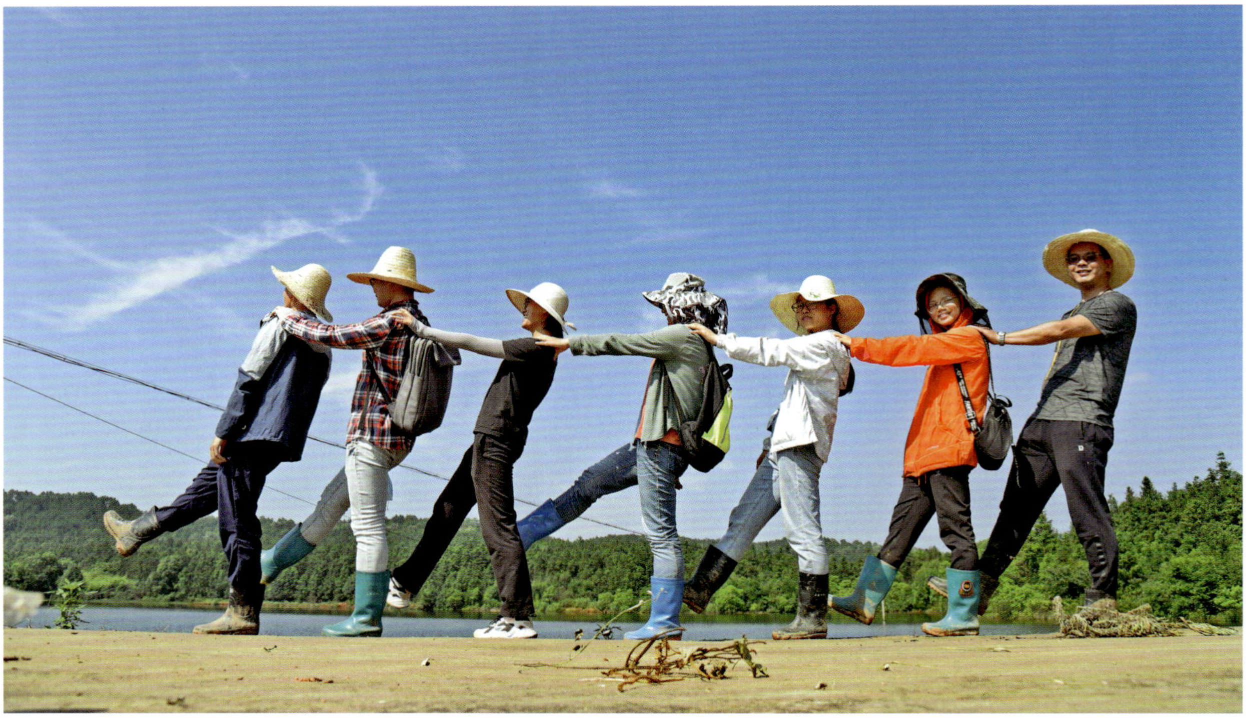

< 进贤县普查顺利收官 <

了省科技特派团中药材团4个，根据各企业发展的实际需求，提供针对性的技术服务，助力当地中药材产业发展和乡村振兴。通过中药材种植培训、技术指导及销售对接帮扶，使江西省中药材种植人员综合能力得到提升。据2022年统计，该省中药材种植规模由2010年的约100万亩，增长到近334万亩，中药材种植品种达到120个以上。江西省第四次全国中药资源普查数据和成果，为中医药产业政策的制定提供重要依据，助推中医药强省战略建设。

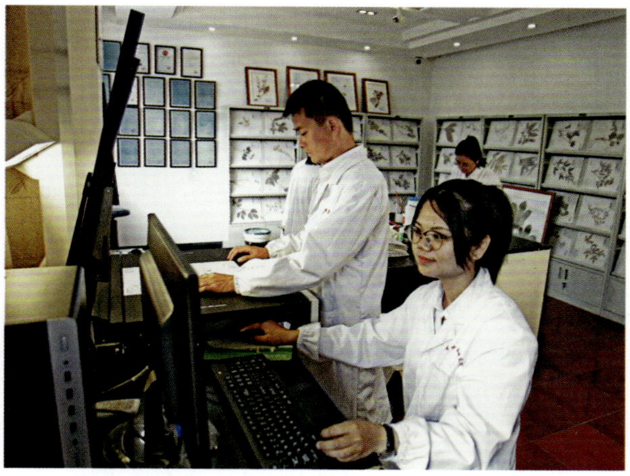

< 标本扫描 <

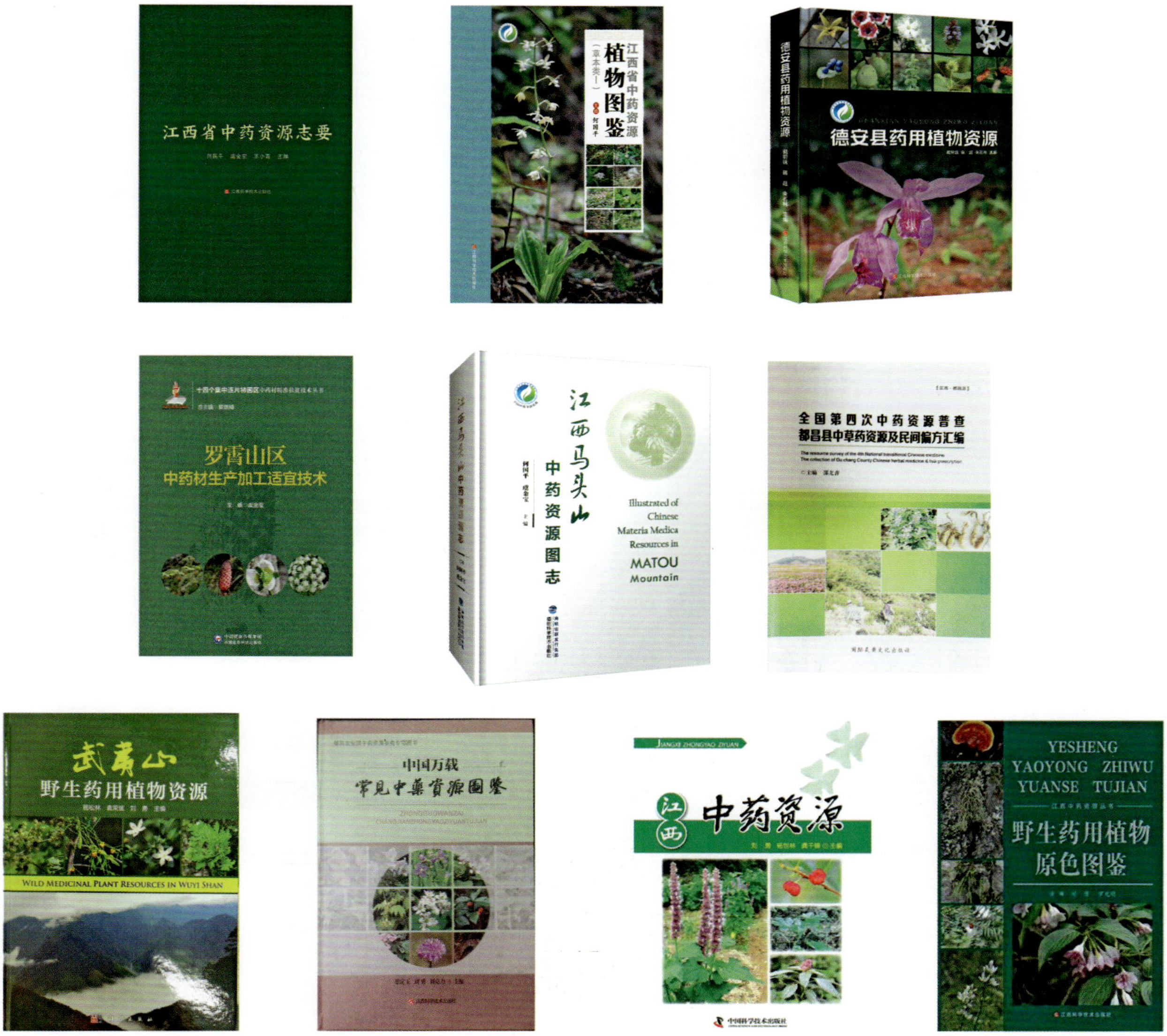

< 普查相关著作 <

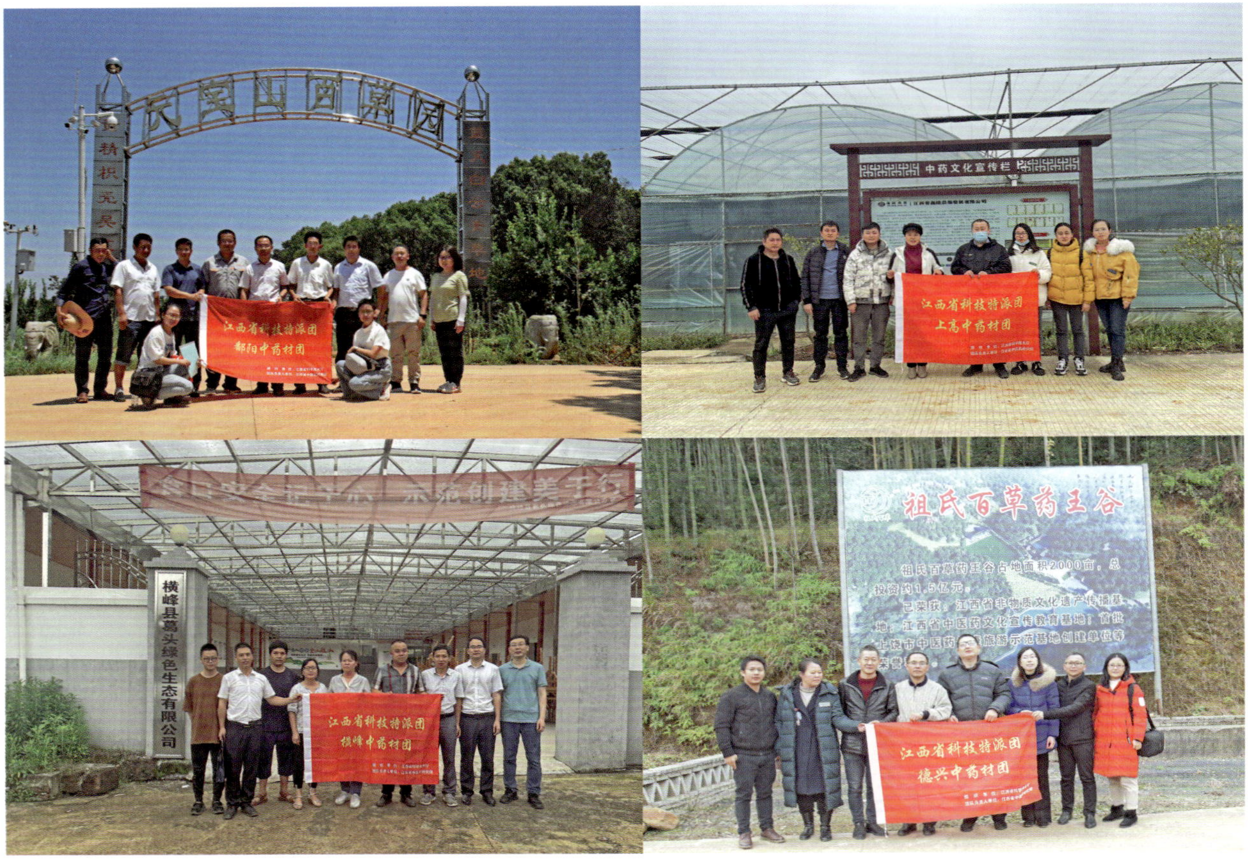

< 江西省科技特派团中药材团 <

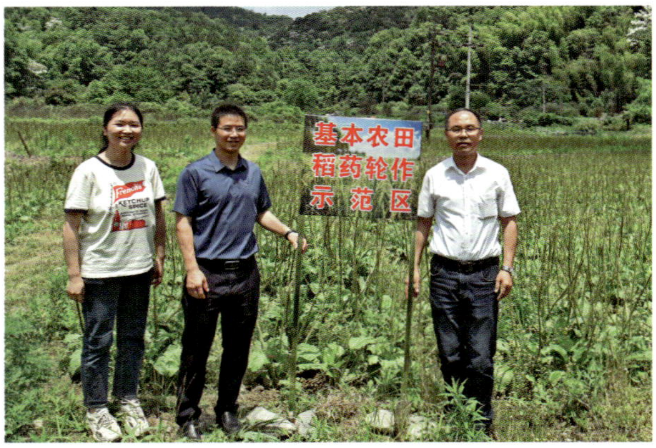

< 走访调查稻药轮作示范区 <

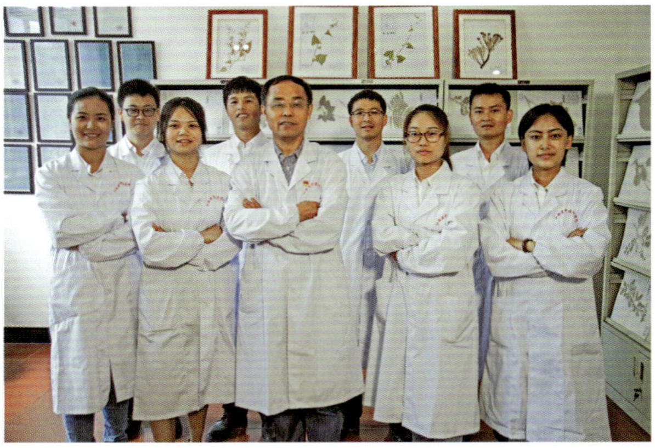

< 江西省中医药研究院中药资源中心团队 <

山东省

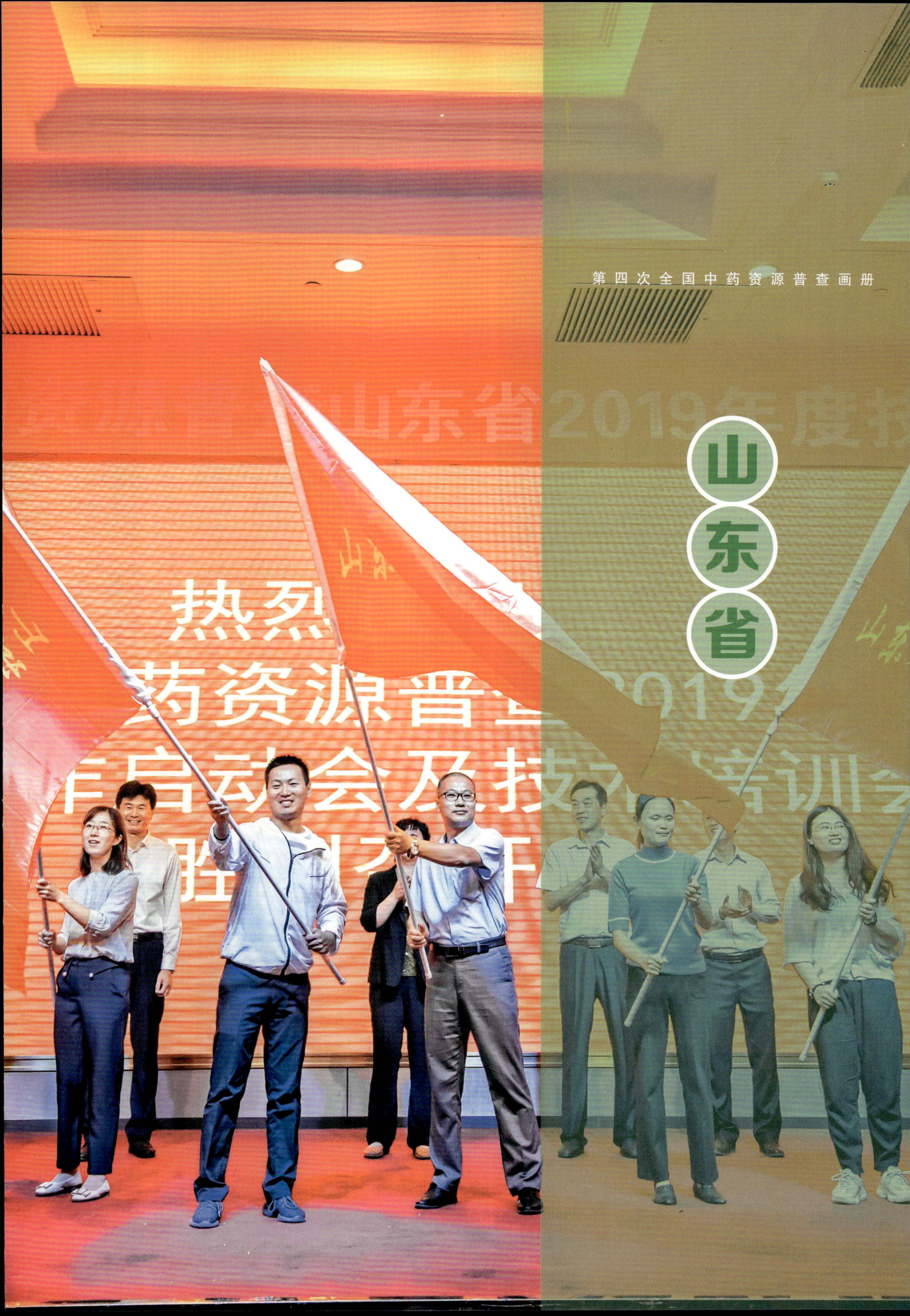

在山东省中医药管理局领导下，山东中医药大学联合省内多家单位就全省 136 个县、市开展了为期 7 年的中药野生资源种类、分布区域、蕴藏量、栽培现状调查。累计参与人数 1 000 余人，参与单位 100 余家，为山东省有史以来规模最大，涉及行业最多的一次中药资源普查活动。

本次普查共调查 344 个代表区域，4 244 个样地，获得药用植物资源 1 740 种；收集药材品种 424 种，收集种质资源 297 种。发现山东省新分布属 3 种，山东省新分布种 43 种。结合山东实际资源分布情况，拟向外社会公布的中药资源数 1 903 种，其中植物药资源 1 740 种、动物药资源 144 种、矿物药资源 19 种。

累计发表论文 146 篇；获得发明专利授权 42 项，实用新型专利授权 25 项；主编或参编《山东中药资源精要》《山东苔藓志》《山东中药农业生物资源》《山东药用植物志》等著作 19 部，主编或参编教材 31 部。获山东省科技进步奖一等奖 2 项、自然科学奖二等奖 1 项、三等奖 1 项；中国商业联合会科学技术奖一等奖 1 项；中国产学研合作促进会二等奖 1 项，山东中医药科学技术三等奖 3 项，山东省高等学校科学技术奖二等奖 1 项，山东省教育科学研究优秀成果三等奖 1 项。

制定了 136 个县（市、区）的中药资源发展规划，为地方中药材生产合理布局提供重要依据。参与《山东省中医药条例》《山东省中医药发展“十四五”规划》《“鲁十味”道地药材目录》等制定工作，将推进中药材道地化、良种化、标准化、品牌化发展纳入全省中医药工作重点，明确提出“大力发展齐鲁道地药材”，实施“齐鲁中医药名品”工程，打造齐鲁道地药材品牌，助力中医药强省建设。

建立了山东省中药原料质量检测技术服务中心 1 个，在平邑县和鄄城县建立动态检测站 2 个，开展中药材饮片真伪鉴定，累计服务商家 200 余户，向全国 30 余家院校、科研院所免费提供伪品用于

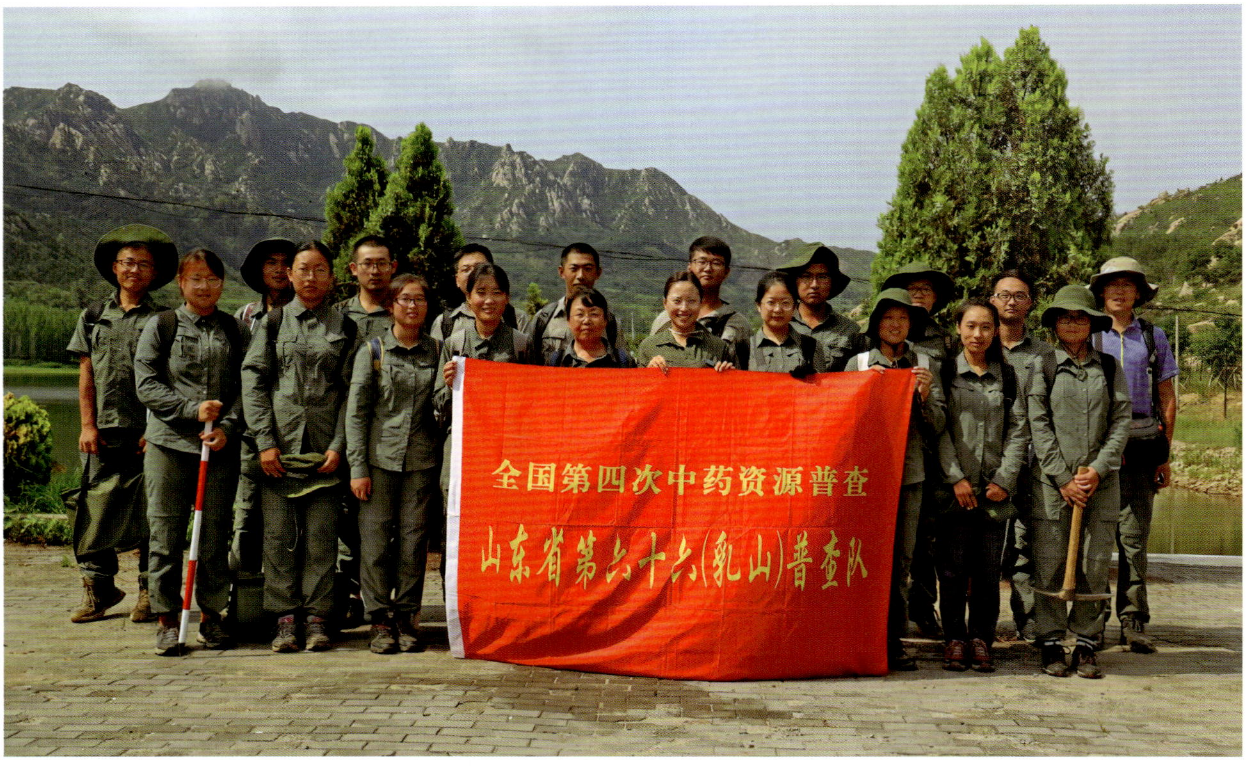

乳山普查队野外普查工作合影

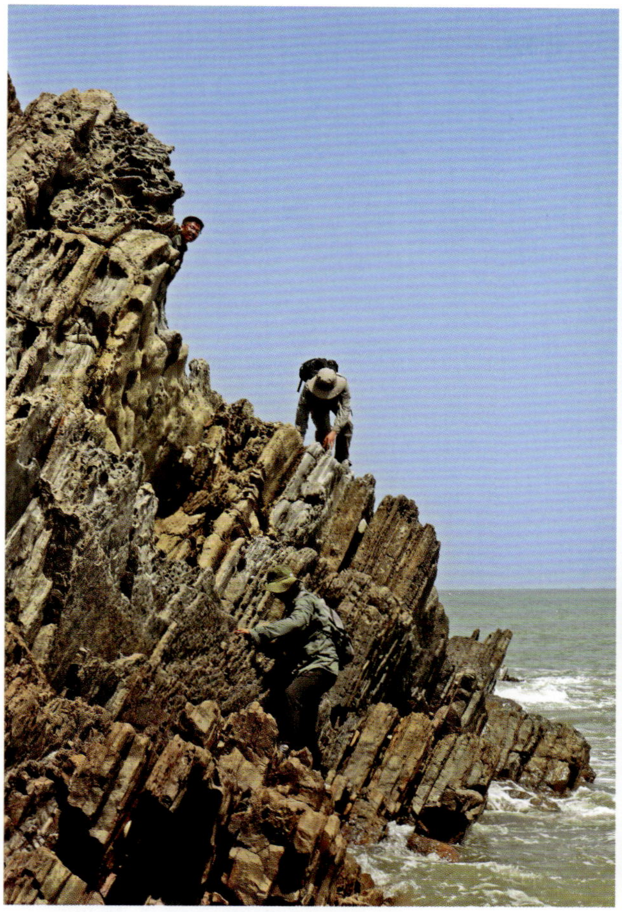

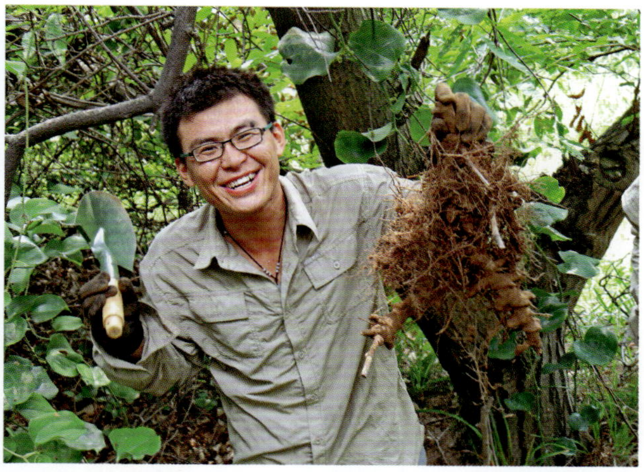

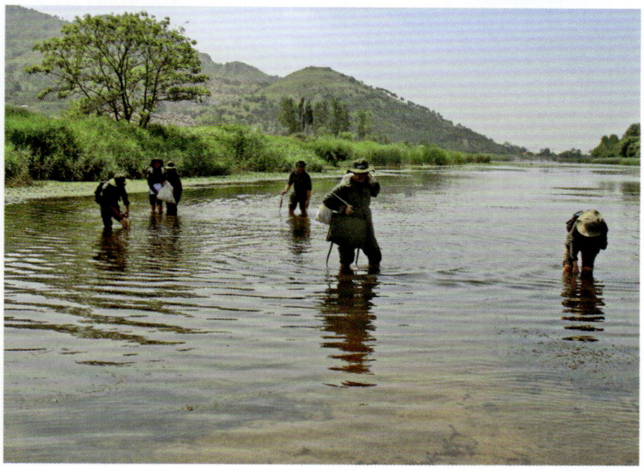

< 外业调查的苦与乐 <

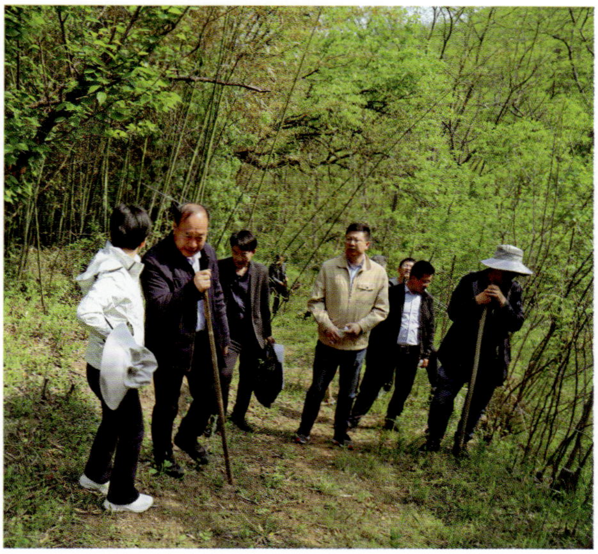

< 野外调查 <

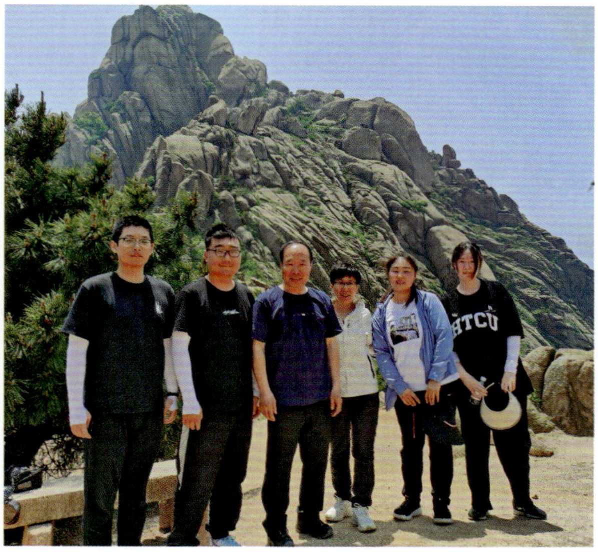

< 行至山顶调查 <

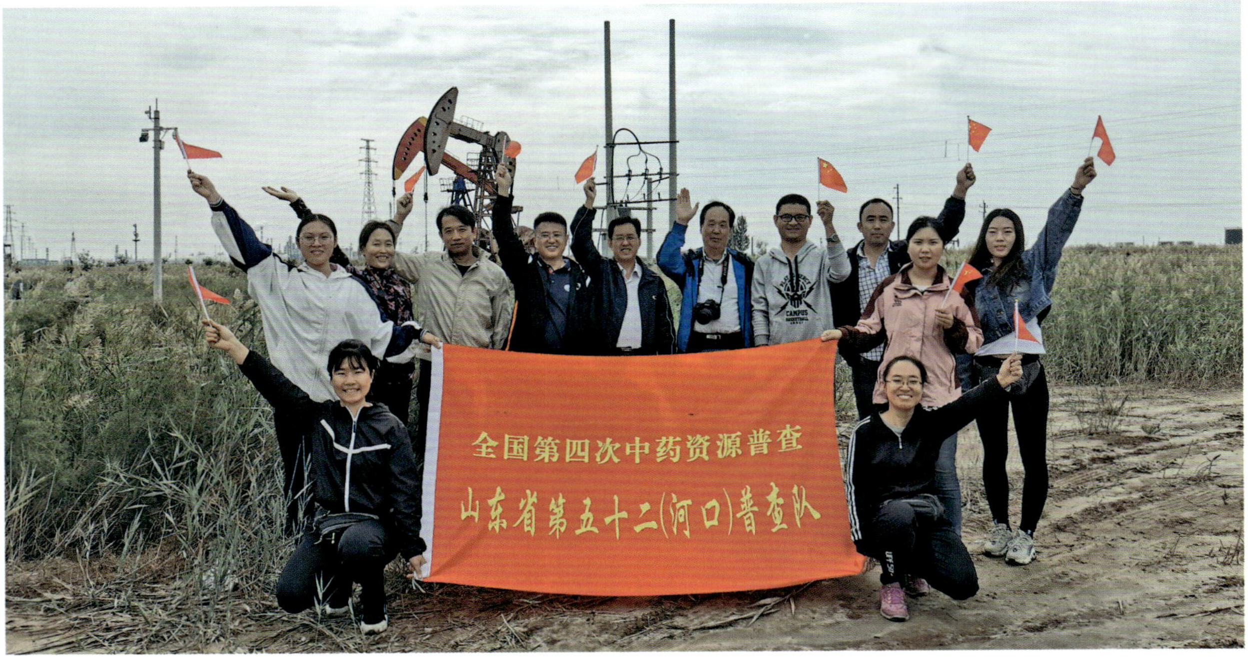

< 河口普查队在野外普查期间庆祝共和国华诞 <

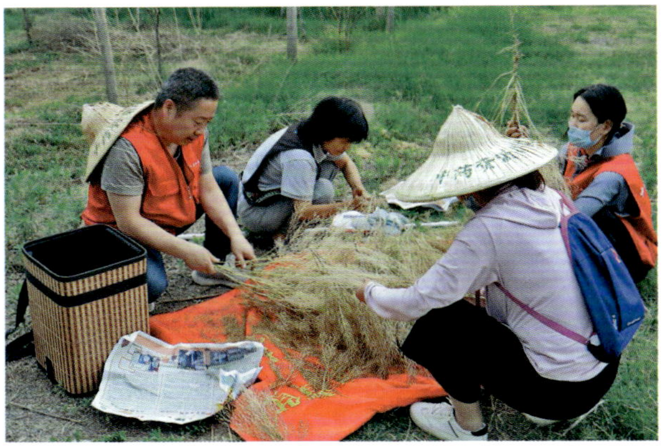

< 牡丹普查队收集中药材葶苈子 <

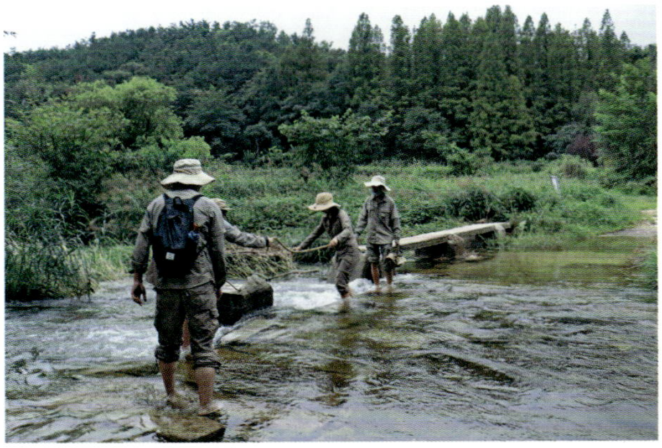

< 东港普查队蹚水过河寻找普查样地 <

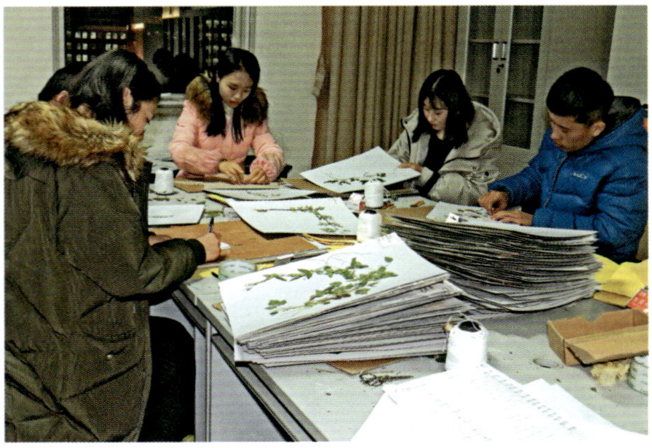

< 章丘普查队员缝制植物标本 <

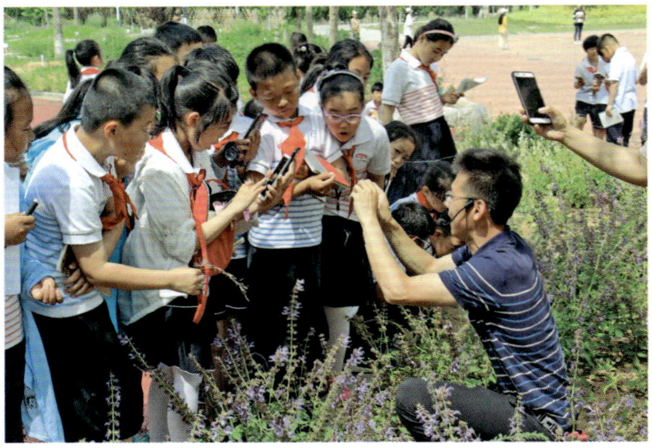

< 海阳普查队开展中医药文化科普活动 <

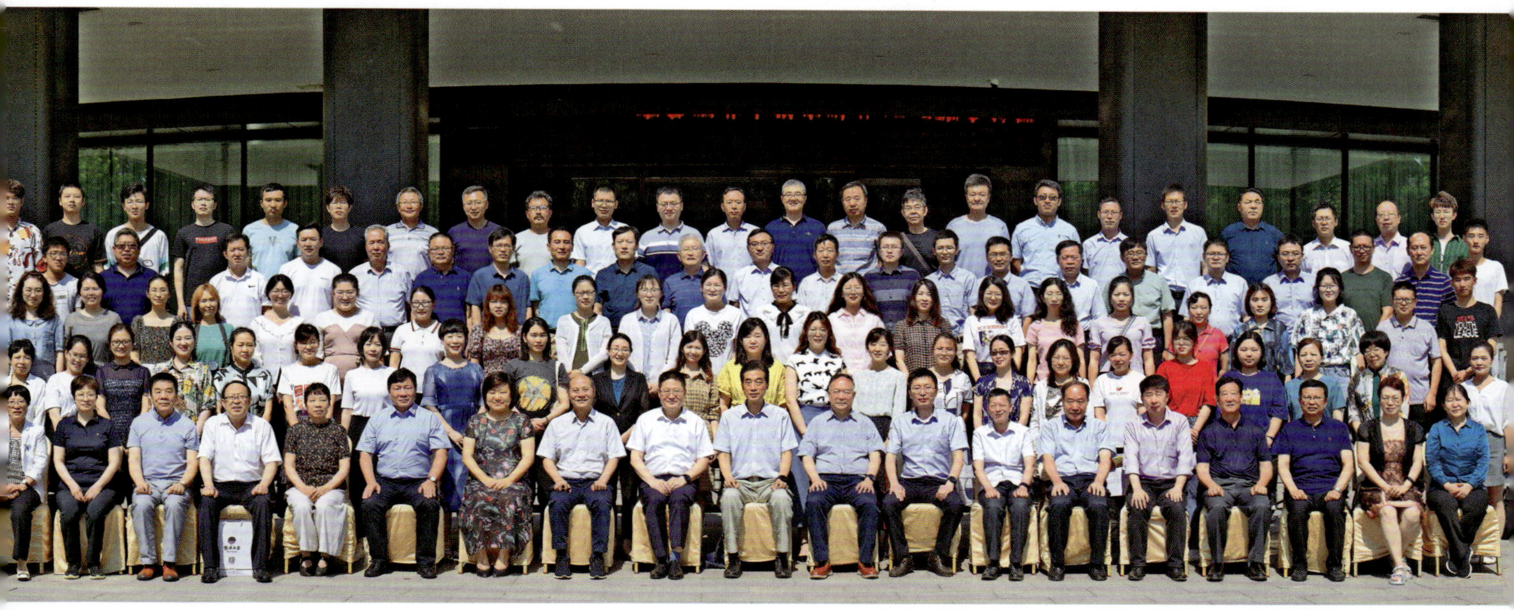

< 2021 年 6 月山东省中药资源普查省级验收会议（2018、2019 批次）<

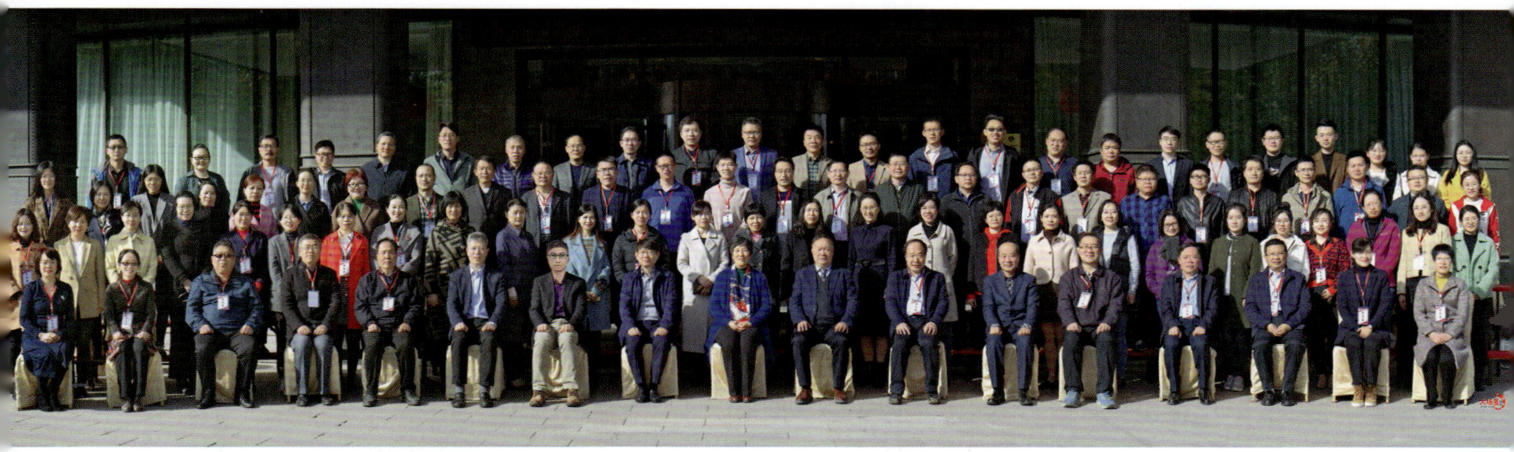

< 2020 年 7 月山东中医药学会中药资源专业委员会成立 <

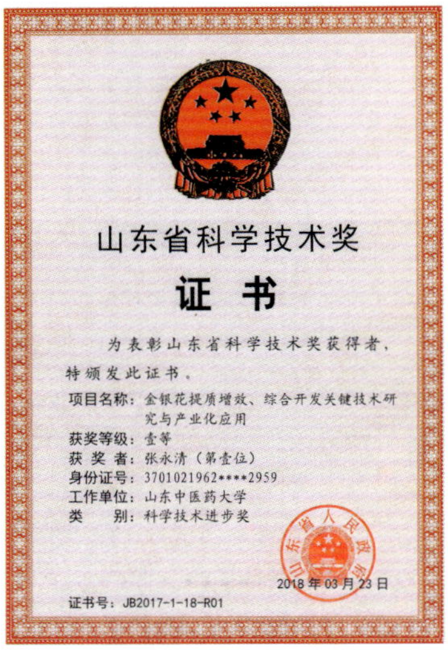
山东省科学技术奖

证　书

为表彰山东省科学技术奖获得者，特颁发此证书。

项目名称：金银花提质增效、综合开发关键技术研究与产业化应用

获奖等级：壹等

获 奖 者：张永清（第壹位）

身份证号：3701021962****2959

工作单位：山东中医药大学

类　　别：科学技术进步奖

2018年03月23日

证书号：JB2017-1-18-R01

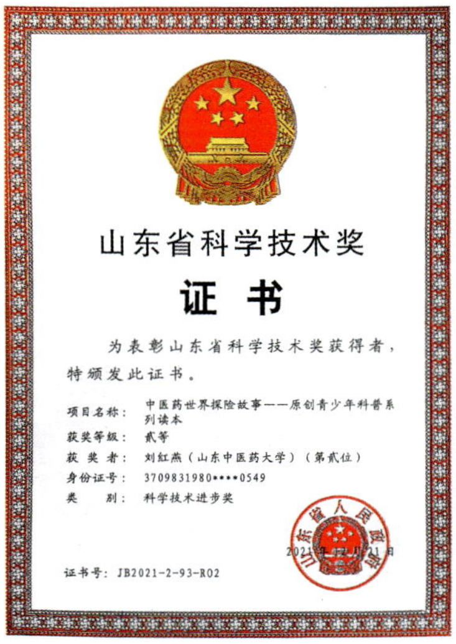
山东省科学技术奖

证　书

为表彰山东省科学技术奖获得者，特颁发此证书。

项目名称：中医药世界探险故事——原创青少年科普系列读本

获奖等级：贰等

获 奖 者：刘红燕（山东中医药大学）（第贰位）

身份证号：3709831980****0549

类　　别：科学技术进步奖

证书号：JB2021-2-93-R02

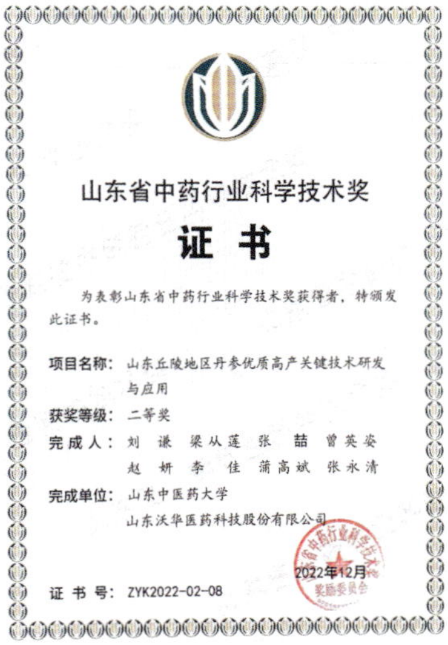
山东省中药行业科学技术奖

证　书

为表彰山东省中药行业科学技术奖获得者，特颁发此证书。

项目名称：山东丘陵地区丹参优质高产关键技术研发与应用

获奖等级：二等奖

完 成 人：刘　谦　梁从莲　张　喆　曾英姿　赵　妍　李　佳　蒲高斌　张永清

完成单位：山东中医药大学

山东沃华医药科技股份有限公司

2022年12月

证 书 号：ZYK2022-02-08

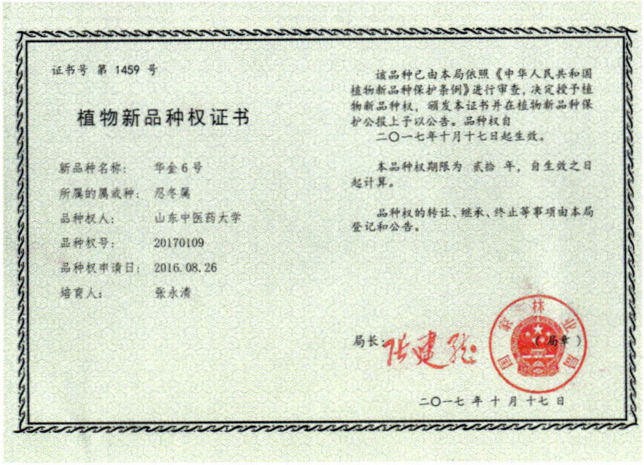
证书号 第 1459 号

植物新品种权证书

新品种名称：华金6号

所属的属或种：忍冬属

品种权人：山东中医药大学

品种权号：20170109

品种权申请日：2016.08.26

培育人：张永清

该品种已由本局依照《中华人民共和国植物新品种保护条例》进行审查，决定授予植物新品种权，颁发本证书并在植物新品种保护公报上予以公告。品种权自二〇一七年十月十七日起生效。

本品种权期限为 贰拾 年，自生效之日起计算。

品种权的转让、继承、终止等事项由本局登记和公告。

局长

二〇一七年十月十七日

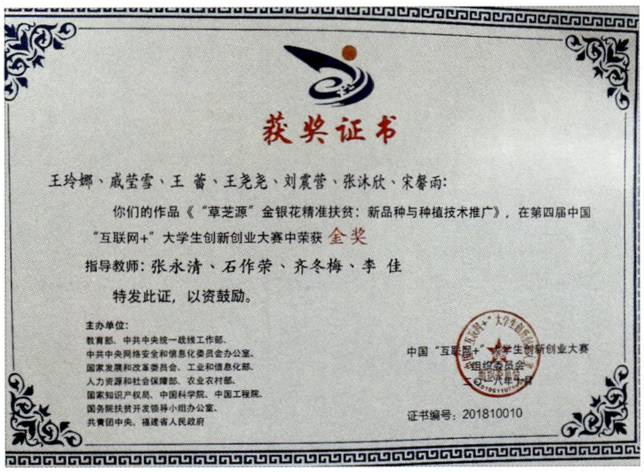
获奖证书

王玲娜、戚莹雪、王蕾、王尧尧、刘震营、张沐欣、宋馨雨：

你们的作品《“草芝源”金银花精准扶贫：新品种与种植技术推广》，在第四届中国“互联网+”大学生创新创业大赛中荣获 金奖

指导教师：张永清、石作荣、齐冬梅、李佳

特发此证，以资鼓励。

主办单位：

教育部、中共中央统一战线工作部、

中共中央网络安全和信息化委员会办公室、

国家发展和改革委员会、工业和信息化部、

人力资源和社会保障部、农业农村部、

国家知识产权局、中国科学院、中国工程院、

国务院扶贫开发领导小组办公室、

共青团中央、福建省人民政府

中国“互联网+”大学生创新创业大赛组织委员会

证书编号：201810010

< 普查成果部分获奖证书 <

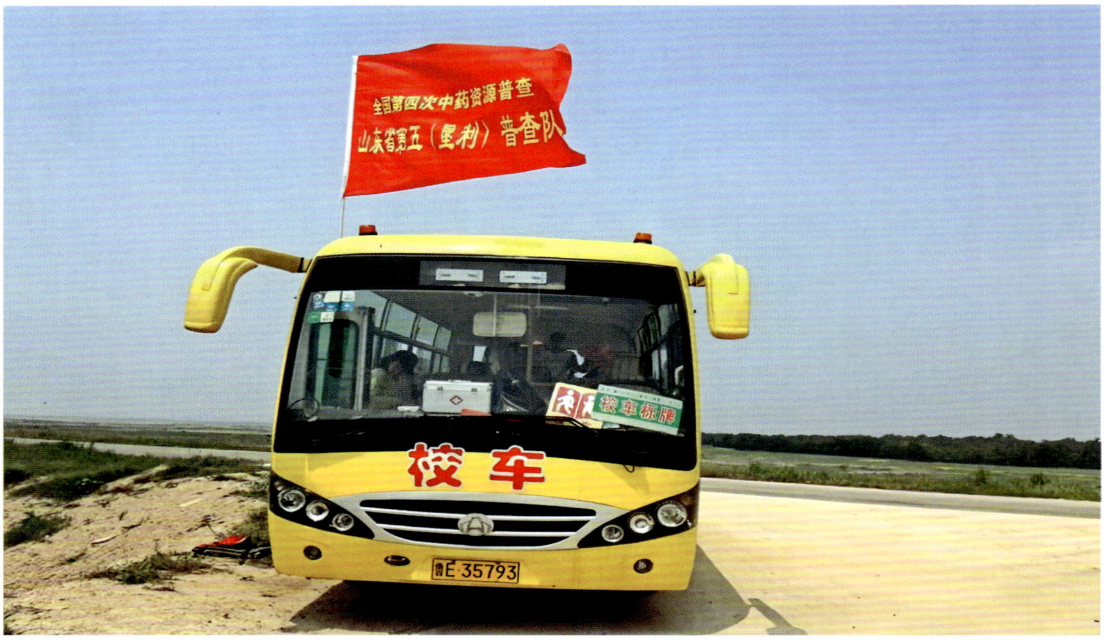

< 艰苦普查路，感恩校车行 <

教学、科研。开展了大宗道地药材良种选育与推广、品质区划、资源合理开发利用等研究，选育金银花新品种 3 个，建设金银花、丹参、白首乌、菊花、黄芩、栝楼等中药材规范化生产基地 80 万亩，带动农户增收，助力乡村振兴。牵头成立山东中医药学会中药资源专业委员会和山东中药行业协会中药材分会，为持续推进全省中药资源的保护、开发和可持续利用搭建了学术交流和科研合作平台。

以开展线上课程、建设数字标本馆、出版科普读物等方式，传播中药知识、传承中药文化，累计受益人群近 10 万人次，获中国中西医结合学会科普奖 1 项，中国林学会“科普中国”创新创业大赛二等奖 1 项。

培养专科、本科、研究生 300 余人，先后有 166 人考取北京大学、中国科学院昆明植物所、中国科学院西双版纳植物园等知名学府相关专业继续深造。资源普查激发了学生在中药资源保护、开发利用方面的创新创业热情，共获得大学生创新创业大赛国家级金奖 1 项、一等奖 1 项、三等奖 2 项，省级银奖 1 项、一等奖 1 项以及各项职业技能竞赛共计 24 项，依托普查工作，牵头单位获教育部首批“全国高校黄大年式教师团队”。

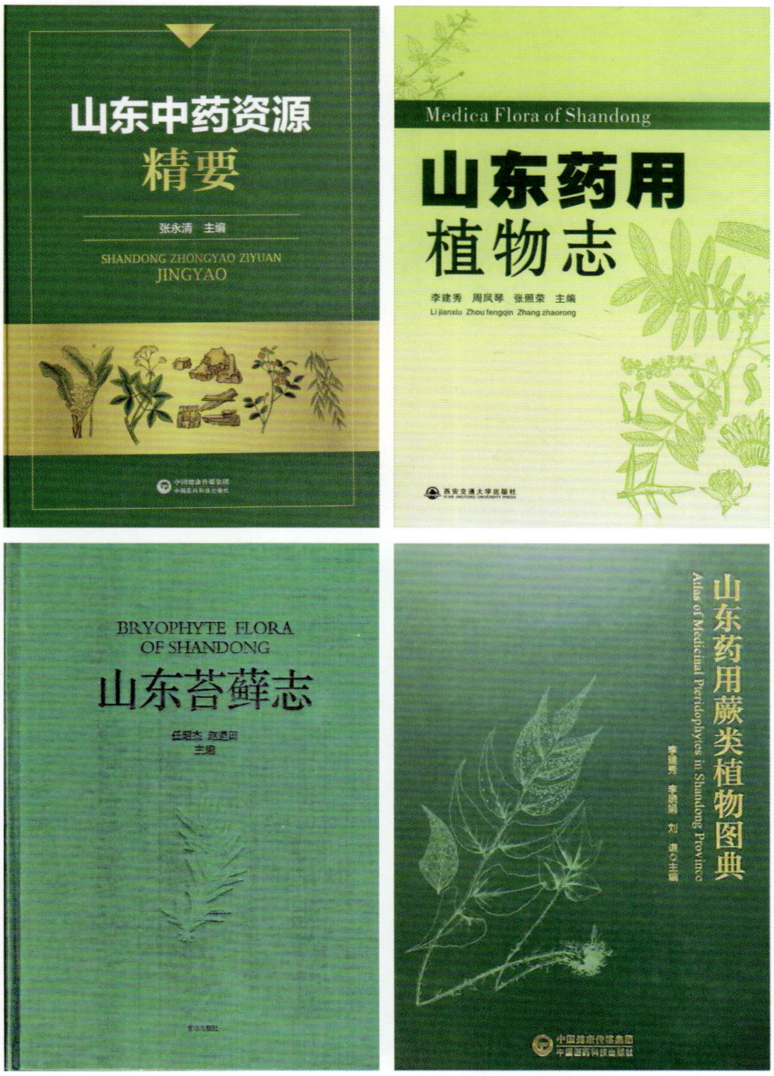

< 出版的相关著作 <

河南省

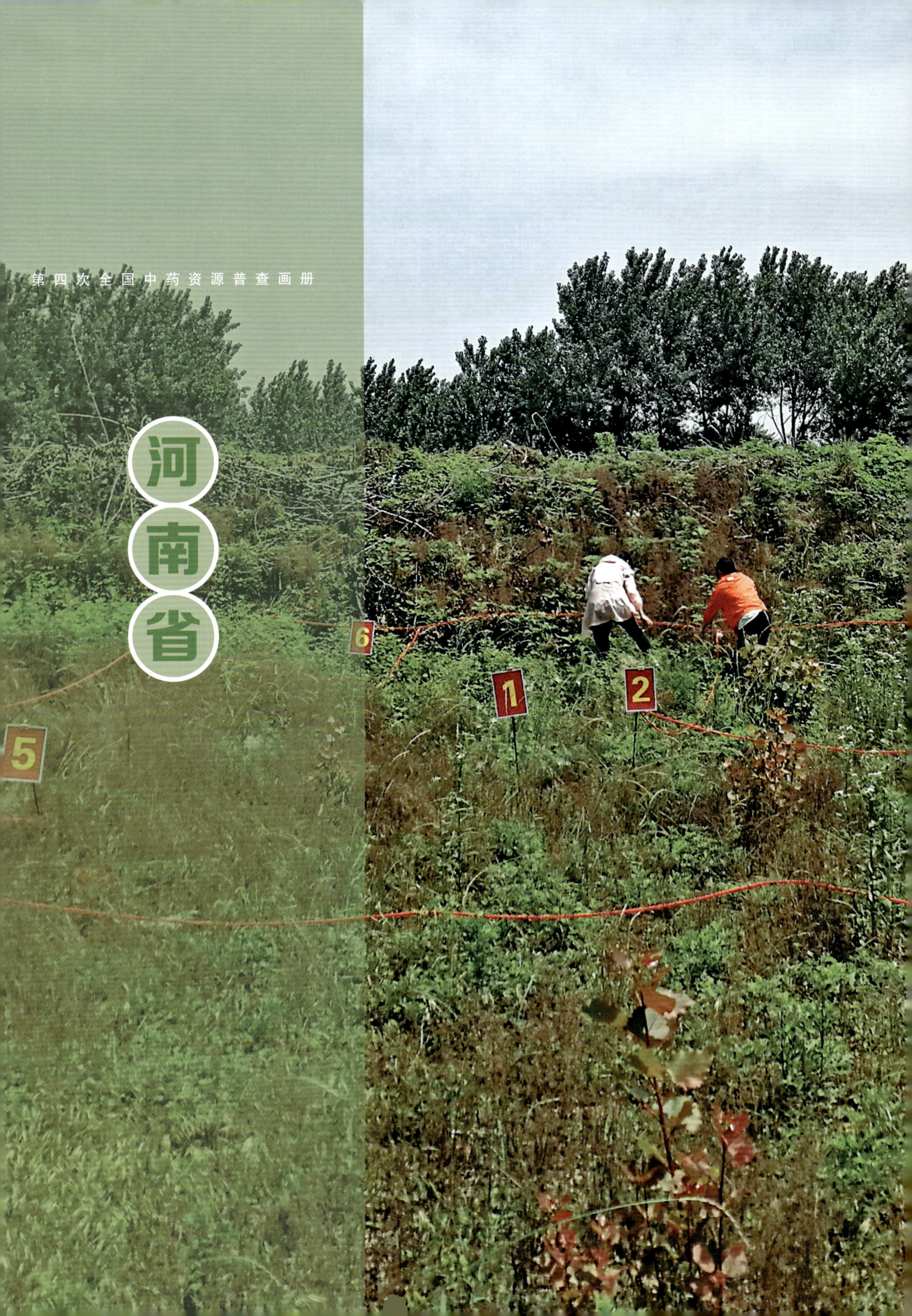

2012年至2021年，河南省第四次中药资源普查完成107个县（市）的中药材资源普查工作，覆盖了整个河南省。共实地调查代表区域数量293个，完成样地4 018个、样方套19 751个。采集与制作腊叶标本65 008份，其中包含207个科、990个属、2 674个种，上交11 353份。收到药材标本4 224份，上交3 880份。收到种质标本1 925份，上交1 925份。完成市场主流品种调查776种，完成传统用药知识数量收集963条。共拍摄照片517 657幅、录像65 400分钟。结合河南省本底资料，发现动物药282种、矿物药44种、其他36种，河南省共有药用资源3 050种。

2018年，河南省中药原料质量监测技术服务中心，以及现代中药资源动态监测信息和技术服务中心禹州站、西峡站、武陟站建成，现已通过国家验收。承担《中国药典》(2020版）河南省相关中药材DNA鉴定、《河南省中药材标准》及《河南省中药饮片炮制规范》的修订工作；提交国家中心平台20项适宜技术；承担河南省中药材科技普查项目5个，中药材社会实践“三下乡”服务项目7个，每年培训地方药农600余人次。

2019年，河南省药用植物重点物种保存圃通过国家验收，引种药用植物500多种，其中道地大宗、特色品种及新分布种、新记录种280多种。承担校内中药资源教学实习1 000余人次，年接待各种参观服务5 000余人次。

普查中对河南省107个县（市）进行走访调查，走访了500余名老中医和当地中医诊所、药铺等，整理、确认一批正在传承应用的、有重要价值的传统用药知识数量963条。出版了山药、金银花、地黄、冬凌草的生产加工适宜技术等4项。完成《常见中药材生产管理技术》和《优质

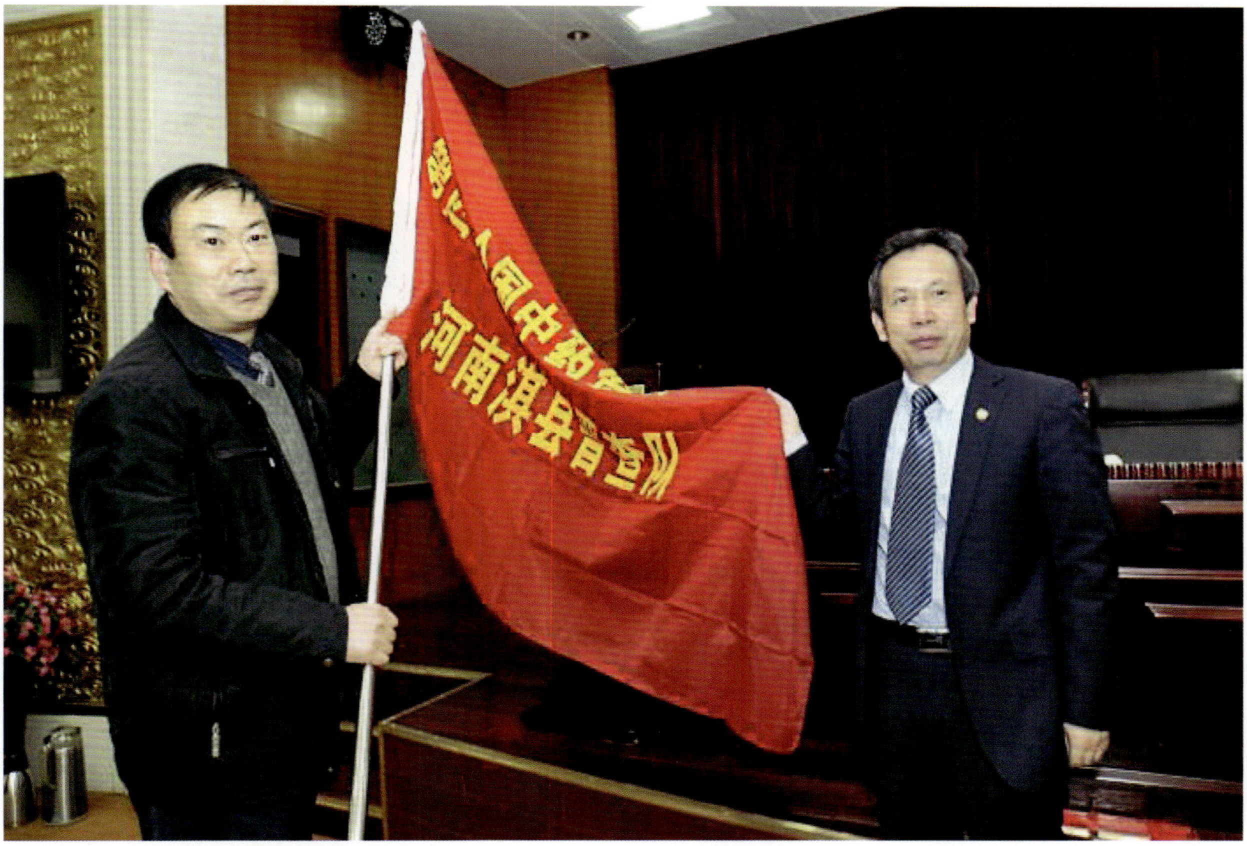

< 授旗 <

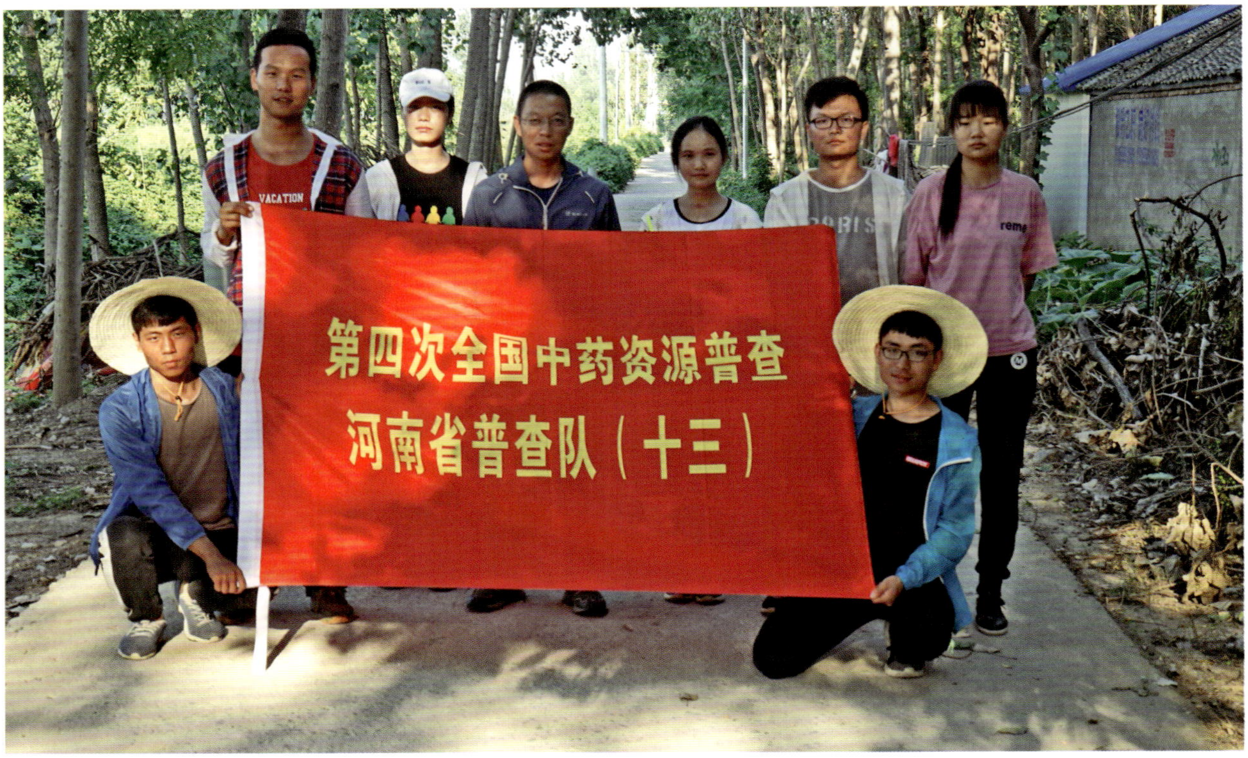

< 参加野外调查的队员们 <

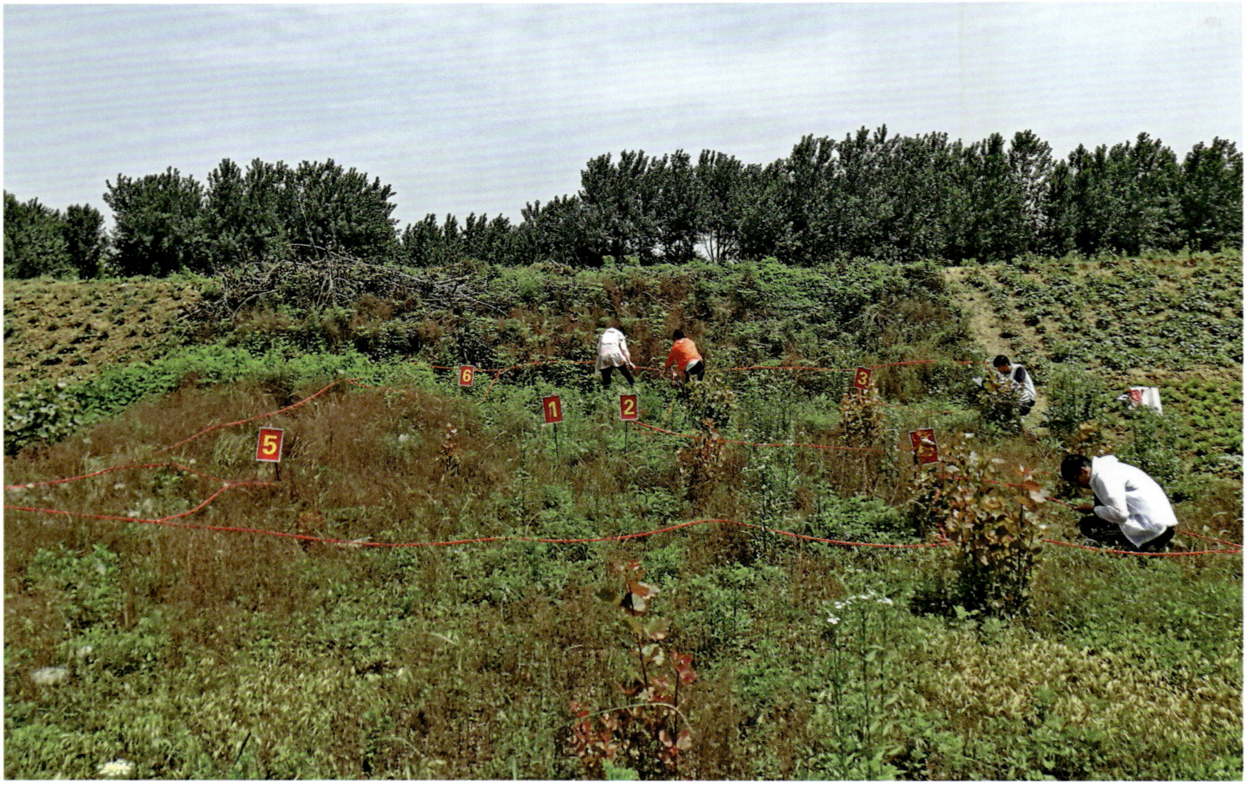

< 普查队在野外调查 <

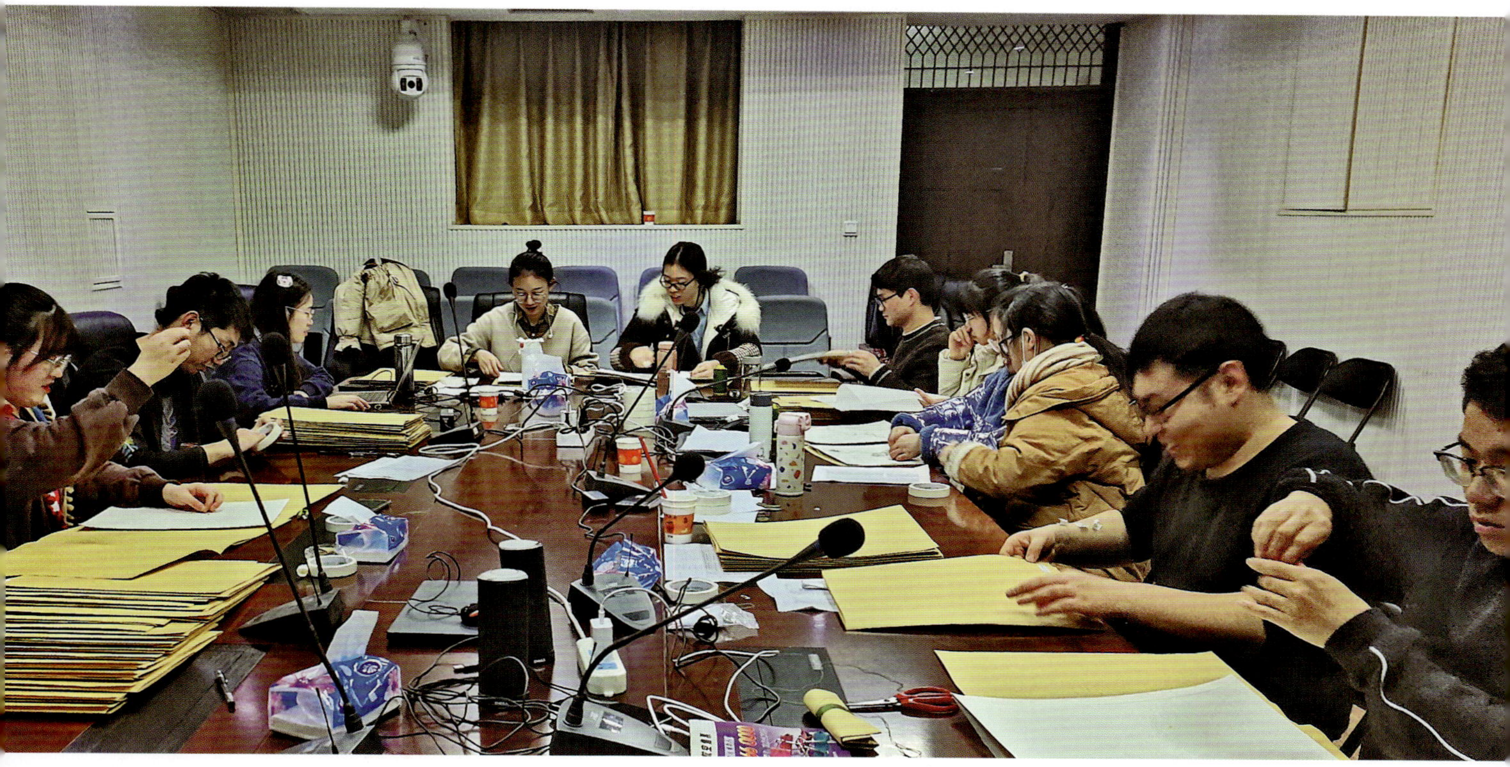

< 中药资源普查内业整理 <

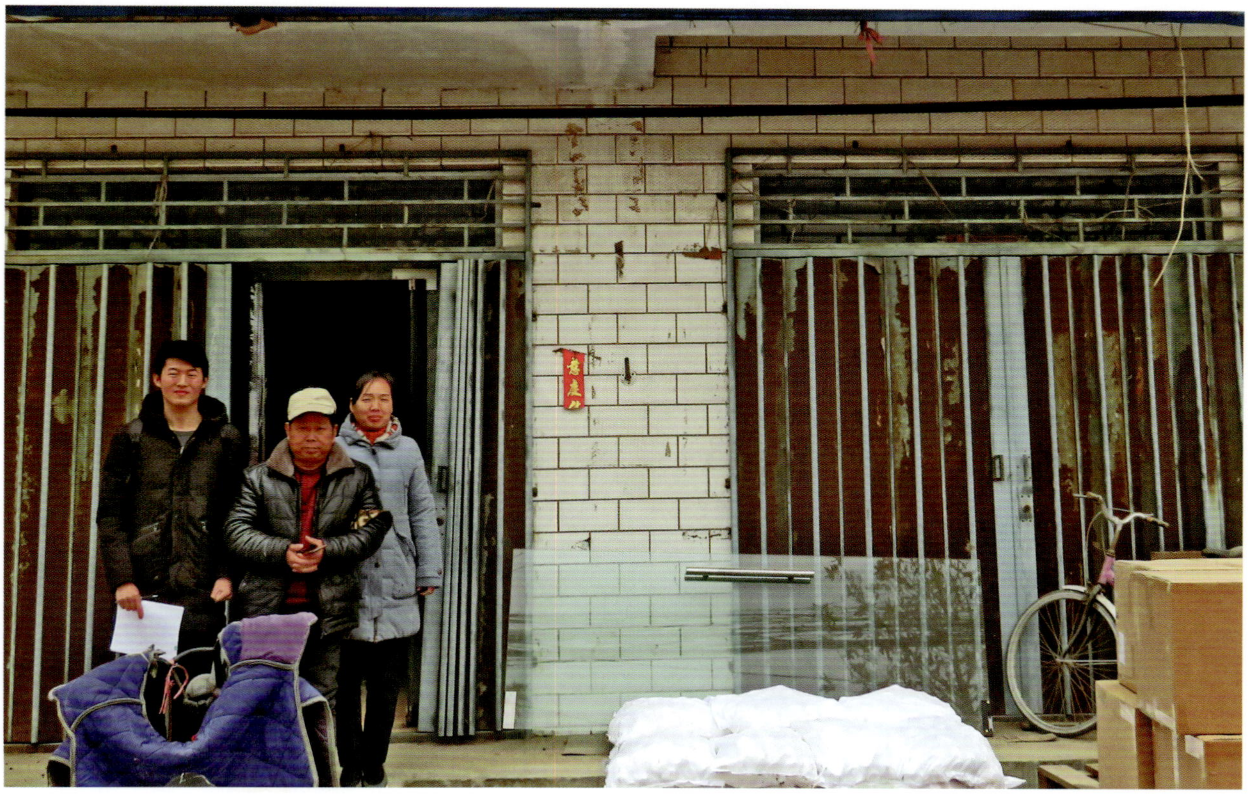

< 药材市场调查 <

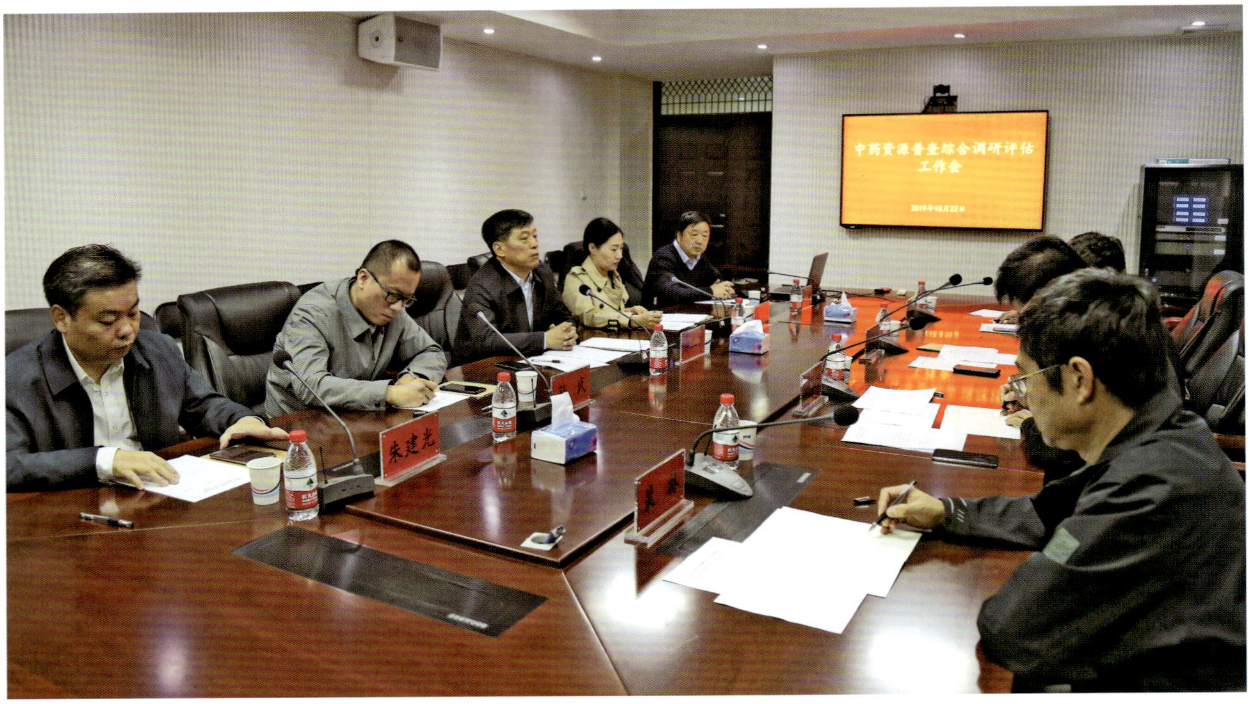

< 河南省中药资源普查综合调研评估 <

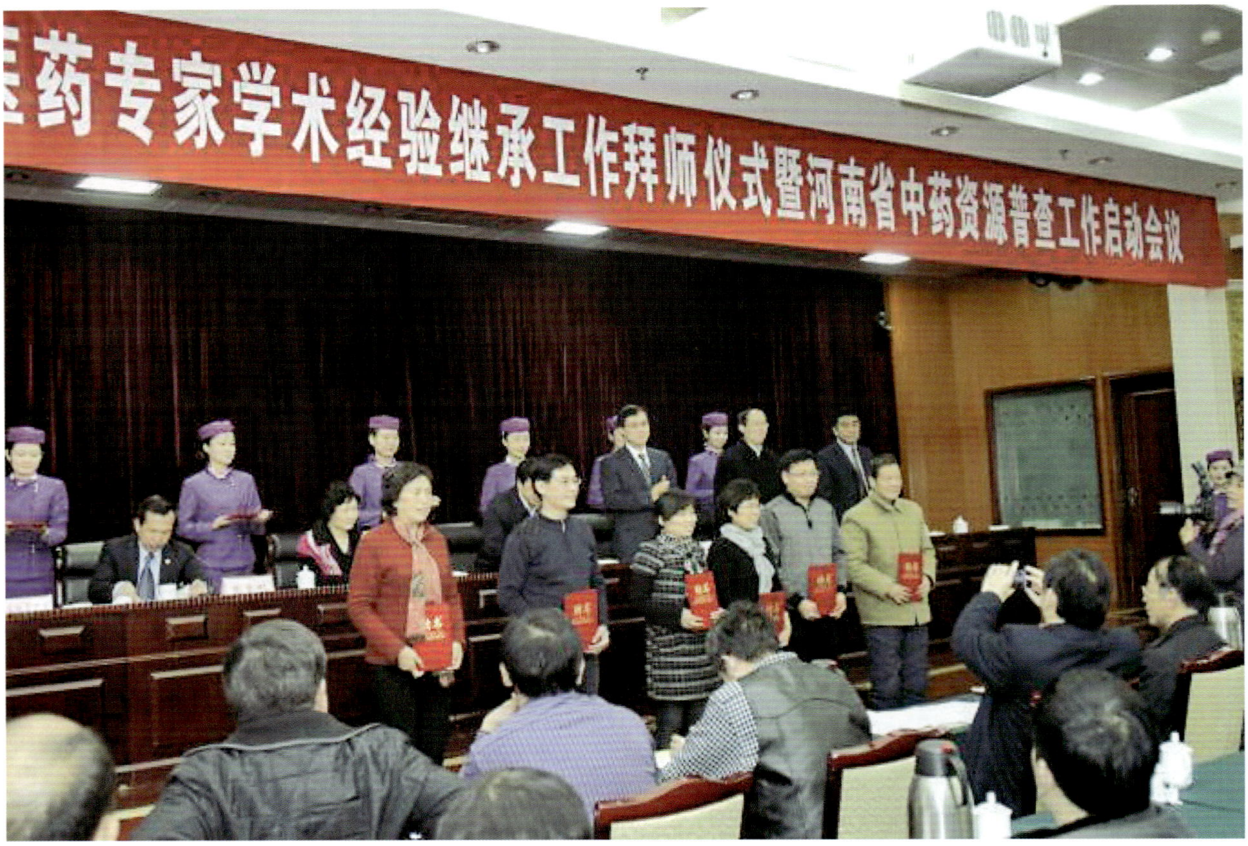

< 聘任仪式 <

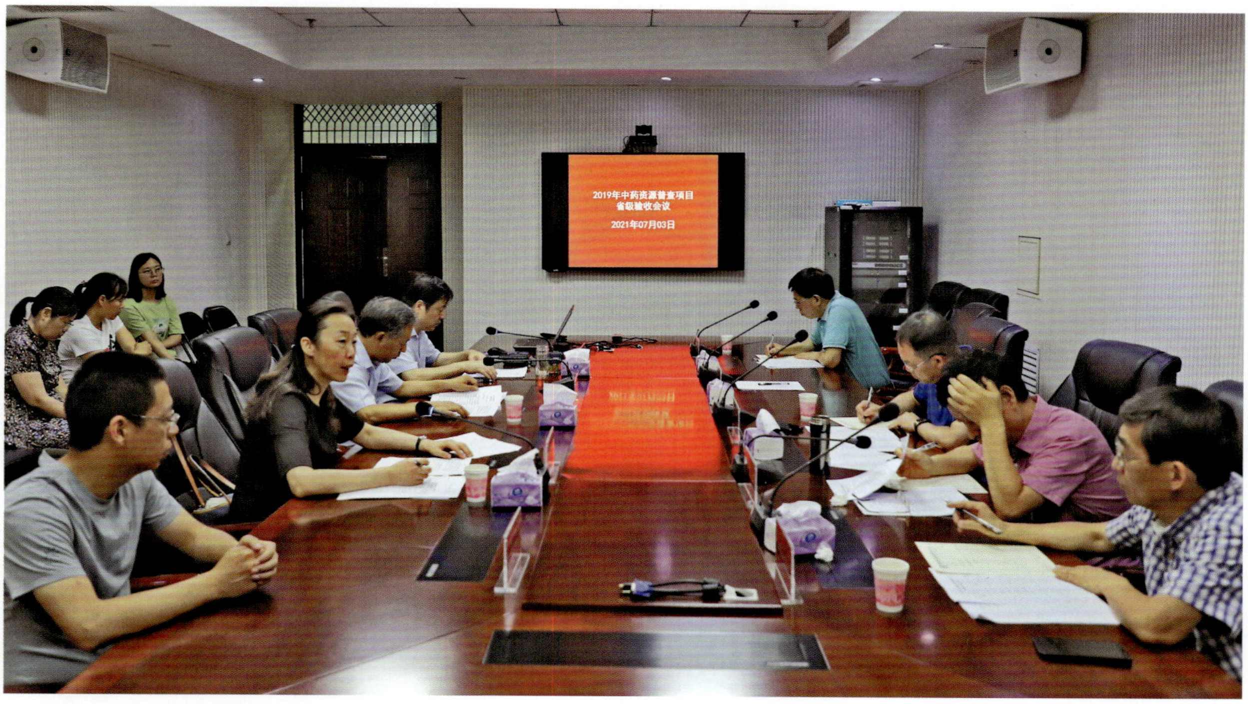

< 2019 年河南省中药资源普查项目省级验收会 <

中药材生产技术》等著作编写。制定地黄、牛膝、山茱萸、辛夷、决明子、白附子等 6 种中药材商品规格等级标准；制定辛夷等 6 个品种《道地中药材栽培及产地加工技术规范》；制定怀地黄、怀牛膝、禹白附、淳萸肉等 4 个品种《道地药材标准》；制订全蝎、土鳖虫等 2 个品种《动物药材生产及产地加工技术规程》。参与《新编中国药材学》《中国中药资源大典》系列和《中国中药材种子原色图典》编写；修订《无公害红花生产技术规程》等新乡市地方标准 3 项；开发了“河南省鸡公山药用植物网络图库”。普查中发表论文 163 篇，授权专利 26 项，筛选培育新品系 11 个，建设了河南中药资源普查成果管理系统 V1.0 和怀地黄栽培虚拟仿真系统。发现河南省植物新记录种 60 个，新记录亚种 1 个，新记录变种 15 个，新记录变型 4 个，新记录科 2 科，新记录属 16 属。获得厅级以上奖励 30 项；建成河南省中医药博物馆中药标本馆。中央电视台、河南电视台、河南新闻广播等新闻报道 20 余次。培养本科生 1 000 余人、硕士研究 300 余人、博士生 6 人。

湖北省

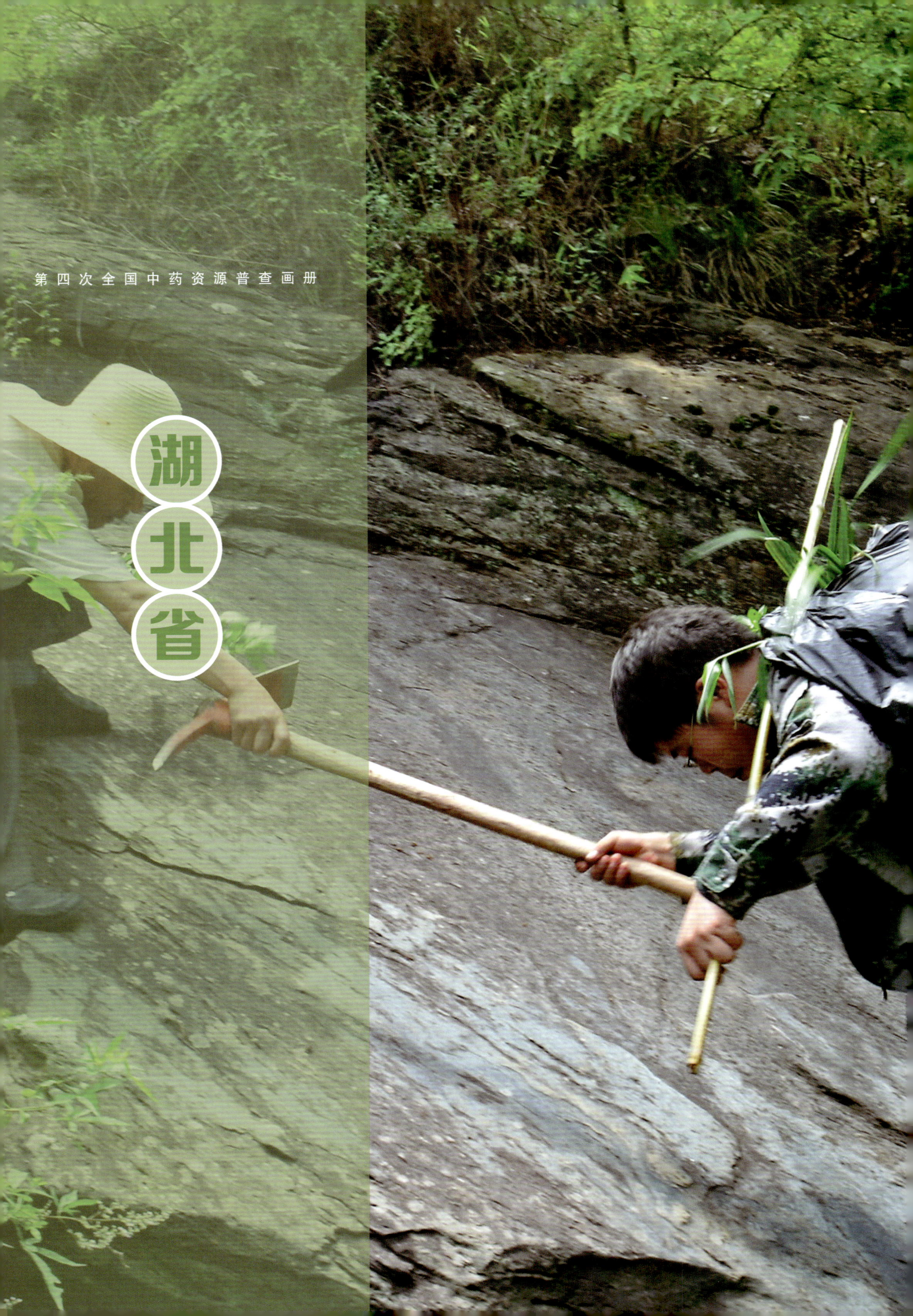

2011 年至 2021 年，湖北省共实地调查代表区域数量 454 个，已经完成样地 3 238 个、样方套 14 631 套，普查植物药资源种类 4 834 种、动物药资源种类 369 种、矿物药资源种类 49 种，记录个体数 2 459 种、记录重量品种 424 种，有蕴藏量的品种 422 种，普查栽培资源 164 种，调查种植面积 19.8 万亩，记录病虫害种类 451 种。调查市场主流品种 406 种，传统知识数量 606 种。上交腊叶标本 41 359 份、药材标本 6 197 份、种质资源 2 597 份，录入照片 152 幅。

在此次普查组织实施过程中，先后举办普查培训班 11 次，培训人员 1 000 余人次，下发各种专业书籍电子版共 6GB，建立了以 QQ 群为主要交流工具的普查交流平台，及时交流普查经验，开展植物种类鉴定，提供技术指导，为中药资源普查提供了技术支持。

截至 2021 年 12 月，国家基本药物所需中药材种子种苗繁育基地（湖北）、种质资源库和药用

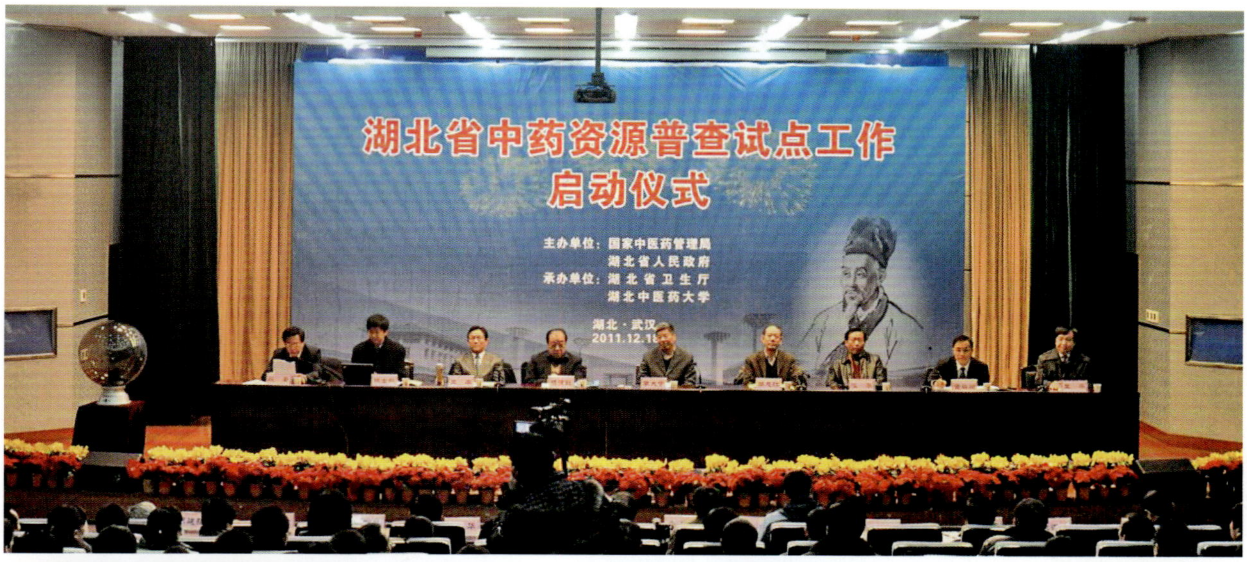

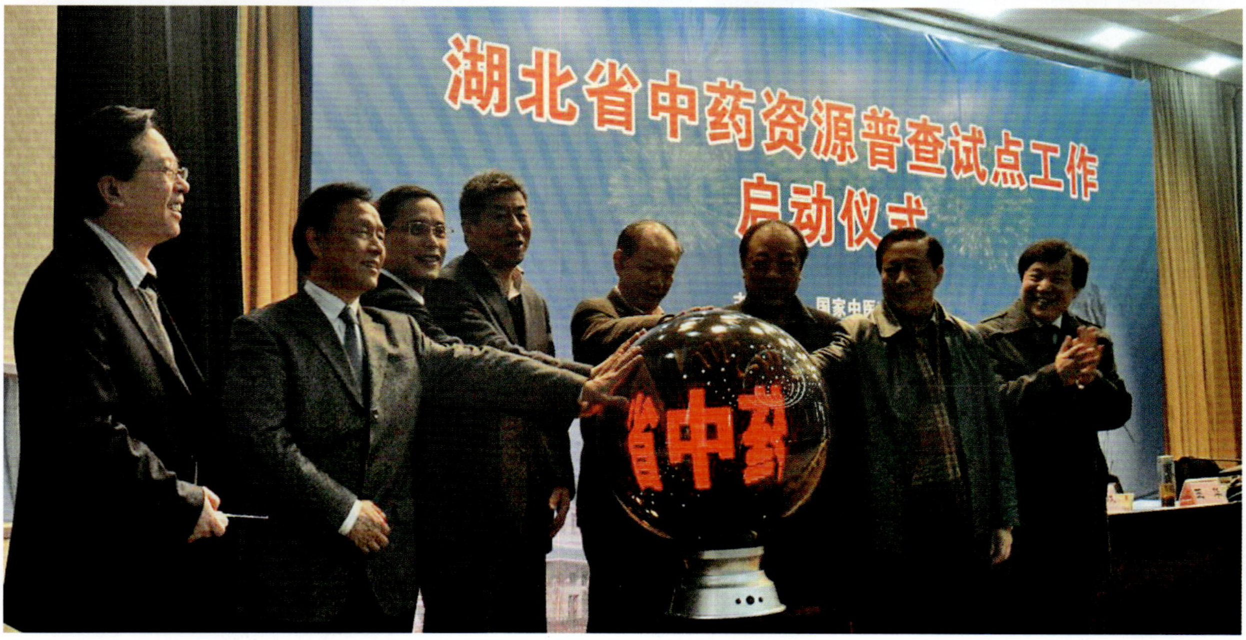

< 湖北省中药资源普查启动仪式 <

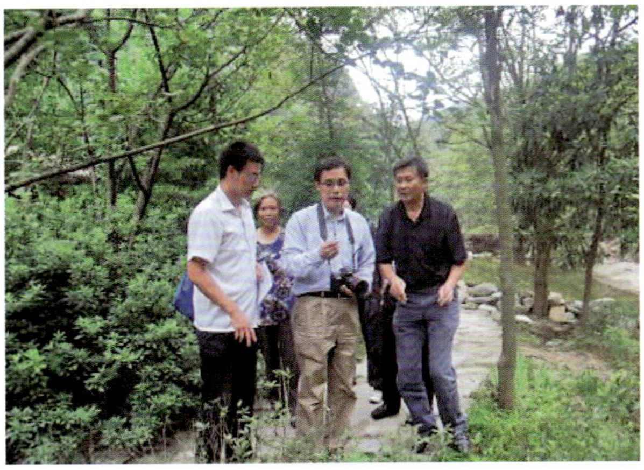

< 黄璐琦院士指导野外调查 <

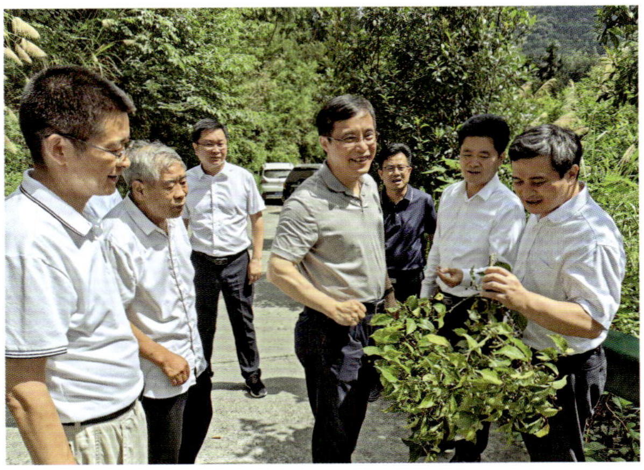

< 2023 年 8 月，湖北中医药大学校长刘松林教授陪同全国中药资源普查专家指导组组长黄璐琦院士考察湖北省竹溪县中药资源情况 <

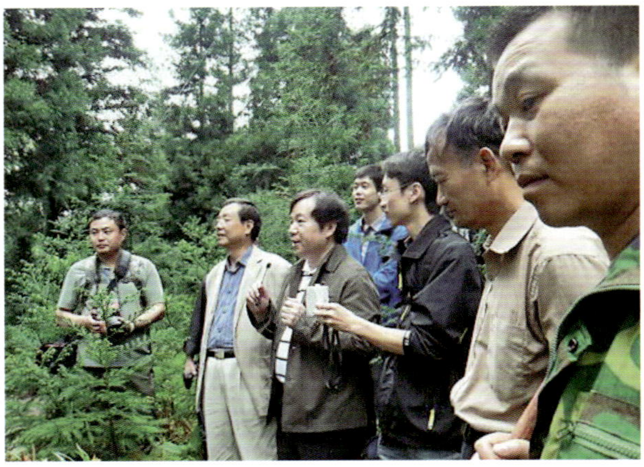

< 湖北省中药资源普查技术负责人王平教授（左三）对标本的采集、鉴定、制作、样方设置等野外调查关键环节进行了重点指导 <

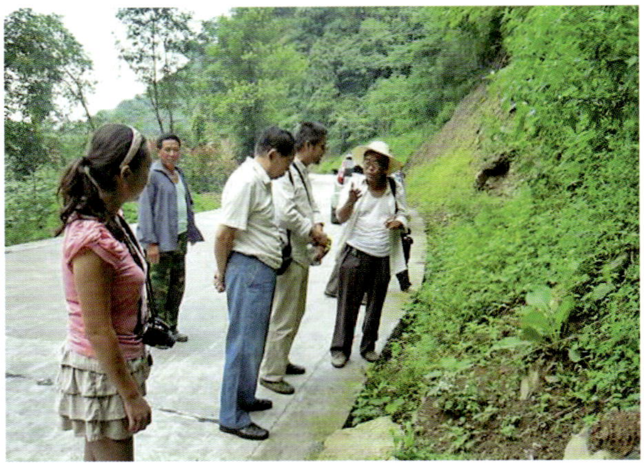

< 专家组成员詹亚华教授（左三）、汪乐源教授（右二）在野外指导工作 <

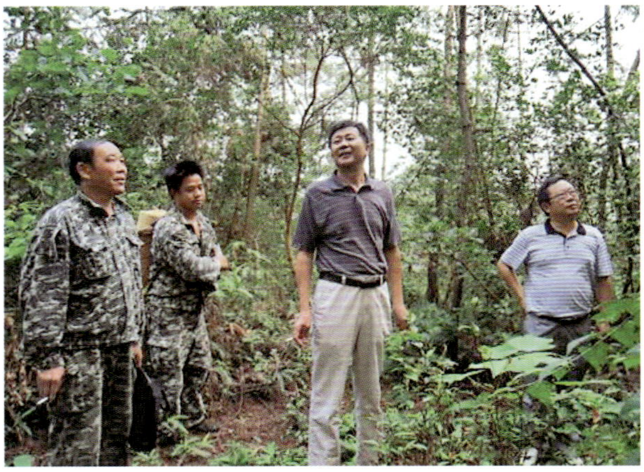

< 专家组成员刘合刚教授（右二）在野外指导工作 <

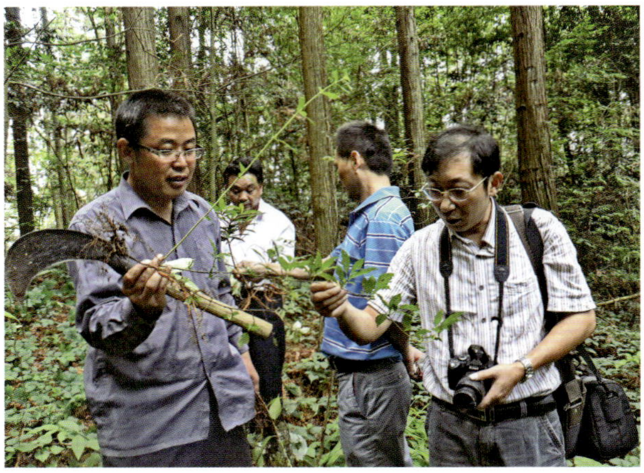

< 专家组成员吴和珍教授（右一）在野外指导工作 <

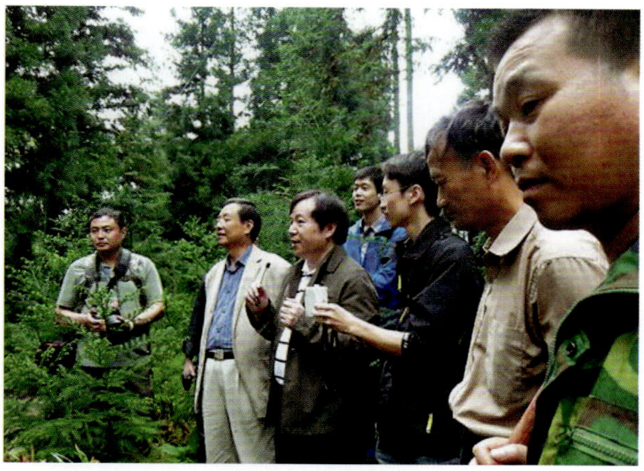

< 2012 年 5 月，湖北普查专家工作组在野外现场培训和指导工作 <

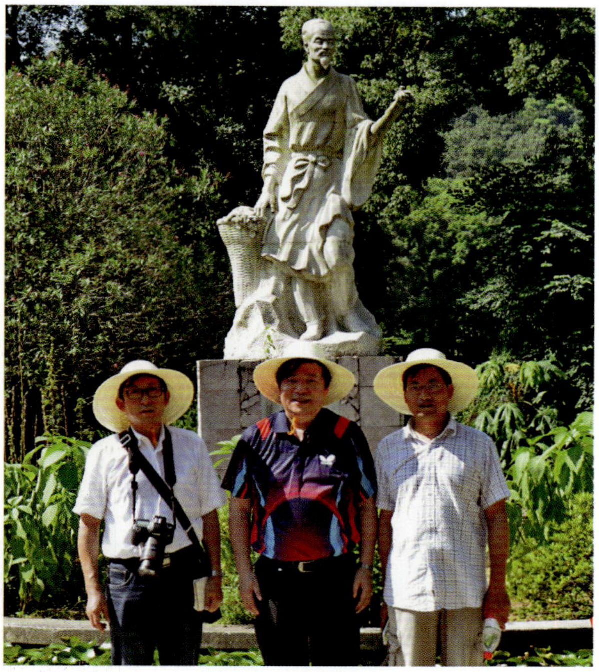

< 湖北中药资源普查技术专家组为普查工作提供技术指导 <

植物重点物种保存圃建设总规模达到 4 199 亩，包括 1 个主基地共计 200 亩、14 个分基地共计 3 999 亩。基地设有专门的资源普查种子种苗保存基地 101 亩，保存有种质资源 947 份，已经完成中药材种苗繁育和保存的现代温室设计与规划，温室面积 400 平方米。制定并颁布了中华中医药学会中药材种子种苗相关标准 50 项，已发布团体标准 23 项，制定中药材种子 / 种苗质量标准草案 27 项，制定 14 项中药材种苗繁育规程 / 生产技术规程（草案）；建设和完善了种子种苗工程技术实验室，总面积 370 平方米。开展全省中药材生产培训 15 场次，5 000 人次，培养专业技术人员 50 余人，发放技术资料 2 万余份，深入开展产学研合作，形成了稳定的产业化技术服务模式，取得了良好的社会、经济、生态效益。配合国家中心完成《中国中药材种子原色图典》的编写和出版任务，较好地完成了白花前胡、益母草、大麻、茴香、车前、丝瓜、冬瓜、构树、厚朴 9 个品种的编写工作。14 个分基地通过生产繁育并销售优质种子种苗，实现年收入 20 万元至 1.2 亿元（基地建成后）不等，取得了显著的经济效益。

在此次普查中，通过对当地名老中医、民间中草医、药农等进行传统中医药知识调查工作，走访民族民间医生 101 人，收集民间单种验方 568 首。另外，为每个县市区培养人才 2 ～ 7 人，全省培养中药资源普查技术骨干 500 余人、骨干教师 6 人、研究生 10 余人；各县市对第四次全国中药资源普查工作成果进行了综合分析和整理，协助制定《湖北省中医药健康服务“十三五”发展规划》〔鄂政办（2017）13 号〕、《湖北省中药材保护和发展实施方案（2016—2020）》〔鄂政办发（2016）25 号〕、《关于全面推进中医药发展实施意见》〔鄂政发（2016）81 号〕、《湖北省中医药条例》《长阳县中药材产业发展规划》《神农架中医药产业发展行动计划》，起草《“一县一品”行动方案建议》，为政府决策和地方经济建设贡献智慧；参与“一县一品”专项建设，推进品牌建设；利用国家中药材产业体系黄冈试验站，积极开展精准扶贫技术培训；参与湖北省中医药现状调研，了解全省中医药现状第一手资料；种质种苗基地建设开展技术和种苗繁育服务；整理编写中药资源普查相关书籍，出版《中国中药资源大典·神农架专题卷》《利川市药用植物志》《中国五峰特色和常见药用植物》《湖北巴东药用植物志》《房县中药志》《湖北竹溪中药资源

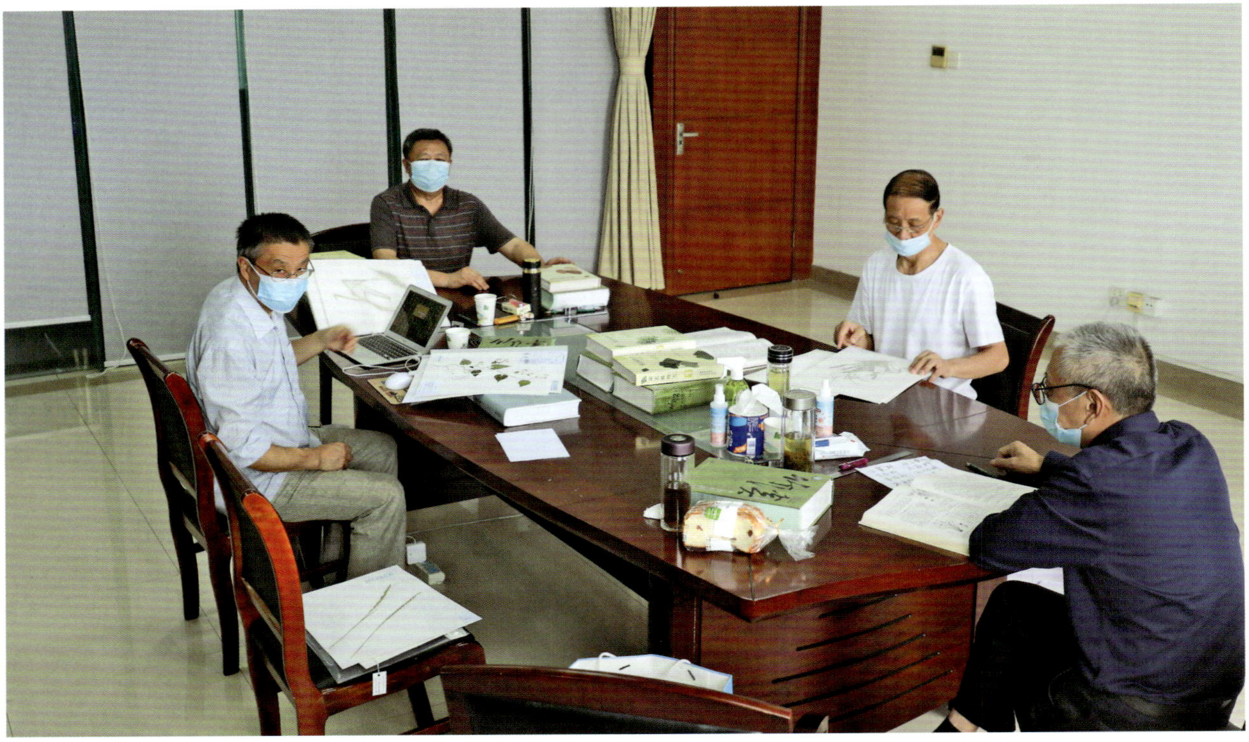

湖北省专家组开展植物标本鉴定

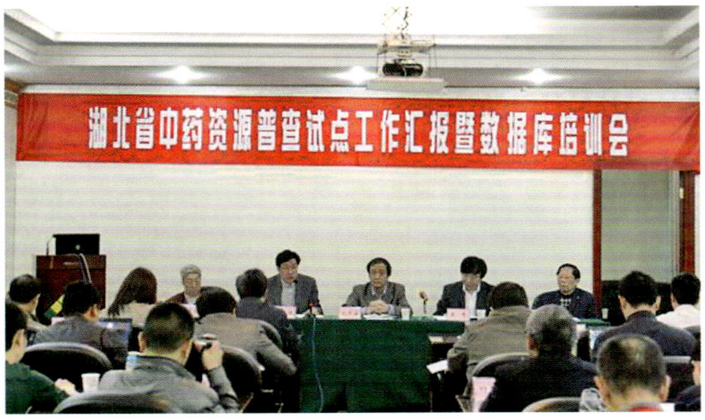

湖北省中药资源普查试点工作汇报暨数据库培训会

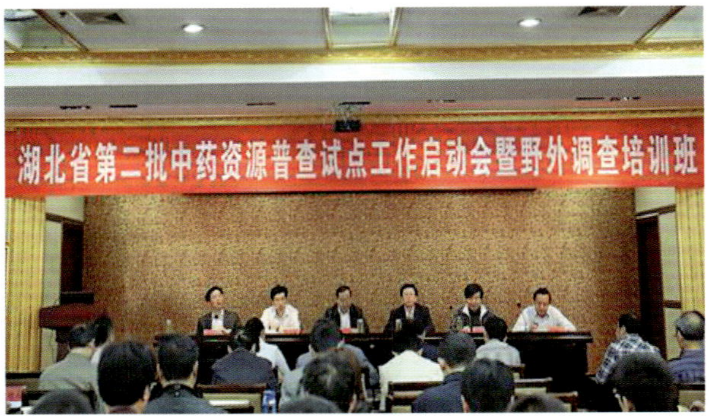

第二批中药资源普查试点工作启动会暨野外调查培训班

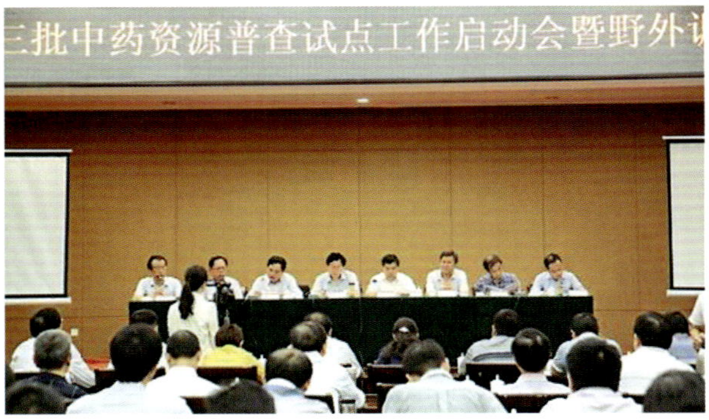

第三批中药资源普查试点工作启动会暨野外调查培训会

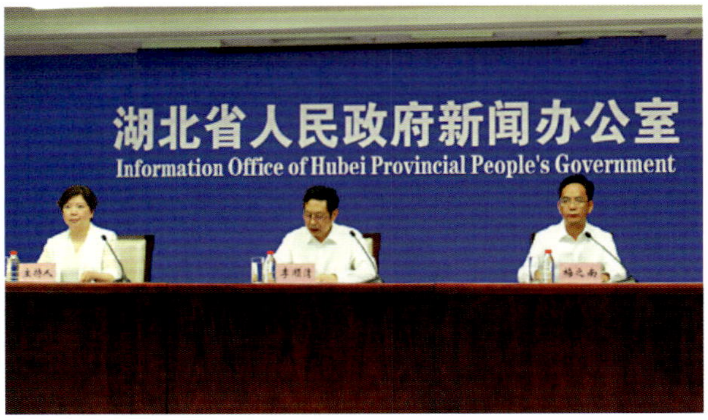

2022 年 7 月 15 日，湖北省“十大楚药”道地药材和“五大特色药材”发布会举行

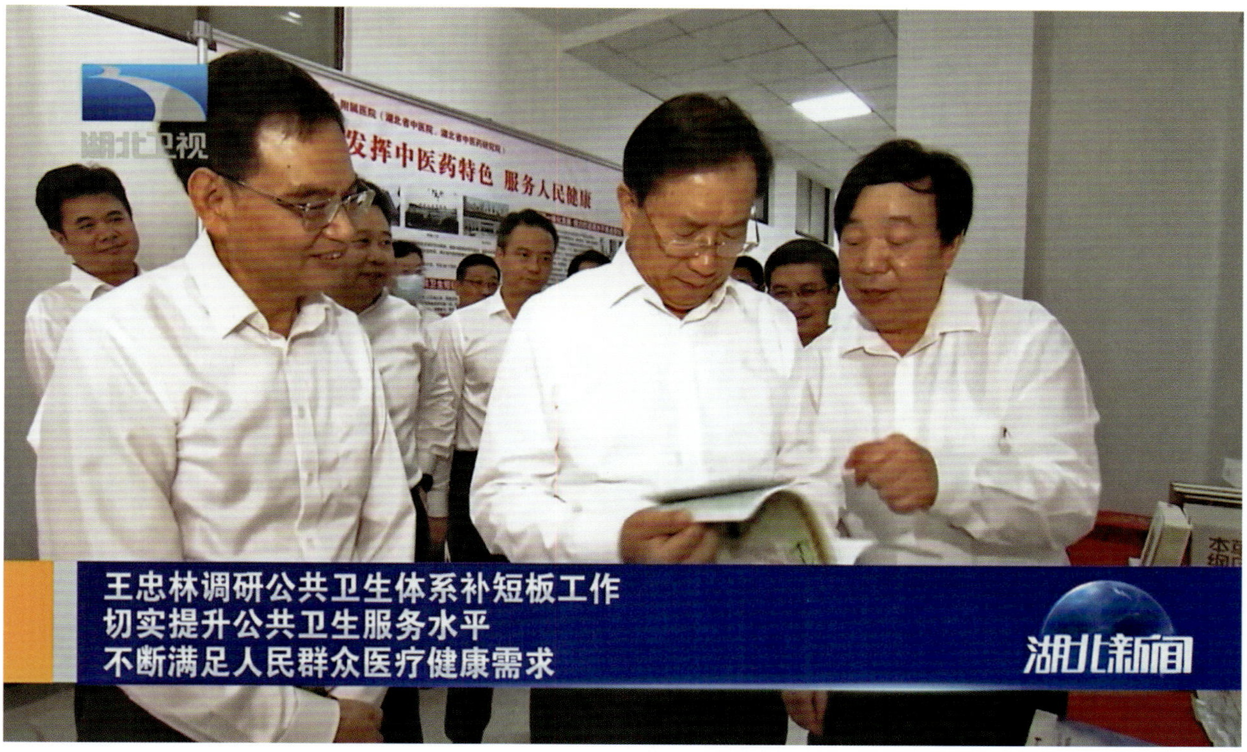
湖北卫视
发挥中医药特色 服务人民健康
王忠林调研公共卫生体系补短板工作
切实提升公共卫生服务水平
不断满足人民群众医疗健康需求
湖北新闻

< 2023 年 6 月 8 日，湖北省委副书记、省长王忠林到湖北中医药大学黄家湖校区调研。王忠林省长对王平教授现场汇报的湖北省第四次中药资源普查成果表示肯定 <

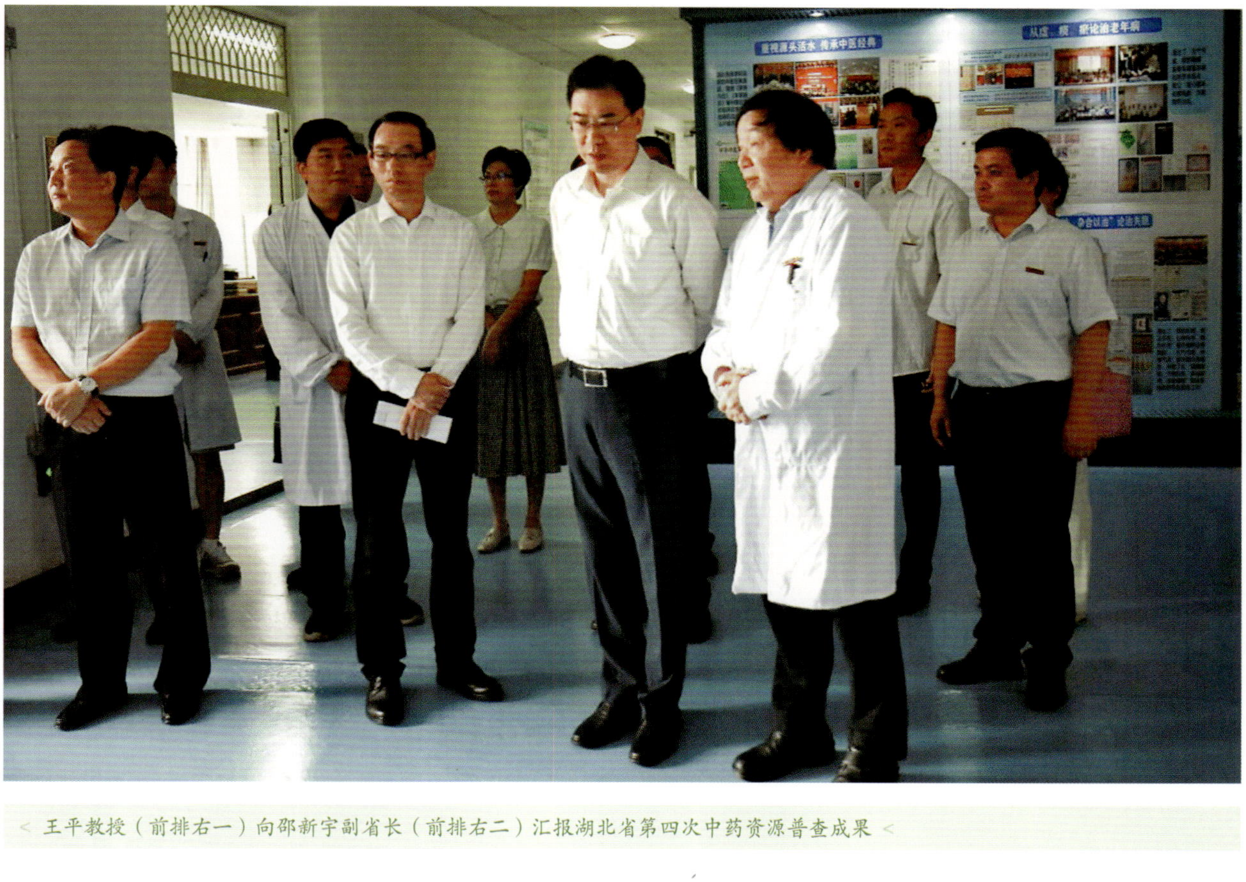

< 王平教授（前排右一）向邵新宇副省长（前排右二）汇报湖北省第四次中药资源普查成果 <

志》《湖北红安中药植物志》等著作，完成《麻城药用植物志》编写；发表学术论文 21 篇，其中 13 篇 SCI 论文；发现 1 个新属，13 个新种，1 个新记录科，4 个新记录属，20 个新记录种；获得发明专利 6 项，即“一种治疗体癣的药物组合物”“一种撕拉型白及美白面膜及其制备方法”“一种撕拉型中药美白面膜及其制备方法”“一种凝胶型红花美白面膜及其制备方法”“一种凝胶型白及美白面膜及其制备方法”“一种含白及多糖中药牙膏及其制备方法”。

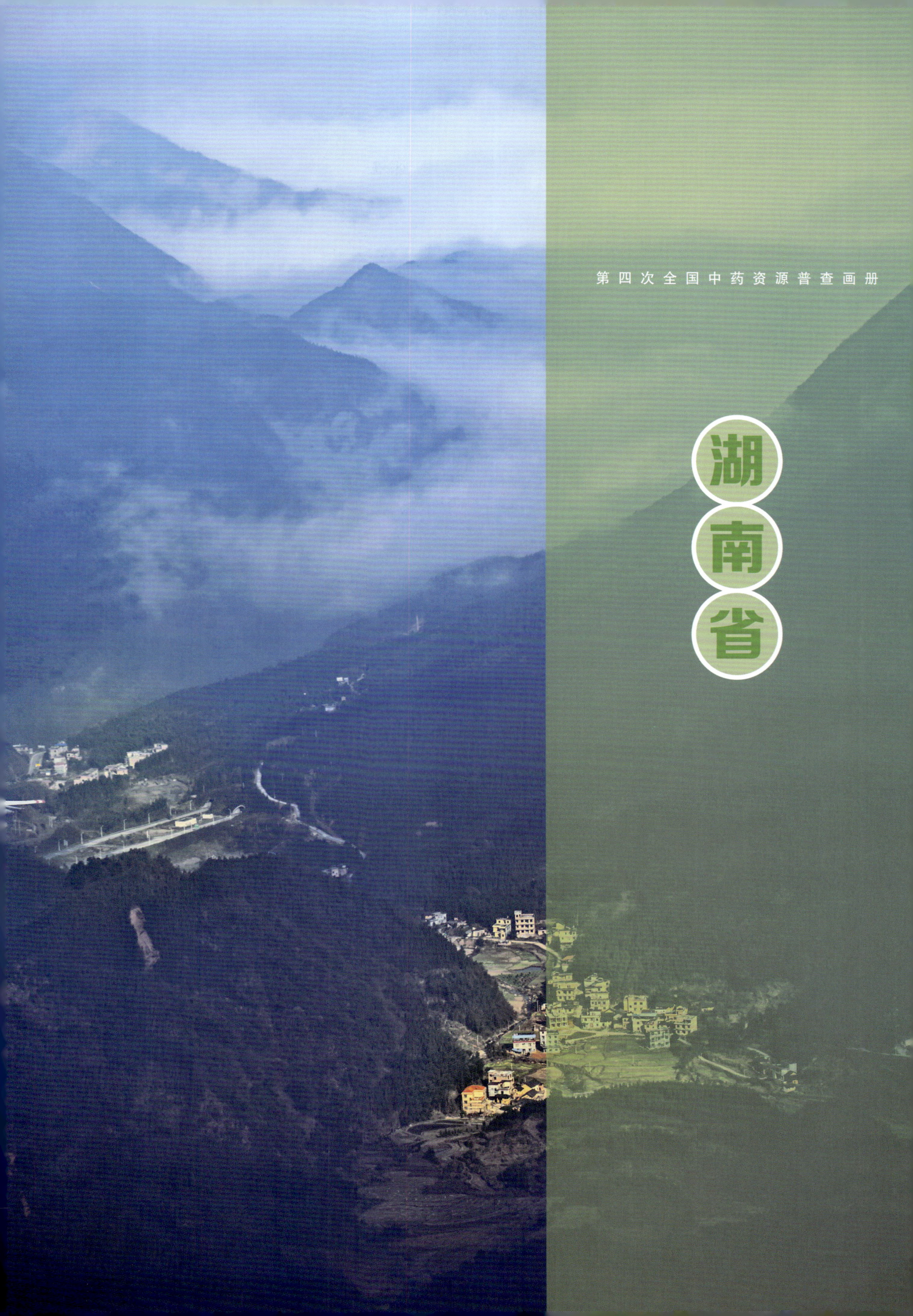

第四次全国中药资源普查画册

湖南省

湖南省第四次全国中药资源普查于2011年启动，先后分6批开展工作，实现全省122个县（市、区）全覆盖。

普查中建立了“技术分层、突出量化、严把质控”的组织管理与技术保障模式，以各县级中医医院为主组成普查队，专家驻县指导，解决技术难题。全省调查代表区域550个，代表区域总面积149 101.03平方千米，调查并填报数据库的样地4 598个，样方套22 904个，采集腊叶标本116 443份，药材样品10 204份，种质资源5 913份上交国家标本库，调查传统知识1 252份，拍摄照片1 519 340幅，计算蕴藏量的种类584种，调查栽培品种160种，传统知识1 252份，调查市场流通中药材479种，录入数据约210万条。调查到全省中药资源4 667种，较第三次全国中药资源普查增加2 283种。建成药用植物标本馆（国际代码：HUTM），馆藏腊叶标本16万件。在丰富数据的基础上，成功建成了湖南省中药资源数据库，实现全省数据的查询、统计与应用。

建成“一个省中心，三个监测站，百个监测点”覆盖全省重点产区的监测与技术服务体系和

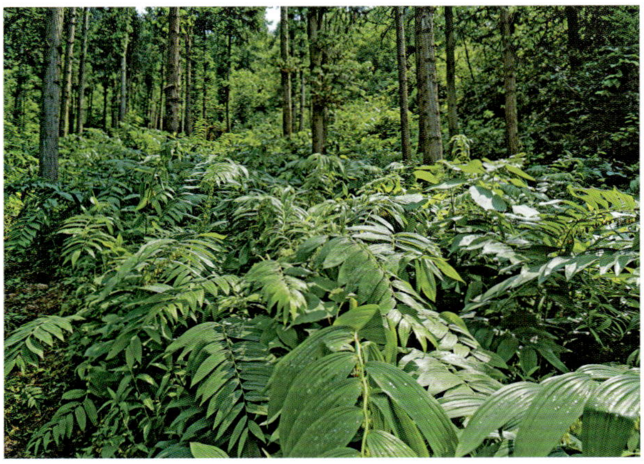

< 多花黄精林下栽培 <

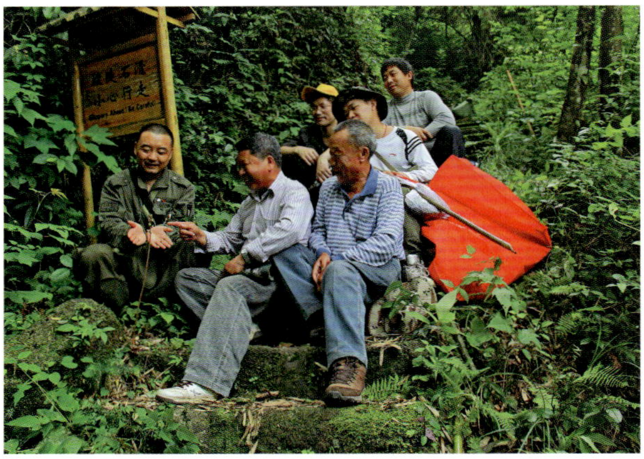

< 普查队员们发现野生天麻 <

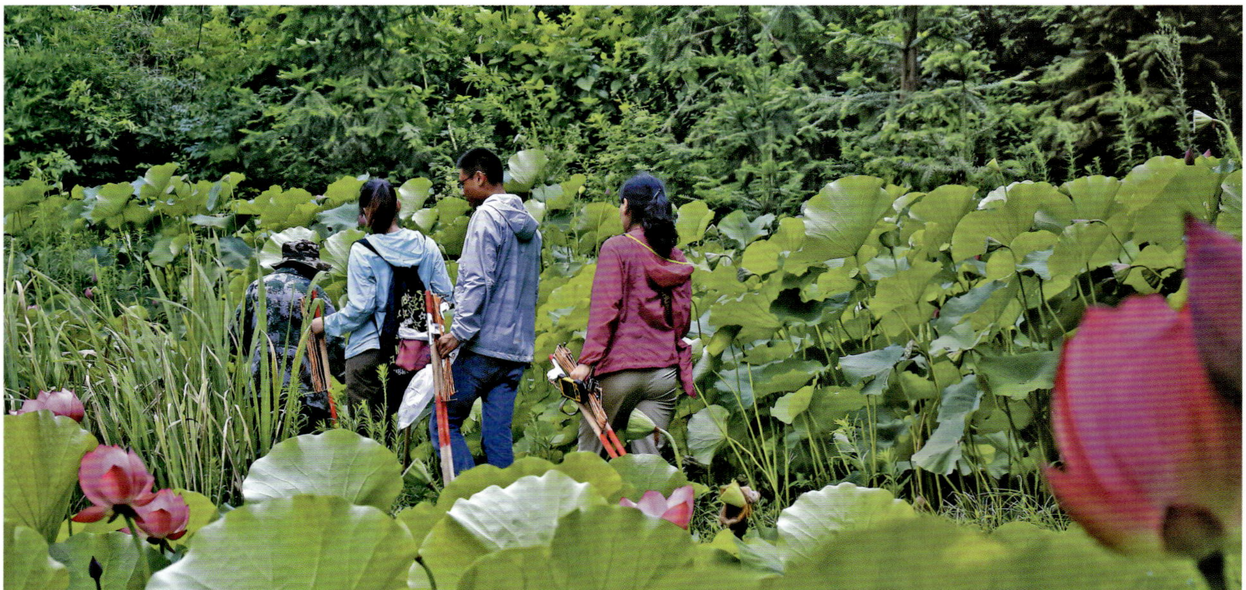

< 芙蓉国里尽朝晖。普查队员清晨穿越荷塘 <

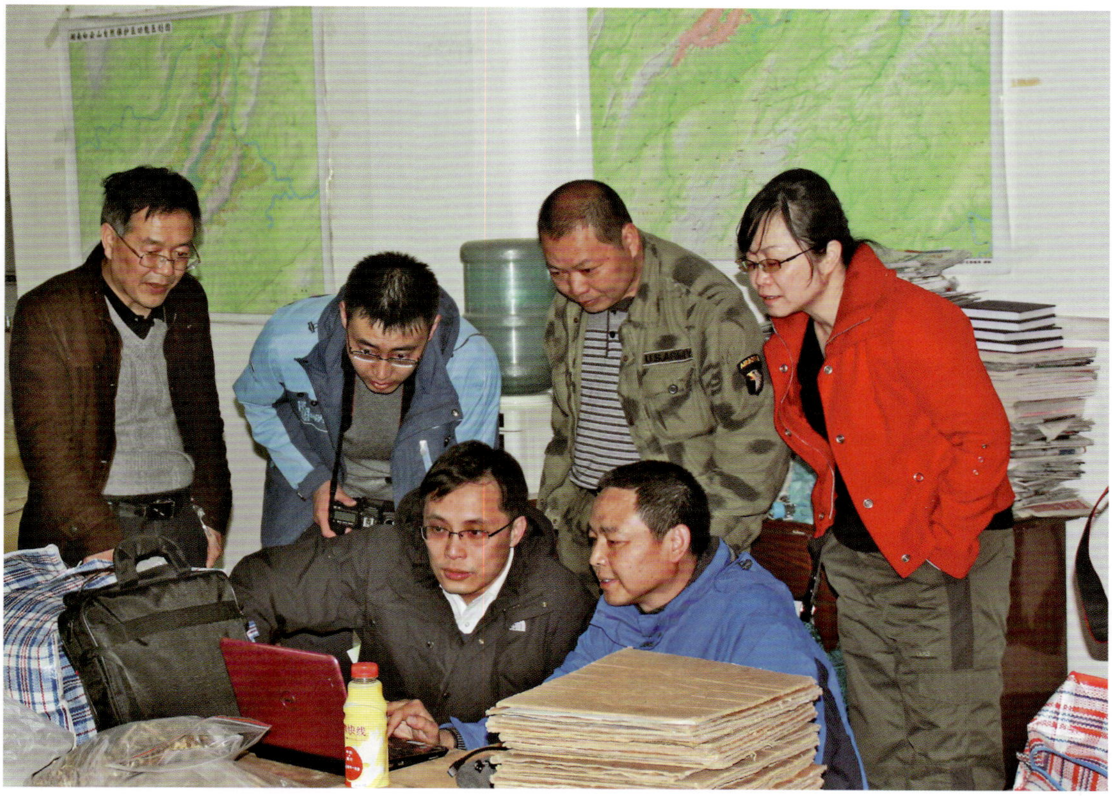

< 黄璐琦院士在湖南保靖县指导普查工作 <

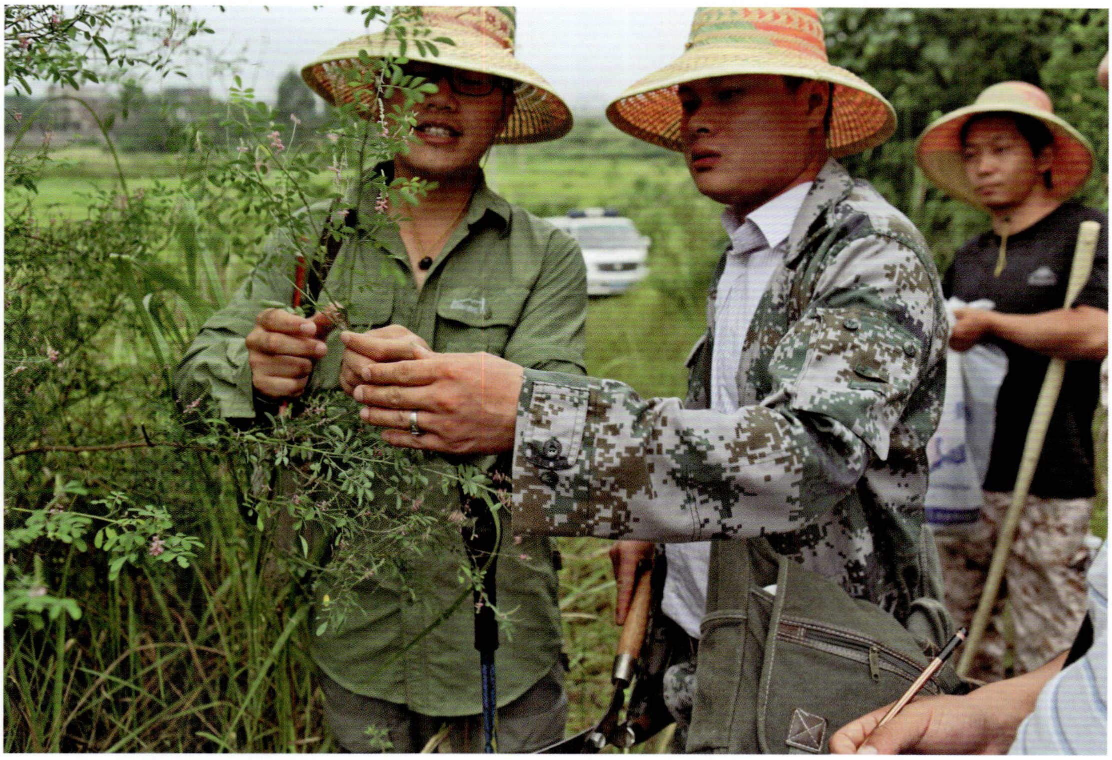

< 专家组在宁远县培训标本采集 <

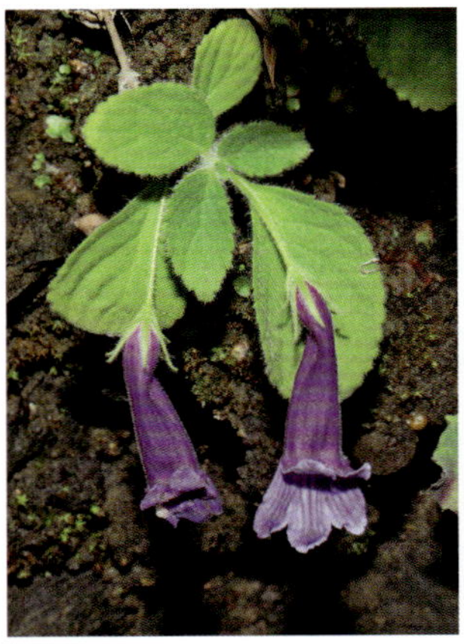

长冠苣苔

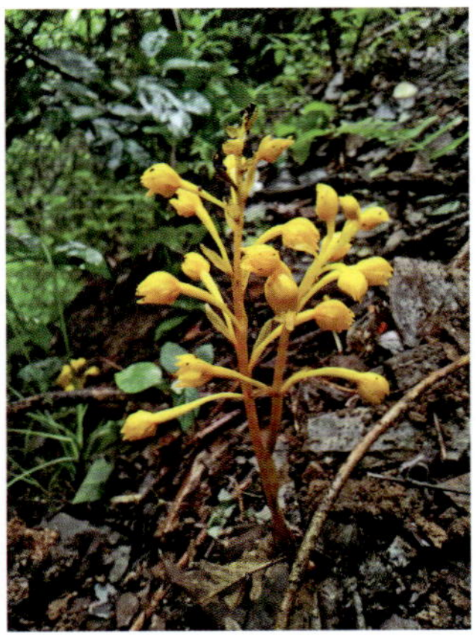

丹霞兰

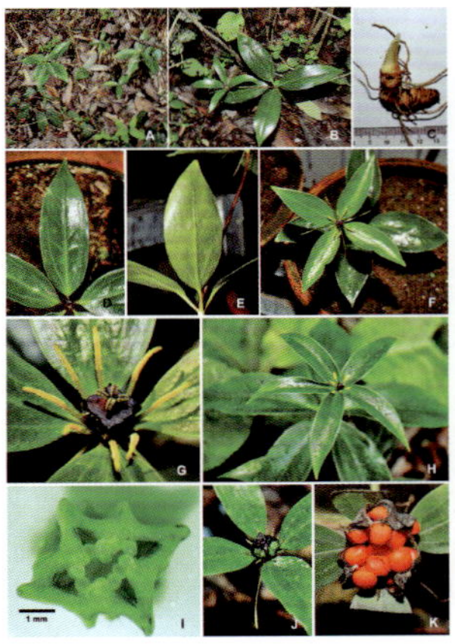

亮叶重楼

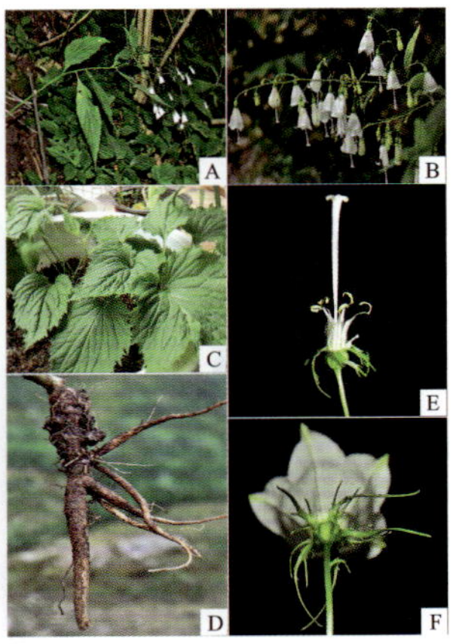

小溪沙参

< 普查新发现物种 <

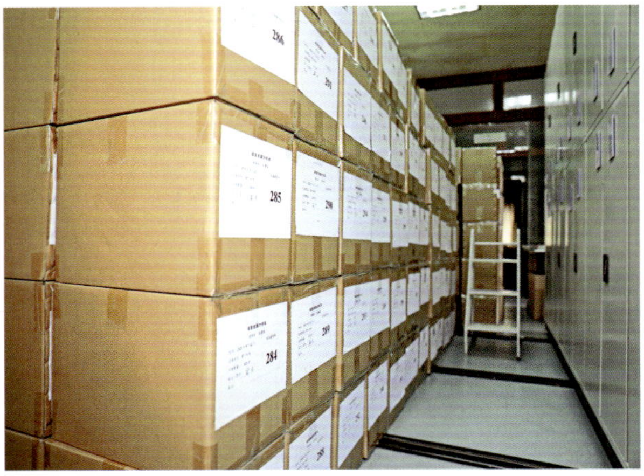

< 标本实物装箱上交国家普查办 <

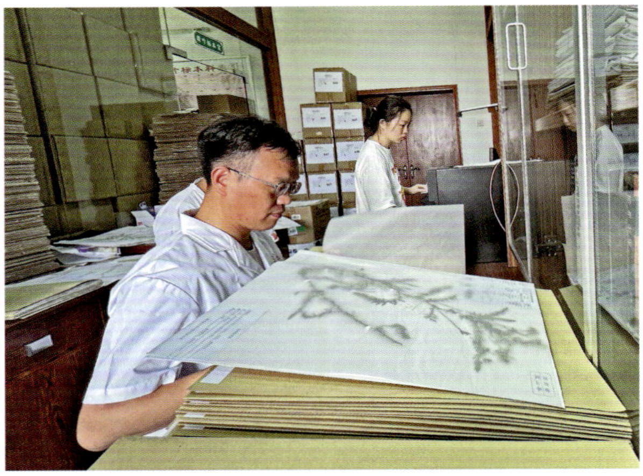

< 省普查办核查验收县级普查腊叶标本 <

CMA 实验室，监测 14 种大宗道地药材。建成湖南省稀缺中药材种苗繁育基地 5 个，总面积 700 亩，种苗推广面积 19 000 亩，繁育品种有茯苓、多花黄精、白及、茯苓菌种、吴茱萸、黄柏、七叶一枝花、百合、玉竹、杜仲等品种，年均提供种苗 500 万株，繁殖根茎 / 鳞茎 1 500 吨，菌种 180 万袋。

通过普查工作，发表药用植物新种 13 个，湖南植物新记录种 29 个；发表论文 103 篇（SCI 论文 55 篇），出版专著 7 部，授权发明专利 15 项、实用新型专利 3 项、国际专利 2 项、软件著作权 3 项，获批植物新品种 2 个，发布标准 16 项，制定省级发展规划 4 份，县级规划 30 份，获团体科技奖励 3 项，科普奖励 1 项。培养中药资源专业人才近 2 000 余人，8 名技术骨干职称晋升；技术负责人入选国家百千万人才工程“有突出贡献中青年专家”、国务院政府特殊津贴专家、湖南省中药资源学科领军人才等称号。利用中药资源普查成果编制省级与县市级中医药产业发展规划，为湖南省“定制药园”“生态种植示范基地”建设与“道地与特色药材”遴选提供支撑。

对普查发现的药用新资源开展系统研究。新资源雪峰虫草的系统研究“民族特色药用资源雪峰虫草生物特性与物质基础的系统研究”获湖南省中医药科技奖一等奖，中国中西医结合学会科技进步三

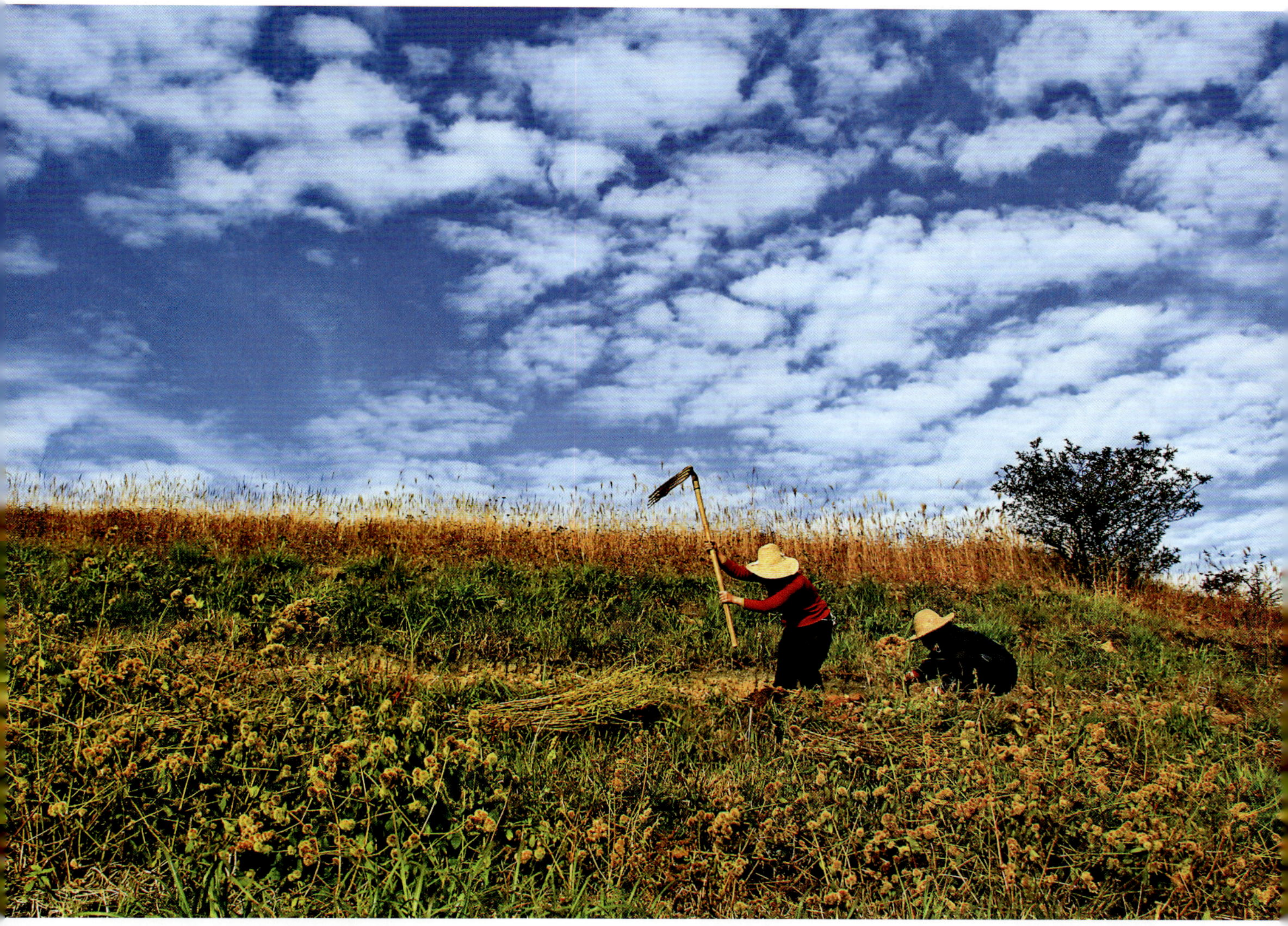

< 药农在采收川牛膝 <

等奖。围绕百合、黄精、茯苓、杜仲等道地药材开展本草考证、遗传基因、生态环境、物质基础、药理药效、道地性综合评价等系统研究，丰富了湖南道地药材内涵。

2022 年，湖南省中药资源普查工作获得中国中医科学院中药资源普查科学技术奖一等奖。

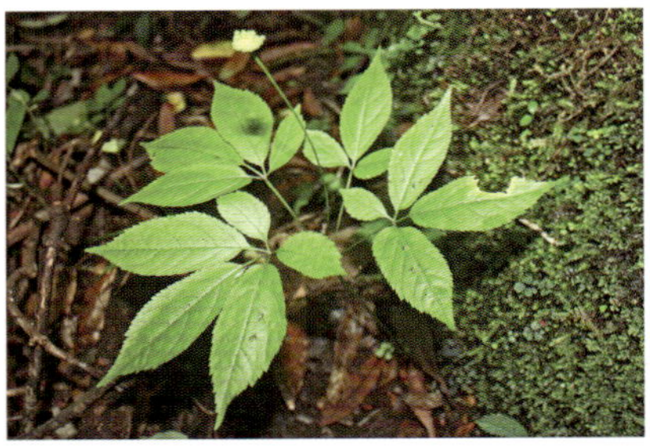

竹节参

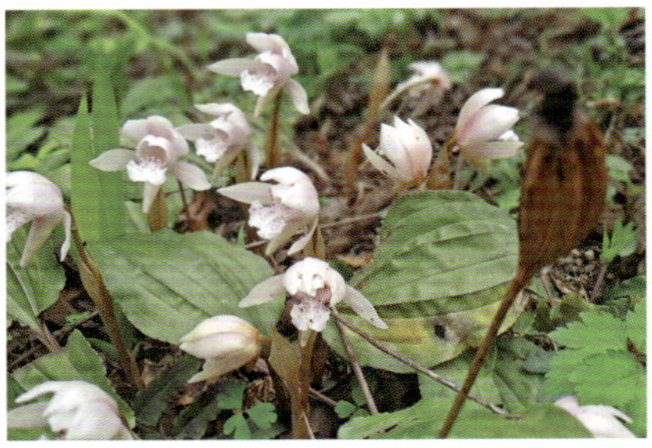

独花兰

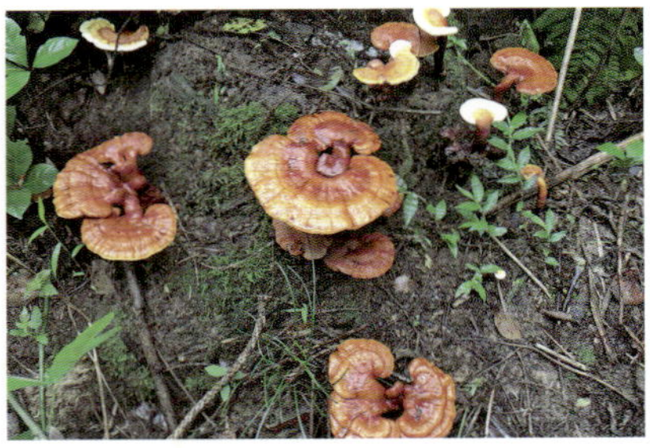

灵芝

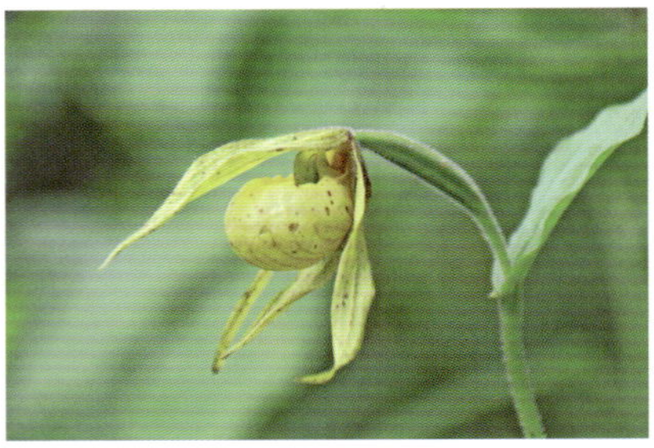

绿花杓兰

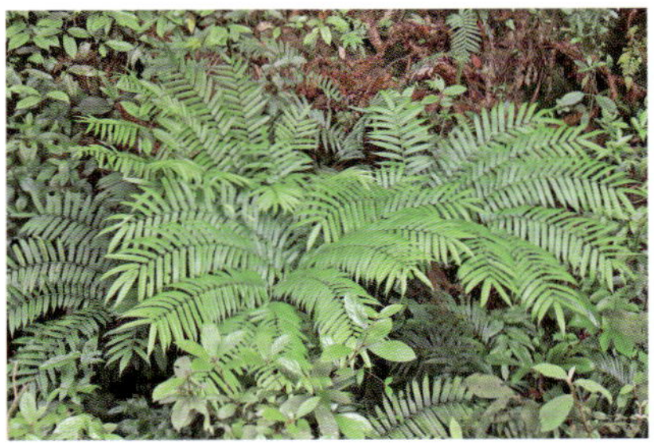

福建观音座莲

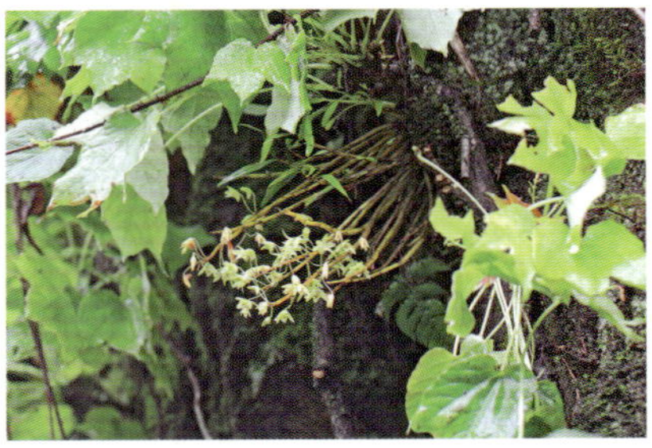

细茎石斛

< 珍稀野生中药资源 <

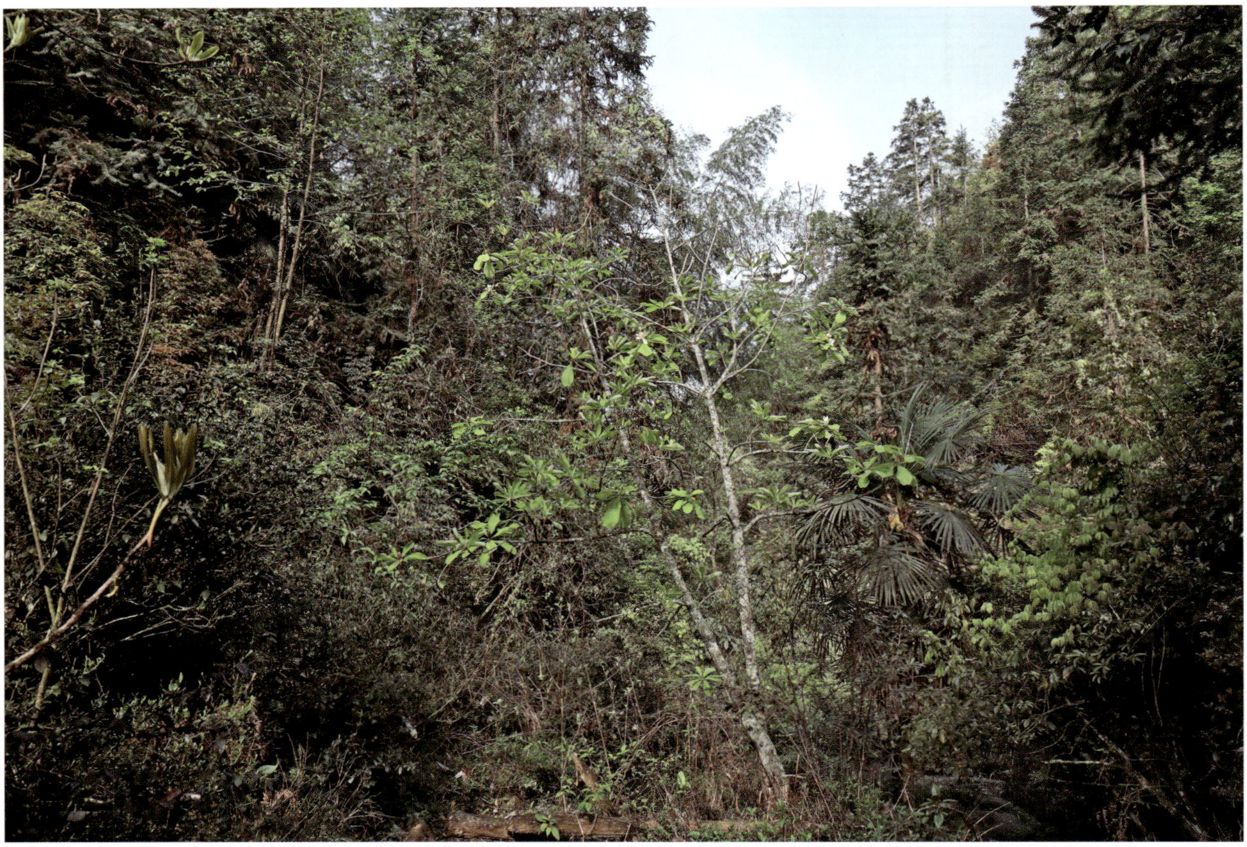

< 汝城县普查队在海拔 1 200 m 的原始次生林中发现野生凹叶厚朴 <

广东省

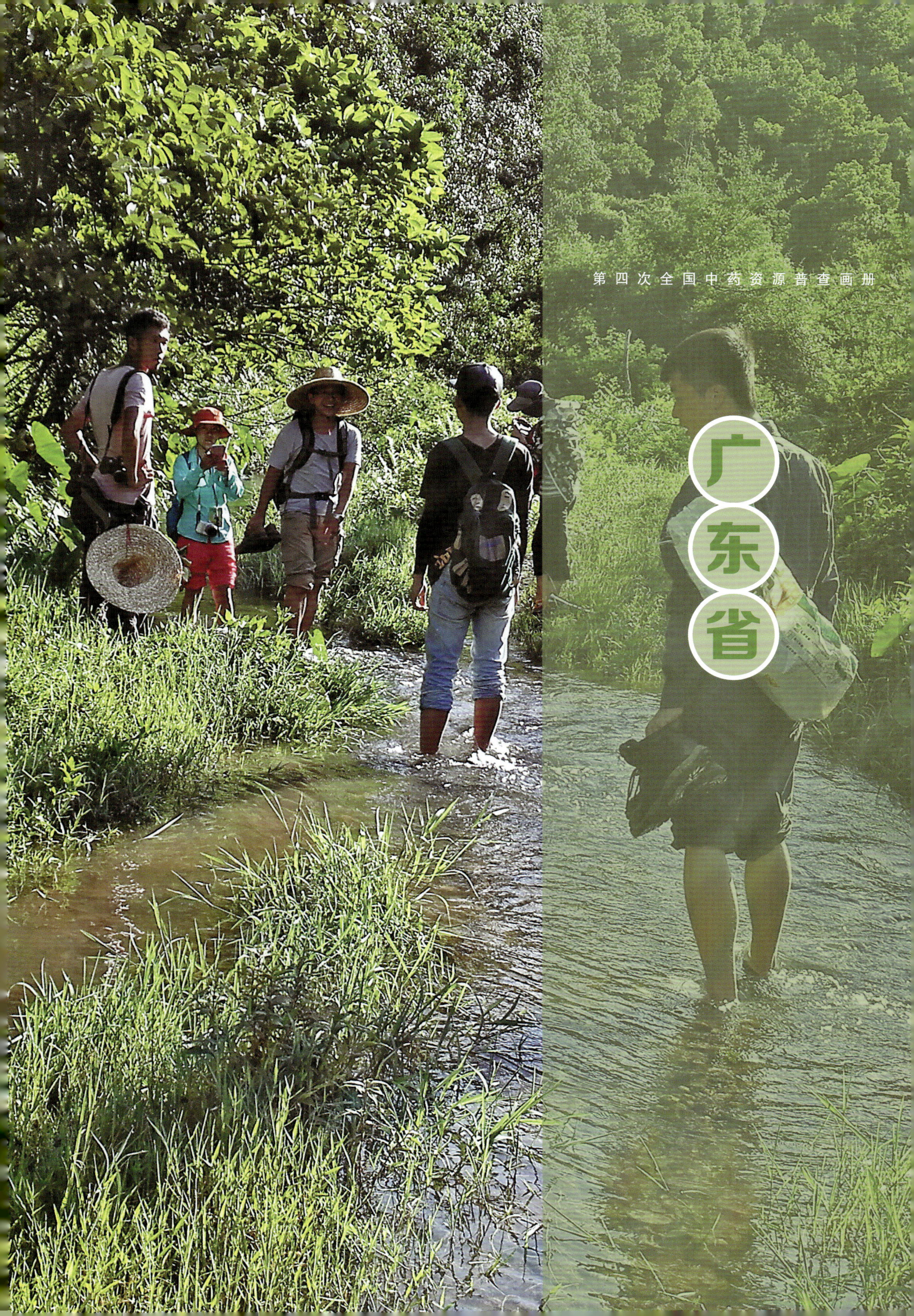

广东省共实地调查 123 个县（区），代表区域数量 368 个、调查样地 4 056 个、样方套 20 273 个；调查到中药资源 3 587 种，包括药用植物 3 443 种、动物 126 种、矿物 18 种，有蕴藏量的 330 种、栽培药材 185 种、记录个体数 3 353 种、记录重量 334 种，病虫害 351 种；市场调查主流品种 852 种，传统知识数量 629 条。采集腊叶标本 51 284 份、药材标本 4 977 份、种质资源 2 639 份，拍摄照片 816 097 幅。调查人工种植中药材面积 224 万亩。

建立了国家中心平台—广东省级中心—省级监测站（茂名站、普宁站）三个层级的中药原料质量动态监测体系和广东省岭南中药资源信息数据库。对区域内道地药材的生产信息实施了动态监测，面向社会服务，完成了部分特色南药品种的资源评估、中药材生产技术规范地方标准的建设，以及全省中药材规范化生产技术培训等工作，使中药材资源的利用更加规范化。

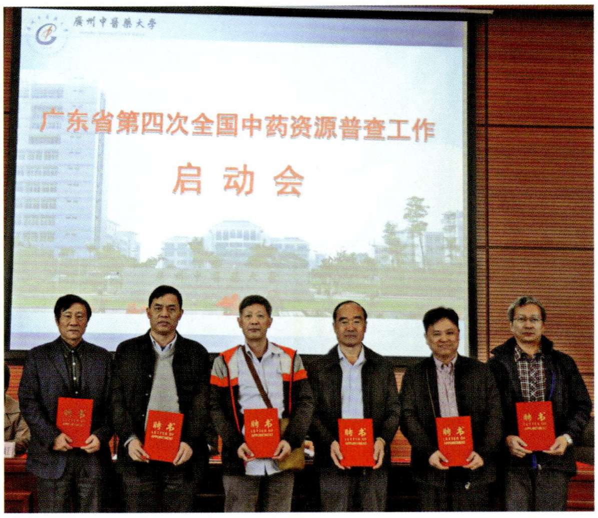

< 为专家颁发聘书 <

在全省各主产区建立了阳春砂、广陈皮、化橘红、广藿香等 15 种道地药材种子种苗繁育基地和种质资源圃，并建立了南药岗梅、两面针、千里香等种子种苗省级生产基地，在广州中医药大学大学城校区建立了省药用植物重点物种保存圃，为区域

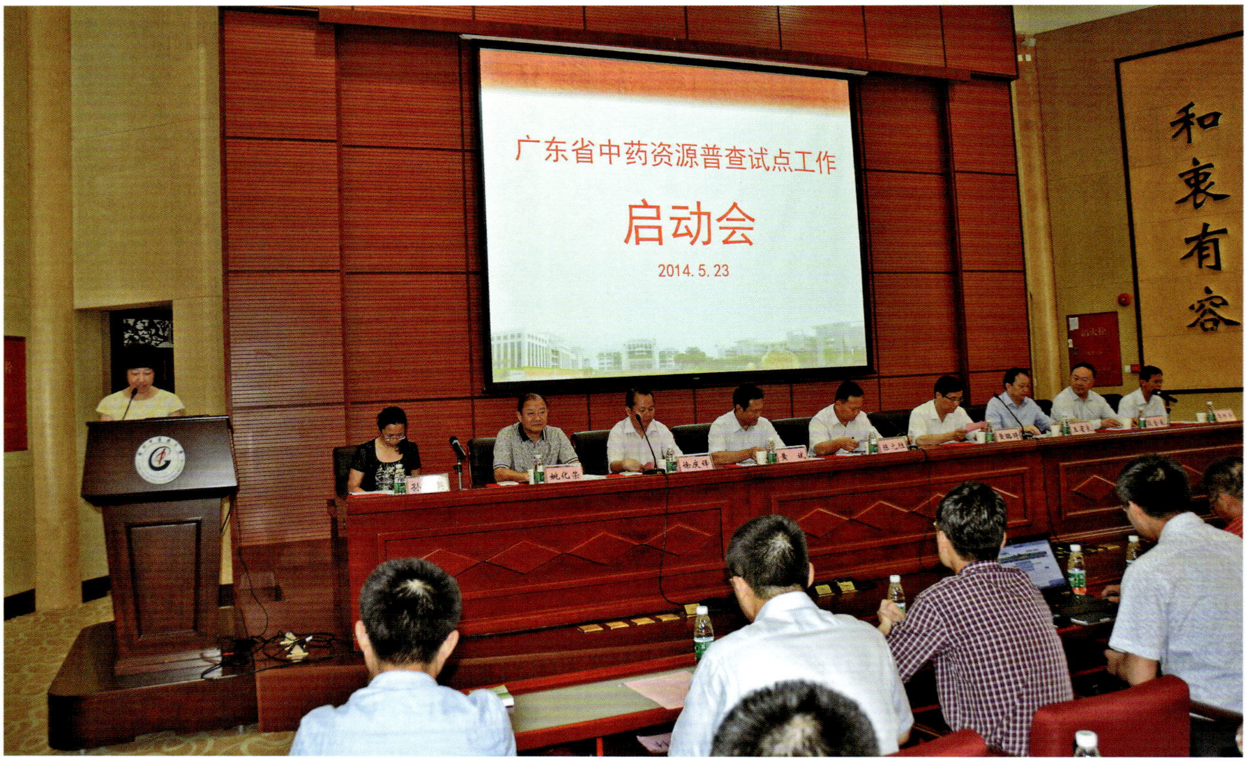

< 2014 年召开普查试点工作启动会 <

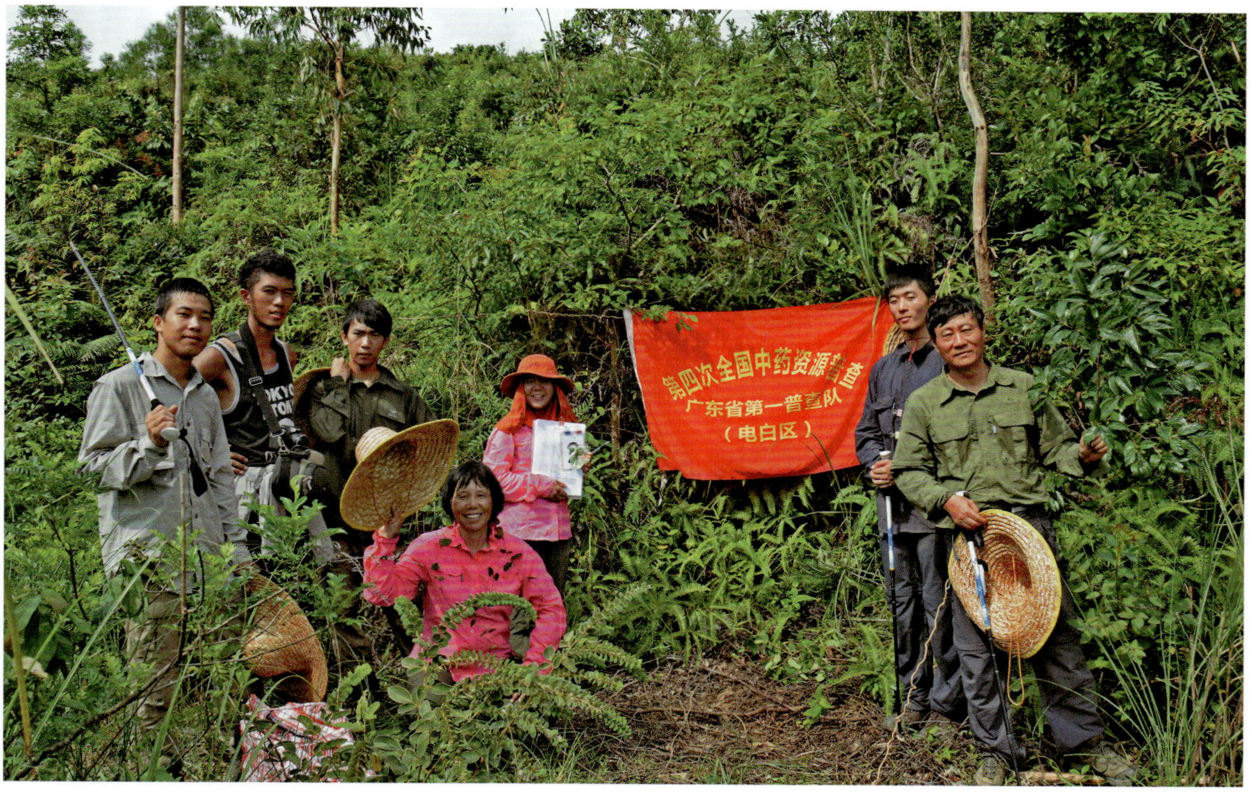

< 普查队开展野外调查 <

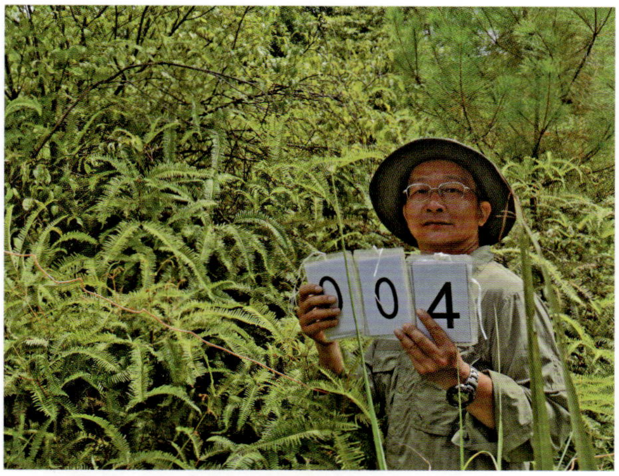

< 帅气“出镜” <

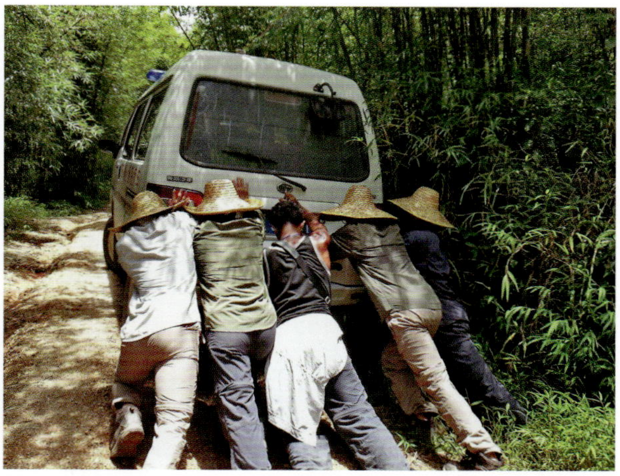

< 齐心协力为普查 <

内开展相关学科教学、科普和学生实习提供了重要场所，在全省中药材产业发展中发挥了积极的社会作用。

完成对全省各个县区中医院、乡镇卫生院、诊所、生草药销售个体、赤脚医生等走访调查，收获554条传统知识和5本古籍文献。汇编了本省百年药业企业、传统诊疗手法、民间传统食疗验方和制作方法、瑶族瑶医瑶药的传统医药知识等调研材料汇总，完成了《广东省乳源瑶医瑶药图志》的编撰以及“广东省传统医药知识调研”工作。

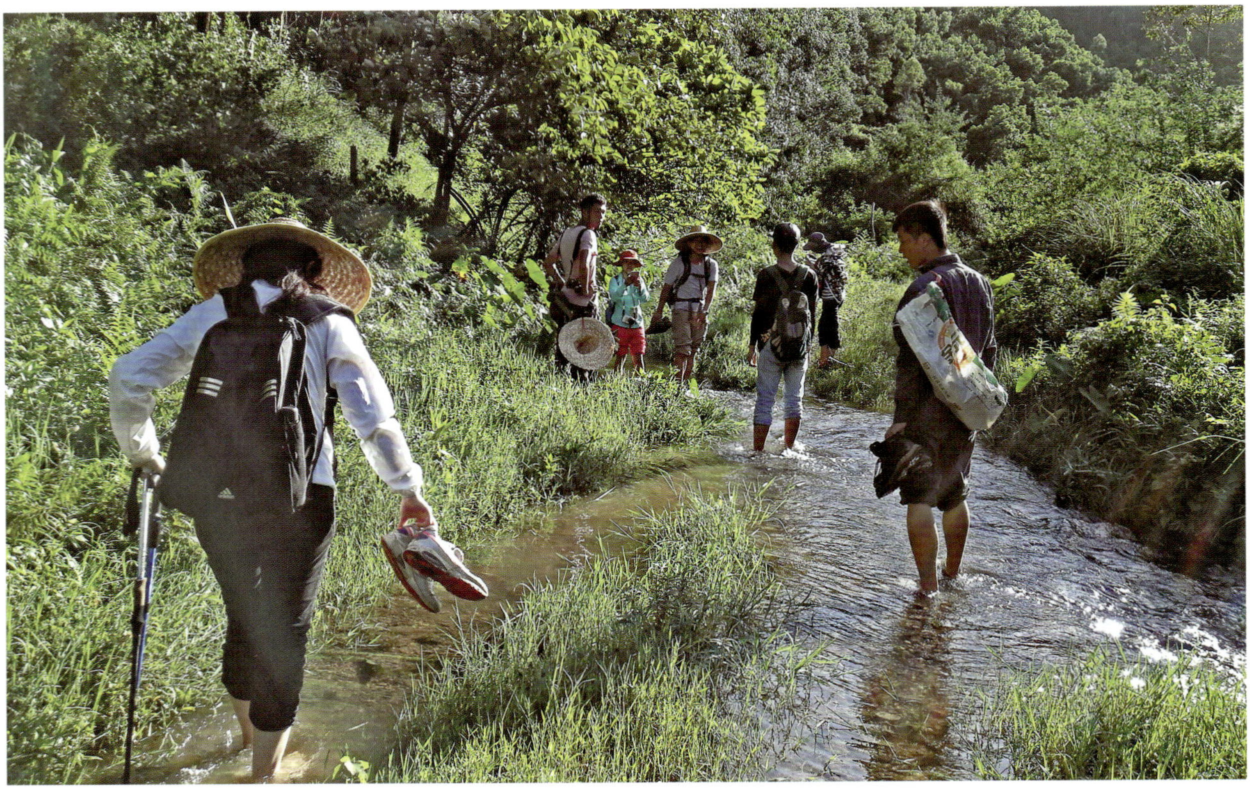

< 跋山涉水来普查 <

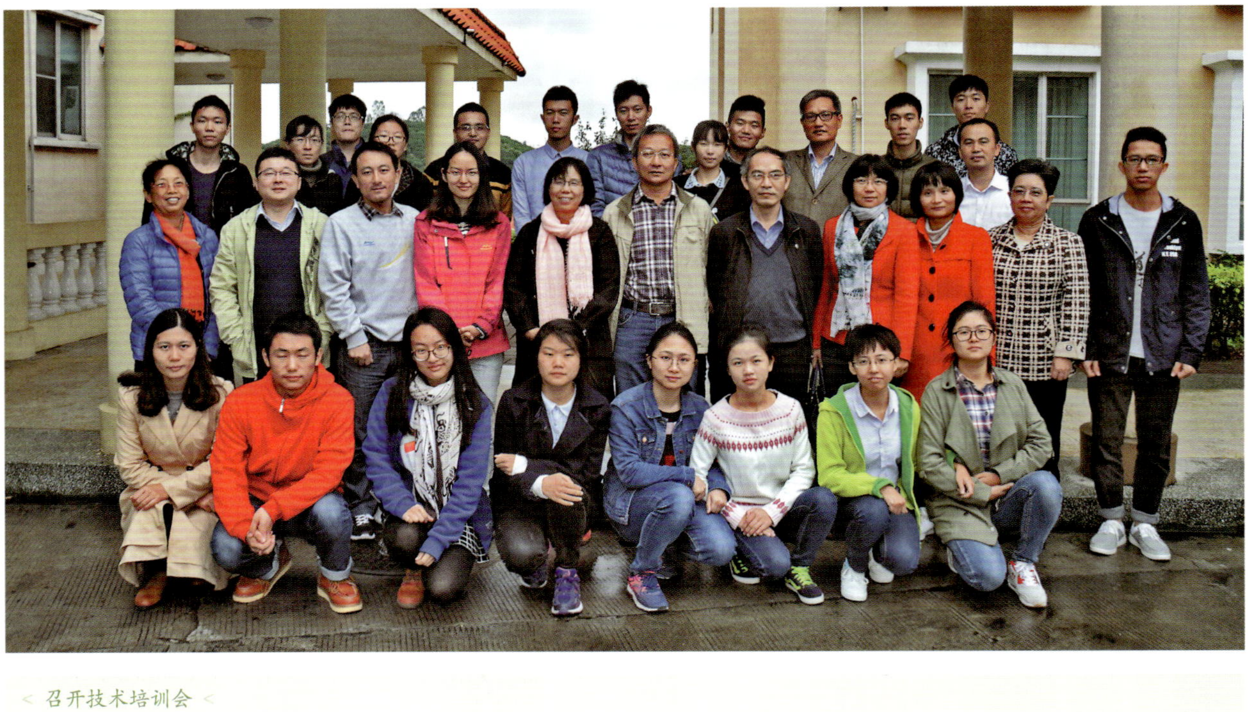

< 召开技术培训会 <

完成了《广东省中药资源名录》《广东省道地药材名录》等名录的编制；参与完成《新编中国药材学·华南卷》和《中国道地药材》的编撰；编撰出版《广东省中药资源志要》《乳源瑶医瑶药图志》《中国中药资源大典·广东卷》《广东中药志》（第二版）等中药资源普查相关专著9部，发表相关论文122篇；发现新种7种，新分布9种（属），已授权专利12件，发布地方标准2项，编制县域中药资源区划和中药资源产业规划99个。获省级以上奖项4项。

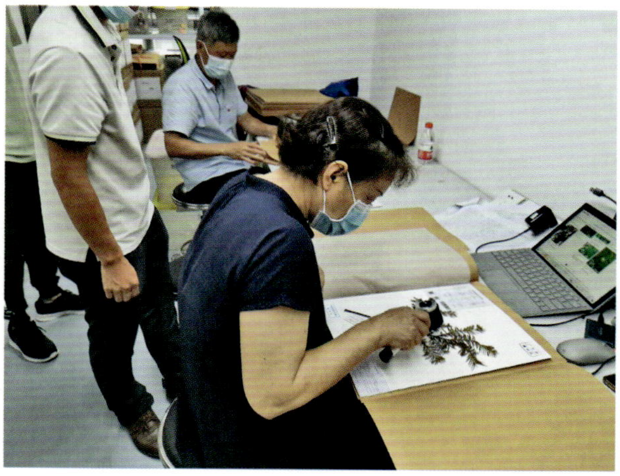

< 腊叶标本核查 <

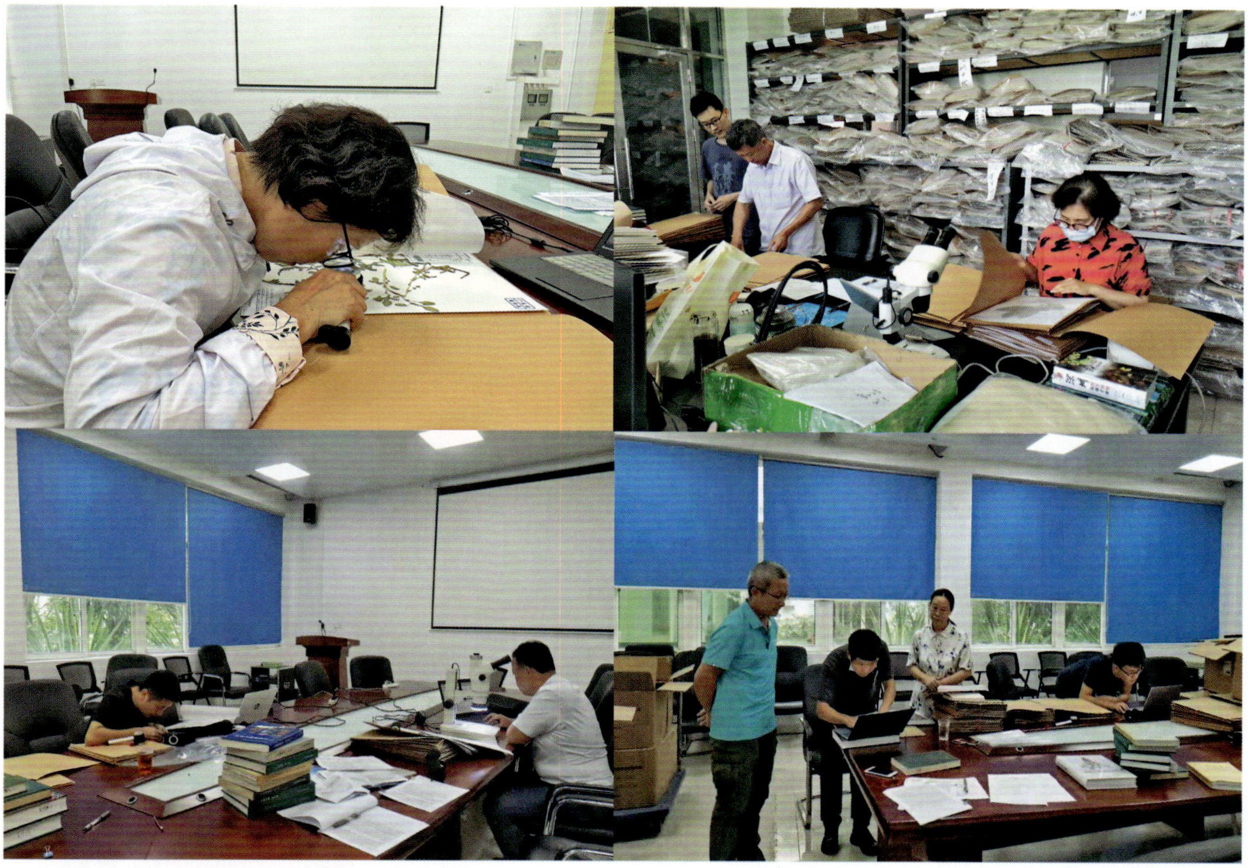

< 省级实验标本核查 <

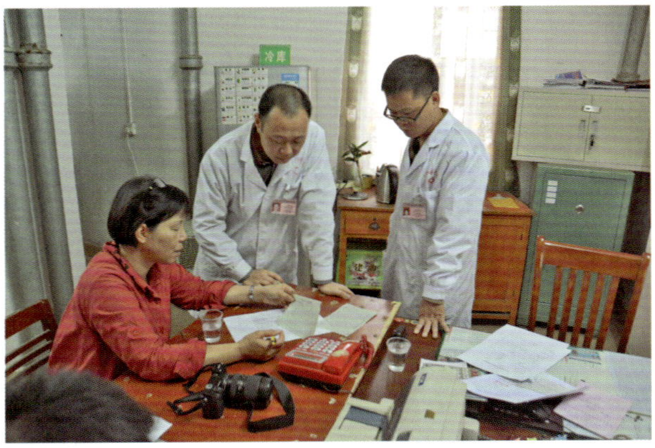

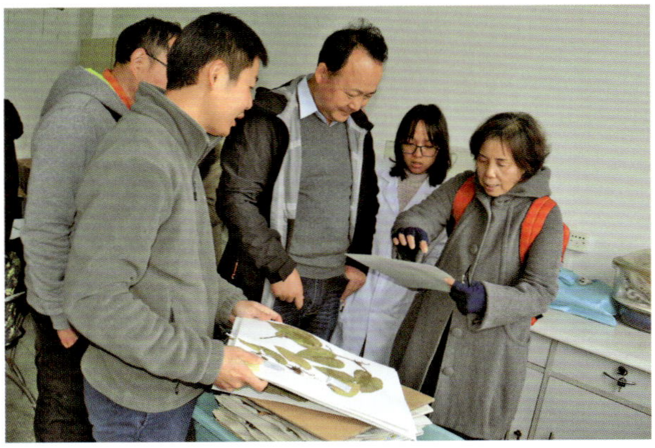

< 传统知识调查 <

< 专家督导检查普查工作 <

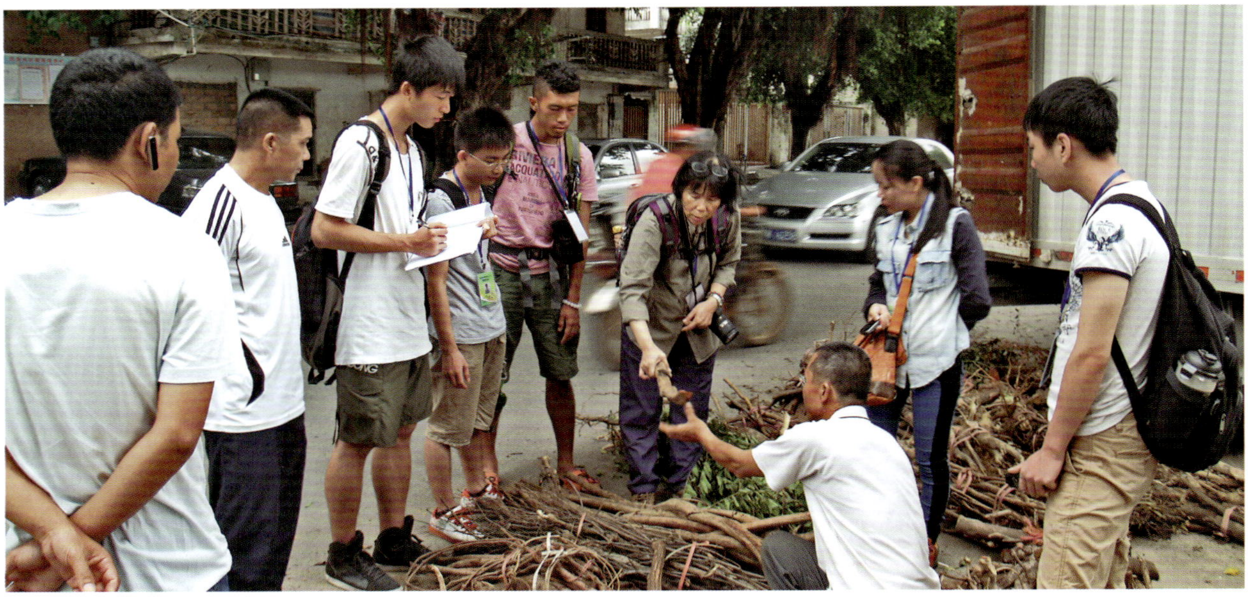

< 药材市场调查 <

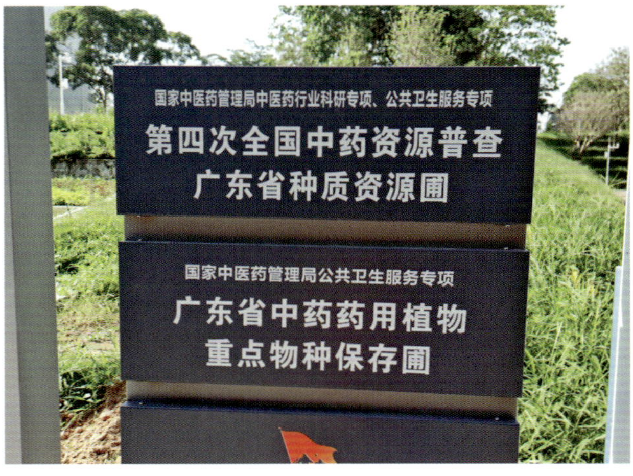

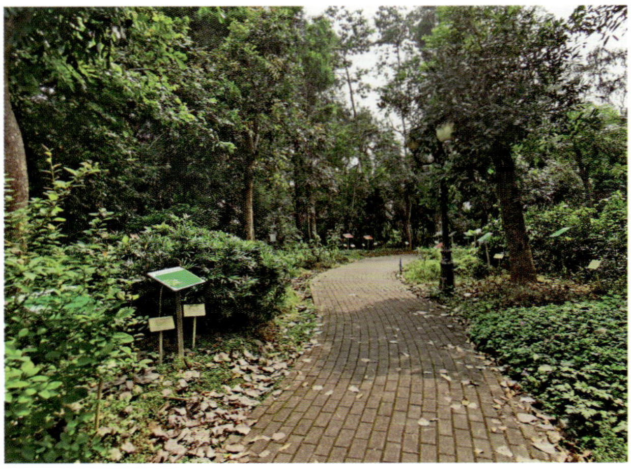

< 保存圃 <

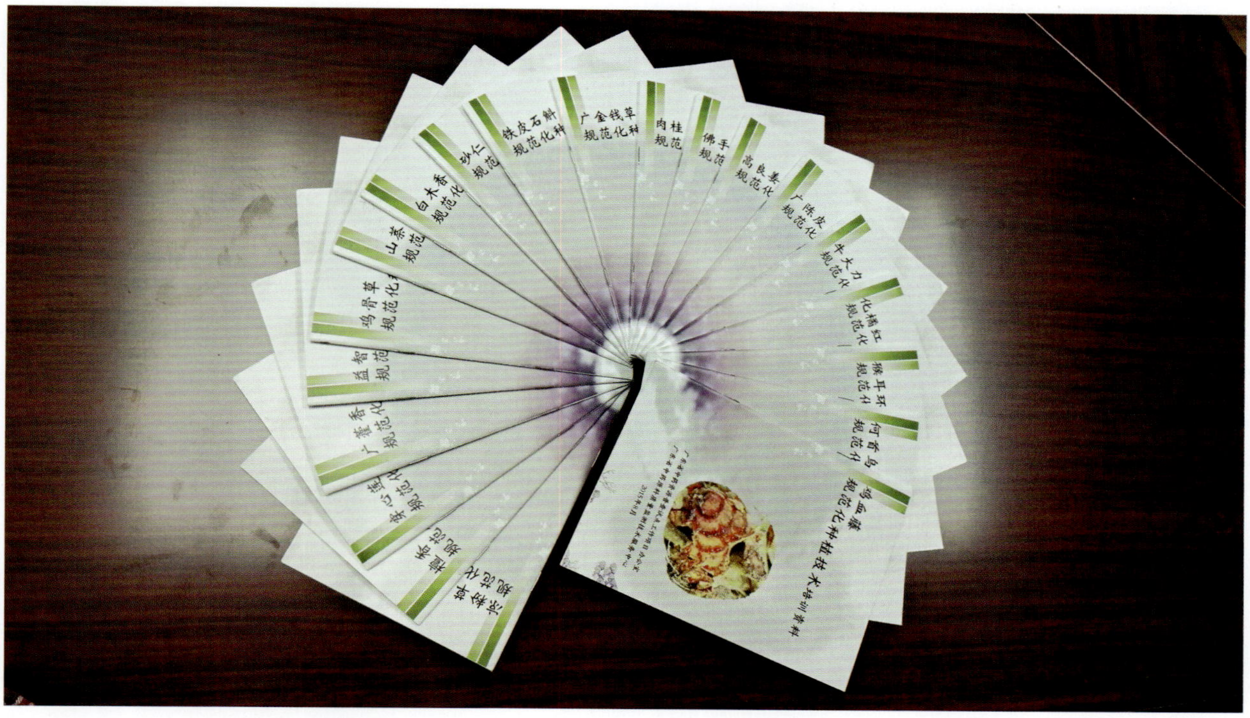

< 编撰了 20 种中药材生产技术规范发放给种植户 <

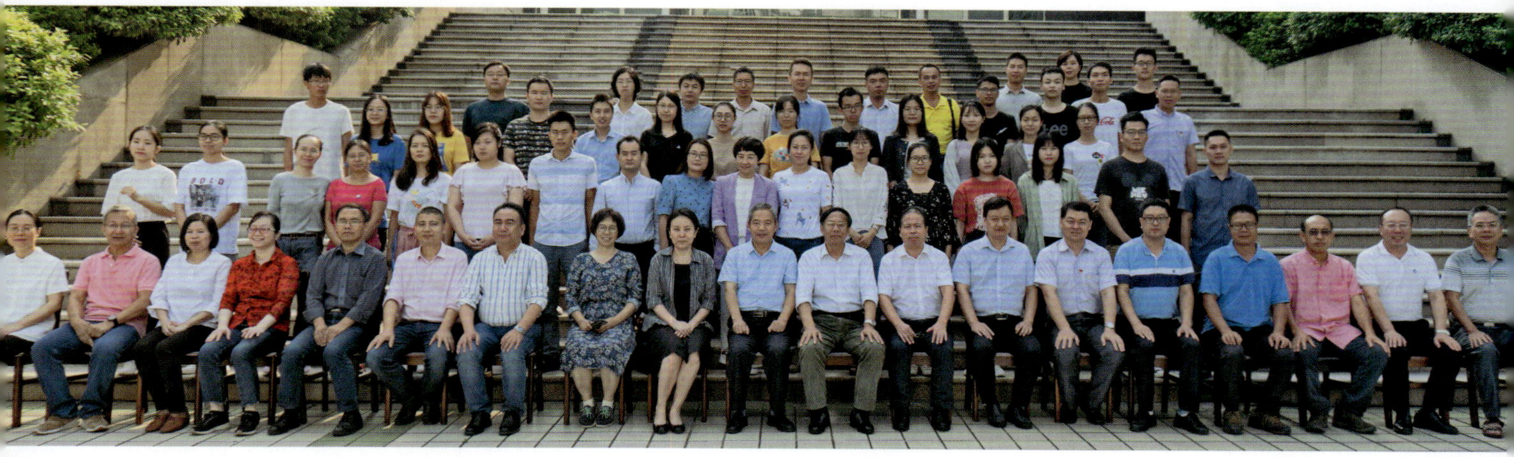

< 国家中医药管理局中药资源普查综合调研评估专家组督导检查 <

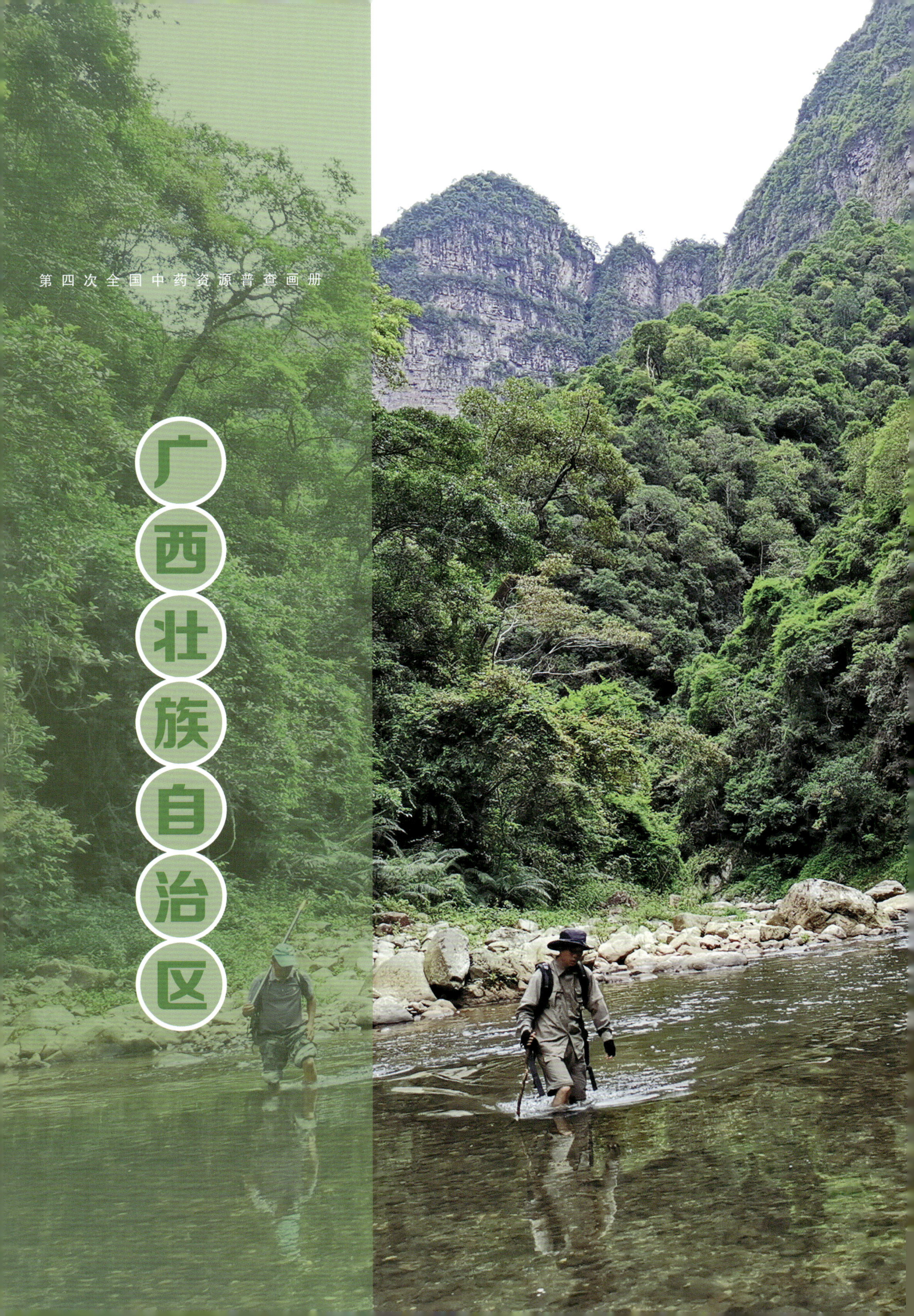
第四次全国中药资源普查画册
广西壮族自治区

自2012年9月启动第四次全国中药资源普查试点工作以来，广西壮族自治区中药资源普查试点工作领导小组结合全区实际情况，创新工作模式，严格监督和积极指导普查实施。至2022年，共完成代表性区域396个、样地3 869个、样方套19 112个，参与人员和时间超6万天人次；具有凭证信息的中药资源7 261种（含植物6 055种、动物1 066种、矿物48种、菌物等92种），发表菌类新种2种、植物新种55种、中国新记录2属10种、广西新记录16属85种，涉及新分类群发表的文章84篇。采集腊叶标本超过20万份，其中提交国家普查办腊叶标本81 389份、干药材2 177份、种子589份。

广西中药原料质量动态监测体系建设包括广西省级中心及玉林站、靖西站、环江站、恭城站四个动态监测站。2015—2022年，累计报送广西主特产药材市场价格及流通信息23 660条；制作两面针、八角、肉桂、砂仁等39种广西主特产药材生产适宜技术DVD培训教材，结合科技特派员和监测站的生产推广工作，共向农户提供中药材栽培生产、种苗繁育等技术培训超过2 000人次。

广西稀缺中药材种苗基地采用科研单位＋公司模式建成2 800余亩，生产市场稀缺、广西道地、大宗中药材种苗3 300余万株。依托广西药用植物园建成药用植物种质资源保存圃，获广西第一批自治区级农业种质资源保护单位——广西作物种质南宁市药用植物资源圃，承担药用植物种质资源的保护主体责任。

结合“中医药传统知识收集整理”项目，普查队员通过走访壮族、瑶族、苗族、侗族、仫佬族、京族、布依族等少数民族民间医生，收集登记广西的活态性民间传承知识与技艺等传统知识791项，涉及药用植物511种。

出版《中国中药资源大典·广西卷》（23册）、《广西中药资源大典·县卷》（13部）、《广西民族药志》（3册）、《广西恭城瑶族端午药市药用植物资源》《罗汉果生产加工适宜技术》和《广西中药资源发展报告》（2016—2021年，共6部）等50卷（册）；编写中药资源学科教材《药用植物保育学》（中英文版）；基于老挝境内药用植物资源普查

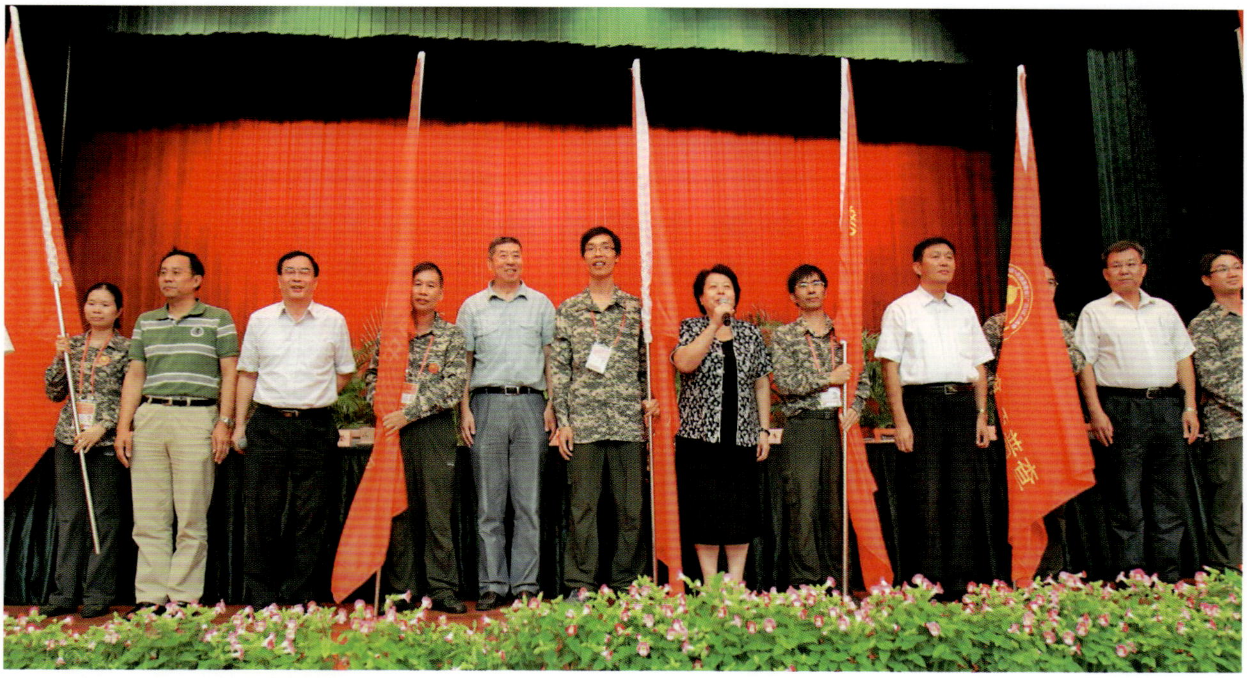

< 2012年9月广西中药资源普查启动会授旗仪式 <

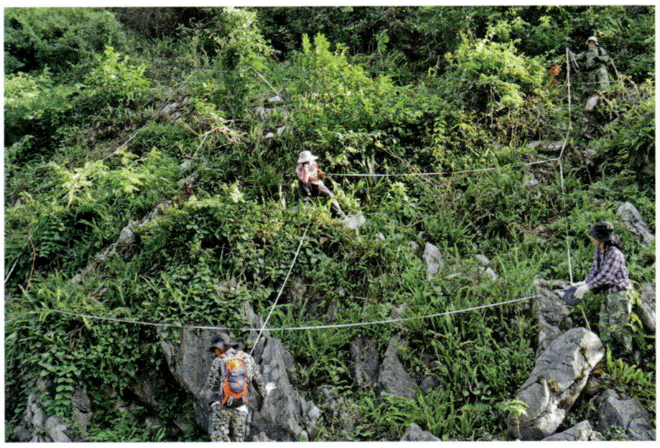

样方调查

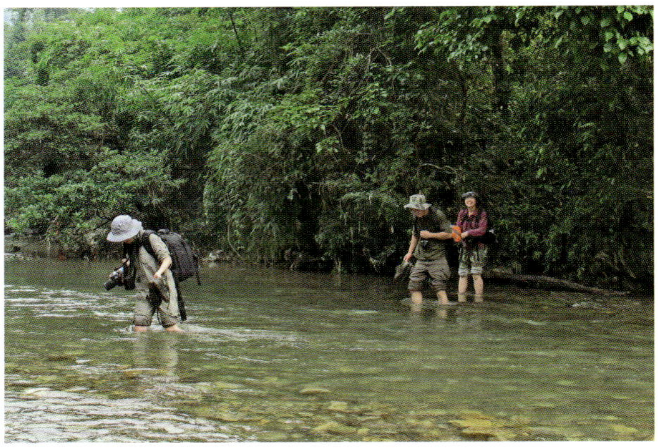

跋山涉水

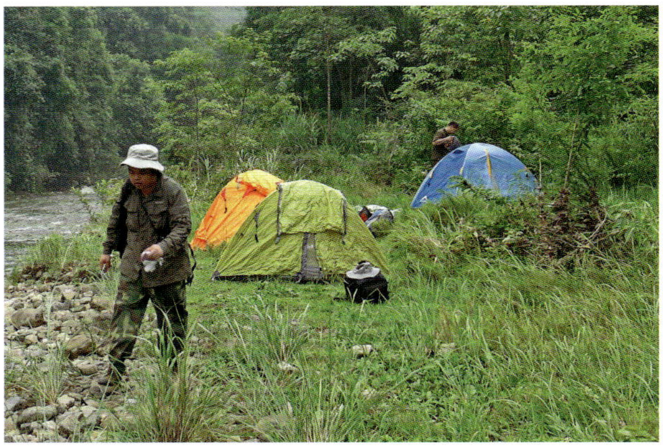

风餐露宿

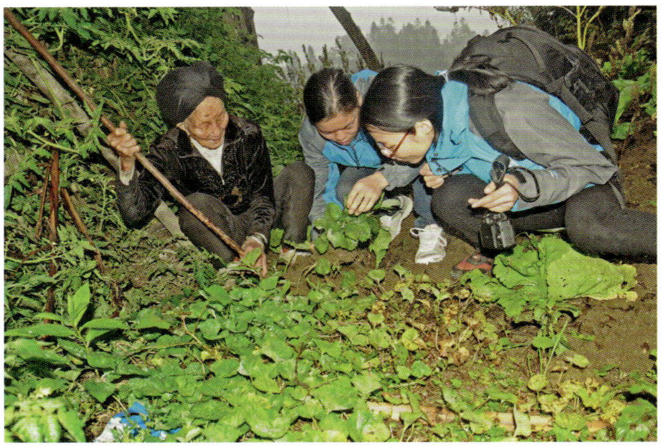

传统知识调查

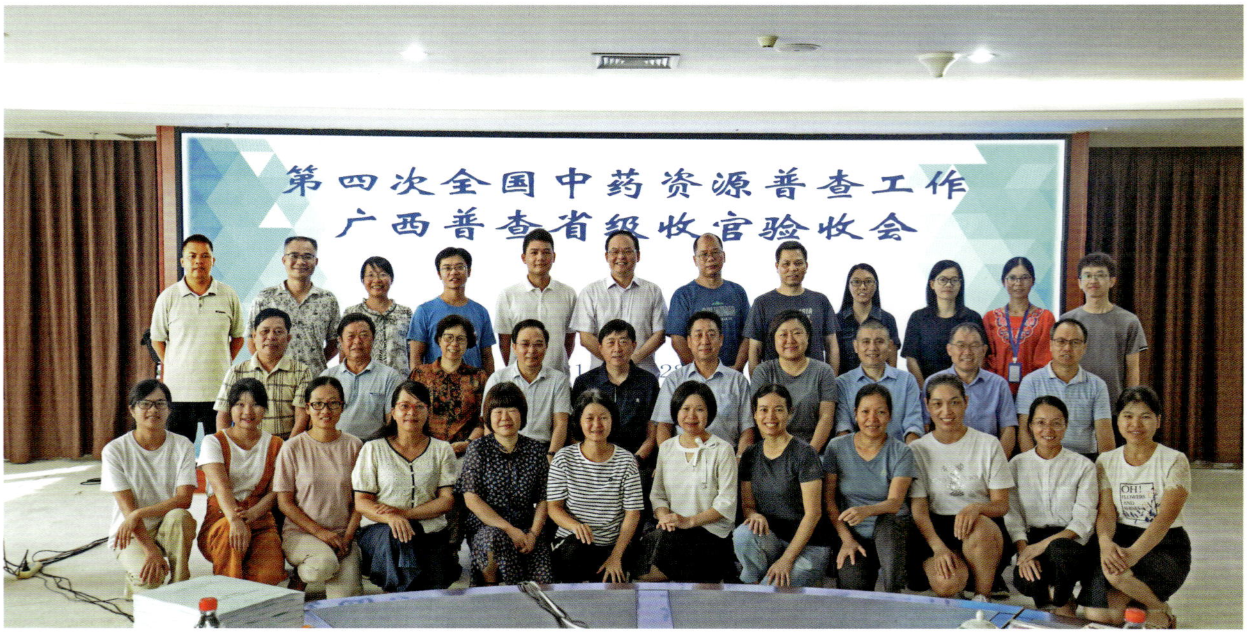

收官验收会

项目，编写出版了《老挝人民民主共和国草药典》（2019 年版第一卷）中文版和老文版各 1 部。发表普查相关论文 121 篇，其中新分类群研究论文 52 篇，获授权实用新型专利 1 件；获发布团体和地方标准 13 项。获得的科技奖励有："广西传统端午药市的民族植物学研究"获广西科学技术奖自然科学奖二等奖，"广西中药资源普查新分类群研究"获中国中医科学院中药资源普查科学技术奖一等奖。升级改造标本馆 1 个，获自治区卫健委重点实验室 1 个、中医药重点学科 4 个。

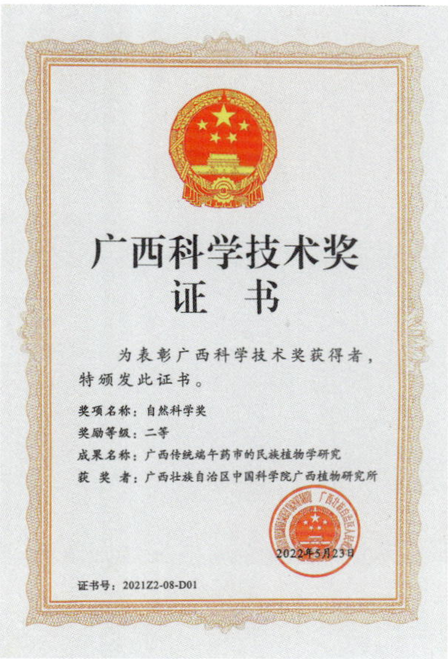
广西科学技术奖
证　书
为表彰广西科学技术奖获得者，特颁发此证书。
奖项名称：自然科学奖
奖励等级：二等
成果名称：广西传统端午药市的民族植物学研究
获 奖 者：广西壮族自治区中国科学院广西植物研究所
2022年5月23日
证书号：2021Z2-08-D01

"广西传统端午药市的民族植物学研究"获广西科学技术奖二等奖

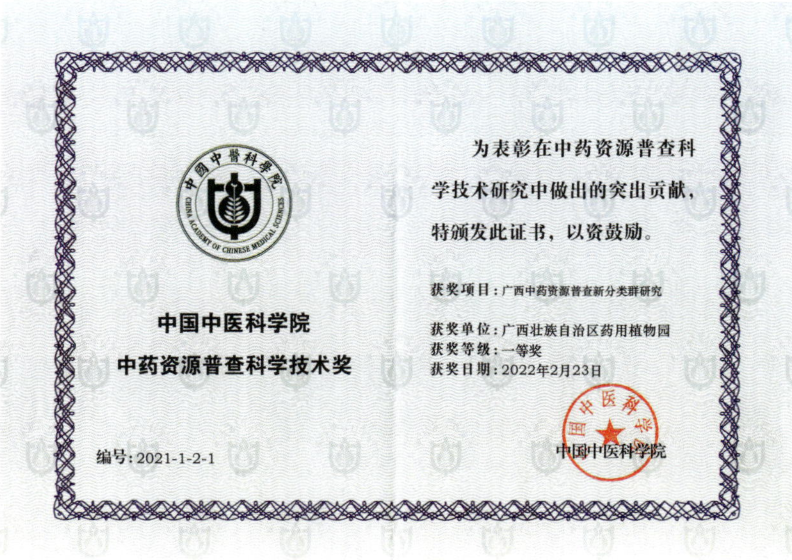
中国中医科学院
中药资源普查科学技术奖
为表彰在中药资源普查科学技术研究中做出的突出贡献，特颁发此证书，以资鼓励。
获奖项目：广西中药资源普查新分类群研究
获奖单位：广西壮族自治区药用植物园
获奖等级：一等奖
获奖日期：2022年2月23日
中国中医科学院
编号：2021-1-2-1

"广西中药资源普查新分类群研究"获中国中医科学院中药资源普查科学技术奖一等奖

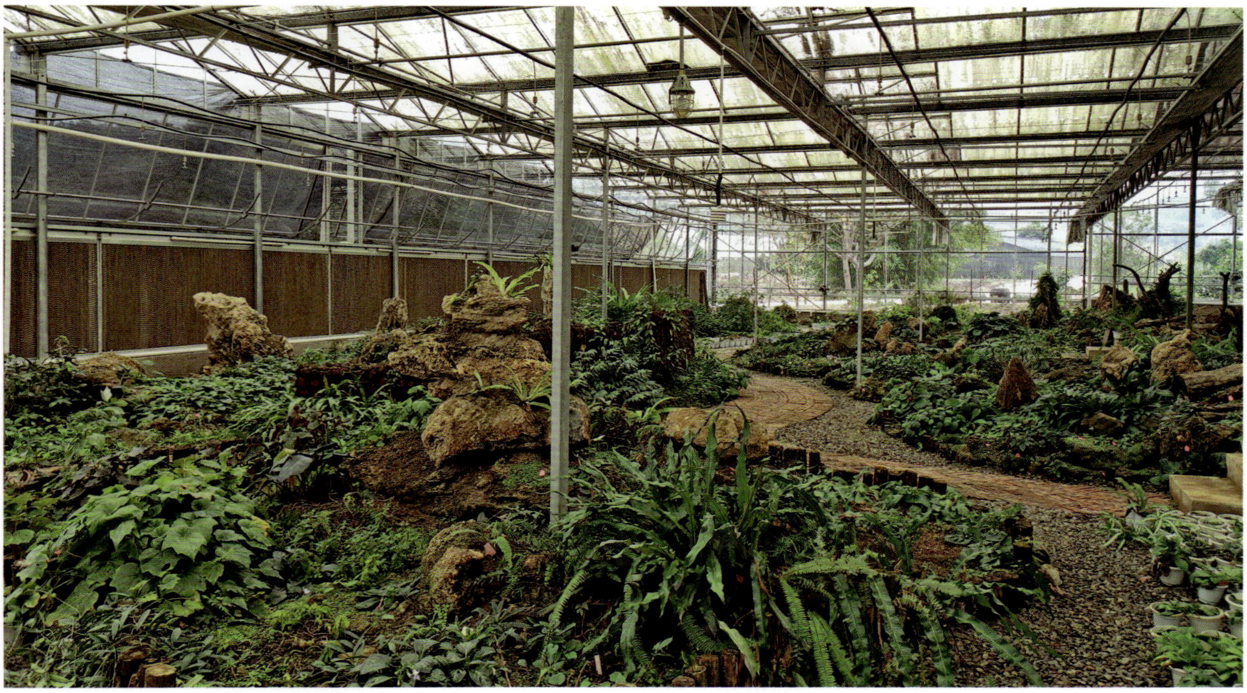

广西药用植物重点物种保存圃一角

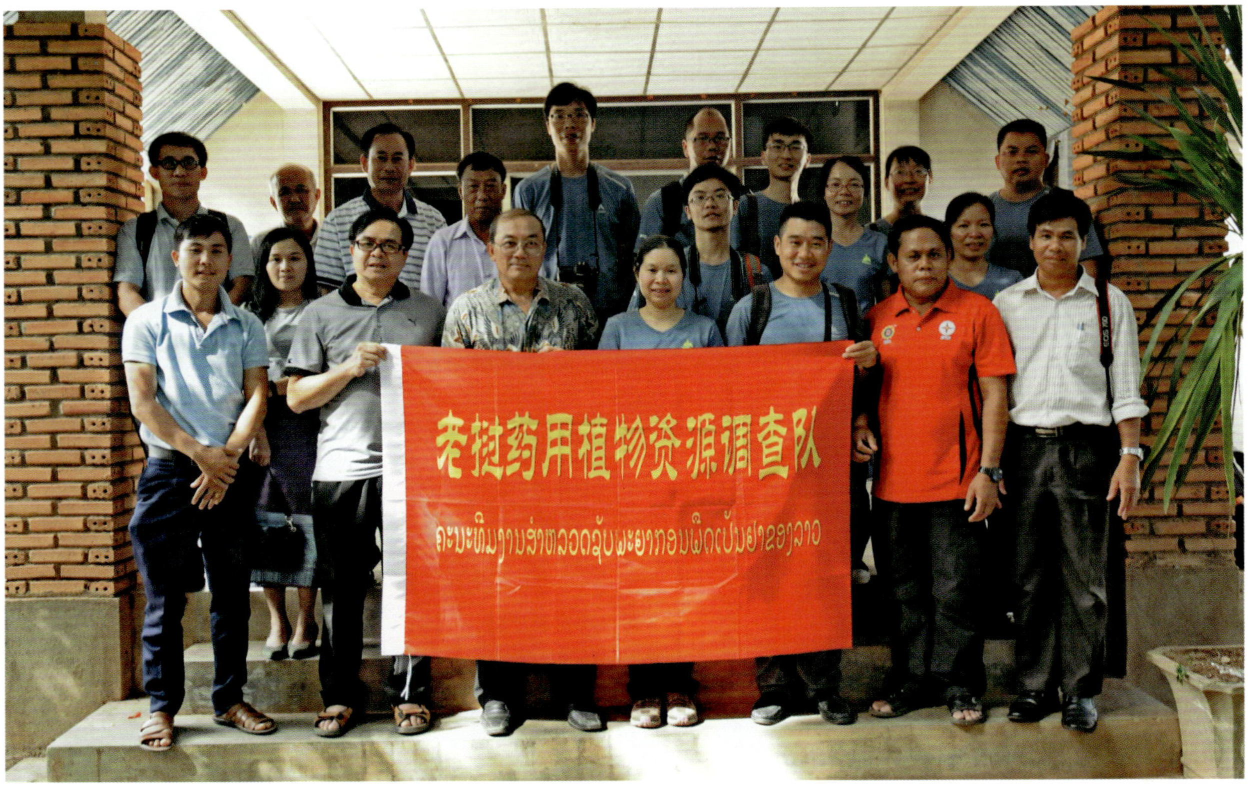

< 中-老普查队 <

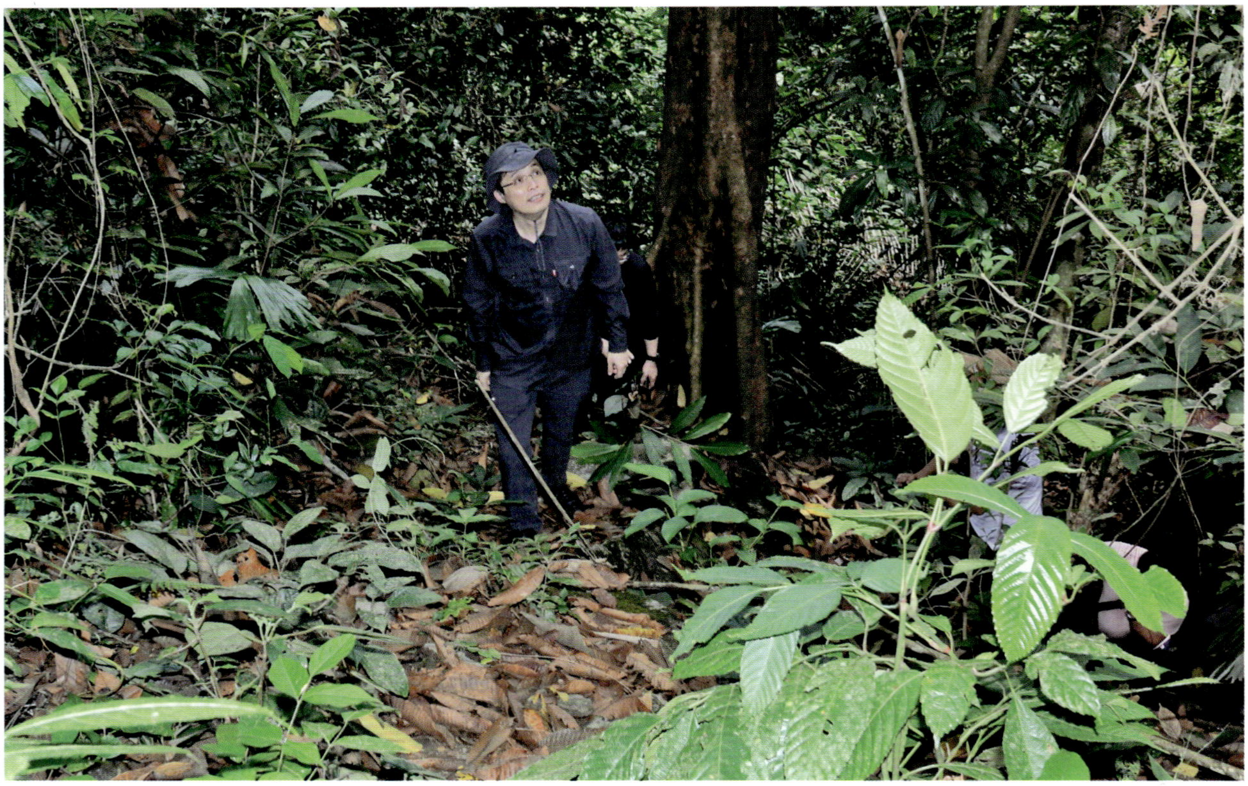

< 专题调查 <

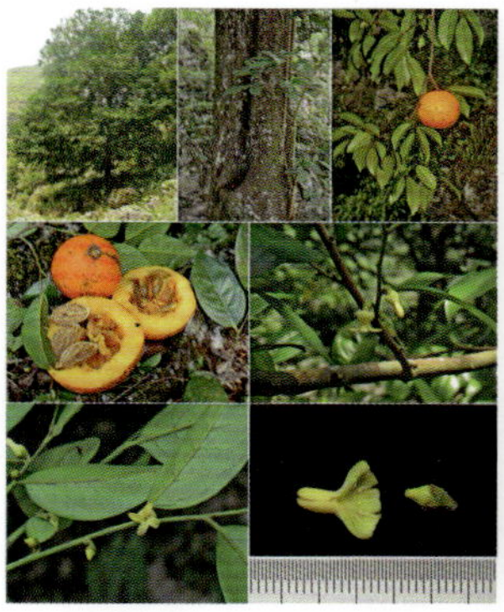
小萼柿

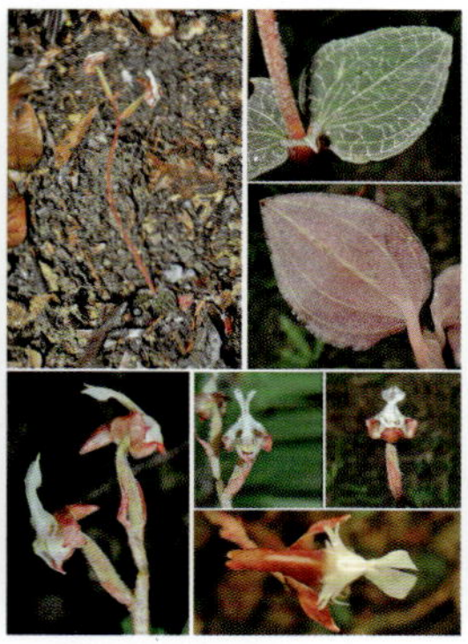
南丹金线兰

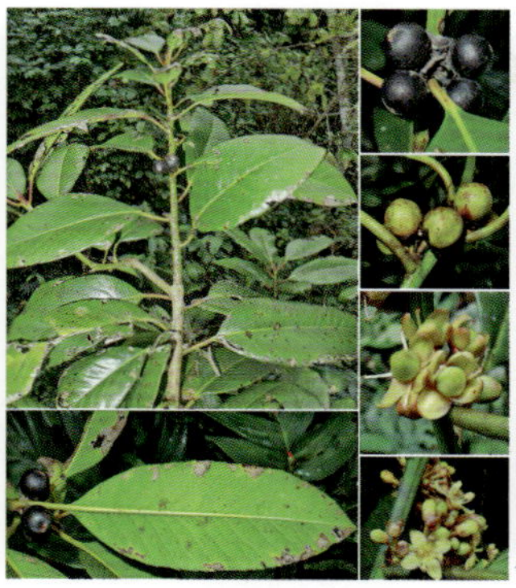
靖西冬青

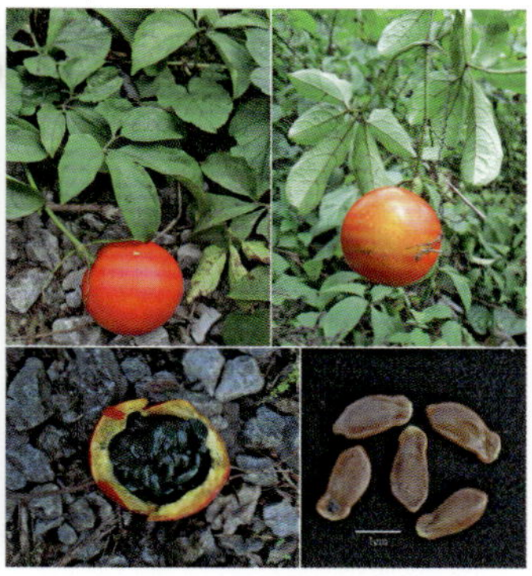
那坡栝楼

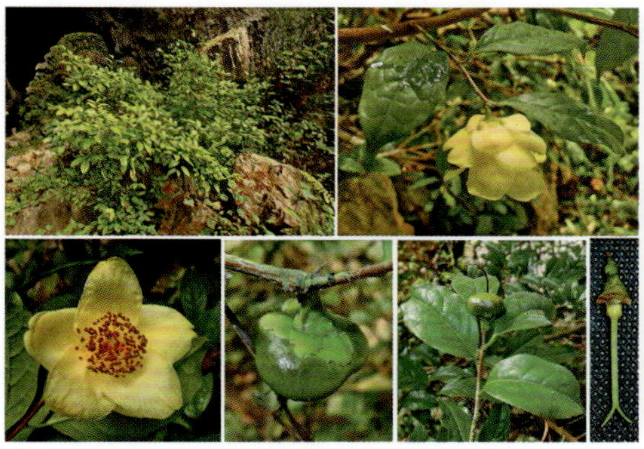
德保金花茶

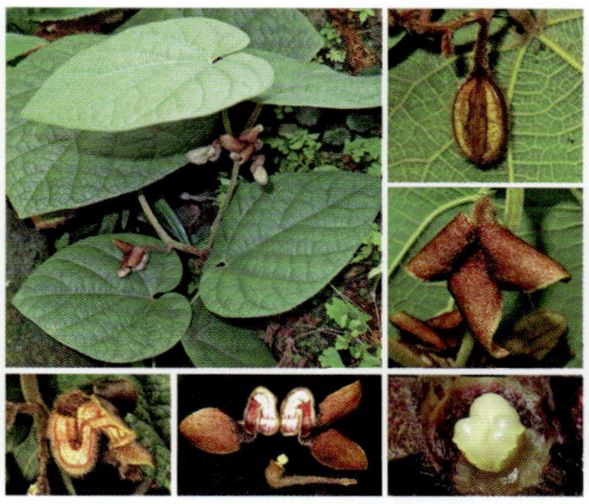
恭城马兜铃

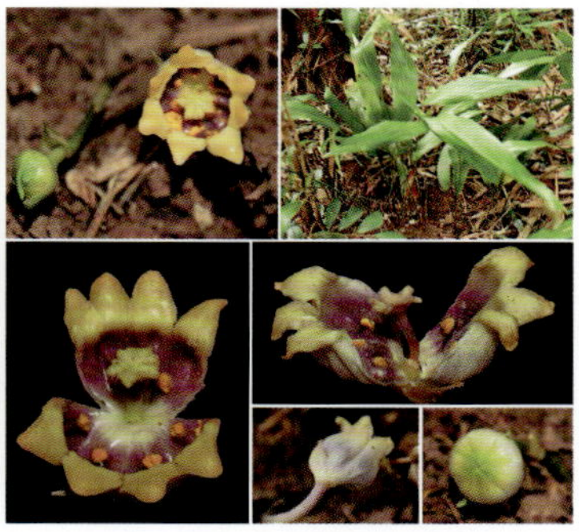
老安蜘蛛抱蛋

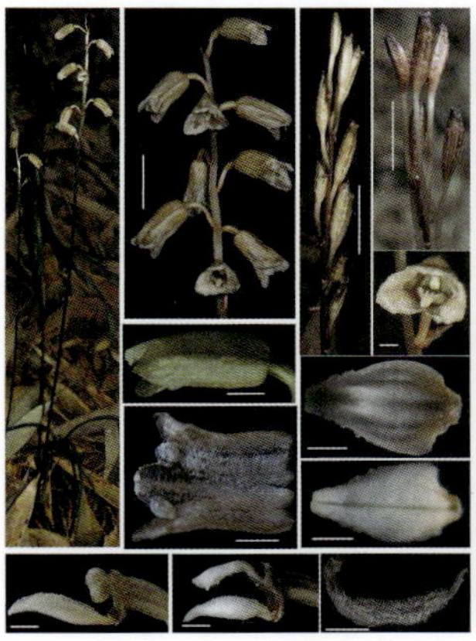
花坪天麻

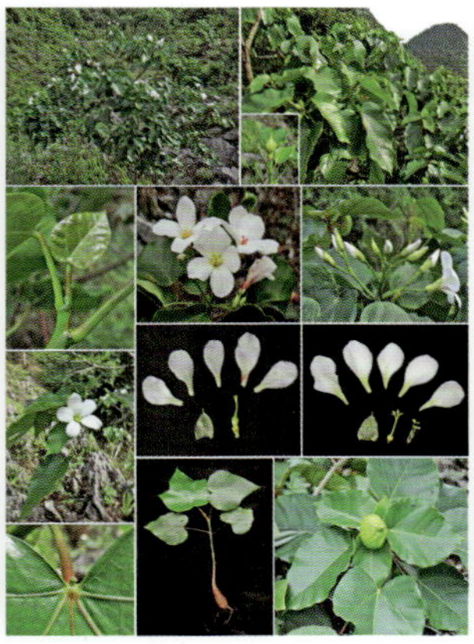
石山油桐

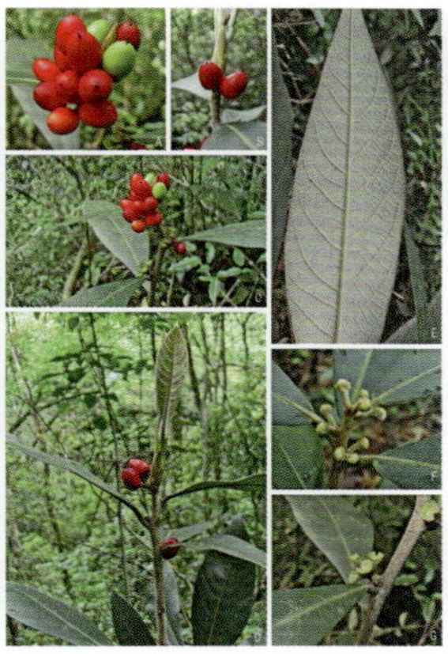
灰背木姜子

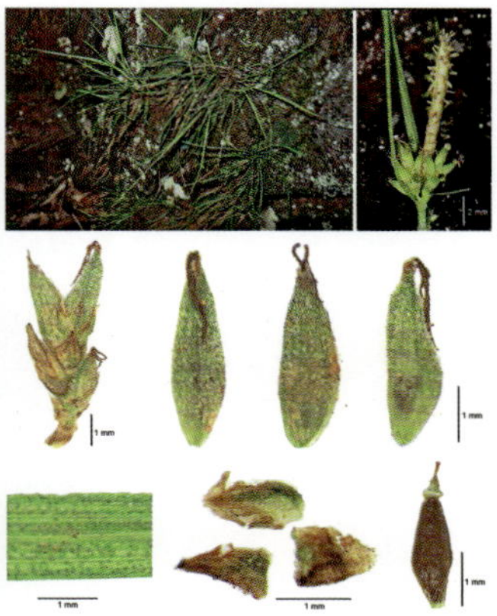
平乐薹草

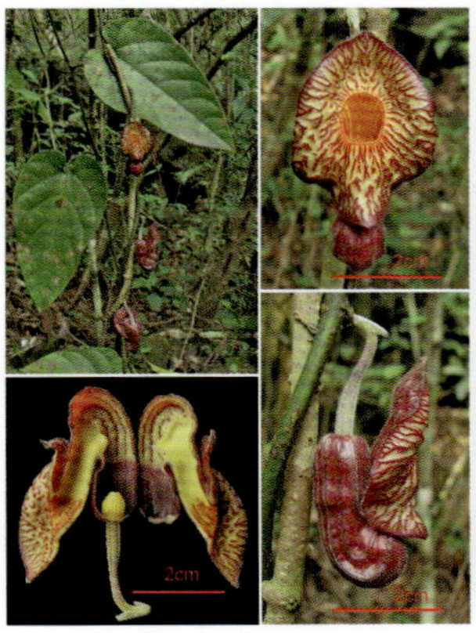

环江马兜铃

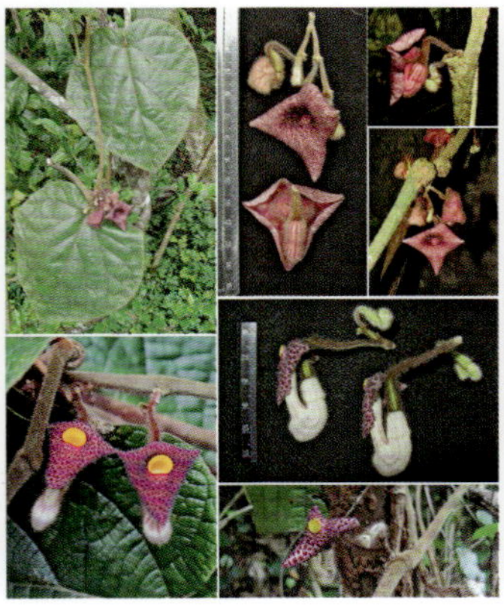
木伦马兜铃

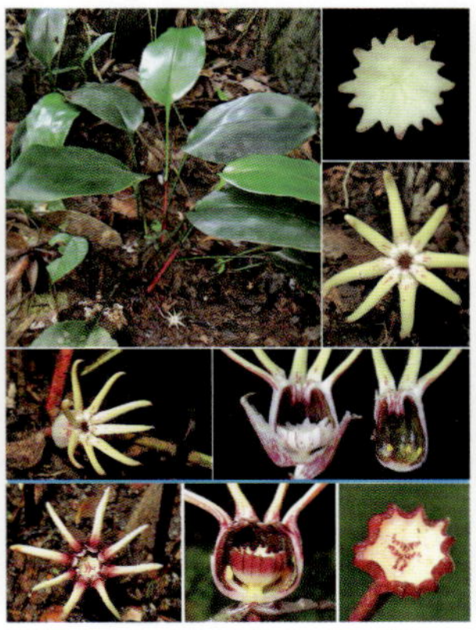
弄岗蜘蛛抱蛋

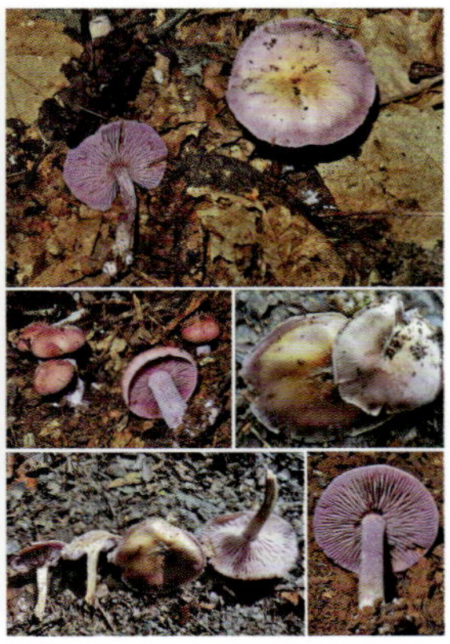
广西十字孢伞

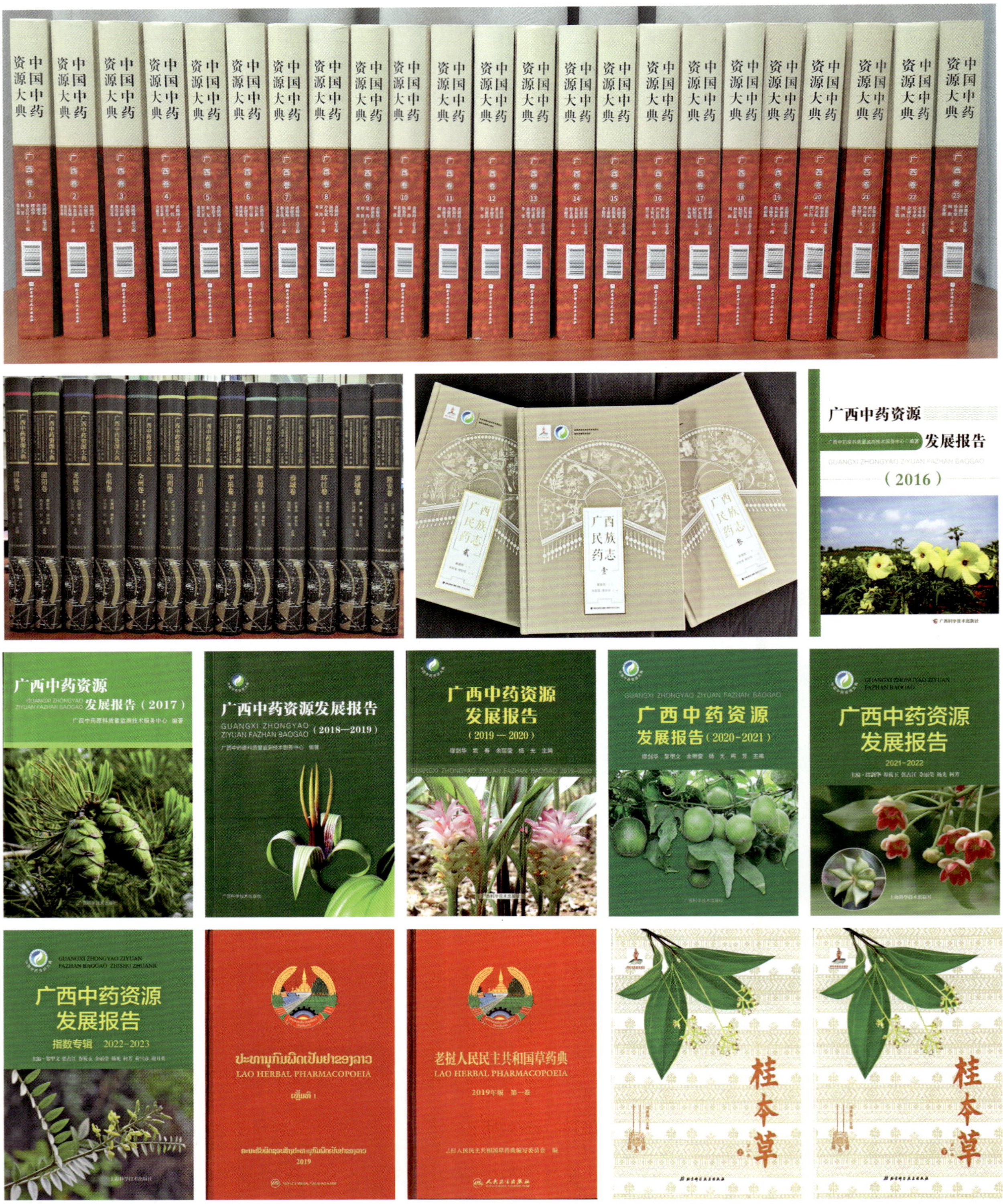
中国中药资源大典
广西卷
广西民族药志
广西中药资源发展报告
(2016)
广西中药资源
发展报告（2017）
广西中药资源发展报告
(2018—2019)
广西中药资源发展报告
(2019 — 2020)
广西中药资源
发展报告（2020-2021）
广西中药资源
发展报告
2021-2022
广西中药资源
发展报告
指数专辑　2022-2023
LAO HERBAL PHARMACOPOEIA
老挝人民民主共和国草药典
2019年版　第一卷
桂本草

< 出版的部分著作 <

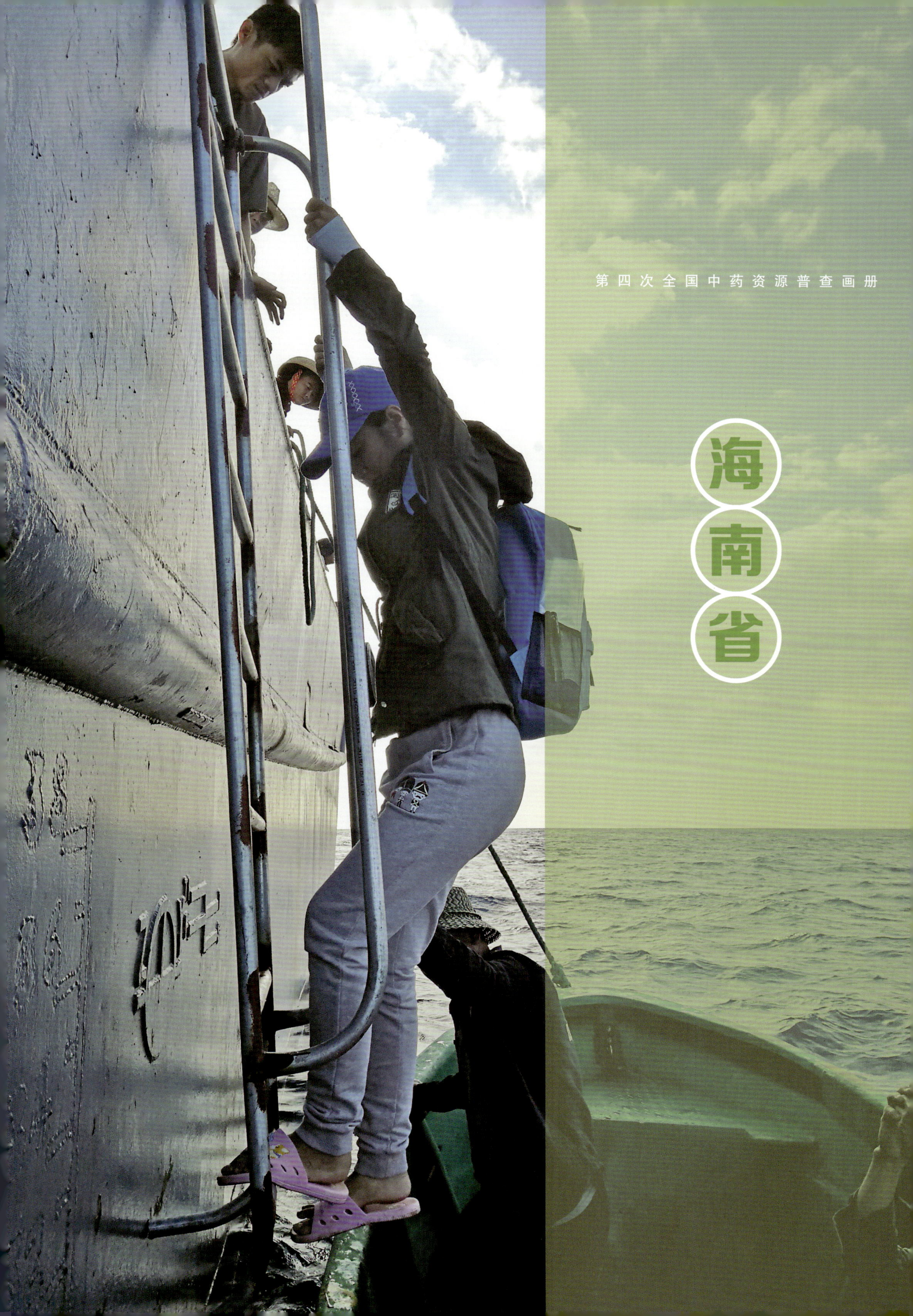

第四次全国中药资源普查画册

海南省

海南省中药资源普查工作范围覆盖全省19市县所有乡镇，共实地调查668块样地、3 335个样方套、20 010个样方。调查野生中药资源2 058种，野生药用原植物1 958种，动物药35种，海洋药65种，菌类药110种，传统知识274条，海洋药252份，收集腊叶标本23 774份、药材标本2 119份、照片10万余幅。大宗芳香南药沉香、降香等12种南药栽培面积163.30万亩。查清了海南省中药资源和传统知识的本底情况，并形成海南省中药资源普查报告1套。期间编撰专著11部，发表论文33篇，申请专利2项。获得省部级一等奖3项。发现新种1个，中国新记录属1个，中国新记录种2个，海南新记录种12个。参与普查的人员达500余人，共培养40名专业人员及80名骨干普查人员，培养专业从事南药资源研究副教授和博士30人以上。获得全国中医药特色技术传承人才、科技部重点领域首批创新团队、中组部“万人计划”科技领军人才及全国先进科技工作者、海南省先进科技工作者等人才称号，为全省中药资源人才可持续发展提供有力支撑。

建成了全省中药资源动态监测信息和技术服务体系，建设了文昌站和三沙站，完成全国最南端中药资源动态监测平台建设。开展了益智、槟榔、裸花紫珠等20余种中药材动态信息服务。还建立专家技术服务团队、建设微信公众平台等，为全省资源可持续发展提供数据保障。

国家基本药物所需中药材种子种苗繁育基地共落实4 590亩建设任务，繁育濒危及大宗中药材品种13个，年提供南药种苗500万株，种子5吨。制定发布地方标准16项，企业标准15项，建成的中药材种子种苗CMA检测实验室，并为海南省脱贫帮扶和振兴乡村做出重要贡献。

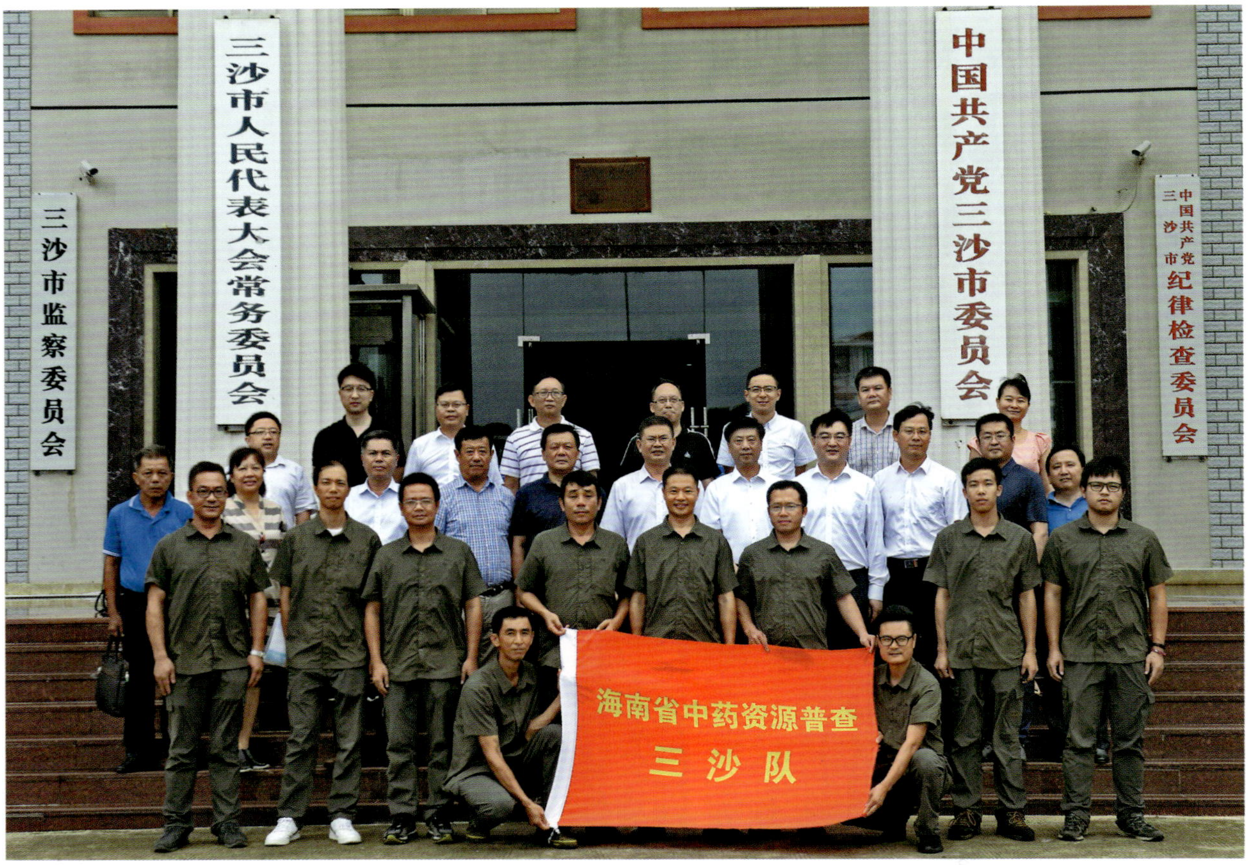

< 三沙市中药资源普查启动会 <

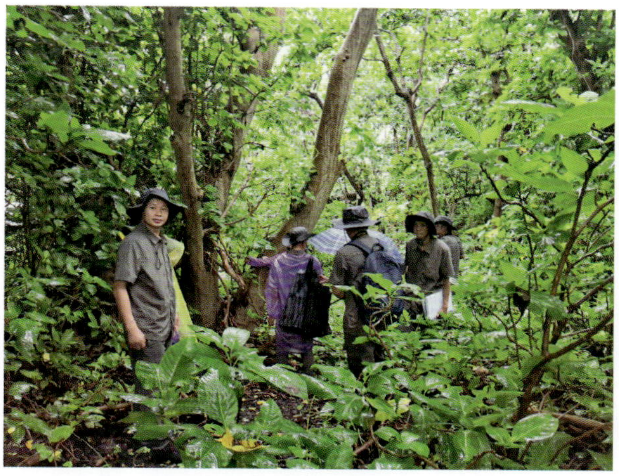

< 向样地行进 <

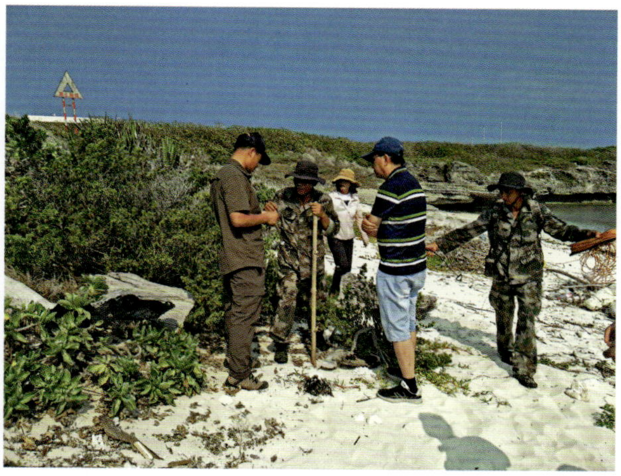

< 药用植物鉴别 <

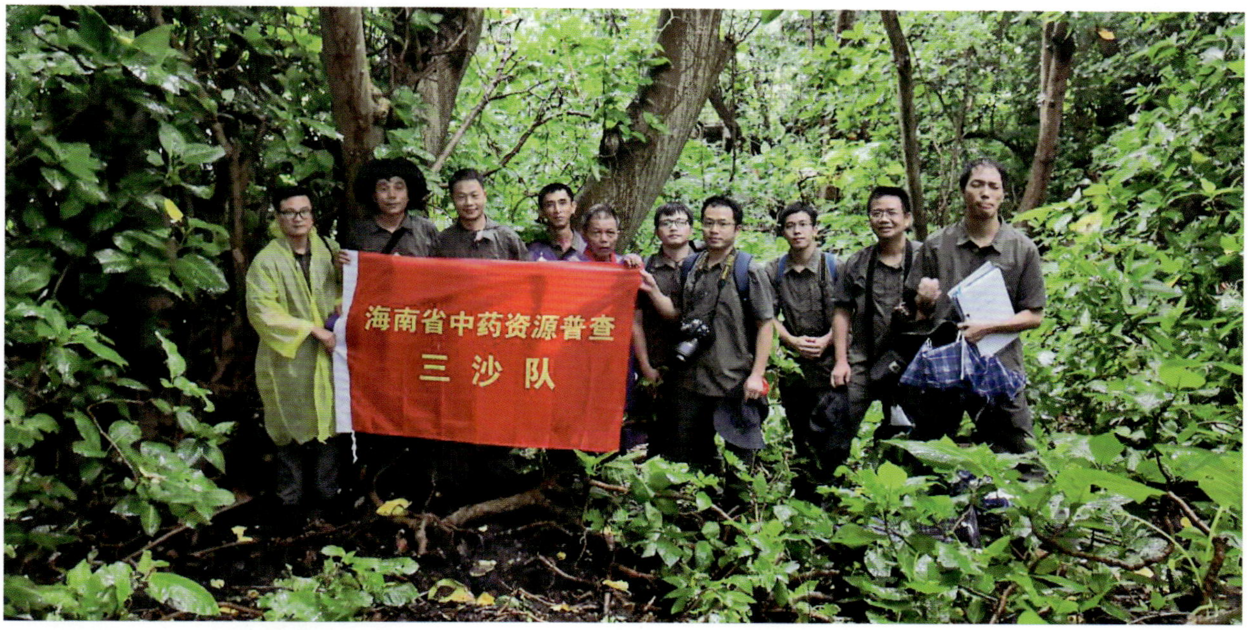

< 三沙市普查队 <

国家基本药物所需中药材种质资源库总库容20万份，是全国唯一国家级以保存顽拗型种子为主的超低温南药基因库，保存各类中药植物种质资源16 206份。制定并发布海南省地方标准6项、团体标准49项。种质资源库具备完善专业化种质资源服务体系，建立了中药材种质共享平台和中药材种质资源收集保存技术平台及人才培训平台。为全国中药材种质资源战略保存奠定基础。

其间对9个黎族聚居市县72位草药医及32位民间草药医生进行走访调查，收集黎族使用的药用植物资源389种，民间调查数据274份。出版了《黎药志》(第三卷)、《黎族常用草药图本》及《海南黎族民间验方集》等专著。

海南省中药资源普查工作建成了海南省中药标本馆、中药材种质共享平台、香药园、三沙园等集收集、保存、展示科普、研发应用的全链条系列南药资源平台，为全国南药资源可持续发展奠定坚实基础。

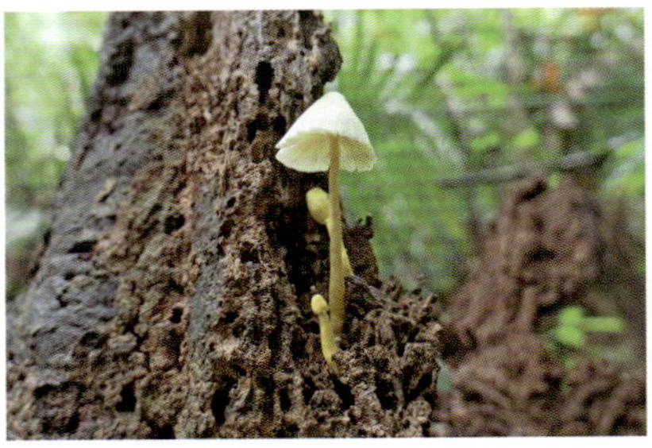
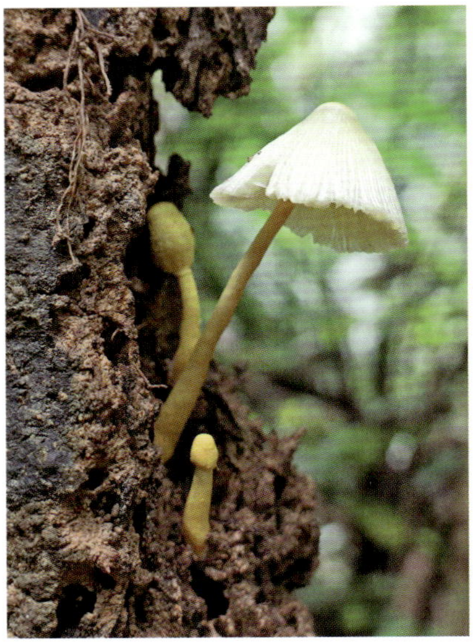

纯黄白鬼伞

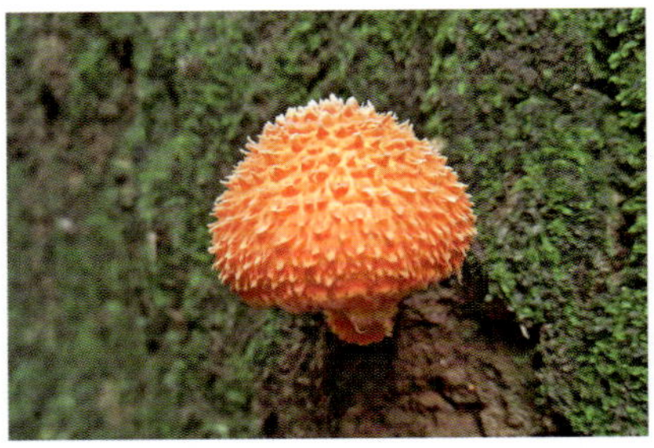
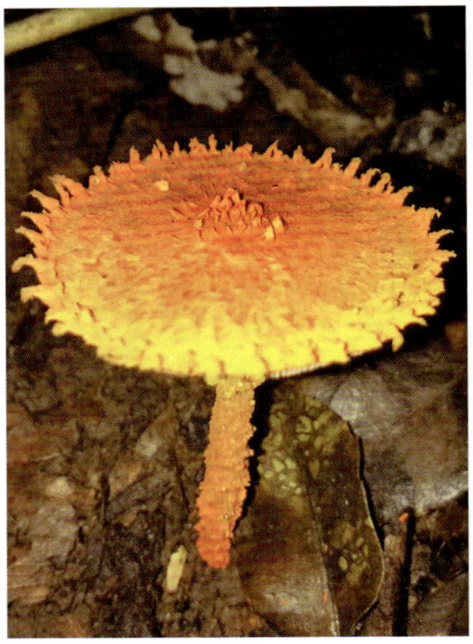

番红花蘑菇

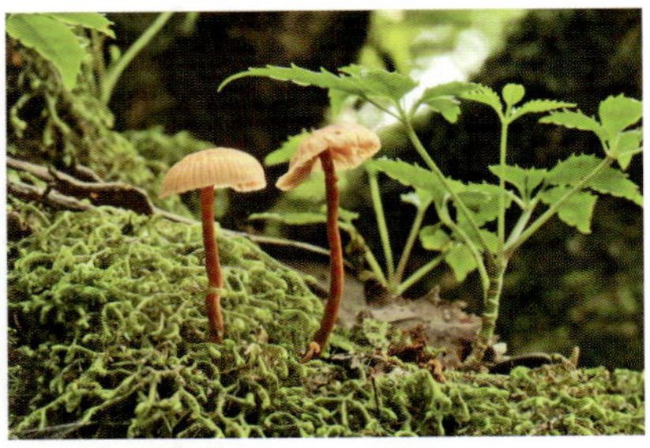
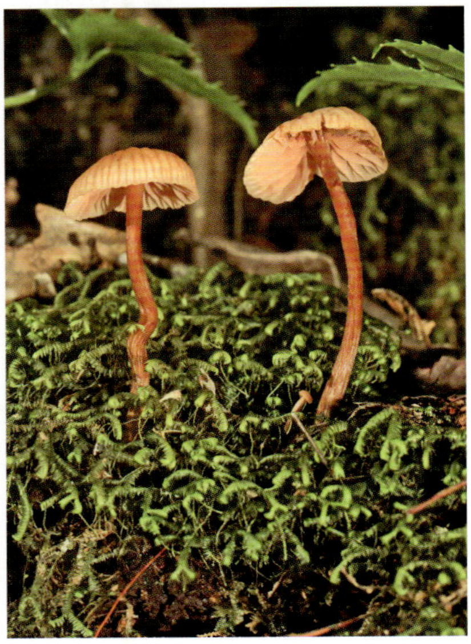

红蜡蘑

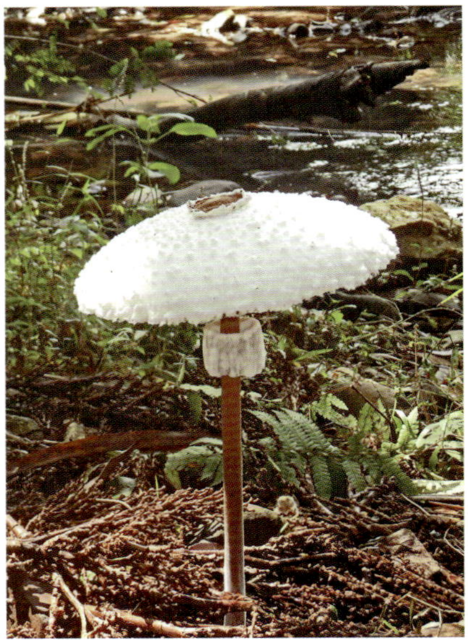
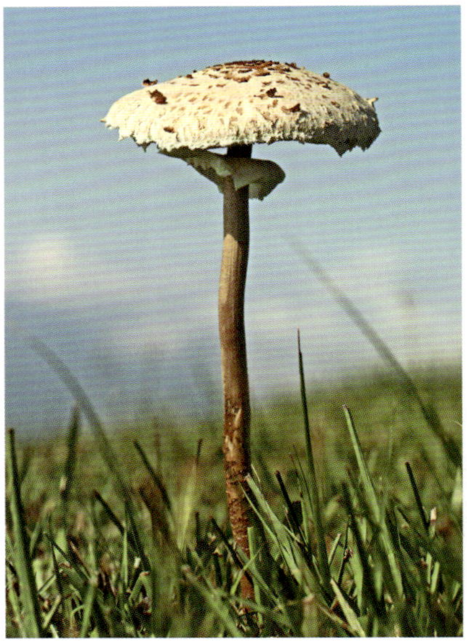

脱皮大环柄菇

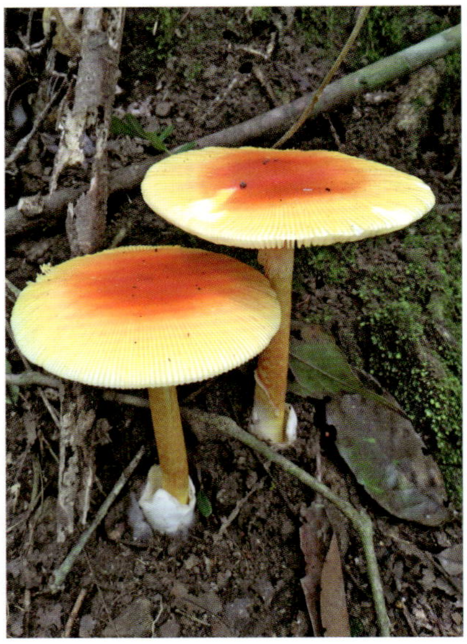

红缘鹅膏

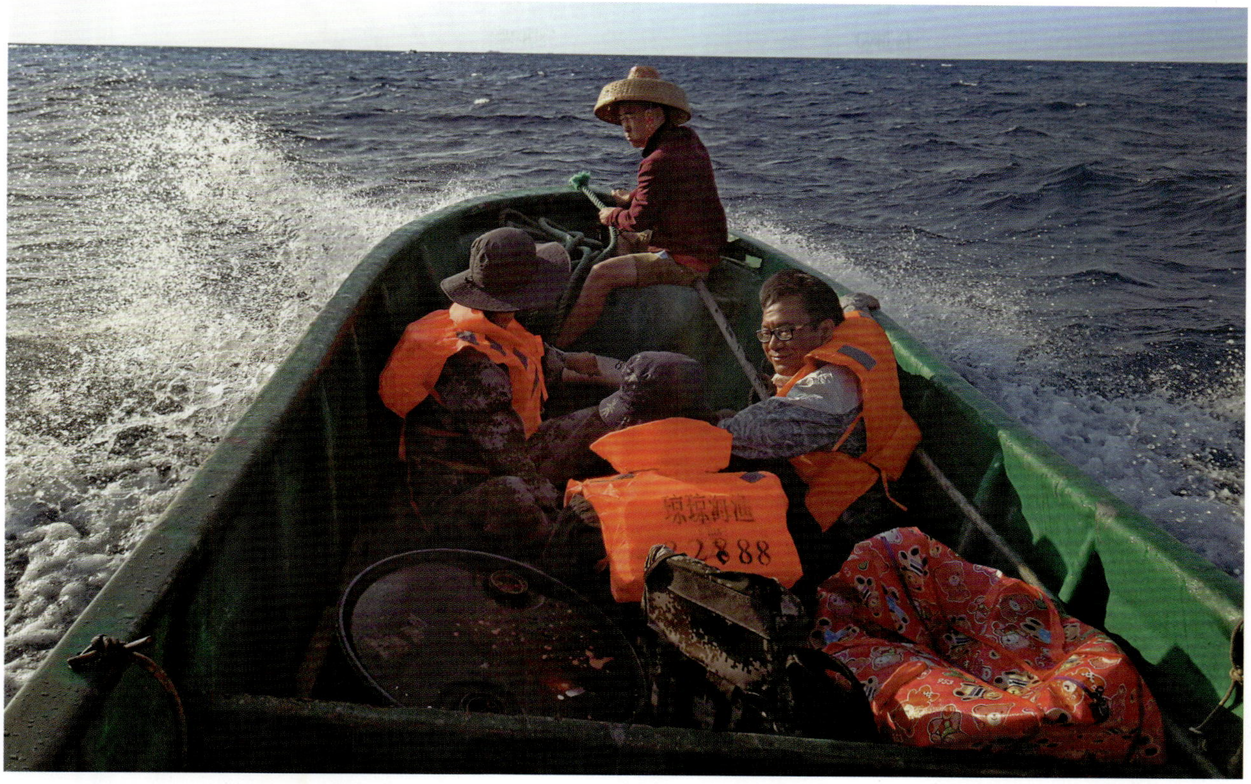

三沙市普查队普查途中

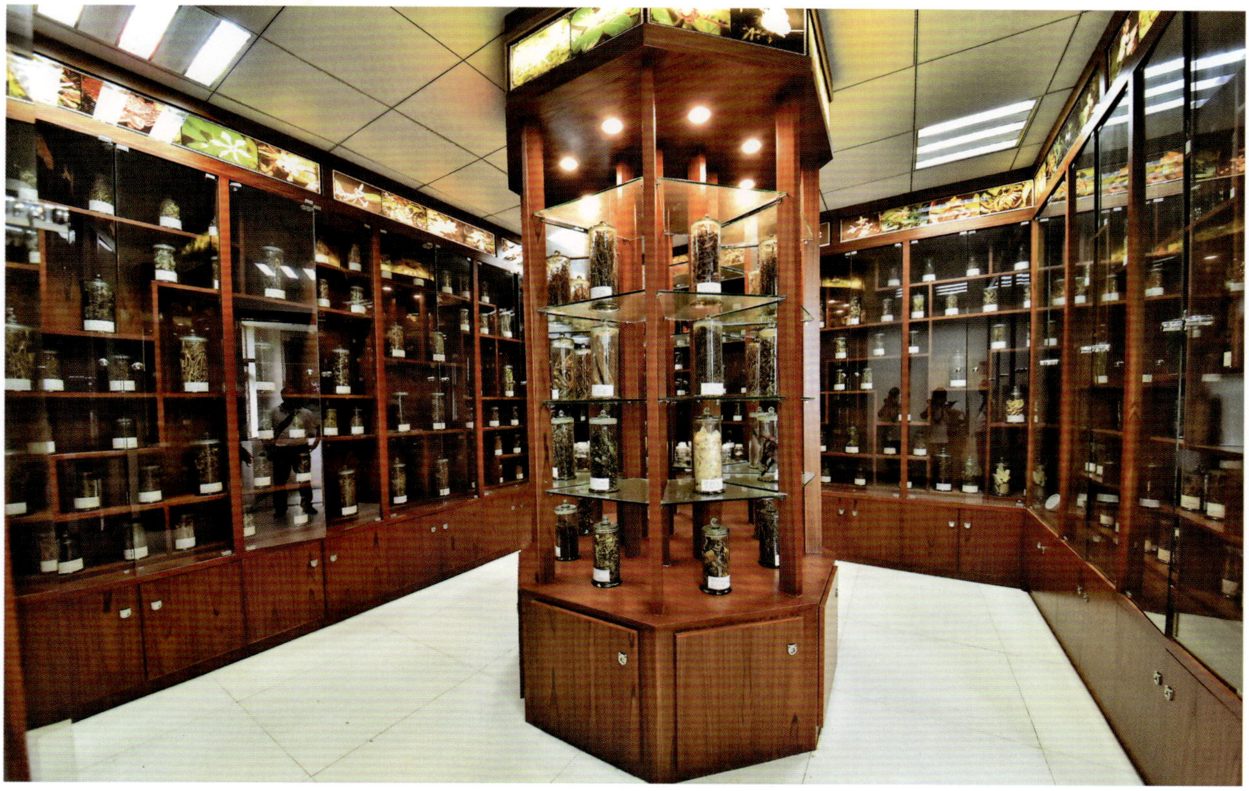

海南省中药资源标本馆药材展示区

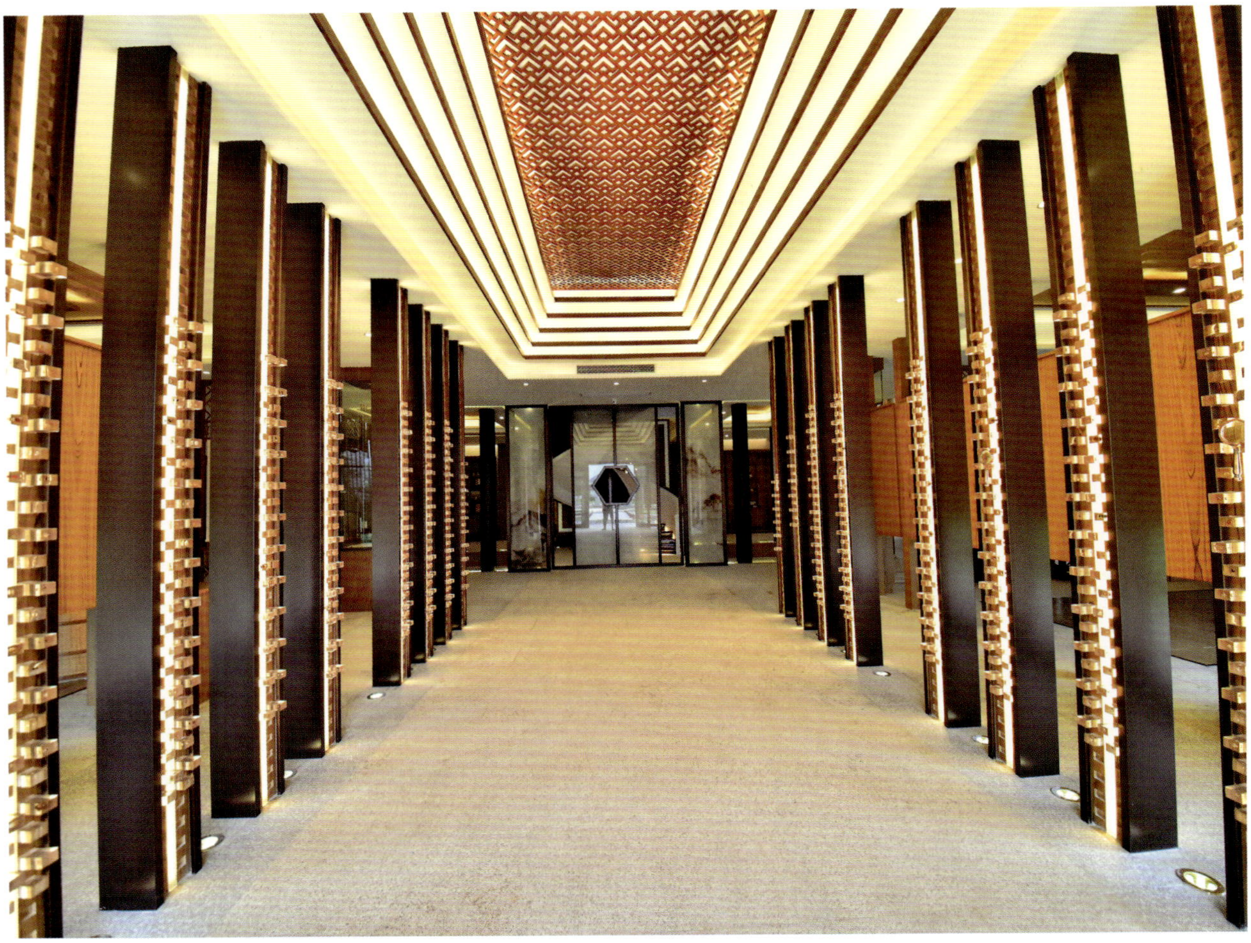

< 种质交换服务中心——种子墙 <

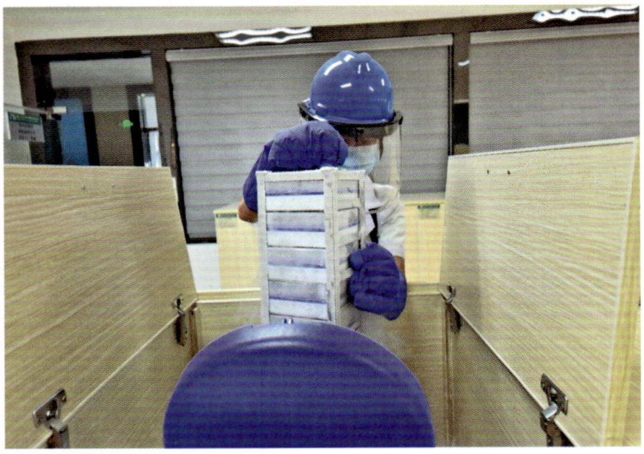

< 种质资源存放 <

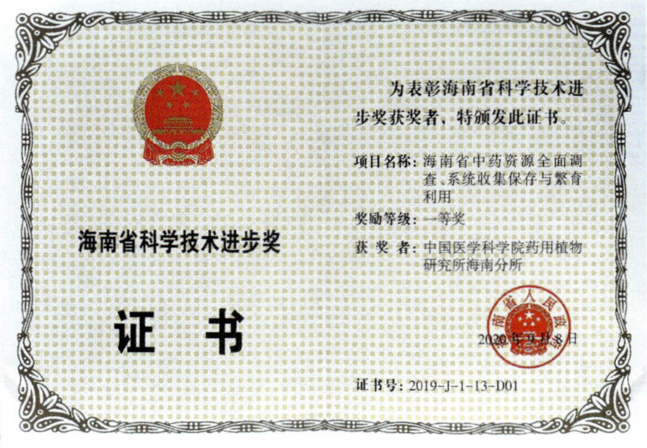

为表彰海南省科学技术进步奖获奖者，特颁发此证书。

项目名称：海南省中药资源全面调查、系统收集保存与繁育利用

奖励等级：一等奖

获 奖 者：中国医学科学院药用植物研究所海南分所

海南省科学技术进步奖

证　书

2020年9月8日

证书号：2019-J-1-13-D01

< 以海南省中药资源普查工作为主申报的成果获海南省科技进步奖一等奖 <

重庆市

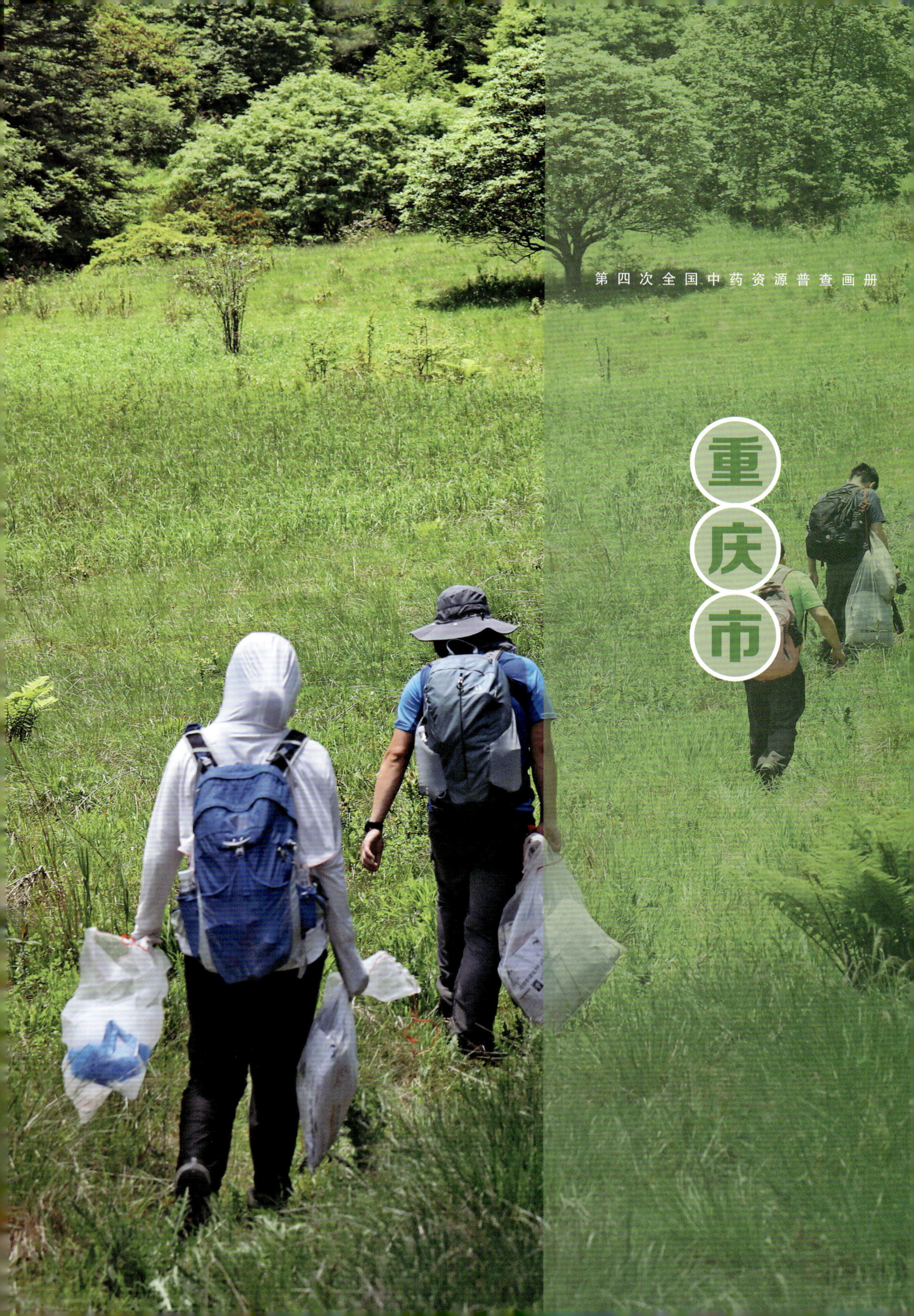

自 2011 年重庆被列为第四次全国中药资源普查试点省市以来，在重庆市中药资源普查领导小组的领导下，重庆市中药资源普查实现了区域全覆盖。全市共实地调查 38 个县（区），代表区域 153 个、调查样地 1 426 个、样方套 6 815 个，调查蕴藏量 250 种、栽培药材 81 种、记录个体数 3 335 种；市场调查主流品种 168 种，传统知识数量 187 条；采集腊叶标本 50 200 份、药材标本 6 027 份、种质资源 519 份。通过本底资源收集和野外调查发现，重庆中药资源共计 5 427 种，其中药用植物 309 科 1 547 属 5 124 种，药用动物 282 种，药用矿物 21 种，摸清了重庆市中药资源家底。

构建了“一中心三站”的中药资源动态监测体系，对渝产黄连等 10 种药材资源产销及质量等信息进行监测服务。开展中药种植技术培训和实地指导共计 7 404 人次，为中药材种植户提供农药化肥支持，积极帮助种植户联系药材经销商等服务。创建了“石柱黄连”公众号，监测黄连主产区的产量、流通量、质量和价格等信息，定期免费发布信息，服务中药产业和地方经济发展。

建设了重庆市药用植物重点物种保存圃，根据就地保护优先的原则，引种具有区域特色的重点药用植物 305 种，构建了不同海拔的种质资源保存基地 3 处共 200 亩，保存物种 2 626 种，种质资源 1 088 份。另研发了铁皮石斛、毛黄堇、黄连等珍稀和特色种质资源保护技术，并在重庆裕品堂生物科技有限公司等企业进行推广应用。

走访调查了 88 名老中医，收集民间方药 187 条，撰写相关科研论文 4 篇，出版专著《土家医方药精选》。整理重庆市中医药发展史，梳理重庆中医的源流与中药交易历史，从而挖掘传统医药知识中地方习用中药资源。整理中药资源调查历史，掌握了重庆市中药资源研究发展历程，为中药资源的传承创新发展提供基础。

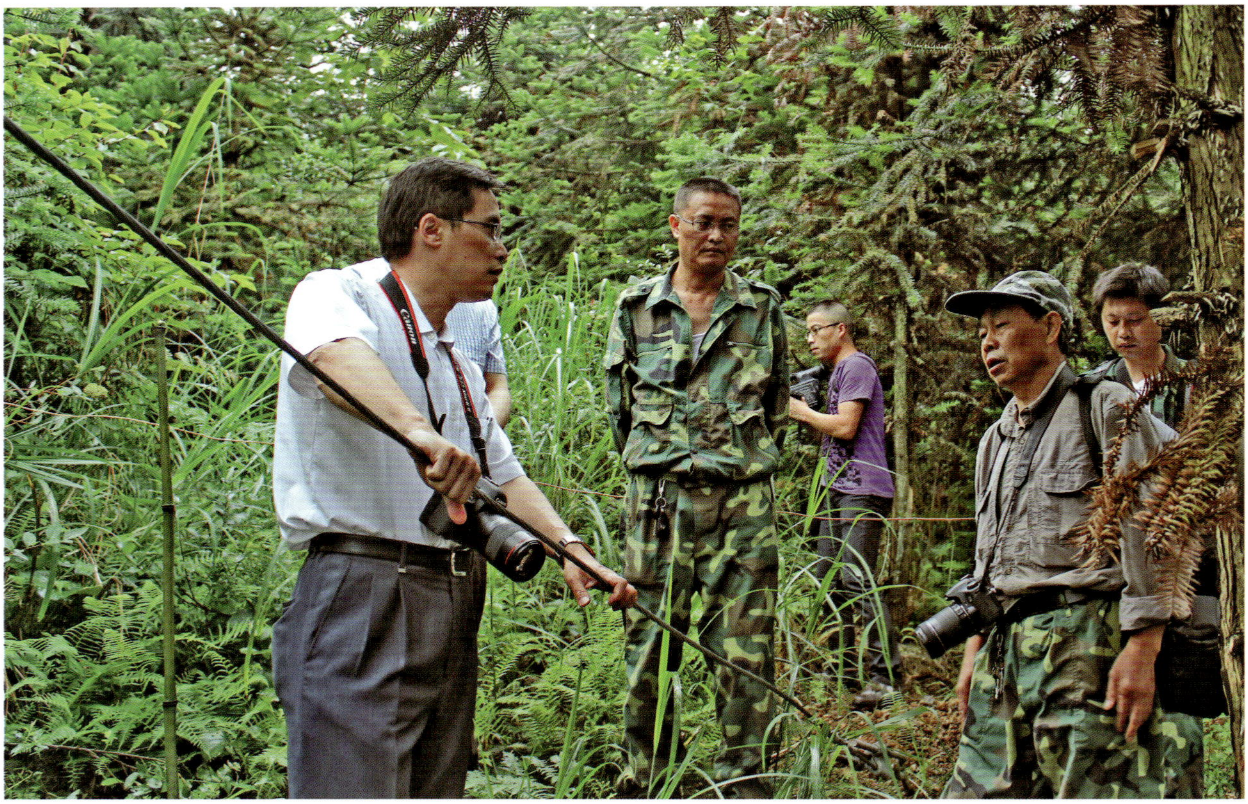

< 黄璐琦院士视察重庆市中药资源普查工作 <

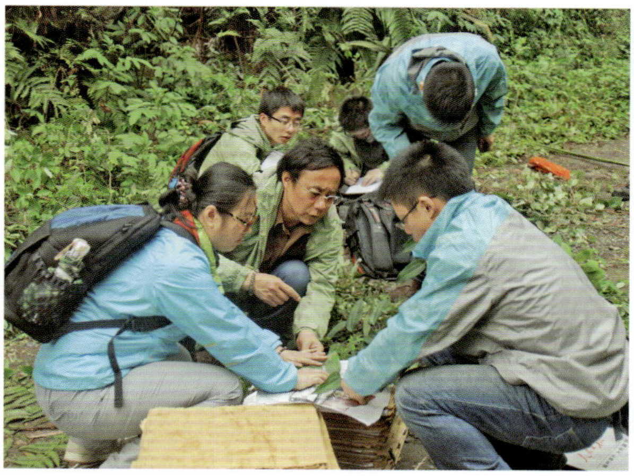

< 重庆市中药资源普查原技术负责人钟国跃研究员指导青年骨干压制腊叶标本 <

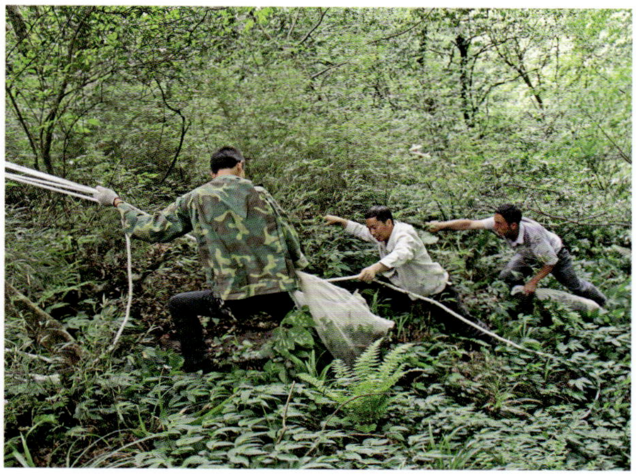

< 重庆市中药资源普查技术负责人瞿显友研究员用救生绳串起向前的力量 <

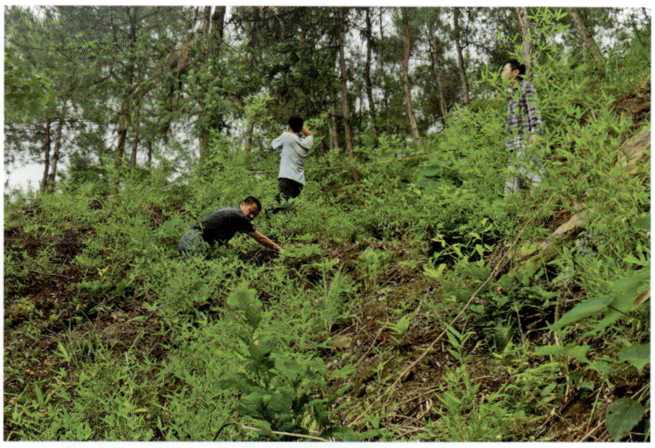

< 陡坡上的样方调查 <

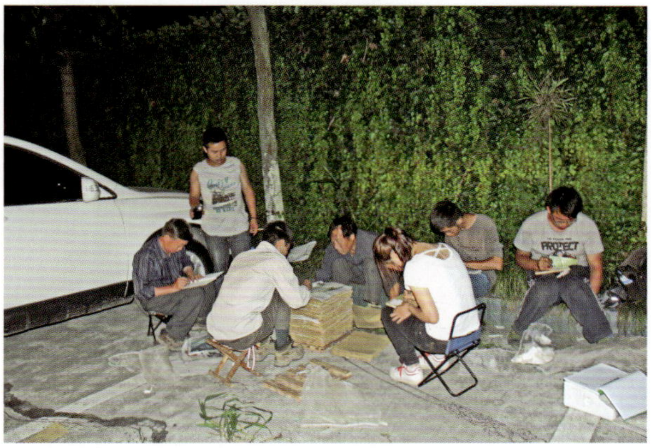

< 夜幕下忙碌的身影 <

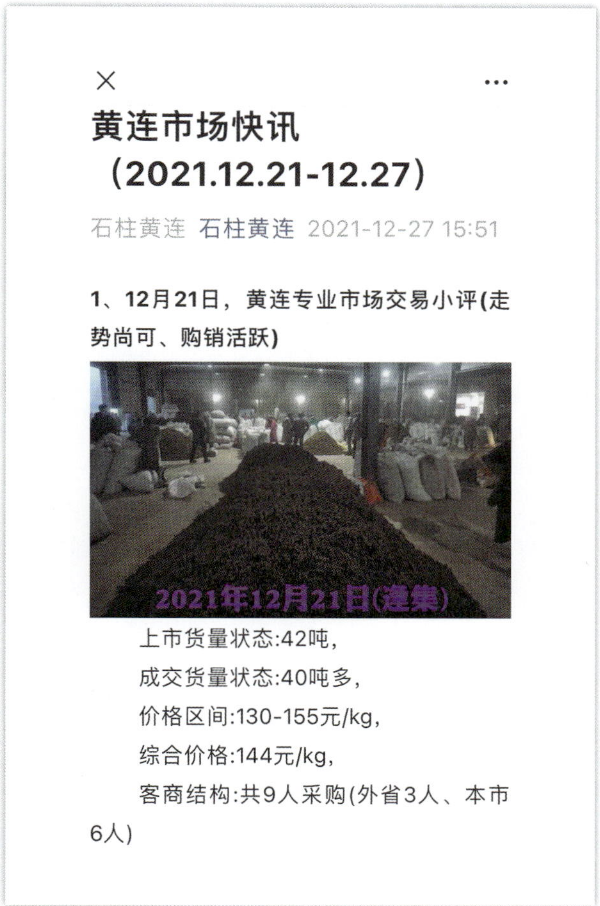

黄连市场快讯
（2021.12.21-12.27）

石柱黄连 石柱黄连 2021-12-27 15:51

1、12月21日，黄连专业市场交易小评(走势尚可、购销活跃)

2021年12月21日(逢集)

上市货量状态:42吨,

成交货量状态:40吨多,

价格区间:130-155元/kg,

综合价格:144元/kg,

客商结构:共9人采购(外省3人、本市6人)

< “石柱黄连”公众号 <

通过普查，不仅摸清了重庆中药资源家底，还形成了一批成果。出版了《中国中药资源大典·重庆卷》《重庆中药志》《中国石蝴蝶属植物》《黄连生产加工适宜技术》《武陵山区中药材生产加工适宜技术》等专著14部，发表论文70篇，获得各级科技奖励5项，其中“重庆市中药资源调查与多维评价关键技术研究及应用”获重庆市科技进步奖一等奖，成果应用于重庆各区县及西南其他省区中药产业，“西南药用石斛资源发掘及产业化关键技术集成”获二等奖，培育出新兴石斛产业，彻底改变了市场需求对野生资源的过度依赖，满足了临床用药需求，效益显著。发现新种12种，新分布24种。获得授权发明和实用专利11项，软件著作权2项。起草百合等7种中药材商品规格等级团体标准，川黄连等11种道地药材团体标准。以“中药资源”为主线，建设重庆市中药博物馆展厅，协助建设重庆、江西、西藏类乌齐等中（藏）药标本馆5个。3人参加全国中药特色技术传承人才培训项目，6人参加中药资源管理高级人才研修班学习。技术服务江西、四川、西藏、青海18个区县的中药资源普查，均获得好评。

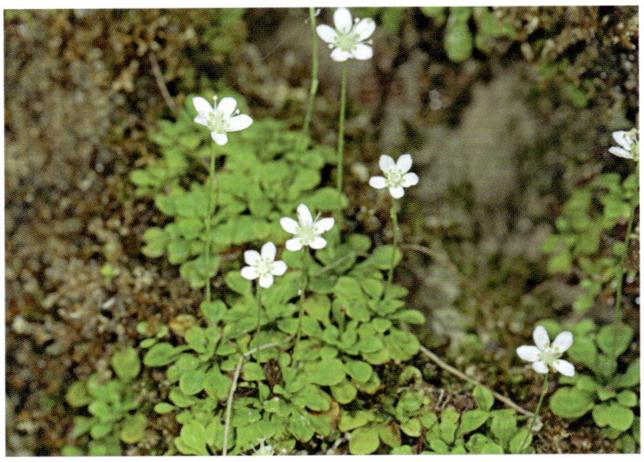

< 发现新种——正宇梅花草 <

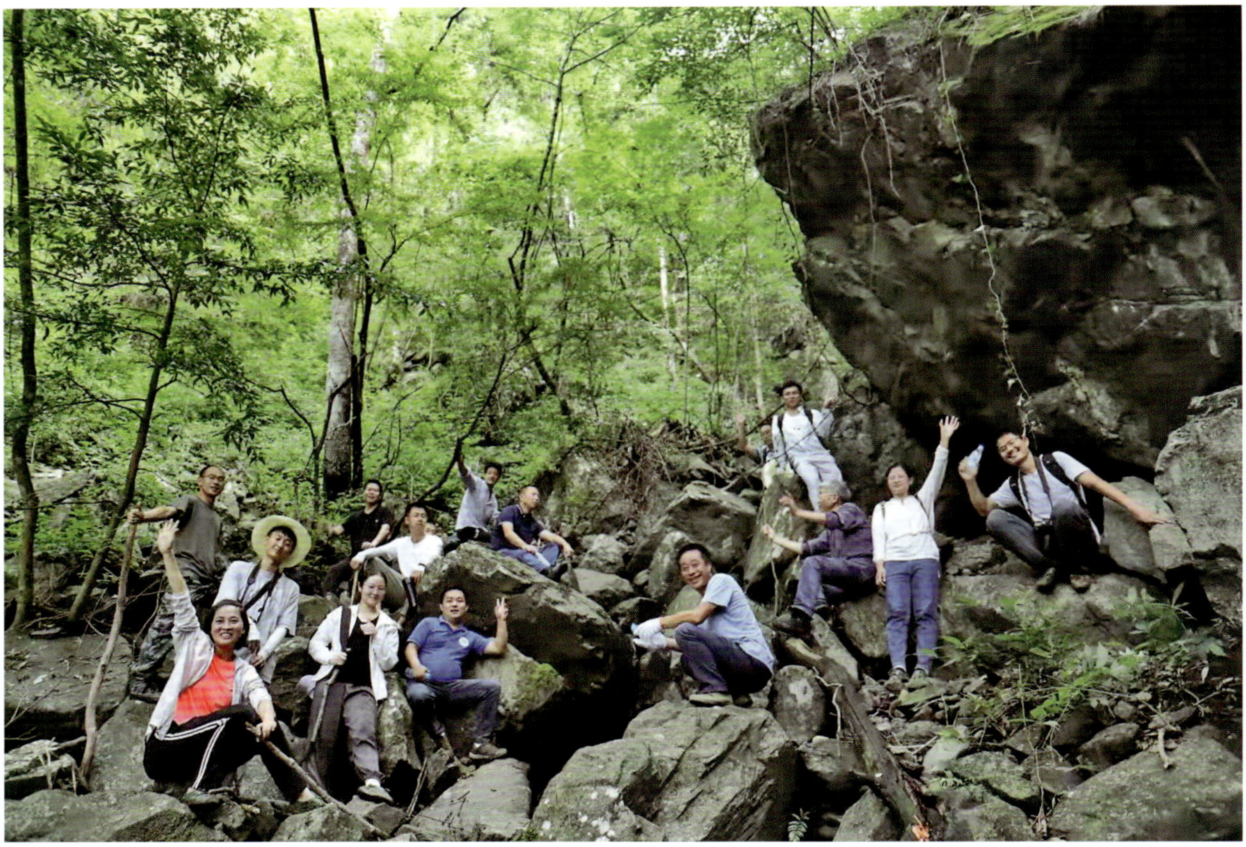

< 城口县境内发现曲茎石斛新分布 <

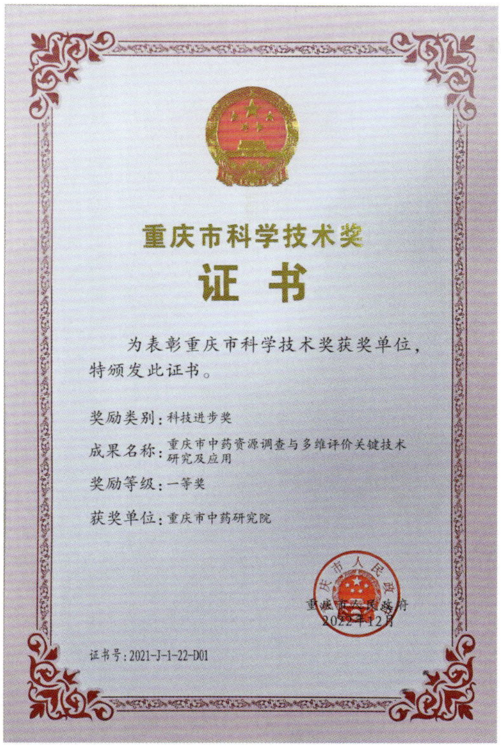
重庆市科学技术奖
证书
为表彰重庆市科学技术奖获奖单位，特颁发此证书。
奖励类别：科技进步奖
成果名称：重庆市中药资源调查与多维评价关键技术研究及应用
奖励等级：一等奖
获奖单位：重庆市中药研究院
重庆市人民政府
2022年12月
证书号：2021-J-1-22-D01

< “重庆市中药资源调查与多维评价关键技术研究及应用”获重庆市科技进步奖一等奖 <

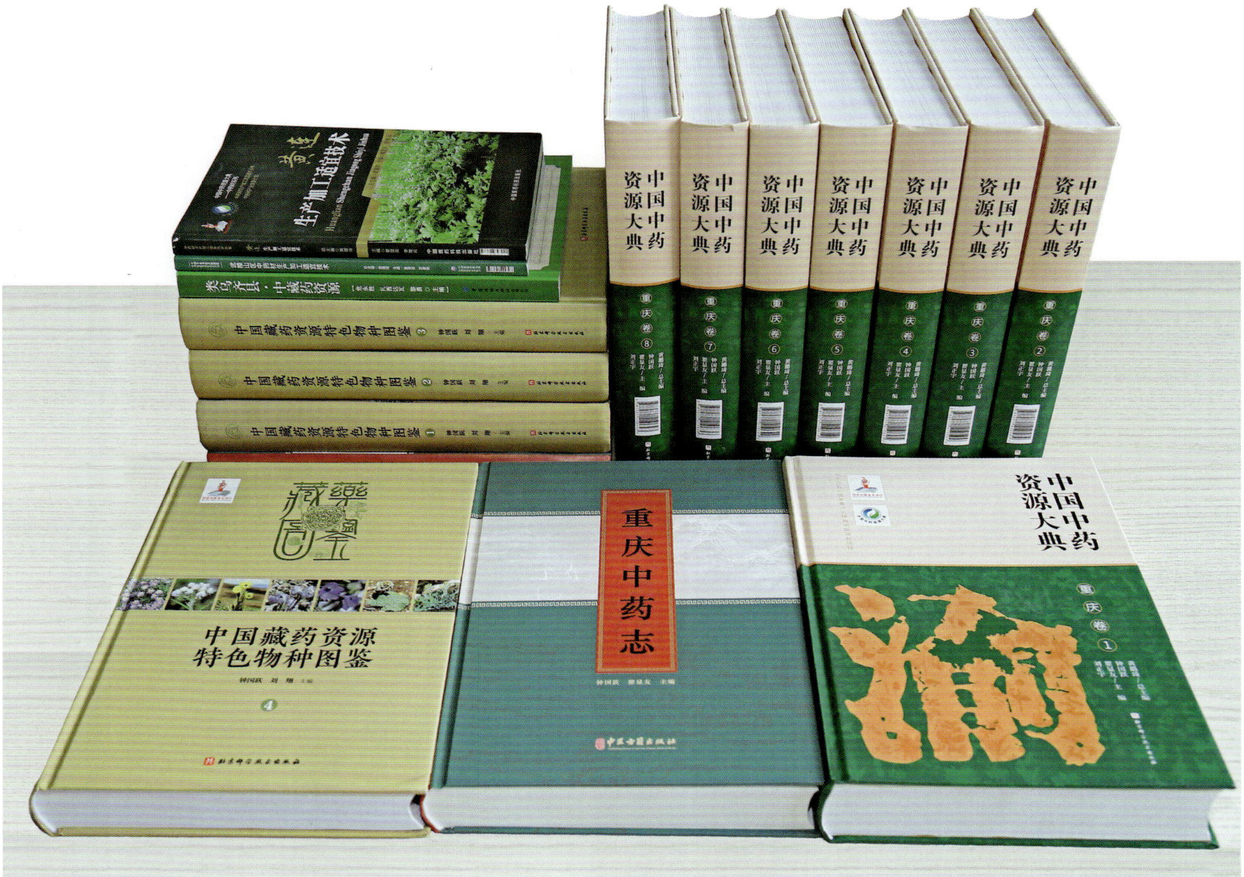
中国中药资源大典
重庆卷
中国藏药资源特色物种图鉴
钟国跃 刘翔 主编
重庆中药志
钟国跃 瞿显友 主编

< 重庆市中药资源普查部分成果 <

四川省

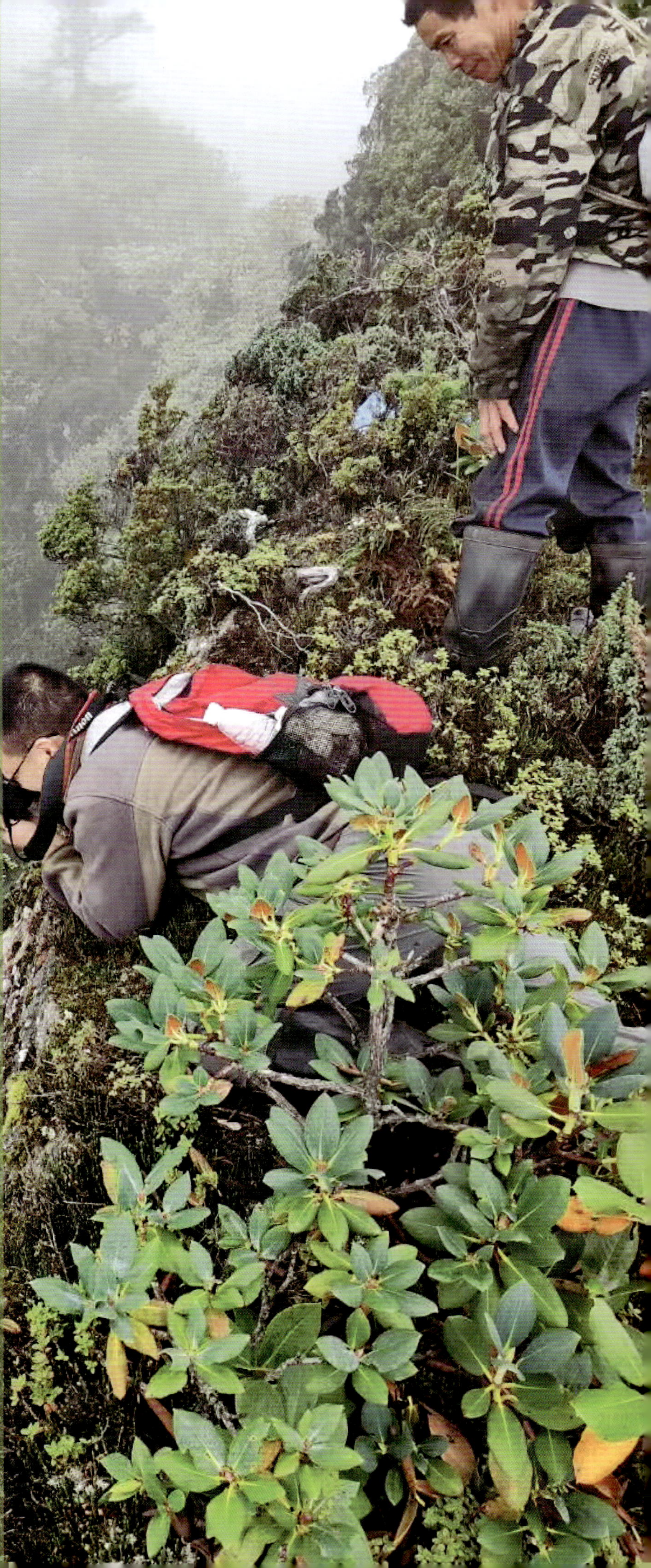

2011年至2022年，四川省参与第四次全国中药资源普查的专业人员共计1 526人、涉及各类单位126个（企业7个、县级中医医院33个、高校17个、科研院所12个、其他单位57个）。四川省实现了183个区县普查的全覆盖，调查了四川省代表区域面积559 139.88平方千米，代表区域数量846个；样地数量5 276个；样方套数量26 045个；调查发现野生资源13 287种、栽培资源175种、记录个体数6 281种、记录重量611种，有蕴藏量的593种、病虫害456种。市场调查主流品种381种，传统知识数量1 063条。制作并提交国家腊叶标本103 840份、药材样品8 985份，种质资源7 104份，留省标本40余万份。发现新龙韭等8个新物种，金毛耳草等23个新分布物种。调查发现中药资源9 035种，包括药用植物8 312种，药用动物681种，矿物42种；调查确定道地药材86种。

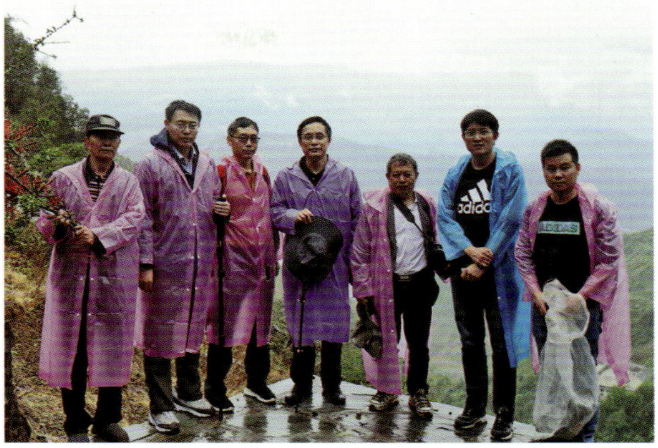

黄璐琦院士指导普查工作

四川监测体系重点对麦冬、川芎、大黄、附子、黄精、川贝母、姜黄、白芷、羌活、丹参等川产道地药材产地信息及市场信息进行持续监测，现已累计上报市场调查以及产地调查信息10 288条。四川省级中心持续开展省级中药材生产技术培训工作，自2019年至今已连续举办5届省级中药材生产技术骨干培训，累计培训川渝两地学员1 000余人。

建设了中药材种子种苗繁育基地（四川），对川贝母、重楼、羌活、白及、金线莲、雅连、铁皮石斛7个难繁育品种进行了繁育生产，川贝母、重楼、羌活种子种苗年生产能力达4 500万株以上；金线莲、白及、铁皮石斛组培苗年生产能力达13万株，难繁育品种年种子种苗可推广种植1万亩以上；常规品种川芎、附子、麦冬等种子种苗生产能力达到2亿株以上，可推广种植面积将近6万亩。

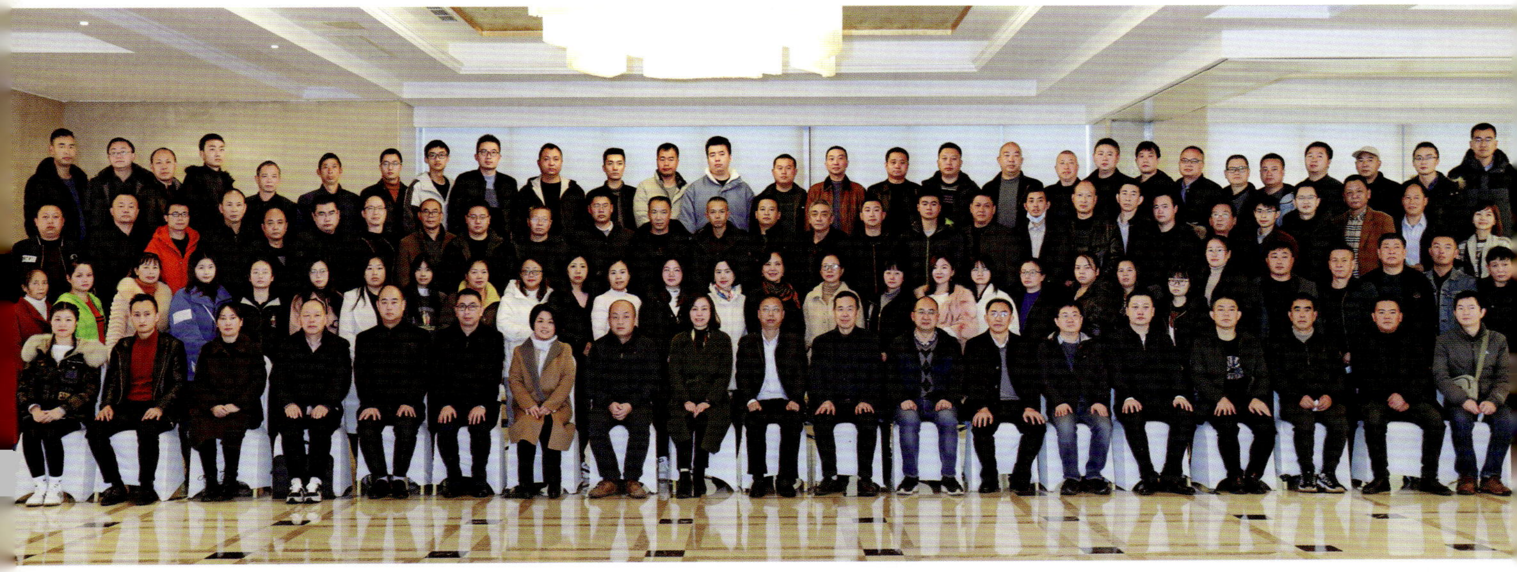

四川省中药材生产技术培训会

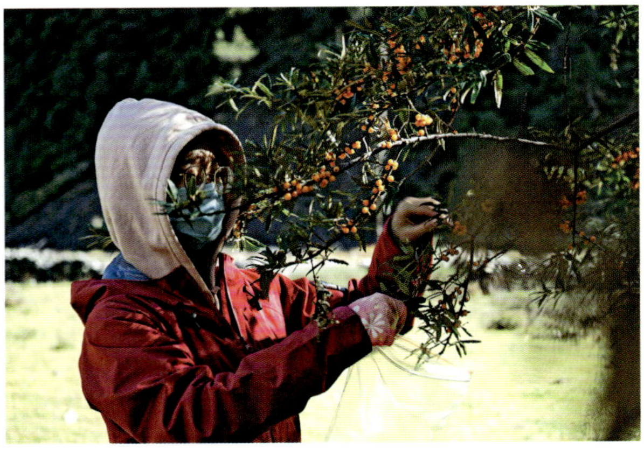

＜普查队员采集标本＜

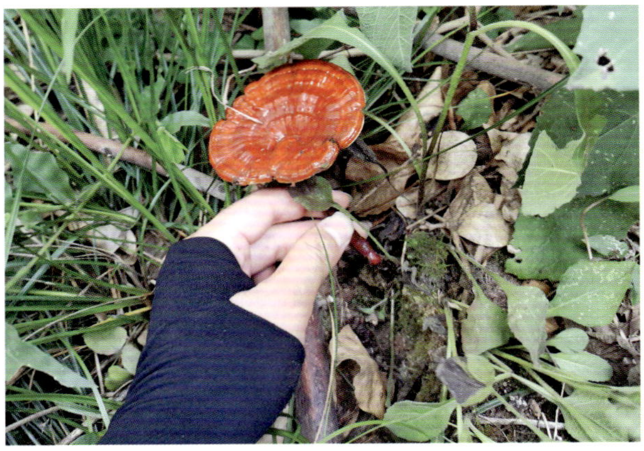

＜普查队员采集标本工作照＜

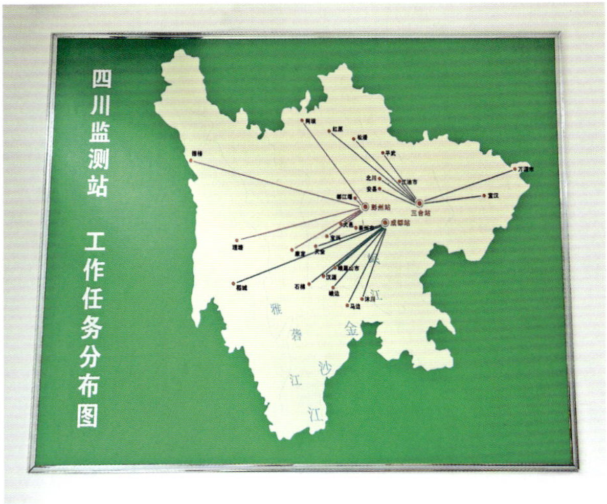

＜四川省中药资源动态监测体系＜

四川省雅安国家基本药物所需中药材种子种苗基地收集四川、云南、贵州、重庆、西藏大宗、名贵、濒危药材和各省市民族药材共计400余种，制作标本包括腊叶标本、浸渍标本、中药材标本共计400余个，并建设展览馆1个，有力提升了基地种质资源收集保存能力、为科普教育、健康旅游奠定重要基础。

国家中药种质资源库（四川）作为第四次全国中药资源普查成果保存机构，截至2021年12月保存第四次全国中药资源普查种子175科、999属、2 597种，共3万余份。

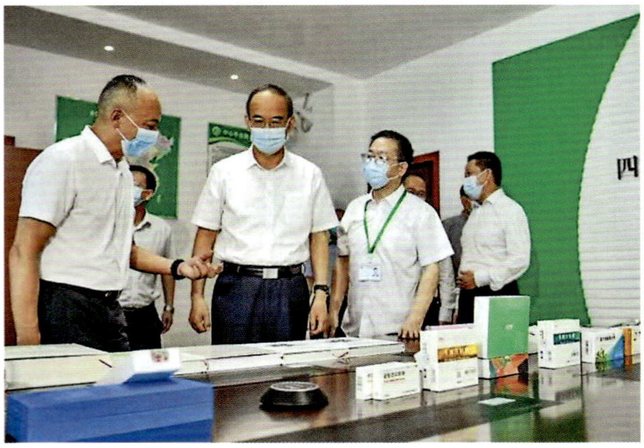

＜2021年8月，四川省委副书记、省长黄强调研四川省级中心＜

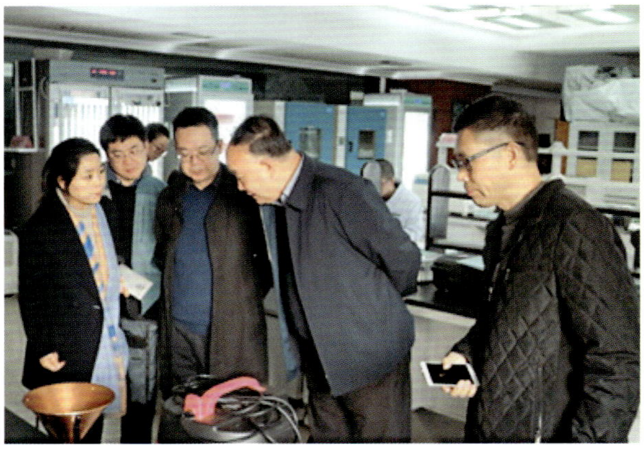

＜调研督导组检查四川普查工作＜

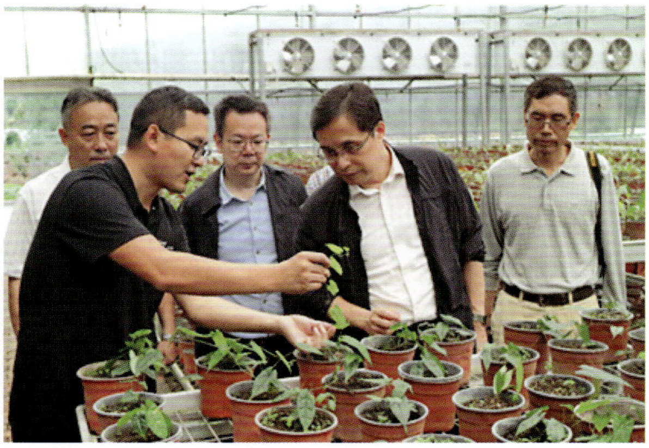

< 黄璐琦院士调研四川普查工作 <

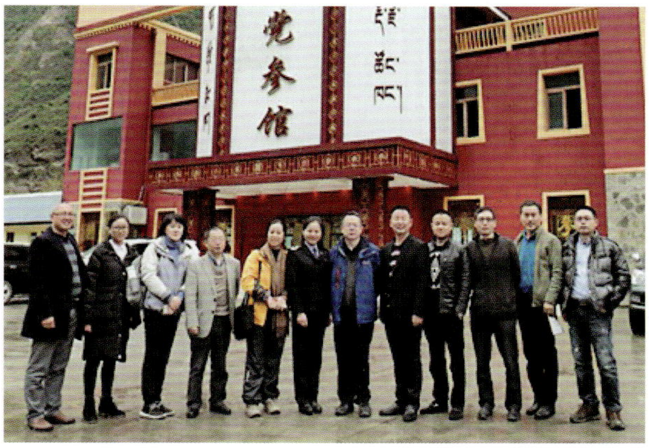

< 普查队走访九寨刀党参馆 <

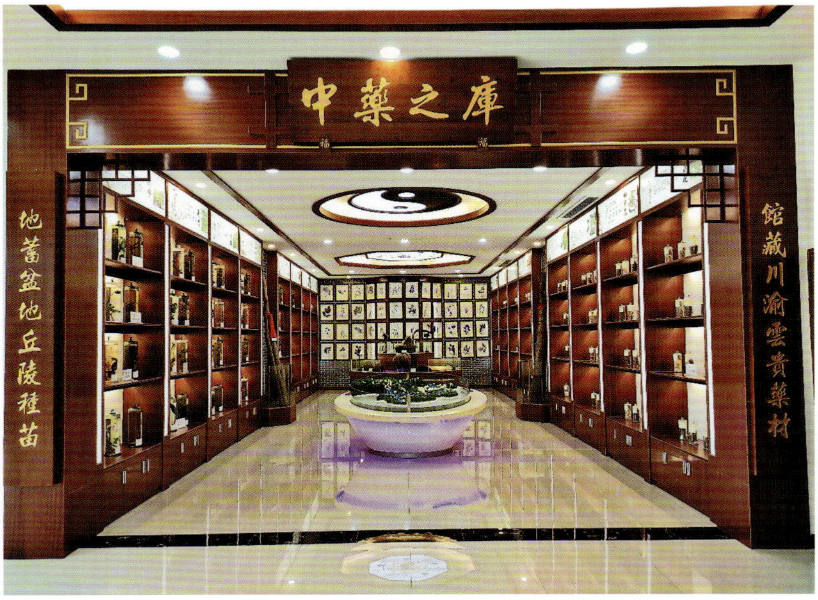

< 四川基地建设的中药博物馆 <

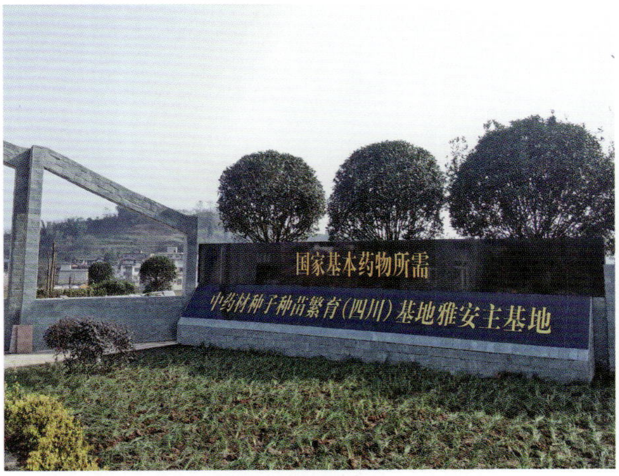

< 国家基本药物所需中药材种子种苗繁育基地四川雅安基地 <

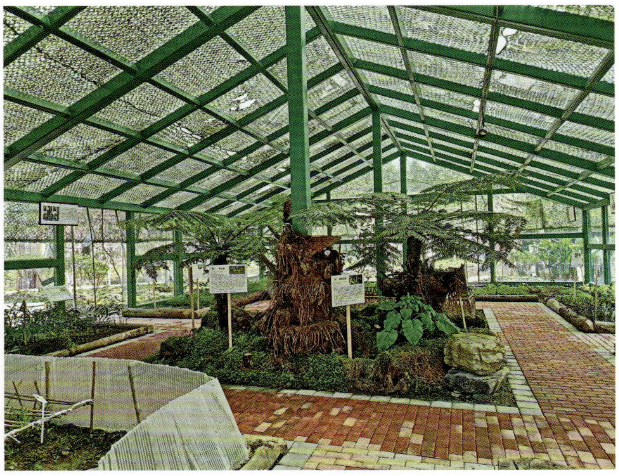

< 四川省药物植物保存圃 <

药用植物重点物种保存圃（仙草园）现引种和保存活体植物258种，乔木15种，重点物种所占比例22%，包括厚朴、雅连、姜黄、丹参等道地药材20多种；峨眉黄连、峨眉金线兰、八角莲等珍稀濒危品种10余种。2020年收获药用植物种子5种（黄精2种、黄连3种），约4千克；保存圃已成为七里坪度假区一大亮点，旺季每日接待人数达800余人，并依托保存圃开展中医药科普、教学、旅游、养生等扩展服务。

现已出版学术著作18部，包括《峨眉山中药资源图志》（上、中、下三册）、《四川省中药资源志要》《四川道地药材生产区划》《广义中药学导论：中药大品种与大健康产业发展思路与路径》《四川省中药材信息服务于购销指南》《四川省中医药民间知识》等，以及四川省道地药材适宜技术著作《干姜生产加工适宜技术》《川牛膝生产加工适宜技术》《姜黄生产加工适宜技术》《川黄柏生产加工适宜技术》《麦冬生产加工适宜技术》《川贝母生产加工适宜技术》《川芎生产加工适宜技术》《猪苓生产加工适宜技术》8部。发表论文共计157篇。制定四川省地方标准12项，其他各类标准30余项，软件著作权3项。

利用普查成果获得四川省2020年科技进步一等奖1项。在普查过程中发现新种8个，包括小缝瓣报春 *Primulahy drocotylifolia* G. Hao, C. M. Hu & Y. Xu，滨藜叶高山党参 *Codonopsis atriplicifolia* Y. Yu & Q. Wang，短瓣凌云重楼 *Paris cronquistii* var. *brevipetalata* H. X. Yin & H. Zhang，锐齿东俄芹 *Tongoloa arguta* L. J. Gui & X. J. He，塔公东俄芹 *Tongoloa tagongensis* L. J. Gui & X. J. He，新龙韭 *Allium xinlongense* D. F. Xie & X. J. He，平武翠雀花 *Delphinium pingwuense*，大花葛 *Pueraria grandiflora*。

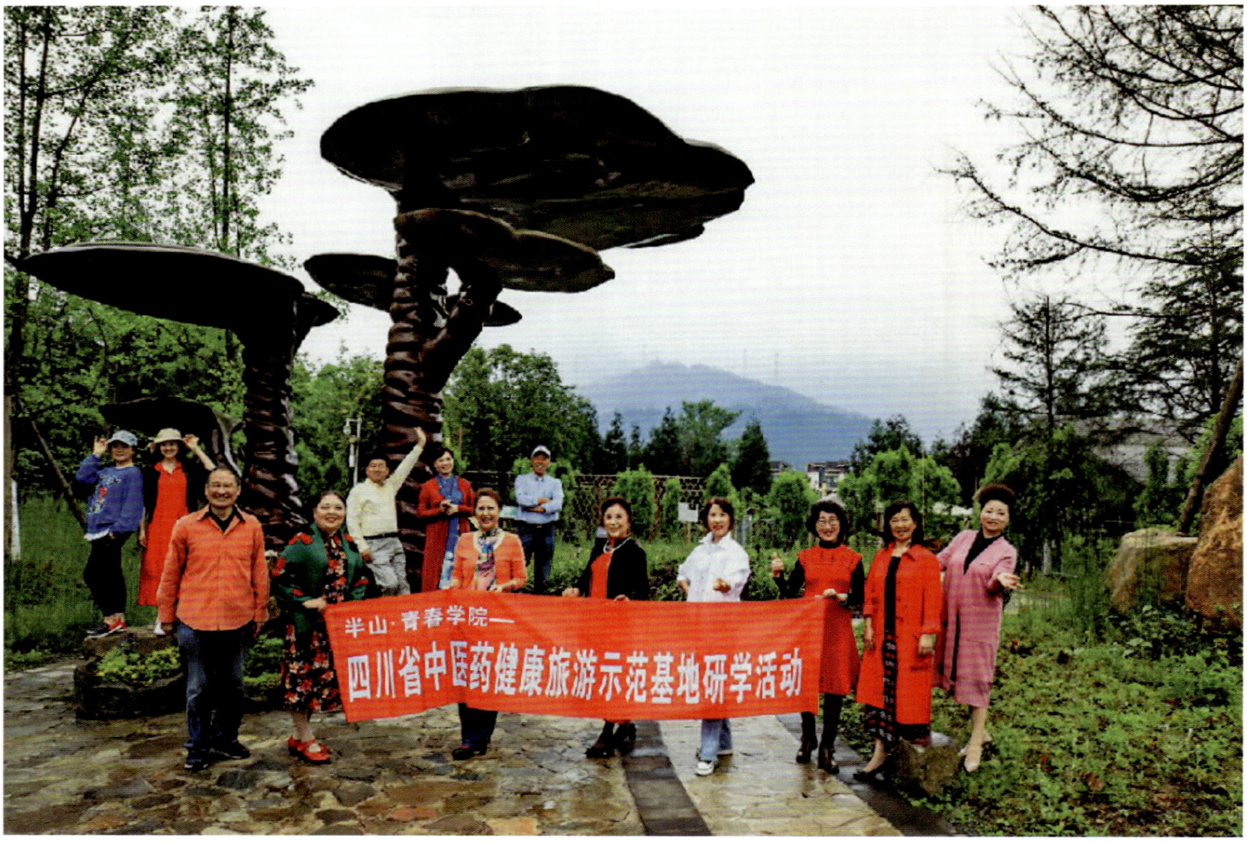

< 四川保存圃开展中医药科普研学活动 <

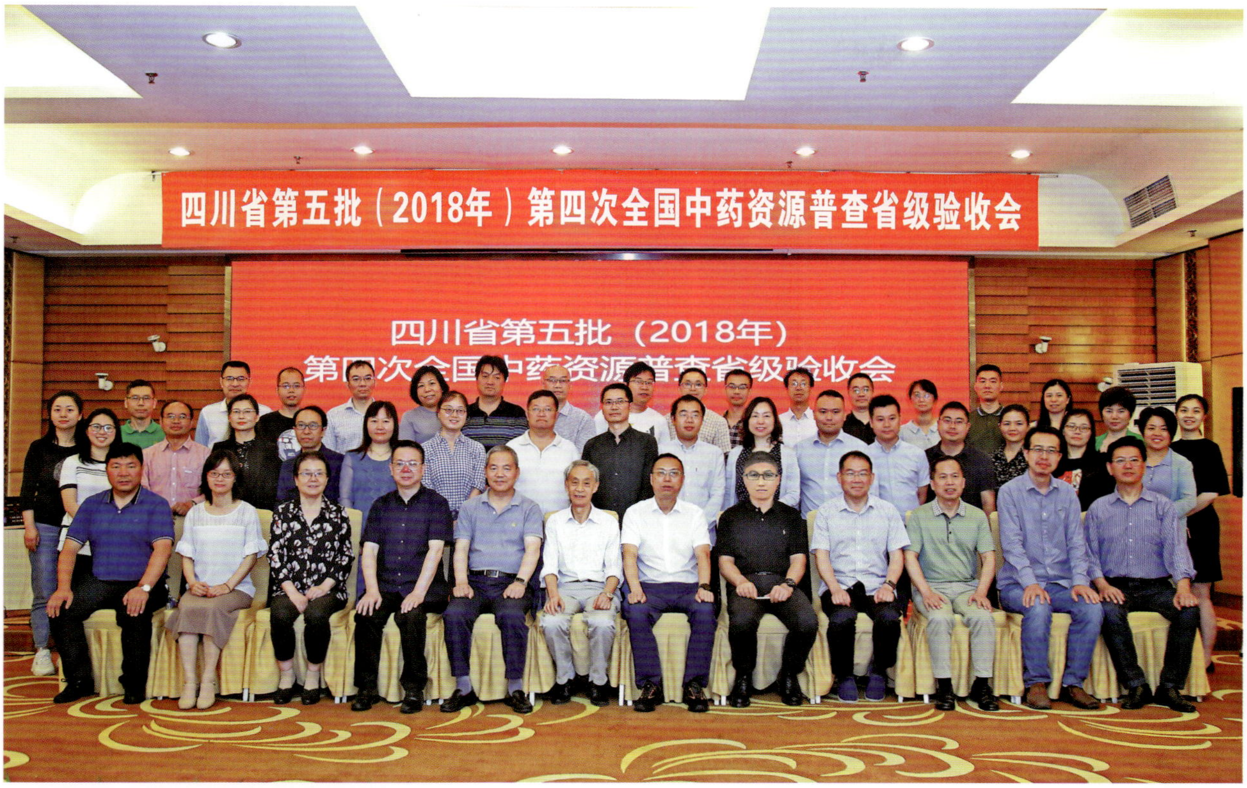

< 2018 年普查省级验收会 <

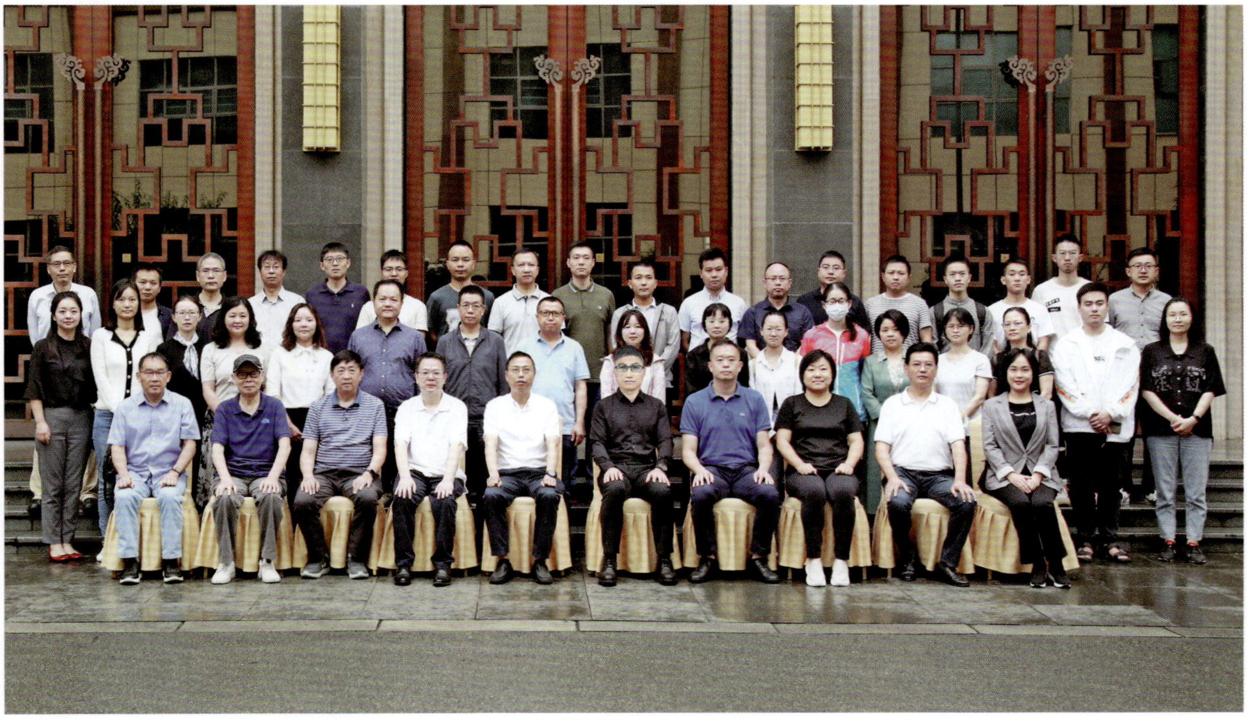

< 2019 年普查省级验收会 <

贵州省

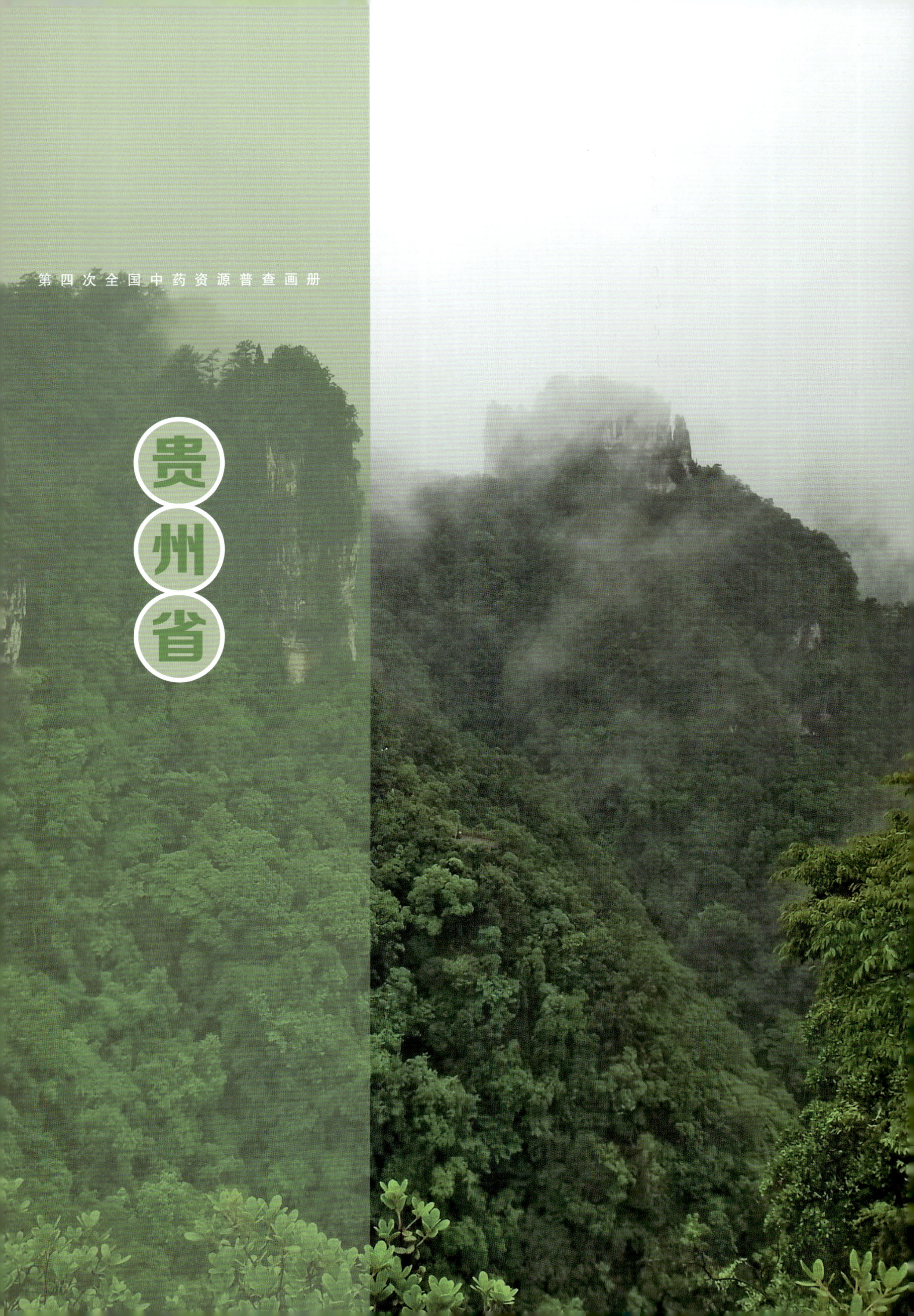

贵州省共实地调查88个县（区、市），实现所有县域的全覆盖。发现贵州省有中药资源6 352种（含种下等级），包括药用植物5 896种、药用动物376种及药用矿物80种。全省共完成了3 683个样地18 175个样方套10.9万个样方的重点中药材蕴藏量调查（样地完成量为国家普查办要求的118%），获得了167种重点中药材、183种药用植物的蕴藏量数据；发现贵州省有145种栽培药用植物资源。

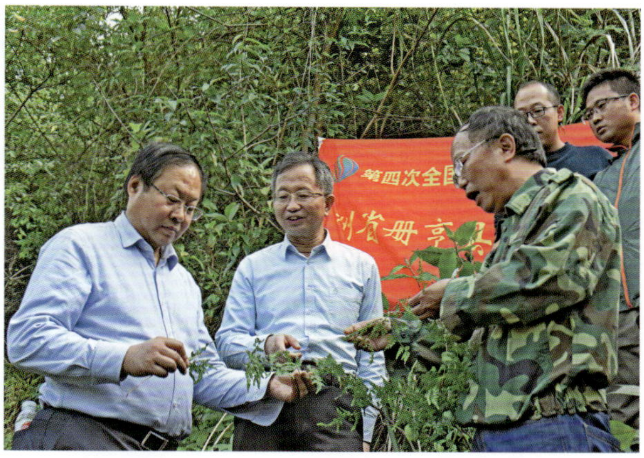

< 2018年11月，贵州中医药大学杨柱书记、刘兴德校长实地指导普查工作 <

贵州省收集到3 320条传统用药知识，涉及185科576属994种药用植物。使用民族包括汉族以及苗族、侗族、水族、彝族等38个少数民族，民族民间医生习用鲜药，治疗感冒、风湿、骨伤科、消化类、妇科类疾病以及虫蛇咬伤等特色明显。采集制作腊叶标本17万余份，采集药材样品5 331份、种质资源2 308份，拍摄药用植物及工作照片150余万张。

贵州省中药原料质量监测技术服务中心共上报天麻、太子参、半夏等23种中药材的价格和流通量数据26 431条；出具CMA检测报告2 386批次，编制了《贵州省中药材质量监测评估报告》；编写了太子参、天麻等21种中药材适宜种植加工技术，并免费发放6 530份；编写了《贵州中药资源发展报告》等著作15部；研制了中药

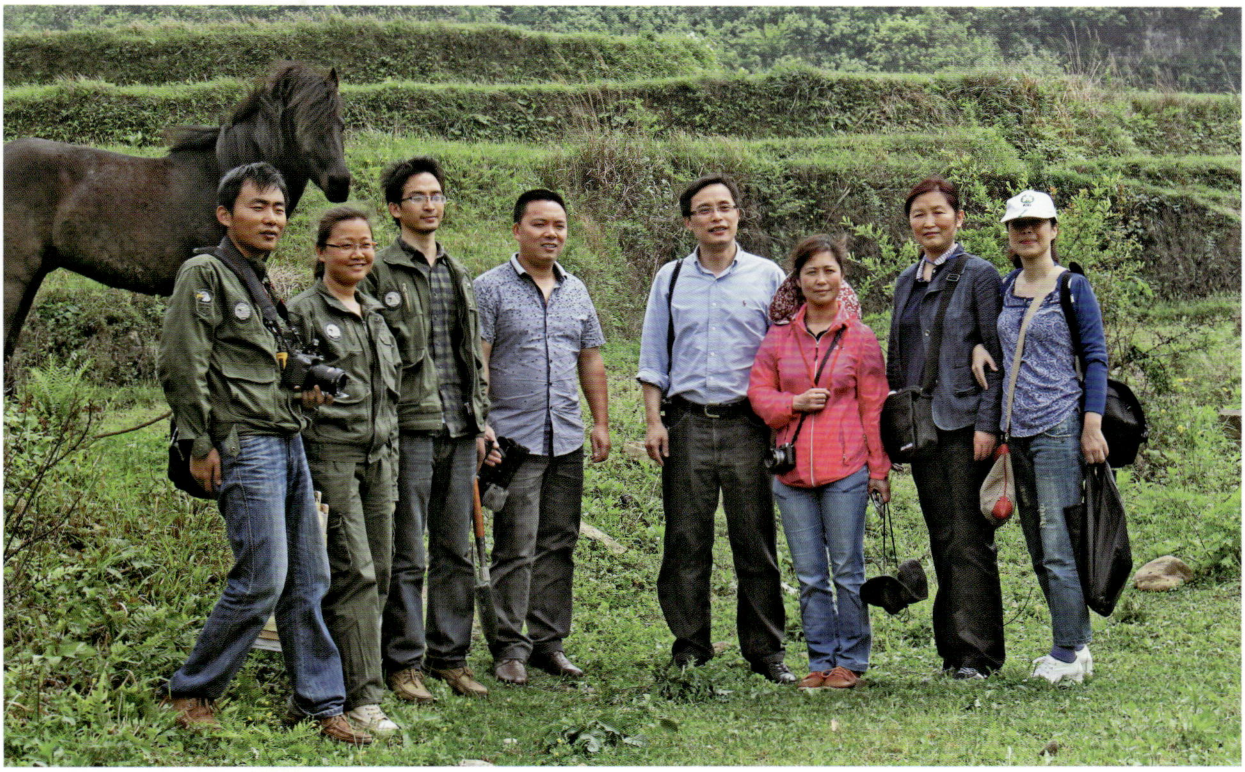

< 黄璐琦院士指导贵州省中药资源普查工作 <

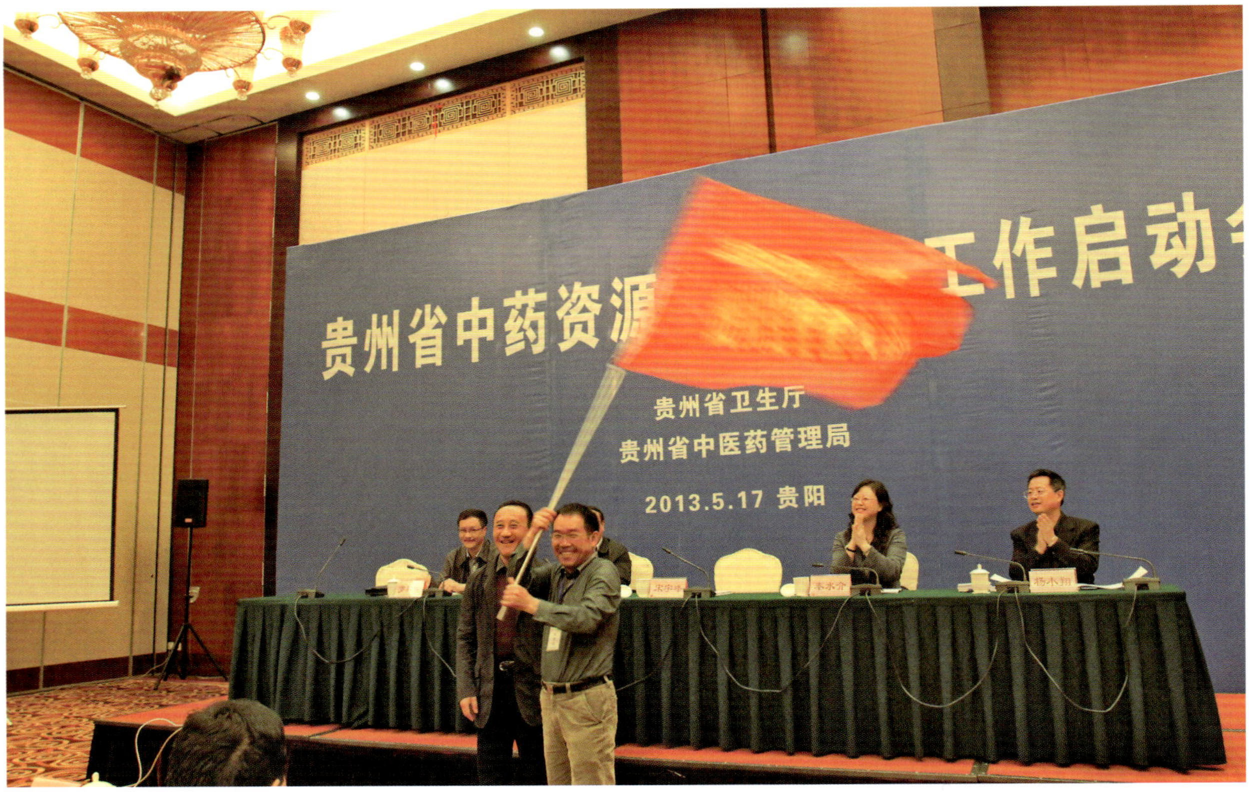

< 2013 年 5 月，贵州省普查试点工作启动会合影 <

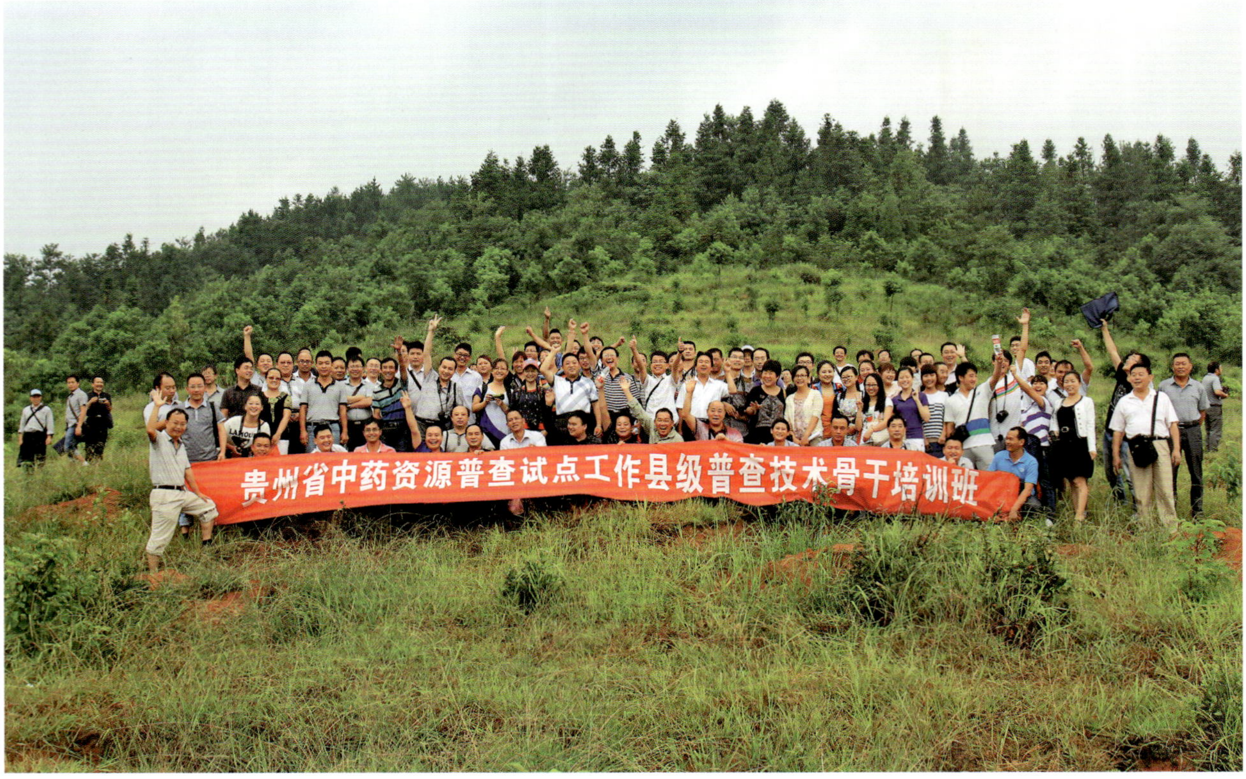

< 贵州省普查试点县级技术骨干培训班合影 <

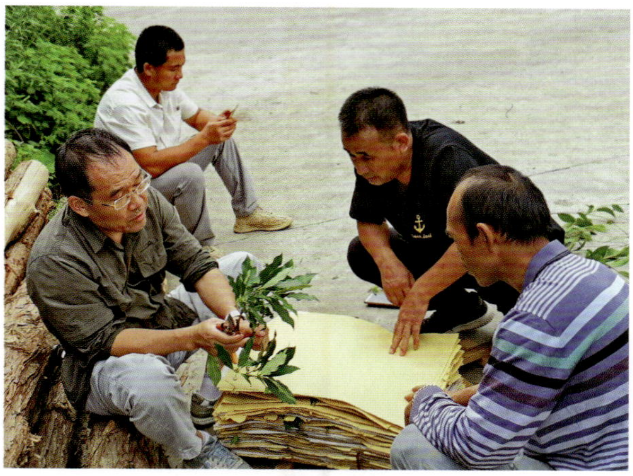

贵州省普查技术负责人江维克教授指导压制腊叶标本

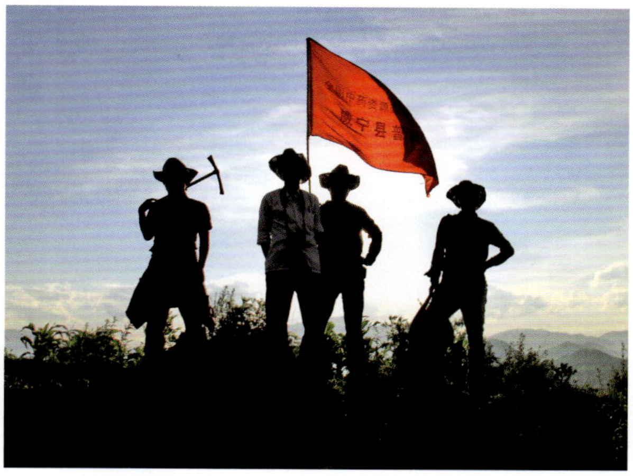

威宁县普查队员合影

材种子种苗、种植加工等行业团体标准26项；获得贵州省科技进步奖、中华中医药学会科学技术奖等奖项8项。

贵州省建立了中药材民族药材种质资源保存圃210亩，保存药用植物1 200余种，保存种质资源7 000余份，其中在贵州中医药大学建设了保存圃80亩，保存药用植物1 200余种。在贵州中医药大学建成了中药材种子种苗检验实验室1 550平方米，建设了中药材种子保存库120平方米。依托保存圃开展科技部、国家中医药管理局等项目8项，大学生创新项目10项，主导编制《安顺市中药材产业发展规划（2016—2020）》，服务贵州40余县（区、市）、企业80余家，培训药农3 000余人次，多次举办科普活动，服务3万余人次。

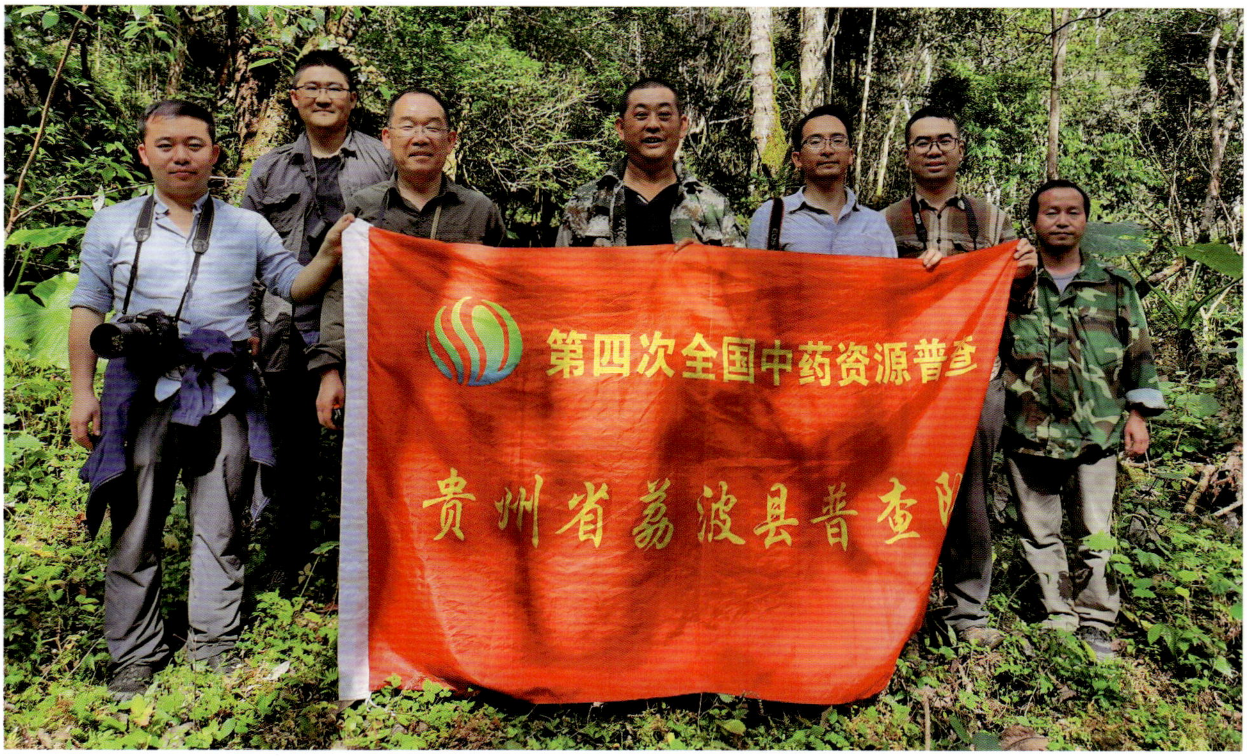

荔波县普查队开展样线调查

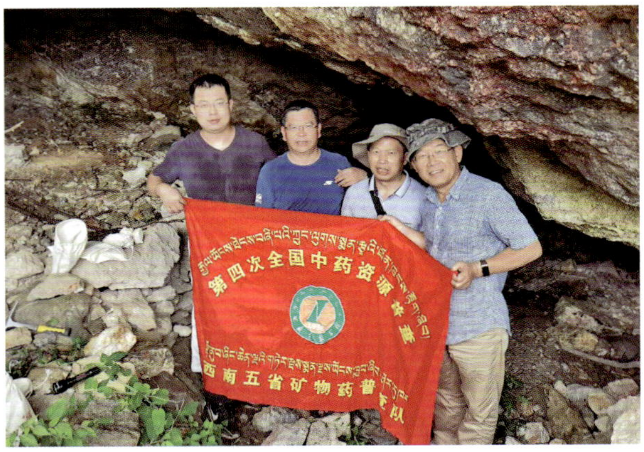

< 贵州省普查队开展矿物药调查 <

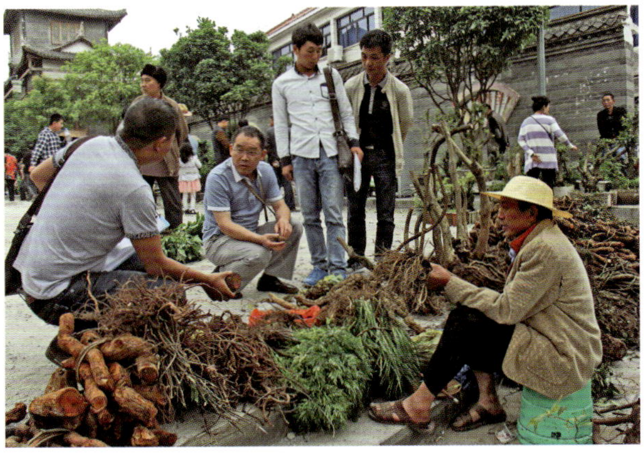

< 贵州省普查队开展传统用药知识调查 <

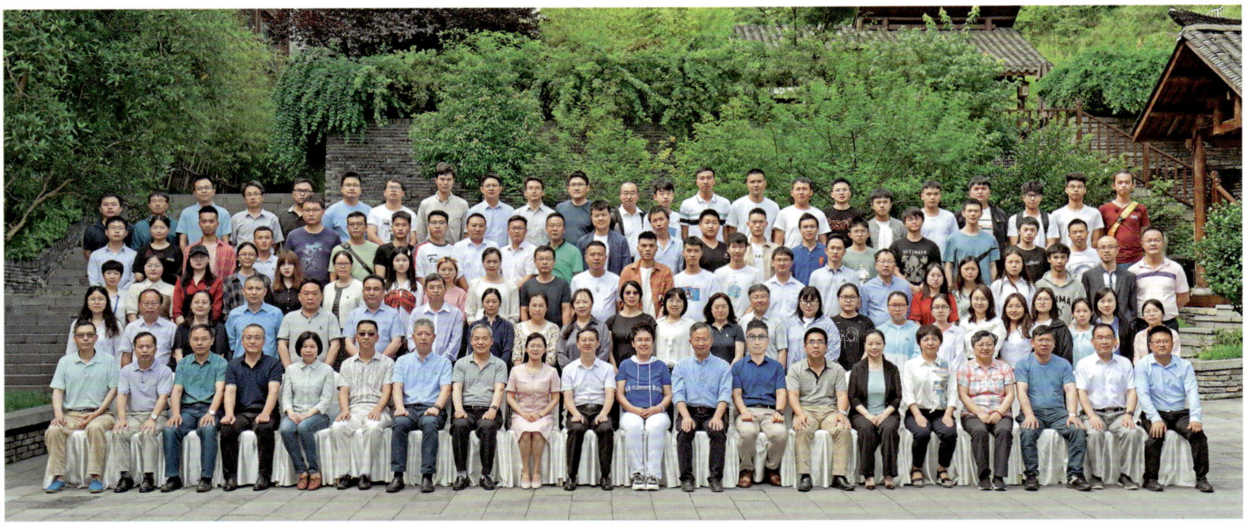

< 2021 年 6 月，贵州省第三、第四批 39 个县省级验收会议 <

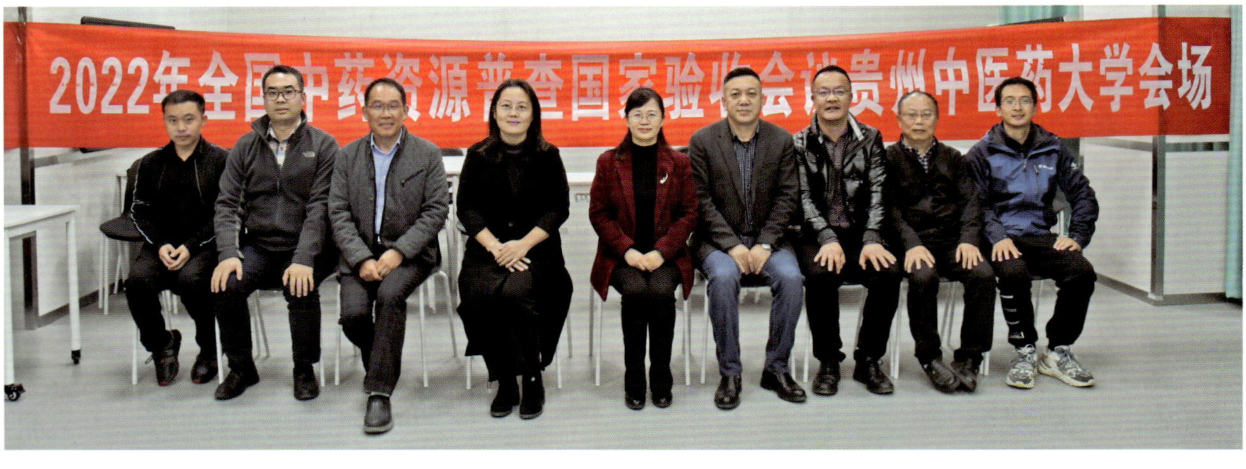

< 2022 年 11 月，贵州省第二至第四批 55 个县国家级验收会议（贵州中医药大学会场）<

通过中药资源普查，贵州省发现发表了务川人字果 *Dichocarpum wuchuanense* S. Z. He 等 19 个植物新物种、3 个新菌物，发现贵州省新分布科 1 个（山柚子科 Opiliaceae），新分布属 3 个、新分布种 25 个。出版了《梵净山中药资源图志》《新资源的发现及功效研究》等专著 13 部；发表论文 52 篇（与中药资源普查直接相关）；获得软件著作权 1 项；获得标准 14 项。

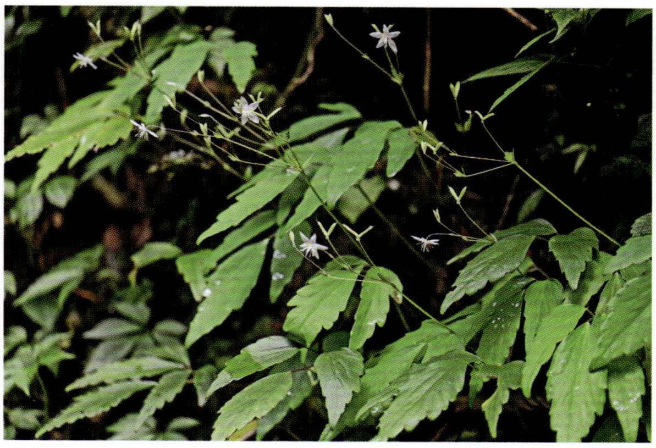

< 务川人字果 *Dichocarpum wuchuanense* S. Z. He（新种）<

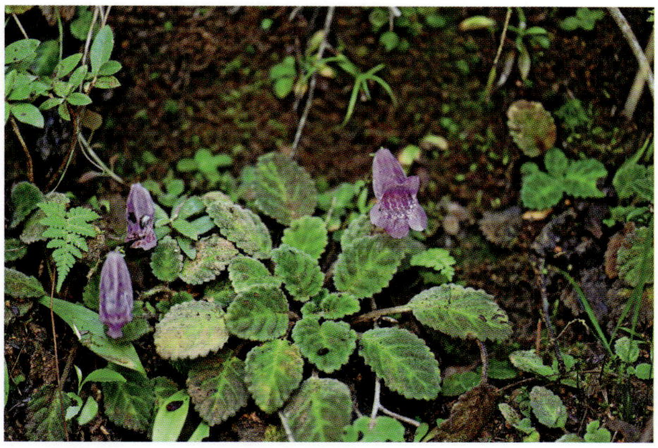

< 都匀马铃苣苔 *Oreocharis duyunensis* Z. Y. Li, X. G. Xiang et Z. Y. Guo（新种）<

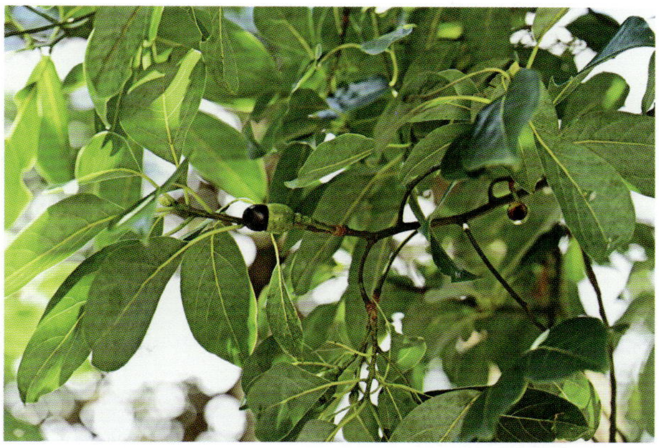

< 贵州樟 *Cinnamomum guizhouense* C. Y. Deng, Zhi Yang & Y. Yang（新种）<

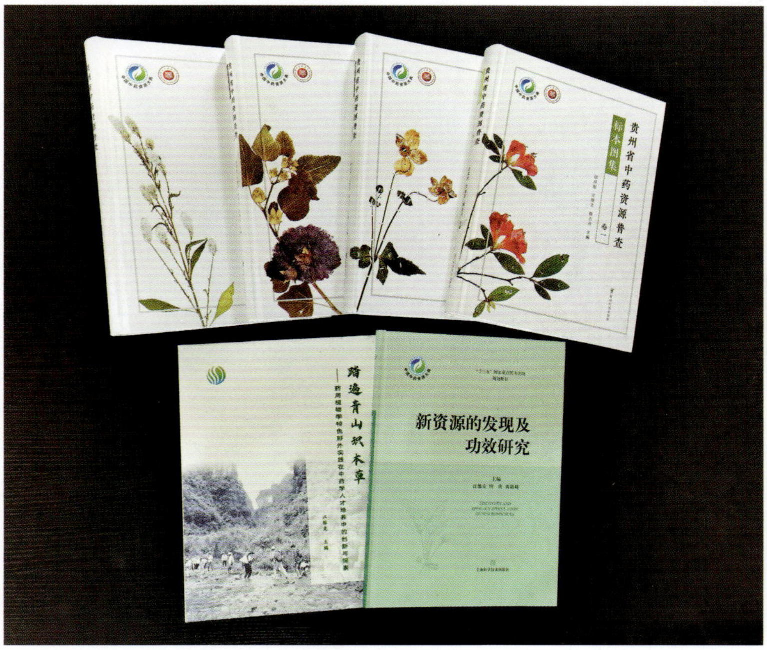

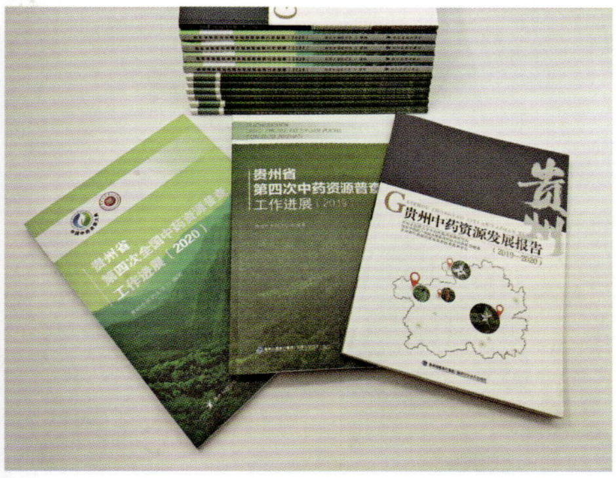

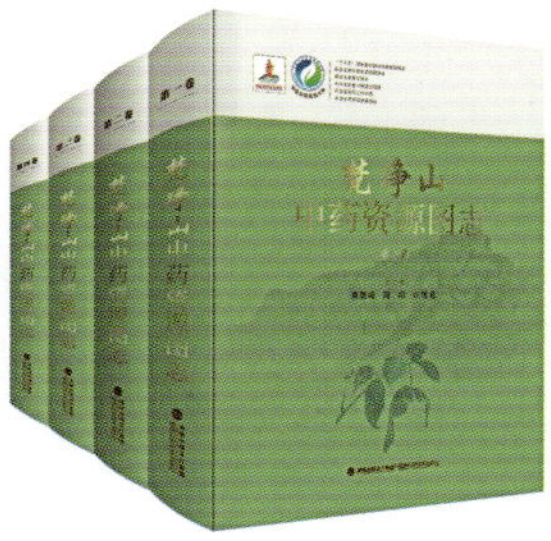

< 出版的普查相关专著 <

通过中药资源普查，培养了一批中药资源普查相关的管理和专业人才，7 人参加了国家中医药管理局举办的中药资源管理人才研修班，15 人专业技术职称晋升到高一级；有大批本科生、研究生参与了中药资源普查工作，79 名本科生以中药资源普查工作相关内容完成了毕业论文，多人考取了硕士研究生；多名本科生参加全国 / 贵州省“挑战杯”“秀美贵州 · 药草飘香”贵州大学生药用植物标本制作创意大赛等各级各类竞赛 11 项，多人获得国家级 / 省级奖项，形成了“引社会之水，灌人才培养之田”的形势。

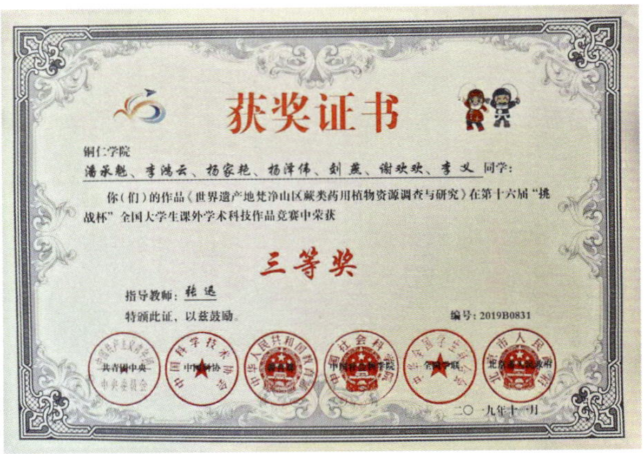
获奖证书

铜仁学院

潘承魁、李鸿云、杨家艳、杨泽伟、刘燕、谢欢欢、李义 同学：

你（们）的作品《世界遗产地梵净山区蕨类药用植物资源调查与研究》在第十六届“挑战杯”全国大学生课外学术科技作品竞赛中荣获

三等奖

指导教师：张迅

特颁此证，以兹鼓励。

编号：2019B0831

共青团中央　中国科协　教育部　中国社会科学院　全国学联　北京市人民政府

二〇一九年十一月

< 学生参加国家级“挑战杯”获奖证书 <

依托中药资源普查项目，贵州省各地方院校新建了中药标本馆 7 个，另有 5 个中药标本馆扩充了腊叶标本等实物，为贵州省中药资源学人才培养提供了教学实物及实践实习场地。贵州中医药大学开设的“药用植物识别与鉴定”课程认定为国家级一流课程、贵州省省级金课，极大促进了贵州省中药资源学学科发展，为贵州省脱贫攻坚和中医药文化宣传作出了积极贡献。

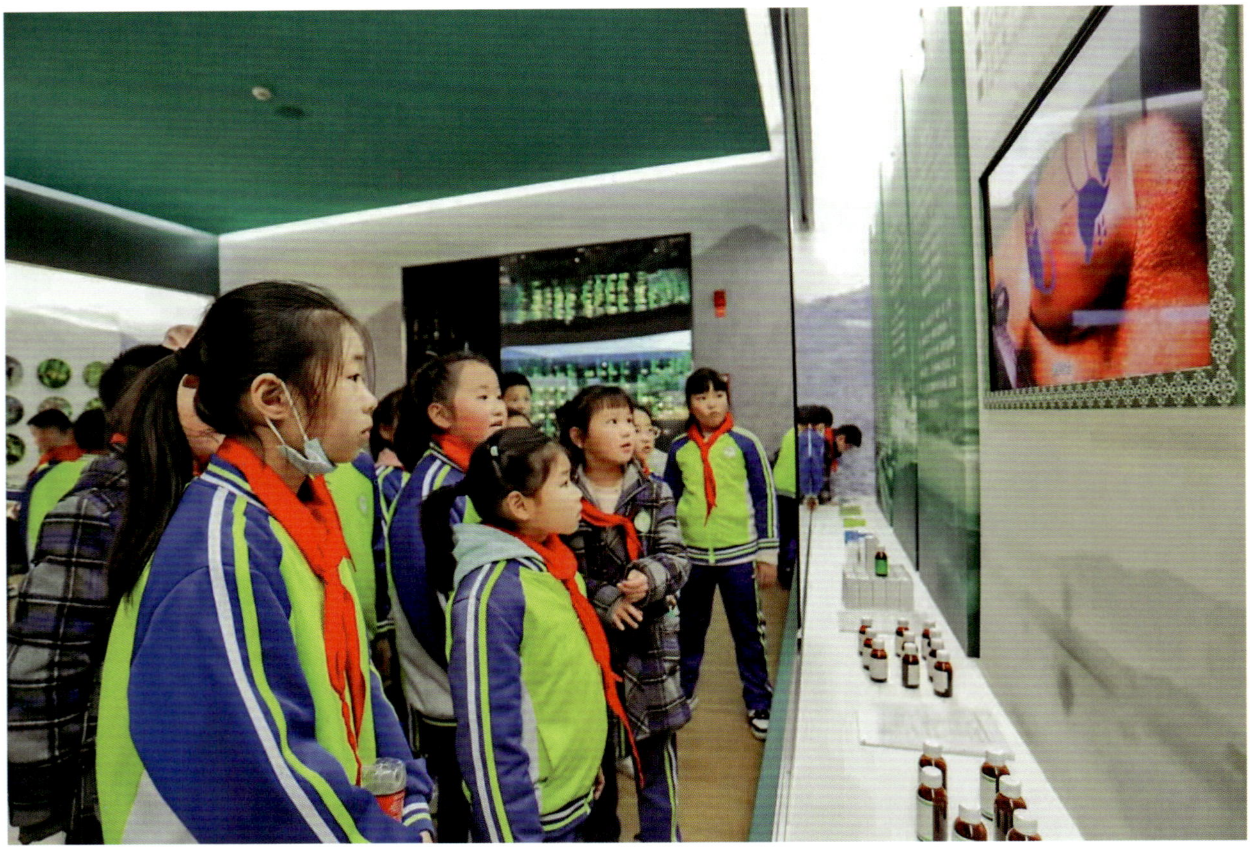

< 开展中医药科普宣传活动 <

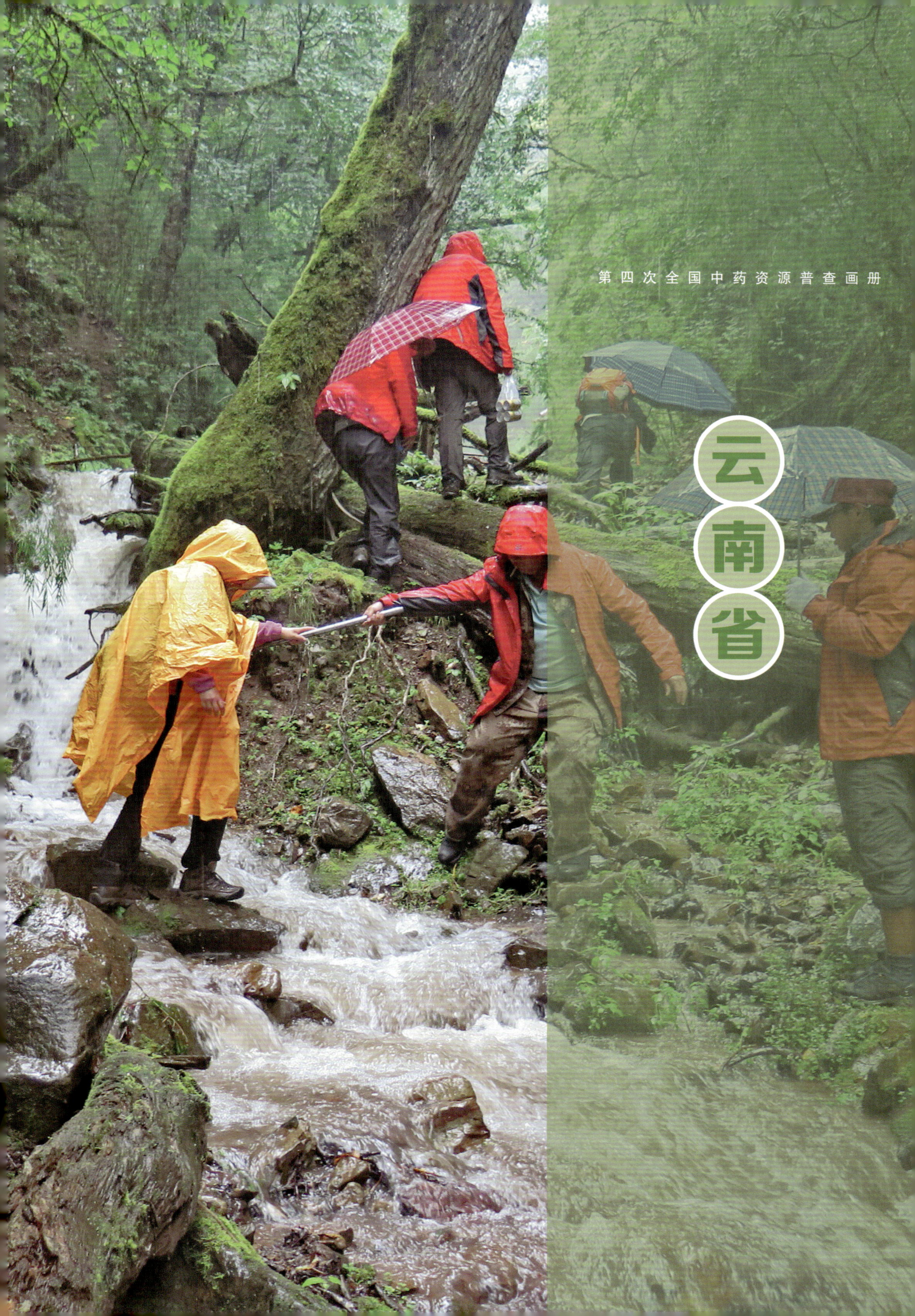

云南省

2011 年至 2021 年，由云南省卫生健康委作为组织管理部门，中国医学科学院药用植物研究所云南分所、云南省农业科学院药用植物研究所和云南中医药大学 3 家单位作为技术牵头单位，组织全省包括 36 家科研院校在内的 655 家单位，共计 1 148 名普查队员投身普查一线，完成了全省 129 个县（市、区）的第四次中药资源普查工作。

云南省第四次中药资源普查共查清中药资源 8 875 种，包括植物药 8 456 种，动物药 380 种，矿物药 39 种。与第三次普查相比，在物种数上增加 2 316 种。

实地调查样地 6 286 个，样方套 27 052 个，样方 135 260 个；调查到重点药材 401 种（涉及原植物 510 种），药材和原植物分别占全国需调查重点药材的 71.22% 和 71.63%，开展了 234 种重点药材的蕴藏量调查；调查到中国药用植物特有种 1 562 种，其中 127 种属于云南省特有药用资源，及珍稀保护植物 234 种，其中一级保护植物 17 种，二级保护植物 217 种；采集提交腊叶标本合计 98 529 份，药材样品 7 473 份，种质资源 5 246 份。中药材市场调查药材 1 233 种，其中市场流通量达 1 000 吨以上的药材有 19 种，100 吨以上的药材有 70 种；调查 489 种药材的企业利用现状和 16 种进出口药材相关信息，交易国家包括缅甸、老挝、越南、美国、日本、韩国、阿富汗、安道尔等。

重点开展了云南特色少数民族医药传统知识调查，组织调查民族民间医生 1 256 名，获得 6 599 条传统知识，涉及药材基原种类数 1 646 种，涉及傣族、布朗族、布依族、藏族、德昂族、独龙族、哈尼族等 26 个民族的民间用法，其中对傣、纳西、佤、拉祜、哈尼等少数民族药资源进行了专项调查。编著完成《中国纳西药志》《中国佤药志》《中国拉祜药志》《中国哈尼药志》《中国彝药志》《迪庆藏药》等少数民族药志，为全国民族医药产业的传承发展奠定了基础。

依托云南省农业科学院药用植物研究所承建云南省中药原料质量监测技术服务中心，在全省建设 51 个监测点，监测三七、滇重楼、白及、滇黄精等 89 种中药材。累计向国家中心上报监测数据 36 974 条，累计对外发布监测数据 230 次（每周一次）、内参 33 篇、研究报告 27 篇，中药材产业相关文章 1 016 篇。依托中国医学科学院药用植物研究所云南分所建设了云南省药用植物重点种质圃、云南省中药资源标本馆、中药资源普查成果展示厅等，收集保存 1 500 种 7 000 余份活体药用种质；保存药用植物腊叶标本 5 万余份，药材标本 1 000 余份。联合企业共建云南省中药材种子种苗繁育基地两批，完成三七、阳春砂、铁皮石斛、重楼、金

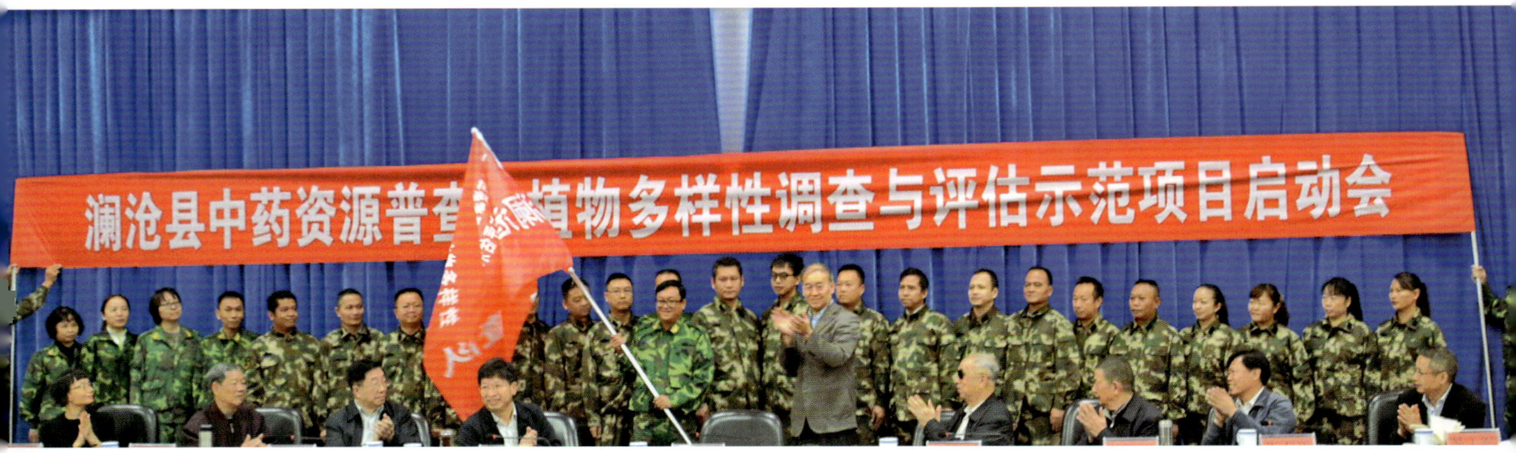

< 中国工程院副院长刘旭院士为澜沧县普查启动授旗 <

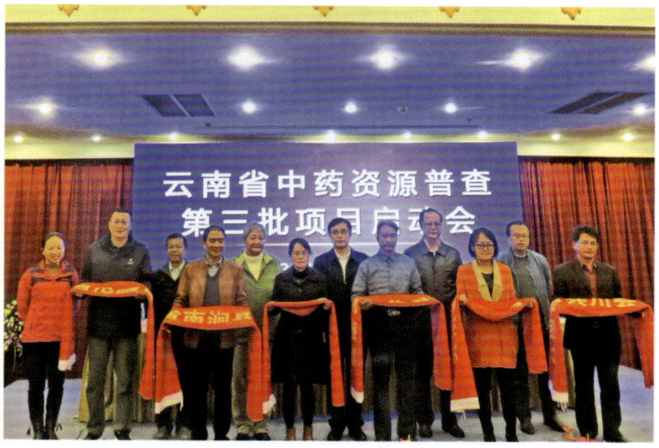

< 黄璐琦院士出席云南省中药资源普查第三批项目县启动会 <

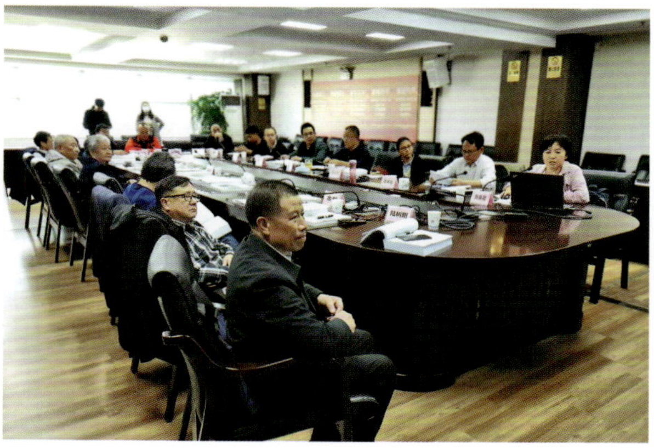

< 云南省中药资源普查工作汇报会 <

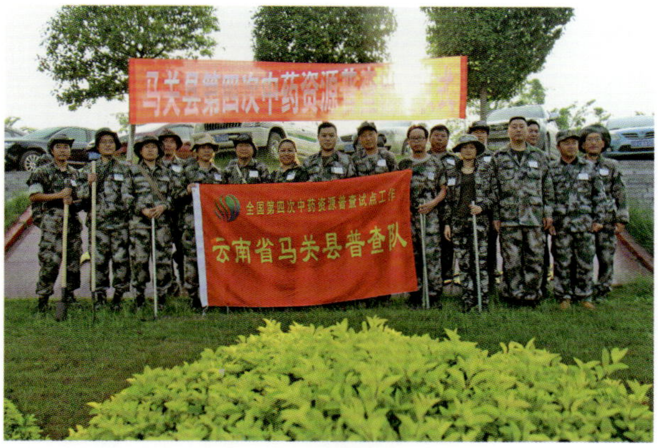

< 出征 <

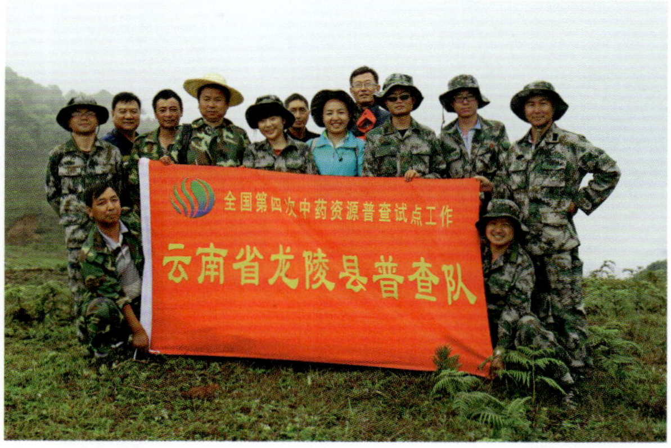

< 龙陵县普查队 <

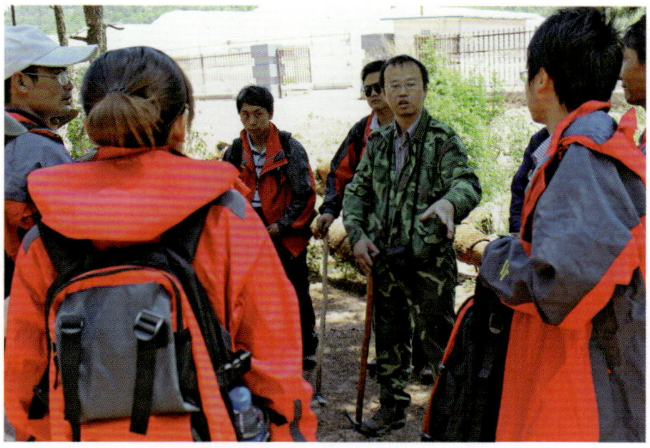

< 云南省农科院药用植物研究所普查队 <

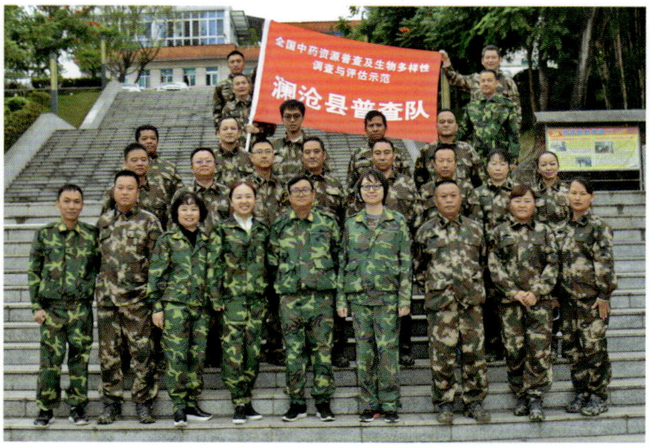

< 中国医学科学院药用植物研究所云南分所普查队 <

铁锁、灯盏花 6 种大宗道地中药材及乌天麻、滇黄精、白及、黄草乌等 5 种稀缺中药材种子种苗繁育基地共计 4 870 亩，搭建了较为完善的中药材种子种苗繁育及栽培技术服务体系。

出版《中国药用植物特有种》《横断山三江并流区中药资源图志》《中国傣药志》《云南省中药资源普查报告》等专著 74 部，其中《中国傣药志》获中华中医药学会学术著作奖二等奖。“全国傣药资源和传统知识调查、种质保存及数字化共享平台建设”获第一届中药资源普查科学技术奖二等奖。发表新属 1 个、新种 26 个，新记录属 1 个，新记录种 2 个。发表论文 70 篇，发布标准 36 项（国标 3 项，行标 3 项，地标 16 项，团标 14 项），登记新品种 13 个，授权专利 2 件，开发了“云南省中药资源普查成果管理系统”和“云南省中药材区划分析系统”，授权软件著作权 2 件。普查期间，积极开展中药材产业扶贫工作，开展中药材种植技术培训 2.5 万余人次。支撑云南省 103 家企业认定 21 种道地云药“定制药园”，种植面积达 40 万余亩，带动 2.3 万余户建档立卡贫困户增收约 20 亿元，发挥了良好的经济和社会效益。

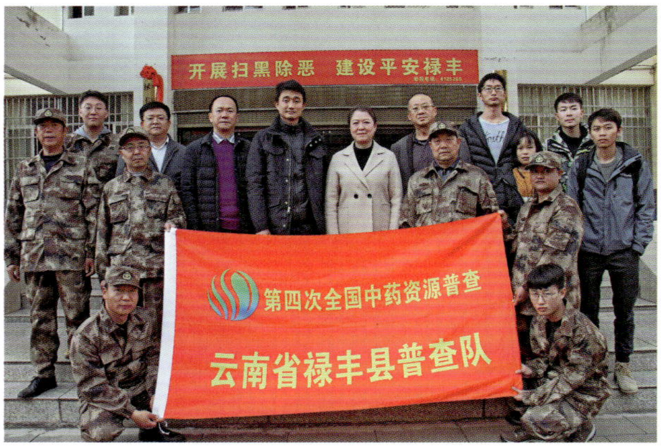

云南中医药大学普查队

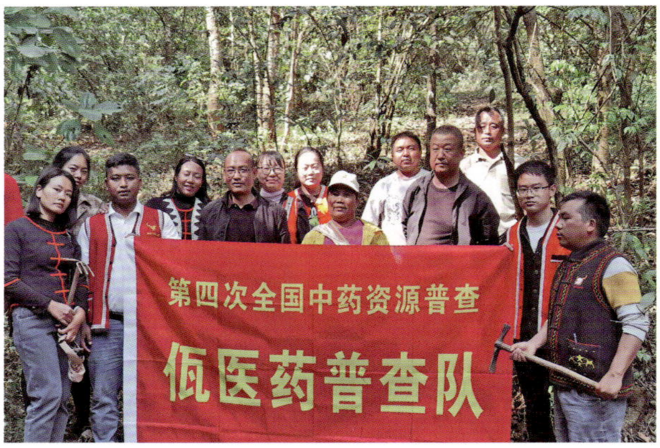

传统知识调查——拉祜医药传统知识调查

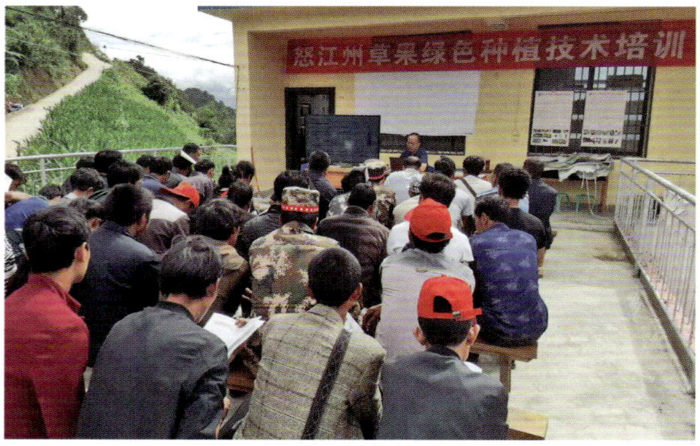

技术服务

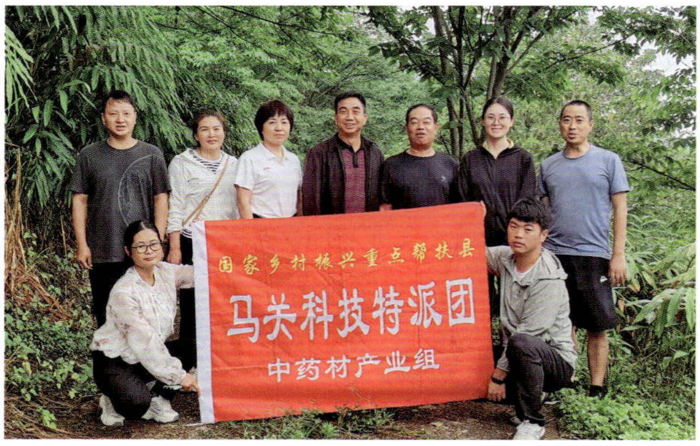

砂仁栽培技术培训

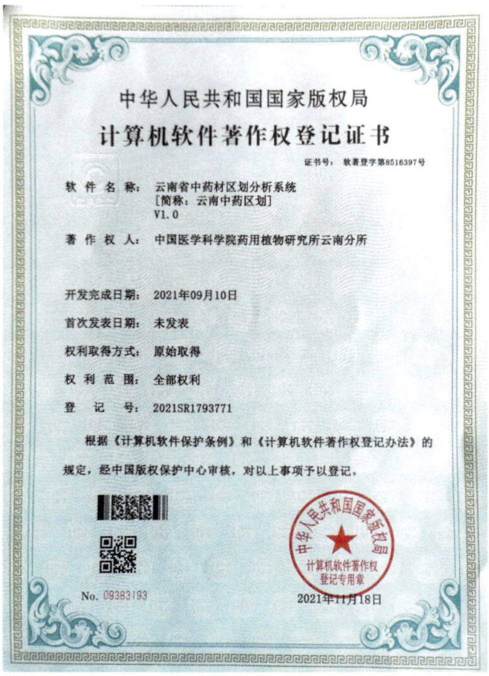
中华人民共和国国家版权局

计算机软件著作权登记证书

证书号：软著登字第8516397号

软件名称：云南省中药材区划分析系统 [简称：云南中药区划] V1.0

著作权人：中国医学科学院药用植物研究所云南分所

开发完成日期：2021年09月10日

首次发表日期：未发表

权利取得方式：原始取得

权利范围：全部权利

登记号：2021SR1793771

根据《计算机软件保护条例》和《计算机软件著作权登记办法》的规定，经中国版权保护中心审核，对以上事项予以登记。

No. 09383193

2021年11月18日

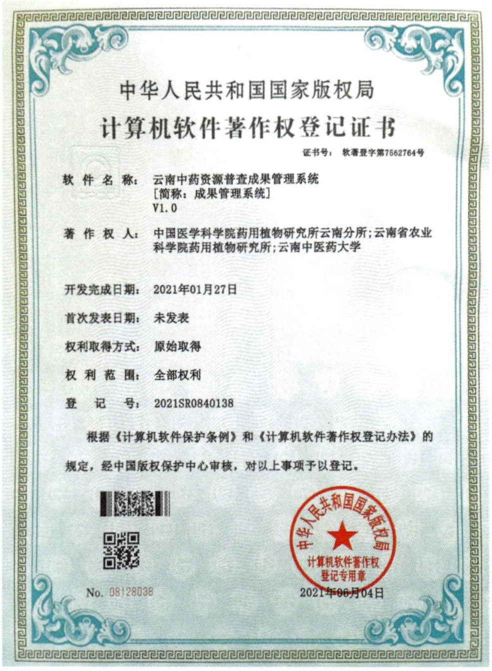
中华人民共和国国家版权局

计算机软件著作权登记证书

证书号：软著登字第7562764号

软件名称：云南中药资源普查成果管理系统 [简称：成果管理系统] V1.0

著作权人：中国医学科学院药用植物研究所云南分所；云南省农业科学院药用植物研究所；云南中医药大学

开发完成日期：2021年01月27日

首次发表日期：未发表

权利取得方式：原始取得

权利范围：全部权利

登记号：2021SR0840138

根据《计算机软件保护条例》和《计算机软件著作权登记办法》的规定，经中国版权保护中心审核，对以上事项予以登记。

No. 08128038

2021年06月04日

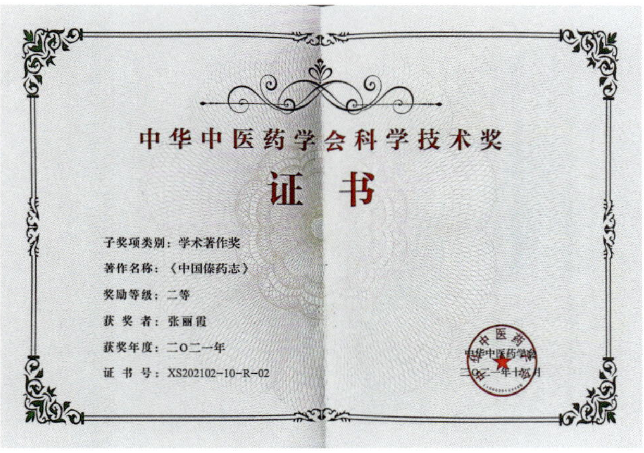
中华中医药学会科学技术奖

证书

子奖项类别：学术著作奖

著作名称：《中国傣药志》

奖励等级：二等

获奖者：张丽霞

获奖年度：二〇二一年

证书号：XS202102-10-R-02

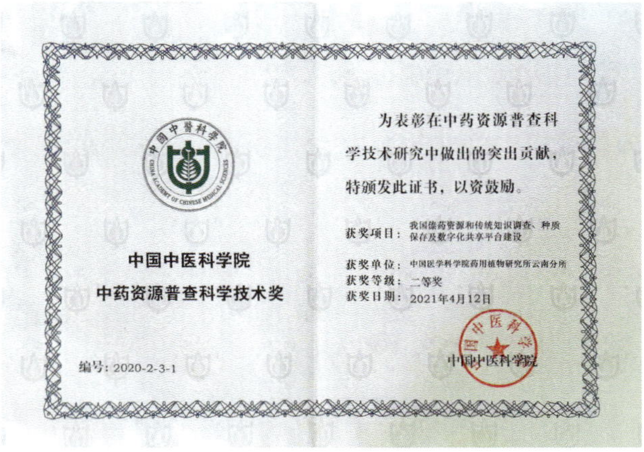
中国中医科学院

中药资源普查科学技术奖

为表彰在中药资源普查科学技术研究中做出的突出贡献，特颁发此证书，以资鼓励。

获奖项目：我国傣药资源和传统知识调查、种质保存及数字化共享平台建设

获奖单位：中国医学科学院药用植物研究所云南分所

获奖等级：二等奖

获奖日期：2021年4月12日

中国中医科学院

编号：2020-2-3-1

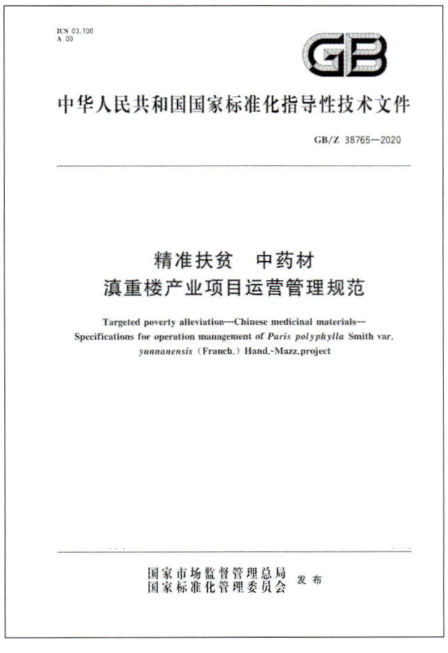
ICS 03.100
A 00

GB

中华人民共和国国家标准化指导性技术文件

GB/Z 38765—2020

精准扶贫　中药材

滇重楼产业项目运营管理规范

Targeted poverty alleviation—Chinese medicinal materials—Specifications for operation management of *Paris polyphylla* Smith var. *yunnanensis* (Franch.) Hand.-Mazz. project

国家市场监督管理总局
国家标准化管理委员会　发布

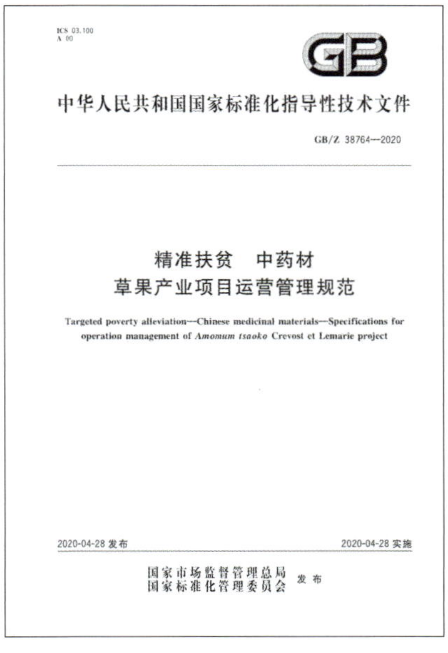
ICS 03.100
A 00

GB

中华人民共和国国家标准化指导性技术文件

GB/Z 38764—2020

精准扶贫　中药材

草果产业项目运营管理规范

Targeted poverty alleviation—Chinese medicinal materials—Specifications for operation management of *Amomum tsaoko* Crevost et Lemarie project

2020-04-28 发布　　2020-04-28 实施

国家市场监督管理总局
国家标准化管理委员会　发布

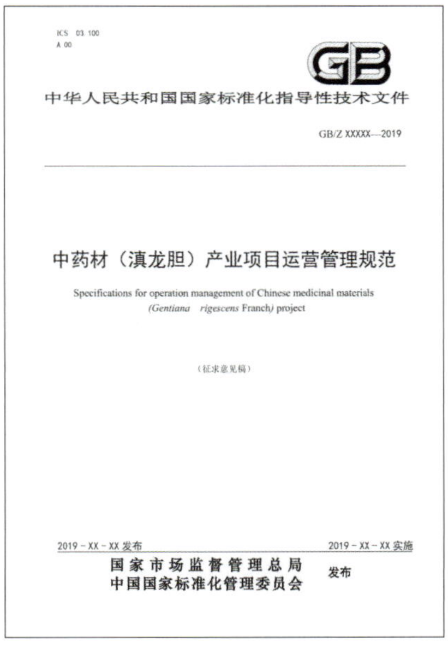
ICS 03.100
A 00

GB

中华人民共和国国家标准化指导性技术文件

GB/Z XXXXX—2019

中药材（滇龙胆）产业项目运营管理规范

Specifications for operation management of Chinese medicinal materials (*Gentiana rigescens* Franch.) project

（征求意见稿）

2019-XX-XX 发布　　2019-XX-XX 实施

国家市场监督管理总局
中国国家标准化管理委员会　发布

< 云南普查成果——软件著作权、科技成果奖、国家标准 <

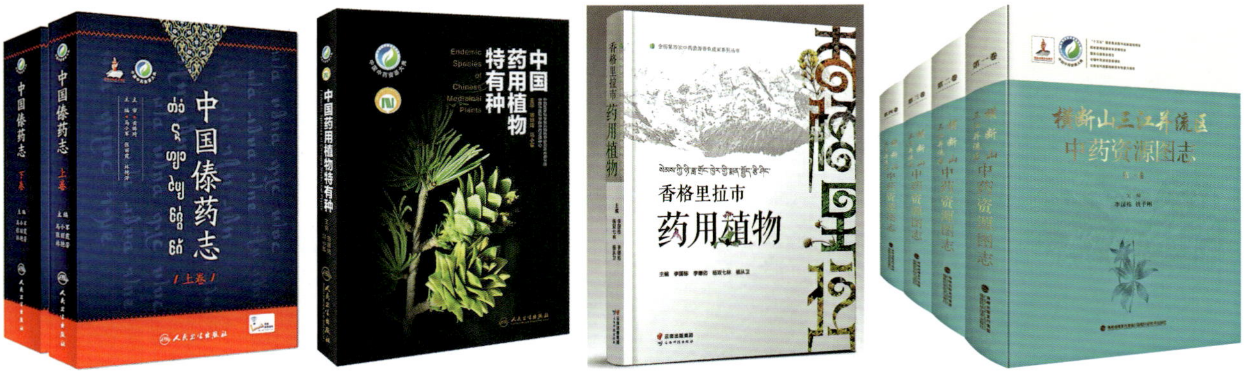

< 出版的部分著作 <

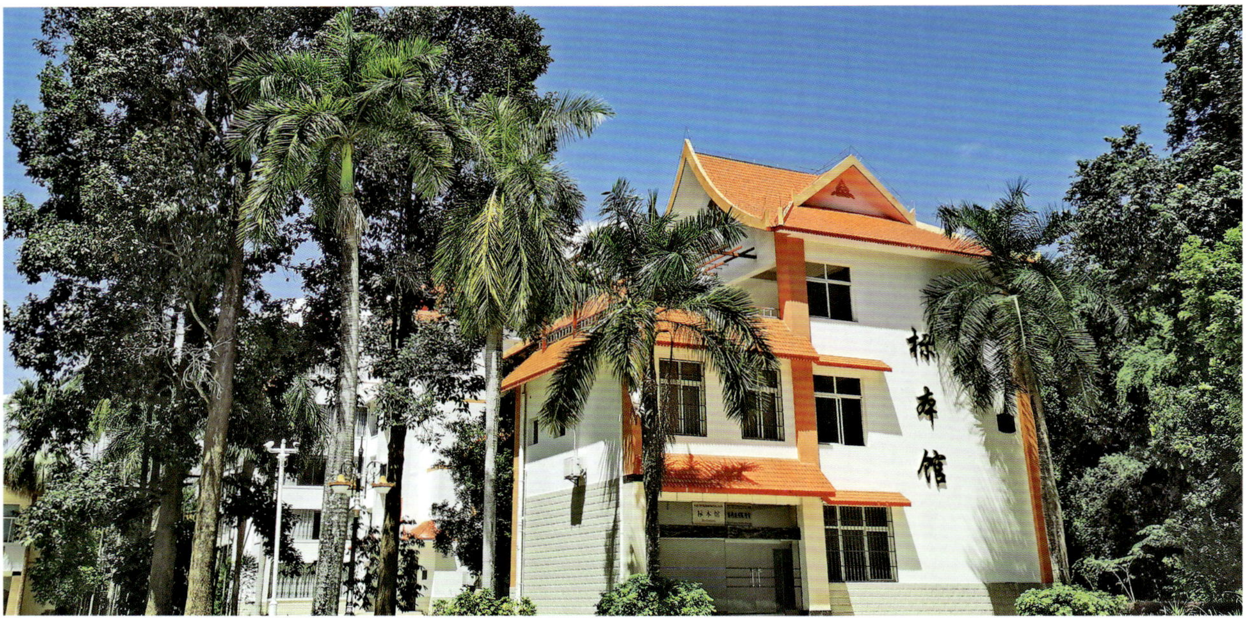

< 云南省中药资源普查标本馆 <

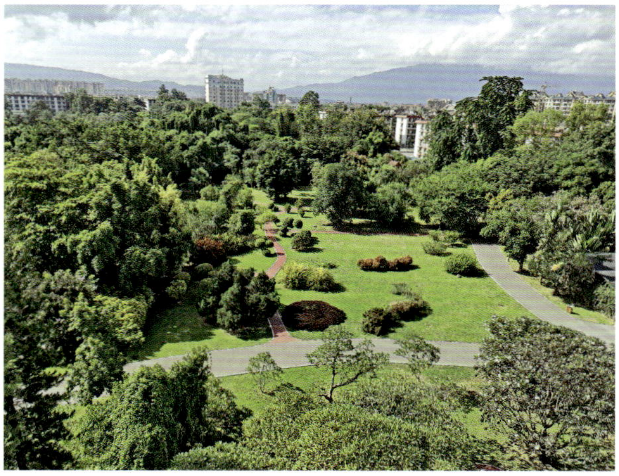

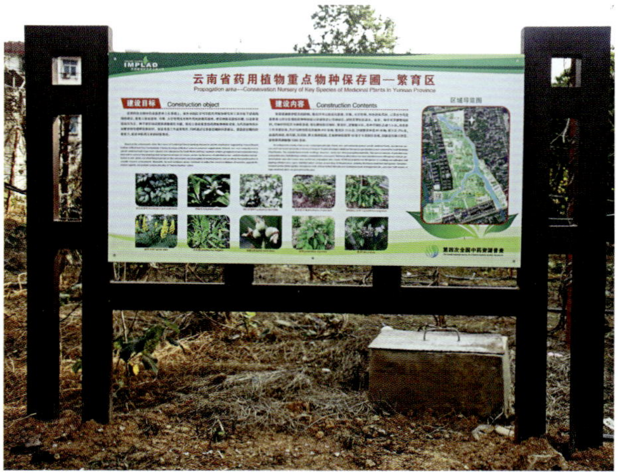

< 云南药用植物物种保存圃 <

西藏自治区

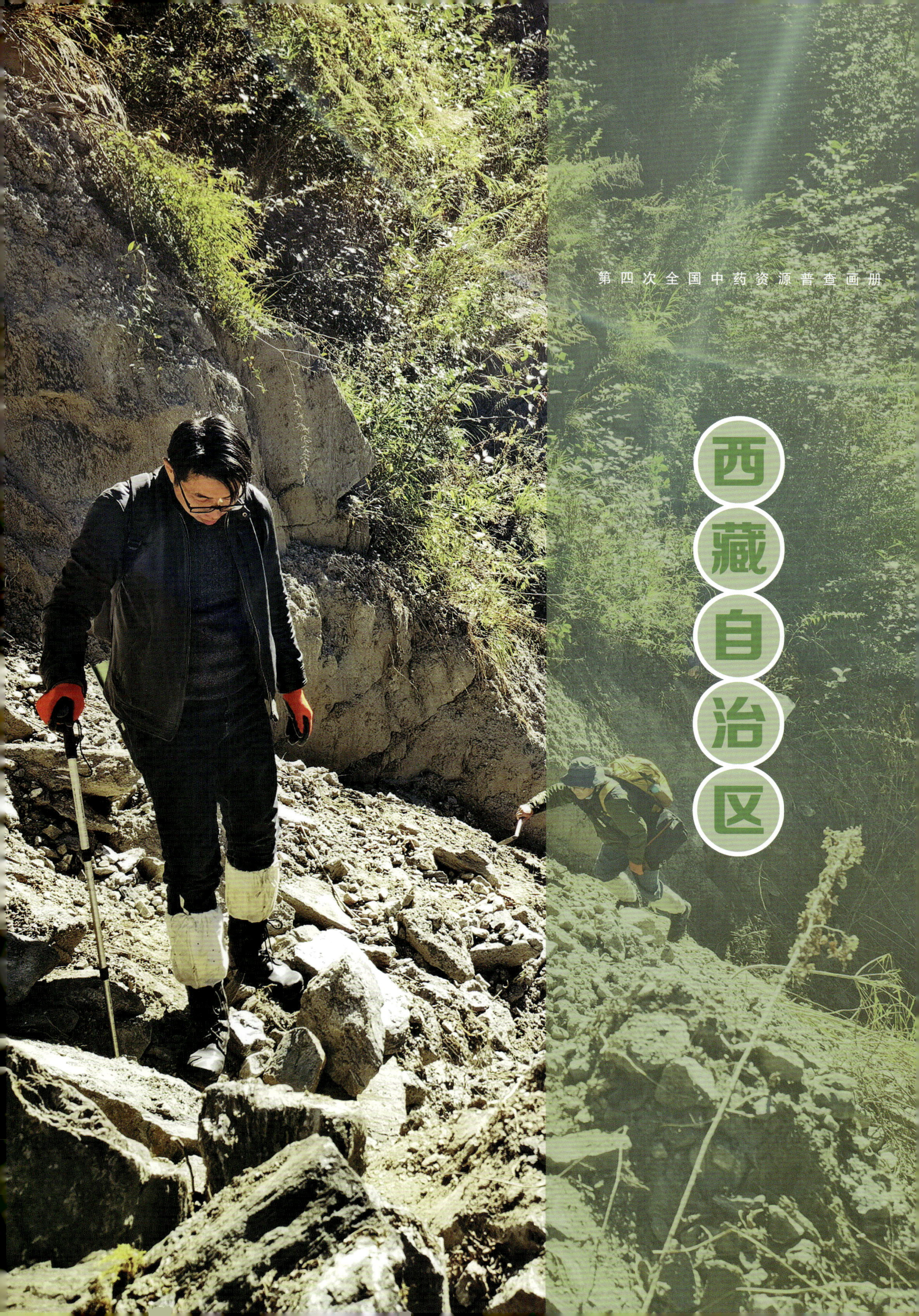

西藏自治区共实地调查 74 个县（区），代表区域数量 398 个、样地 2 750 个、样方套 13 670 个、样方 82 020 个，涉及 170 科 870 属 3 859 种，其中蕨类植物、裸子植物与被子植物 3 808 种，占比达 98.68%。收集到的物种中国特有种 794 种，西藏特有种 309 种，既是中国特有也是西藏特有种 162 种。借助相关文献筛选，共得到药用植物 2 351 种，其中中国特有种 424 种，西藏特有种 106 种，既是中国特有也是西藏特有种 46 种。在实地调查的基础上，结合文献调查、网络调查及现场走访，共收集到西藏有具体分布的矿物药 53 种，动物药 111 种。西藏自治区中（藏）药资源普查的统计结果显示，西藏共有包括植物药、动物药及矿物药在内的中（藏）药资源种类数为 2 515 种。共开展了 271 个数量调查，185 个重量调查，有 60 个药用植物有蕴藏量估算，野生药材蕴藏量最大的是独一味，高达 6 万余吨。栽培调查结果表明，西藏有 40 个县区有零星药材栽培，栽培涉及 61 个品种，总面积约 1.50 万亩，其中单品种种植面积较大的是宁夏枸杞与苦荞，分别为 7 000 亩、3 000 亩，种植频率最高的是红花，在 11 个县都有种植，但实际种植面积却很小。对企业利用的调查中，共收集到 137 条信息，涉及 136 种药材，此外还有 17 种药材有进口记录。

西藏自治区共建成 2 个动态监测站，拉萨站由于城市发展，目前处于停歇状态，林芝站自建站以来一直正常运行，目前累计上报数据 6 354 条。

西藏自治区藏医院建有 1 个药用植物重点物种保存圃，建立占地面积 8 亩的药用植物重点物种保存圃 1 个，活体保存了 29 种药用植物资源，对 176 种种质资源进行了离体保存，其中 157 种有确切生境分布信息，因城市发展与建设需要，该基地已被征用，新基地正在筹建中。西藏农牧学院普查队自建藏药材种质资源库 1 个，年均活体保存藏药材种质资源 40 个（物种数）左右，重点开展喜马拉雅紫茉莉、甘青青兰

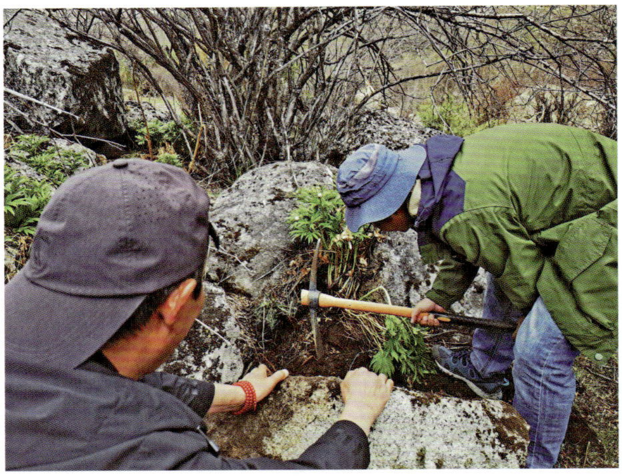

< 2021 年 5 月西藏农牧学院普查队在洛隆县收集白花芍药种质资源 <

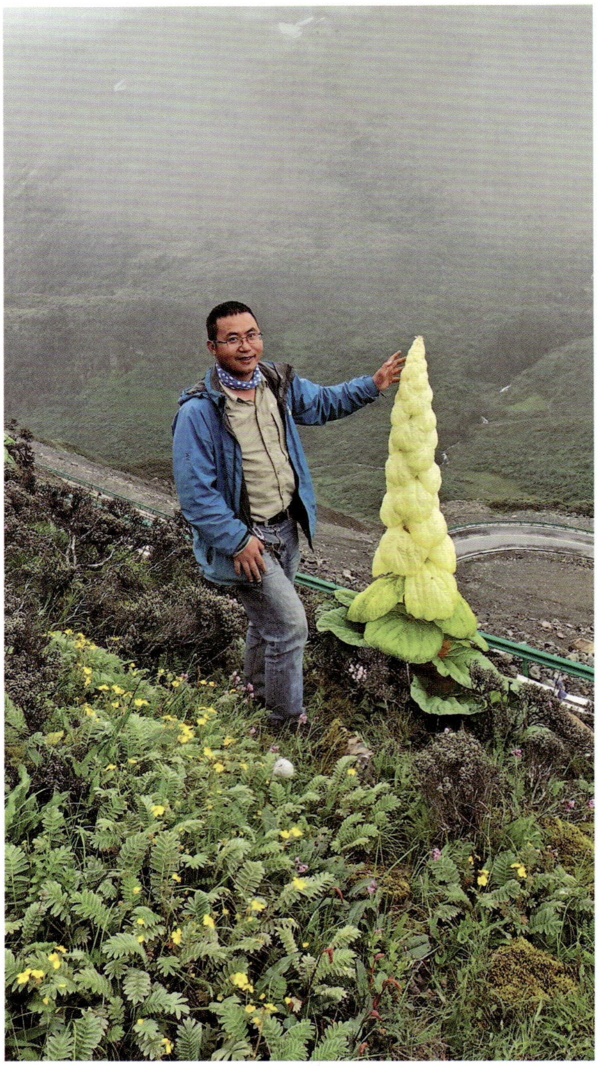

< 2021 年 7 月普查队员在玉麦乡开展普查工作 <

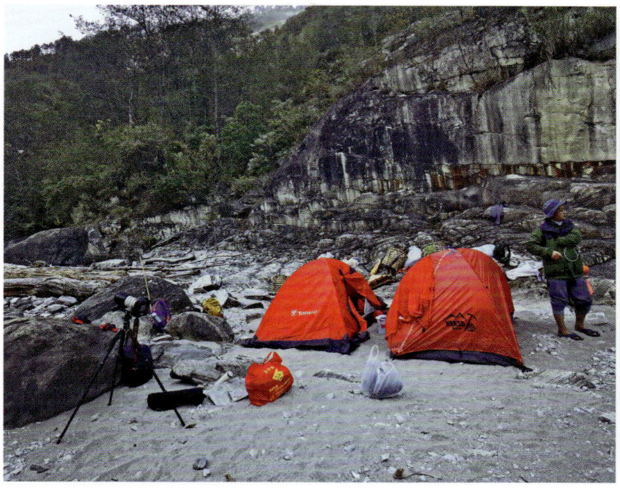
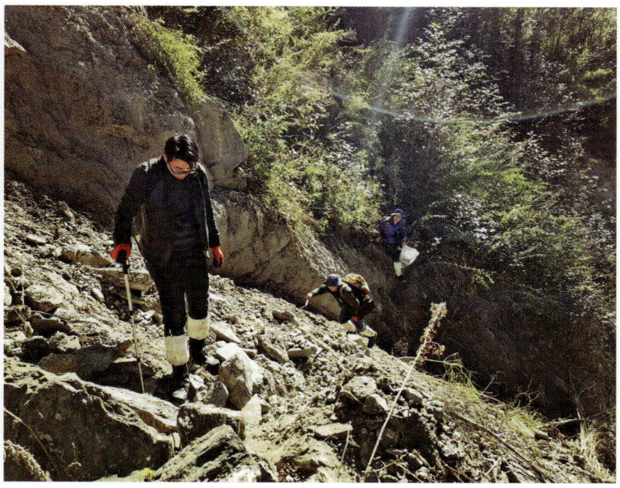

< 大峡谷考察 <

与卷丹的人工繁育工作，当前活体保存了喜马拉雅紫茉莉种质资源 73 个，活体保存卷丹种质资源约 5 亩，活体保存甘青青兰、掌叶大黄、枸杞等种质资源 40 余个，同时对部分藏药材种质资源进行了种子与种苗繁育，依托种质资源圃的成果先后获得国家自然基金重点项目、西藏自治区重大专项等项目资助，并为春雨绿化有限公司免费提供百合鳞茎种苗，正以资源普查成果全面助力乡村振兴。

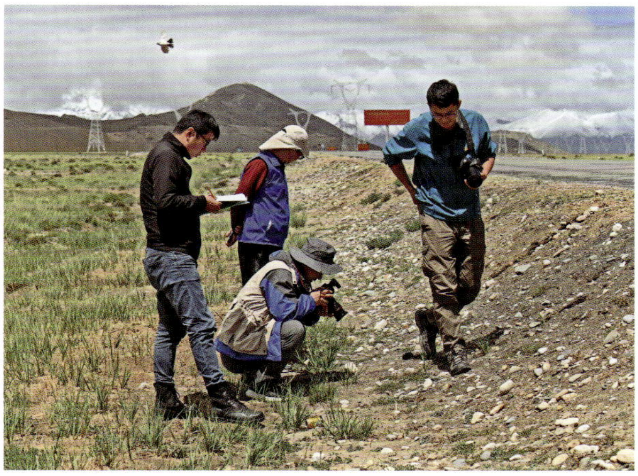

< 日喀则调查 <

自 2013 年以来，西藏自治区中（藏）药资源普查队对西藏下辖的 63 个区县进行了走访调查，访问了 75 名老藏医，搜集了 281 条传统知识与民间验方，主要使用民族为藏族，均属于藏医药学传统知识，少数有回族和汉族使用。经过整理统计共有 204 条（去重）与中药资源相关传统知识，其中，涉及藏药材 220 种，植物药 201 种；动物药 11 种，包括麝香、渣驯膏、人工麝香、熊胆、野牦牛、野牛心、紫草茸等极其珍贵的药材，也有酥油、牛黄、牛奶、黄牛等藏区常用药材；矿物药 8 种，包括寒水石、石灰华、碱、五灵脂、粗盐、方解石煅灰粉、朱砂等几种药材。传统知识主要以古籍文献中记载的复方或单方为主，还包括其他非常用药材和非药用部位临床用药经验。

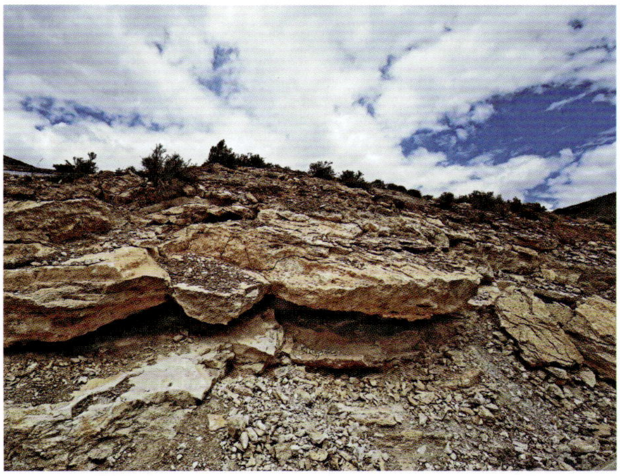

< 洛隆县寒水石产地 <

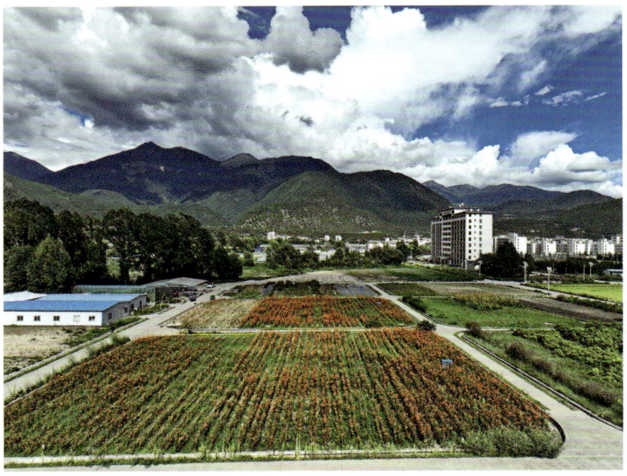

< 西藏农牧学院藏药材种质资源圃 <

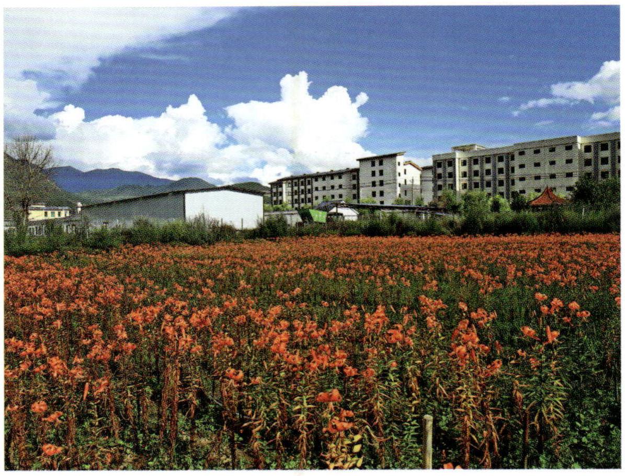

< 卷丹种质资源 <

西藏中（藏）药资源普查过程中，为西藏自治区起草藏药资源保护和利用意见1项，完成自治区“西藏自治区藏药材种质资源保护与利用的现状、存在问题及对策”约稿1项，完成“第十二届一次会议第238号（E类58号）建议”的回复1项，为林芝市制定产业发展规划1项，起草县级产业规划6项。先后公开发布新物种3个，新变种1个，新变型1个，新记录种51个。获得西藏自治区科学技术二等奖1项，发表学术论文98篇（SCI收录26篇），发表文创作品5篇，出版专著4部，建立地方标准2项，获得授权专利17项，软件著作权1项。培养博士、硕士等40余名，26人晋升职称；有15人次获得包括“万人计划”科技创新领军人才、全国五一劳动奖章在内的各类奖项，“藏药资源与开发利用创新团队”荣获2023年度“西藏工人先锋号”“全国高校黄大年式教师团队”等荣誉称号，“《植物生理学》教学团队”所有成员荣获“国家级课程思政教学名师”荣誉称号。此外，利用资源普查成果，建立“西藏自治区藏医院藏药材标本馆”1个，整理“西藏特有植物名录”1项，通过捐赠标本方式为县级藏医院建立药用植物标本馆6个，开发百合深加工产品5个。协助中央电视台外语频道、西藏电视台、西藏商报等媒体的新闻报道多次。

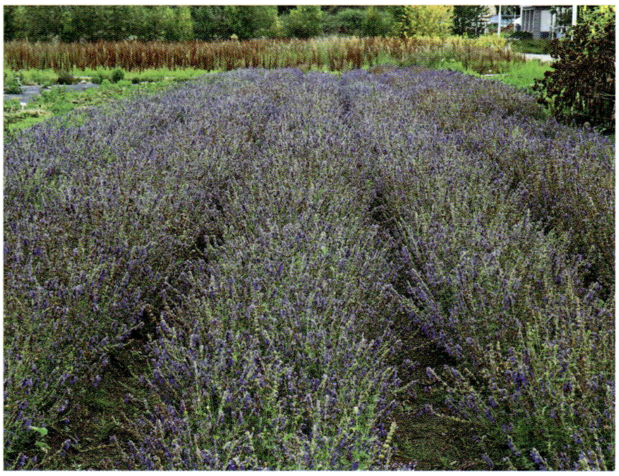

< 甘青青兰种质资源 <

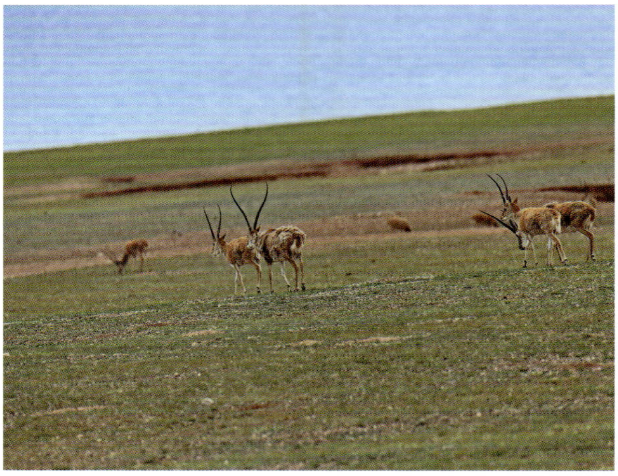

< 藏羚羊——动物药调查 <

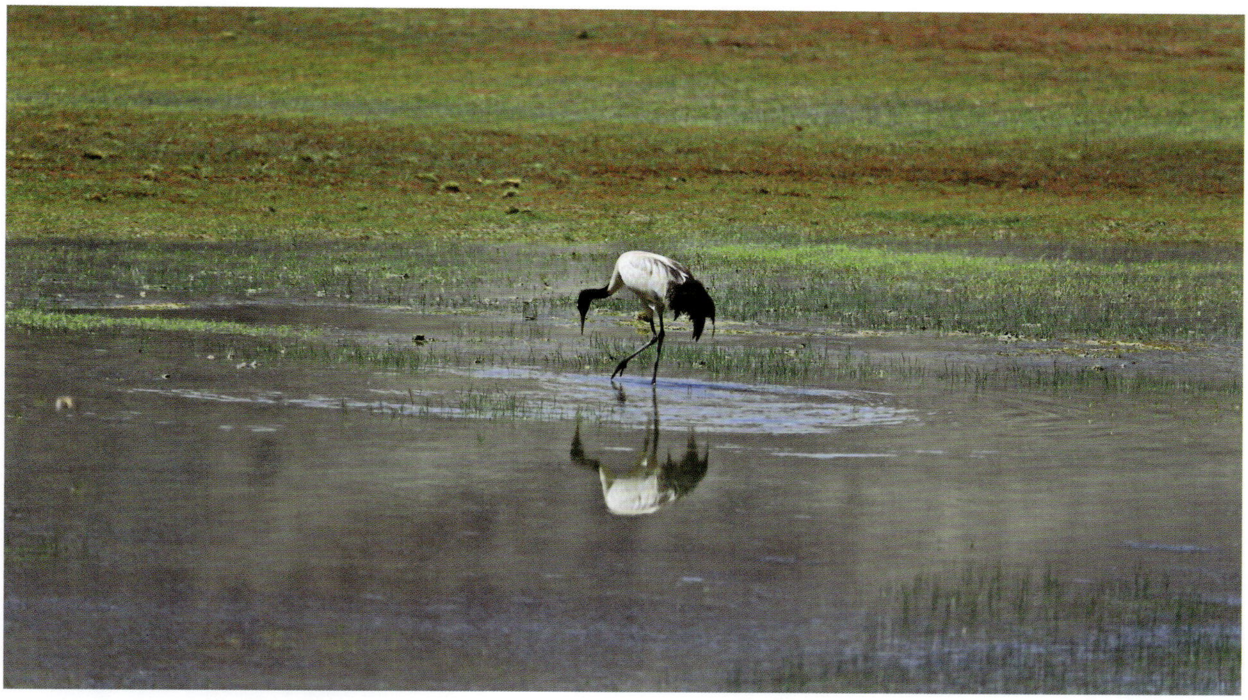

< 黑颈鹤——动物药调查 <

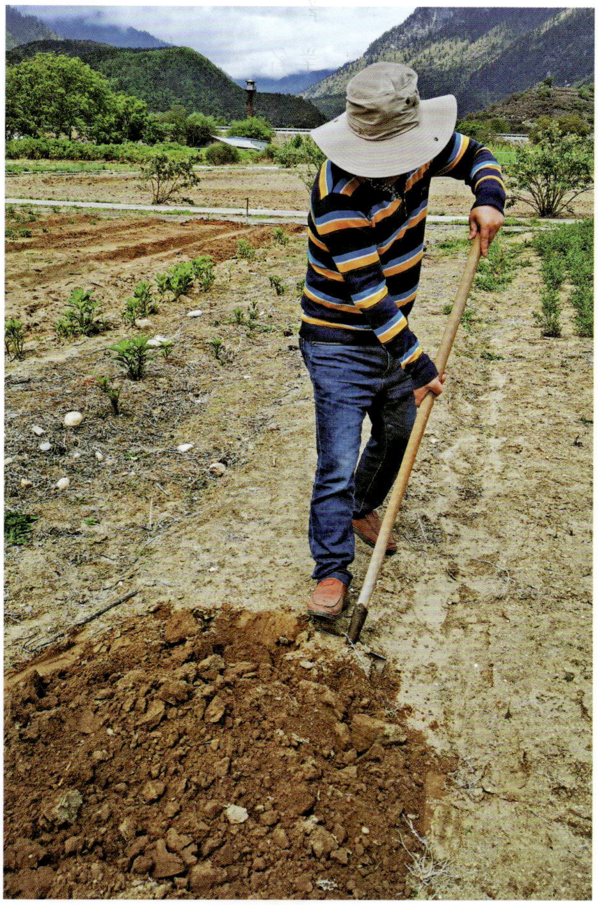

< 西藏农牧学院种质资源圃开展种质资源活体保存 <

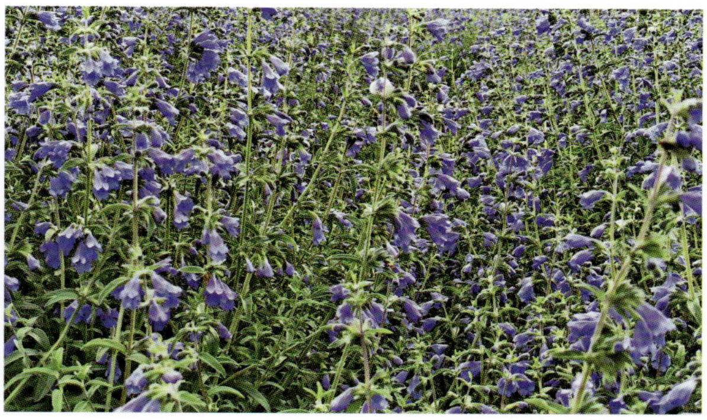

< 西藏农牧学院与广药集团合作开展的藏荆芥项目示范基地 <

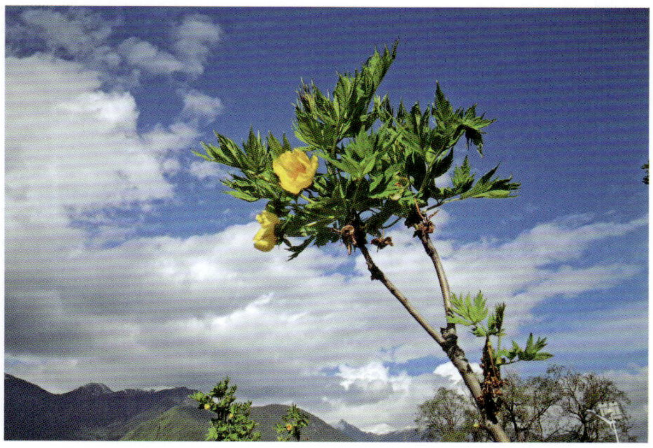

< 大花黄牡丹种质资源 <

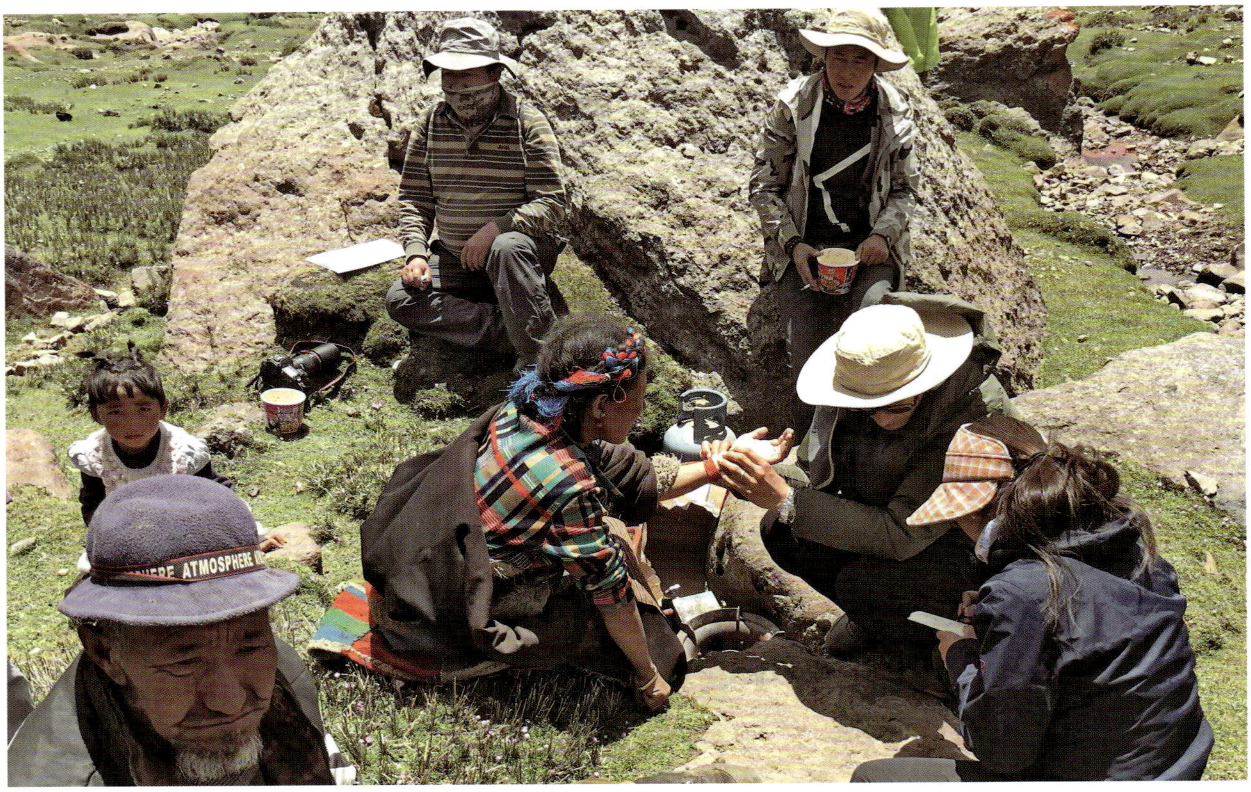

< 普查队员利用野外调查间隙为群众诊疗疾病 <

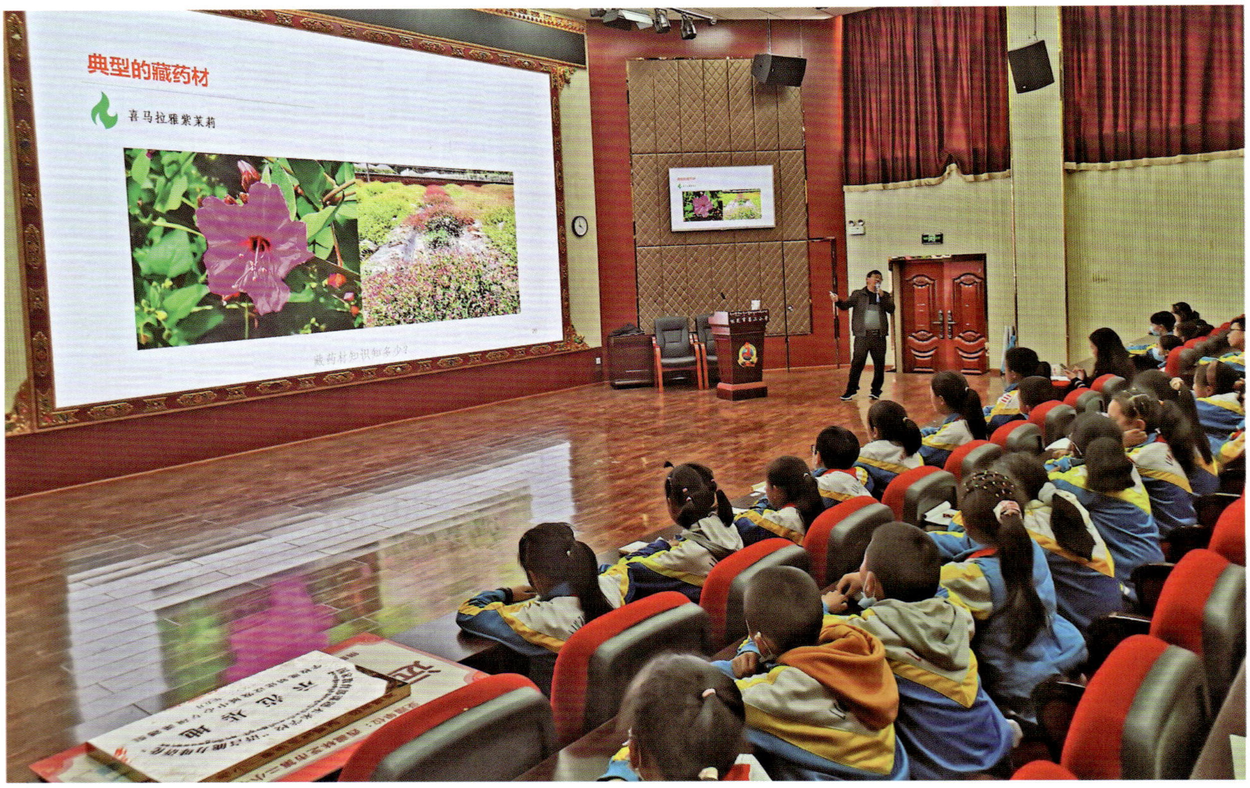

< 2021 年 5 月西藏农牧学院普查队在林芝市第二小学开展藏药材科普知识宣传 <

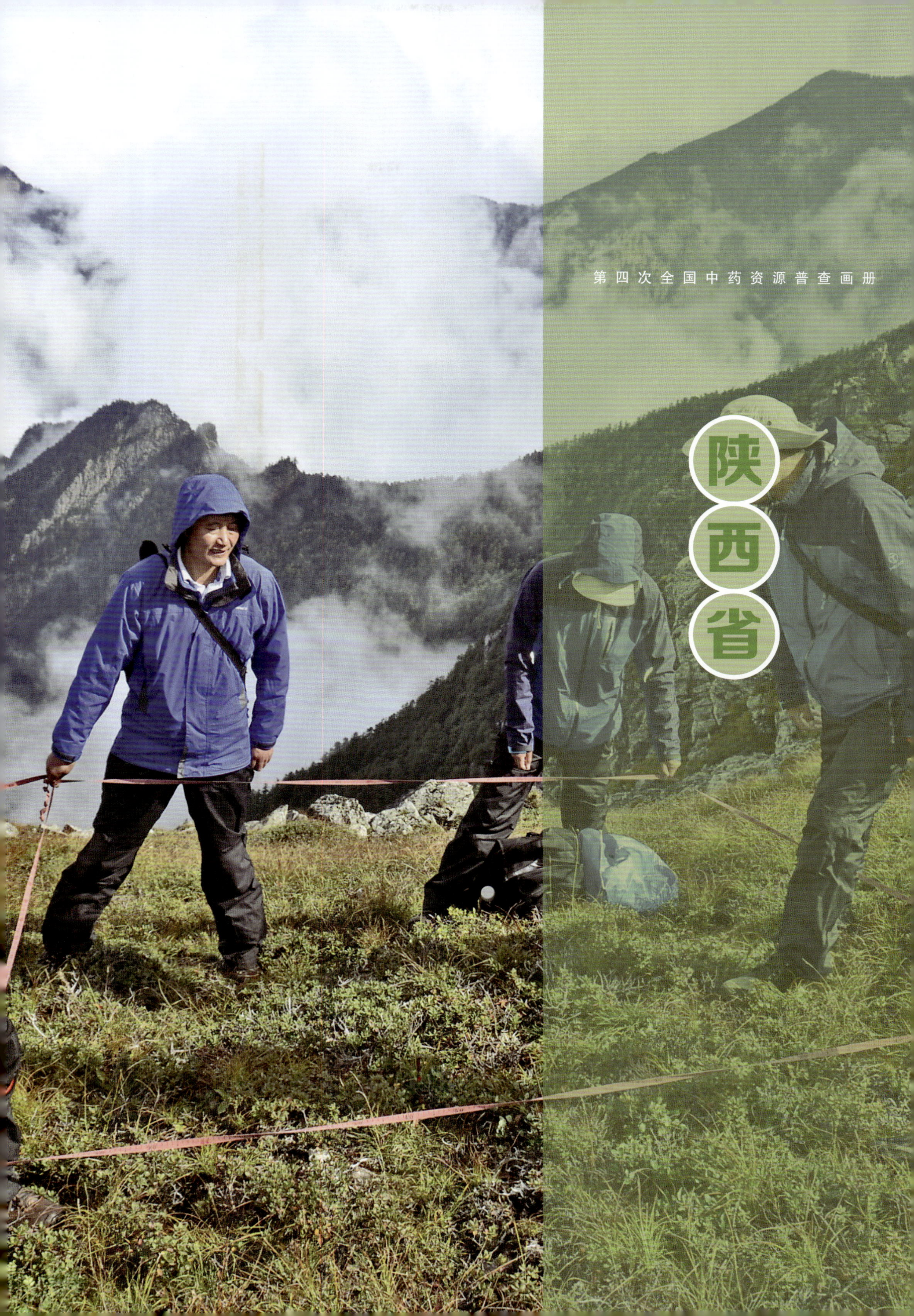

陕西省

第四次全国中药资源普查陕西省工作自 2012 年 8 月启动至 2022 年 12 月验收，实现了行政区域全覆盖，调查了 107 个县（市、区），共调查代表区域数量 25 个、已经完成样地 3 570 个、样方套 17 814 个，调查到中药资源共计 4 155 种（其中药用植物 3 815 种、药用动物 300 种、药用矿物 40 种），有蕴藏量中药材 202 种，栽培药材 153 种，记录重量中药材 387 种，市场调查主流品种 356 种，获得中药资源传统知识 547 条。采集药用植物腊叶标本 152 574 份，上交国家普查办 33 325 份标本；采集并上交中药材标本 6 018 份，种质资源 3 032 份。拍摄普查相关照片 1 016 070 张，拍摄视频 5 121 分钟。人工种植中药材面积达 390 万亩。

建成“一中心三站”监测网络体系，陕西省中药原料质量监测技术服务中心、太白山监测站、商州监测站、城固监测站。监测站上报“中药材价格信息”282 周次共计 4 794 条。监测中心和监测站开展了中药种养技术培训、中药材良种选育、中药材质量检测服务、适宜技术整理与推广工作，出版了《秦巴山区中药材生产加工适宜技术》《渭北黄土旱塬适生中药材种植技术》，培训药农 2 000 余人才，指导选育了 10 余种中药材良种。

保育陕西省道地、特色中药药用植物种质资源 230 种，已建立丹参、连翘、黄精、太白贝母、延胡索等药材的种苗繁育基地 1 017 亩，繁育种苗 2 000 万株，推广辐射种植基地 13 826 亩。药圃建设实施了科研和科普一体化，支撑建成了陕西省中小研学基地，支撑陕西中医药大学开办了中药资源与开发专业。

中药资源普查工作共访问了 300 余名老中医，收集到 547 条有效的中药资源相关传统知识。

主编和参与编写出版著作 10 部；制定县级中药资源发展规划或建议 107 个；公开发表中药资源普查相关学术论文 241 篇，其中英文文章 56 篇，中文文章 185 篇；发现新种 2 种，省级新记录 59 种（其中 9 个为省级入侵新记录），省级新分布 12 种；获

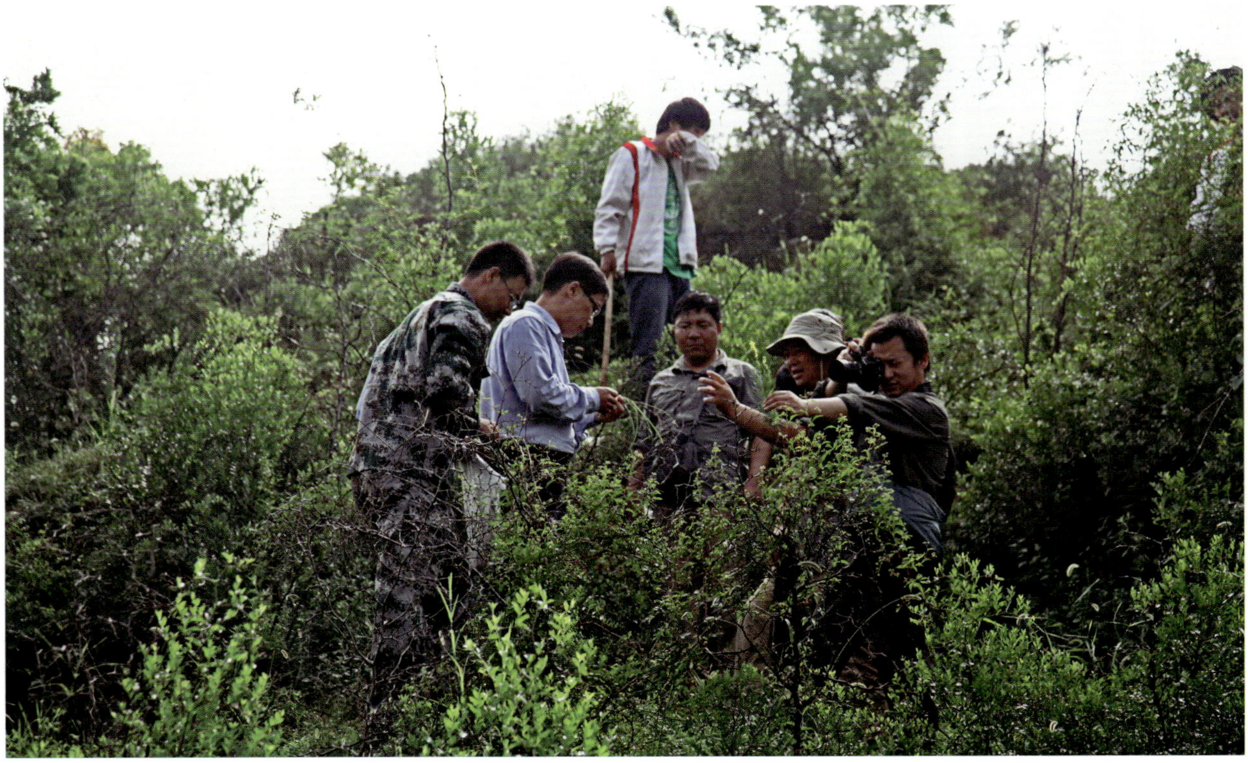

< 专家指导普查工作 <

得相关发明专利20项；培养中药资源人才724人，开办了中药资源与开发专业，连续招生9届共计460人；建设标本馆6个；普查宣传报道66篇，文创作品12个；获得奖项18项，包括有中国中医科学院中药资源普查科学技术奖二等奖（基于第四次全国中药资源普查的秦药产业发展体系构建）、陕西省科学技术奖一等奖（陕产枣类及沙棘等药食两用资源的绿色产业链构建与示范应用）、陕西省教学成果奖一等奖（面向国家战略，助力区域脱贫，创建中药资源“三课堂一基地”实践育人模式）等。

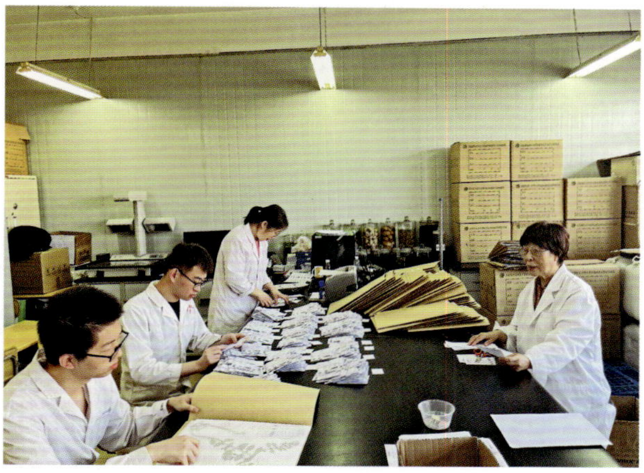

< 普查内业工作 <

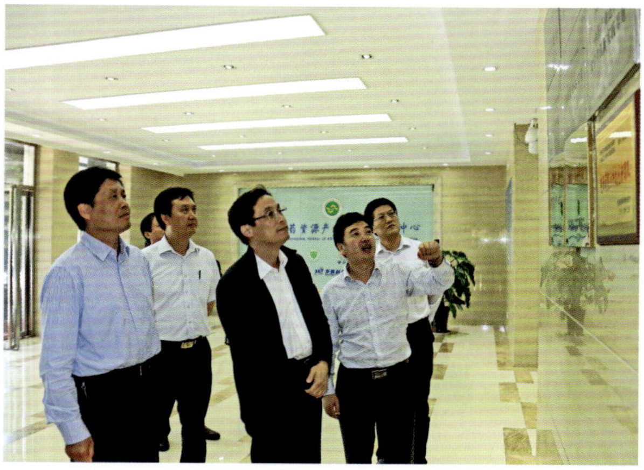

< 陕西普查工作进展调研 <

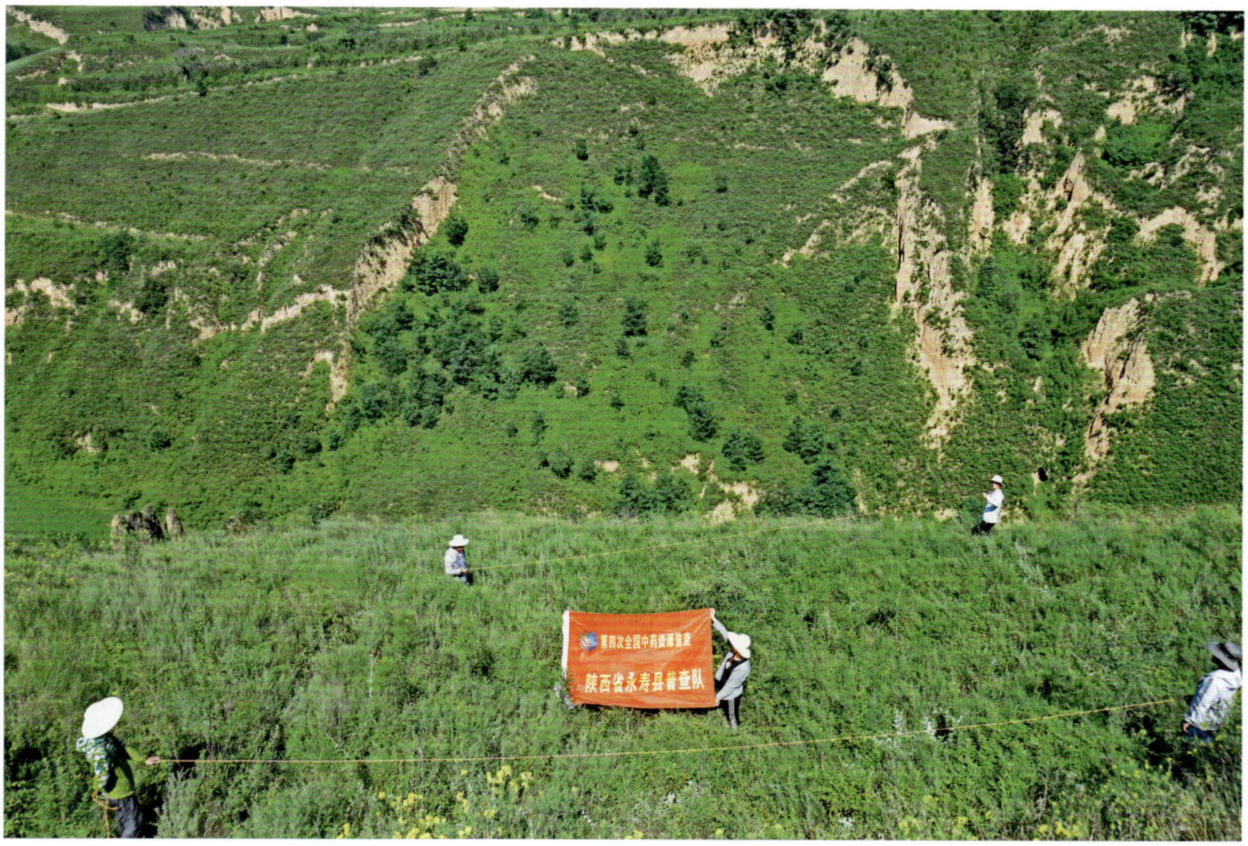

< 普查外业工作 <

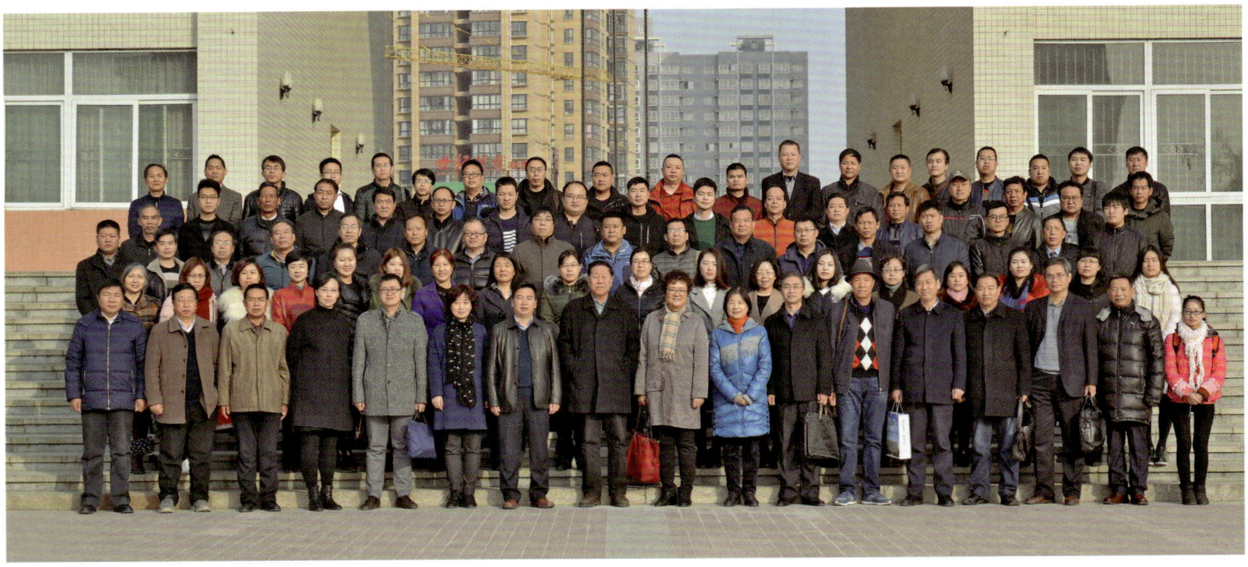

< 普查验收会议 <

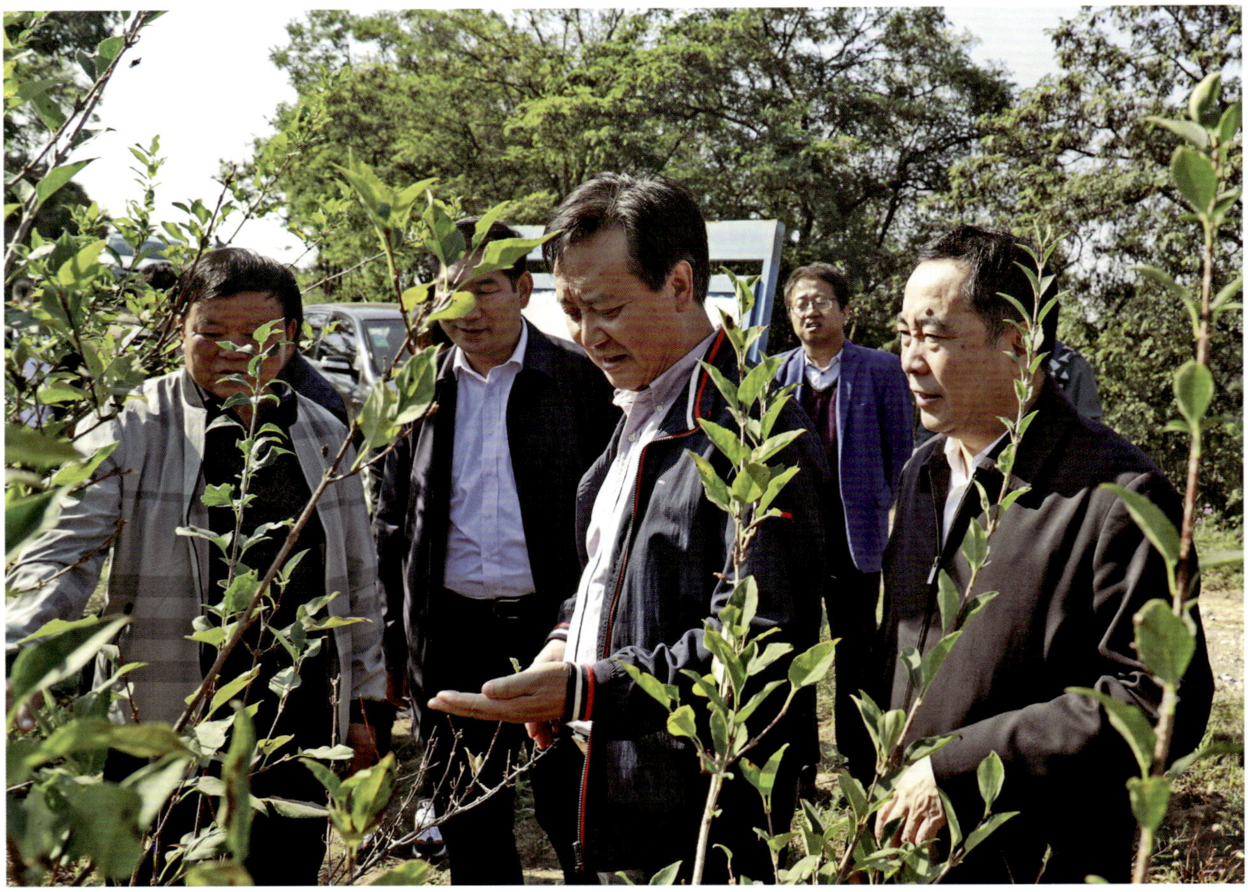

< 栽培中药材实地调查 <

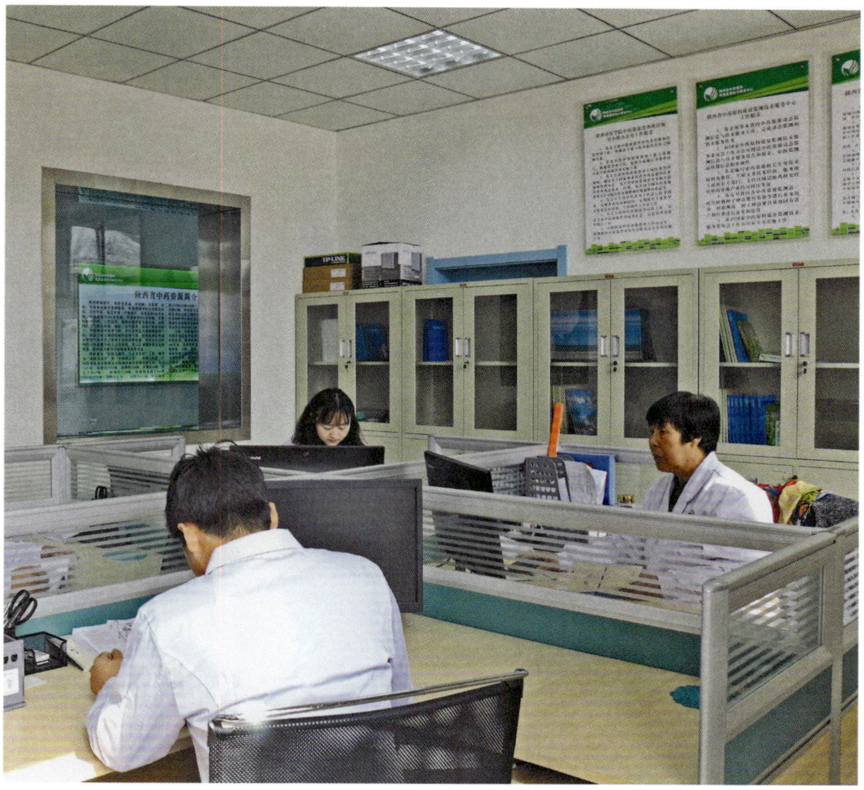

< 陕西省中药资源质量监测技术服务中心 <

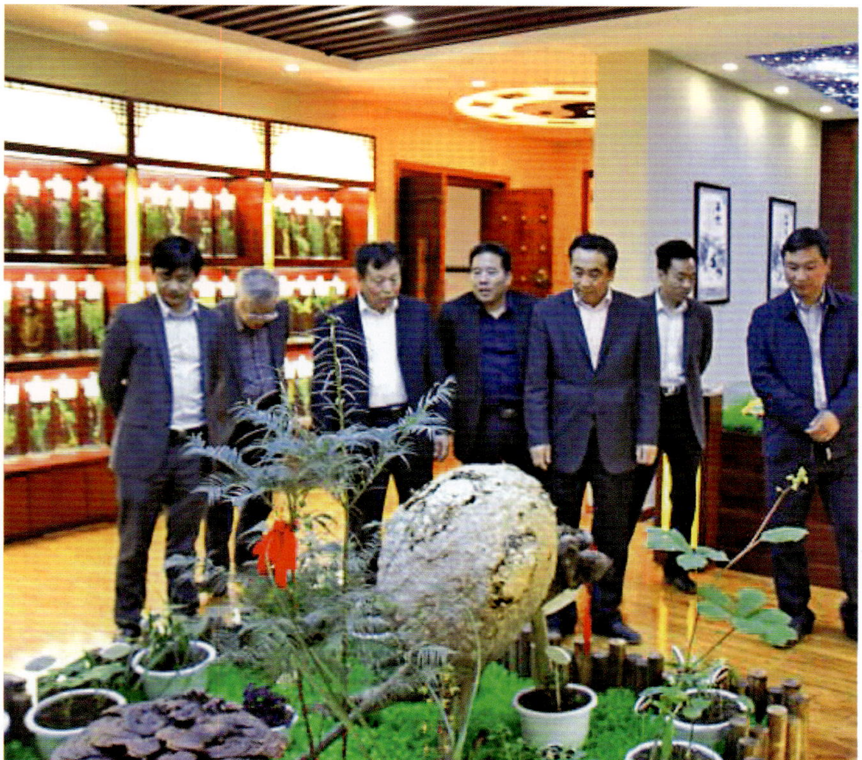

< 宁强县中药资源普查标本馆 <

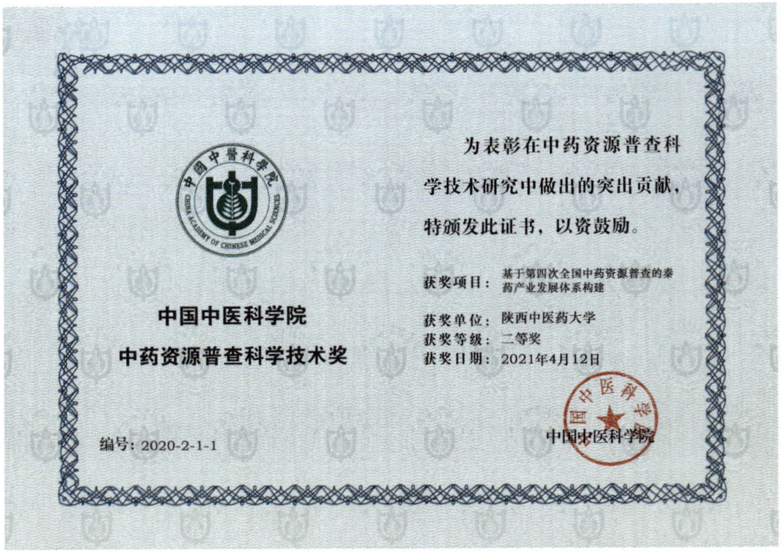

中国中医科学院

中药资源普查科学技术奖

为表彰在中药资源普查科学技术研究中做出的突出贡献，特颁发此证书，以资鼓励。

获奖项目：基于第四次全国中药资源普查的秦药产业发展体系构建

获奖单位：陕西中医药大学

获奖等级：二等奖

获奖日期：2021年4月12日

编号：2020-2-1-1

中国中医科学院

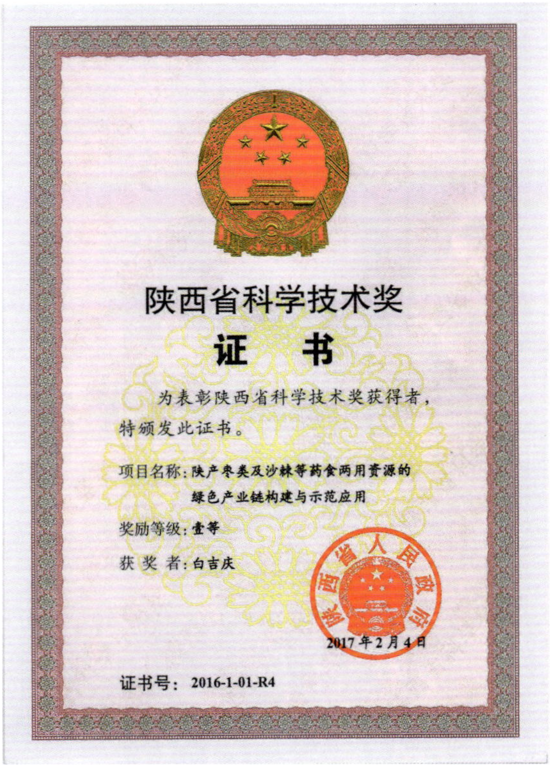

陕西省科学技术奖

证书

为表彰陕西省科学技术奖获得者，特颁发此证书。

项目名称：陕产枣类及沙棘等药食两用资源的绿色产业链构建与示范应用

奖励等级：壹等

获 奖 者：白吉庆

2017年2月4日

证书号：2016-1-01-R4

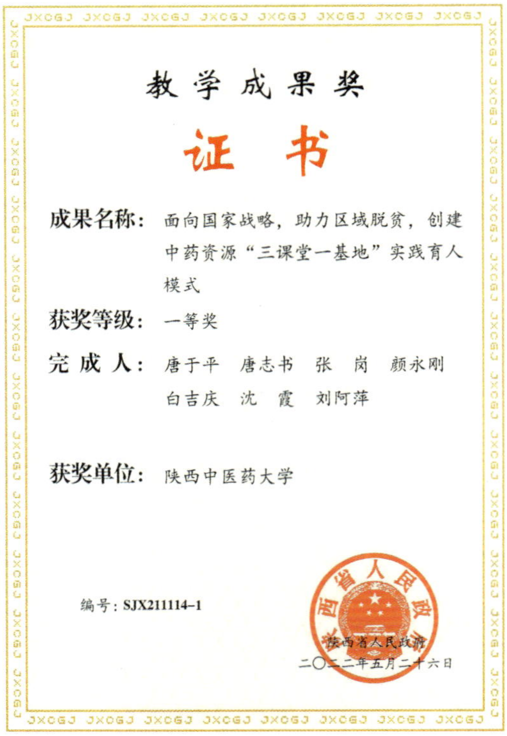

教学成果奖

证书

成果名称：面向国家战略，助力区域脱贫，创建中药资源“三课堂一基地”实践育人模式

获奖等级：一等奖

完 成 人：唐于平　唐志书　张　岗　颜永刚　白吉庆　沈　霞　刘阿萍

获奖单位：陕西中医药大学

编号：SJX211114-1

陕西省人民政府

二〇二二年五月二十六日

< 部分普查获奖成果 <

甘肃省

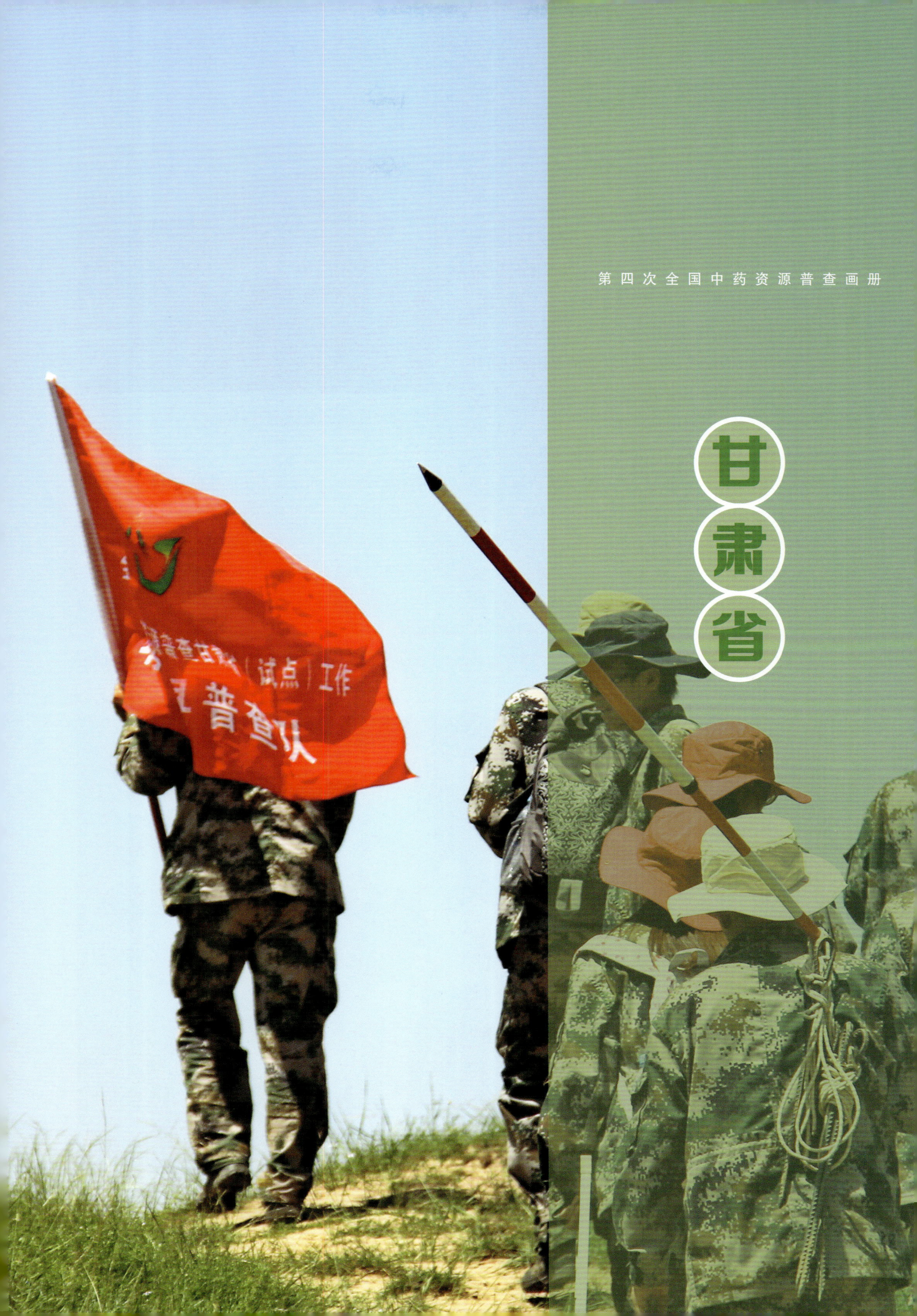

第四次全国中药资源普查甘肃省工作自2011年开始启动至2020年全面结束，于2012年、2013年、2015年、2017年、2018年分五批开展。在甘肃省政府成立的中药资源普查试点工作领导小组的带领下，由甘肃中医药大学牵头，联合省内10余家高等院校和科研单位，对全省86个市、县（区）的中药资源进行了全面普查。历时10余年，深入调查分析甘肃中药资源的现状，摸清了甘肃中药资源的家底，梳理了甘肃中药资源的本底信息，积累了丰富的经验，取得了丰硕的成果。

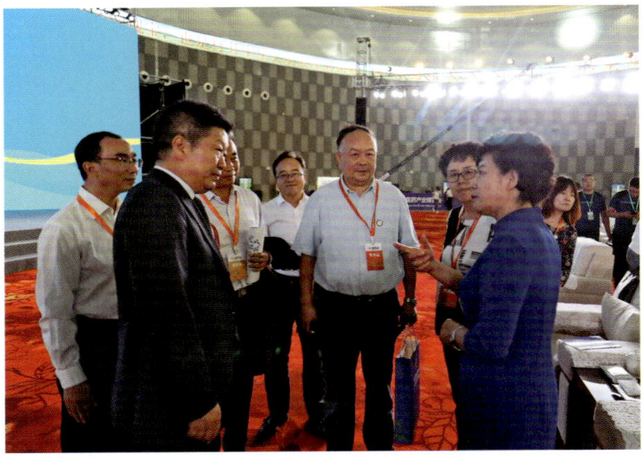

2020年8月，副省长何伟与普查专家亲切交谈

甘肃省共实地调查代表区域数量408个，完成样地3 174个，样方套15 747个；中药资源3 626种，其中药用植物3 135种，药用动物448种，药用矿物药43种，中药资源种类数为第三次普查（1 510种）的2.4倍，极大地丰富了甘肃省中药资源的本底数据。采集制作腊叶标本123 482份，药材标本6 638份，种质资源2 878份；拍摄照片3 130余万张，录制影像资料3 771份；调查到栽培资源129种，市场调查主流品种460种；全面统计危害甘肃省中药材栽培的344种病虫害；访问了600余名老中医，搜集到1 277条民间单验方。在中药资源普查的基础上为每个市、县（区）制定中药资源发展规划，补充完善了甘肃省中药区划理论。

依托普查项目建设的动态监测服务中心组织

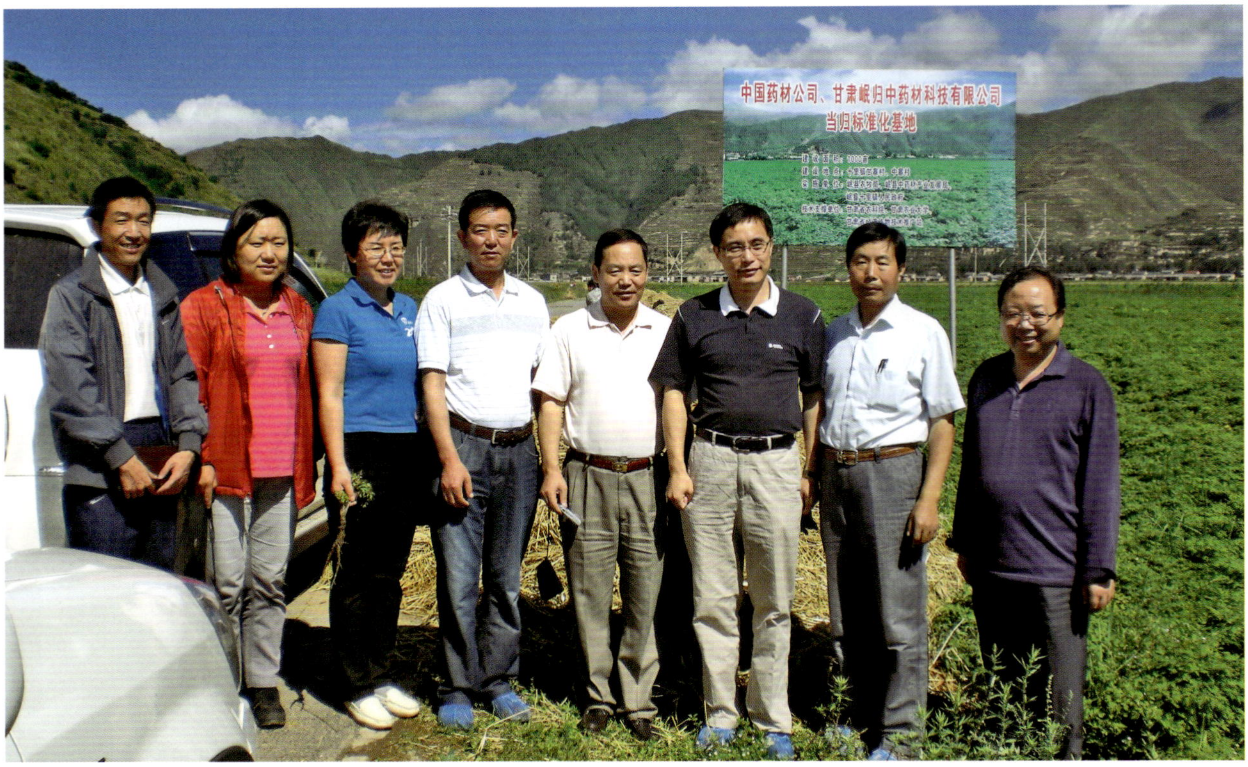

2012年8月，国家专家组黄璐琦在岷县指导普查工作

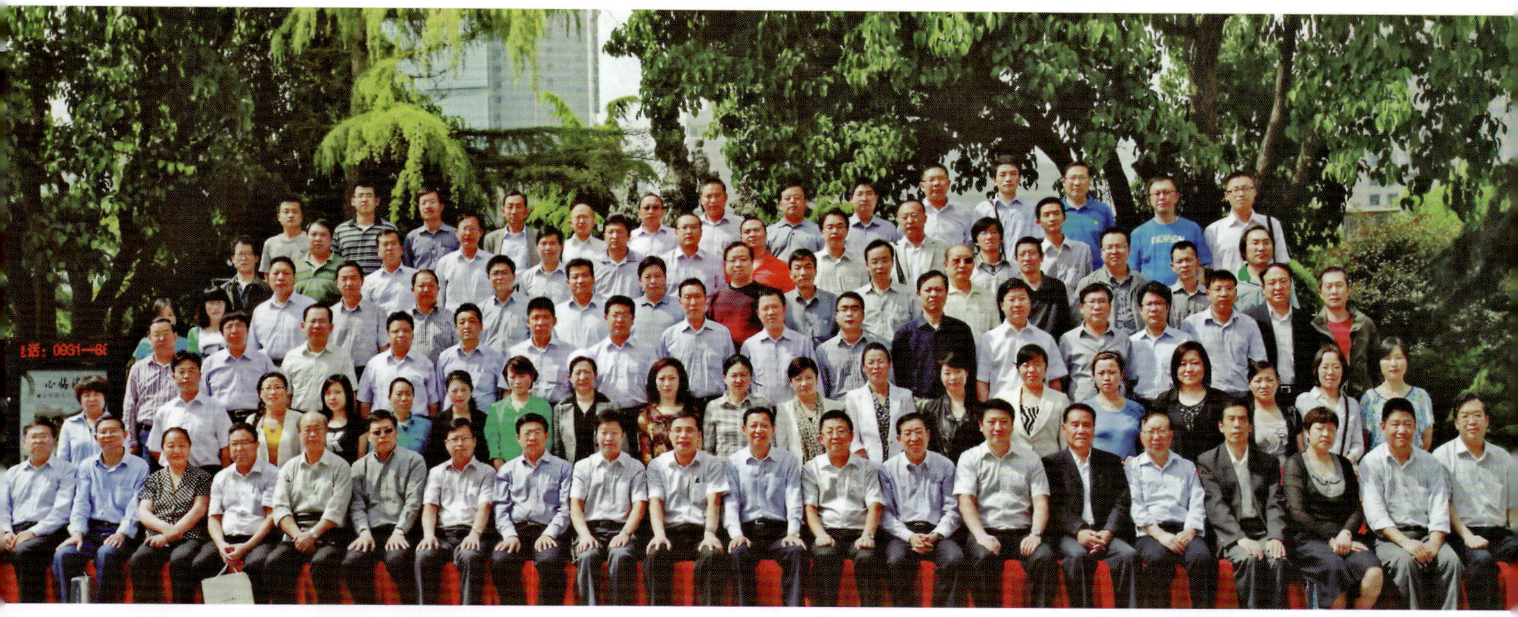

< 2012 年 6 月第四次全国中药资源普查甘肃省试点工作启动会召开 <

开展了甘肃省道地药材认定工作，开展中医药产业培训 30 余场次，累计培训人员 12 000 余人次；参与筹办 3 届中国（甘肃）中医药产业博览会主题产业发展学术论坛（2018—2020）；针对当归、大黄、半夏、苦水玫瑰、肉苁蓉等甘肃省道地药材产业发展问题组织召开了专题研讨会并提供产业发展规划；牵头实施了甘肃省中药材产业"百人计划"培训项目。为陇药产业发展充分发挥了谋划、支撑、宣传、桥梁的智库作用。国家乡村振兴重点帮扶县科技特派团成员晋玲教授团队和杜弢教授团队对武都区、西和县等 6 个县（区）的天麻、黄连、淫羊藿、重楼等主产中药材的生态种植模式进行研究和示范推广，以及珍稀濒危药用植物资源的野生抚育研究，为推动当地中药材产业健康发展提供了科技支撑。

甘肃中医药大学和政药用植物园集种质资源保存与开发利用、教学实践、中医药健康旅游于一体。药用植物园担起重任，被《中国中医药报》报道，药园的种质资源圃即为重点物种保存圃，是药园的核心部分，也是甘肃省的核心基地。种质资源圃占地面积 120 亩，现已保存第四次资源普查试点工作中收集到的药用植物 171 种，226 份种质。其中木本 39 种，草本 132 种；大宗道地药材 33 种，引进药材 64 种，野生驯化 74 种；活体保存 171 种，保存种质 45 种。制定中药材种子系列标准 11 项，承担各类研究项目 13 项，为社会各界免费提供种质资源 50 余份，接待各类培训交流 10 余批，累计培训 2 000 人次。

培养专科生、本科生、研究生、博士生及其他人员共计 2 100 余人；大幅度地提升了中药资源从业人员的技术水平和科研能力，为甘肃省中药产业发展奠定了坚实的人才基础。

出版《甘肃中药资源志要》《甘肃药用植物图鉴（上、下册）》等相关专著 20 余部；发表学术论文 150 余篇，获批授权专利 36 项，软件著作权 3 项，起草各类标准 56 项，获省部级奖励 15 项。发表新种 1 个、新记录属 18 个，新记录种 79 个；建成第四次全国中药资源普查甘肃省成果展示馆等展馆 3 个。普查队在子午岭等地发现国家一类重点保护动物金钱豹先后被中央电视台报道。

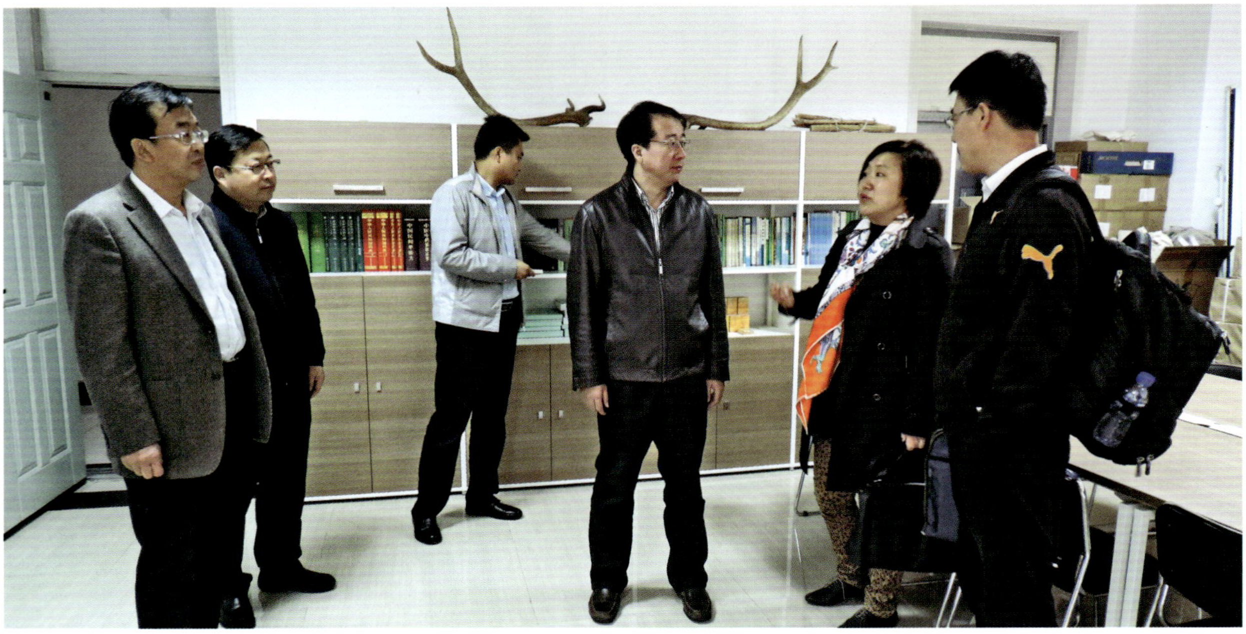

< 2016 年 10 月，国家中医药管理局督导组检查甘肃省中药原料质量监测技术服务中心建设情况 <

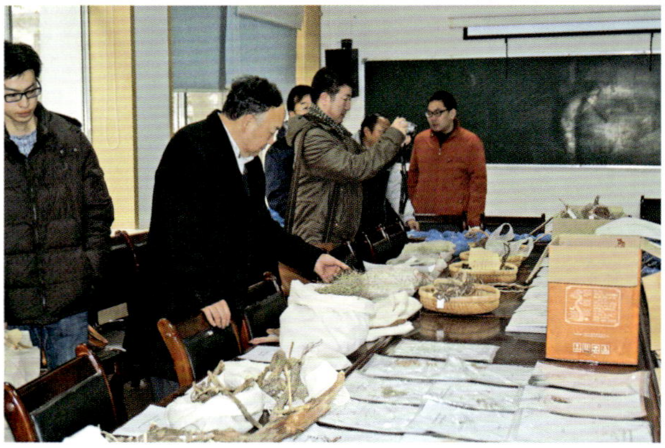

< 2013 年 1 月，国家中医药管理局领导督导甘肃普查工作 <

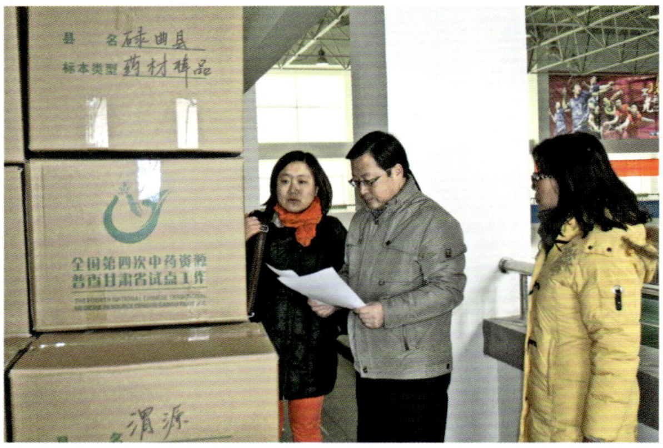

< 2013 年 12 月，省普查领导小组办公室副主任郑贵森副校长检查普查实物上交情况 <

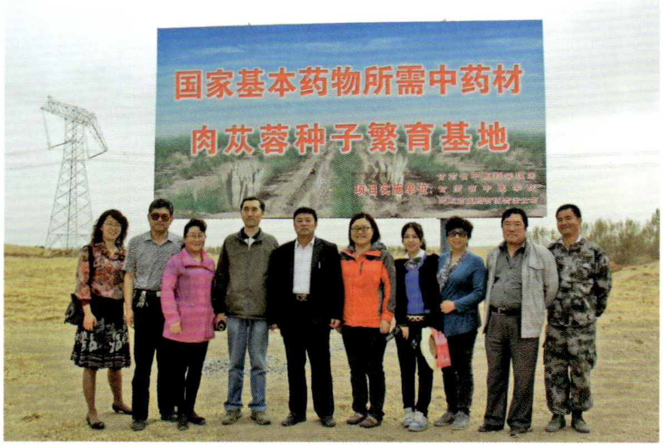

< 专家检查肉苁蓉基地 <

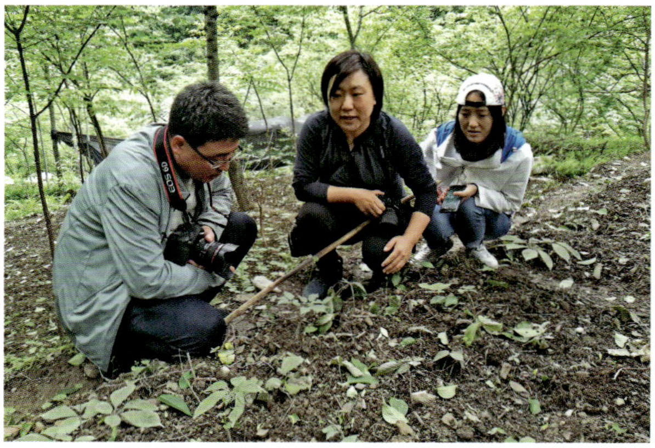

< 野外技术培训 <

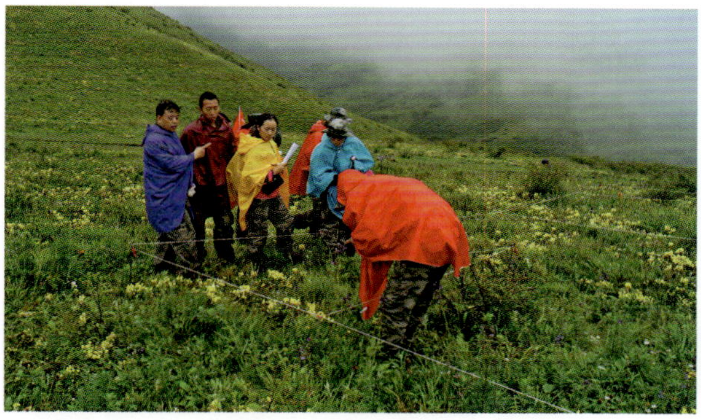

< 雨中样方作业 <

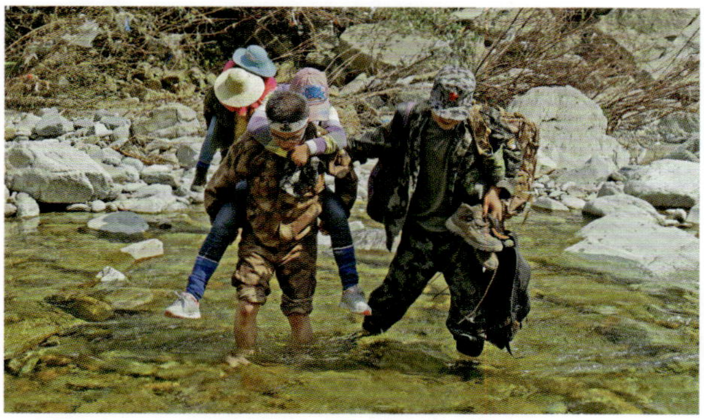

< 跋山涉水 <

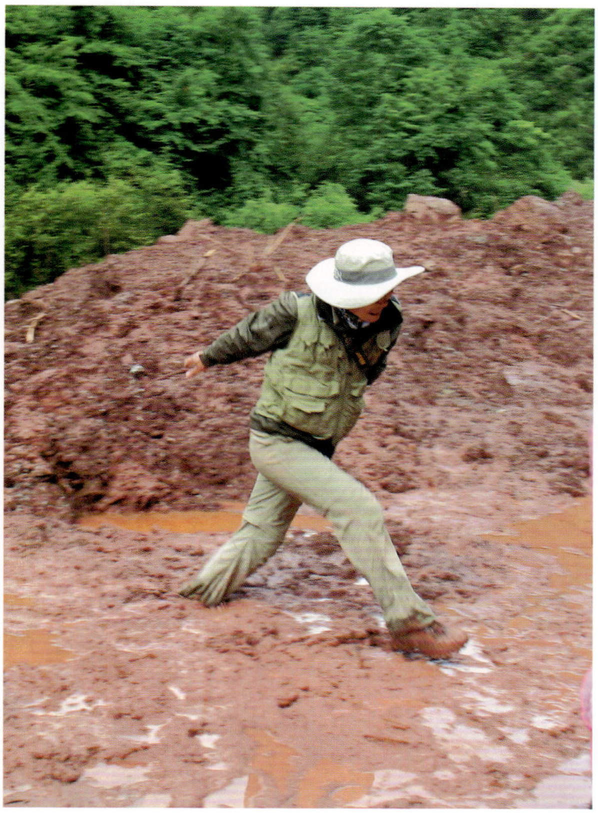

< 信步一跃 <

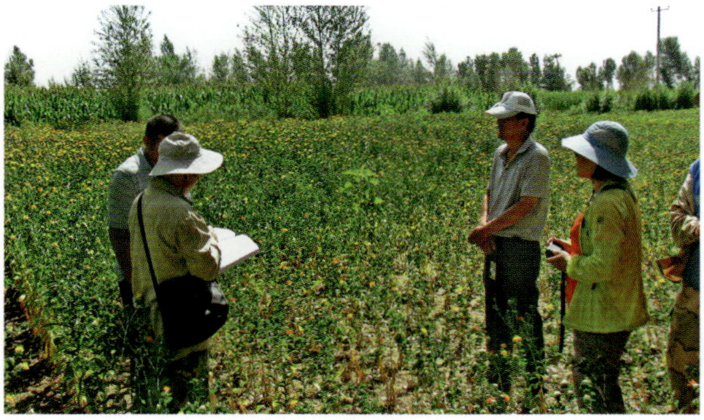

< 金塔队走访红花种植基地 <

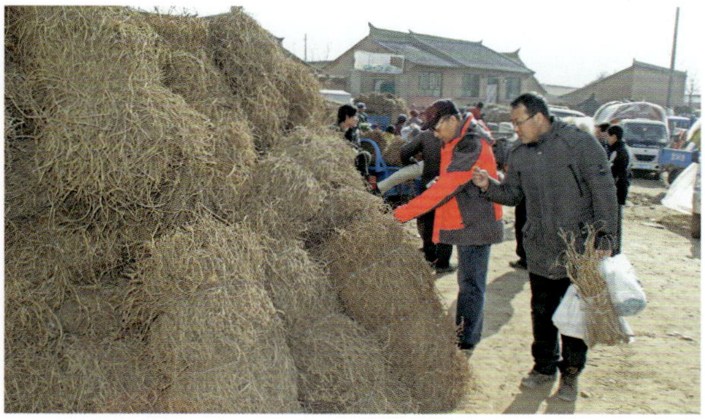

< 漳县队药材市场调查 <

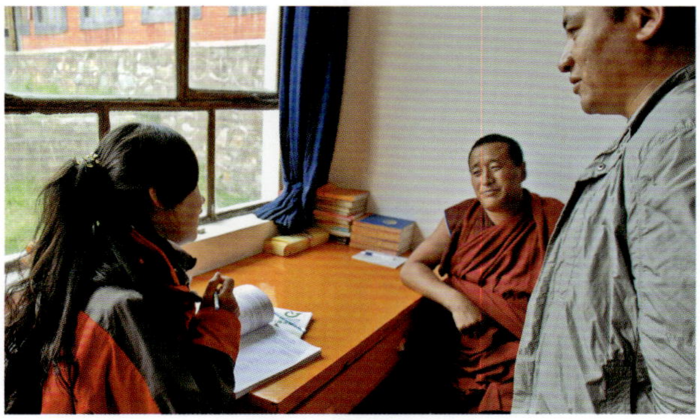

< 碌曲队访问藏医院 <

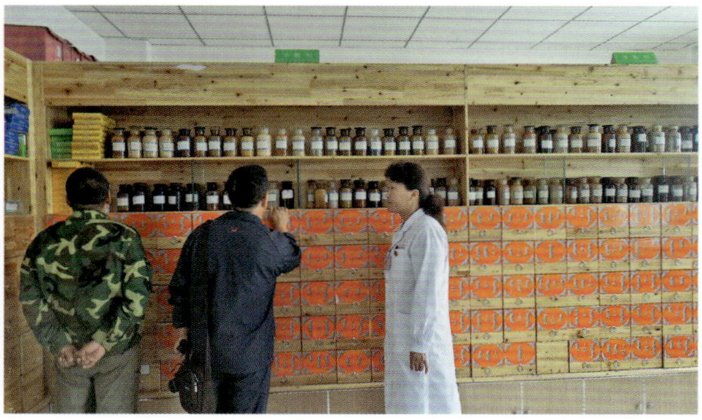

< 肃北队调查蒙药制剂 <

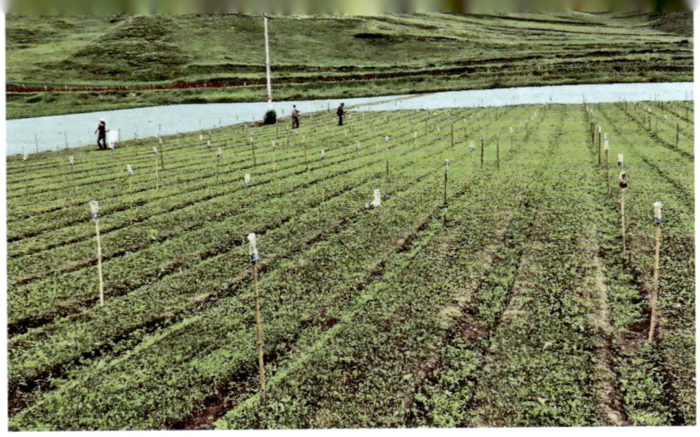

< 当归种植基地 <

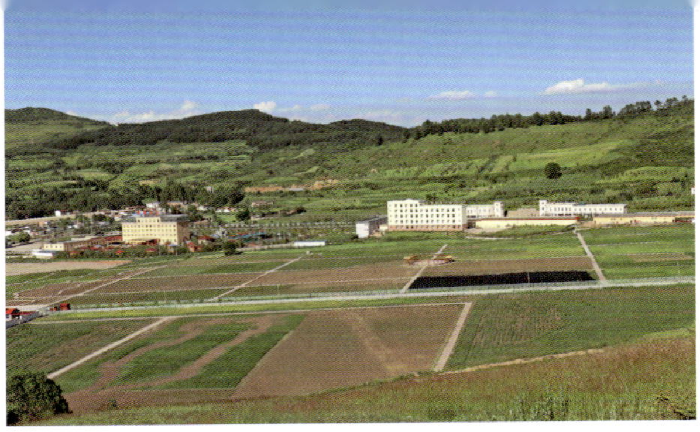

< 甘肃中药材种子种苗繁育基地（甘肃中医药大学和政药用植物园）<

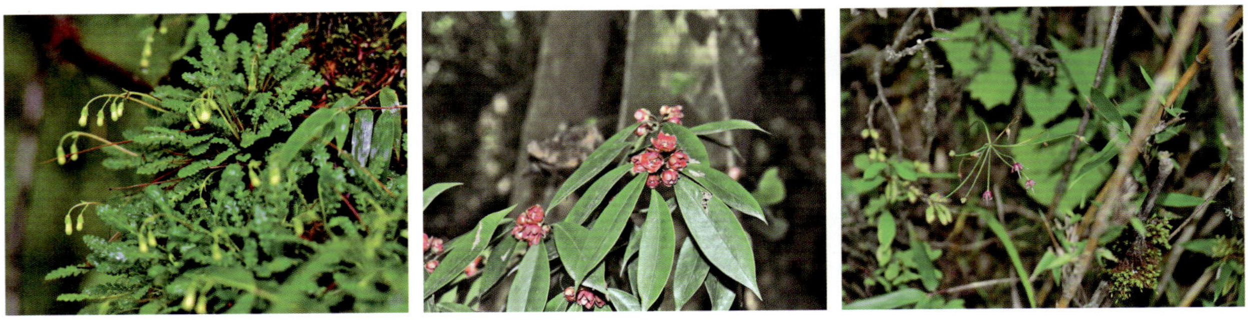

< 新种代表（文县马铃苣苔、甘肃八角、舟曲韭）<

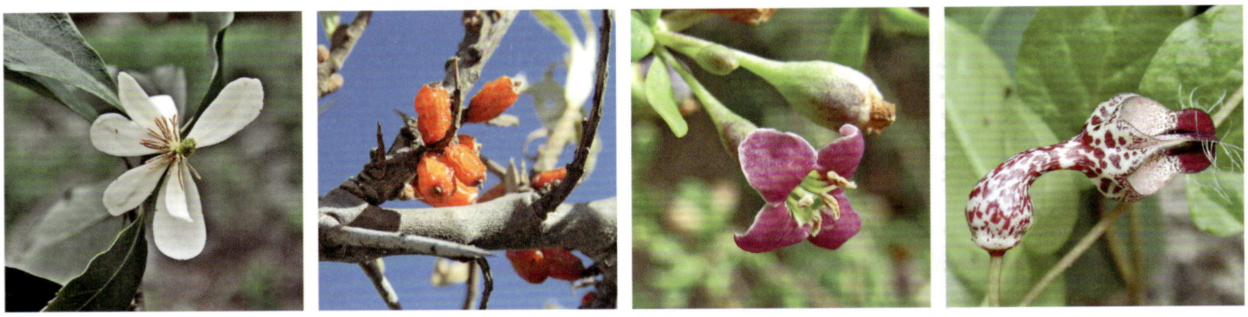

< 甘肃分布新记录代表（峨眉含笑、棱果沙棘、清水河枸杞、宝兴吊灯花）<

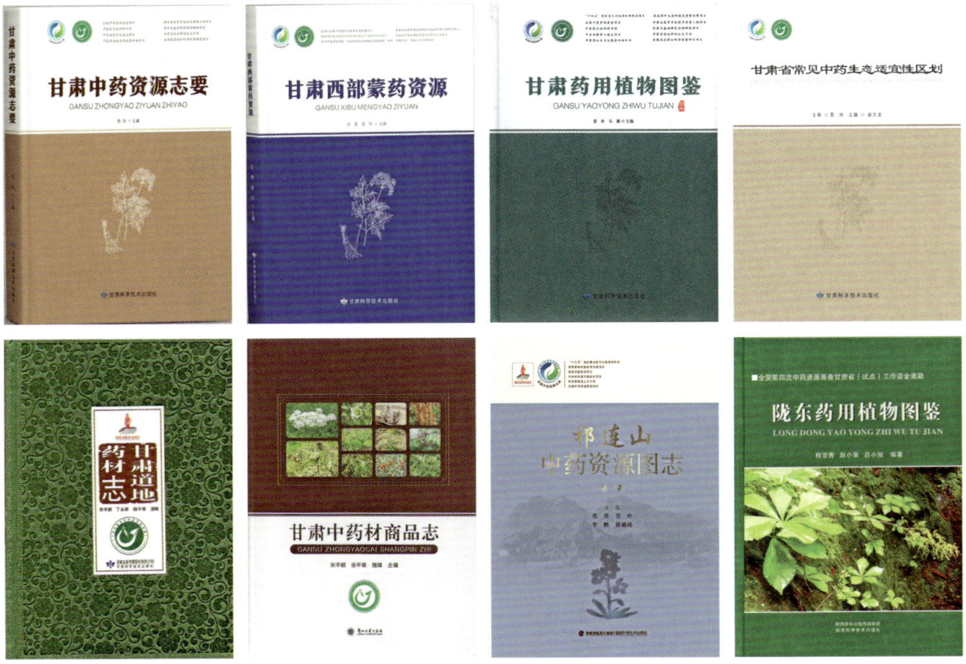

< 部分代表性专著 <

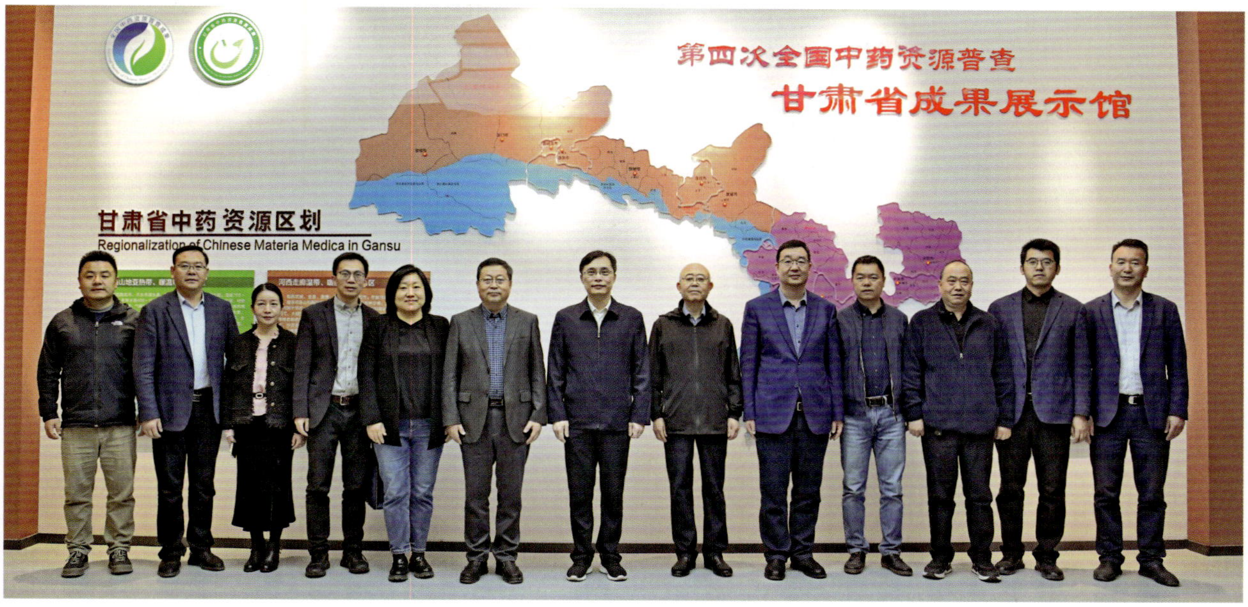

< 2023 年 4 月 20 日，黄璐琦院士在第四次全国中药资源普查甘肃省成果展示馆调研指导工作 <

序号	报道时间	电视台	频道	栏目	题目
1	2017.7.15	中央电视台	CCTV4	中文国际	甘肃庆阳：首次拍摄到国际一级保护动物—金钱豹
2	2018.5.3	中央电视台	CCTV4	中国新闻	甘肃庆阳首次发现濒危物种五趾跳鼠
3	2018.5.3	中央电视台	CCTV13	朝闻天下	甘肃庆阳首次发现濒危物种五趾跳鼠
4	2018.6.24	中央电视台	CCTV13	新闻直播间	甘肃庆阳发现金钱豹踪迹属极小濒危种群
5	2019.4.29	中央电视台	CCTV13	朝闻天下	甘肃庆阳红外相机拍下多只金钱豹踪迹
6	2019.4.29	中央电视台	CCTV4	中国新闻	子午岭保护区发现金钱豹种群
7	2020.6.8	人民日报			关注物种多样性和生态平衡|陇东学院以区域特色优势研究助力地方生态文明建设
8	2021.2	中央电视台	CCTV10	中国影像方志 甘肃庆阳	生态记
9	2021.5.22	中央电视台	CCTV13	新闻直播间	庆阳这里再登央视主角是华北豹
10	2021.6.9	中央电视台	CCTV13	共同关注	一问到底：大型猛兽踪迹频现为哪般？消失40多年 华北豹何以重现甘肃子午岭？
11	2021.9.15	人民日报			38年走遍陇东山林，坚守教学科研一线|陇东学院周天林教授荣获2021年第二批甘肃省"最美人物"荣誉称号
12	2021.11.24	中央电视台	CCTV13	新闻直播间	甘肃关山林区发现金钱豹种群
13	2022.5.22	中央电视台	CCTV13	新闻直播间	甘肃庆阳 今天是国际生物多样性日 华北豹再现 生态环境保护成效显著
14	2023.1.24	中央电视台	CCTV1、4、13	朝闻天下	子午岭寻"豹"记
15	2023.1.24	中央电视台	CCTV1、4	晚间新闻	甘肃子午岭林区华北豹种群数量年增长率15.38%
16	2023.3.5	新华社		新华每日电讯	寻豹子午岭
17	2023.3.19	新华社		新华视频	华北豹种群"乐居"中国西北子午岭
18	2023.3.20	Xinhua News		新华视频	Wild leopard population rises in nature reserve in NW china
19	2023.6.5	中央电视台	CCTV13	朝闻天下	子午岭生态改善 华北豹数量增加

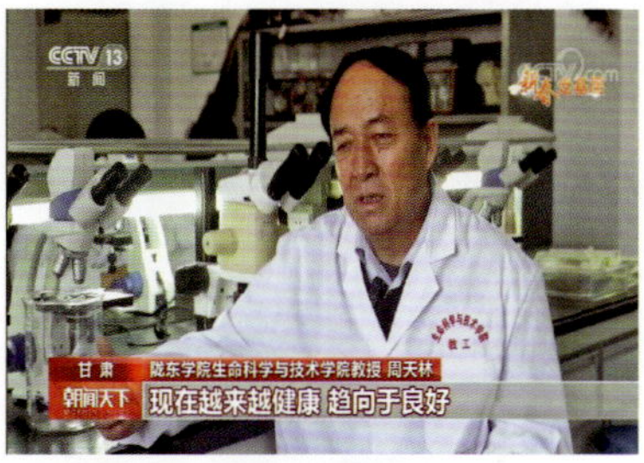

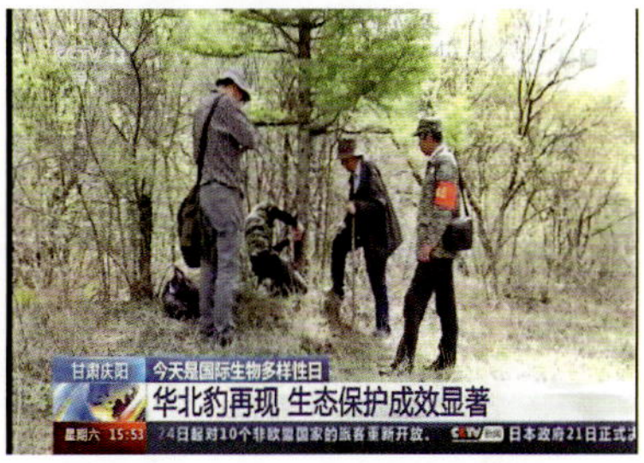

< 甘肃省动物药调查取得显著成果 <

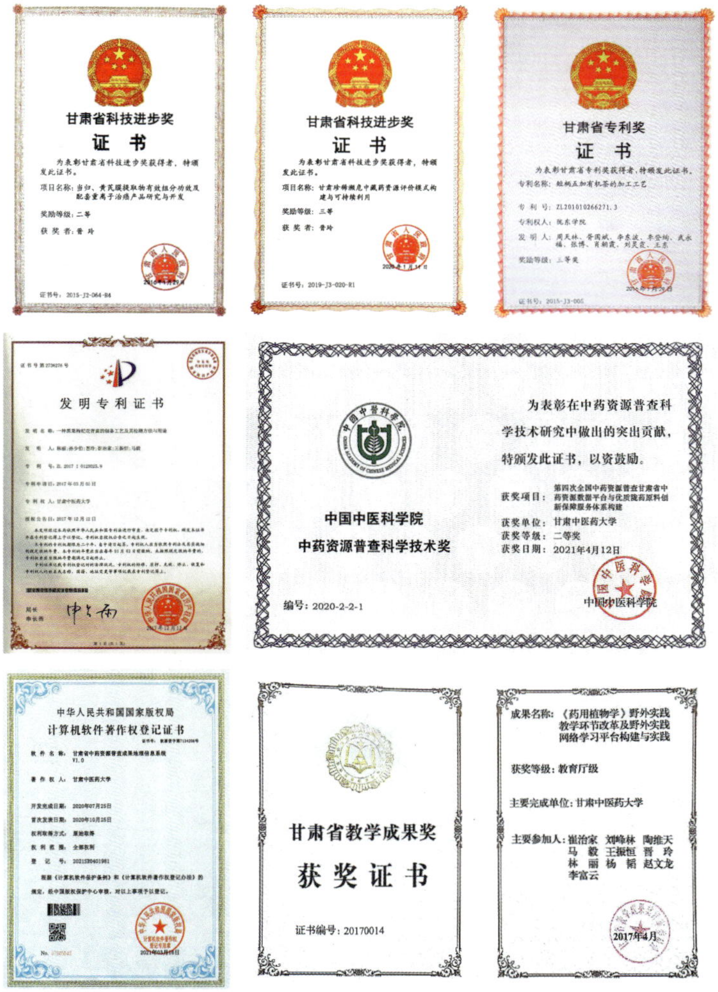

< 部分代表性获奖、专利、软件著作 <

青海省

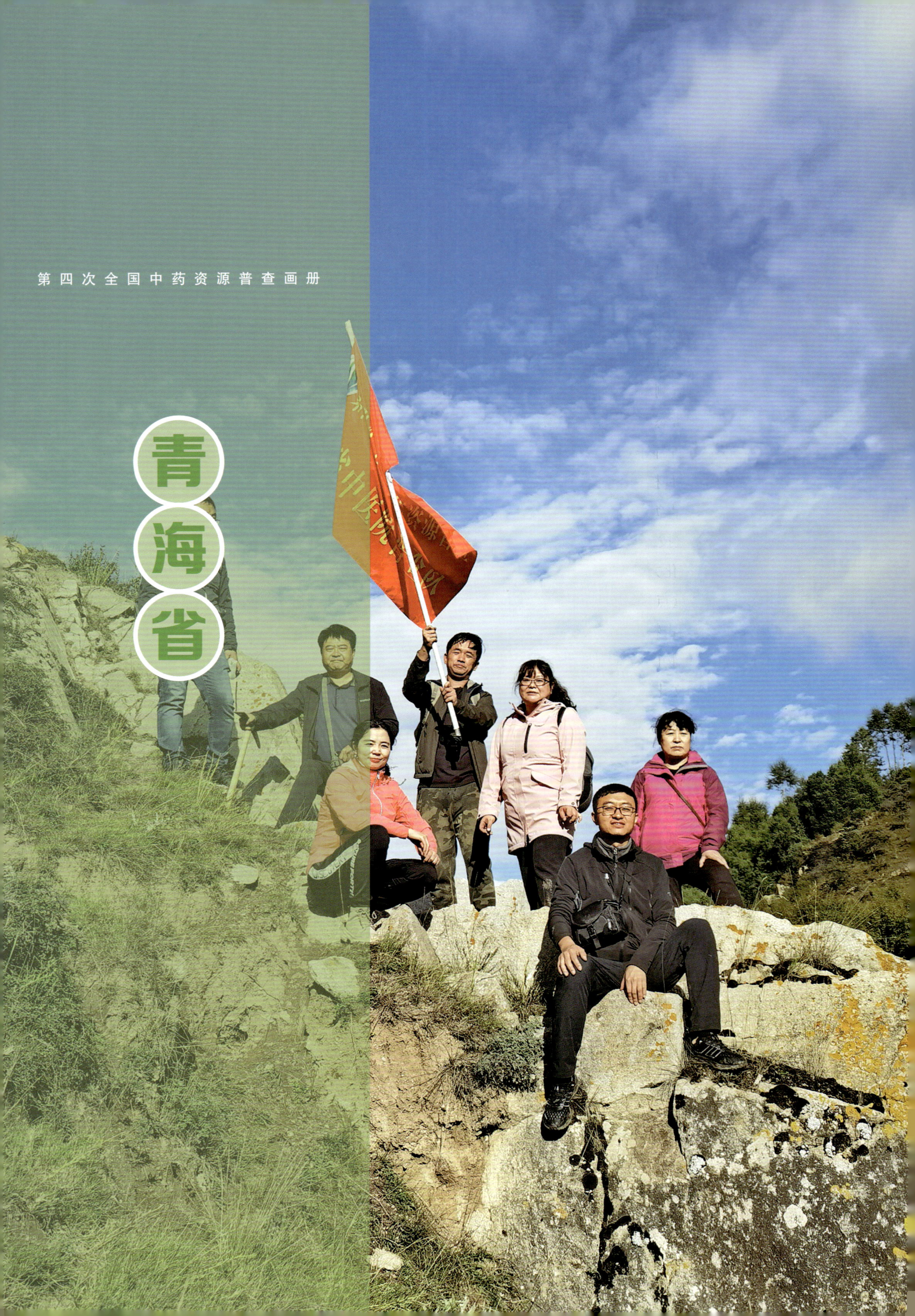

2011年至2022年，青海省共调查46个县（市、区），调查样地1 717个、样方套8 585个。调查到中药资源1 615种，包括药用植物1 585种、矿物药60种、动物药189种，有蕴藏量的172种、栽培药材49种、记录重量75种，市场调查主流品种61种，传统知识165条。制作腊叶标本9 422份、收集药材标本1 029份、种质资源682份。拍摄照片80万张、录像32 100分钟。

青海省中药资源监测体系主要完成大黄、枸杞、羌活等10个品种常态化监测和数据上报工作。深入基层向药农传授适宜青海省中药材种植的相关技术，同时组织中药材种植技术培训会，受益农户1 500余人次。出版《青海中藏药种植技术手册》和《羌活生产加工适宜技术》，引导青海中药种植与加工向科学化、规范化方向发展。

青海省药用植物重点物种保存圃实现对青海省川赤芍、桃儿七、唐古特大黄、中麻黄等120余种高原珍稀道地药用植物的防御性保护。同时作为“青海省中医院中医药文化宣传教育基地”“青海省中医药文化科普教育基地”开展中药学等相关学科教学、学生实习及大众科普的重要基地，平均年接待学习参观者1 500人次。

对青海省民间医生、民族医生以及药农等进行走访调查，搜集了165条传统知识，将青海省分布在基层、民间的中医药传统知识进行调查、挖掘和整理，全面掌握青海省中医药传统知识状况，出版了《青海省中医药传统知识荟萃》，为制定中医药传统知识保护名录、建立中医药传统知识保护专门制度奠定基础。

召开中药资源技术交流会和《中国中药资源大典·青海卷》编撰培训会等相关情况受到了舆论的广泛关注，协助青海电视台、西宁晚报、西海都市报、健康报、新华网、青海长云网、青海日报客户端等主流媒体对青海省中药资源普查过程和成果进行了报道。承担“青海省道地药材资源可持续利用的调查研究”和“发展高原道地中药材生态种植保

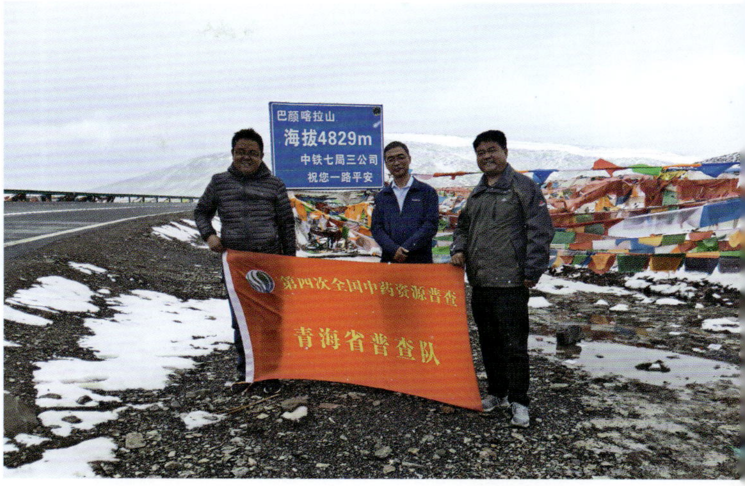

普查队在4 829米的巴彦克拉山

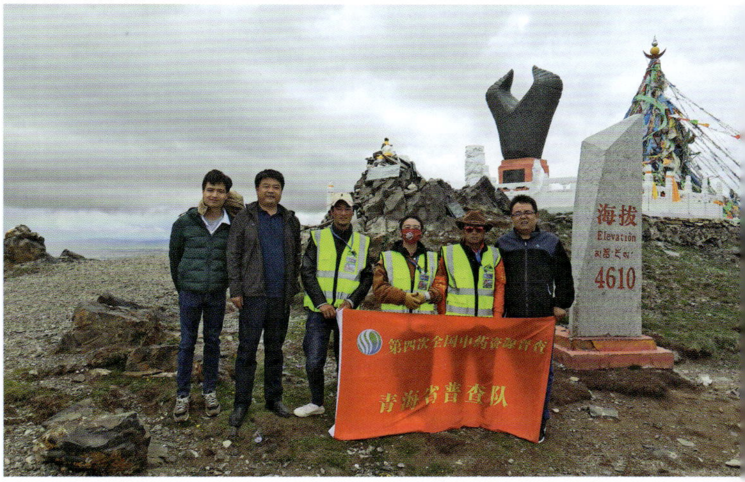

普查队在三江源源头——牛头碑

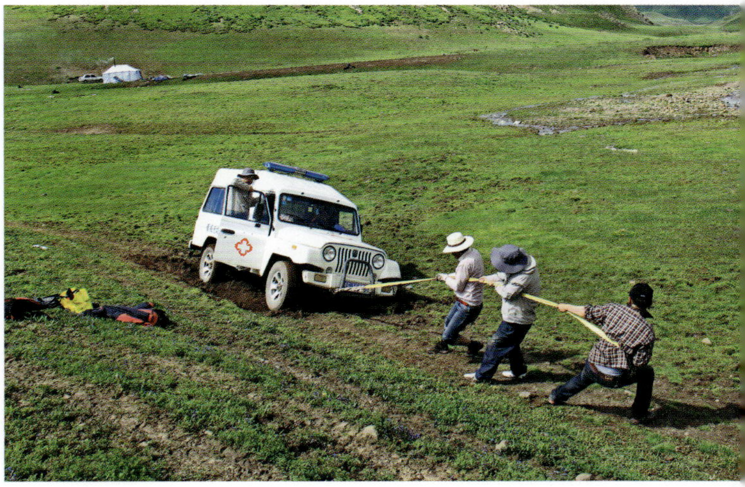

穿越泥沼

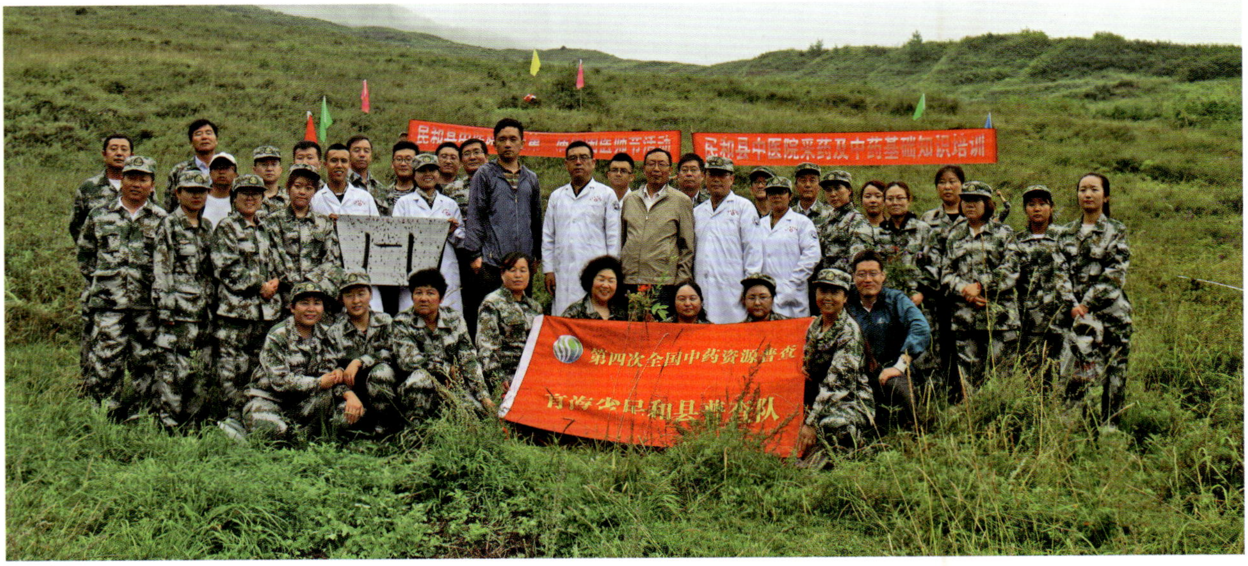

< 野外普查技术培训 <

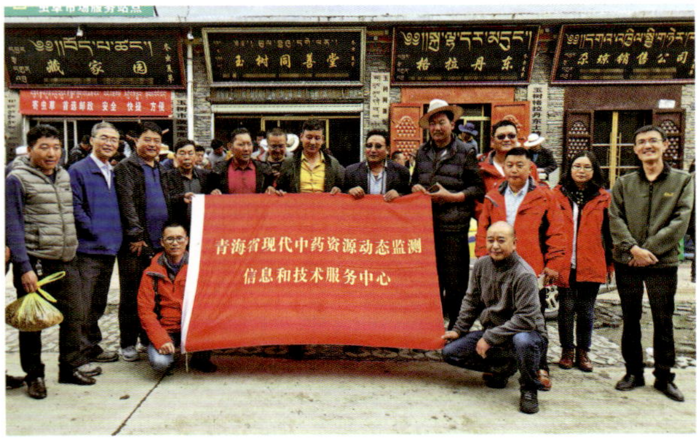

< 省级中心开展中药材市场调查 <

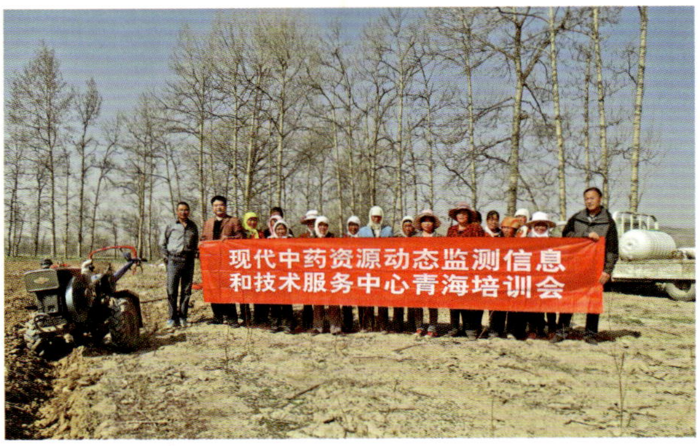

< 现代中药资源动态监测信息和技术服务中心青海培训会 <

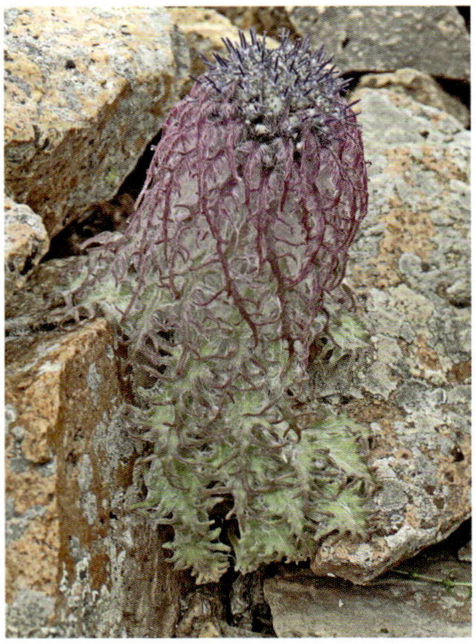

< 水母雪兔子 <

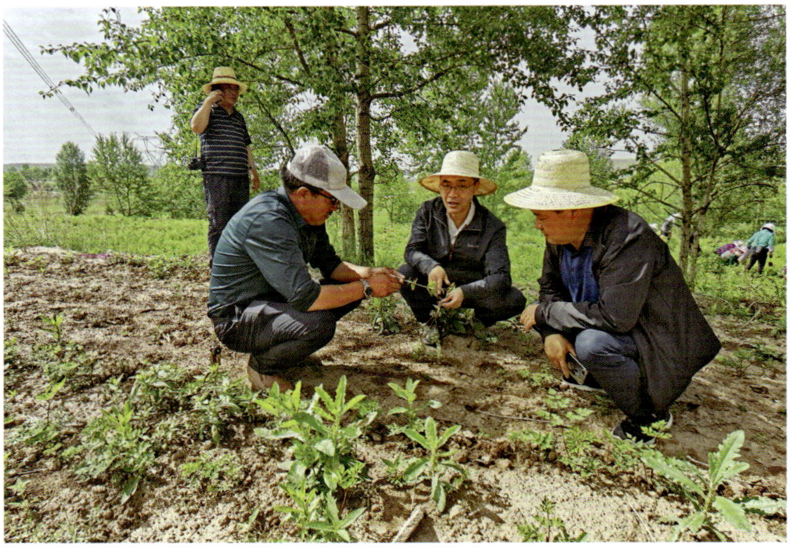

< 当归田间管理技术讲解 <

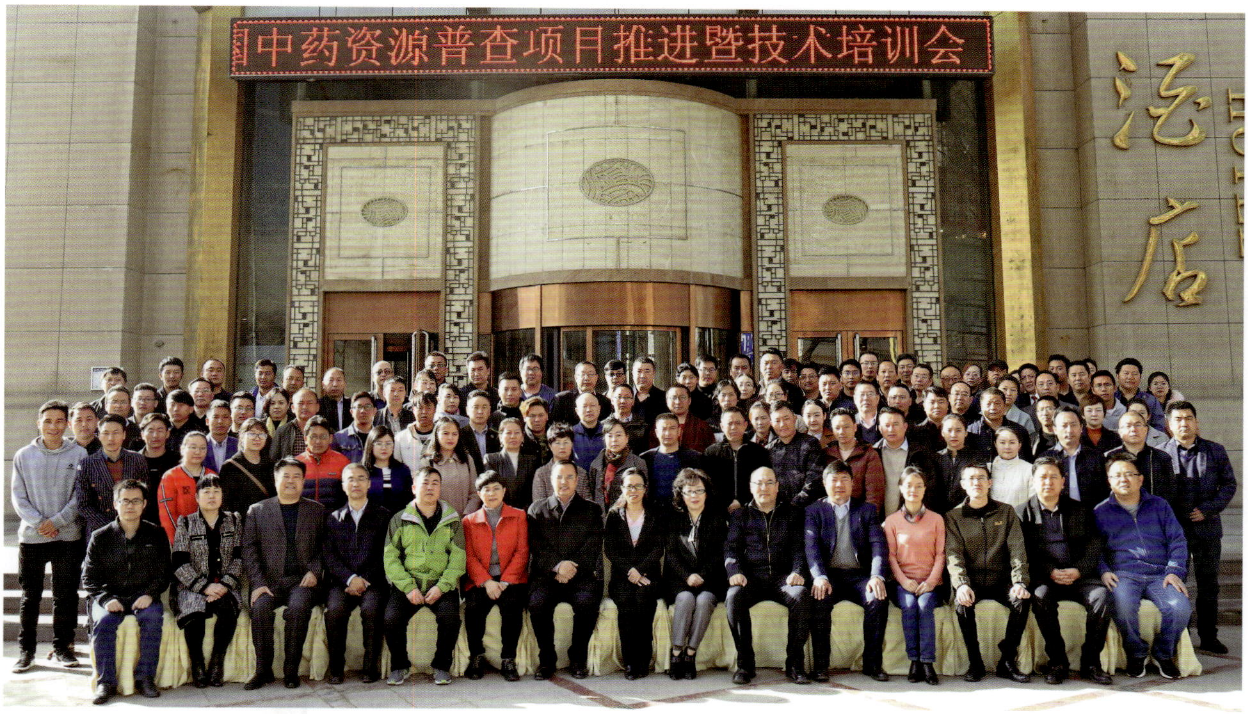

< 青海省中药资源普查推进会 <

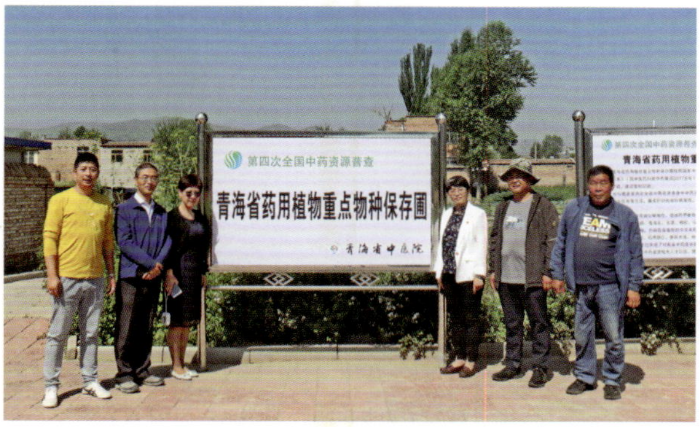

< 青海省药用植物重点物种保存圃 <

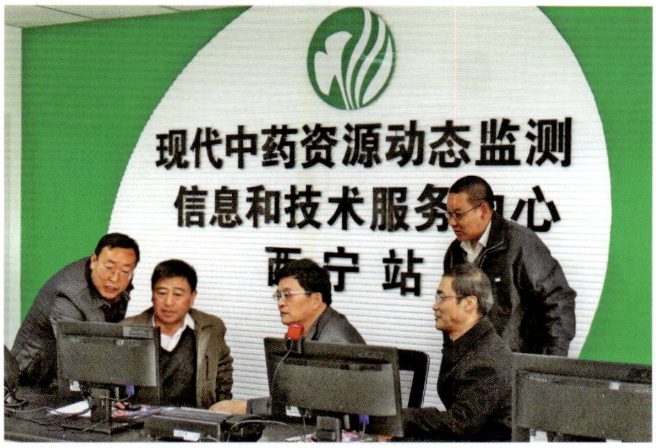

< 依托单位领导到监测站检查督导工作 <

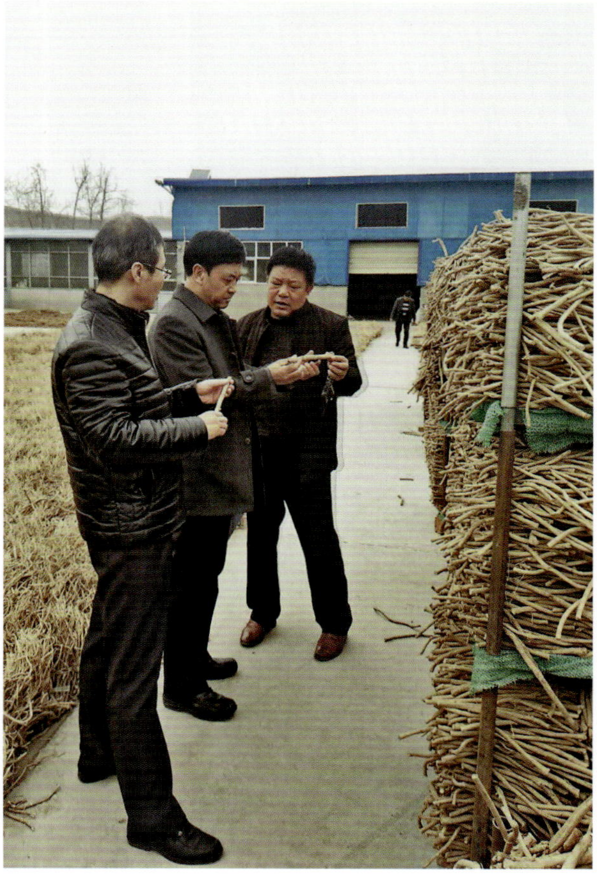

< 青海省中药材企业调查 <

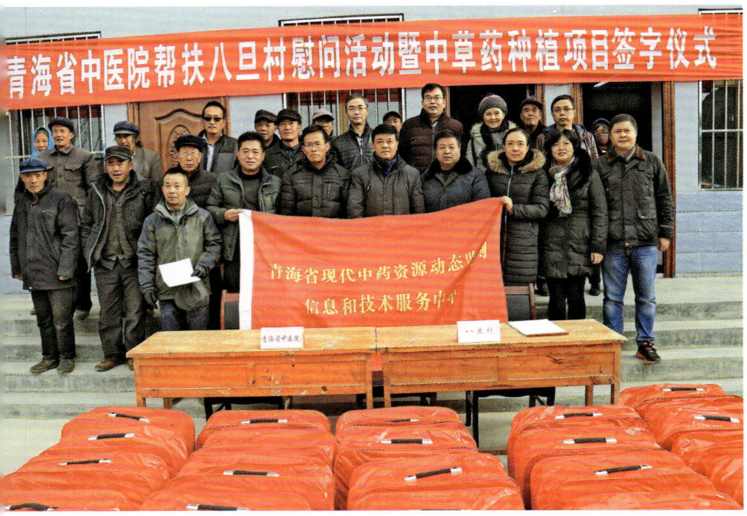

< 在青海省乐都区八旦村开展中草药种植技术扶贫 <

护野生中藏药资源的建言”科协项目，被列入“青海省科技工作者建言”，为政府决策提供参考。整理编写中药资源普查相关书籍包括《羌活的生产加工适宜技术》《青海省中藏药材种植技术手册》等著作11部，发表论文28篇。发现新种1种，新分布45种。建成青海省中医院和藏医院标本馆两个省级标本馆，同时建成6个县级标本馆。培养1名在职研究生。贾守宁、王双玺、索南仁欠、徐智玮、窦萱同志参加国家中医药管理局“中药资源管理人才研修班”进修学习并结业。普查团队也被授予青海省高端创新人才计划“青海省中藏药资源保护与利用研究创业创新团队”。

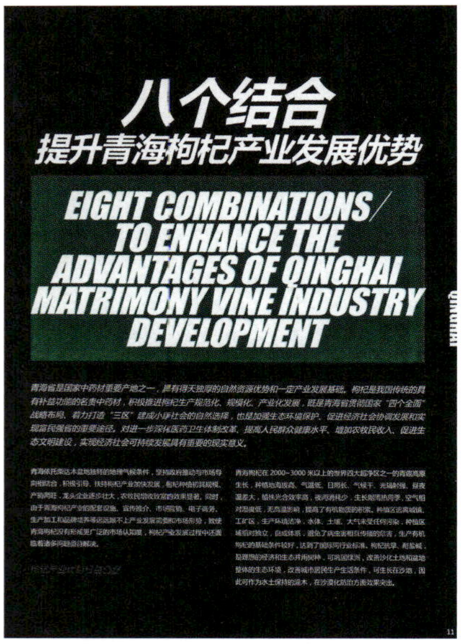
八个结合
提升青海枸杞产业发展优势
EIGHT COMBINATIONS/ TO ENHANCE THE ADVANTAGES OF QINGHAI MATRIMONY VINE INDUSTRY DEVELOPMENT

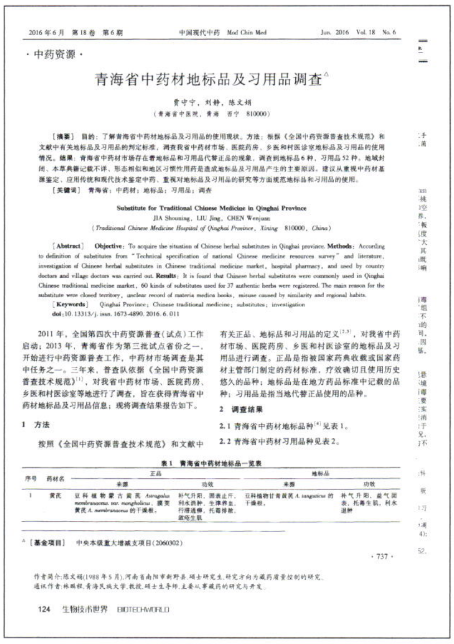
2016年6月　第18卷　第6期　中国现代中药　Mod Chin Med　Jun. 2016　Vol. 18　No. 6

·中药资源·

青海省中药材地标品及习用品调查△

贾守宁，刘静，陈文娟
（青海省中医院，青海　西宁　810000）

［摘要］目的：了解青海省中药材地标品及习用品的使用现状。方法：根据《全国中药资源普查技术规范》和文献中有关地标品及习用品的判定标准，调查我省中药材市场、医院药房、乡医和村医诊室地标品及习用品的使用情况。结果：青海省中药材市场存在着地标品和习用品代替正品的现象，调查到地标品6种，习用品52种。地域封闭、本草典籍记载不详、形态相似和地区习惯性用药是造成地标品及习用品产生的主要原因。建议从重视中药材基源鉴定、应用传统和现代技术鉴定中药、重视对地标品及习用品的研究等方面规范地标品和习用品的使用。
［关键词］青海省；中药材；地标品；习用品；调查

Substitute for Traditional Chinese Medicine in Qinghai Province
JIA Shouning, LIU Jing, CHEN Wenjuan
(Traditional Chinese Medicine Hospital of Qinghai Province, Xining　810000, China)

[Abstract] Objective: To acquire the situation of Chinese herbal substitutes in Qinghai province. Methods: According to definition of substitutes from "Technical specification of national Chinese medicine resources survey" and literature, investigation of Chinese herbal substitutes in Chinese traditional medicine market, hospital pharmacy, and used by country doctors and village doctors was carried out. Results: It is found that Chinese herbal substitutes were commonly used in Qinghai Chinese traditional medicine market, 60 kinds of substitutes used for 37 authentic herbs were registered. The main reason for the substitute were closed territory, unclear record of materia medica books, misuse caused by similarity and regional habits.
[Keywords] Qinghai Province; Chinese traditional medicine; substitutes; investigation
doi:10.13313/j.issn.1673-4890.2016.6.011

2011年，全国第四次中药资源普查（试点）工作启动；2013年，青海省作为第三批试点省份之一，……

有关正品、地标品和习用品的定义[2,3]，对我省中药材市场、医院药房、乡医和村医诊室的地标品及习用品进行调查……

1　方法

2　调查结果

表1　青海省中药材地标品一览表

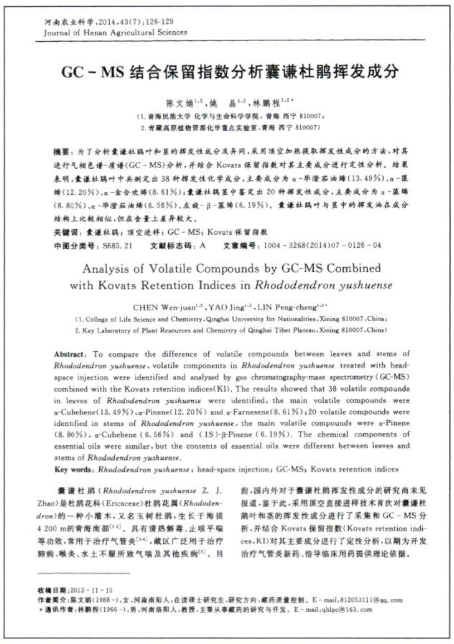
河南农业科学，2014，43(7)：126-129
Journal of Henan Agricultural Sciences

GC－MS结合保留指数分析囊谦杜鹃挥发成分

陈文娟[1,2]，姚　晶[1,2]，林鹏程[1,2*]
（1.青海民族大学 化学与生命科学学院，青海 西宁 810007；
2.青藏高原植物资源化学重点实验室，青海 西宁 810007）

摘要：为了分析囊谦杜鹃叶和茎的挥发性成分及异同，采用顶空加热提取挥发性成分的方法，对其进行气相色谱-质谱(GC－MS)分析，并结合Kovats保留指数对其主要成分进行定性分析。结果表明，囊谦杜鹃叶中共测定出38种挥发性化学成分，主要成分为α-毕澄茄油烯(13.49%)、α-蒎烯(12.20%)、α-金合欢烯(8.61%)；囊谦杜鹃茎中鉴定出20种挥发性成分，主要成分为α-蒎烯(8.80%)、α-毕澄茄油烯(6.56%)、左旋-β-蒎烯(6.19%)。囊谦杜鹃叶与茎中的挥发油在成分结构上比较相似，但在含量上差异较大。
关键词：囊谦杜鹃；顶空进样；GC－MS；Kovats保留指数
中图分类号：S685.21　文献标志码：A　文章编号：1004－3268(2014)07－0126－04

Analysis of Volatile Compounds by GC-MS Combined with Kovats Retention Indices in *Rhododendron yushuense*

CHEN Wen-juan[1,2], YAO Jing[1,2], LIN Peng-cheng[1,2*]
(1. College of Life Science and Chemistry, Qinghai University for Nationalities, Xining 810007, China;
2. Key Laboratory of Plant Resources and Chemistry of Qinghai Tibet Plateau, Xining 810007, China)

Abstract: To compare the difference of volatile compounds between leaves and stems of *Rhododendron yushuense*, volatile components in *Rhododendron yushuense* treated with head-space injection were identified and analyzed by gas chromatography-mass spectrometry (GC-MS) combined with the Kovats retention indices (KI). The results showed that 38 volatile compounds in leaves of *Rhododendron yushuense* were identified, the main volatile compounds were α-Cubebene (13.49%), α-Pinene (12.20%) and α-Farnesene (8.61%); 20 volatile compounds were identified in stems of *Rhododendron yushuense*, the main volatile compounds were α-Pinene (8.80%), α-Cubebene (6.56%) and (1S)-β-Pinene (6.19%). The chemical components of essential oils were similar, but the contents of essential oils were different between leaves and stems of *Rhododendron yushuense*.
Key words: *Rhododendron yushuense*; head-space injection; GC-MS; Kovats retention indices

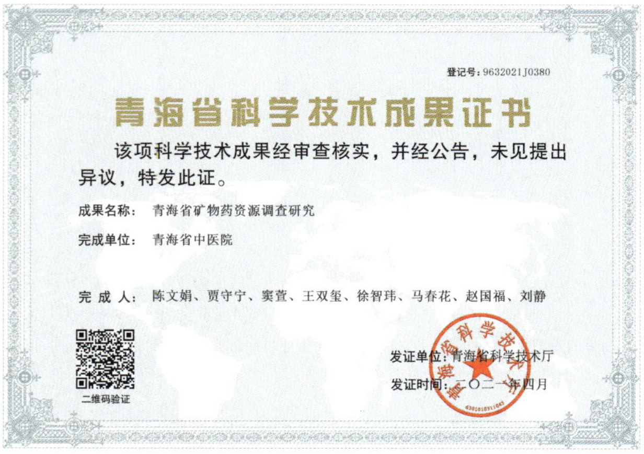
登记号：9632021J0380

青海省科学技术成果证书

该项科学技术成果经审查核实，并经公告，未见提出异议，特发此证。

成果名称：青海省矿物药资源调查研究

完成单位：青海省中医院

完 成 人：陈文娟、贾守宁、窦萱、王双玺、徐智玮、马春花、赵国福、刘静

二维码验证

发证单位：青海省科学技术厅

发证时间：二〇二一年四月

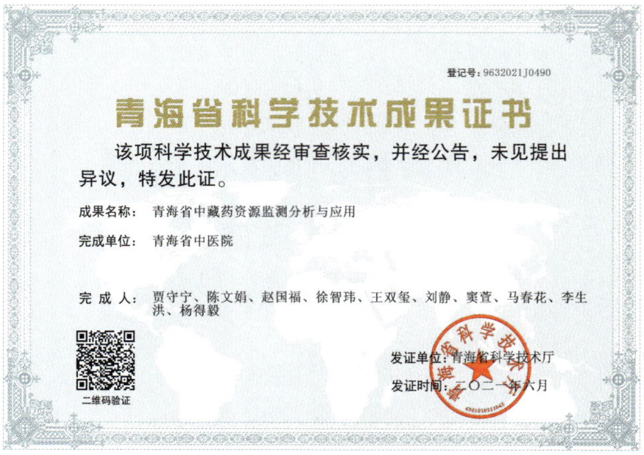
登记号：9632021J0490

青海省科学技术成果证书

该项科学技术成果经审查核实，并经公告，未见提出异议，特发此证。

成果名称：青海省中藏药资源监测分析与应用

完成单位：青海省中医院

完 成 人：贾守宁、陈文娟、赵国福、徐智玮、王双玺、刘静、窦萱、马春花、李生洪、杨得毅

二维码验证

发证单位：青海省科学技术厅

发证时间：二〇二一年六月

< 成果展示 <

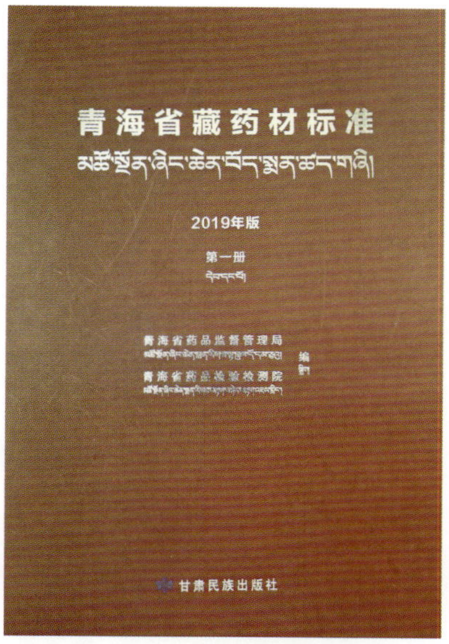
青海省藏药材标准
2019年版
第一册
青海省药品监督管理局
青海省药品检验检测院
编
甘肃民族出版社

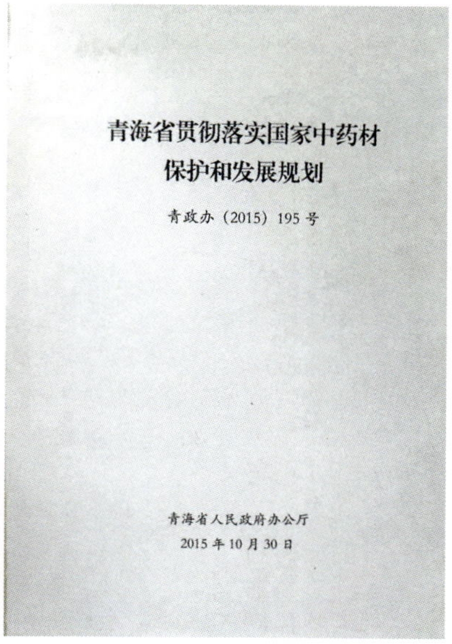
青海省贯彻落实国家中药材
保护和发展规划
青政办（2015）195号
青海省人民政府办公厅
2015年10月30日

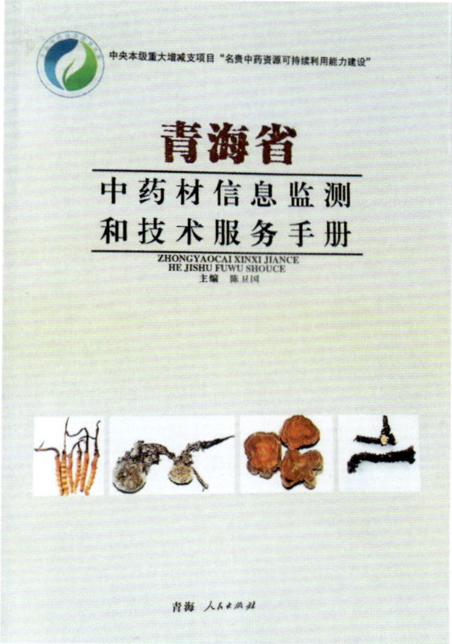
中央本级重大增减支项目“名贵中药资源可持续利用能力建设”
青海省
中药材信息监测
和技术服务手册
ZHONGYAOCAI XINXI JIANCE
HE JISHU FUWU SHOUCE
青海人民出版社

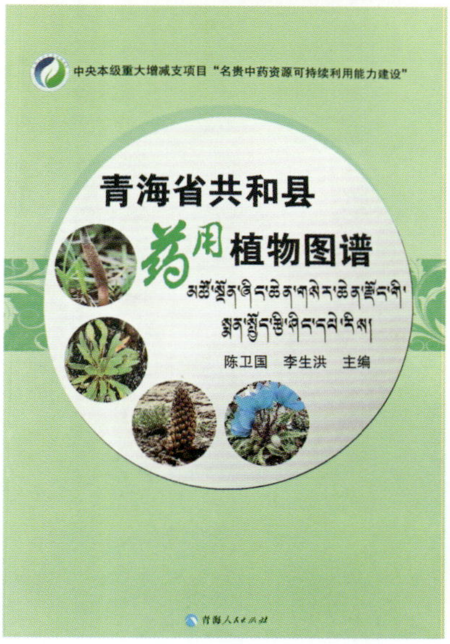
中央本级重大增减支项目“名贵中药资源可持续利用能力建设”
青海省共和县
药用植物图谱
陈卫国 李生洪 主编
青海人民出版社

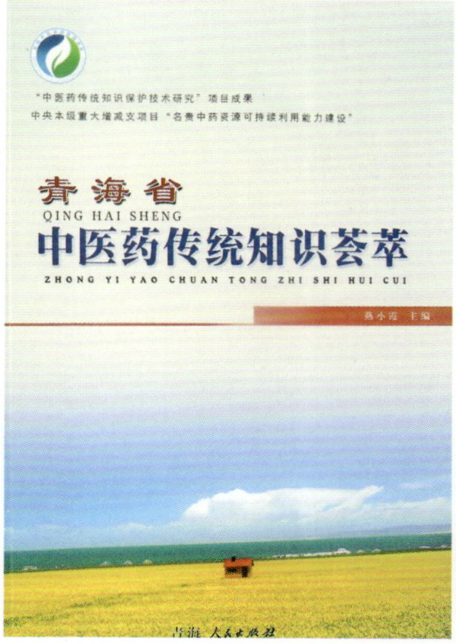
“中医药传统知识保护技术研究”项目成果
中央本级重大增减支项目“名贵中药资源可持续利用能力建设”
青海省
QING HAI SHENG
中医药传统知识荟萃
ZHONG YI YAO CHUAN TONG ZHI SHI HUI CUI
青海人民出版社

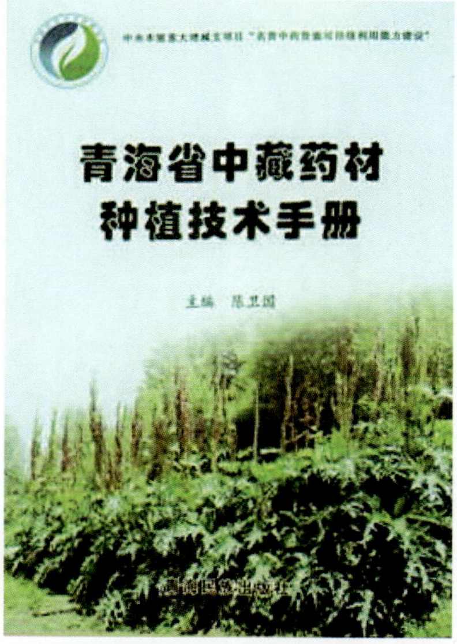
青海省中藏药材
种植技术手册

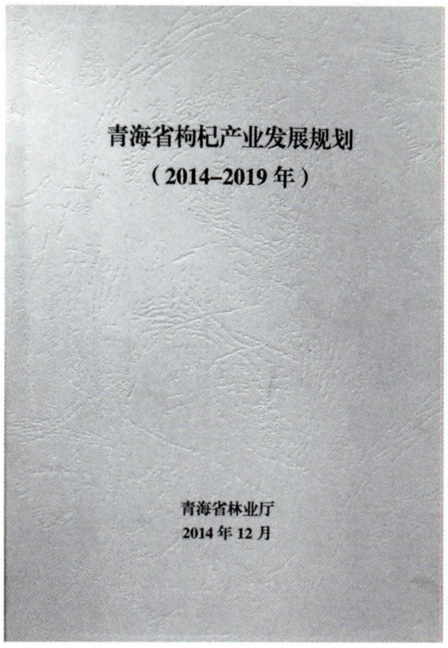
青海省枸杞产业发展规划
（2014–2019年）
青海省林业厅
2014年12月

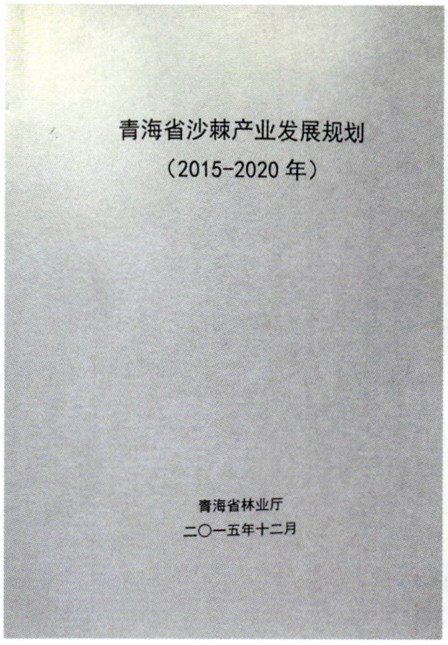
青海省沙棘产业发展规划
（2015–2020年）
青海省林业厅
二〇一五年十二月

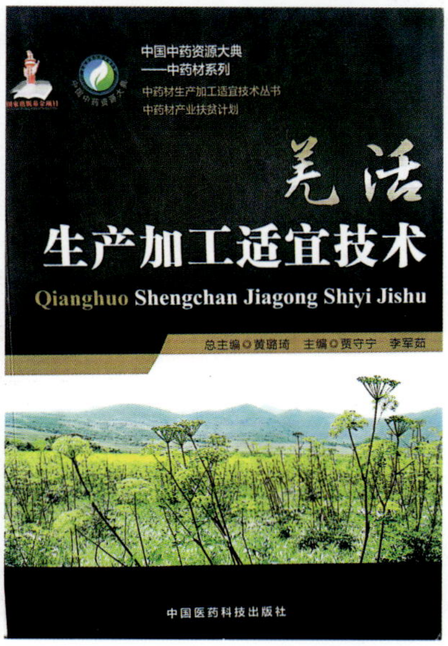
中国中药资源大典
——中药材系列
中药材生产加工适宜技术丛书
中药材产业扶贫计划
羌活
生产加工适宜技术
Qianghuo Shengchan Jiagong Shiyi Jishu
总主编○黄璐琦 主编○贾守宁 李军茹
中国医药科技出版社

< 编写出版的部分著作 <

第四次全国中药资源普查画册

宁夏回族自治区

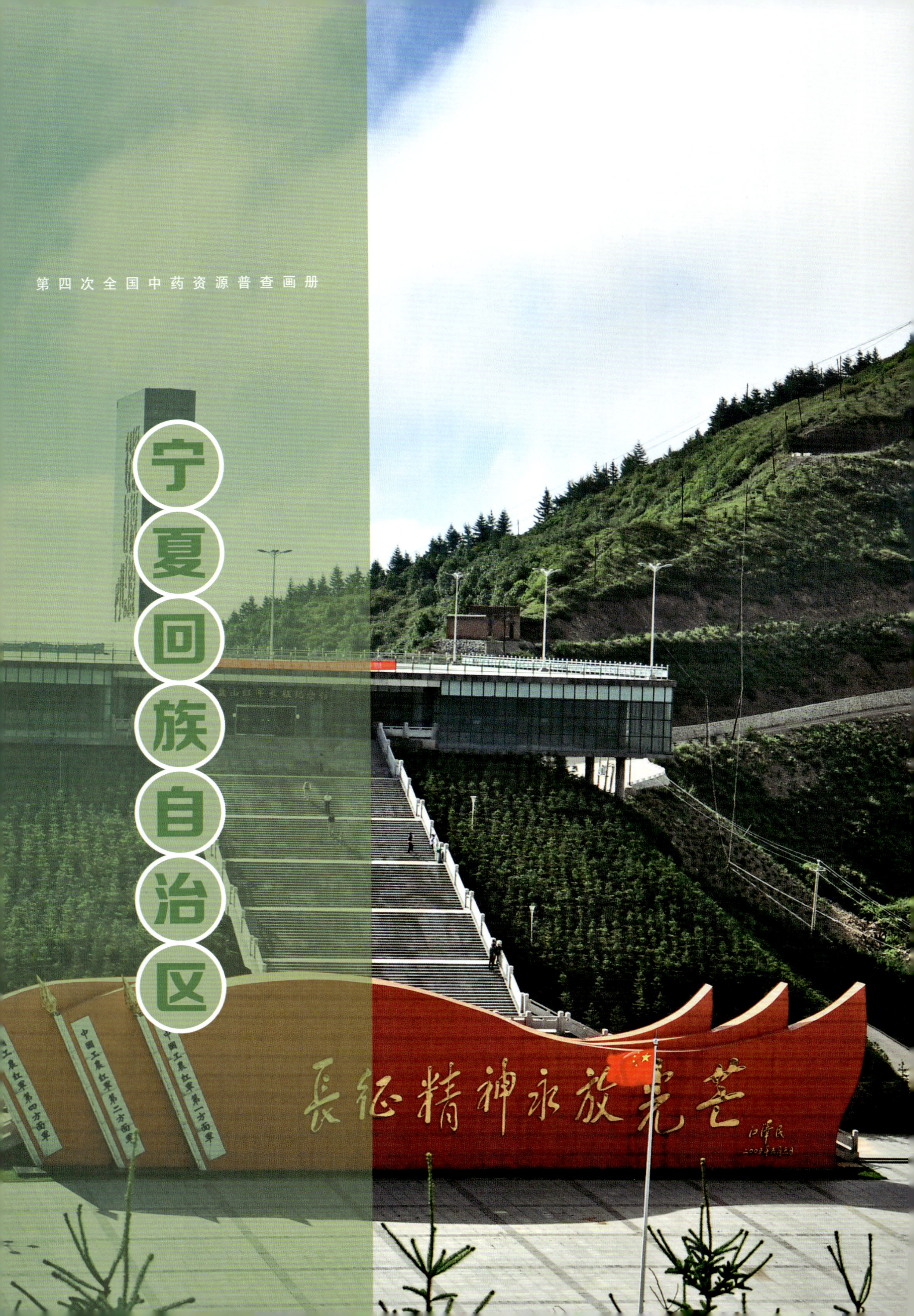

宁夏22个县（市、区）共调查样地909个、样方套4 215个、样方25 290个，对样方套内64种重点中药材的蕴藏量进行了统计。共采集、制作并鉴定腊叶标本31 859份、药材样品554份、种质资源412份，拍摄照片16万张。整理、鉴定中药资源1 397种，包括植物药资源1 215种、动物药资源175种、矿物药资源7种，其中野生药用资源118科449属993种；发现宁夏新记录12种（3个新记录属）；调查栽培中药材41种，栽培面积共计约170万亩。

完成中药材市场（含宁夏中宁国际枸杞交易中心）相关企业调查259家、中药饮片生产企业调查14家、中药材种植企业172家、中药材种植（养殖）专业合作社199家、中药材种植（养殖）家庭农场22家、中药材种植大户41家。

完成宁夏监测技术服务中心及2个监测站（中宁监测站、隆德监测站）的建设工作，服务中心下设32个监测点；建立1个重点物种保存圃。

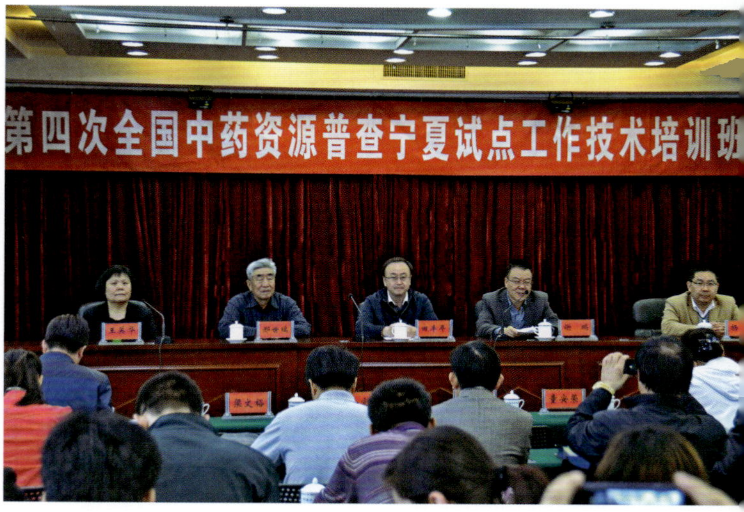

< 宁夏普查启动暨技术人员培训会 <

出版《中国中药资源大典·宁夏卷》《贺兰山植物资源图志》《宁夏中医药传统知识调查保护名录》《银柴胡生产加工适宜技术》《宁夏罗山苔藓与真菌图谱》《宁夏湿地植物资源》《宁夏栽培中药材》《发菜蛋白质组学研究基础》《500种中

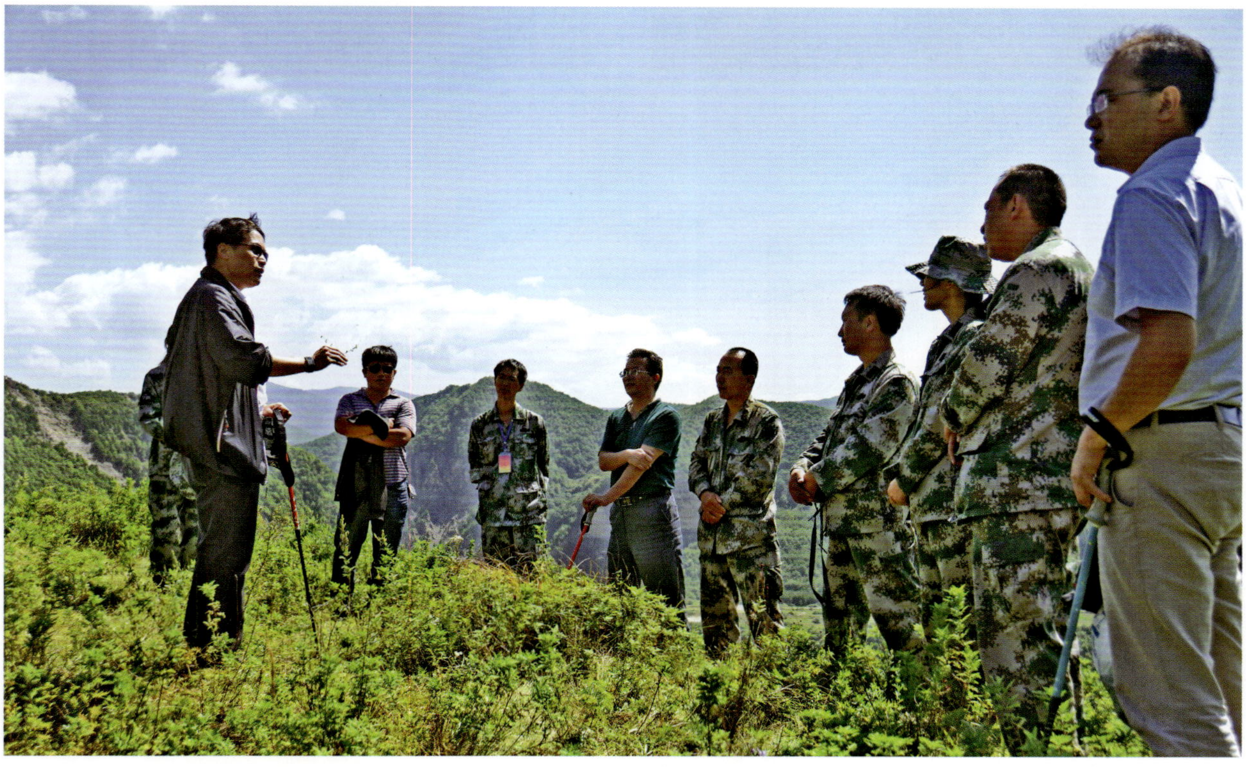

< 黄璐琦院士指导宁夏野外普查工作 <

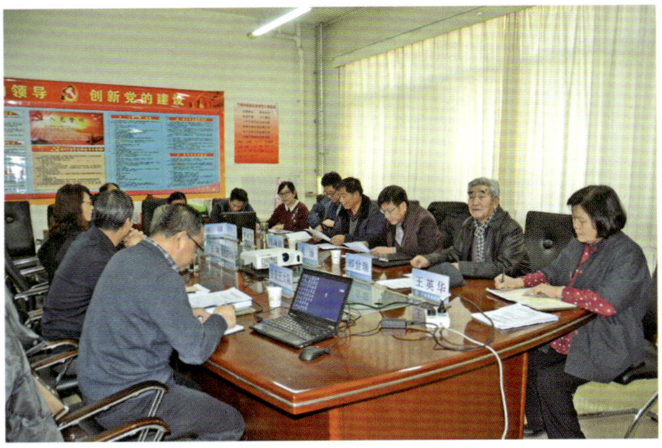

< 各普查大队技术负责人会议 <

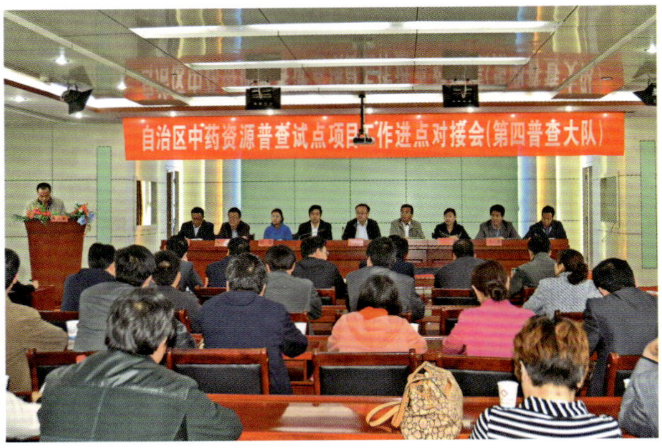

< 宁夏普查办与各县普查办对接会 <

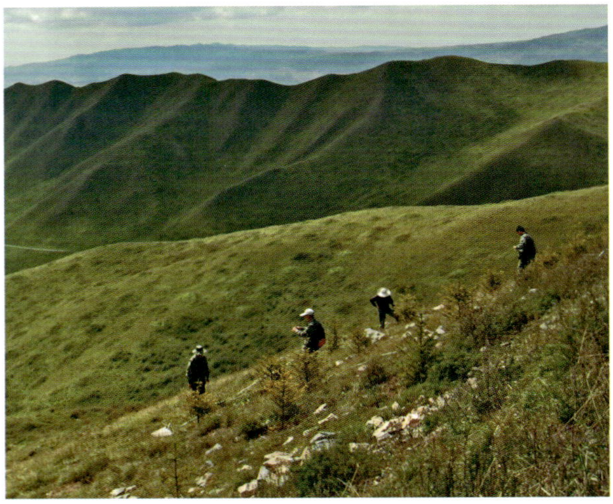

< 宁夏外业调查 <

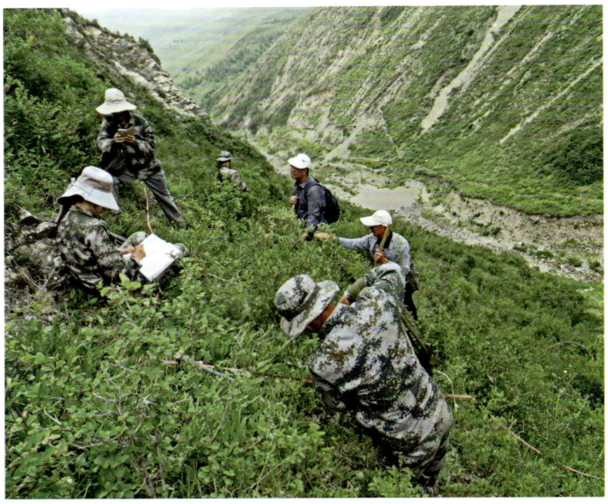

< 样地样方套调查 <

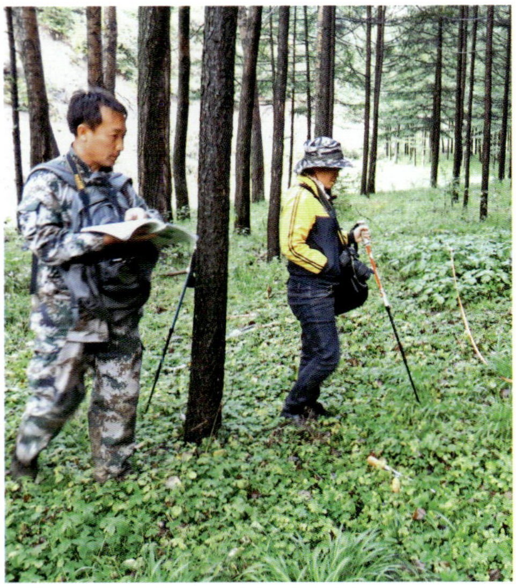

< 药用植物标本采集 <

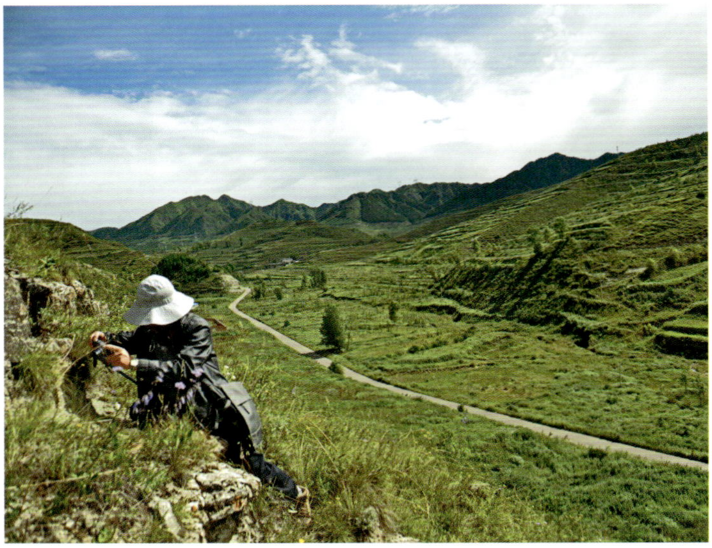

< 药用植物信息采集 <

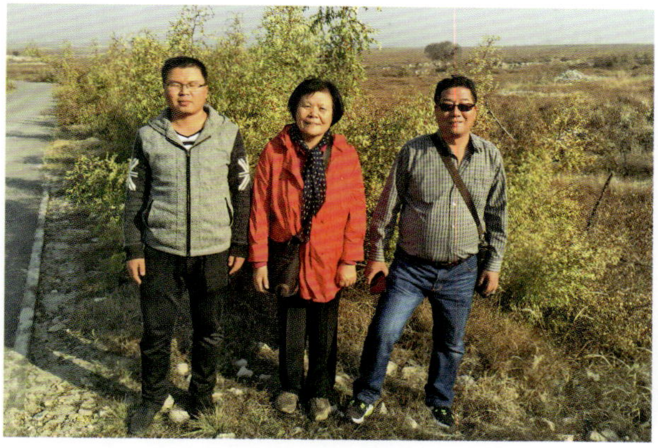

< 调查宁夏贺兰山野生酸枣资源 <

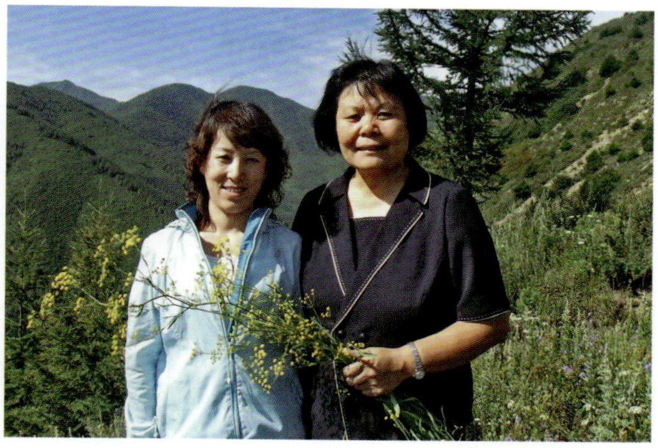

< 调查宁夏六盘山地区柴胡资源 <

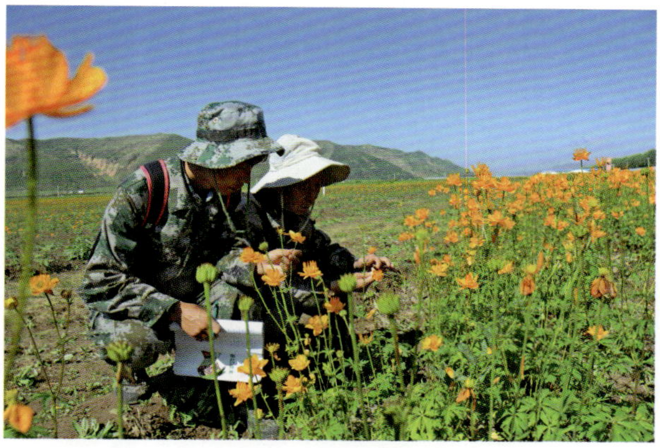

< 栽培中药材调查（金莲花）<

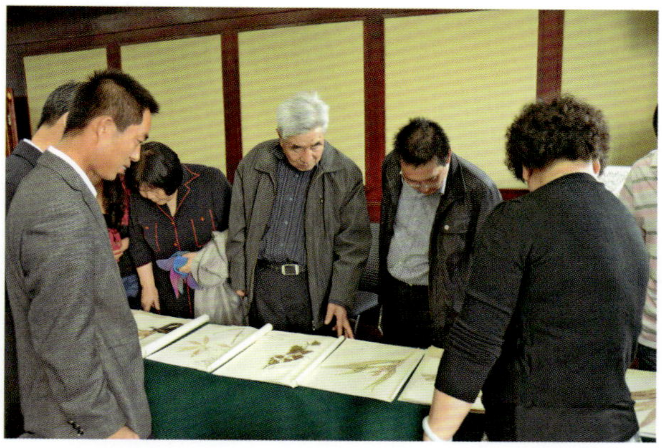

< 专家指导标本鉴定 <

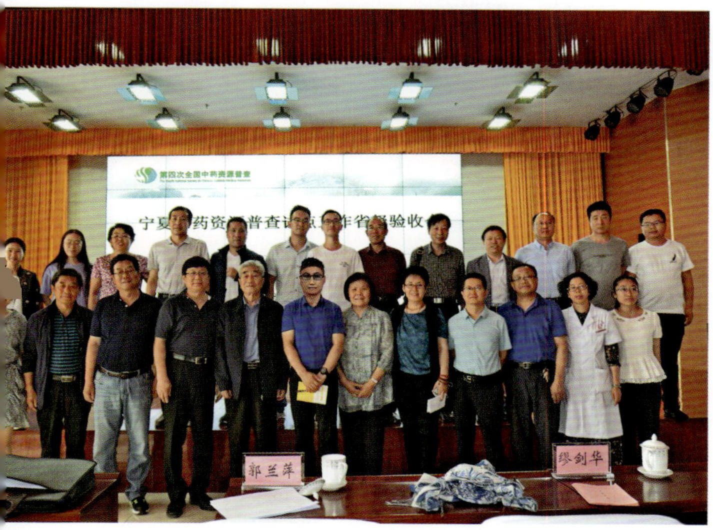

< 宁夏普查工作省级验收 <

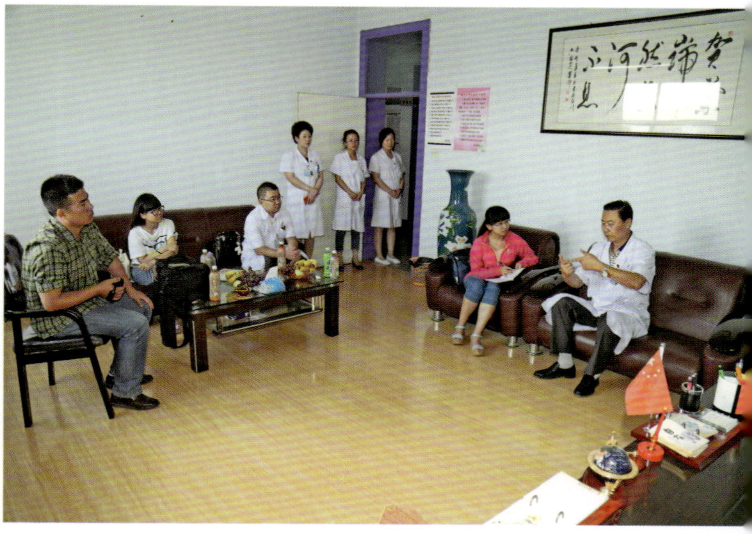

< 传统知识调查 <

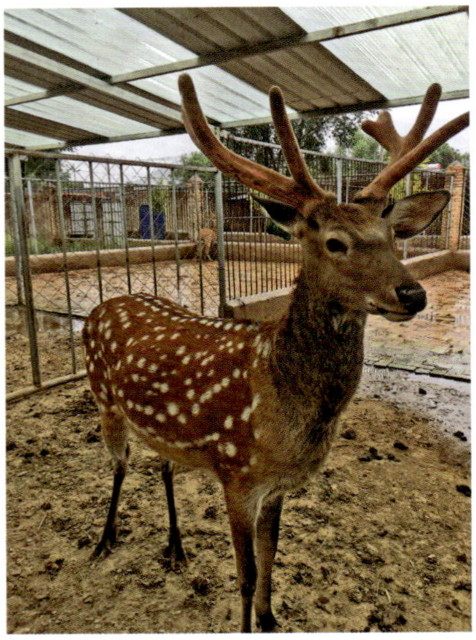

< 梅花鹿（养殖）<

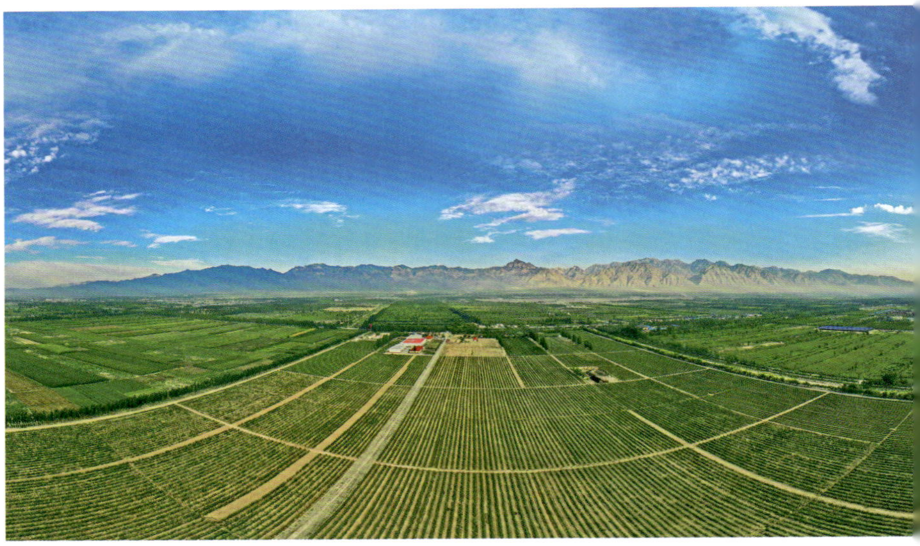

< 宁夏枸杞种植基地 <

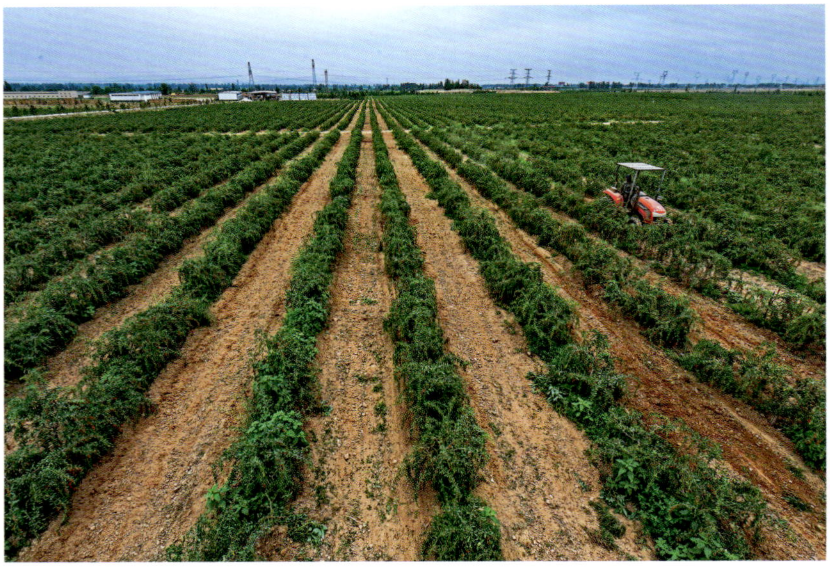

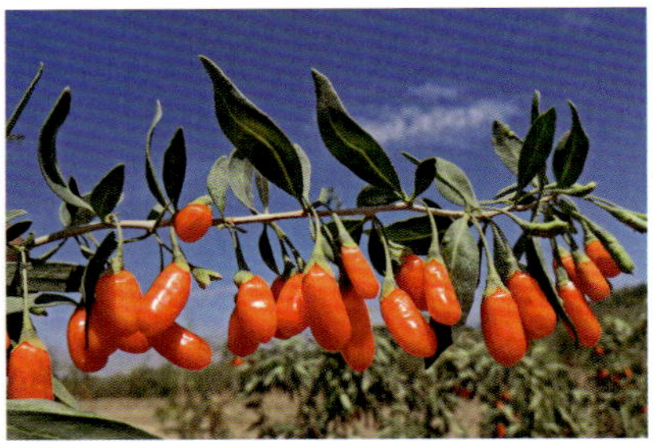

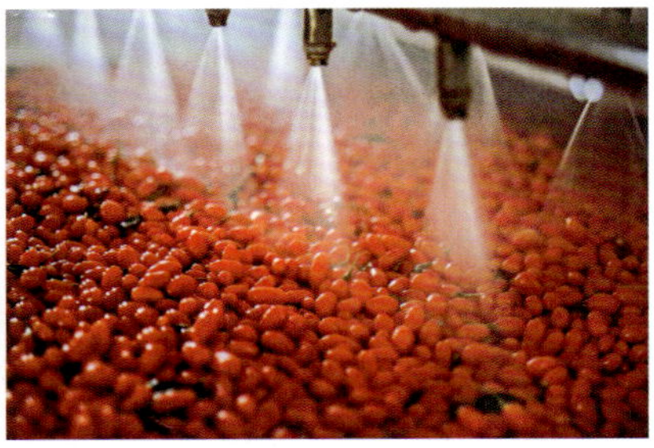

< 枸杞产业调查 <

草药识别图鉴》等 10 部专著。起草《道地药材第 53 部分：宁夏枸杞》《道地药材第 54 部分：西甘草》《中药材商品规格等级甘草》及《中药材商品规格等级枸杞子》4 个中华中医药学会团体标准；修订了《宁夏中药饮片炮制规范》（2017 年版）和《宁夏中药材标准》（2018 年版）2 部地方标准；制定了柴胡等 5 个药材的栽培技术规程。申报并授权发明专利 4 项；发表了 40 多篇研究论文。培养 50 余名中药资源相关技术人员，其中 24 名硕士研究生。此外，5 人参加了由国家中医药管理局举办、中国中医科学院承办的中药资源管理人才研修班。

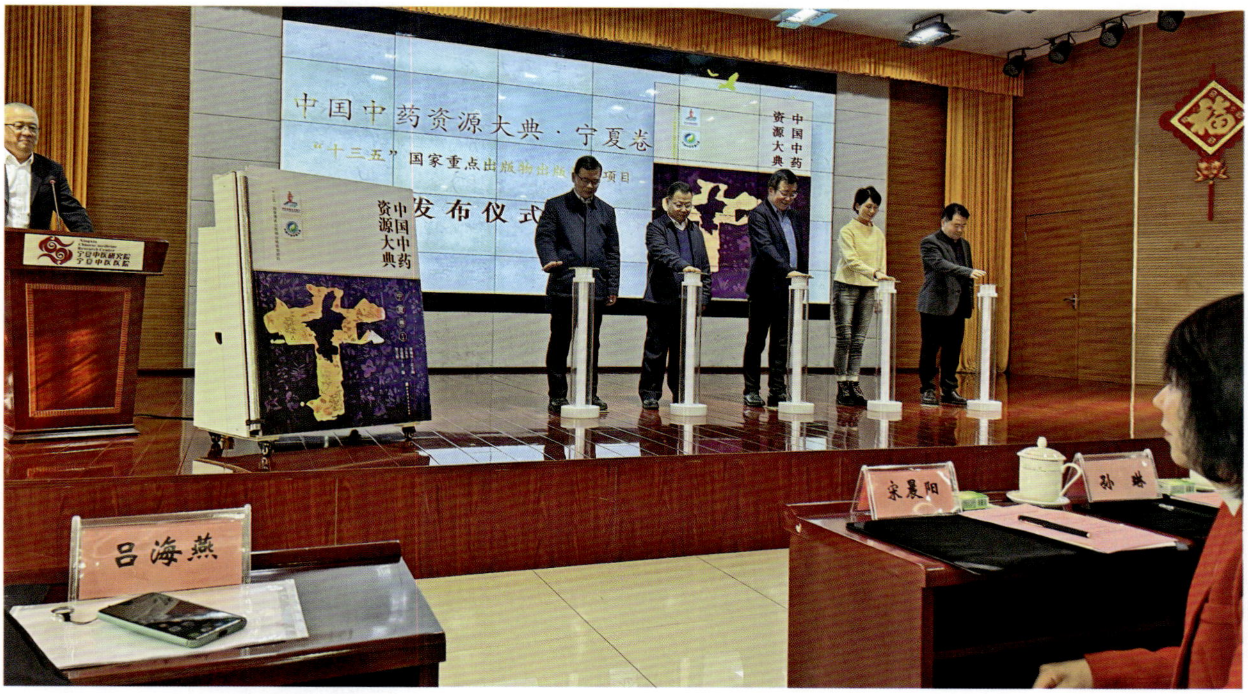

<《中国中药资源大典·宁夏卷》发布仪式<

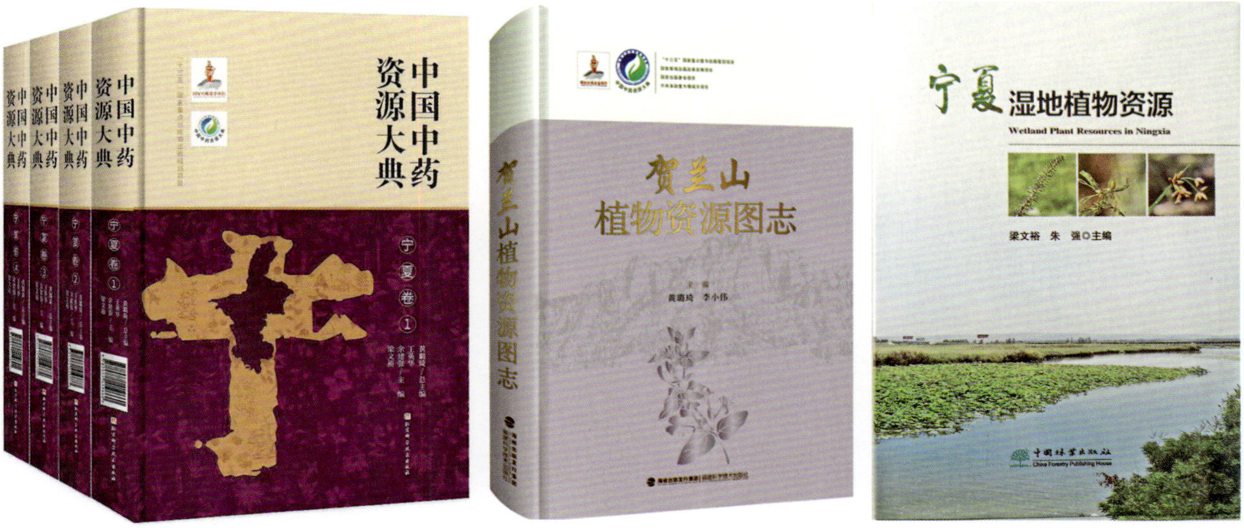

<出版的专著<

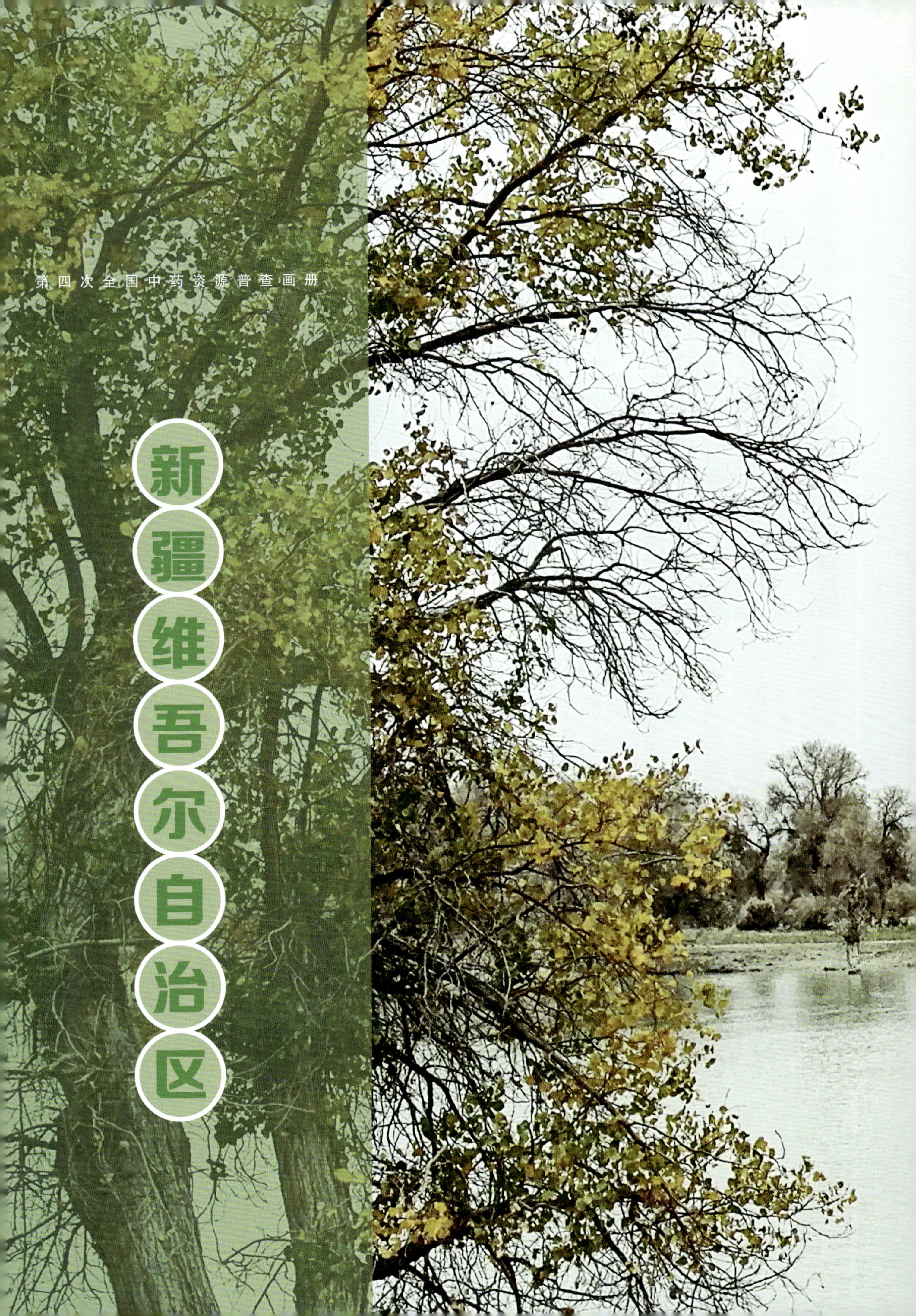
第四次全国中药资源普查画册
新疆维吾尔自治区

第四次全国中药资源普查新疆工作由新疆维吾尔自治区卫生健康委员会组织，新疆维吾尔自治区中药民族药研究所承担，联合新疆医科大学、新疆大学、新疆药物研究所、中国测绘院、石河子大学、新疆昌吉职业技术学院、中国科学院新疆生态与地理研究所等多家单位共同实施。自 2012 年启动至今，自治区先后成立了中药资源普查领导小组和专家委员会，建立了行之有效的跨部门、跨地区、跨行业联动的工作机制，累计组建野外普查队 32 支，成立监理工作组、后勤保障与信息成果组，培训人员 500 余人次，已完成新疆境内全部 99 个县（市、区）的普查工作。截至 2021 年 12 月，普查数据获取阶段工作基本完成，进入成果整合凝练与转化利用阶段。

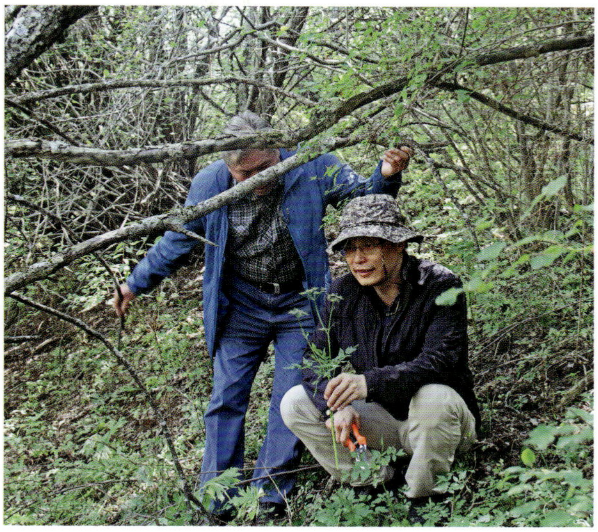

< 黄璐琦院士在夏尔希里调查中药资源 <

截至 2021 年 12 月，共计完成代表区域数量 493 个、样地 3 502 个、样方套 17 652 个的实地调查，涉及野生药用资源 3 148 种、栽培 83 种、记录个体数 1 018 种，获得蕴藏量的有 152 种。调查市场流通品种 134 种，传统知识 432 种。采

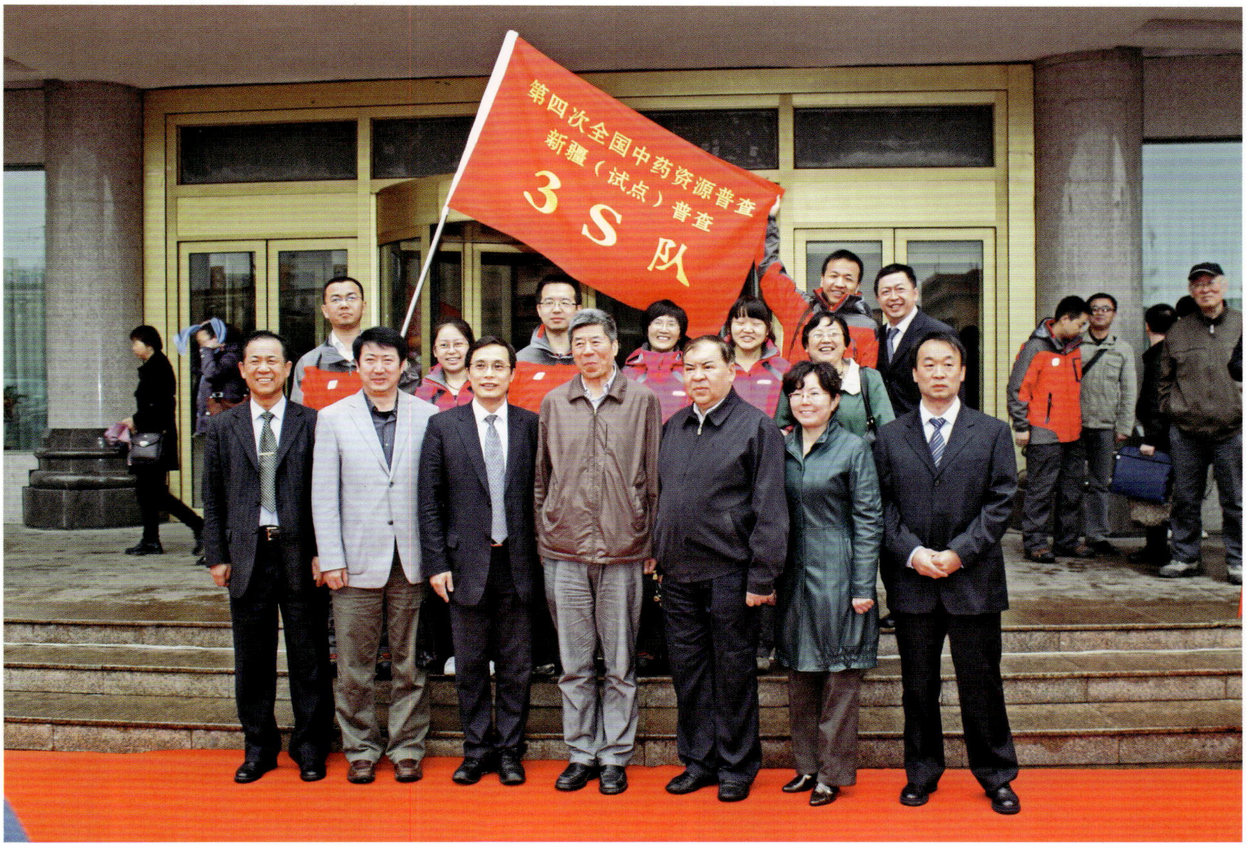

< 2012 年新疆普查第一期工作启动会 <

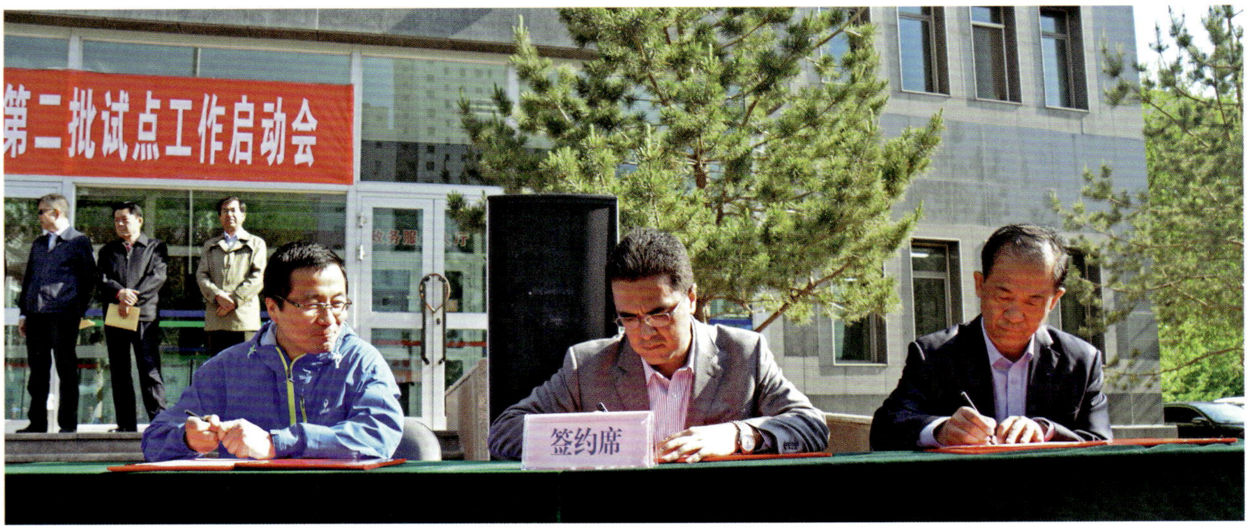

< 新疆普查第二期工作启动签约仪式 <

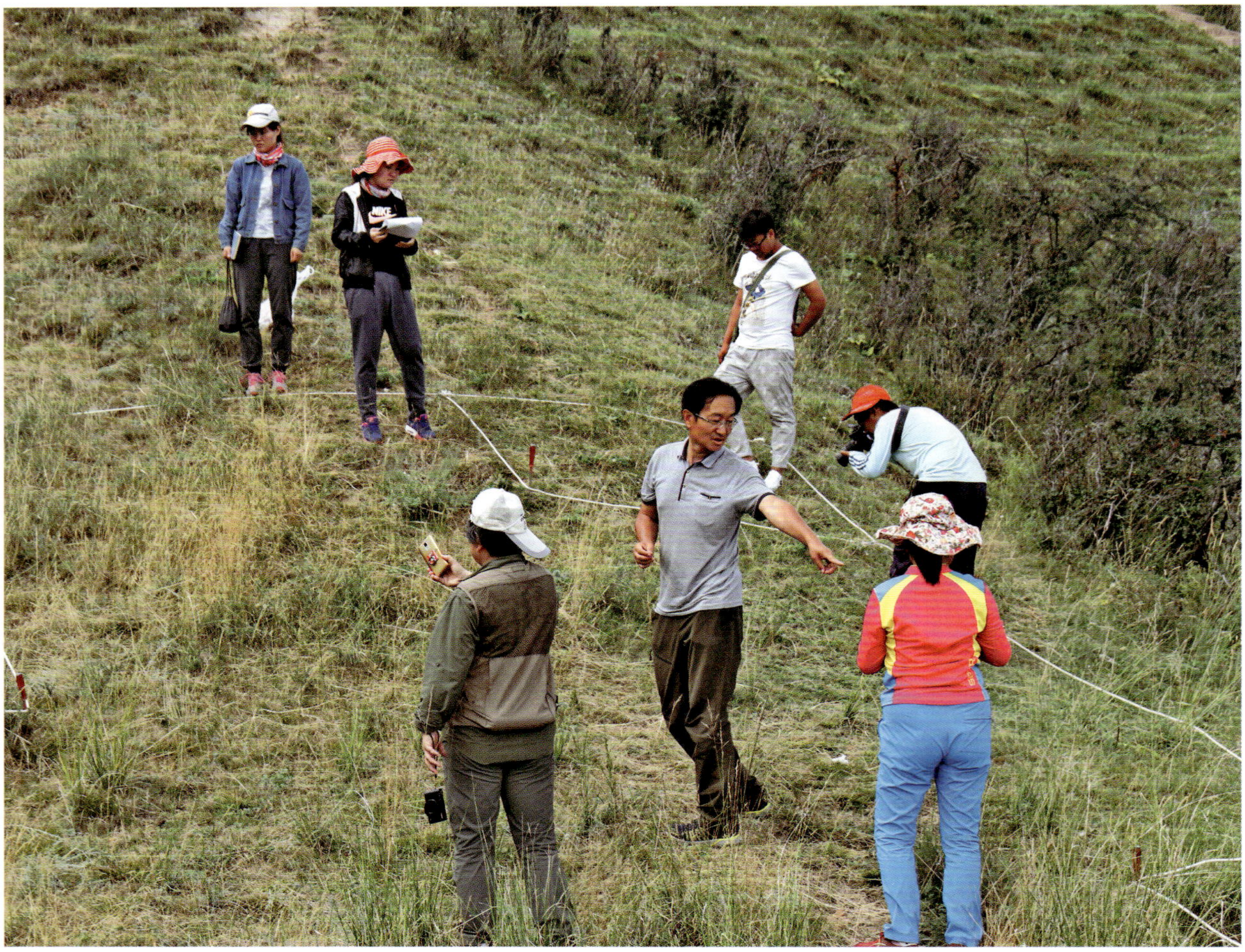

< 专家督导普查工作 <

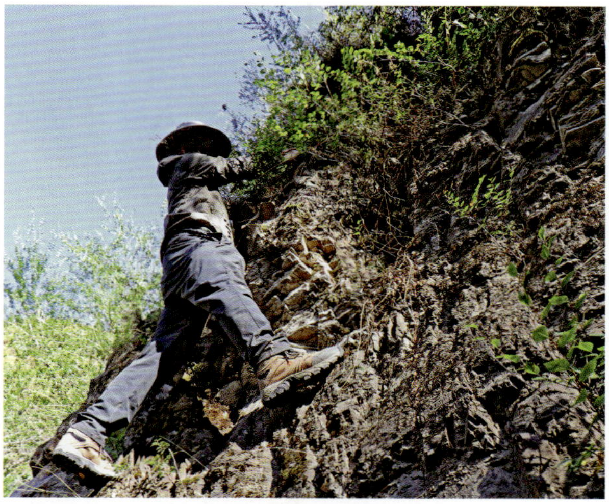

< 峭壁采药 <

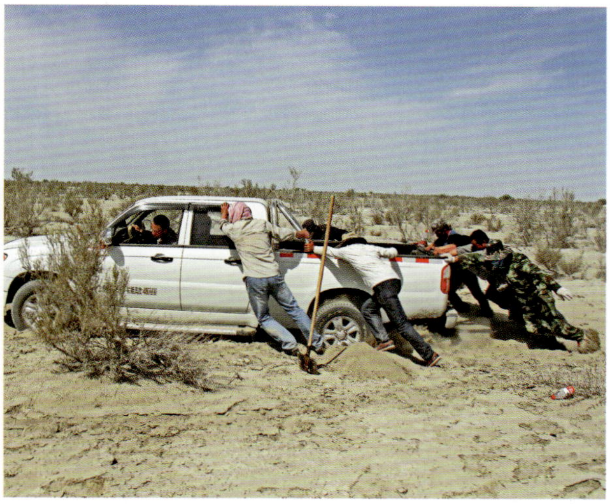

< 穿越沙漠去普查 <

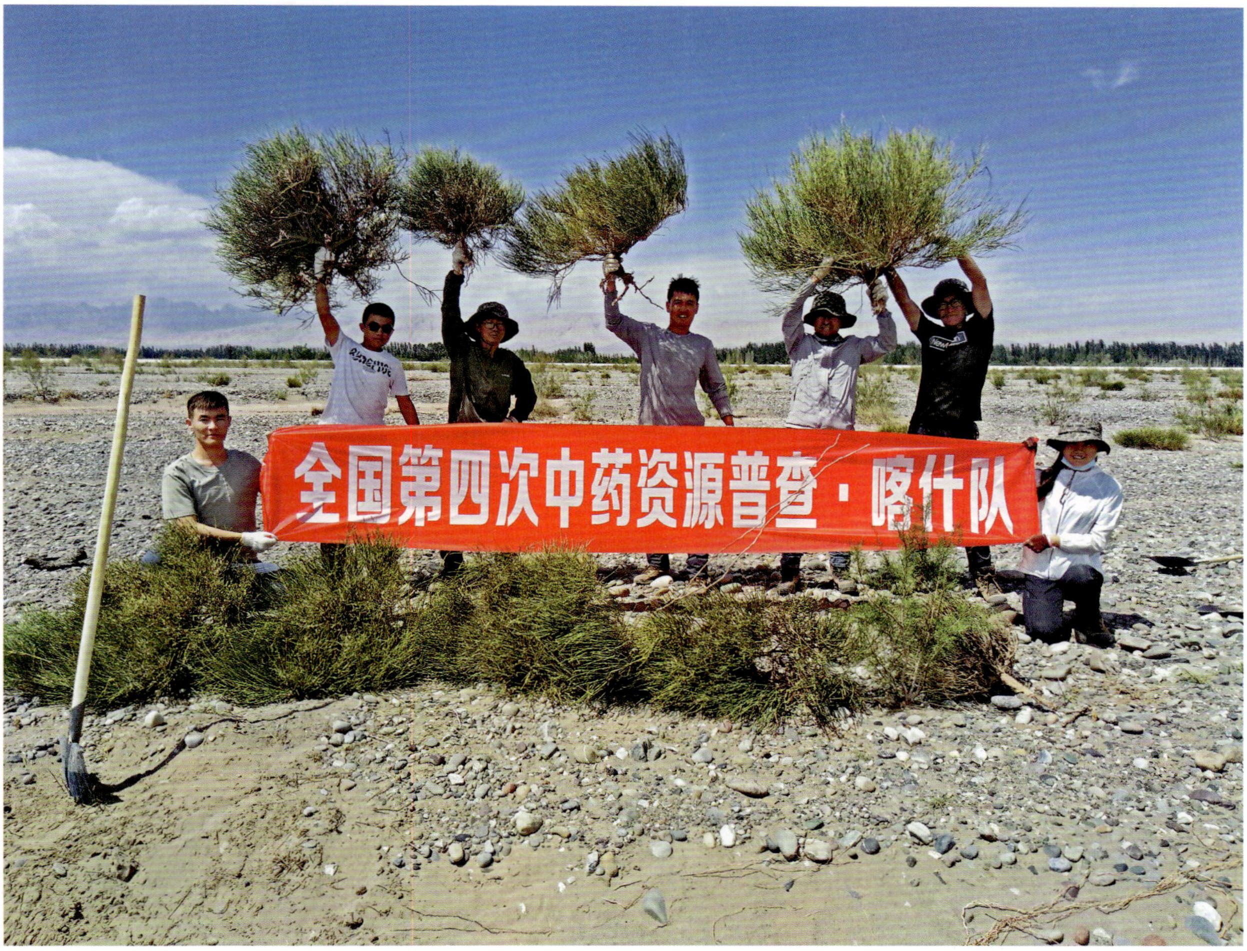

< 苦乐相随，我们在普查中成长 <

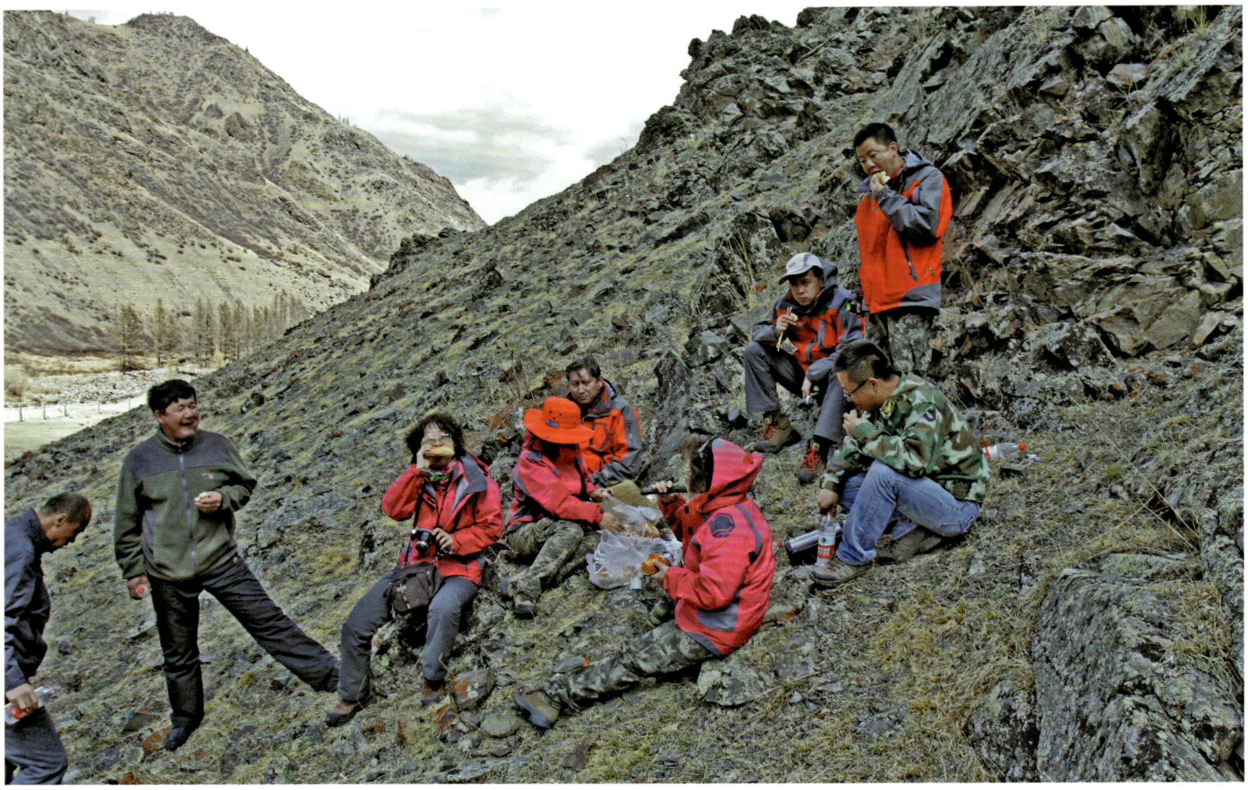

< 普查工作中小憩 <

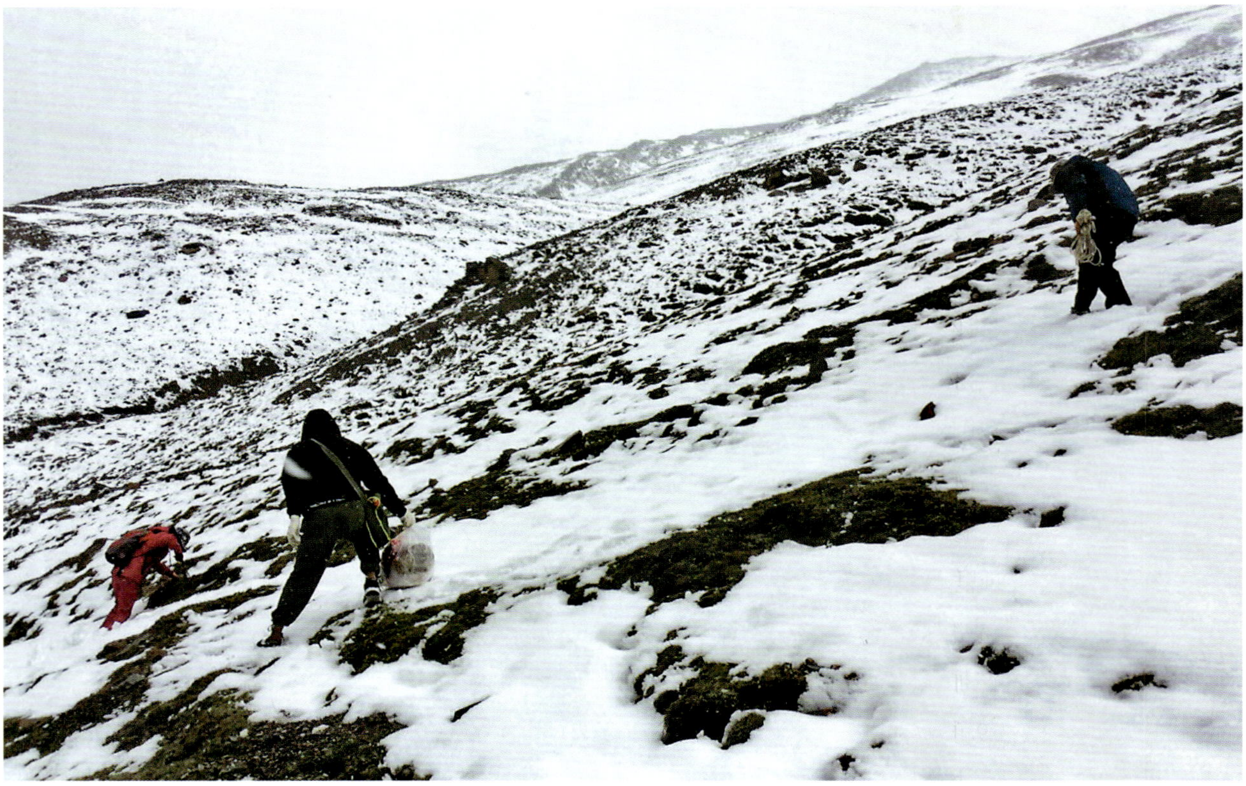

< 雪地寻“宝” <

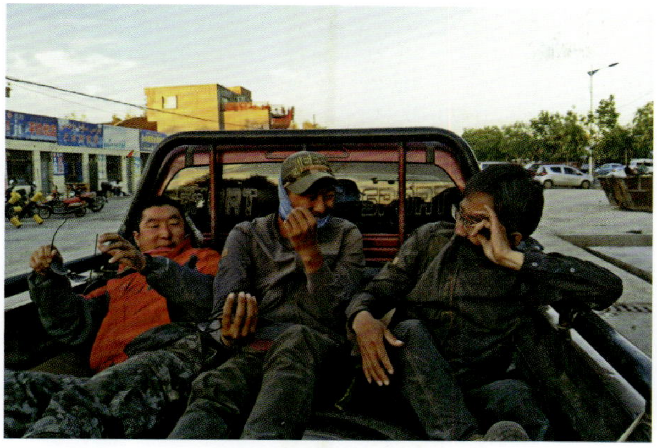

完成一天普查后的快乐归途

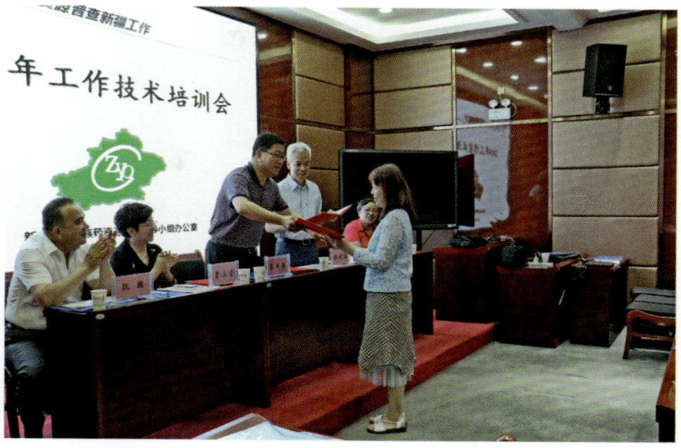

新疆普查第三期、第四期、第五期项目培训会上为普查技术专家颁发证书

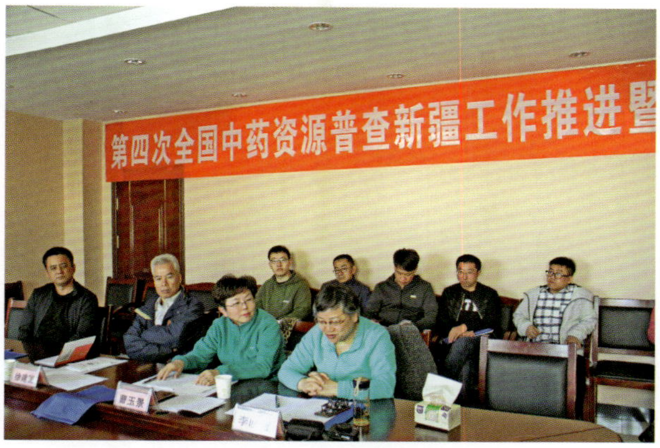

新疆普查工作项目推进会

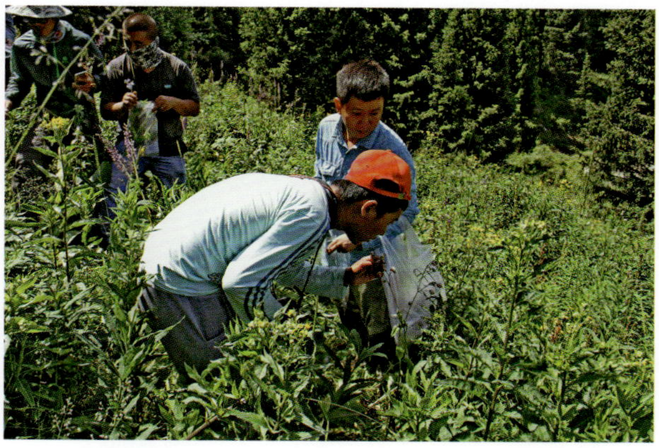

又有新发现

集腊叶标本151 082份、药材标本2 710份、种质资源1 784份，拍摄照片322 116幅、录像2 440分钟。累计调查药材市场55个，调查药材栽培250个，走访民间医生255位；形成各类报告283份，发表论文36篇，主编出版了《新疆常见药用植物速认实用图谱》《新疆药用植物名录》《新疆特有药用植物图谱Ⅰ》《新疆常见药用植物速认实用图谱》（修订版）、《新疆特色药用资源图谱Ⅱ》《夏尔西里药用植物志》《十四个集中连片特困区中药材精准扶贫技术丛书——新疆南疆三地州中药材生产加工适宜技术》；颁布行业标准2项，地方标准9项；对大宗栽培品种伊犁贝母、罗布麻、红花、枸杞、甘草、肉苁蓉等开展了遥感调查研究；提交药用植物的资源数量和动态测试报告9份；建立中药民族药资源数据库，以及占地1 000平方米有500组标本柜的标本库和112.2平方米常温库与55.25平方米超低温种质资源库；获得“新疆中药民族药资源分布地理信息系统”“新疆药用植物标本管理系统”“新疆中药材生产区划分析地理信息系统”3项知识产权证书。普查中筹建省级技术服务中心1个、县级检测站2个，在焉耆县建设占地2 670亩种苗繁育基地。通过普查，已初步形成了新疆中药资源研究技术平台。

普查工作为新疆相关院校、科研院所、草业林业等部门累计培养中药资源类人才500余人，并成为国家及自治区中药材产业帮扶与乡村振兴的有生力量。

第四次全国中药资源普查画册

香港特别行政区

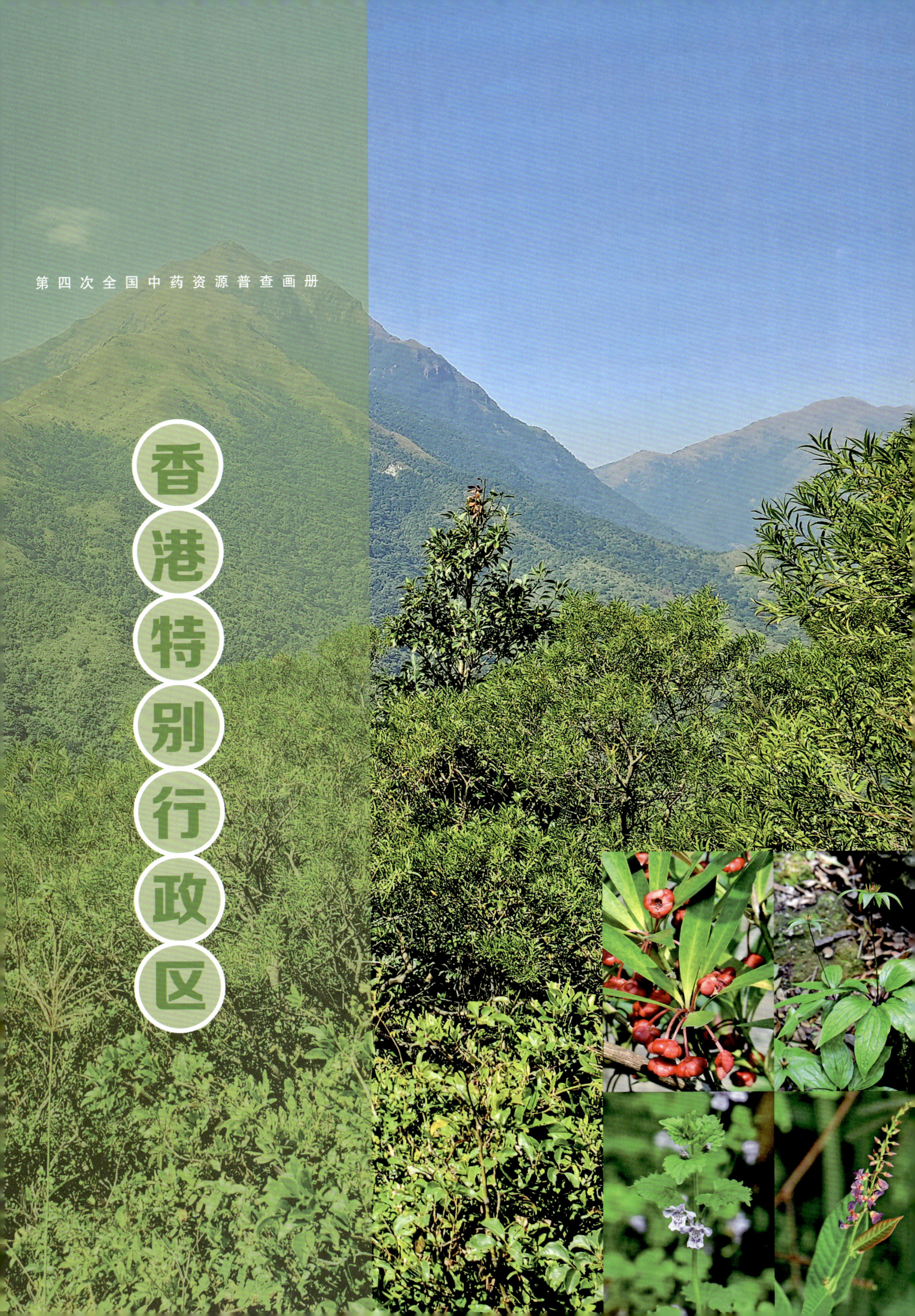

国家中医药管理局自2011年起组织开展了第四次全国中药资源普查，香港特别行政区卫生署（简称香港卫生署）于2022年受邀调查香港的中药资源情况，相关工作由香港特别行政区区政府中药检测中心负责统筹，并由香港特别行政区渔农自然护理署提供有关植物学方面的专业意见和支持。首阶段整理香港中药资源初步名录，主要由香港卫生署和香港浸会大学中医药学院（“中医药学院”）协力完成，名录已于2022年12月提交至国家中医药管理局。

香港位于亚热带，虽然是一个高度发展的国际城市，但其约40%陆地面积为郊野公园，当中保留大量植被，物种丰富。此外，香港自然景致多姿多彩，沿海的沙滩、嶙峋的石岸、达千米高的山峰、茂密的林地与绿草如茵的山峦，互相映衬，构成独特的风景。香港有3 300多种的维管束植物，其中约2 100种属于本土植物。研究团队通过查阅香港植物资料库、香港生物多样性资讯站（https://bih.gov.hk/tc/home/index.html）、《香港植物志》《香港植物名录》及《香港植物志——蕨类植物门》，总结香港目前所分布的植物品种，初步整理得出香港植物名单。然后查阅药学书籍及文献如《中医药条例》附表1及附表2、《中国药典》《香港中药材标准》《广东省中药材标准》《中华本草》《岭南采药录》及《香港中草药大全》等，选取有药用记载的植物。再进一步以问卷形式咨询中医药界的专家学者及代表，并举行香港中药资源普查的咨询会，以及对15条包括不同生境的考察路线和数百种药用植物进行实地考察，整理完成香港中药资源名录。名录共载有1 267种药用植物，主要包括国家或省药品标准中收载、香港民间有药用需求或用药记录及在本地有一定蕴藏量的品种。名录涉及204科植物，其中包括3种真菌类，1种藻类，55种蕨类植物，13种裸子植物及1 195种被子植物。

为了增加公众对香港中药资源普查及特色药用植物的认识，香港卫生署与中医药学院协力制作了《香港特色药用植物》小册子（简称小册子）。小册

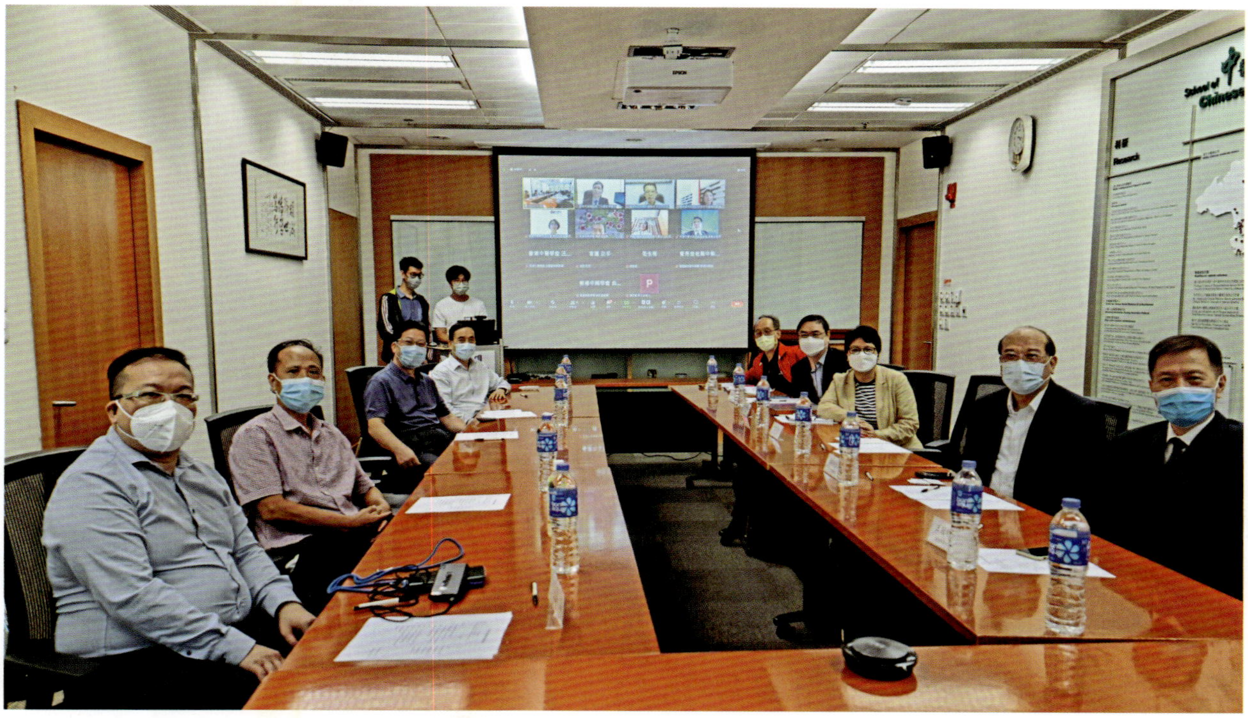

< 香港中药资源普查咨询会召开，邀请香港中医药不同界别的专家学者及代表提供建议 <

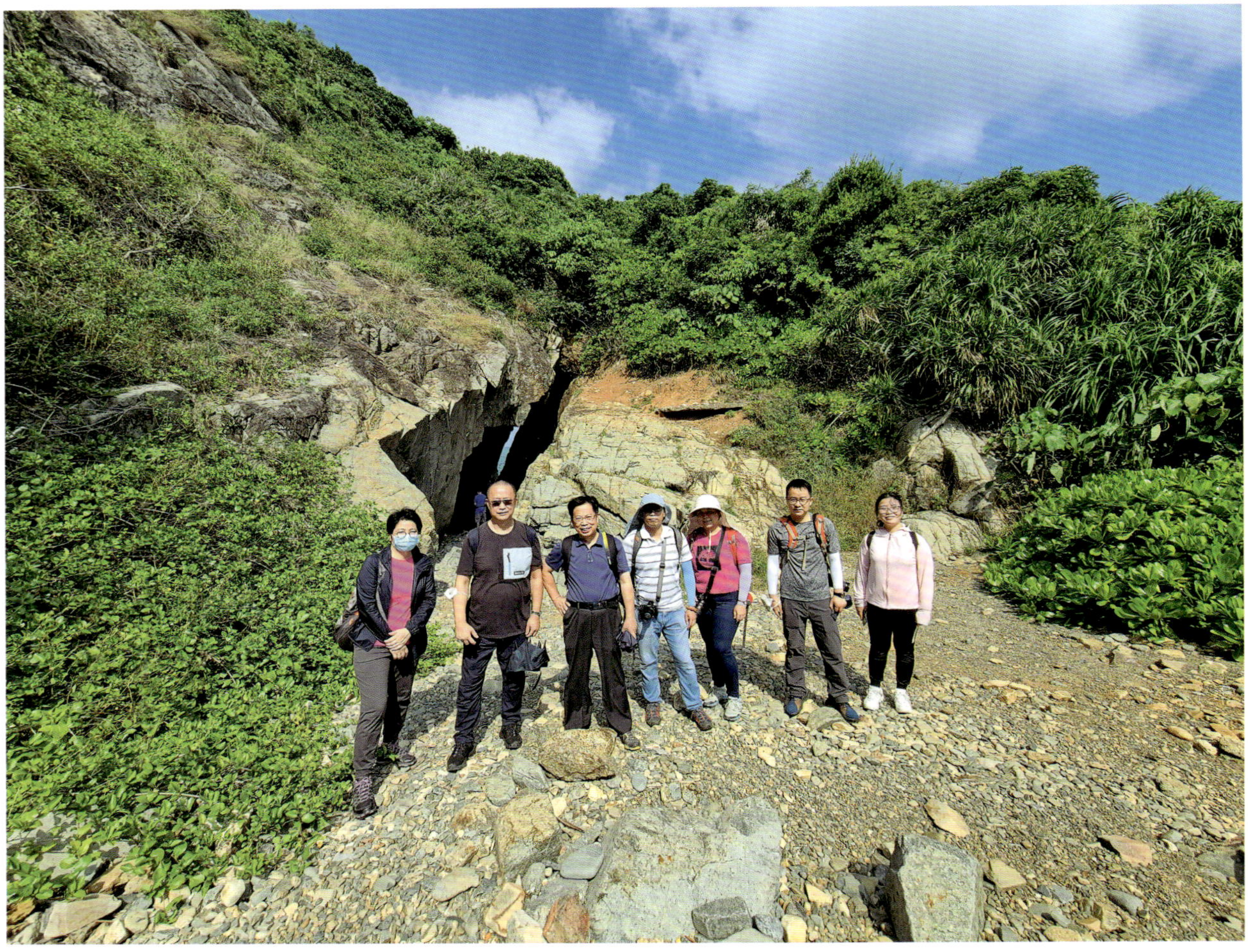

野外考察（香港鹤咀海岸保护区）

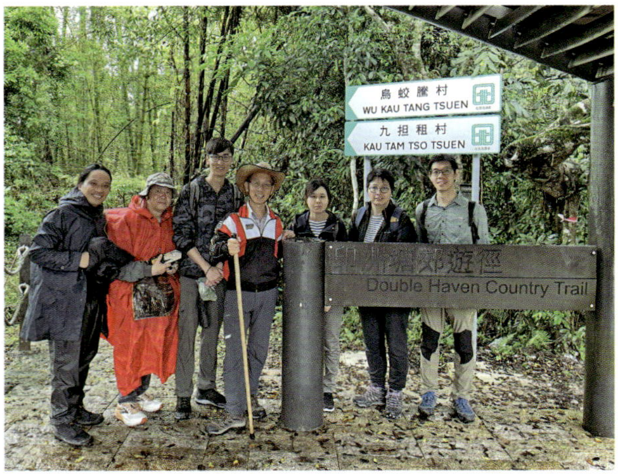

野外考察（香港乌蛟腾）

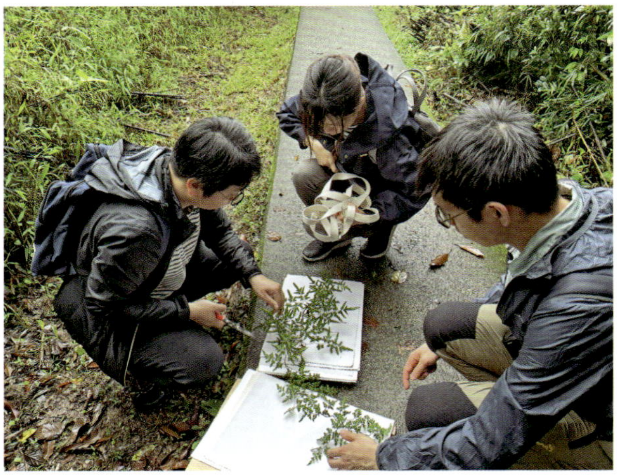

野外采集植物标本

子图文并茂地展示 50 种具香港特色的药用植物，选取的准则包括：由香港首次发现；中文名称或拉丁学名以香港或香港地名命名；在香港有独特的使用习惯或使用历史；与香港有渊源；在香港特色生境分布；具地域特色；在香港常用的生草药或常见的商品药材原植物；香港大众广泛应用的汤水或凉茶材料。

小册子内容包括药用植物的名称、所属植物学分类的科、拉丁学名、照片、生境、分布、花果期、识别特征、药材名称、药材图、药用资料、应用与特色。

根据《全国中药资源普查技术规范》，中药资源普查（香港地区）的工作正有序开展，预计整个普查项目于 2027 年完成，其中包括：

（1）通过实地考察药用植物资源，以获取香港药用植物的种类和分布等数据资料，同时拍摄有关的照片、影像，并采集药用植物标本和药材样品，以获取实物资料。

（2）通过对中药材市场的调查，以获得市场流通过程中的中药材（包括饮片）品种的相关信息。

（3）通过有关传统知识的调查，总结在香港民间持续传承的地方性药物的应用知识及经验。

（4）编纂出版《香港中药资源图志》。

香港卫生署将继续与国家中医药管理局辖下的中国中医科学院中药资源中心普查办公室保持密切联系和沟通，使香港中药资源普查工作顺利推展，并确保可达到全国中药资源普查的技术要求和标准。

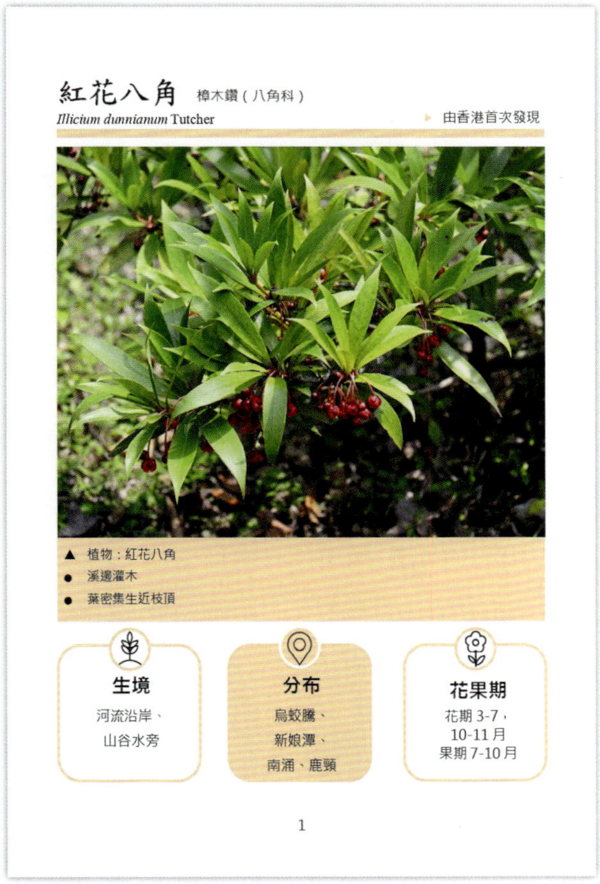
紅花八角 樟木鑽（八角科）
Illicium dunnianum Tutcher
由香港首次發現

▲ 植物：紅花八角
● 溪邊灌木
● 葉密集生近枝頂

生境
河流沿岸、山谷水旁

分布
烏蛟騰、新娘潭、南涌、鹿頸

花果期
花期 3-7，10-11 月
果期 7-10 月

1

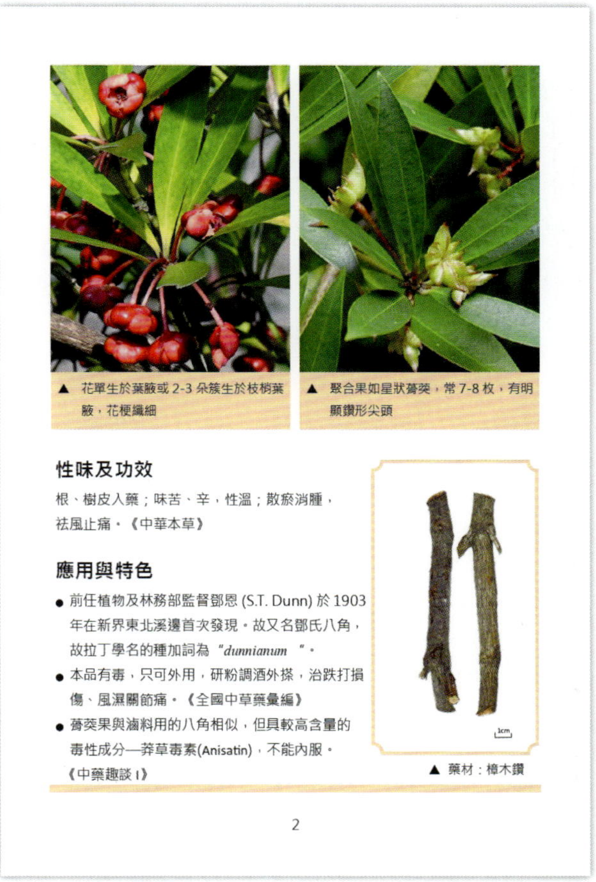
▲ 花單生於葉腋或 2-3 朵簇生於枝梢葉腋，花梗纖細

▲ 聚合果如星狀蓇葖，常 7-8 枚，有明顯鑽形尖頭

性味及功效

根、樹皮入藥；味苦、辛，性溫；散瘀消腫，祛風止痛。《中華本草》

應用與特色

● 前任植物及林務部監督鄧恩 (S.T. Dunn) 於 1903 年在新界東北溪邊首次發現。故又名鄧氏八角，故拉丁學名的種加詞為 “*dunnianum* ”。
● 本品有毒，只可外用，研粉調酒外搽，治跌打損傷、風濕關節痛。《全國中草藥彙編》
● 蓇葖果與滷料用的八角相似，但具較高含量的毒性成分—莽草毒素(Anisatin)，不能內服。《中藥趣談 I》

▲ 藥材：樟木鑽

2

<《香港特色药用植物》内页<

澳门特别行政区

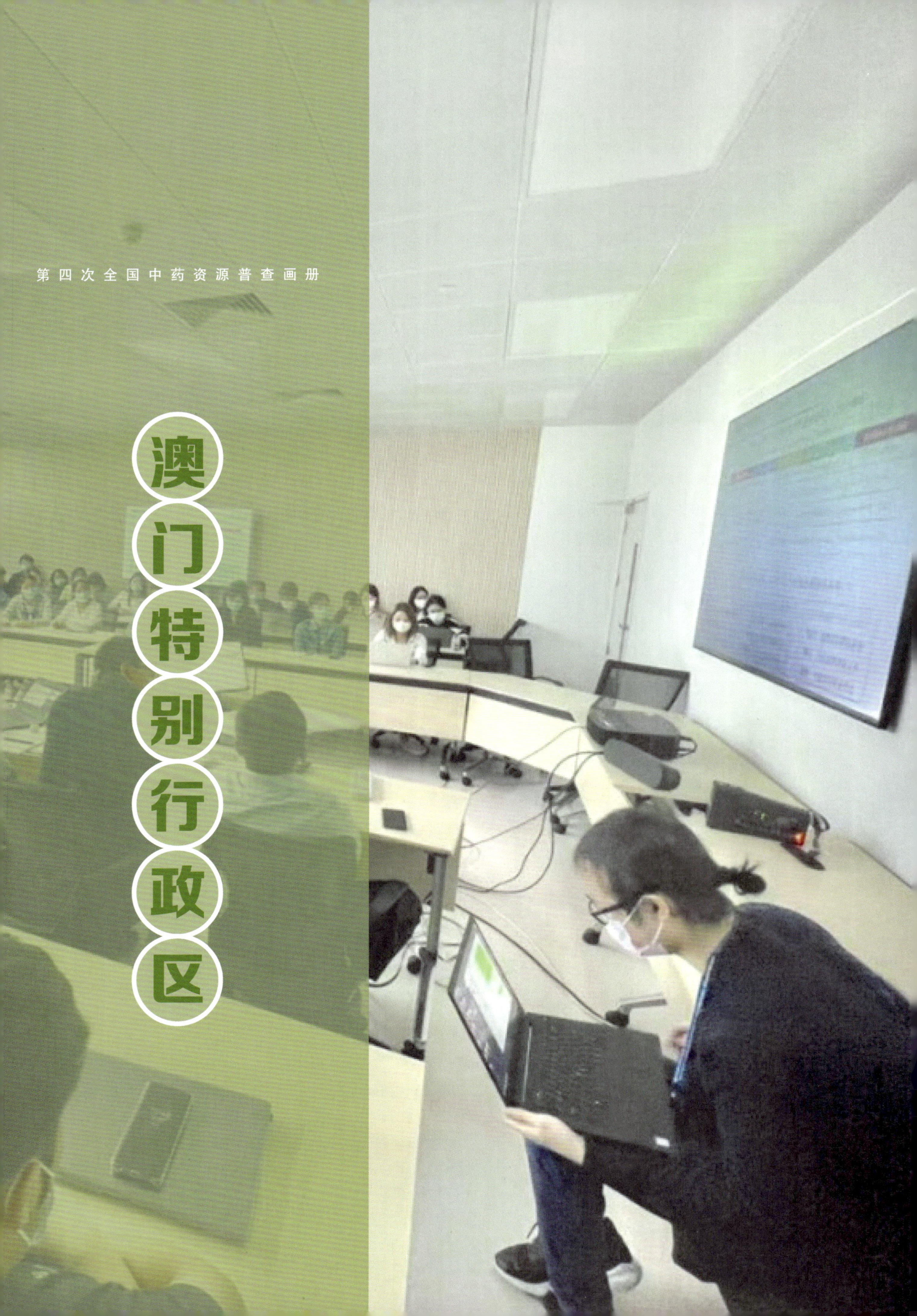

依托澳门中药研发中心，澳门特别行政区中药资源普查小组在前期通过查阅《澳门植物志》《澳门药用植物》《澳门植物名录》《粤港澳大湾区药用植物名录》等文献，整理得到211科780余属共计1 120余种药用植物资源名录。

为推进澳门特别行政区首次中药资源普查工作，已成立澳门特别行政区首次中药资源普查工作委员会。工作委员会成员组成：余丽莹教授担任指导顾问，王一涛讲座教授担任主任委员，王胜鹏教授担任副主任委员，钟章锋教授、杨正明博士、罗花博士担任执行委员。

2022年7月12日，澳门中药研发中心（普查办公室）王一涛教授团队与卫生局郑成业副局长、莫蕙代厅长，药监局李世恩副局长、林富聪处长举行了全国中药资源普查（澳门特区）第一次协调工作会。

2022年11月17日，召开澳门中药研发中心“创建两周年工作进展报告会”。《澳门特别行政区第二个经济和社会五年发展规划》已将“发挥澳门中药研发中心的平台作用，不断完善澳门中药研发中心平台功能，强化协同创新机制”列为重点任务，研发中心也将积极配合全国中药资源普查首次开展澳门中药资源普查。

2022年12月23日，王一涛教授应香港中药创新研发中心主任卞兆祥教授之邀赴港，访问香港政府INNO-HK资助的中医药最大项目“香港创新中药研发中心”，与赵中振教授相约携手全国中药资源普查（港澳特区）合作。

2023年4月26日，召开澳门中药研发中心重要任务分工工作会，简介澳门特别行政区首次中药资源普查任务部署和进展。

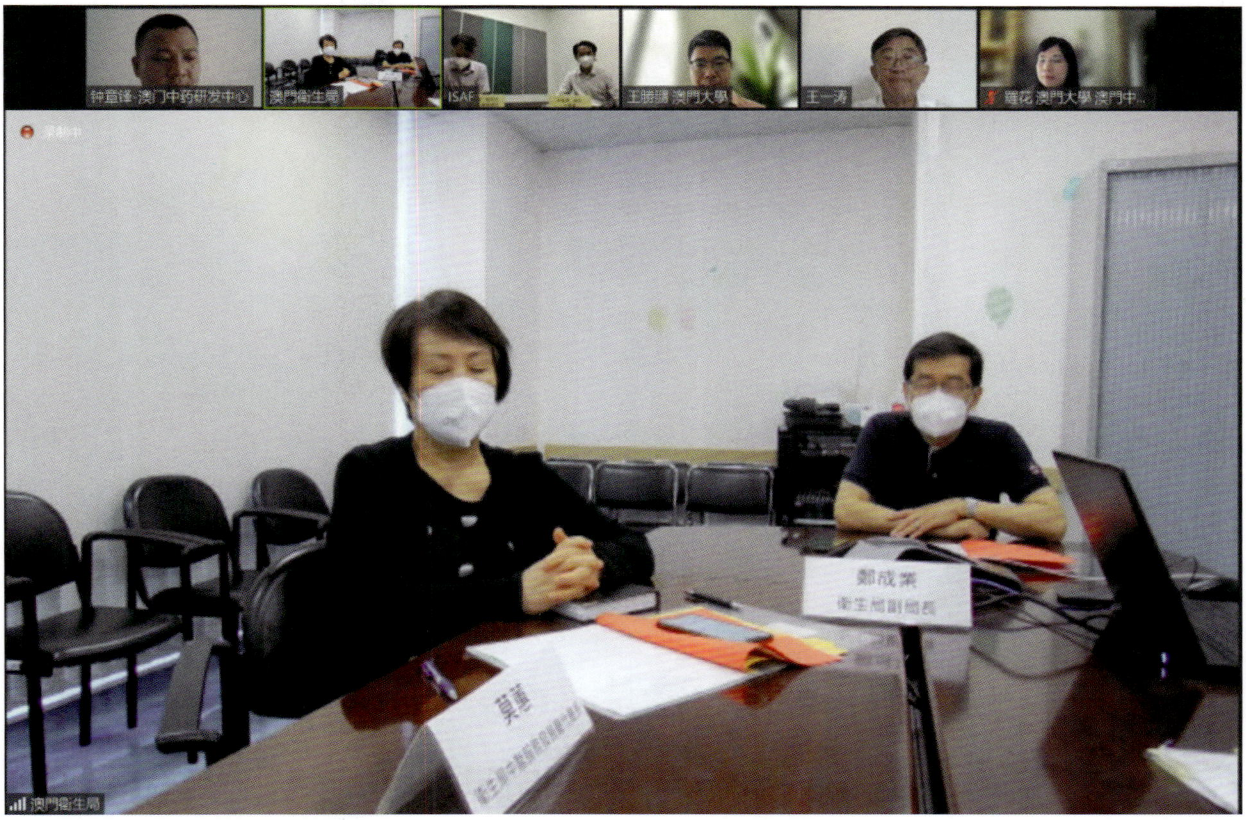

< 全国中药资源普查（澳门特区）第一次协调工作会 <

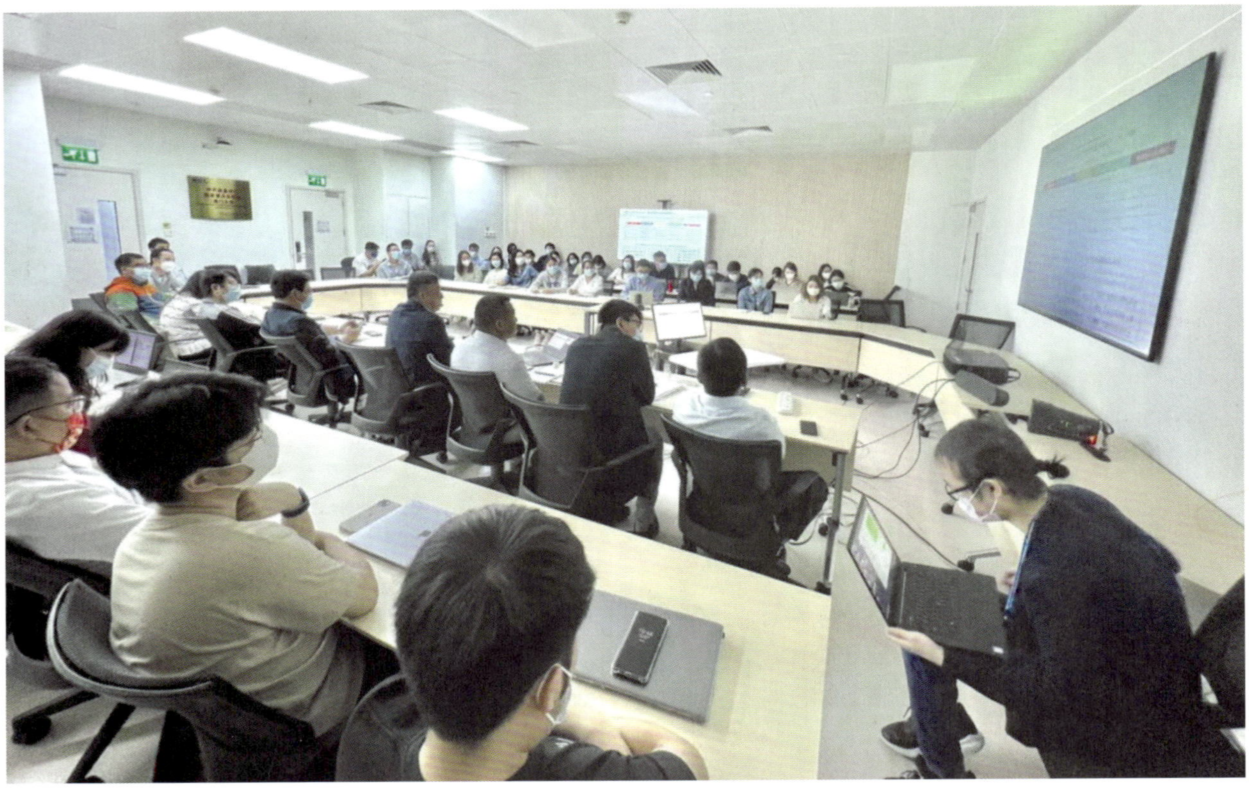

< 澳门中药研发中心“创建两周年工作进展报告会” <

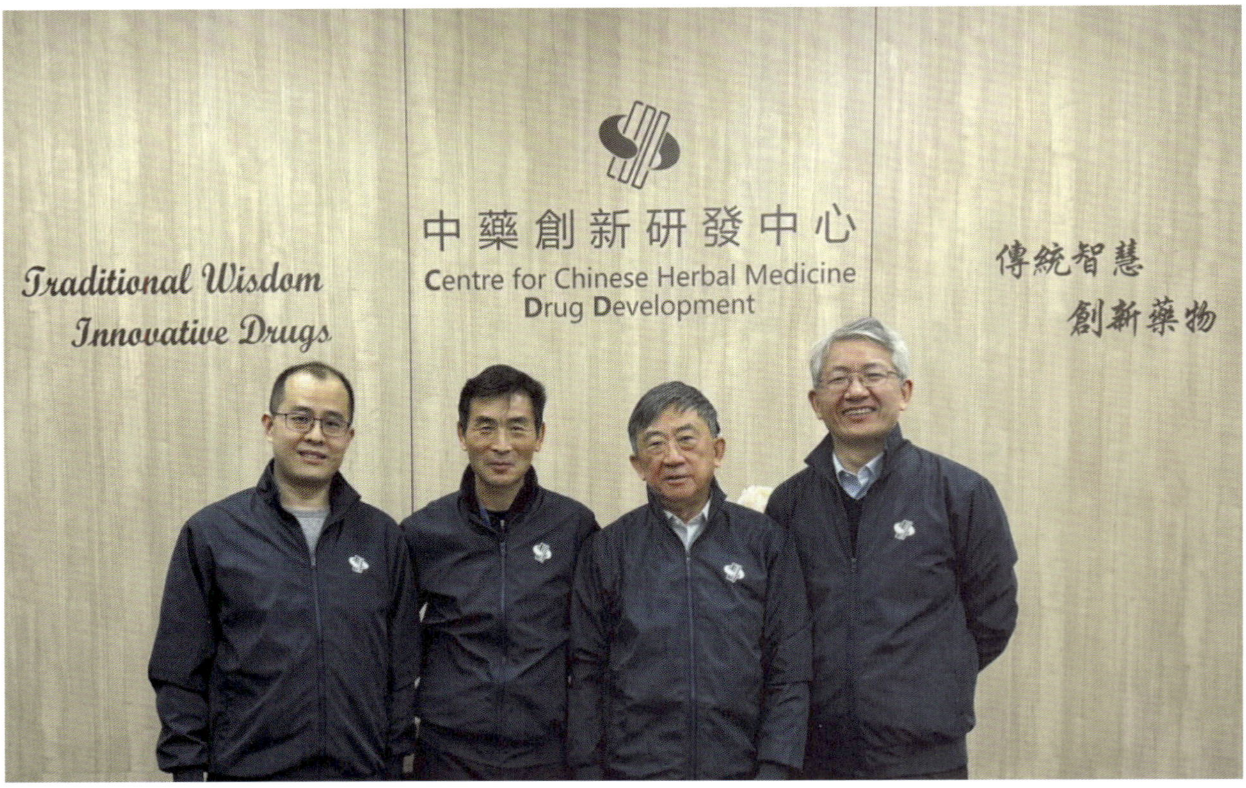

< 王一涛教授访问香港“中药创新研发中心” <

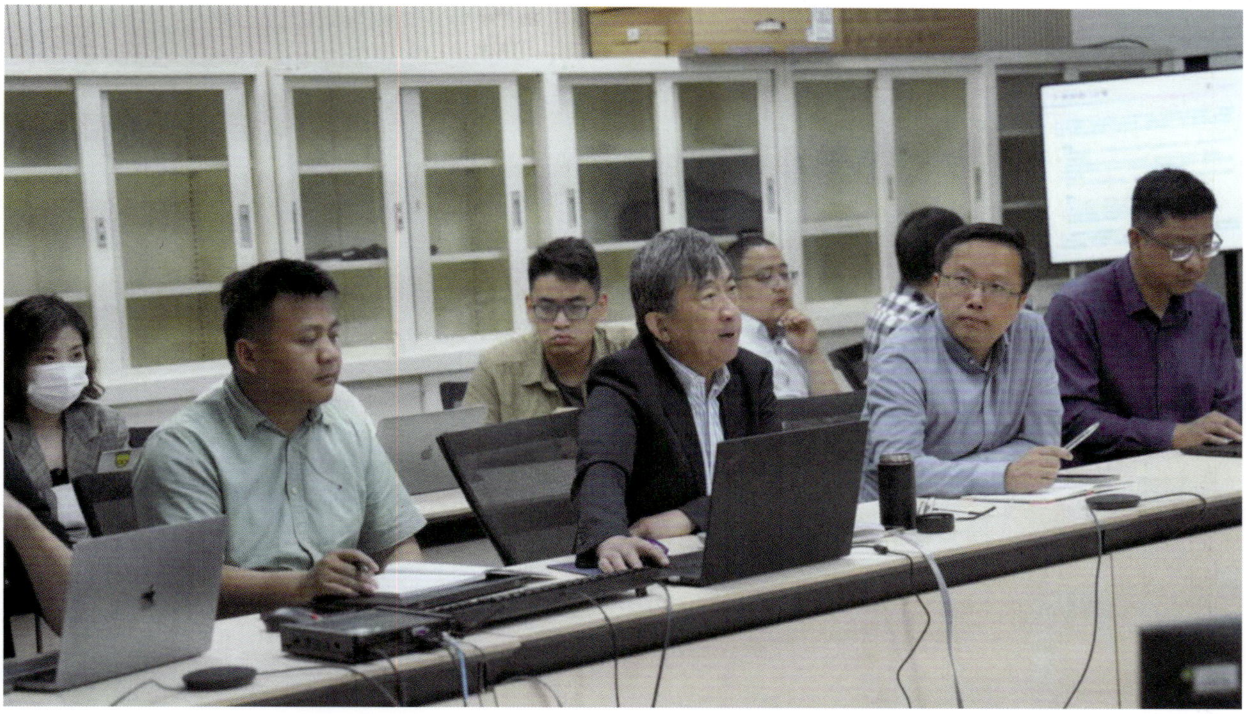

< 中药资源普查（澳门特区）工作委员会部署普查任务并介绍进展 <